主编
陆建平

胰腺病理影像学

PANCREATIC PATHOLOGY AND RADIOLOGY

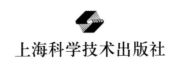

上海科学技术出版社

图书在版编目(CIP)数据

胰腺病理影像学 / 陆建平主编.—上海:上海科学技术
出版社,2019.7
ISBN 978-7-5478-4475-5

Ⅰ.①胰… Ⅱ.①陆… Ⅲ.①胰腺疾病-病理-影象诊断
Ⅳ.①R576.04

中国版本图书馆 CIP 数据核字(2019)第 111146 号

本书出版由上海科技专著出版资金资助

胰腺病理影像学

主编 陆建平

上海世纪出版(集团)有限公司
上海科学技术出版社 出版、发行
(上海钦州南路 71 号 邮政编码 200235 www.sstp.cn)
上海雅昌艺术印刷有限公司印刷
开本 889×1194 1/16 印张 46
字数:1100 千字
2019 年 7 月第 1 版 2019 年 7 月第 1 次印刷
ISBN 978-7-5478-4475-5/R·1859
定价:368.00 元

内容提要

本书为一部关于胰腺多学科研究和教学的医学专著,侧重于胰腺影像学、病理学以及两者之间的联系。全书共 21 章,分别详细阐述胰腺的发生、解剖、生理,以及胰腺各类疾病的临床表现、病理学特征、免疫组化、影像学表现与病理的相关性、鉴别诊断等,并以列表的形式进行要点总结,方便读者学习掌握。

本书突破了传统病理检查以点取材的局限,将影像与大病理切片精确匹配,在展示胰腺疾病微观特征的基础上,阐释其对应的影像学特征;将胰腺疾病既做了"纵向知识链接"又做了"横向学科整合";基于第一手临床病例,采用大量精美的图片(本书共有图 3 571 幅),帮助读者理解胰腺疾病及其相关的影像学表现,提高诊断与鉴别诊断水平。

本书可供从事胰腺临床和研究工作的内科、外科、肿瘤、影像和病理等相关学科人员阅读参考。

编写人员

主　编
陆建平

副主编
边　云　蒋　慧　金　钢

学术秘书
边　云　蒋　慧

编写人员
（以姓氏笔画为序）

丁桂龄	马　超	王　莉	王凯旋	方　旭	尹　伟	邓露露	叶小龙	史　张
边　云	刘　日	刘　芳	刘艳芳	许　兵	寿　毅	李　晶	李　潇	何妙侠
张淋淋	张霆霆	陆建平	陈士跃	陈录广	邵成伟	邵　卓	金　钢	郑建明
胡良皞	钱煜平	高依莎	高绥之	郭世伟	曹　凯	塔　娜	彭立嗣	蒋　慧
韩　换	程　超	曾祥鹏						

序 一

历史上,无论作为一个器官,还是作为导致系列疾病的缘由,胰腺一直被忽视。直到 20 世纪初期,外科医生仍将胰腺称为"隐居的器官"。随着社会进步、医学诊断技术的提高,人类对胰腺疾病的认识逐渐深入,并总结出胰腺及胰腺疾病具有三大特点:①胰腺是体积不大但功能特别的器官,认识其结构更要认识其功能;②胰腺疾病一旦发作就会导致全身多脏器、多功能异常;③胰腺疾病的诊治较难,有时候针对局部诊治不如把握全局。

胰腺疾病诊治从单学科探索,到协作诊治,再到多学科整合,经历了几十年的发展过程,取得了一定的成果。影像医学与病理学是胰腺疾病诊断中两门重要学科,一个术前,一个术后;一个宏观,一个微观;一个无创,一个有创;一个雾里看花,一个镜下直观。影像设备的高端化、影像图像的精准化,特别是分子病理学的飞速发展,对影像医生、病理医生乃至胰腺疾病诊治所涉及学科的每一位成员,既是机遇也是挑战。目前临床普遍存在专业过度细化的问题,使各专业水平在不断纵深发展的同时,也导致了影像和病理医生的知识碎片化和对疾病认知及诊断的局限性。"病理影像学"概念的提出和实践是解决这个难题的好钥匙。

陆建平教授紧追学科发展方向,带领团队在胰腺疾病影像、病理诊断方面做了大量工作,适时组织了影像、病理、内科、外科等多学科专家,撰写了这部《胰腺病理影像学》,实属不易。该书图文并茂,言简意赅,展示了胰腺疾病的影像与病理,为胰腺疾病特别是疑难胰腺疾病的诊治提供了宝贵的知识和帮助。我有幸先读为快，深感它是一本难得的好书，也为整合医学提供了强力的理论支撑和具体的应用实践。作为一名消化病临床工作者，我十分乐意向同行推荐。

是为序。

中国工程院院士、副院长
美国国家医学院外籍院士

2018 年 9 月 19 日

序 二

　　胰腺疾病仍然是当今严重危害人类身体健康的顽疾之一,尤其是胰腺癌和重症胰腺炎,"谈胰色变"的现状尚无明显的改善。近年来,随着影像技术的飞速发展和应用普及,胰腺肿瘤的检出率呈逐年升高趋势。然而,胰腺解剖位置深在,周围诸多脏器比邻,胰周淋巴、神经和血管网络复杂,同时它又兼具内外分泌功能,这使胰腺疾病在影像和病理上表现纷繁复杂,治疗方案缺少规范,治疗效果不够理想。如何整合临床、影像、病理等相关信息,促进对胰腺病的认识和研究,提高早期诊断能力,改善治疗效果,是我们目前乃至今后的重大医学课题。

　　近年来,我国关于胰腺疾病的研究取得长足进步,国内也出版了多部胰腺疾病专著,但缺少将影像与病理对照的专著。陆建平教授组织撰写的《胰腺病理影像学》无疑是在这一时期的经典之作。该书特色之一:突破传统病理取材的局限,采用与影像学精准匹配的大病理切片,以展示胰腺疾病的宏观及微观特征,做到两者和谐统一的完美阐释。该书特色之二:使读者对胰腺疾病既有"纵向知识把握",又有"横向学科整合"。我相信,无论是胰腺疾病多学科诊治团队中的医生,还是胰腺疾病患者,都能从这本书中受益匪浅。

中国工程院·院士
海军军医大学附属长海医院消化内科·主任
中国医师协会内镜分会·会长
国家消化系统疾病临床医学研究中心(上海)·主任

2018 年 11 月 28 日

前　言

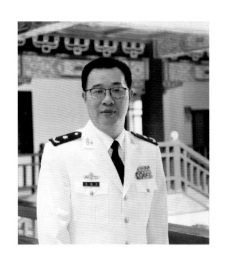

　　胰腺是人体内唯一兼具内、外分泌功能的重要器官。它体积不大，位置深在。急、慢性胰腺炎或危急或顽固；胰腺癌起病隐匿，进展快速，致死率已排位前四；其他胰腺肿瘤良恶性难辨，对其治疗时机和方案缺少共识。因此，胰腺领域是目前医学界最难取得成就的领域。面对如此窘境，国内的多个研究型医院成立了胰腺多学科诊治（MDT）团队，试图整合各学科优势，联合攻关以取得突破性成果。海军军医大学附属长海医院基于长期进行胰腺病诊治的积淀和整体优势，数年前也成立了胰腺 MDT 团队。团队在深入、广泛讨论后决定：先从反映胰腺疾病整体特点的影像学和病理学本质作为突破点，同时进行细胞、蛋白质、基因的系列深入研究。经过影像学成像技术及大组织病理切片的技术改进，数千例手术标本成为影像与病理对照的绝佳研究资料，这也是本书呈现给读者的精华。

　　本书以"整合医学"思想为指导，通过各章节的影像、病理和临床治疗的详细介绍，力求使影像与病理表现一一对应，帮助读者全面地认识胰腺各类疾病及其发生发展机制，建立从宏观到微观、从治疗前到治疗后的紧密联系，并让多学科诊治的优势为患者带来更好的疗效。

本书是海军军医大学附属长海医院胰腺 MDT 团队的集体智慧和努力的结晶，凝聚了外科团队完成一台台高难度手术的汗水，体现了内镜医生娴熟精湛的诊疗技能，充分反映了精准影像及大组织病理海量数据的研究价值，尤为突出的是体现了团队的精诚合作和高效协作。

　　本书作者均为一线的胰腺研究团队成员，书中内容不仅有研究过程、研究成果，也有他们的困惑。本书中肯定有不少表达和描述之误，相信出版后读者的意见和建议将鞭策我们进一步深入探索，与各位同道一起，战胜顽固的胰腺疾病，造福于人类。

海军军医大学附属长海医院影像科·主任

2018 年 11 月

目录

第一章
总　论

刘芳　韩换　蒋慧　边云　王莉　陆建平

第一节　胰腺的发生和发育

一、胰腺的发生

胰腺胚胎发育大致分为三个过程:前肠内胚层发育成腹胰和背胰原基、胰腺形态发育、多能祖细胞分化成内外分泌细胞(图 1-1)。

胰腺源于前肠内胚层。胰腺起源于两个原基,即背胰芽(dorsal pancreas bud)和腹胰芽(ventral pancreas bud)。

胚胎第 4 周,前肠末端腹侧壁的内胚层细胞增生,向外长出一盲管,该盲管称肝憩室(hepatic diverticulum)。肝憩室伸入原始横膈内迅速增大,形成头支和尾支两部分。肝憩室头支的细胞增殖较快,故大于尾支,形成许多纵横交错的肝细胞索,肝细胞索和横膈内的血管网互相交织。随后肝细胞索逐渐发育成肝细胞板和肝内胆管的上皮;血管网演变成肝血窦。周围的间充质分化为肝的被膜并进入肝内形成肝的结缔组织。肝细胞于胚胎第 3 个月时开始分泌胆汁。肝憩室的尾支较小,末端膨大形成胆囊,细长的柄发育成胆囊管。肝憩室根部发育成胆总管,胆总管与十二指肠相通。

胚胎第 4 周末,肝憩室尾端的前肠内胚层上皮向外增生,形成两个芽形凸起,背侧称背胰芽,腹侧称腹胰芽;背胰芽从十二指肠发出,出现早,发育快,生长迅速,体积较大;腹胰芽从肝憩室尾端下方分出,体积较小,紧邻胆总管。背、腹胰芽的上皮细胞不断增生增殖,末端的细胞形成腺泡,其余部分即与原始消化管上皮相连的部分形成各级导管,随后背胰芽和腹胰芽分别分化为背胰和腹胰。

胚胎第 6～7 周时,当胃和十二指肠肠襻旋转时,腹胰和胆总管共同转向背侧,且与背胰合并,形成一个胰腺。最终腹胰形成胰头的下部,背胰形成胰头的上部及胰体和胰尾;腹胰和背胰的导管随之相互吻合,腹胰的导管和背胰导管的远侧端构成主胰管(Wirsung 管),主胰管与胆总管汇合,共同开口于十二指肠乳头;背胰导管的近侧端退化消失,或形成副胰管(Santorini 管),开口于十二指肠副乳头(位于主胰管开口上方 2 cm 处)。

胚胎第 7 周末,胰腺呈一个融合器官,在接下来的数月内,胰腺实质和胰管继续发育。孕第 4 个月,胰腺实质分叶变得清楚,在接下来的几周内,小叶继续发育,而周围的结缔组织减少,从而形成分叶状小叶结构。

内分泌细胞的分化始于胚胎的第 12～14 周,是多重复杂信号调节通路作用的结果。

二、胰腺的组织发生

胰腺内外分泌细胞均来自导管样上皮细胞。外分泌部为浆液性的复管泡状腺,构成胰腺的大部分,是重要的消化腺,其分泌的胰液包含多种消化酶。内分泌部称胰岛,胰岛的发生早于外分泌部腺泡。胰岛是由多种内分泌细胞组成的细胞索团,分布于小叶内,位于外分泌部的腺泡之间,呈大小不等的小岛状,在 HE 染色切片中,胰岛着色较浅。

1. 外分泌部・胰腺外分泌细胞起源于干细胞,并分化为导管和腺泡(acinus)。胚胎第 13～14 周原始胰管侧方及末端细胞聚集分化形成腺泡细胞,第 16 周胰腺出现被膜,形成疏松的胰腺小叶结构。胰腺腺泡细胞核位于基底,其周围为丰富的嗜碱性粗面内质网;顶端包含密集的嗜酸性分泌酶原颗粒,细胞质的核上区有显著的高尔基复合体。腺泡腔内见染色较浅的泡心细胞,是延伸至腺泡腔内的闰管上皮细胞,体积小于腺泡细胞,呈扁平形。第 17～22 周时,导管上皮内糖原消失,而腺泡细胞的酶原颗粒增多,第 16 周开始有少量分泌物见于胰导管,此时分泌的胰液含有胰蛋白酶原。第 24 周和 32 周胰液内开始含有胰淀粉酶和胰脂肪酶。

2. 内分泌部・胰腺的胰岛(islet of pancreas)是由内分泌细胞组成的球形细胞团,散布于胰腺小叶

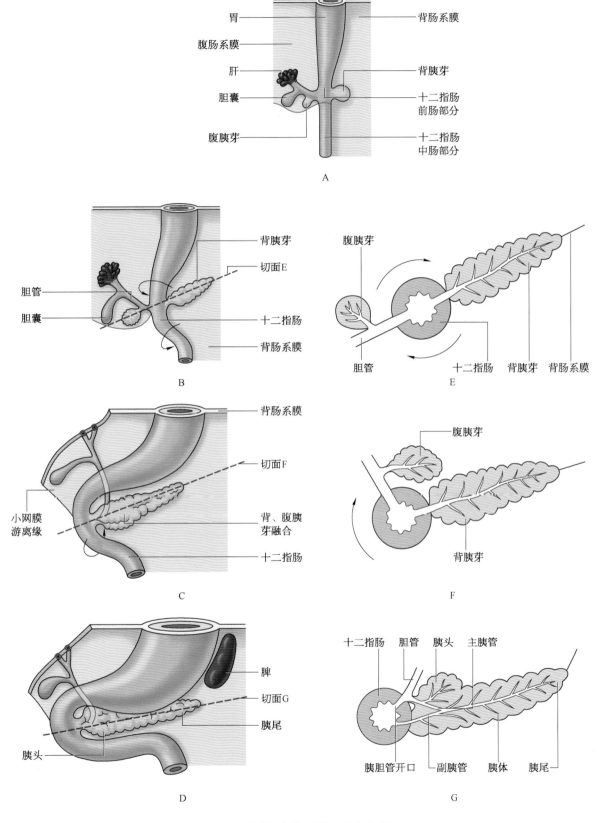

图 1-1　胰腺与胰管系统的胚胎发育过程

A. 胚胎第 4 周，肝憩室形成头支和尾支两部分；B、C. 胚胎第 4 周末，肝憩室尾端形成背侧称背胰芽；D、E. 胚胎第 6～7 周，腹胰和胆总管共同转向背侧，与背胰合并，形成一个胰腺；F、G. 胚胎第 7 周末，胰腺呈一个融合器官

内。胰岛的发生早于外分泌部腺泡。胰岛细胞由胰腺导管上皮内未分化的细胞即干细胞分化而来。成人胰的干细胞分布于各级导管上皮和胰岛内,常是胰腺癌的发生之处。胰岛原基逐渐分化形成 A 细胞、B 细胞、D 细胞及胰多肽细胞(PP 细胞)。A 细胞在背胰中多见,分布于胰岛的周边部,占胰岛细胞数的 20%,分泌胰高血糖素,主要作用于肝细胞和脂肪细胞,升高血糖。B 细胞约于胚胎第 13～14 周出现,位于胰岛的中央,占胰岛细胞的 75%,分泌胰岛素,使血糖降低。D 细胞约于胚胎第 12 周出现,约占胰岛细胞的 5%,分泌生长抑素(somatostatin,SS),主

要抑制胰岛素、胰高血糖素及胰多肽(pancreatic polypeptide,PP)的释放。PP 细胞主要存在于钩突内的胰岛周边,还可见于外分泌的中、小导管上皮内和腺泡细胞之间,分泌胰多肽。进食可以强有力地促进 PP 释放,尤其是进食蛋白质食物,脂肪和糖类次之,血 PP 在餐后很快升高。PP 对消化系统的活动起抑制作用,如抑制胰液分泌,特别是碳酸氢盐和胰蛋白酶的分泌,减弱胆囊的收缩和加强胆总管紧张度以及抑制胃窦和小肠的运动等,在炎症、肿瘤或糖尿病等胰腺的实质性疾病时,PP 细胞不同程度地增多,血中 PP 含量也升高。

要点提示

- 胰腺起源背胰芽和腹胰芽。
- 腹胰形成胰头的下部,背胰形成胰头的上部、胰体和胰尾。
- 主胰管(Wirsung 管)与胆总管汇合,共同开口于十二指肠乳头;副胰管(Santorini 管)开口于十二指肠副乳头。
- 胰腺分内外分泌部,外分泌部为导管和腺泡,内分泌部为胰岛。

第二节　胰腺组织学

胰腺的组织学复杂,在同一器官内既有外分泌组织也有内分泌组织确实独特。其主要成分的免疫组织化学特征见表 1-2-1。

表 1-2-1　腺泡、导管及内分泌细胞的免疫组化结果

项目	AE1/AE2	CK7	CK8	CK18	CK19	CK20
腺泡细胞	(+)	-	+	+		
导管上皮	+	+	+	+		-
内分泌细胞	+	-	(+)	(+)		-

项目	CEA	CA19-9	trypsin, chymotrypsin, lipase, amylase	chromogranin, synaptophysin insulin, glucagon, somatostatin, PP	PR	PDX1
腺泡细胞	-	-	+	-		
导管上皮	-	+	-	-		
内分泌细胞	-	-	-	+	+	+

注:(+):表示可能弱阳性;-:不表达;trypsin,chymotrypsin,lipase,amylase 为胰酶;chromogranin,synaptophysin insulin,glucagon,somatostatin,PP 为内分泌标志物和各种激素

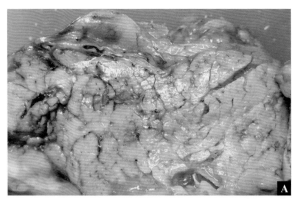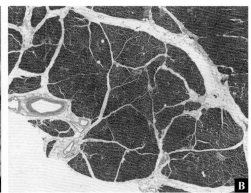

图 1-2　胰腺实质的小叶结构

A. 大体标本胰腺小叶状结构清晰可见,呈灰白、灰黄色,质地中等;B. 低倍镜下可见被膜的结缔组织将胰腺实质分隔呈许多小叶

一、胰腺小叶

　　胰腺表面包有薄层疏松结缔组织被膜,其腹侧面覆以腹膜。被膜的结缔组织伸入胰腺实质,将实质分隔成许多小叶,这种小叶结构肉眼观也很明显。小叶大小(1~10 mm)和形状(成角或圆形)不一(图1-2)。在发生胰腺炎或胰腺肿瘤等病变时这种分叶状结构可以产生相应的改变。

二、腺泡细胞及导管

　　胰腺的外分泌部主要有两种功能成分组成:导管树和腺泡。导管在胰腺实质内,从胰尾起自左向右穿胰体,靠近胰的后面。胰管平均长 13.8 cm。管径从左向右逐渐增大,尾端管径平均为 0.2 cm,头端管径平均 0.4 cm,胰管有两个生理狭窄区,分别在头体交界处和胰体中 1/3 处。胰管在胰尾和胰体内经行中有 15~20 对小的胰腺管成直角汇入胰管。这些小支主要有头上支、头下支、体上支、体下支、尾上支、尾下支(图1-3)。主胰管经胰颈则向下、向后、向右,达十二指肠降部后内侧壁处与胆总管平行一段,位于胆总管之左、内、下方,胰管与胆总管一起斜穿十二指肠壁末端,管径缩窄,而后与胆总管汇合。

　　外分泌部为浆液性的复管泡状腺(图1-4A),构成胰腺的大部分,是重要的消化腺,它分泌的胰液含有多种消化酶,如胰蛋白酶、胰脂肪酶、胰淀粉酶等。腺泡细胞较大,呈锥体形,有明显的极向,细胞底部位于基膜上,基膜与腺细胞之间无肌上皮细胞。管

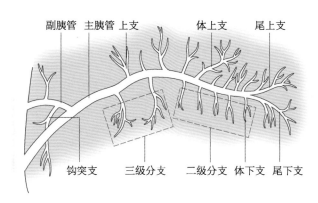

图 1-3　胰腺各级胰管命名

副胰管　主胰管　上支　　　体上支　　尾上支

钩突支　　三级分支　　二级分支　体下支　尾下支

腔缘有明显的纤毛,顶部胞质充满明显嗜酸且 PAS 阳性的酶原颗粒,而底部胞质因富含粗面内质网而呈强嗜碱性。腺泡中心细胞胞质较浅,核呈卵圆形;它们位于腺泡中央,与腺泡的引流管—闰管细胞相移行,免疫组化 MNF116 阳性(图1-4B)。有时能见到腺泡中心细胞的局灶聚集,不要将它与胰岛混淆。腺泡腔内有一些着色较淡的扁平细胞,称为泡心细胞,是闰管上皮细胞向腺泡腔内延伸所成。导管腺泡以泡心细胞与闰管相连,胰腺闰管很长,管腔小,为单层扁平或立方细胞,细胞结构与泡心细胞相同。胰腺的闰管无纹状管,闰管逐渐汇合形成小叶内导管(图1-4A,图1-5),后者被覆小立方形细胞,其胞质淡染,小叶内导管周围可以是致密的腺泡也可以是薄层纤维组织。这些小叶内导管与更大的小叶间导管(图1-4C,图1-5)相延续,后者被覆分泌黏液的柱状细胞。主胰管和副胰管除了有更多的杯状细胞外,它们显微镜下的细胞成分与小叶间导管相似。

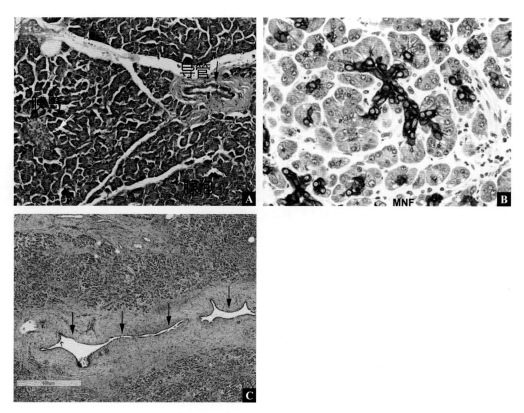

图 1-4　正常胰腺组织学结构

A. 人正常胰腺组织学结构：胰岛（白箭）、腺泡和导管（黑箭）；B. 免疫组化 MNF116 阳性可以很好地显示泡心细胞，可见泡心细胞位于腺泡中央，并类似立方上皮单层排列移行形成闰管；C. 胰腺小叶间导管：导管管径较大，内衬分泌黏液的柱状细胞，周围围绕较宽的纤维组织

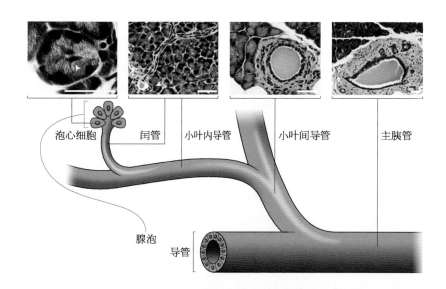

图 1-5　胰腺各级胰管关系示意图

　　从小叶内导管至主胰管，管腔逐渐增大，单层立方上皮变为单层柱状上皮，主胰管为单层高柱状上皮，上皮内可见杯状细胞，并有散在的内分泌细胞。有的导管上皮细胞还具有分泌水和电解质的作用。

三、内分泌部-胰岛

胰腺的内分泌部主要由胰岛构成(图 1-6)。胰岛占成人胰腺的 1%～2%。但在新生儿中比例要大得多。大部分胰岛呈圆形,结构紧凑,富含血管,仅有极少的结缔组织。它们的平均直径为 225 μm;虽然存在个体差异,但如果胰岛直径超过 400 μm,则属异常。在人类,胰岛主要由以下几类细胞构成:①B 细胞(图 1-6A):这种分泌胰岛素的细胞占胰岛细胞总数的 2/3～3/4,位于胰岛中央。超微结构上,胰岛素颗粒呈典型的晶体样外观。B 细胞还分泌胰岛细胞淀粉样多肽,一般认为是一种与胰岛素同时释放的激素。②A 细胞(1-6B):这种分泌胰高血糖素的细胞占胰岛细胞总数的 1/5～1/4,主要位于胰岛的外周部。超微结构上,分泌颗粒的特征是具有偏心的电子致密核心。③D 细胞(图 1-6C):这种分泌生长抑素的细胞数量很少,散在分布于胰岛内。超微结构上,颗粒的内容物电子密度很低。④PP 细胞

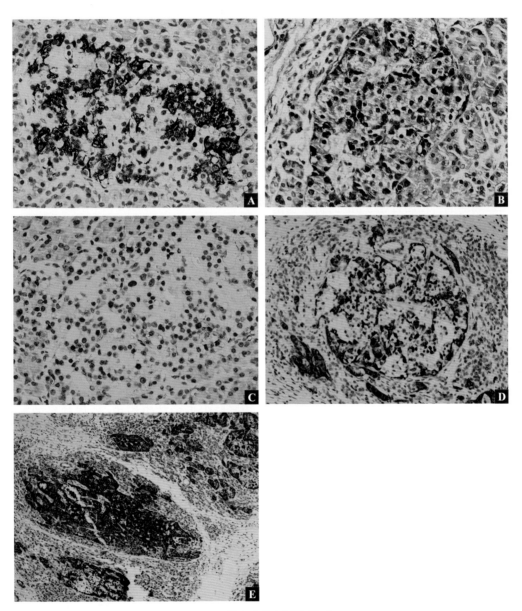

图 1-6 胰岛几种主要类型细胞

A. 胰岛素免疫组化示 B 细胞;B. 胰高血糖素免疫组化示 A 细胞;C. 生长抑素免疫组化示 D 细胞;D. 免疫组化示 PP 细胞;E. 腹胰岛与其他部位不同,呈小梁状排列并富含 PP 细胞

(图 1-6D)：这种分泌胰多肽的细胞在大部分胰岛内很少，典型的位于胰岛外周。胰腺的所有内分泌细胞都是内胚层起源的，而非神经嵴起源的。除了 B 细胞以外，所有内分泌细胞嗜铬素 A 和 B 染色均为阳性。此外，突触素、神经元特异性烯醇化酶和神经丝染色也呈阳性。胰头下部的胰岛起源于腹侧胚芽，与其他部位的胰岛不同，其特征是外形极不规则，呈小梁状排列并富含 PP 细胞（图 1-6E）。

除胰岛外，导管和腺泡上皮区也可见内分泌细胞。这些细胞大部分是 Kultschitsky 型（分泌 5 -羟色胺）和 PP 型细胞。需要注意的是，成人正常胰腺中虽无 G 细胞（分泌胃泌素），但事实表明胰腺是 G 细胞瘤（胃泌素瘤）最好发的部位。最近的研究发现在哺乳动物（包括人类）的胰腺中有原胃泌素的表达。胎儿胰腺对原胃泌素的加工要比成人胰腺充分，但不如成人的胃窦黏膜。

胰岛细胞增生是指相对于同一个年龄段胰腺内正常胰岛含量而言，胰岛的大小或数量出现绝对增加，单个紧凑型胰岛的直径超过 $250\ \mu m$ 时可视为增生。这种情况可以是局灶的，也可以是弥漫的。胰岛增生可以来自胰岛细胞的增生，也可能是未定型祖细胞发育形成新的胰岛细胞。不同类型细胞的分布特征一般得以保存，B 细胞数量可相对增多，部分可发生肥大。在不伴有胰岛素瘤的情况下，B 细胞功能紊乱可导致高胰岛素血症性低血糖，与之伴随的形态学特征被描述为胰岛细胞增生症。此病一般见于新生儿和婴儿，罕见情况下成人也可发生相似的改变。形态学异常包括胰岛内 B 细胞肥大、胰岛细胞与小导管关系密切（小导管胰岛复合体）、胰岛异常聚集，这些改变在新生儿最为明显。胰岛细胞增生症可分为局限型和弥漫型。局限型胰岛细胞增生症表现为局限性结节，类似胰岛素瘤，但多数情况下，仅是与小导管有关的形成较差的胰岛样细胞簇。

四、胰腺间质

胰腺小叶内间质主要是少数纤细成网状的毛细血管。小叶间隔很薄，由少数疏松的纤维间质组成，以支持小叶间胰管、周围神经、淋巴及血管。血管通常是静脉及动脉分支伴行，并与小叶间导管分隔开

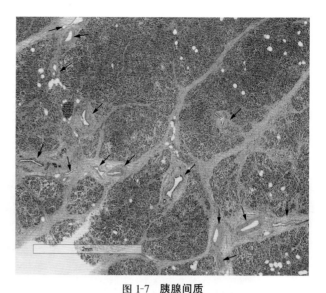

图 1-7　胰腺间质

肌型血管和胰管（箭头）将腺泡实质分隔开

（图 1-7）。这一特征有助于在显微镜下对高分化导管腺癌与自身导管进行区分，但只适用于肌型厚壁血管或淋巴管，因为小的薄壁血管也可能与小叶内或小叶间导管紧密相连。自主神经通常出现于小叶间隔，偶尔可在腺泡间发现。外周神经的小分支有时可在腺泡小叶的外周出现，罕见情况下甚至可见包绕一小簇腺泡（图 1-8）。

五、胰周软组织

胰腺周围的软组织主要包括脂肪组织、血管、淋巴管、外周神经，偶尔会有小的副神经节。外周神经的数量及大小因其部位不同而存在差异。在肠系膜上动脉附近的软组织内，外周神经的数量较多（图 1-9A）。胰腺后部的软组织内可见中等数量外周神经。而胰腺前部因为有脂肪组织的叠压因此外周神经数目较少。胰周胆总管周围也可见丰富的、较大的神经束。周围神经也可将良性腺体包绕进去，但罕见（图 1-9B）。动脉和静脉的分支在胰周软组织所有区域均有分布。胰周软组织内也可见淋巴结并与胆管和大的血管伴行。

六、壶腹部及乳头

壶腹部在胰腺及胆总管末端，呈橄榄样，胆总管通过壶腹部排出其内容物入十二指肠腔。主胰管末

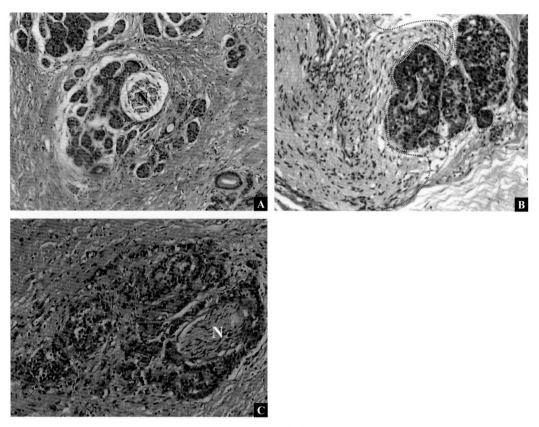

图 1-8　胰腺内神经

A. 外周神经通常出现于小叶间隔,有时还可在腺泡小叶的外周出现;B. 极罕见包绕一小簇腺泡,黄虚线勾画出腺泡,其右侧红虚线勾画出神经边界;C. 外周神经可以被胰岛包绕

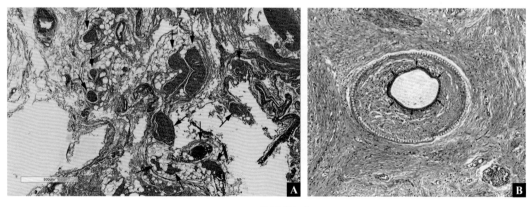

图 1-9　胰周软组织

A. 外周神经(加箭头):肠系膜上动脉附近的软组织内外周神经的数量较多;B. 外周神经将良性的腺体包绕

端与胆总管下端汇合并进入壶腹部。两个管道周围由 Oddi 括约肌包绕,Oddi 括约肌为环状肌,并与十二指肠固有肌层及黏膜层锚定,但各自功能独立。括约肌控制着胆汁及胰液的排出,也能阻止十二指肠内容物、胆汁及胰液反流至胰管及胆管。壶腹部胰管及胆管的关系复杂,在比较典型的壶腹部,两个管道汇合形成共同的单个管道;也可以两个管道之间彼此靠近由薄的间隔隔开,并分别开口于十二指肠乳头的黏膜面(图 1-10A、B);第三种变异是胆总管与胰管不形成共同通道,并排开口于十二指肠乳头,两个口之间的距离从 1 mm 至 1 cm 甚至更远不等(图 1-10C)。国人胰管与胆总管汇合者

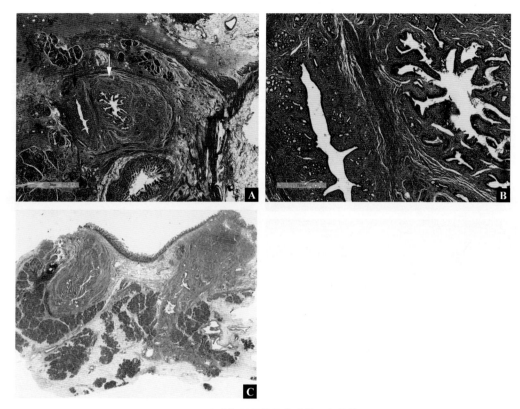

图 1-10 壶腹部胆总管及主胰管组织结构

A. 胆总管（细白箭）与主胰管（细黑箭）分开：Oddi 括约肌包绕两个管道；B. 两个管道之间有纤维肌层分隔开；C. 胆总管及主胰管分开：胆总管（左）及主胰管（右）分别开口于十二指肠并各自由自己的括约肌围绕

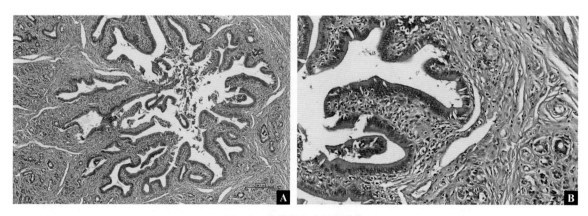

图 1-11 壶腹部上皮组织结构

A. 壶腹部呈现星状管腔，黏膜皱褶明显；B 内衬单层胰胆管上皮，周边小的黏液腺体通过黏液皱襞的凹陷排空

有 81.7%，不汇合者有 18.3%。共同管道的长度为 1～12 mm，平均 4.4 mm。"共同管道"过长定义为长度超过 6 mm，这种变异的两个管道联合点定位于十二指肠壁外，Oddi 括约肌就不能对联合处起作用，因此而导致反流，使胰腺炎及胆管癌的发生率增高。壶腹部因其形状如烧瓶状，口径较胆总管及胰管宽，其黏膜形成皱褶明显，黏膜表面形成星状突起，内衬胰胆管型上皮细胞（图 1-11A）。壶腹部内衬的胰胆管型上皮与壶腹乳头部肠型上皮的过渡是截然有界面。壶腹及乳头周围会出现大量呈簇分布的腺体，内衬普通的黏液柱状上皮（图 1-11B）。

七、胆总管

胆总管黏膜通常皱褶平坦，内衬上皮与主胰管内衬上皮一致。胆管上皮可形成囊状凹陷并深入胆管壁，在其深部末端通常可见围绕的簇状小分支腺体或单纯腺体，后者分泌物可排入胆管壁囊状凹陷处，内衬立方或低柱状黏液上皮，管腔周围可见致密的间质围绕（图 1-12）。这种胆管周围簇状分布的小腺体有助于区别胆管及主胰管，因为胰腺的分支胰管进入主胰管周围没有这样的腺体簇。

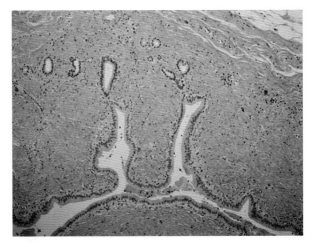

图 1-12 胆总管镜下特征

胆总管黏膜内衬单层排列的胆管型上皮，其管腔凹陷形成的囊状结构延伸与深部单纯的黏液腺沟通，胆管周围可见较厚的纤维间质及平滑肌

第三节 胰腺的解剖

一、胰腺分段和解剖关系

胰腺是人体第二大消化腺。外分泌部主要分泌胰液，具有分解消化蛋白质、脂肪及糖类的作用；内分泌部主要分泌胰岛素，调节血糖浓度。胰腺形似锤状，位于腹膜后，位置较深，且较固定，横置于第 1～2 腰椎体前方。胰腺质地柔软，呈灰红色，长 17～20 cm，宽 3～5 cm，厚 1.5～2.5 cm，重 82～117g。胰腺的前方与胃之间以网膜囊为分隔，后方有下腔静脉、胆总管、肝门静脉和腹主动脉等重要结构。其右端被十二指肠包绕，左端达脾门。胰腺上缘平脐上 10 cm 左右，下缘相当于脐上 5 cm 处。由于胰腺位置较深，前方有胃、横结肠和大网膜等遮盖，故胰腺病变早期阶段腹壁体征往往不明显，从而增加诊断的困难，胰腺与周围组织的关系见图 1-13，CT 表现见图 1-14。

胰腺自右向左分成胰头、胰颈、胰体和胰尾四个部分（图 1-15），明确胰腺解剖及其毗邻结构，对于胰腺疾病的精确诊断及治疗至关重要。不同断层胰腺与周围结构的关系见图 1-16。

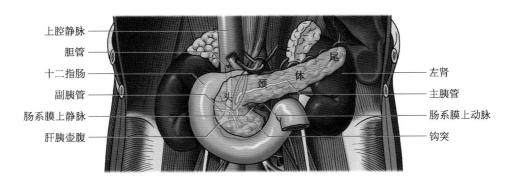

图 1-13 胰腺及毗邻结构示意图

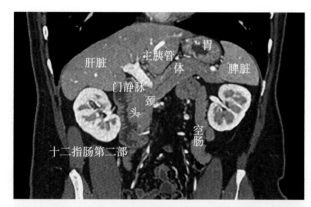

图 1-14　胰腺与上腹部结构关系(CT 冠状位)

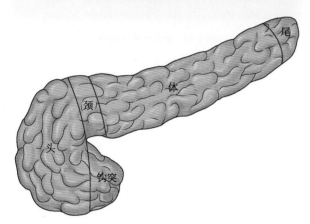

图 1-15　胰腺分区、前面观及分界

1. 胰头(head of pancreas)·是胰腺最右端膨大的部分,以肠系膜上静脉及门静脉左缘为界,右边膨大部分为胰头,位于第 2 腰椎体的右前方,只有 5% 的人胰头位于脊柱左侧。胰头前后径约 3.5～5.5 cm,占胰腺体积的 60%～70%。胰头上、下方及右侧均被十二指肠包绕,因此胰头嵌于十二指肠围成的“C”形臂内。下腔静脉、右肾动脉及双侧肾静脉位于胰头后方。

钩突是胰头下部向下方及左侧延伸至肠系膜上血管后方的部分,呈三角形、钩状或楔形。钩突延伸于下腔静脉和腹主动脉前方,腹主动脉发出的肠系膜上动脉恰在钩突沟内向前下行,其右侧是肠系膜上静脉延伸为门静脉,故钩突位于肠系膜上血管及主动脉之间,钩突下方是十二指肠水平部,上方有左肾静脉经过。由于钩突与胰头和胰颈之间夹有肝门静脉起始部和肠系膜上动、静脉,故胰头肿大时,可压迫肝门静脉起始部,影响其血液回流,出现腹水、

脾肿大等症状。在胰头右后方与十二指肠降部之间有胆总管经过,有时胆总管可部分或全部被胰头实质所包埋。当胰头压迫胆总管时,可影响胆汁排出,发生胆道梗阻甚至黄疸。

2. 胰颈(neck of pancreas)·是位于胰头与胰体之间的狭窄扁薄部分,前后径约 1～2 cm,胰颈的前上方邻接胃幽门,其后方有肠系膜上静脉和肝门静脉起始部通过。由于肠系膜上静脉经过胰颈后面时,没有来自胰腺的小静脉注入其中,因此行胰头十二指肠切除术时,可沿肠系膜上静脉前面与胰颈后面之间进行剥离以备切断胰腺。

3. 胰体(body of pancreas)·位于肠系膜上静脉左缘与腹主动脉左缘之间,横置于第 1 腰椎体前方,形成明显前凸,占胰腺的大部分,略呈三棱柱形,有前、后、下三个面和上、下、前三个缘。胰体前面被覆有网膜囊后壁的腹膜,隔着网膜囊接触胃后壁,故胃后壁癌肿或溃疡穿孔常与胰体粘连。后面无腹膜,与腹主动脉、肠系膜上动脉起始部、膈肌左脚、左肾上腺、左肾及其血管特别是左肾静脉接触;脾静脉与胰后面密切接触,脾静脉将上述各结构与胰后面部分隔开。胰体下面右部分很窄,左部分较宽,表面覆盖有腹膜。体下面位于十二指肠空肠曲和部分空肠襻上方,下面左端位于结肠左曲上方。体上缘右部分钝平,左部分较窄直达胰尾。体下缘分隔胰体后面与下面,肠系膜上血管在下缘右端穿出。体前缘分隔前面和下面,横结肠系膜附着于此缘,该系膜之上、下二层分别向上、后下返折即成为遮覆胰体前面和下面的腹膜。

4. 胰尾(tail of pancreas)·与胰体无明显分界,自胰体左缘(腹主动脉左缘)延伸至脾门,较细,行向左上方至左季肋区,在脾门下方与脾的脏面相接触。胰尾是胰腺各部分中位置最高者,达第 12 胸椎高度。因胰尾各面均覆有腹膜,此点可作为与胰体分界的标志。由于胰尾与脾血管一起,位于脾肾韧带两层之间,故在脾切除结扎脾血管时,应注意勿损伤胰尾。

胰体尾总长度可达 13 cm,比胰头扁平,前后径一般不超过 3 cm。

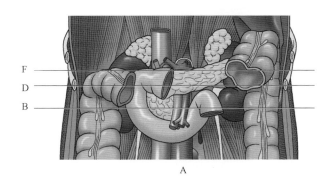

A

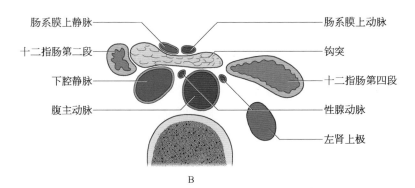

肠系膜上静脉
十二指肠第二段
下腔静脉
腹主动脉

肠系膜上动脉
钩突
十二指肠第四段
性腺动脉
左肾上极

B

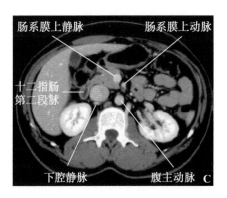

肠系膜上静脉　肠系膜上动脉
十二指肠第二段脉
下腔静脉　腹主动脉

C

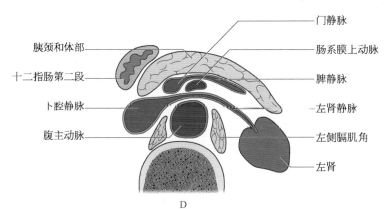

胰颈和体部
十二指肠第二段
下腔静脉
腹主动脉

门静脉
肠系膜上动脉
脾静脉
左肾静脉
左侧膈肌角
左肾

D

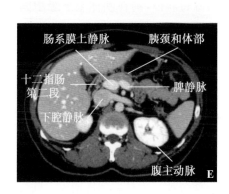

肠系膜上静脉　胰颈和体部
十二指肠第二段
下腔静脉
脾静脉
腹主动脉

E

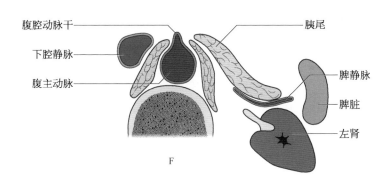

腹腔动脉干
下腔静脉
腹主动脉

胰尾
脾静脉
脾脏
左肾

F

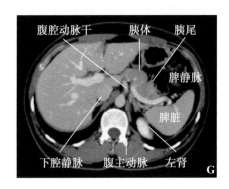

腹腔动脉干　胰体　胰尾
脾静脉
脾脏
下腔静脉　腹主动脉　左肾

G

图 1-16　胰腺断面示意图及 CT 表现

A. 示在不同横截面(B、D、F)胰腺后方毗邻关系；B. 为钩突层面示意图；C. 为图 B 相应的 CT 表现；D. 为胰颈层面示意图；E. 为图 D 相应的 CT 表现；F. 为胰尾层面示意图；G. 为图 F 相应的 CT 表现

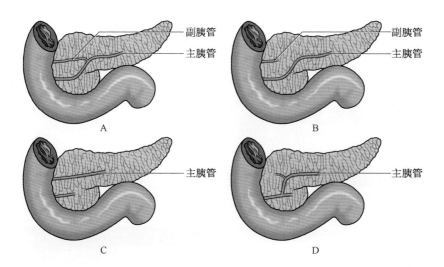

图 1-17　胰管解剖变异

A. 主胰管由腹侧与背侧胰芽管融合而成，且与副胰管相通；B. 主胰管与副胰管不相通；C. 胰腺分裂，胰液主要通过进入十二指肠小乳头的背侧胰管引流，腹侧胰管较短，与胆管伴行，汇入十二指肠大乳头；D. 副胰管缺如

二、胰胆管解剖

胰管有主胰管、副胰管及分支胰管(图 1-17)。

1. 主胰管(main pancreatic duct，Wirsung duct)· 主胰管通常称胰管(pancreatic duct)，从胰尾起始向右穿过胰体，约在胰体上下缘中间稍偏后的胰实质内穿行，至胰颈处向下、向后，达十二指肠降部后内侧壁处与胆总管并行一段，位于胆总管之左、内、下方，两管一起斜穿十二指肠壁，末端管径缩窄，而后与胆总管汇合，胰胆共同通路一般长约 5～7 mm，形成管腔稍膨大的壶腹部。主胰管长 15～25 cm。胰头部胰管直径约 3 mm，向胰尾走形逐渐变细，胰体部约 2 mm，胰尾部约 1 mm。胰管管径如果大于 0.8 cm 大部分被认为是病理性增大。胰管容量，Kasugai 报道内镜逆行胰胆管造影(ERCP)2～3 ml 对比剂即可使病人主胰管充满，而 Trapnell 和 Howard 则发现0.5～1.0 ml 即足以充满主胰管系统。

胆胰管壶腹部开口于十二指肠后内侧壁的十二指肠大乳头顶端。胰管末端和壶腹处有括约肌。主胰管在胰尾、胰体内行程中有 15～20 对分支胰管成直角汇入。

2. 副胰管(accessory pancreatic duct，Santorini duct)· 常起自胰头下部，向上行于主胰管前方，与主胰管有交通管相通(90%)。副胰管继续向上至胰头上部的前部，此后穿十二指肠降部的后内侧壁，开口于十二指肠大乳头上方约 2 cm 处、偏前的十二指肠副乳头。有少数副胰管左端在胰颈处连于主胰管；或不连而在胰头上部偏前面右行，开口于十二指肠副乳头。副胰管直径一般不超过 1 mm。

主胰管和副胰管的开口关系常有变异，如主胰管由胰尾部经胰体、胰颈直达胰头，开口于正常的十二指肠小乳头处，而副胰管从胰头下部起始与胆总管汇合，而开口于正常的十二指肠大乳头处。这种型式如在进行 ERCP 时就不能显影主胰管。又如主胰管正常，副胰管起于胰头上部，反向至胰颈注入主胰管，此型副胰管不开口于十二指肠。

3. 胆总管(common bile duct)· 胆总管由胆囊管与肝总管在肝十二指肠韧带内汇合，在该韧带内向下，经十二指肠上部后方、胰头后方，向下斜穿十二指肠降部后内侧壁，与胰管汇合，穿十二指肠降部后内侧壁，在十二指肠大乳头处开口于十二指肠腔。

三、胰腺动脉

胰腺的动脉来自胃十二指肠动脉，肠系膜上动脉和脾动脉等。胃十二指肠动脉发出胰十二指肠前上动脉、胰十二指肠后上动脉和胰十二指肠中动脉。肠系膜上动脉发出胰十二指肠下动脉。脾动脉分出胰背动脉、胰横动脉、胰大动脉、分界动脉和胰尾动脉。此外，肝动脉行经胰腺上缘时，也可分支供血胰腺。起自肠系膜上动脉的迷走肝动脉，行经胰腺后方，也有分支供血胰腺(图 1-18)。

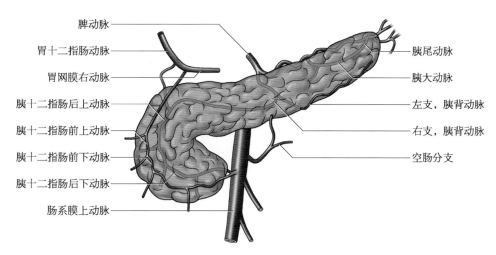

图 1-18　胰腺动脉

（图中标注）
脾动脉
胃十二指肠动脉
胃网膜右动脉
胰十二指肠后上动脉
胰十二指肠前上动脉
胰十二指肠前下动脉
胰十二指肠后下动脉
肠系膜上动脉

胰尾动脉
胰大动脉
左支，胰背动脉
右支，胰背动脉
空肠分支

1. 胰头和胰颈的动脉·胰头、颈部动脉来源多，血供丰富，他们互相吻合形成动脉弓，对于维持胰头部和其他相邻器官的动脉血供有重要意义。

·胰十二指肠动脉·胰十二指肠前上动脉的出现率为 96%～100%，起自胃十二指肠动脉末端者占 52.5%，与胰十二指肠后上动脉共干者占 40%，与胰横动脉共干者占 7.5%，胰十二指肠后上动脉出现率为 100%，起自胃十二指肠主干者占 47.5%～95.3%，与胰十二指肠前上动脉共干并起自胃十二指肠动脉者占 40%，与胆囊动脉共干并起自胃十二指肠动脉者占 5%，起自肠系膜上动脉者占 2.5%，起自第一空肠动脉及肝固有动脉者各占 2.3%，起自迷走肝右动脉者占 6.3%。有 2 支胰十二指肠后上动脉者占 5%，其中一支起于胃十二指肠动脉，另一支起自肠系膜上动脉，约占 2.6%。

胰十二指肠前下动脉的出现率为 100%，但起源变异较大，起自肠系膜上动脉者占 42.2.%～42.5%，与胰十二指肠后下动脉共干者占 35%，与第一空肠动脉共干者占 12.5%～55.6%，与第二空肠动脉共干者占 10%，起自肝总动脉者占 41.9%～56.4%，与胰十二指肠前下动脉共干并起自肠系膜上动脉者占 36.1%～97.1%，与第一空肠动脉共干并起自肠系膜上动脉者占 5.2%～87.5%，偶尔起自胰背动脉和肝右动脉。有时出现 2 支十二指肠后下动脉，均起自肠系膜上动脉，约占 2.6%。

胰十二指肠中动脉出现率约 70%，起自胃十二

指肠动脉，在胰十二指肠前上、后上两条动脉之间走向胰的上缘，分支与前上、后上动脉吻合。

·胰前弓·相当恒定，出现率 92%～93.3%，为一个横行的动脉弓，代表胃十二指肠动脉与脾动脉之间的吻合系统，分布于胰头中部的一个狭窄区域。弓的右端起自胰十二指肠前上动脉者占 72%，起自胃网膜右动脉者占 14%，起自胃十二指肠动脉者占 6%。弓的左端主要起自胰背动脉。

·前动脉弓·为胰十二指肠前上与前下动脉连接汇合形成，多数位于胰与十二指肠间的沟中，弓的上部位置较浅，下部居胰腺钩突深部。

·后动脉弓·为胰十二指肠后上与后下动脉合成，出现率为 97.5%，弓的后面盖有薄层胰腺组织，弓的上部均位于胰与十二指肠间的沟中，弓的下部位置多数在十二指肠上部与水平部间。前、后动脉弓供应胰头、钩突以及大部分十二指肠（除上部十二指肠）的血液。

2. 胰体和胰尾的动脉·主要是脾动脉的分支供应胰体尾，包括胰背动脉。小动脉一般走形于胰腺上下缘，位于胰腺深槽内或实质内。

·胰背动脉（dorsal pancreatic artery）·外径平均 2.2 mm，常起自脾动脉第一段，出现率 77.5%～96%。胰背动脉的起点变化较大，起自脾动脉者占 32.3%～45.8%，起自肝总动脉者占 25.8%，起自肠系膜上动脉这占 22.6%，起自腹腔动脉者占 16.1%，起自胃左动脉者占 3.2%，也可起自胃十二指肠动脉

或胃网膜右动脉,缺如者占14%,由胰横动脉替代。胰背动脉经胰体在胰腺下缘分为左、右两支。右支短小,穿出胰头前面与胰十二指肠前动脉弓吻合的占93.3%;左支较大,即胰横动脉。有5%的胰背动脉也可发出1支中结肠动脉或副中结肠动脉供血结肠。

• 胰横动脉(transverse pancreatic artery)• 较粗,是胰腺的第二条大供血动脉,在胰体和胰尾背面下缘或陷于背面内向左行走,又称胰下动脉(inferior pancreatic artery),出现率96%～100%,是胰体、胰尾的动脉中最恒定的一支。胰横动脉起自胰背动脉左支的占70%～90%,起自胃十二指肠动脉占22.5%,起自脾动脉者占2.5%,也可起自胰十二指肠前上或前下动脉、肠系膜上动脉或胰大动脉。有两支胰横动脉时,其中一支起自胃十二指肠动脉,另一支起自肠系膜上动脉,占2.5%;或一支起自胰背动脉,另一支起自肠系膜上动脉,占2.5%。胰横动脉与脾动脉的分支有吻合,并可发出2～5支横结肠动脉。当胰横动脉起自胃十二指肠动脉或胰十二指肠前上动脉,穿过胰头前表面,绕过胰颈下界至胰尾部,这种情况下,胰横动脉为胰体主要供血动脉,当其损伤或在胰十二指肠切除离断时,可造成残余胰腺缺血。

• 胰大动脉(great pancreatic artery, pancreatic magna artery)• 是脾动脉分支供应胰腺的较大动脉,外径平均1.9 mm,出现率64.7%～100%。可从脾动脉行于胰上缘全程的任何一点分出,起自脾动脉第二段的占14%,起自脾动脉第三段的占28%,起自脾动脉第四段的占8%。胰大动脉进入胰腺的中1/3与尾1/3交界处,分为左右两支,右支与胰背动脉吻合,左支与脾门动脉吻合。当胰大动脉分布到整个胰尾时,则缺少胰尾动脉。

• 分界动脉(demarcating artery)• 起自胰体、尾交界处的脾动脉小分支,称为分界动脉,出现率87%。分界动脉既短又粗,外径3～4 mm。分界动脉是供应胰尾血液的主要动脉之一。

• 胰尾动脉(caudal pancreatic artery)• 由脾动脉主干发出,出现率为92%～100%。1支者占40%～46%,可起自脾动脉第三段、第四段、下干和胃网膜左动脉;2支者占36%～38%,其中一支起脾动脉,另一支起自胃网膜左动脉,也可两支都起自脾动脉,3支者占10%～16%;4支者占2%～4%,胰尾动脉缺如者占8%。可由胰大动脉和胰横动脉替代。胰尾动脉进入胰尾后与胰大动脉和胰横动脉吻合。胰的动脉来源多,且吻合丰富,胰头内动脉网最密,胰体次之,胰尾部最稀疏。

四、胰腺静脉

胰腺的静脉血回流于门静脉系统。胰的静脉一般均与动脉伴行,并位于动脉浅面,在胰腺内的动脉、静脉均位于胰管的后方(图1-19)。

1. 胰头的静脉 • 主要是胰十二指肠前上、后上静脉和胰十二指肠前下、后下静脉,4支静脉在胰头与十二指肠之间的沟处或邻近形成前、后二静脉弓,引流这二个器官的静脉血。胰十二指肠前上静脉主要汇入胰颈部下界的肠系膜上静脉内,胰十二指肠后上静脉回流入门静脉。胰十二指肠前下、后下静脉直接回流入肠系膜上静脉。

2. 胰颈、胰体和胰尾的静脉 • 胰体尾部静脉直接回流入脾静脉,脾静脉行进中收集3～13支胰支静脉血;胰下(横)静脉位于胰实质内,伴同名动脉在胰体后下缘上方向右行,大多数注入肠系膜上或下静脉;胰颈静脉或称峡静脉,不常见,如果有则是一短而大的静脉,离开胰颈的下缘,注入肠系膜上静脉。

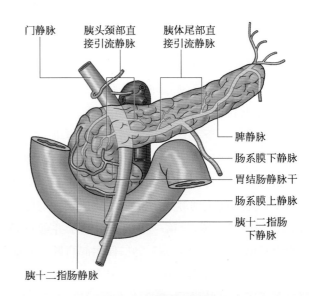

图1-19 **胰腺引流静脉**

五、胰腺淋巴回流

胰腺有极丰富的淋巴引流,并于胆道、十二指肠、胃窦部、脾及腹膜后的淋巴引流沟通,这也是胰腺癌预后差的部分原因。胰腺的毛细淋巴管起自腺泡(pancreatic acini)周围,在小叶间形成较大的毛细淋巴管丛,最后汇集成3～12条集合淋巴管,伴随血管走行至胰腺表面。胰腺淋巴回流的腹侧面观见图1-20,背侧面观见图1-21。

胰腺各部的集合淋巴管呈放射状汇入胰腺周围的淋巴结:①胰头的集合淋巴管均注入胰十二指肠上、下淋巴结,然后向下至肠系膜上淋巴结,或向上经幽门下淋巴结汇入腹腔淋巴结。以上淋巴结均位于同名血管旁。②胰体右上部的集合淋巴管汇入肝门淋巴结,然后入腹腔淋巴结;左上部的集合淋巴管汇入胰脾淋巴结;胰体左下部的集合淋巴结汇入中结肠淋巴结,然后注入肠系膜上淋巴结;右下部的集合淋巴结汇入肠系膜上淋巴结。③胰尾上部的集合

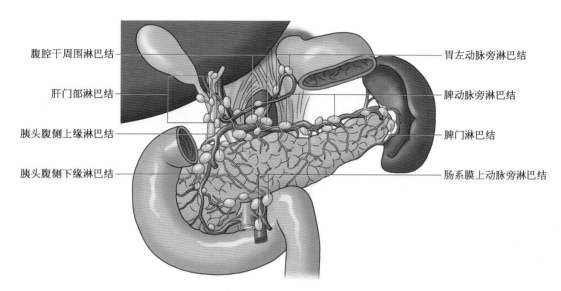

图 1-20 胰周淋巴结腹侧面观

腹腔干周围淋巴结
肝门部淋巴结
胰头腹侧上缘淋巴结
胰头腹侧下缘淋巴结

胃左动脉旁淋巴结
脾动脉旁淋巴结
脾门淋巴结
肠系膜上动脉旁淋巴结

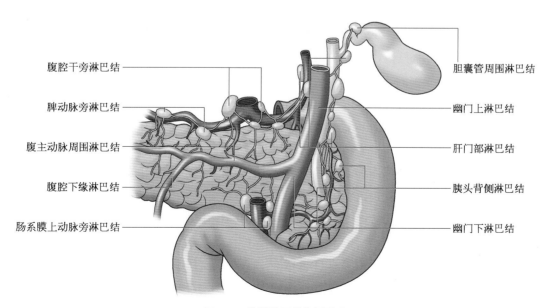

图 1-21 胰周淋巴结背侧面观

腹腔干旁淋巴结
脾动脉旁淋巴结
腹主动脉周围淋巴结
腹腔下缘淋巴结
肠系膜上动脉旁淋巴结

胆囊管周围淋巴结
幽门上淋巴结
肝门部淋巴结
胰头背侧淋巴结
幽门下淋巴结

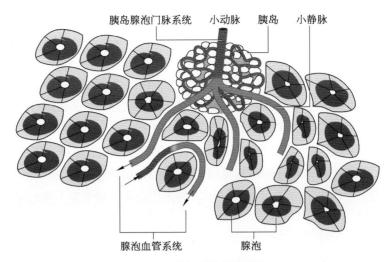

胰岛腺泡门脉系统　小动脉　胰岛　小静脉

腺泡血管系统　　腺泡

图 1-22　胰岛-腺泡门脉系统

淋巴管向右汇入胰脾淋巴结;下部的集合淋巴管汇入中结肠淋巴结,然后入肠系膜上淋巴结。

六、胰岛-腺泡门脉系统

胰腺主要有腹腔动脉和胰十二指肠上动脉的分支供血,它们的分支行经小叶间结缔组织,沿途发出小叶支入小叶内形成小叶内动脉。小叶内的毛细血管分布于腺泡周围和胰岛内,为有孔型,窗孔数约 $15/\mu m^2$。胰内的静脉与动脉伴行,静脉血最终汇入门静脉。胰的小叶内动脉发出 1～2 支入岛血管进入胰岛,形成有孔毛细血管网分布于胰岛细胞之间,然后汇成数条出岛血管呈放射状离开胰岛,分部到周围的外分泌部,再次形成包绕胰外分泌腺腺泡的毛细血管网,而后汇入小叶内静脉,由于出岛血管的前后两端均为毛细血管,故称胰岛-腺泡门脉系统(图 1-22)。此血液循环方式使外分泌部的功能活动受胰岛的调节,首先,胰岛内的血液先流经 A、D 细胞再入 B 细胞,因此 B 细胞的分泌活动,可能受限 A、D 细胞影响,再者高浓度的胰岛素激素先作用于邻近的外分泌腺泡,故近胰岛腺泡较大,分泌亦旺盛。

七、胰腺神经支配

胰腺由内脏神经支配(图 1-23)。主要来自腹腔神经节发出的交感神经节后纤维和来自右迷走神经的副交感神经纤维,这些神经纤维交织形成腹腔神经丛,并经副丛,如肝丛、脾丛、胃十二指肠丛及肠系膜上丛等伴随血管到达胰腺。腹腔神经丛位于胰腺后上方,故当胰腺炎或癌肿时可刺激或压迫该神经丛而引发背部剧痛。胰头颈部腺体内神经节最丰富,神经节内具有大部分胆碱能神经元,亦可见硝基能、多肽能及多巴胺能神经元。这些胰腺神经元不仅接受迷走神经的刺激,也接受来自于胃及十二指肠的肠神经元、交感神经的刺激。它们的神经纤维在小叶间发出分支,支配腺泡细胞、胰岛,调节内外分泌活动。

胰腺接受交感神经和副交感神经双重支配,同时也有内脏感觉神经的分布。交感神经的节前神经元胞体位于胸髓第 5～10 节段,节前纤维经内脏大神经至腹腔神经节换元后,其节后纤维以两种形式分布于胰腺。一部分交感神经节后纤维随腹腔丛及其副丛(肝丛、胃十二指肠丛、肠系膜上丛和脾丛)发出的内脏支,沿腹腔干和肠系膜上动脉的相应分支,经胰腺的上、下缘入胰体、胰头的右侧缘及胰尾,分布于胰腺。另一部分交感神经节后纤维经右腹腔神经丛、肝丛及肠系膜上丛发出不伴随动脉走行的细支,直接到达胰头背面,交织成"胰头丛",其出现率达 76.6%。由该丛发出的分支主要进入胰头背面右上、中、下三区和中上区。交感神经节后纤维全部或大部分止于胰腺血管壁,通过对血管的作用,调节胰腺的血流量,影响胰腺的外分泌。

胰腺癌神经浸润十分常见,不仅是预后差,也是引起疼痛的主要原因。

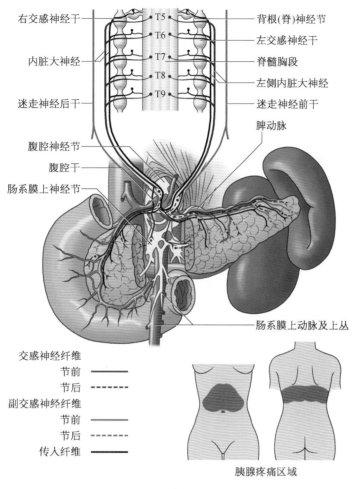

右交感神经干
内脏大神经
迷走神经后干
腹腔神经节
腹腔干
肠系膜上神经节

T5
T6
T7
T8
T9

背根(脊)神经节
左交感神经干
脊髓胸段
左侧内脏大神经
迷走神经前干
脾动脉

肠系膜上动脉及上丛

交感神经纤维
　　节前 ——————
　　节后 ------------
副交感神经纤维
　　节前 ——————
　　节后 ------------
传入纤维 ——————

胰腺疼痛区域

图 1-23　胰腺神经支配

要点提示

▨ 胰腺分胰头、颈、体、尾部。
▨ 胰管主要包括主胰管及副胰管,二者常有变异。
▨ 胰腺有丰富的供血动脉、引流静脉、淋巴回流及神经支配。

第四节　胰腺内外分泌的生理

一、胰腺外分泌部及主要生理

(一)胰液的组成及功能

胰腺外分泌部由疏松结缔组织包裹成不完全分

支状,具有浆液性腺的结构,但腺泡无肌上皮细胞,无分泌管。腺泡细胞数量最多,占82%,总的分泌面积约为 11 m²。单个腺泡由近似球形的锥体细胞团组成,分泌消化酶、水、碳酸氢盐。

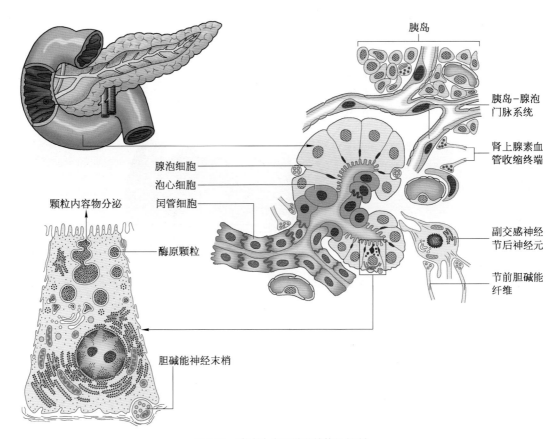

图 1-24　胰腺外分泌微观结构及机制

胰液(pancreatic juice)是指胰腺外分泌部分泌的一种无色无味的液体,呈弱碱性,pH 值为 7.8～8.4,渗透压与血浆相等。成人胰腺每 24 小时分泌胰液 1～2 L(每天约 25 ml/kg),含水分约 97.5%,有机物约 1.8%,无机物约 0.6%。有机物主要为多种消化酶,在分解食物中起重要作用。消化酶主要由胰腺腺泡细胞分泌,种类很多,包括消化蛋白质、脂肪、糖、核酸及脱氧核糖核酸等酶,胰蛋白酶原在小肠内受肠激酶激活成为活化的胰蛋白酶;胰腺细胞还分泌一种胰蛋白酶抑制物,能防止胰蛋白酶对胰腺组织的自身消化,并阻止胰蛋白酶对其他蛋白水解酶的激活作用。在胰腺受损或导管阻塞时,胰液大量淤积,胰蛋白酶抑制物的作用也受到遏制,胰蛋白水解酶活化,可在很短的时间内破坏胰腺组织。胰液的无机物主要由胰腺导管上皮细胞分泌,包括 Na^+、K^+、Ca^{2+}、Mg^{2+}、HCO_3^-、HPO_4^{2-}、Cl^- 和 SO_4^{2-} 等,以 HCO_3^- 含量最多,可中和高酸度的胃液,避免肠黏膜受强酸的侵蚀,以保持小肠黏膜的正常生理活动,调节小肠内环境的稳定,为小肠内消化酶提供最适宜的 pH 环境。

胰腺外分泌的调节受各种因素的影响,但以神经和体液调节为主。胰腺外分泌部微观结构及分泌调节机制(图 1-24)。

(二)胰腺外分泌生理功能

胰液中含有水解三大营养物质的消化酶,是消化道中最重要、消化功能最强的一种消化液。若胰液分泌障碍,将造成食物消化不良,特别是蛋白质和脂肪的消化和吸收障碍。由于大量的蛋白质和脂肪随粪便排出,产生胰性腹泻。脂肪吸收障碍可影响脂溶性维生素的吸收。

1. 胰酶的生理功能

·消化蛋白质的酶·胰液中含有多种消化蛋白质的酶,包括胰蛋白酶原(trypsinogen)、糜蛋白酶原

（chymotrypsinogen）、羧基肽酶原（procarboxypepti-dase）和少量的弹性蛋白酶原（proelastase）。它们分泌时的初始状态都是以无活性的酶原形式存在于胰液中，随着胰液进入小肠后在肠肽酶等物质的作用下被激活，被水解掉一个小分子肽，转变为有活性的胰蛋白酶。胰蛋白酶既可以正反馈方式激活胰蛋白酶原，也可激活糜蛋白酶原和羧基肽酶原，使之成为糜蛋白酶（chymotrypsin）和羧基肽酶（carboxypepti-dase）。胰蛋白酶和糜蛋白酶单独作用时，可将蛋白质水解为脒和胨，它们协同作用时，则使蛋白进一步分解成小分子多肽和氨基酸，多肽被羧基肽酶进一步分解为氨基酸。糜蛋白酶还具有凝乳作用。此外，胃酸、胰蛋白酶本身及组织液也能使胰蛋白酶原激活。

· 消化淀粉的酶 · 胰液中消化淀粉的酶是胰淀粉酶（pancreatic amylase），它对淀粉的水解效率很高，它可将食物中的淀粉、糖原及其他碳水化合物分解为麦芽糖及少量三糖。

· 消化脂肪的酶 · 胰液中消化脂肪的酶是胰脂肪酶（pancreatic lipase），最适合的 pH 为 7.5～8.5，必须在胆盐和辅脂酶（colipase）存在的条件下，可将脂肪分解成甘油、单酰甘油和脂肪酸。辅脂酶与胆盐有较强的亲和力，可以形成胰脂肪酶-辅脂酶-胆盐复合物，使胰脂肪酶锚定于脂滴表面并防止胆盐将其从脂肪表面清除，有助于胰脂肪酶分解脂肪。胰液中还含有一定量的水解胆固醇的胆固醇酯水解酶和水解磷脂的磷脂酶 A2，以及 RNA 酶和 DNA 酶等，它们活化后可水解相应核酸为单核苷酸。

腺泡细胞还分泌少量胰蛋白酶抑制因子（trypsin inhibitor），在 pH 3～7 的环境中可与胰蛋白酶以 1：1 的比例结合，使胰蛋白酶丧失活性；胰液中的消化酶在释放到小肠之前以无活性的酶原形式存在，从而防止了胰腺自身被消化。但胰液中胰蛋白酶抑制因子的含量很少，作用有限，如果某种原因导致胰蛋白酶激活异常增多时，如当出现胰导管梗阻、痉挛或饮食不当而引起胰液分泌急剧增加时，由于胰液排出受阻，胰管内压力升高，胰腺腺泡细胞破裂损伤，胰蛋白酶原渗出到胰腺间质而被激活，胰腺组织被自身消化，引起胰腺的炎症和坏死，导致急性胰腺炎的发生。

2. 碳酸氢盐的生理功能 · 胰液中含量最多的无机物是 HCO_3^-，是由胰腺小导管上皮细胞分泌，主要生理功能是中和进入十二指肠的胃酸，使肠黏膜免受强酸侵蚀，同时也为小肠内各种消化酶提供最适宜的 pH 环境（pH 7～8）。

二、胰腺内分泌部及主要激素

（一）胰腺内分泌部——胰岛

胰岛是由内分泌细胞组成的球形细胞团，散布于胰腺的外分泌腺体内。人胰有超过 100 万个胰岛，胰尾中胰岛最多见。胰岛约占胰腺的 2%。胰岛实质性腺细胞团块，有丰富的血供，大小不等，平均直径约 150 μm，体积大的由数百个细胞组成，小的只有几个细胞，还可见单个胰岛细胞嵌于腺泡或导管上皮细胞之间。人胰岛的内分泌细胞按形态及所分泌激素的种类分为 A 细胞、B 细胞、D 细胞、PP 细胞（由称 D2 细胞）、D1 细胞。其中 B 细胞数量最多，约占胰岛细胞的 60%～70%，分泌胰岛素；A 细胞约占 25%，分泌胰高血糖素；D 细胞约占 10%，分泌生长抑素；PP 细胞和 D1 细胞数量很少，分别分泌胰多肽和血管活性肠肽。胰腺内分泌部微观结构及分泌调控机制见图 1-25。

（二）主要激素

1. 胰岛素的合成、分泌与生理功能 · 胰岛素（insulin）是由胰岛 B 细胞合成和分泌的含有 51 个氨基酸残基的小分子蛋白质，由 A 和 B 两条多肽链组成，分子量为 5 808。

胰岛素的合成，首先是胰岛 B 细胞在内质网内合成大分子前胰岛素原（preproinsulin），分子量为 11 500；然后去除前面由 24 个氨基酸组成的信号肽，加工修饰成胰岛素原（proinsulin），分子量为 9 000；胰岛素原在高尔基体内被水解成为胰岛素和游离的 C 肽（connecting peptide，C 肽），两者一起被 B 细胞分泌释放入血，但是 C 肽不具有胰岛素的生物活性。血液中胰岛素的半衰期为 5～8 min，主要经肝、肾及外周组织灭活。

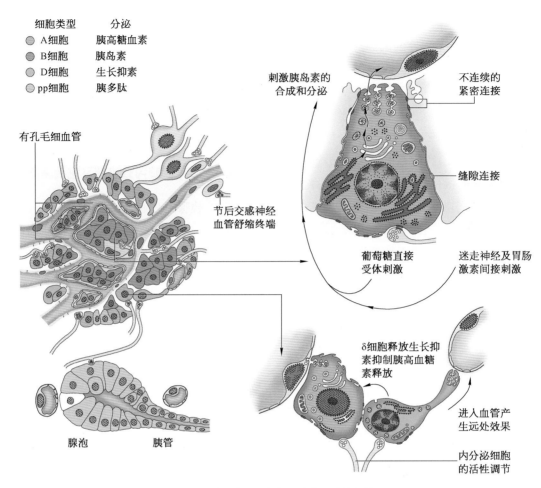

细胞类型　　分泌
- A细胞　　胰高糖血素
- B细胞　　胰岛素
- D细胞　　生长抑素
- pp细胞　　胰多肽

有孔毛细血管

节后交感神经
血管舒缩终端

腺泡　　　胰管

刺激胰岛素的
合成和分泌

不连续的
紧密连接

缝隙连接

葡萄糖直接
受体刺激

迷走神经及胃肠
激素间接刺激

δ细胞释放生长抑
素抑制胰高血糖
素释放

进入血管产
生远处效果

内分泌细胞
的活性调节

图 1-25　胰腺内分泌部微观结构及功能调控

胰岛素通过与肝、肌肉和脂肪等组织细胞膜的胰岛素受体（insulin receptor）结合，才能发挥生物学作用。

胰岛素的生物学作用十分复杂，是体内促进合成代谢、维持血糖浓度稳定的主要激素，胰岛素是机体唯一降低血糖的激素。其主要的生理功能包括：①对糖代谢的作用：促进组织细胞对葡萄糖的摄取和利用；促进糖原合成，抑制糖原分解；抑制糖异生。②对脂肪代谢的作用：促进脂肪的合成，抑制脂肪分解。具体为促进肝细胞合成脂肪酸，然后转运到脂肪细胞储存；促进脂肪酸合成酶系的活化；将葡萄糖的能量以脂肪的形式贮存于脂肪细胞中；促进糖酵解和三羧酸循环，为脂肪酸的合成提供前体物质等；还可抑制脂肪的分解和动员。③对蛋白质代谢的作用：促进蛋白质合成，抑制蛋白质分解。具体为促进氨基酸转运至细胞内，从而促进蛋白质的合成；促进

细胞核 DNA 和 RNA 的合成，增强核糖体的翻译过程，使蛋白质合成增加；抑制蛋白质的分解，减少氨基酸的氧化。④促进机体的生长。

当胰岛素分泌障碍或作用减弱时，机体糖代谢紊乱，外周组织对糖的利用减少，血糖水平将升高；脂肪分解增强，血脂升高，脂肪酸在肝内氧化生成大量酮体，致出现酮血症和酸中毒；蛋白质分解增强，释放氨基酸增强，为肝糖异生提供原料，糖异生增强。机体蛋白质消耗增加，导致负氮平衡，身体消瘦。

2. 胰高血糖素的合成、分泌与生理功能·胰高血糖素（glucagon）是由胰岛 A 细胞分泌的含有 29个氨基酸残基的直链多肽，分子量为 3 485，其氨基端第 1～6 位的氨基酸残基是其生物活性所必需的片段，其靶细胞主要为肝脏细胞。胰高血糖素在血清中的浓度为 50～100 ng/L，半衰期为 5～10 min，

主要在肝内降解失活,肾也能降解该激素。

与胰岛素的作用相反,胰高血糖素是一种促进分解代谢的激素。①促进糖原分解和糖异生,升高血糖水平,胰高血糖素与肝细胞膜上的受体结合,通过激活 Gs 蛋白-cAMP-PKA 或通过 Gq 蛋白-PLC 等细胞内信号途径激活肝细胞糖原磷酸化酶,加速糖原分解代谢,促进氨基酸转化为葡萄糖,促进糖异生,导致肝糖原输出量增加,血糖升高。②促进脂肪分解:胰高血糖素促进肝细胞摄取糖异生的前体物质,如丙氨酸、谷氨酸、丙酮酸和乳酸等;激活脂肪酶,促进脂肪分解,增加血中游离脂肪酸水平,同时加强脂肪酸氧化,使酮体生成增多。③抑制蛋白质的合成。④其他作用,如可能通过促进肝内氨基酸脱氨作用所致的生热效应,使心肌细胞内 cAMP 含量增加,增强心肌收缩力,具有正性变力效应。

3. **生长抑素的合成与生理功能**·生长抑素(somatostain, SS)是体内具有广泛抑制性作用的一种激素。生长抑素由胰岛 D 细胞分泌,由 116 个氨基酸的大分子肽裂解而来,以十四肽(SS14)为主,分子量为 1 600,分子结构呈环状。它广泛分布于神经系统、胃肠道和胰腺中。

生长抑素对机体多种内分泌和非内分泌功能有广泛的抑制作用。其主要的作用是抑制垂体生长激素(GH)的基础分泌,也抑制垂体对多种刺激所引起的 GH 分泌反应。对于消化系统,生长抑素能抑制胃液分泌,抑制胰蛋白酶、淀粉酶、碳酸氢盐和胰液的合成和分泌,抑制胃排空和胆囊收缩,还能抑制小肠对糖和脂肪的吸收,减少内脏的血流等,从内分泌与外分泌的多个环节抑制消化的进程和各种营养成分的吸收,在机体营养功能和能量平衡的调节中与其他因素抗衡,使营养物质的吸收与组织利用相互匹配;对于胰岛,生长抑素能抑制目前已知的所有胰岛激素的分泌,包括胰岛素、胰高血糖素及胰多肽,并且能抑制所有刺激胰岛素及胰高血糖素分泌的反应;对于垂体,生长抑素可抑制生长激素的基础分泌及其多种刺激因子的分泌反应,同时抑制 TSH 的分泌及 TRH、TSH 分泌的刺激作用。

已知的所有能刺激胰岛 B 细胞分泌胰岛素的因素都能刺激胰岛 D 细胞分泌生长抑素。

4. **胰多肽的合成与生理功能**·胰多肽(PP)是由胰岛 PP 细胞分泌的含有 36 个氨基酸残基的直链多肽,分子量为 4 200。在人类,胰多肽在餐后释放,其主要作用是抑制胰腺分泌胰蛋白酶和碳酸氢盐。其次,胰多肽可抑制胆囊收缩素和胰酶的排放,降低胆囊内的压力,减少胆汁的排泄,抑制胃酸分泌和胃的运动,从而影响食物的消化和吸收;抑制餐后胰液和胆汁分泌;对五肽胃泌素引起的胃酸分泌有抑制作用。

食物中的蛋白质是刺激胰多肽分泌的最强因素,其次是脂肪、糖类。进食、低血糖、胃扩张、小肠内酸化等可引起 CCK 的释放及迷走神经兴奋,刺激 PP 细胞分泌胰多肽;生长抑素和高血糖则可抑制胰多肽分泌。

5. **其他内分泌激素的合成与生理功能**·胰岛淀粉样多肽(islet amyloid polypeptide, IAPP),或称淀粉素(amylin),是一种含有 37 个氨基酸残基的多肽,分子量为 3 800,也是由胰岛 B 细胞分泌。胰岛淀粉样多肽可使 B 细胞发生超极化,抑制胰岛素的分泌,具有抗胰岛素生物活性的作用,可导致胰岛素抵抗;还可抑制肌肉糖原的合成,促进糖原分解和糖酵解,增加乳酸的输出量,为肝糖原合成和糖异生提供原料,从而调节代谢。

要点提示

- 胰腺外分泌部主要分泌消化酶、水、碳酸氢盐。
- 胰腺内分泌部胰岛分泌多种激素。

第五节　胰腺正常影像学表现

一、儿童正常胰腺

儿童与成人胰腺表现基本相仿，无明显差异。

在周围脂肪组织衬托下，胰腺在断层图像上结构显示清晰，CT 表现见图 1-26，MR 表现见图 1-27。若腹腔内脂肪含量较少者，有时胰腺局部边界可能显示

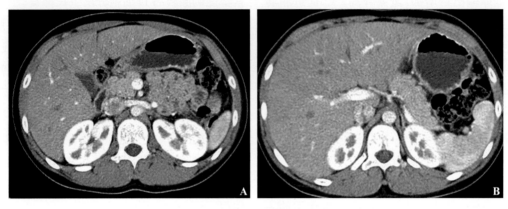

图 1-26　儿童正常胰腺 CT 表现

A、B. 横断面 CT 增强门脉期图像示胰腺位于脊柱前方，胰体尾后方紧邻脾静脉，胰头位于十二指肠内侧

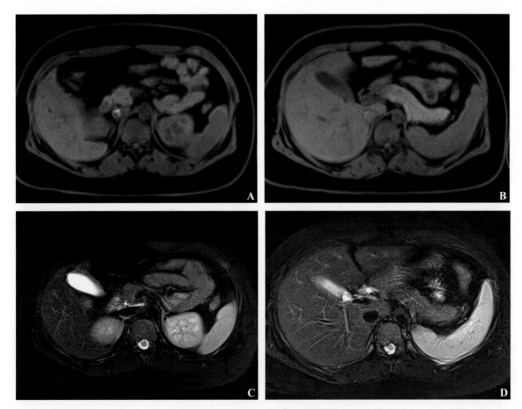

图 1-27　儿童正常胰腺 MRI 表现

A、B. 横断面 FS-T1WI 示胰头和胰体尾部胰腺实质呈高信号；C、D. 横断面 FS-T2WI 示胰头和胰体尾胰腺实质呈稍高信号

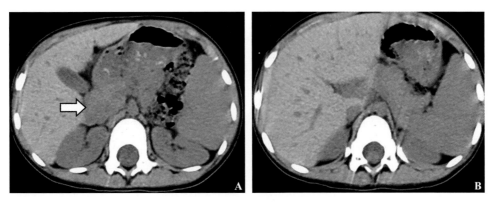

图 1-28　儿童正常胰腺 CT 表现

A、B. 横断面 CT 平扫图像示腹腔内脂肪含量少,胰腺边界的显示欠清晰,以胰头为著

不清(图 1-28)。

二、成人正常胰腺

(一)胰腺 X 线表现

在普通腹部 X 线平片上,正常胰腺组织一般不显影。慢性胰腺炎胰腺钙化及胰管结石有时可于腹部平片上观察到。胃肠道造影检查可间接显示部分胰腺病变。例如,胰头被十二指肠"C"形环绕,当胰头增大时,可压迫导致十二指肠"C"形环扩大,甚至引起十二指肠梗阻症状。环状胰腺可导致十二指肠的狭窄。而异位胰腺甚至可能在胃肠造影检查中,表现为胃肠道内类息肉状的宽基底充盈缺损灶。而发生于胰腺尾部的肿瘤累及十二指肠远端或者空肠近段,也可出现高位小肠梗阻征象。

(二)胰腺 CT 表现

胰腺呈弓状条带形软组织密度,在周围脂肪的衬托下其轮廓清楚显示(图 1-29)。胰头部膨大,被

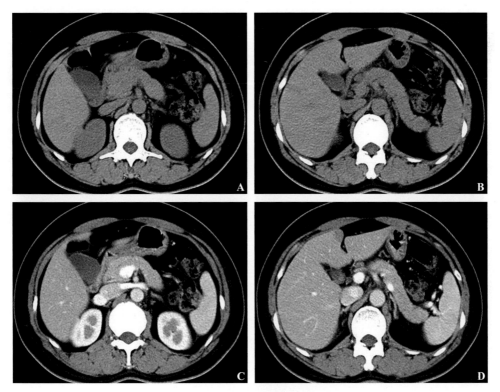

图 1-29　成人正常胰腺 CT 表现

A、B. 横断面 CT 平扫图像;C、D. 分别为 A、B 对应的横断面增强门脉期图像,可见胰腺呈钩形,胰头部膨大,右前方为胃窦及十二指肠,后方为下腔静脉,胰尾达脾门,增强后胰腺实质均匀强化

包绕于十二指肠环内,胰头向下延伸的部分为钩突;胰尾部抵达脾门;脾静脉伴行于胰腺体部后方,与肠系膜上静脉在胰头体交界部后方汇合成门静脉;胰腺主胰管直径约 2 mm,一般情况下不显示,但增强检查薄层面上多可显示。平扫胰腺实质密度与脾相近,胰腺边缘呈锯齿状,在周围脂肪间隙的衬托下边缘清楚。

(三)胰腺 MR 表现

在 MR 不同序列成像中,胰腺组织的信号表现不同。在脂肪抑制 T1WI 上,胰周脂肪组织呈低信号,在其衬托下,胰腺实质信号较明显,高于肝脏组织信号,这与胰腺实质内较多的含水蛋白质相关,呈现高信号(图 1-30A)。在脂相上,胰腺组织与腹腔内肝脏、脾脏、肾脏相同呈低信号,而脂肪呈高信号(图 1-30B)。正反相位(in/out of phase)上胰腺组织呈现均匀中等信号或稍高信号,与肝脏信号相仿,但是低于周围脂肪信号(图 1-30C、D)。T2WI 是一个对水分非常敏感的序列。正常的胰腺组织在抑脂 T2WI 呈稍高信号(图 1-30E)。炎症或肿瘤组织由于充血水肿,水分含量增加,在 T2WI 上常呈较高信号,便于识别。特别是脂肪抑制 T2WI,此时胰腺组织和周围脂肪组织都呈较低信号,炎症或肿瘤组织常得以对比突出显示。

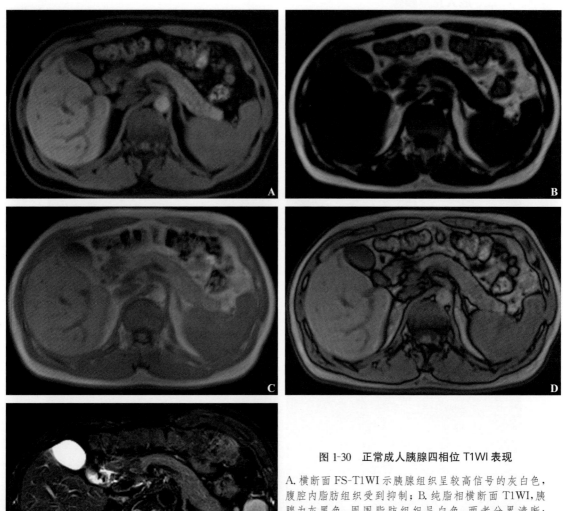

图 1-30　正常成人胰腺四相位 T1WI 表现

A. 横断面 FS-T1WI 示胰腺组织呈较高信号的灰白色,腹腔内脂肪组织受到抑制;B. 纯脂相横断面 T1WI,胰腺为灰黑色,周围脂肪组织呈白色,两者分界清晰;C. 同相位(in phase)成像,胰腺组织呈较高信号,周围脂肪组织较胰腺组织信号稍高;D. 反相位成像,可见腹腔内纯脂肪信号未改变,而水脂结合部分的脂肪信号衰减,胰腺组织仍呈高信号,但其边缘呈现低信号,即勾边效应;E. 为横断面 FS-T2WI,胰腺呈稍高信号

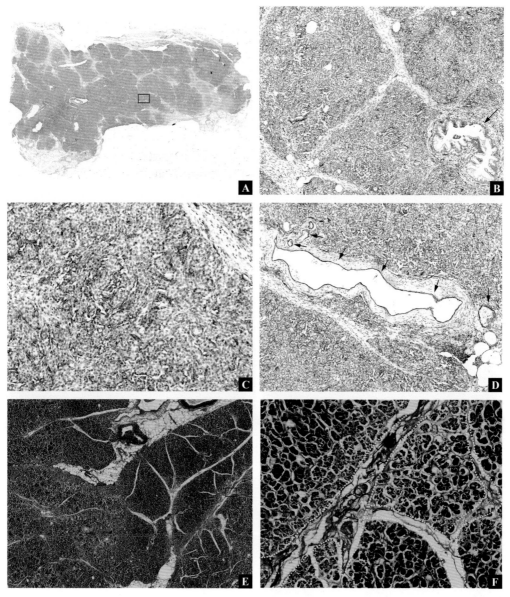

图 1-31 微血管分布特征

A. 正常胰腺组织 CD34 染色大切片；B. 为图 A 红框放大，可见胰腺小叶内 CD34 阳性表达的丰富的毛细血管网环绕正常的胰腺导管（箭）；C. 腺泡周围丰富的毛细血管网；D. 间质内丰富的血管；E. 正常胰腺组织 Masson 染色，可见正常胰腺小叶间的间质纤维组织含量少；F. 图 E 红框放大，可见小叶间隔内少量的纤维组织，黄虚线勾出小叶间隔

（四）胰腺强化表现

由于胰腺完全由动脉供血，胰腺小叶内毛细血管网丰富，分布于整个腺泡、导管和间质内，间质内纤维结缔组织成分少（图 1-31）。因此，当对比剂注入后，很快遍布整个胰腺，胰腺组织于动脉晚期或者门脉期显著强化。由于胰腺静脉引流网丰富，因此在延迟期对比剂很快退出（图 1-30B～D、图 1-32B～E）。

（五）胰胆管表现

正常胰管于常规 T2WI 上呈线样高信号，以胰头部明显，胰体尾部主胰管常不显示。胰管扩张时，T2WI 上显示更加清晰；增强 MR 检查图像可提高胰腺组织和胰管的信号对比度，有助于胰管的显示。磁共振胰胆管造影（MRCP）胰液呈高信号，可清楚显示胰胆管树，所见相似于内镜逆行胰胆管造影（ERCP）（图 1-33）。

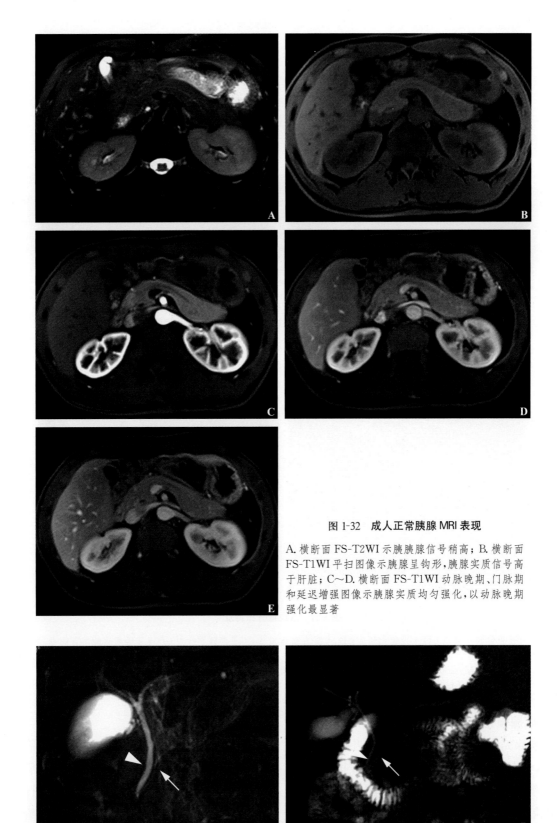

图 1-32　成人正常胰腺 MRI 表现

A. 横断面 FS-T2WI 示胰腺胰腺信号稍高；B. 横断面 FS-T1WI 平扫图像示胰腺呈钩形，胰腺实质信号高于肝脏；C～D. 横断面 FS-T1WI 动脉晚期、门脉期和延迟增强图像示胰腺实质均匀强化，以动脉晚期强化最显著

图 1-33　胰胆管正常 MRCP 表现

A. 2D-MRCP；B. 胰泌素注射 5 min 后 2D-MRCP，主胰管和胆总管共同开口于十二指肠大乳头，白箭头示胆总管，白箭示主胰管

要点提示

■ 胰腺分内、外分泌部,外分泌部为导管和腺泡,内分泌部为胰岛。
■ 胰岛占成人胰腺的 1%～2%,主要由 B 细胞、A 细胞、D 细胞和 PP 细胞构成。
■ 胰腺小叶内间质主要是少数纤细成网状的毛细血管和疏松的纤维间质组成。
■ 胰腺周围的软组织主要包括脂肪组织、血管、淋巴管、外周神经,偶尔会有小的副神经节。

三、老年正常胰腺

随着年龄增长,胰腺实质也会发生一系列变化,主要是脂肪浸润及胰管扩张。

(一)脂肪浸润

无明显特异临床表现。年龄较大,尤其老年人中通常会出现脂肪浸润或脂肪增生症,这种改变通常呈斑片状,同一胰腺的不同区域,脂肪浸润的程度不同(图 1-34)。有时,脂肪增生明显而胰腺萎缩严重,残留的胰腺实质似与脂肪增生区形成界限,这时影像学检查可能会怀疑为胰腺肿瘤。脂肪组织增生不仅在老年化过程中出现,也会见于肥胖、Ⅱ型糖尿病、慢性胰腺炎。CT 平扫图像上(图 1-35),胰腺脂

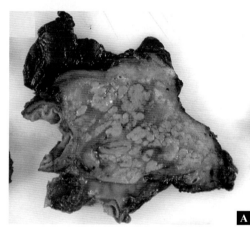
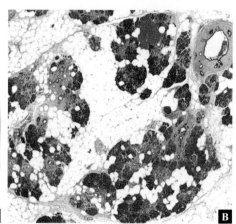

图 1-34　胰腺脂肪增生症病理学表现

A. 大体显示胰腺小叶部分消失并由增生的脂肪组织取代;B. 镜下示小叶之间脂肪组织增生,胰腺实质部分萎缩消失

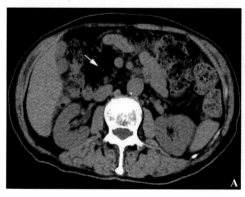
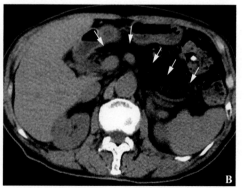

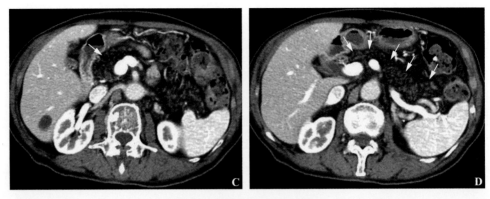

图 1-35 胰腺脂肪化 CT 表现

A、B. 横断面 CT 平扫图像示胰腺实质密度明显减低,脂肪化,内可见雪花状等密度胰腺组织(细白箭);
C、D. 横断面 CT 增强门脉期图像示胰腺实质强化呈雪花状(细白箭)

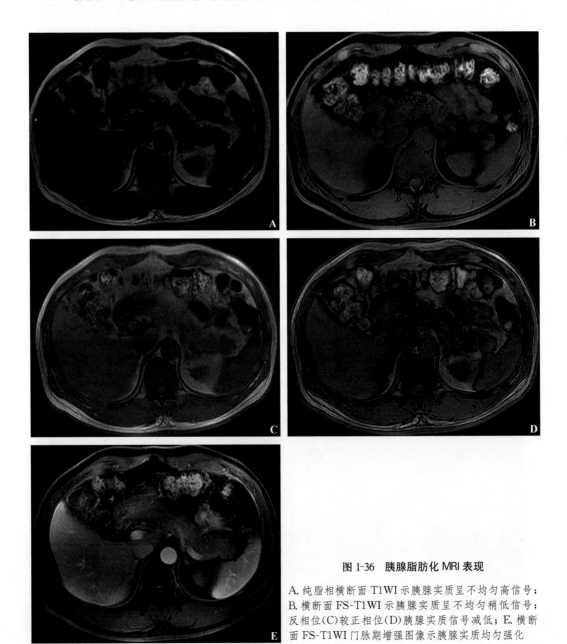

图 1-36 胰腺脂肪化 MRI 表现

A. 纯脂相横断面 T1WI 示胰腺实质呈不均匀高信号;
B. 横断面 FS-T1WI 示胰腺实质呈不均匀稍低信号;
反相位(C)较正相位(D)胰腺实质信号减低;E. 横断面 FS-T1WI 门脉期增强图像示胰腺实质均匀强化

肪浸润区域密度减低,呈雪花状或斑片状,有时甚至可测量到脂质密度,增强后脂肪浸润的正常胰腺组织,强化方式与周围胰腺组织相同。MR检查时,可以利用T1WI四相位成像帮助诊断(图1-36),脂肪浸润区域在脂相位上呈等高信号,完全抑脂呈低信号,同相位上呈等高信号,反相位上信号明显被抑制而减低。

(二) 胰管扩张

另一个与年龄相关的改变是主胰管或小的分支导管呈局灶轻度或节段性扩张。文献报道在尸检中有约16％的病人出现主胰管的扩张,直径常超过4 mm。同时在扩张的胰管内会出现浓缩的分泌物,管周会出现轻度纤维化。部分导管会出现鳞状上皮化生及低级别Pan IN。影像上表现为胰管或分支胰管的轻度扩张,不可误诊为慢性胰腺炎。

要点提示

- 儿童胰腺影像表现与成人基本一致。
- 在周围脂肪组织衬托,胰腺在断层图像上结构显示清晰。
- 老年人由于退行性变,胰腺实质内常发生脂肪浸润。

参 考 文 献

[1] Lammert E, Cleaver O, Melton D. Induction of pancreatic differentiation by signals from blood vessels [J]. Science, 2001,294(5542)：564-567.
[2] Kume S. The molecular basis and prospects in pancreatic development [J]. Development Growth & Differentiation, 2005,47(6)：367-374.
[3] Ferrell L D, Adsay N V. Long Course preface：pathology of liver and pancreas. [J]. Modern Pathology, 2007,20 Suppl 1(1s)：S1-2.
[4] Singh O, Sethi R S. Histogenesis of pancreas of Indian buffalo (Bubalus bubalis) during prenatal development [J]. Indian Veterinary Journal, 2012,89(11)：56-59.
[5] Sugavasi R. Morphometry and Histogenesis of Human Foetal Pancreas [J]. International Journal of Health Sciences & Research, 2012.
[6] Gupta R, Satyanarayan S, Ashish N K. The histogenesis of developing human fetal pancreas — an electron microscopic study [J]. International Journal of Biomedical Research, 2014,5(11)：695.
[7] Kimura W. Surgical anatomy of the pancreas for limited resection. [M]// MRI, arthroscopy, and surgical anatomy of the joints/. Lippincott-Raven, 2000：473-479.
[8] Flay N W, Gorelick F S. Pancreas, Anatomy [M]// Encyclopedia of Gastroenterology. 2004.
[9] Ibukuro K. Vascular anatomy of the pancreas and clinical applications [J]. International Journal of Gastrointestinal Cancer, 2001,30(1-2)：87-104.
[10] Longnecker D S. Anatomy and Histology of the Pancreas [J]. Pancreapedia the Exocrine Pancreas Knowledge Base, 2014.
[11] Heidt D G, Mulholland M W, Simeone D M. Pancreas：Anatomy and Structural Anomalies [M]// Textbook of Gastroenterology. Blackwell Publishing Ltd. 2009：508-513.
[12] Engelking L R. Physiology of the endocrine pancreas. [J]. Seminars in Veterinary Medicine & Surgery, 1997,12(4)：224-9.
[13] Thomas J E. Physiology of the external secretion of the pancreas. [M]// Transactions of the New York Academy of Sciences. 1952：310-313.
[14] Moo T A, Zarnegar R, Brunaud L. Pancreas：Embryology, Anatomy, and Physiology [M]// Endocrine Surgery. Springer London, 2009：459-469.
[15] Siegel M J, Martin K W, Worthington J L. Normal and abnormal pancreas in children：US studies. [J]. Radiology, 1987,165(1)：15-18.
[16] Yigiter M, Yildiz A, Firinci B, et al. Annular pancreas in children：a decade of experience. [J]. Eurasian J Med, 2010,42(03)：116-119.
[17] Syed A B, Mahal R S, Schumm L P, et al. Pancreas size and volume on computed tomography in normal adults [J]. Pancreas, 2012,41(4)：589-595.
[18] Sato T, Ito K, Tamada T, et al. Age-related changes in normal adult pancreas：MR imaging evaluation. [J]. European Journal of Radiology, 2012,81(9)：2093-2098.
[19] Ma C, Pan C S, Zhang H G, et al. Diffusion-weighted MRI of the normal adult pancreas：the effect of age on apparent diffusion coefficient values. [J]. Clinical Radiology, 2013,68(10)：532-537.
[20] 周光纪,徐海伟,屈纪富.胰腺的发育及其相关基因调控[J].中华胰腺病杂志,2006,6(5)：303-306.
[21] 吴军,德伟.胚胎胰腺发育调控机制的研究进展[J].国际内分泌代谢杂志,2006,26(b04)：57-59.
[22] 陈同强.组织学与胚胎学[M].北京：中国医药科技出版社,2014.
[23] 柏树令.系统解剖学[M].北京：人民卫生出版社,2008.
[24] 裘法祖.腹部外科临床解剖学[M].济南：山东科学技术出版社,2001.

第二章
胰腺疾病相关检查技术

陈士跃 许兵 尹伟 陈录广 马超 李潇 寿毅 程超 蒋慧 边云 郑建明 陆建平

第一节　胰腺 CT 检查技术

CT（computed tomography）即计算机体层成像，是临床诊断中最重要的检查方法。具有扫描时间快、密度分辨率和空间分辨率高等优点，同时可以对原始图像进行多平面重建（multiplanar reformation，MPR）、最大密度投影（maximum intensive projection，MIP）、容积再现（volume rendering technique，VRT）等多种处理。因此，高质量的 CT 增强检查是胰腺疾病诊断和鉴别诊断的首选方法，它不仅能清晰显示胰腺解剖结构，明确炎症、结石、肿瘤或肿瘤样病变等，而且能使胰腺实质最大程度强化，对比显示病灶血供，清晰显示胰周血管，为临床诊治提供重要依据，指导内外科治疗方案选择。

一、胰腺 CT 检查注意事项及准备

1. 禁忌证：与其他部位的 CT 检查相似。

（1）严重心、肝、肾功能不全。

（2）含碘对比剂过敏。

（3）甲状腺功能亢进。

2. 注意事项

（1）检查前 1 周内禁服含金属药物，如 1 周内胃肠道钡餐造影，必须先行腹部透视或 CT 定位片明确，无钡剂残留方可进一步检查。

（2）注意扫描范围以外的辐射防护屏蔽。

（3）增强扫描后，患者应留观 15 min 左右，以观察有无迟发过敏反应。

（4）扫描技师需认真填写检查申请单的相关项目，并签名。

3. 检查准备

（1）认真核对患者个人信息，明确胰腺 CT 检查目的和要求，必要时与临床医师沟通确认。

（2）训练患者呼吸及屏气，尽量使每次屏气幅度一致。告知患者增强扫描时身体有发热感是正常反应。

（3）增强扫描时需按含碘对比剂使用要求准备。

（4）增强检查患者检查前禁食 4 h 以上，但不禁水。

（5）增强检查前 15～20 min 口服温水 500～1 000 ml，临扫描前再服 200～300 ml，充盈胃肠道。

（6）扫描前 15～30 min 肌内注射山莨菪碱 10 mg，可减少胃肠道蠕动引起的扫描伪影，但青光眼、前列腺肥大、排尿困难者禁用。不作为常规推荐。

（7）取下检查区域金属及高密度类物品。

二、检查方法和扫描参数

胰腺 CT 扫描范围以往要求是中上腹部区域，但近年来提出需要从胸腔到盆腔，是为了更全面地评估分期。对比剂通常选用非离子型等渗或次高渗碘胺。扫描时相分为：平扫期、动脉早期、动脉晚期、门脉期和延迟期。动脉早期胰腺实质强化不明显，主要评估胰周重要动脉血管。动脉晚期（胰腺实质期）正常胰腺组织和病灶间的对比最佳，是诊断胰腺肿瘤及其他病变的重要时相，海军军医大学附属长海医院经验是在该时相选用小视野扫描，可明显提高空间分辨率和密度对比分辨率，有助于小胰癌或其他富血供病灶的检出及病灶细节的显示（图 2-1）。门脉期主要用于评估胰周重要静脉和肝脏转移等。延迟期的正常胰腺实质内对比剂基本退出，如若病灶强化则可提示纤维组织的延迟强化，或内分泌肿瘤的持续强化，此期也可帮助评估肝脏转移情况。

增强 CT 检查中对比剂注射速率、各期扫描延迟时间、扫描层厚等因素均会明显影响胰腺图像质量。Tublin 等研究表明对比剂注射速率 5 ml/s 的图像质量明显优于 2.5 ml/s。目前，大多数研究认为对比剂注射速率 4～5 ml/s 可获得病灶与胰腺实质的最佳对比。Schueller 等认为对比剂注射速率提高到 8 ml/s，可进一步改善提高胰腺实质和病灶的对比度，但速率过高会引起更多的对比剂外渗。各期扫描时间对图像的质量影响甚大，小剂量测试（test

表 2-1　320 排多层螺旋 CT 胰腺扫描参数

体位	仰卧位,头先进	对比剂跟踪点	腹主动脉胰腺上缘水平
扫描范围	膈顶至十二指肠水平段下缘	启动扫描阈值(Hu)	200
电压(kVp)	120	对比剂注射速率(mL/s)	3.5
有效毫安秒(mAs)	150	窗宽(Hu)	350
采集准直(mm)	100×0.5	窗位(Hu)	100
旋转时间(s)	0.5		

参数	平扫	动脉早期	动脉晚期*	门脉期	延迟期
扫描时间(s)	0	20～25	30～35	60～70	110～130
视野(mm×mm)	350×350	350×350	240×240	350×350	350×350
扫描层厚(mm)/间距(mm)	0.8/1.0	0.8/1.0	0.5/0.25	0.8/1.0	0.8/1.0
重建层厚(mm)/间距(mm)	1.0/1.0	0.8/3.0	0.5/0.25,1.0/1.0	1.0/1.0	1.0/1.0
重建层厚(mm)/间距(mm)	3.0/3.0	3.0/3.0	3.0/3.0	3.0/3.0	3.0/3.0

注：* 为小视野扫描

bolus)和对比剂自动追踪技术(阈值为 200 Hu)两种方法可帮助确定精准扫描时间。Schueller 等研究表明当对比剂注射速率为 4 ml/s 时,动脉晚期为 28 s 可获得最佳胰腺图像。此外,为了得到良好的三维后处理图像,扫描层厚尽量薄,小于 1 mm 的层厚更为理想。其他影响图像的因素有管电压、管电流、准直等。表 2-1 为海军军医大学附属长海医院 320 排 MSCT 扫描胰腺的参数设置。

三、数据的三维后处理

2015 年美国国立综合癌症网络(NCCN)胰腺癌(pancreatic cancer,PC)实用指南强调了 MSCT 后处理技术对 PC 诊断和可切除性评估的价值,尤其是肿块与血管的关系至关重要。MSCT 主要的后处理技术有：多平面重组(MPR),最大密度投影(MIP)、曲面重建(curved planar reformation,CPR)、容积再现(VR)。各种技术都有自身优点,可以从不同角度显示肿瘤特征及其毗邻关系。MPR 技术与薄层的 MIP 技术类似,可以在多个平面上显示肿瘤与附近重要血管的关系,以及淋巴结转移的情况;厚层 MIP 可以进一步显示血管受侵的程度。CPR 采用曲面截取三维容积数据,能将弯曲的主胰管或血管在一个平面上完整清晰显示全程,有助于显示 PC 继发的胰管改变,明确血管受侵程度。VR 技术可以直观、立体的呈现出受侵血管的狭窄和迂曲。总之,多种 MSCT 三维后处理技术综合灵活应用,可以挖掘 PC 的更多有价值的诊断信息,提高术前分期的准确性(图 2-2)。

第二节　胰腺 MRI 检查技术

磁共振成像(magnetic resonance imaging,MRI)基本原理是：利用人体内质子在外磁场与射频电磁波的作用下,产生磁共振信号进行人体解剖结构及功能信息的成像的技术。从 MRI 图像中我们可以得到组织的多种物理特性参数,如质子密度,自旋-晶格弛豫时间(T1),自旋-自旋弛豫时间(T2),扩散

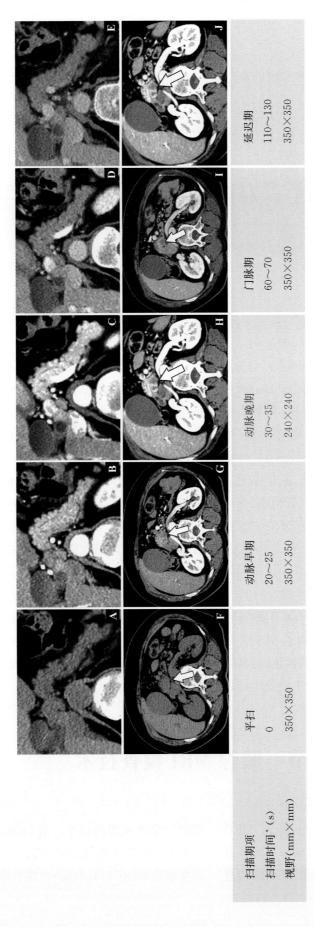

图 2-1　胰腺 MSCT 五期扫描图像

A、F. 为平扫期；B、G. 为动脉早期；C、H. 为动脉晚期（小视野扫描）；D、I. 为门脉期；E、J. 为延迟期。动脉早期利于胰周动脉评价，动脉晚期利于胰周静脉和肝转移的评价，门脉期利于胰腺实质内对比剂的评价，延迟期正常胰腺实质对比剂基本退出，胰腺实质呈低密度

部病灶显示最清楚（粗白箭），门脉期利于胰周静脉和肝转移的评价，延迟期病灶与正常胰腺实质对比度最佳，钩突

*此处扫描时间由对比剂开始注射时开始计算

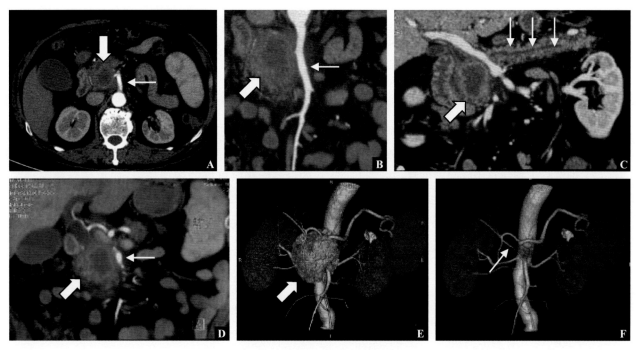

图 2-2　胰腺癌多种三维后处理

A. 横断面动脉早期 CT 增强图像,钩突部类圆形低密度肿块影(粗白箭),与肠系膜上动脉接触角度＞180°(细白箭);B. 沿肠系膜上动脉的 CPR 图像,更清楚地显示肿块(粗白箭)与肠系膜上动脉(细白箭)接触的角度和长度;C. 沿主胰管的 CPR 图像,显示钩突部低密度肿块(粗白箭)导致上游胰管明显扩张(细白箭);D. 厚层 MIP,进一步评价肠系膜上动脉及其分支与肿瘤间的关系;E、F. 均为 VR 图像,直观、立体地呈现肿瘤(粗白箭)及其周围动脉解剖,并显示肝总动脉起源于肠系膜上动脉(白细箭)

系数,磁化系数,化学位移等。尽管 CT 是胰腺临床检查的主要手段,但 MRI 优秀的软组织对比及多参数成像等优点,为胰腺疾病的诊断提供十分有价值的信息,有利于对胰腺病变内部成分的确认,帮助进一步鉴别诊断。如无创的磁共振胰胆管造影(magnetic resonance cholangiopancreatography,MRCP)能显示胆道和胰管形态结构及其异常,可与 ERCP 媲美;多参数的图像能从不同角度反映水肿、富含蛋白质的积液、囊变、出血、坏死、纤维化、实性肿块、细胞密度等病理特征。

一、MRI 技术相关的胰腺解剖生理

MRI 相关的胰腺解剖和生理特点:①胰腺为腹部实质性器官,呈长条状结构,胰头部被十二指肠包绕,位于腹膜后,位置较为隐匿,周边组织复杂;②胰腺 MRI 质量易受呼吸运动和血管搏动影响;③胰周较多脂肪,属于短 T1 和中等长 T2 特征组织,有助于衬托胰腺实质,但同时脂肪与水分子存在明显化学位移效应,会带来伪影并降低图像对比,因此脂肪

抑制序列有其特殊的作用;④胰腺实质为分叶状富含水溶性蛋白结构,缩短了胰腺组织的 T1 值,在 T1WI 上信号较高,任何长 T1 病变容易对比显示;富血供的特征在增强后实质期呈明显高信号;⑤胰腺内有引流胰液的主胰管和分支胰管,其内的液体具有水样的 MRI 信号特征。

二、胰腺 MRI 检查注意事项及准备

1. 禁忌证

(1)严重心、肝、肾功能不全。

(2)含钆对比剂过敏者不能进行增强扫描。

(3)体内留有铁磁性金属物品者、带有心脏起搏器者及其他 MRI 检查禁忌证。

2. 注意事项

(1)检查前确保患者无明确的 MRI 检查禁忌证。

(2)禁止患者携带铁磁性物品(手表、磁卡等)进入扫描室。

(3)增强扫描后,留观 15 min 左右,观察有无迟

发对比剂过敏反应。

（4）扫描技师认真核对申请单的相关项目及检查项目相关序列，并签名。

3. 检查准备

（1）认真核对患者检查信息，明确患者 MRI 检查目的和要求，必要时应与临床医师核准确认。

（2）再次确认患者无 MRI 检查禁忌证。

（3）训练病人规律自由呼吸及屏气，并叮嘱听清技师口令，做好配合。对老年患者或配合困难患者，需要一名家属陪同并帮助配合。呼吸及屏气的配合是获取高质量胰腺 MRI 检查的关键。

（4）对增强扫描患者，连接高压注射器并确保工作正常。

（5）患者检查前需禁食、禁水 4 h 以上。

三、检查方法和扫描参数

1. 设备选择·胰腺 MRI 扫描要求尽可能薄层扫描、脂肪抑制及动态增强。选择场强在 1.5T 以上的设备能获取更好的图像质量；如果怀疑胰腺小肿瘤，建议使用 3.0T 以上的高场设备更理想。表 2-2 为海军军医大学附属长海医院 3.0T 磁共振扫描序列及成像参数设置。

表 2-2　3.0T MR 扫描主要参数设定

脉冲序列	T1WI	T2WI	T2WI	MRCP	MRCP
名称	LAVA	FSE	SS-FSE	HASTE	FSE
平面	横断	横断	冠状	冠状	冠状
空间	三维	二维	二维	二维	三维
TR(ms)	4.25	2 833	1 530	7 000	3 333
TE(ms)	1.94	86.74	65	1 271.81	387
矩阵	224×320	224×320	288×288	288×288	288×288
FOV(mm)	440×440	440×440	400×400	300×300	300×300
层厚(mm)	5	6	5	50	1.0
层距(mm)	0	6	6	0	1.8
反转角度(FA)	15°	—	—	—	—
抑脂	四相位	是	否	是	是
呼吸	屏气	触发	屏气	屏气	触发
动态增强三期	15 s、20 s、40 s	—	—	—	—
对比剂	Gd-DTPA，0.2～0.3 ml/kg，注射流速 2 ml/s				

注：LAVA：肝脏容积加速采集；FSE：快速自旋回波；SS-FSE：单次激发快速自旋回波；HASTE：半傅里叶采集单次激发

2. 线圈选择·接收线圈通常选择体部相控阵表面线圈采集信号，如果能使用 32 通道以上的表面线圈，则能获得更高的信噪比和相对更快的成像速度。

3. 扫描平面和范围·胰腺扫描以横断面为主，结合冠状位和矢状位。定位线中心在剑突平面，采用三维定位法。横断面扫描基线和扫描范围在冠状面图像上进行定位，确保扫描范围包括整个胰腺（图 2-3A），中心线以胰腺为基准，当需要明确肝脏有无转移时应包括全部肝脏。冠状面扫描基线以胰腺为

中心，前后范围确保整个胰腺（图 2-3B），增强后冠状扫描需要前后覆盖全部肝脏。MRCP 扫描基线平行于胰腺长轴，扫描范围包括整个胰腺（图 2-3C），厚层 MRCP 需要用多角度扫描，便于显示不同部位的胰管及其与胆管的关系。

4. T1 加权成像(T1 weighted imaging, T1WI)·胰腺腺泡组织内富含蛋白质和糖原，胰腺实质在 T1WI 呈较高信号（略高于肝脏），而胰腺大部分病变都表现为相对于胰腺实质的低信号，因此 T1WI 是发现

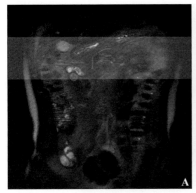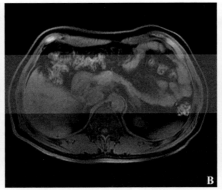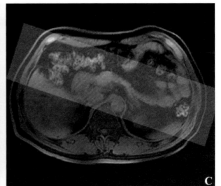

图 2-3　胰腺 MRI 定位图像

A. 胰腺横断面扫描定位图；B. 胰腺冠状面扫描定位图；C. 胰腺 MRCP 扫描定位图

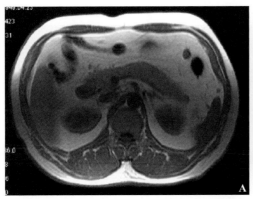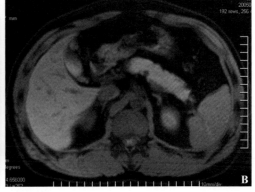

图 2-4　胰腺 T1WI

A. 含脂相 T1WI，胰腺为灰白色，周围脂肪组织呈白色，两者界面清晰；B. 脂肪抑制 T1WI，脂肪组织被抑制呈黑色，而胰腺组织呈较高信号的亮白组织，高于脾脏，与肝脏相近

胰腺病变最重要的检查序列（图 2-4），尤其是胰腺肿瘤的检出。通常 T1WI 采用三维容积内插快速扰相 GRE 序列，而各个设备对此序列命名不同，西门子公司将此称为"容积内插体部检查"（volume interpolated body examination，VIBE），飞利浦公司将此称为"T1 高分别率各向同性容积激发（T1 high resolution isotropic volume excitation，THRIVE）"，GE 公司将此序列称为"肝脏容积加速采集"（liver acquisition with volume acceleration，LAVA）。

5. T2 加权成像（T2 weighted imaging, T2WI）· 通常采用自由呼吸触发的快速自旋回波序列（Fast Spin Echo，FSE）进行扫描，当腹水较多时，可采用单激发屏气 FSE 扫描。T2WI 序列是一个对水分增加非常敏感的序列。正常的胰腺组织 T2 弛豫时较短呈灰黑色，而脂肪组织呈灰白色，两者对比良好。当炎症或肿瘤组织由于水肿或细胞密度增加时，水

分含量增加，在 T2WI 上常呈相对高信号或较高信号，易识别。特别是脂肪抑制的 T2WI，此时胰腺组织和周围脂肪组织都呈较低信号，炎症或肿瘤组织常呈稍高信号而突出显示（图 2-5）。

6. 脂肪抑制· 胰腺周围富含脂肪组织，这些脂肪组织在 T1WI 和 T2WI 均呈高信号，会降低图像对比度，影响病灶显示。因此，在胰腺 MRI 扫描时，无论 T1WI 还是 T2WI 均需要结合脂肪抑制技术（图 2-4、5），脂肪抑制技术是胰腺 MRI 成像的实用有效技术，灵活运用十分重要。

7. 扩散加权成像（diffusion weighted imaging，DWI）· DWI 是一种能无创性评价生物体内水分子扩散运动状态的成像技术，它主要依赖于水分子的运动，为组织成像对比提供了新的角度和技术。目前应用于胰腺的 MR 扩散成像主要是平面回波成像（echo-planar-imaging，EPI）和快速梯度回波序列。

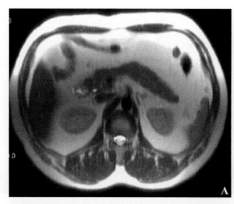
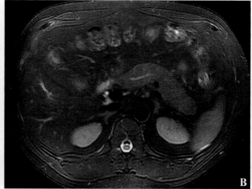

图 2-5　胰腺 T2WI

A. 非脂肪抑制的 T2WI,正常的胰腺组织呈灰黑色,而脂肪组织呈白色,两者对比良好；B. 脂肪抑制 T2WI,胰腺组织和周围脂肪组织都呈较低信号

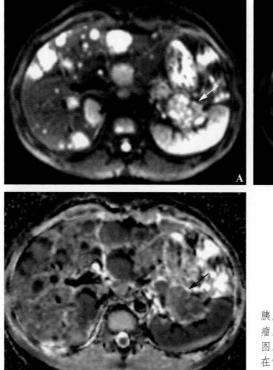
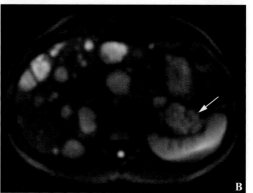

图 2-6　胰腺 DWI

胰尾部神经内分泌肿瘤(细白箭)伴肝脏多发转移瘤。A. b＝50 s/mm²；B. b＝800 s/mm²；C. ADC 图。胰尾部肿块(细白箭和细黑箭)和肝脏转移灶在低 b 值呈极高信号,高 b 值呈高信号,病灶弥散明显受限,ADC 图上病灶呈相对低信号(细白箭)

在 DWI 检查时,如果组织内水分子扩散运动慢,去相位时信号丢失少,则呈高信号,反之游离的自由水扩散运动不受限制,扩散运动快,则呈低信号。DWI 原理中常涉及到两个参数,即表观扩散系数(apparent diffusion coefficient,ADC)值和扩散因子 b。ADC 值直接反映了扩散运动的速率快慢,如果靶组织扩散慢,ADC 值低,反映在 ADC 值图上呈黑色。DWI 现已大量运用于胰腺肿瘤的检出,其机制

是胰腺肿瘤的组织病理学特征是细胞密度增加及结缔组织增生,限制了水分子的布朗运动,从而导致 ADC 值的降低(图 2-6)。

8. 磁共振胰胆管成像 (magnetic resonance cholangiopancreatography, MRCP) · 属于重 T2WI 的一种成像,他利用水的长 T2 特性,采用 T2 权重很重的 T2WI 序列,即选择很长的 TE(500 ms 以上),其他组织的横向磁化矢量(T2 值)几乎完全衰

减,表现为信号强度很低甚至无信号,而水样结构的T2值很长仍保持较大的横向磁化矢量,因此所采集图像的信号主要来自于水样结构,用于显示胰管胆管及其分支结构等,类似于X线上胰胆管造影,是临床上非常实用且效能良好的一种无创检查技术。MRCP有三类成像方法:三维容积采集、二维连续薄层扫描和二维厚层块投射扫描。配合呼吸触发技术的三维容积采集可获得较多的薄层图像,利于MIP重建,该方法优点在于可获得薄层(1 mm)的原始图像,有助于管腔内小病变的显示,图像可进行各种后处理,并且重建图像效果好(图2-7);缺点是扫描时间相对较长,如果呼吸运动不均匀,图像质量不理想。二维连续薄层扫描的优点在于可以获得相对薄层(3~4 mm)的图像,采用屏气扫描图像质量不受呼吸运动影响,但因有层间隔及层厚不够薄,通常不能重建高质量的三维图像。二维厚层块投射扫描,对厚度为2~10 cm的容积进行厚层块激发和采集,一次扫描得到一幅厚层块投射图像(图2-7C,图2-8)。该方法优点在于扫描速度快,一幅图像仅需1秒到数秒,管道结构连续性好,无阶梯样伪影;缺点是图像不能进行后处理,不能获得薄层的原始图像,容易遗漏小病变。由此可见上述三种方法各有优缺点,两种以上方法结合使用会获得更好的诊断效能。

9. 胰泌素增强磁共振胰胆管成像(secretin-magnetic resonance cholangiopancreatography, S-MRCP)· 胰泌素(secretin)是一种多肽类激素,它可刺激胰腺分泌富含碳酸氢盐的胰液,并可在最初的5 min内一过性增加Oddis括约肌的收缩功能。S-MRCP的原理是胰泌素刺激胰腺分泌胰液增多,引起胰腺组织和胰管、小肠内液体增加,致使胰腺T2信号强度、胰管和十二指肠充盈度改变。S-MRCP较广泛的运用于胰腺外分泌功能的评价和早期慢性胰腺炎的诊断。根据剑桥分级,MRCP图像中主胰管正常、分支胰管显示超过3支即可诊断早期CP,但是常规MRCP很难显示胰管小分支,对早期CP基本无法诊断,常需借助于内镜逆行胰胆管造影(endoscopic retro-grade cholangiography, ERCP)检查或超声内镜(endoscopic ultrasonography, EUS)检查。ERCP属于有创性检查,显示胰胆管细节最

优,但不能直接显示胰腺实质、病灶边缘等形态改变,且有一定的严重并发症(胰腺炎)发生率。EUS显示胰头和胰体、尾部需分别在十二指肠和胃内分段显示,发现病灶时可穿刺获取组织学特征,但易漏检胰腺头体交界处的病灶,易将胰管小分支误认为小血管。无创的S-MRCP,不仅可完整显示胰胆管树的全貌和分支胰管,而且可量化评估胰腺外分泌功能,从而有助于诊断早期CP。

S-MRCP检查前患者需要禁食、禁水4 h,先进行MRCP基线扫描,然后静脉注射胰泌素(0.1 ml/kg),1 min后重复MRCP扫描,以后以2 min为间隔进行重复扫描至11 min,可以获得一组动态MRCP图像(表2-3)。在图像上选取感兴趣区,测量各个时间点感兴趣区的信号强度变化,计算其含水量,得到时间-胰液分泌量曲线,并计算出胰液总分泌量(total excreted volume, TEV)和胰液流率(pancreatic flow output, PFO),正常人PFO为6~9 ml/min,胰液分泌量2~3 min达到峰值,10 min回到基线。另外还可以根据注射胰泌素10 min后MRCP图像上十二指肠的充盈(duodenal filling, DF)进行简单的半定量,评估胰腺外分泌功能。Matos等提出的十二指肠充盈程度分为四级:零级无液体可见;一级充盈局限于十二指肠球部;二级充盈局限于十二指肠降部;三级充盈至十二指肠水平部至小肠。小于三级均可诊断胰腺外分泌功能异常。半定量评估胰腺外分泌功能的方法虽然简单,但特异性不如定量评估高。

10. 胰泌素刺激的DWI(secretin-stimulated diffusion-weighted magnetic resonance imaging, S-DWI)· S-DWI通过检测胰腺实质内水分子的变化来评价胰腺外分泌功能,从而有助于轻型或早期CP的诊断。AKISIK等报道S-DWI上,区别正常人和CP患者的ADC峰值为1.79×10^{-3} mm^2/s,ADC峰值的下降幅度反应胰腺炎的严重程度。Sugiyama等对38例正常人、16例有酗酒史(每天饮酒超过50 ml,长达7年以上)但超声或CT未见胰腺异常患者、15例ERCP证实的重度CP患者,进行S-DWI研究,通过胰泌素注射前和注射后长达10 min的动态扫描DWI,系列图像绘制成表观扩散系数——时

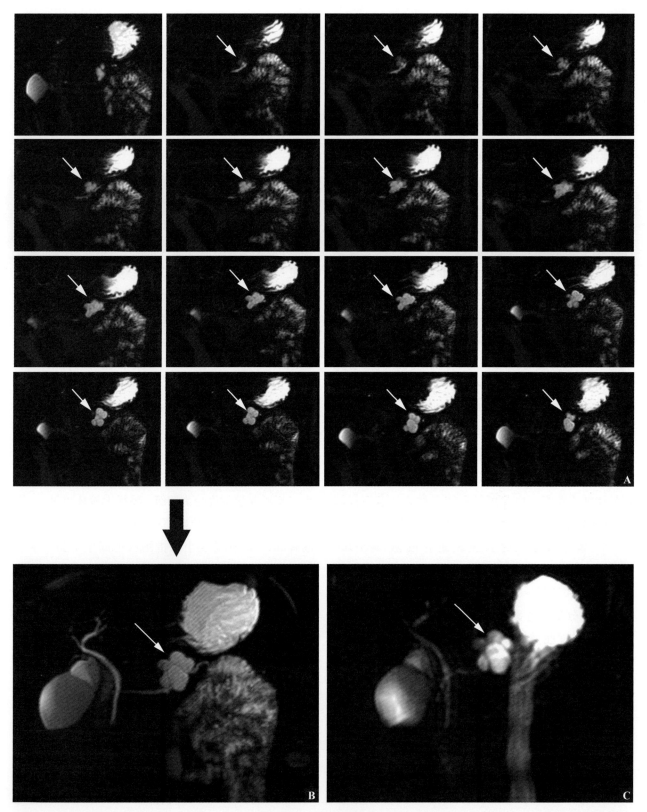

图 2-7　胰腺 MRCP

A. 三维容积采集原始薄层图像,胰体尾部一枚分叶状高信号灶,病灶与主胰管相通(细白箭);B. 三维容积采集最大密度投影法;C. 二维厚层块投射扫描

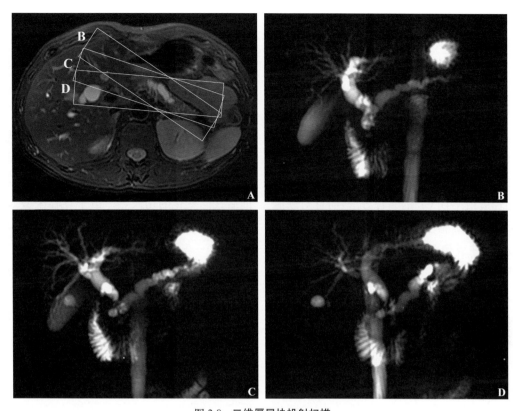

图 2-8　二维厚层块投射扫描

A. 三种不同投射角度的厚层 MRCP 的 FOV；B～D. 对应 A 图不同投射角度的 MRCP 图像

表 2-3　胰泌素增强 MRCP 扫描流程及扫描参数设置

胰泌素注射前 MRCP扫描基线	胰泌素注射后多期MRCP扫描	
1 min　　3 min　　5 min　　7 min　　9 min　　11 min		

序列	T2WI	2D-MRCP
TR(ms)	∞	3 000～6 000
TE(ms)	60～110	1 100
矩阵	256×(240～256)	256×256，348×348
FOV(mm)	(320～450)×(320～450)	320×(320～450)
层厚(mm)	10～15	65～85
层数	5～8	Thick slab
扫描时间(s)	23～29	—
空间	二维	二维
翻转角度	150°	150°
层间距	无	无

注：MRCP：磁共振胰胆管造影；TR：重复时间；TE：回波时间；FOV：视野

间曲线(ADC-time curve)，结果表明：正常人在胰泌素注射后 ADC 值会上升，通常在 2 min 达到峰值然后下降，酗酒组 ADC 值达峰时间[(6.4±0.9)min]比正常对照组[(2.2±0.7)min]明显延长。ADC 峰值延迟的机制为：当胰泌素注射后，碳酸氢盐和水从胰腺腺泡细胞分泌进入导管腔内，这种水分子的扩散运动增强，从而 ADC 值增加。而酗酒组患者，胰腺外分泌功能的轻度损害（如液体分泌至胰管延迟、胰管小分支内液体流动淤滞）使 ADC 峰值延后。该研究说明酗酒患者尽管超声或 CT 未见胰腺形态学异常改变，但延迟的 ADC 峰能提示一定程度的外分泌功能受损，可认为是轻度 CP 表现。因此 S-DWI 可作为检测轻度或早期 CP 的一种方法，而且对胰腺外分泌功能受损的敏感性很高。

11. MR 灌注成像（perfusion weighted imaging，PWI） · PWI 是基于核医学的放射性示踪剂稀释原理和中心容积定律，它的基本原理是：当顺磁性对比剂进入毛细血管床时，认为对比剂仅位于血管腔内，并无明显的血管外间隙扩散，血管腔内的对比剂产生强大的微观磁敏感梯度，使周围组织局部磁场发生短暂变化，该现象可通过 MR 图像上信号强度的变化而表达，并基本不受弥散因素的影响，因此能直接反映组织血液灌注状态，间接反映组织的微血管情况。胰腺是单系统动脉供血、血供丰富的器官，其灌注信息有助于认识胰内、外分泌功能及胰腺疾病的病理生理变化。文献报道用 T1 对比剂 5 组动态增强数据形成的信号强度灌注曲线，发现胰腺癌呈渐进性升高型曲线，而正常胰腺呈速升速降型曲线，慢性胰腺炎及肿块型胰腺炎呈慢升慢降型曲线，对三者的鉴别有一定意义。

12. MR 波谱成像（magnetic resonance spectroscopy，MRS） · 常规 MRI 的诊断基础是组织器官信号表达的形态改变，而 MRS 是研究组织细胞代谢的病理生理改变。在疾病过程中，代谢改变通常先于形态改变，MRS 对代谢改变的潜在敏感性很高，能无创观察活体组织代谢及生化变化，为早期检测病变提供信息。基本原理：磁共振的信号由 2 个因素决定，旋磁比 r（原子的内在特性）和原子核所处的磁场强度。在给定的外加磁场条件下，不同原子核所处的化学环境不一样，会产生共振频率的微小差异，这种差异称作化学位移，并导致磁共振谱峰的差别，从而可以识别不同代谢产物及其浓度。通过对感兴趣区的 ^{1}H、^{31}P、^{23}Na、^{13}C、^{19}F 等的 MR 频谱扫描显示，在代谢过程中有关各原子的中间代谢产物的相关频谱学参数，例如波形、波峰值（浓度）、化学位移量、T1 时间、T2 时间等变化的测量，可分析组织代谢成分及浓度的变化，提供诊断信息。文献报道在 1.5T 以上的磁共振系统应用 ^{1}H-MRS 研究胰腺的代谢物变化，可以在分子水平评价胰腺的生理和病理状态。目前，基础研究所提供的胆碱峰的降低和牛磺酸峰的升高，为将来进一步研究胰腺癌代谢特征及治疗前后代谢变化的切入点。由于在临床型 MR 设备上 MRS 的采集时间长，组织空间分辨不高，实用价值有限。

13. 磁共振化学位移成像技术（chemical shift imaging） · 磁共振化学位移成像也称同相位（in phase）或反相位（out of phase）成像。成像原理为：水分子中的氢质子的化学键为 O-H 键，而脂肪中氢质子的化学键为 C-H 键，氢质子在这两种结构中的周围电子云分布不同，导致水分子中氢质子的进动频率要比脂肪分子中氢质子稍快些，这种进动频率差异随着场强的增加而增大。当射频脉冲激发后，脂肪和水的横向磁化矢量处于同相位，即它们之间的相位差为零，而水质子比脂肪质子的进动频率快，经过数毫秒后，水分子中的质子的相位超过脂肪中的质子半圈，即两者的相位差为 180°，此时采集到的 MR 信号相当于两者成分信号相减的差值，这种图像称之为反相位（out of phase）图像。当水分子中的质子的相位超过脂肪中质子一圈，两者的相位完全重叠，称之为同相位（in phase）图像。目前临床上化学位移成像技术一般采用 2D 扰相梯度回波序列的 T1WI，常用的序列为 Dixon 序列和 IDEAL 序列。Dixon 序列能够一次扫描后得到四种图像，分别是水相、脂相、同相位相和反相位相。IDEAL 序列是基于 Dixon 序列改进的水脂分离序列，更加优化了水脂分离显像，可以有效消除水脂信号混淆给临床诊断带来的干扰（图 2-9）。

总之，胰腺 MRI 最好在高场强（1.5T 或更高）的 MR 设备上完成，场强越高图像的信噪比越高，成像速度越快，获得的图像质量也越好，并可实现多种功能成像，如 DWI、PWI、四相位图像、动态增强等。MRI 诊断胰腺疾病的优势在于多参数成像，T1WI、

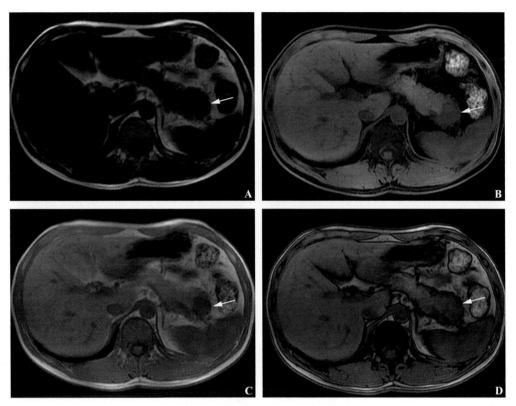

图 2-9　胰腺四相位 T1 加权成像

胰尾部神经内分泌肿瘤患者四相位 T1WI（箭头指出肿瘤位置）。A. 脂相，胰腺为灰黑色，周围脂肪组织呈白色，两者界面清晰；B. 水相（抑脂相），脂肪组织被抑制，而胰腺组织呈较高信号的灰白色；C 同相位（in phase），胰腺组织呈灰白色而周围脂肪组织呈白色；D. 反相位（out of phase）胰腺组织周围出现低信号的勾边现象，将胰腺与周围脂肪组织清晰地分离开

T2WI、MRCP、DWI 及动态增强是目前常用的扫描序列组合，在不同序列图像上各种组织所产生的信号是诊断病变及其性质的基础，充分理解掌握组织信号的机制，能促使诊断效能更上一个台阶。

第三节　胰腺 PET/CT 成像技术

PET/CT 成像技术，即正电子发射断层显像（positron emission tomography，PET）与计算机断层成像（computed tomography，CT）同机融合，自二十世纪末第一台 PET/CT 成功研制后，PET/CT 在临床上的应用越来越广泛。PET 的高敏感性和 CT 的高空间分辨率优势互补，弥补了各自单方面显像（或成像）的不足，实现了功能成像与解剖成像的融合，即一种显像模式能同时反映精细解剖形态及代谢功能信息，成为目前在全身肿瘤显像方面先进的诊断利器。此外，随着 PET 与 MR 融合技术突破，新的融合成像的 PET/MR 成为临床研究及应用的热点，与 PET/CT 相比，PET/MRI 具有安全、更低辐射、软组织分辨率高和功能成像的优势，属于真正意义上的多模态分子影像技术，并已逐渐显示出在分子医学及精准医学方面的发展潜力。由于 PET/MR 技术尚未广泛普及应用，因此本章节和各分类疾病章节中主要介绍 PET/CT 在胰腺疾病诊断和鉴别诊断中价值。

一、PET/CT 成像原理

（一）PET 的基本原理

PET 系统由探头、数据处理系统、图像显示及检查床组成。PET 检查中所使用的正电子示踪剂在 ^{11}C、^{13}N、^{15}O、^{18}F、^{64}Cu、^{68}Ga、^{82}Ru、^{89}Zr 等 β^+ 核素衰变过程中，正电子从原子核内释放后很快与自由电子碰撞湮灭，转化成一对方向相反且能量均为 511 keV 的 γ 光子。在光子飞行方向上放置一对光电探测器，几乎在同时可以接收到这两个光子信号，并由此推定相应正电子发射点，即湮灭事件点在两探头间连线上。

探测器由闪烁晶体构成，主要有无机闪烁体（如 NaI、CsI 等）及有机闪烁体（如蒽等有机液体），还有气体闪烁体，如氩气、氙气等。其中以 NaI 晶体应用最为广泛，其光产量高，衰减时间长，能量分辨率和空间分辨率较好。通过环绕 360° 排列的多组配对探头，得到探头对连线上的一维信息，将信号向中心点反投影并加以适当的符合处理、数据重组、图像重建后便可形成断层示踪剂分布图像。由此，显像剂含量高的组织或病变，在 PET 图像上呈明显的高亮信号，显像剂含量较低的组织或病变在图像上呈低暗信号。

PET 灵敏度常用单位体积单位辐射剂量下探测器探到的湮灭事例来表示，是 PET 检测效率的重要指标。灵敏度越高表明在一定统计误差要求下，对特定脏器的放射性强度要求越低，整体上放射性药物使用量越少。影响灵敏度的主要因素有：①整个探测器对被测物体所张的立体角；②探测器本身的探测效率，即探测器响应事例数与入射事例数的比例；③系统时间窗及能量窗的大小；④系统的死时间。时间飞跃（time of flight，TOF）法 PET 技术在引入了飞行时间信息后，在明显缩短图像重建时间的同时，可以降低散射光子、随机光子等本底噪声，进而提高图像质量。在实际图像采集过程中，灵敏度的提高可以缩短采集时间及降低放射性药物使用量。

对于 PET 设备而言，由光电探测器构成的探测器环是决定其性能的关键因素，具体的指标是空间分辨率、能量分辨率及时间分辨率。

空间分辨率即 PET 对空间的两个入射点的分辨能力，当一个理想的放射性点源放在 PET 的视野中，PET 所得到的放射性分布图像并非是一个点，而是有一定空间上的扩展，呈球状分布，其大小即反映 PET 的空间分辨能力。分辨率主要取决于环形探测器的位置分辨。点源放在视野中不同位置，其分辨率会稍有不同，距视野中心越远，其分辨率越差。

能量分辨率是排除散射光子的能力。因为散射光子事例中至少有一个光子经过了康普顿散射，部分能量损失，因而可以根据被测光子的能量大小判断是否为有效成对光子。能量分辨率的大小决定着能量窗的选择，好的能量分辨率可以选择较小的能量窗。

时间分辨率是时间窗的主要选定依据。时间窗的选择应稍大于时间分辨率，一般以时间分布曲线的 1/10 高宽来定。符合线路通常设置一个时间常数很小的时间窗（≤15 ns），同时落入时间窗的脉冲则认为是同一个湮灭时间的光子对，从而被符合线路记录。

（二）CT 的基本原理

计算机断层扫描显像（computed tomography，CT）利用人体各种组织对 X 线的吸收差异的特性，X 线通过人体组织后产生不同程度的衰减，经重建计算获得图像矩阵产生图像。CT 具有较高的空间分辨率及密度分辨率，在 PET/CT 中用于 PET 图像中组织器官及病灶的空间定位。

（三）PET/CT 的工作原理

PET/CT 是一种将 PET 功能像和 CT 结构像有机地结合在一起的影像设备，多为一体机。PET 显像时，相较其他影像设备具有早期发现及敏感性更高等优势，但因药物发射射线及 PET 工作原理所限，其定位精度不够。将 PET 和 CT 设计为一体机，由一个工作站控制并由工作站将两种图像融合在一起，可以实现更好的功能像鉴别和结构像定位。PET 部分的显像依赖于注射到体内的化学量极微的正电子核素标记的示踪剂的生物性质，通过采集示踪剂发射的正电子的位置信息,反映示踪剂在体内的分布情况,从分子水平上反映人体组织的生理、病理、生化及代谢等改变,尤其适合人体生理功能方面的研究。以^{18}F-氟脱氧葡萄糖(^{18}F-fluro-2-deoxy-D-glucose,^{18}F-FDG)的 PET/CT 为例,通过 PET 显示人体的各个器官的葡萄糖代谢情况,同时应用 CT 技术为核素分布情况进行精确定位,实现对 PET 图像病变部位进行解剖定位和鉴别诊断。利用 CT 图像弥补核医学图像解剖结构不精准的缺陷,同时 CT 图像可以作为 PET 图像进行全能量衰减校正的依据,使 PET 图像真正达到定量的目的,提高诊断准确性,实现了功能图像和解剖图像信息的优势互补。

PET 图像是由光电探测器采集到的光电信号重建所得,重建包括解析法和迭代法。解析法是以中心切片定理为基础的反投影方法,常用滤波反投影法。迭代法是属于数值逼近算法,即从断层图像的初始值出发,通过对图像的估计值进行反复修正,使其逐渐逼近断层图像的真实值。

PET 数据校正是图像处理的关键部分。引起 PET 成像误差的因素很多,包括药物放射性强度的快速衰减、高计数率造成的偶然符合、光子散射和人体吸收衰减的影响、死时间损失、探测器灵敏度不一致等,这些因素都会严重影响 PET 的成像质量,在重建及校正时须重点关注解决。

PET/CT 显像具有以下几个特点:①PET/CT 显像剂发射正电子的核素多数是组成人体的基本元素,用作示踪剂不影响机体的组织代谢和内环境的平衡,符合生理要求;②PET/CT 显像能够反映机体葡萄糖、氨基酸以及核糖核酸等方面的代谢情况、受体的分布和密度;③PET/CT 能够进行准确的衰减校正、散射校正和时间校正,从而实现对病变部位的定量测定;④与 SPECT 不同,PET/CT 所用显像剂的半衰期较短,对人体辐射累积剂量低;④PET/CT 所采用的电子准直等技术提高了病灶探测效率,增加了图像信息量,同时降低了统计学误差和噪声,提高了空间分辨率和对比度。

二、胰腺病变的 PET/CT 检查技术

PET/CT 检查流程对于不同受检者基本相同,主要包括检查前准备、显像剂注射、平静休息、上机扫描、图像重建等主要步骤,各家单位由于仪器不同或流程优化改进在某些步骤略有不同,一般如下:

1. 患者准备·检查前禁食 4~6 h,检查前检测血糖。非糖尿病患者血糖要求在正常水平(<6.1 mmol/L),糖尿病患者要求低于 8.3 mmol/L。

2. 注射显像剂·安静状态下注射^{18}F-FDG,按(3.7~5.55)×10^6 Bq(0.1~0.15 mCi/kg)静脉注射给药,注药后至检查前患者保持安静状态,检查前饮用一定量清水以充盈胃部,并排空尿液。

3. 图像采集·静息 40~60 min 后上检查床,仰卧位,双上臂保持伸展位于头旁两侧。先进行全身 CT 透射扫描(扫描条件:120 kV,80~200 mA),然后进行发射扫描。一般体部扫描根据身长取 5~6 个床位,头部扫描取一个床位,每个床位扫描时间 2~4 min。根据需要分别完成体部扫描及头部扫描。

4. 图像重建·PET 发射采集数据经衰减校正后重建横断面、冠状面和矢状面断层图像,同时重建 CT 断层图像和重建 PET 图像进行融合。

由于胰腺疾病存在一定特殊性,常规全身 PET/CT 断层扫描虽然较一般诊断性 CT 有更高的灵敏性和特异性,但也会出现胰腺病灶的遗漏,主要见于以下情况:①胰腺病灶属于早期恶性肿瘤病灶,且病灶^{18}F-FDG 代谢较低,此时可表现为病灶的密度及^{18}F-FDG 代谢水平与正常胰腺无明显差别;②^{18}F-FDG 代谢较低的肿瘤或肿瘤样病灶,此时虽在 CT 影像上有一定表现,但由于非精细薄层扫描,胰腺轮廓、形态、密度及病灶周围情况显示不够清晰,而造成病灶遗漏;③病灶层面 CT 与 PET 图像融合不佳,其前进行的全身透射 CT 扫描,与其后的全身发射 PET 扫描,病灶部位 PET 图像扫描与 CT 图像扫描时间上有一定时长的延搁,因而,解剖显像与功能显像存在一定时差性,尤其是在扫描时差内发生病人体位变动(身体的挪动、姿势的摆动、位置的移动),导致 PET 与 CT 图像融合不佳,容易导致原本病灶处的放射性浓聚遗漏,或非病灶部位出现异常放射性浓聚,导致病灶的遗漏或误判。因此,在上述情况下,针对胰腺部位加做延迟局部断层扫描以及胰腺薄层 CT 扫描,可以一定程度上减少病灶的遗漏。

胰腺延迟局部断层扫描：在注射显像剂后 2 h 于胰腺部位加做延迟扫描，通常扫描一个床位包括全部胰腺及邻近周围器官即可，扫描时间 3～5 min。延迟扫描前饮水 800～1 000 ml，但初次 PET/CT 检查与延迟扫描之间禁止进食，以保证初次显像与延迟显像时胰腺功能状态一致性。此外，根据初次与延迟扫描的病灶¹⁸F-FDG 摄取值，可计算病灶显像剂的滞留指数（retention index，RI），其计算公式为：

$$RI = \frac{SUV2 - SUV1}{SUV1} \times 100\%$$

SUV 与 SUV2 分别为注射¹⁸F-FDG 后 1 h 和 2 h 测得的病灶 SUVmax 值。

胰腺薄层 CT 扫描方法：仰卧位，双手上举过头，扫描范围从肝膈顶至十二指肠水平段下缘，螺距≤1，层厚及层距 1～3 mm 无间隔扫描。由于常规 PET/CT 断层显像时，CT 的层厚相对较厚，会影响病灶细微结构的显示，加扫薄层 CT 有助于精细结构的显示，能提高病灶与正常胰腺密度对比，改善胰周间隙渗出、小淋巴结的显示及扩张胰胰管的显示；薄层 CT 的图像重建及后处理有助于显示病灶与毗邻组织结构的关系。

三、胰腺 PET/CT 显像剂及应用

（一）¹⁸F-FDG PET/CT 在胰腺疾病中的应用

以¹⁸F-FDG 为最常用示踪剂的 PET/CT 显像，利用肿瘤高葡萄糖代谢率的原理，实现肿瘤的精准解剖定位和功能影像的同机融合，是一种具有高敏感性和特异性的影像学诊断方法。该种显像技术结合了 CT 和 PET 各自优势，对于传统影像未能发现的病灶，PET/CT 更具临床诊断和鉴别诊断价值。在胰腺肿瘤的临床分期、疗效评估和预后判断、放疗靶区勾画方面具有重要价值。

¹⁸F-FDG 与葡萄糖两者的分子结构相似，仅 2 位羟基结构被¹⁸F 取代（图 2-10）。两者在体内代谢途径相似，但也有不同之处，具体表现为：

血液内葡萄糖经细胞膜上的葡萄糖转运蛋白（glucose transporter，Glut）进入细胞内，在胞内己糖激酶（hexokinase，HK）作用下磷酸化形成葡萄糖

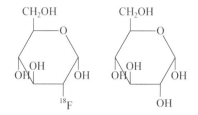

图 2-10　葡萄糖和¹⁸F-FDG 的分子结构比较

6 磷酸（G-6-P），G-6-P 作为糖代谢途径中重要的中间代谢物，是许多糖代谢途径的连接点。在正常细胞内，G-6-P 主要经有氧氧化分解为 ATP 为机体提供能量，多余的葡萄糖则可转变为糖原，成为能量储存形式，另外还有极少部分向磷酸戊糖途径转化，形成 5 碳单位，为核苷酸的合成代谢提供原料；在恶性肿瘤细胞中，肿瘤细胞对葡萄糖需求量极度增高，糖酵解成为肿瘤细胞获得能量的主要代谢方式，因而糖酵解成为 G-6-P 主要去路，以不断生成 ATP 供应肿瘤代谢需求，同时细胞膜的 Glut 表达上调，以利于更多葡萄糖进入细胞内；胞质内 HK 表达上调，使更多的游离葡萄糖转变为 G-6-P 形式滞留于细胞；而葡萄糖 6 磷酸酶（G6Pase）的功能为催化 G-6-P 水解脱磷酸形成游离的葡萄糖，并逸出于细胞，但在肿瘤细胞内表达明显下调。

经静脉注射进入血液的¹⁸F-FDG 代谢的初始步骤与葡萄糖一样，经 Glut 转运后进入细胞内，并经 HK 的作用下转化为¹⁸F-FDG-6-P，因其与 G-6-P 不同的构型变化，不能继续进一步的代谢（糖原合成、有氧氧化、糖酵解、磷酸戊糖途径）而滞留于细胞内，在正常组织中，细胞内¹⁸F-FDG-6-P 的正电子显像剂由 PET 环形探测器以符合探测方式所探及，形成组织器官内均匀分布无差别，各组织器官之间有一定分布差异的正常机体¹⁸F-FDG 放射性分布图；而在恶性肿瘤组织中，由于代谢旺盛、能量需求高，并且细胞膜及胞质内表达蛋白（或酶）与正常细胞明显不同，因而注入机体的¹⁸F-FDG 显像剂源源不断进入肿瘤组织中，肿瘤细胞内聚集的¹⁸F-FDG 数十倍高于正常组织，具有一定体积的肿瘤组织则可形成 PET 显像上与正常组织有明显差别的"热点"，即放射性¹⁸F-FDG 异常浓聚灶。肿瘤细胞摄取¹⁸F-FDG 机制见图 2-11。

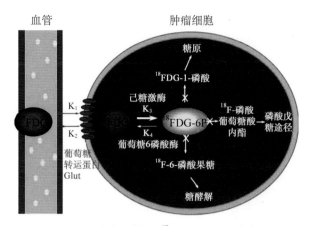

血管　　　　　　　肿瘤细胞

图 2-11　肿瘤细胞摄取 ^{18}F-FDG 机制示意图

1. PET 图像分析方法 · PET 图像分析主要包括半定量测定法以及视觉五分法。

· 半定量测定法 · 即测定标准摄取值（standardized uptake value，SUV）对所勾画的感兴趣区（region of interest，ROI）的 ^{18}F-FDG 摄取程度评价，一般对恶性肿瘤而言，SUV 值越高，则肿瘤的恶性程度越高。SUV 用病灶处的放射性比活度（或放射性浓度）与全身平均放射性比活度（或放射性浓度）之比来表示，其反映了病灶摄取放射性药物水平。计算公式具体如下：

$$SUV = \frac{病灶的放射性浓度(MBq/ml)}{注射放射性剂量(MBq)/体重(kg)}$$

SUV 分为最大标准摄取值 SUVmax 与平均标准摄取值 SUVave，分别表示感兴趣区放射性最大值与感兴趣区放射性平均值。通常 SUVmax 更为常用，因其不受所测定感兴趣区勾画轮廓的方法、形状及大小的影响，具有可重复性和可对比性，但也存在一定的缺点，因为 SUVmax 是所勾画区域轮廓范围内放射性活度最大值，所代表的是这个病灶某一点的放射性活度高低，用其反映病灶整体的放射性活度水平并不全面；而 SUVave 虽能较全面评价感兴趣区整体放射性活度高低，但易受勾画轮廓的方法、形状及大小的不同影响而测定数值结果不同，可重复性不如 SUVmax 稳定，不利于病灶相互间及病灶随访前后的比较。

· 视觉分析法 · 即以固定部位放射性活度高低作为参照物，通过目测比较方法来判断感兴趣区放射性浓聚程度的高低，常用的参照部位为体外背景、纵隔血池和肝脏实质区域。根据设定参照物高低不同可进行视觉分类：①病灶放射性摄取程度不超过背景为无放射性摄取（约 SUVmax>0 水平）；②病灶放射性摄取超过背景但不超过纵隔血池本底为轻微放射性摄取（约 0<SUVmax<1.5 水平）；③病灶放射性摄取高于纵隔血池本底，但不超过肝脏本底为轻度放射性摄取（约 1.5<SUVmax<2.5 水平）；④病灶放射性摄取超过肝脏本底，但其程度为肝脏本底 2 倍以下为中度放射性摄取（约 2.5<SUVmax<5.0 水平）；⑤病灶放射性摄取明显超过肝脏本底，程度为肝脏 2 倍以上 4 倍以下为高度放射性摄取（约 5.0<SUVmax<10.0 水平）；⑥病灶放射性摄取极其增高，程度为肝脏本底 4 倍以上为极高度放射性摄取（约 SUVmax>10.0 水平）。

2. 胰腺 FDG PET/CT 显像正常表现 · 正常胰腺 ^{18}F-FDG 放射性分布较低，与纵隔血池本底放射性活动接近，且放射性分布均匀，胰腺各个部位无明显差异，胰腺正常放射性本底高于胰周脂肪间隙的放射性活性，因而在 PET 图像上能显示放射性轻度摄取的胰腺大致形态及轮廓。正常胰腺放射性活性分布在不同个体之间稍有不同，在年轻人群中，胰腺腺体组织较丰富，其放射活性水平较高；在年老人群中，胰腺组织萎缩，其放射性活性水平偏低。此外，正常情况下，胰腺各部位放射性活性与邻近脾脏、胃肠、肾上腺、肾皮质的放射性基本一致，高于胰周脂肪间隙及肠系膜的放射活性，低于肝实质、肾髓质区域放射性活性，但在胰腺与邻近器官功能增强时，如胰腺外分泌功能增高时、脾脏功能增高时、胃肠道功能性运动增强时及肾上腺功能性分泌增强时，胰腺与周围邻近器官放射性分布有所差异（图 2-12）。

3. 胰腺异常 FDG PET/CT 显像 · 胰腺异常 PET/CT 显像是指在胰腺病灶形态特征及其放射性活性高低及分布的特征，根据常见胰腺病变 PET/CT 显像特征，主要分为以下几类。

· 放射性局灶性增高的胰腺实性病变 · 指胰腺实性病灶区域呈局灶性放射性浓聚，可呈单灶或多灶，主要见于胰腺导管癌、神经内分泌肿瘤、慢性肿块性胰腺炎、实性假乳头状肿瘤、胰腺转移瘤以及其他少见类型胰腺癌等（图 2-13）。

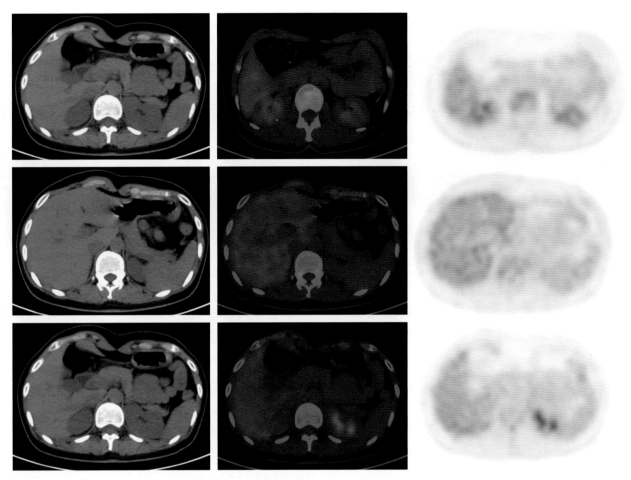

图 2-12　正常胰腺各部^{18}F-FDG 放射性分布表现

上排、中排及下排分别为体尾部、头颈部及钩突部层面的 CT 层面、PET/CT 融合层面及 PET 层面表现

·放射性弥漫增高性胰腺病变·指全胰腺或胰腺大部分节段区域呈放射性摄取增高,放射性分布较均匀,多见于急性胰腺炎、慢性胰腺炎急性发作、自身免疫性胰腺炎、胰腺癌伴远侧胰腺慢性梗阻性炎症、全胰腺癌、(高级别)多发性神经内分泌癌、胰腺淋巴瘤、胰腺广泛性转移瘤、腺泡细胞癌等(图 2-14)。

·放射性无增高胰腺实性病变·指胰腺实性病灶区域放射性浓聚程度与周围正常胰腺实质区域相当或稍高,肉眼观测无显见的异常浓聚,多见于胰腺导管癌、低级别神经内分泌肿瘤、慢性肿块性胰头炎、原发病变为低放射性^{18}F-FDG 摄取的肿瘤转移等(图 2-15)。

·放射性活性增高胰腺非实性病变·指胰腺病变呈囊实性或囊性病变,其实性成分、囊壁及间隔区域呈放射性增高影,多见于(活动期)假性囊肿、实性假乳头状肿瘤、囊变的神经内分泌癌、侵袭性导管内乳头状瘤、高级别的黏液性肿瘤等(图 2-16)。

·放射性活性无增高胰腺非实性病变·指胰腺病变呈囊实性或囊性病变,病变区域无明显的放射性活性增高,多见于潴留性囊肿、(静止期)假性囊肿、良性导管内乳头状瘤、低级别黏液性囊肿浆液性囊肿等(图 2-17)。

(二) ^{18}F-FLT 在胰腺疾病中的应用

^{18}F-FLT(氟胸苷)是^{18}F-FDG 之外的另外一种可用于胰腺相关疾病诊断的 PET 显像剂。与 FDG 反映的组织糖代谢不同,FLT 反映的信息更为单一,因此特异性更高。FLT 的摄取直接反映肿瘤的细胞增殖,但是其相关影响因素尚有争论,胸苷激酶(TK1)、人平衡性核苷转运蛋白(hENT)等因素的表达均有可能是其影响因素。

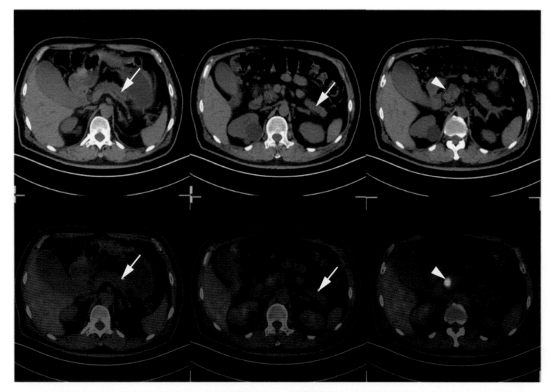

图 2-13 胰腺钩突癌

PET 显示胰腺钩突层面实性软组织小结节(白三角箭),呈局灶性^{18}F-FDG 摄取异常增高影,胰体尾萎缩伴胰管扩张(白箭头)

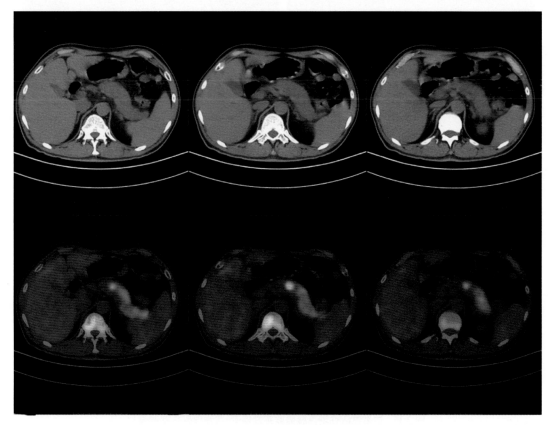

图 2-14 放射性弥漫增高性胰腺病变

胰腺大部区域^{18}F-FDG 摄取弥漫性增高,胰体近侧局部结节状浓聚,提示胰体部癌伴远侧胰腺慢性炎症

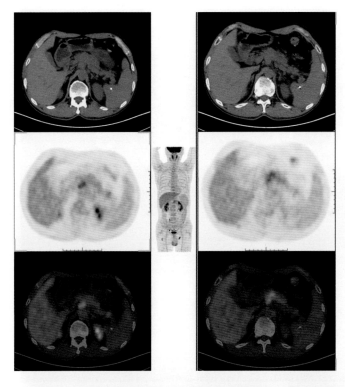

图 2-15　放射性无增高胰腺实性病变

双时相采集左侧图像为 1 h 常规扫描,右侧图像为 2 h 延迟局部扫描,常规显像胰腺体部稍显圆隆、密度稍变实,后方腹腔干显示增粗,但胰腺处未见明显放射性摄取,仅增粗腹腔干处局部轻度¹⁸F-FDG 摄取;延迟显像放射性¹⁸F-FDG 分布范围增大,胰体出现轻度弥散性¹⁸F-FDG 分布,提示为较弥散分布胰腺癌,肿瘤累及胰体较大范围区域,并沿腹腔干周围浸润

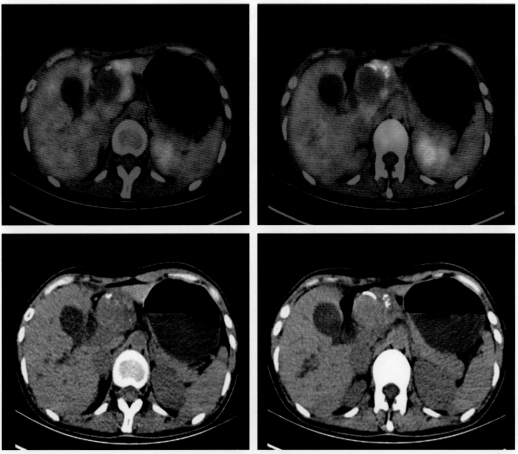

图 2-16　放射性活性增高胰腺非实性病变(实性假乳头状肿瘤)

胰头膨大的囊实性肿块影(因囊性区域密度较高,CT 上显示与边缘实性区域密度一致),肿块边缘实性成分区域呈放射性摄取增高,而囊性区域呈放射性缺损

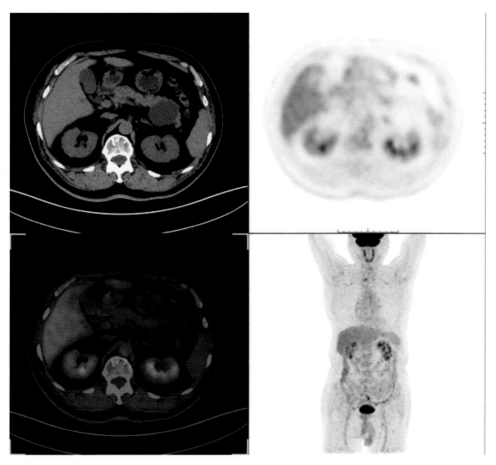

图 2-17　放射性活性无增高胰腺非实性病变（胰尾部假性囊肿）

囊壁较薄，边缘光滑，囊性低密度区均匀，囊性区域放射性^{18}F-FDG 分布较正常胰腺组织减低

^{18}F-FDG 基于糖代谢的测量，在肿瘤细胞及炎症细胞均有较高的摄取，而^{18}F-FLT 作为一种细胞增殖特异性的显像剂，可用于抗肿瘤药物疗效的定量评估，例如^{18}F-FLT 显像用于胰腺癌病人吉西他滨或其他化疗后早期疗效评估。^{18}F-FLT 虽然其灵敏度较 FDG 低，但在评估肿瘤细胞增殖时可以有效降低假阳性率，而 FDG 在原发性肿瘤鉴别诊断和分期方面更具有优越性，此时 FLT 可作为辅助诊断对肿瘤进行综合评估。

（三）^{68}Ga-sstr 在胰腺神经内分泌肿瘤的应用

胰腺神经内分泌肿瘤的完整切除对于延长病人的生存期具有重要价值。通过生长抑素受体（somatostatin receptors，sstr）的^{68}Ga-sstr PET/CT 显像，能特异性地显示胰腺神经内分泌肿瘤的影像功能信息。神经内分泌肿瘤比正常组织或血液细胞表达更多的生长抑素受体是进行显像的机制，也是对应奥曲肽治疗的基础。显像剂的摄取受胰腺解剖位置的不同和病理亚型不同的影响，具有差异化的靶向结合效率。普通的结构图像存在低估胰腺神经内分泌肿瘤病灶范围的可能，而^{68}Ga-sstr PET/CT 与 MRI-DWI 的联合应用是目前最具潜力的神经内分泌肿瘤显像方式。

不同的 sstr 亚型对于奥曲肽药物的结合效率有差异，是造成个体间疗效差异的主要原因。常用的 sstr 配体显像剂有三种，包括^{68}Ga-DOTA-TOC，^{68}Ga-DOTA-TATE，^{68}Ga-DOTA-NOC。三者对 sstr1 的结合效率均为最高，而对其他亚型的结合效率则有不同。由于 TATE 对 sstr2 更高的结合效率，具有肿瘤检测的可行性。TOC 则具有肿瘤部位更高的 SUV 和更高的肿瘤/肾脏摄取比值。NOC 对于正常组织，尤其是脾脏的显示更明显，由于正常肝脏和胰腺摄取低,因此对于肝转移和胰腺神经内分泌瘤的检出率更高。

四、PET/CT 显像常见的胰腺假阳性、假阴性病变

胰腺 PET/CT 显像与其他器官一样,也存在假阳性及假阴性病变,给定性诊断带来一定的困难,因此,对一些常见假阳性及假阴性胰腺病变进行总结概括,有助于提高对胰腺疾病的认识,提高胰腺疾病诊断的正确率。

假阳性和假阴性的概念通常是基于疾病粗略划分为恶性病变(一般是指恶性肿瘤)与良性病变(一般是指良性肿瘤及炎性病变)而言的,按照这个标准,如果恶性肿瘤未出现理论上的[18]F-FDG PET/CT 阳性显像,则定义假阴性;反之,如果良性肿瘤及炎性病变未出现理论上的[18]F-FDG PET/CT 阴性显像,则定义为假阳性。

胰腺的多种良性疾病都可以形成假阳性病变,如常见的急性坏死性胰腺炎、慢性胰腺炎的急性发作、慢性肿块性胰腺炎、自身免疫性胰腺炎、胰腺脓肿、活动期的假性囊肿、实性假乳头状肿瘤、炎性肌纤维母细胞瘤等疾病等,均可以形成较高程度[18]F-FDG 摄取,甚至是很高程度摄取,造成疾病误判为恶性肿瘤;同样,胰腺恶性病变形成假阴性病例亦不在少数,特别是黏液成分较多、印戒细胞成分较多或肿瘤细胞较弥散分布的胰腺导管癌,其[18]F-FDG 摄取程度与正常胰腺组织没有明显差别,从而造成漏诊。

五、胰腺疾病的 PET/CT 诊断的优势与不足

由于 PET 显像灵敏性较高,因此,当其他影像学不易发现病变或难于鉴别诊断的胰腺疾病,通过 PET/CT 显像有时能够检出病变或对鉴别诊断帮助很大,特别是它的全身显像,能够提供更多的辅助线索,发现更多有价值的信息,有助于准确诊断和分期。CT 的密度分辨率或 MRI 信号差别难以发现病变时,应用 PET/CT 显像方法有时会发现病变所对应 CT 解剖部位异常放射性浓聚,对诊断起决定性的作用;当其他影像检查还在纠结是胰腺炎症性还是肿瘤性病变时,PET/CT 额外提供了功能代谢信息,使鉴别诊断迎刃而解;当其他影像方法限于局部扫描仅显示胰腺病灶时,难以正确判断全身性疾病累及胰腺,而 PET/CT 一站式全身扫描,对涉及胰腺的全身系统性疾病,如 IgG4 相关性疾病、VHL 综合征、多发神经内分泌瘤、胰腺转移瘤、胰腺继发性淋巴瘤的累及,则拓展了诊断思路,能更准确、更全面、多角度反映疾病的信息,对于临床诊治具有重要作用。Heinrich 等分别对比了 FDG PET-CT 与 CT 诊断胰腺诊断能力,发现 FDG PET-CT 在诊断敏感性低于 CT(89% vs. 93%),但特异性高于 CT(69% vs. 21%)。Casneuf 等研究表明 FDG PET-CT 诊断胰腺癌的准确率(91%)高于 CT(88.2%)。

然而,PET/CT 也并非万能神器,PET/CT 本身存在肿瘤显像敏感性高特异性低的特点,部分炎症性疾病存在[18]F-FDG 高摄取而造成与肿瘤鉴别的困难,有些肿瘤因[18]F-FDG 低摄取而易造成漏诊的危险,而这些不足却可通过增强 CT、增强 MRI、超声内镜等其他影像学检查来弥补、解决。因此,过于夸大 PET/CT 的单独效用反而会降低其诊断效能,需要强调的是:只有在充分解读其他影像学资料所反映的具有特殊临床价值的信息、全面了解临床病史特点和其他诊断信息的基础上,才能最大程度发挥 PET/CT 诊断效能和其特殊诊断优势。

第四节　胰腺肿瘤标本取材规范及标准化病理报告

胰腺癌(pancreatic cancer,PC)的病死率接近其发生率。近年来的多学科诊治协作组(MDT)模式逐渐成为 PC 的主要诊疗模式,旨在联合学科优势,从而形成规范诊治方案。影像医学与病理学在 PC

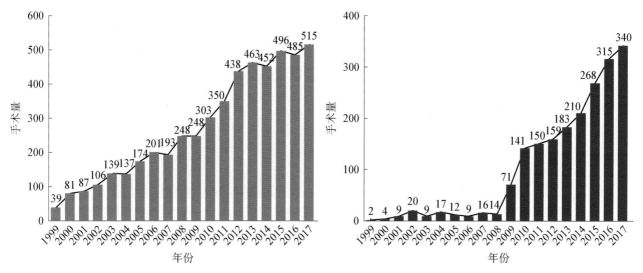

图 2-18　海军军医大学附属长海医院胰腺外科 1999—2017 年胰腺手术量
A. 胰十二指肠切除术（包括全胰切除术）；B. 胰体尾切除术

诊治链接中作用突出，也是加深对 PC 本质认识的重要手段。病理学强调的是直接观察和点取样观察，精确但区域局限；而影像学是间接的形态学观察，全面但相对粗放。如何将两者完美整合，实现精准医学的转化，胰腺大组织病理有望实现两者的完美结合。

1999—2017 年，海军军医大学附属长海医院胰腺外科手术标本量逐年增加，2017 年海军军医大学附属长海医院胰腺标本量高达 855 例（图 2-18）。自 2016 年起海军军医大学附属长海医院开始对胰腺标本的取材进行改良，开展胰腺标本的大病理取材和规范化报告的工作，在满足临床医疗需求的同时为临床与科研提供更准确、详细、全面的病理数据。

一、取材前标本的处理

首先，处理标本前要先核对病人的姓名，病理号和申请单号，确保标本和申请单是同一个患者。检查标本共有几份，每一份与临床所填的病理申请单是否符合。如有不符，及时联系临床医生共同核对。

如果生物样本库或其他原因需要留取新鲜标本，需要由病理医生与外科医生共同合作在标本离体 30 min 内无菌操作留取新鲜标本。取材前标本需要由病理医生打开，用彩色墨汁标注各个切缘并部分切开以利于固定。如为 Whipple 术式，需要沿胃大弯侧、通过幽门前壁及小肠系膜对侧的十二指肠

缘，打开胃及十二指肠，确定胰腺断端、肠系膜血管（SMA 及 SMV）切缘和环周切缘（胰腺前后切缘），并用统一的颜色编码进行彩色墨水标记（见下切缘部分）。如果标本表面附带切除的血管也需要用额外颜色的墨汁标记，并跟临床医生明确血管的名称。在壶腹部垂直于胆总管（主要针对壶腹周围癌）或沿冠状面、垂直十二指肠长轴面切开胰腺（注意不要切断）进行固定。如为胰体尾标本可以沿着主胰管长轴或垂直主胰管打开标本（注意不要切断）进行固定。标本用 4% 甲醛固定 24～48 h。

二、标本的观察和描述

胰腺切除标本可以分为三类：胰十二指肠切除标本、胰体尾切除标本、全胰切除标本（图 2-19）。胰十二指肠切除标本需要辨认：胰腺、十二指肠、胆囊。有三个特征可以用来辨认十二指肠的远、近端。首先，游离的十二指肠近端部分几乎总比游离的远端要短；第二，部分标本近端附着小部分的胃；第三，胆囊在胰头后上方。按解剖位置摆放胰头，可以帮助正确辨认十二指肠的远近端、胰头的前后方等。胆总管在胰头后方，如果存在胆囊，从胆囊管或旁边的肝总管剪开打开胆总管，并观察有无病变及有无肿瘤累及（图 2-20A）。以十二指肠和胆总管为向导，可以确认胰腺的剩余部分。胰头位于十二指肠"C"形环内。胰腺颈部切缘有一个椭圆形切面，即为主胰

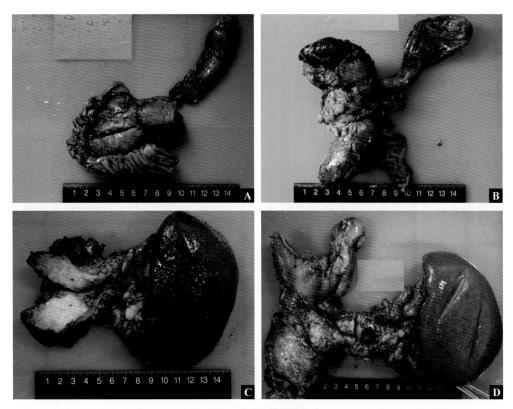

图 2-19　胰腺各类切除标本

A. 保留幽门胰十二指肠胆囊切除标本；B. 胰十二指肠胆囊切除标本；C. 胰体尾切除标本；D. 全胰切除标本

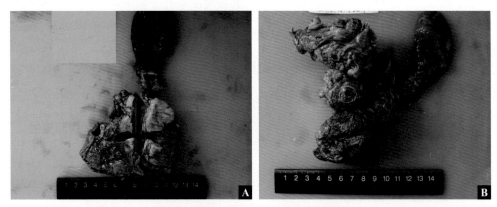

图 2-20　胰十二指肠切除标本胰胆管解剖

A. 保留幽门的胰十二指肠切除标本中胆总管解剖，黄虚线标出胆总管走形；B. 胰十二指肠切除标本中胰颈处切缘有 1 个圆形管状切面，即为主胰管（黄虚线圈出）

管（图 2-20B）。胰腺就像一个微卷的左手，包绕肠系膜上动脉（SMA）和肠系膜上静脉（SMV）。卷手的拇指相当于胰腺钩突，平直的手指相当于胰颈、体和尾部（图 2-21）。尽管 SMA 不在切除的标本之中，但要记住 SMA 和 SMV 位于拇指与示指的凹槽中（图 2-21）。在认清标本之后，观察胃及十二指肠黏膜面是否正常，十二指肠乳头是否受累。记录各种尺寸，包括胃（胃大弯和小弯长，近端切缘周长）、十二指肠（长，直径）及胰头大小。在探针引导下，沿胰腺后侧打开胆总管直到十二指肠乳头处，充分暴露胆总管、十二指肠乳头、Oddi 括约肌和胰头部，观察胆总管黏膜面是否光滑，有无狭窄及黏膜僵硬区，测量其周径及厚度；观察大乳头及壶腹部，检查是否有肿物，如有肿物，检查其与十二指肠、壶腹、胆总管、胰腺

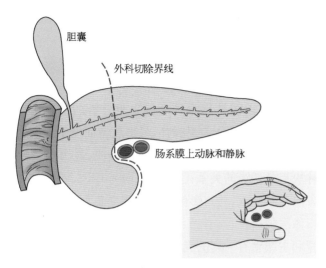

胆囊

外科切除界线

肠系膜上动脉和静脉

图 2-21 胰腺解剖结构示意图

实质及周围脂肪组织的关系，大致区分是十二指肠肿瘤、壶腹肿瘤、胆总管肿瘤还是胰头肿瘤。进一步根据肿物是否累及胆总管，选取不同的取材方式，并留取胰腺各个切缘。胰体尾切除标本需要辨认：胰体尾和脾脏。全胰切除标本包括上述两类标本结构。此外，在胰腺切除标本中由于肿瘤有可能会累及其他重要血管（SMV、门静脉、腹腔动脉干）和脏器（网膜、胃、结肠、小肠、左侧肾上腺、肾脏、输尿管和肝脏）（图 2-22）。这些部分均需要仔细观察、辨认和认真触摸。当整个胰腺标本观察和描述完成后，需要对胰腺标本进行整体和断面拍摄大体照片。

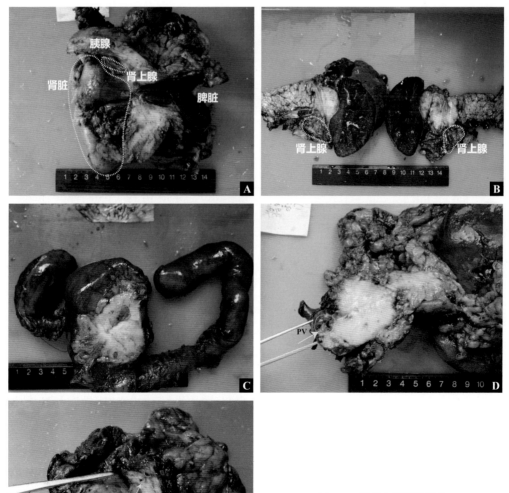

图 2-22 胰腺各类切除标本

A. 胰体尾切除标本中包括左侧肾脏和左侧肾上腺；B. 胰体尾切除标本中包括左侧肾上腺；C. 胰十二指肠切除标本中包括部分结肠；D. 胰体尾切除标本中包括门静脉（PV＝门静脉）（细黄箭）；E 胰体尾切除标本中包括腹腔动脉干（细黄箭）

三、标本取材

1. 取材厚度 · 取材标本厚薄适中,通常厚度为3 mm,过薄切片容易导致组织脱落,过厚切片导致组织不易充分脱水。

2. 取材平面 · 取材平面分为矢状位、冠状位和横断位取材。传统的病理小组织取材通常采用矢状位取材。矢状位切开法又称面包片切开法(bread loaf slicing technique)(图 2-23),即沿着标本矢状位方向,垂直于胰腺做连续切面,此方法相对于冠状位切开法易于操作,但缺点是由于十二指肠柔韧的质地,当切开至壶腹部附近时,难以做出满意的切面,进而导致壶腹部解剖结构显示不清,日本胰腺协会曾提出沿着胰腺及十二指肠的自然弧度去做切面以解决上述问题,但产生了新的弊端,即形成了楔形面而不是平面。

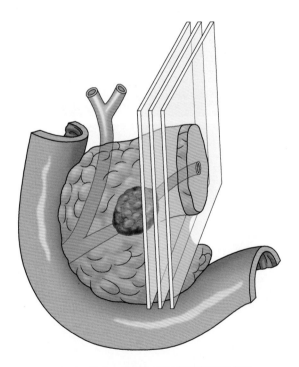

图 2-23 胰十二指肠标本矢状位取材示意图

为便于病理图像与影像图像后期配准,海军军医大学附属长海医院病理组织大切片常用的取材平面包括:胰十二指肠标本采用冠状面或横断面取材,胰体尾标本采用与主胰管走行方向(图 2-24)。冠状位取材法:沿标本冠状位切开,优点是可以在同一个

平面暴露壶腹部、主胰管与胆总管,并清楚显示其与肿块的关系,还可以将腹胰、背胰同时展示在一张大切片上。缺点是该方法在连续切面时十分考验取材者的刀功,特别在肿瘤侵犯胆总管时,如果平面没切好,有时难以清楚显示肿瘤侵犯胆总管的情况。横断面取材优点有:①易操作,易形成薄面便于观察病变;②肿块与各组织结构关系显示清晰;③方便观察肿块与各切缘的关系;④切面方向与 CT、MRI 扫描方向基本一致,易与影像学图像建立良好的联系,被影像医师所推荐;该方法的缺点是切面方向与胆总管和主胰管有一定的夹角,在同一张切片中很难同时展示壶腹部、主胰管与胆总管。胰体尾标本采用与主胰管走行方向剖开标本,不仅可以展示胰体尾肿瘤最大径,而且有利于显示肿瘤与胰管之间关系。

3. 切缘 · 手术切缘是指标本的边缘和边界。胰十二指肠标本通常有 8 个切缘(图 2-25),分别是肝/胆管切缘(bile duct transection margin)、十二指肠远近切缘(duodenal transection margin)、前切缘(anterior pancreatic surface)、后切缘(posterior dissection margin)、血管切缘(SMV/SMA dissection margin)、胰颈切缘(pancreatic neck transection margin)。在大切片中,可以在一块组织中同时展示胰颈切缘和血管切缘(图 2-26)

肿瘤标本的手术切缘没有肿瘤细胞浸润,意味着肿瘤周围有一圈未受累的正常组织也完整地被切除;标本的边缘有肿瘤细胞浸润,表明病灶未能完全被切除。切缘的状态是肿瘤是否复发的重要指标,因此通过肉眼和显微镜确定切缘是否有肿瘤细胞浸润非常重要。肿瘤标本的手术切缘有没有肿瘤细胞浸润,即切缘"阳性"或"阴性",是肿瘤是否复发、生存预判的重要指标,因此通过肉眼和显微镜确定切缘状态极其重要。在病理标准化报告中,我们引用了 R0(完全阴性)、R1(镜下阳性)、R2(肉眼阳性)切缘的概念。在 R0 和 R2 切缘的定义上没有太多争议,但对 R1 切缘的定义存在分歧。目前有 2 种关于切缘(宽度)的主流观点是:美国的"0 mm 原则"和欧洲的"1 mm 原则"。R1 与 R0 切除对胰腺癌术后的生存率有重大影响,前者的预后不如后者。Gebauer

胰十二指肠标本冠状面取材

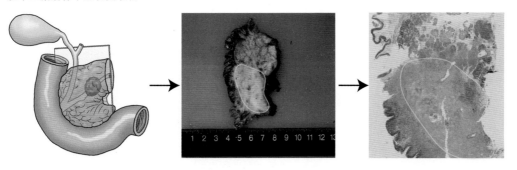

胰十二指肠标本横断面取材

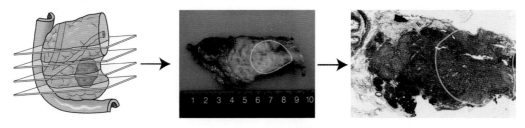

胰体尾标本沿主胰管走行方向取材

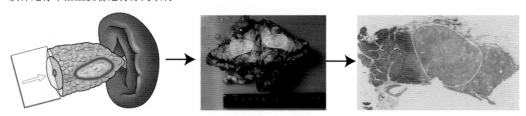

图 2-24 胰腺标本取材示意图

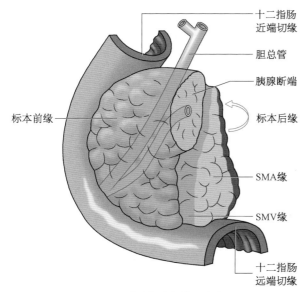

图 2-25 胰腺标本切缘示意图

等采用"1 mm 原则",R0 与 R1 切除患者之间的生存率差异无统计学意义($P=0.095$),如果将判定标准提高至 2 mm,两者的生存率差异有统计学意义($P=0.046$),Chang 等也指出,将判定标准设定为 1.5 mm,R0 和 R1 两组间的生存率差异就存在统计学意义。关于胰腺癌 R0 与 R1 手术切缘的界定仍存在争议,但肿瘤距切缘的距离越远,通常预后越好,局部复发风险越低,这对指导患者术后的预后和进一步治疗有很重要的价值。

4. 淋巴结 · 淋巴结取材对于胰腺肿瘤标本意义非凡,淋巴结有时体积较小不容易被检或被周围的软组织掩盖,因此寻找淋巴结要耐心、细致;为了明确淋巴结转移情况,必须要检查和处理标本中的每一个淋巴结,每一个确认的淋巴结都必须进行镜检(表 2-4、图 2-27)。在标准化报告中提高淋巴结检出量的方法有:①矢状位切开法的使用,能够展示更

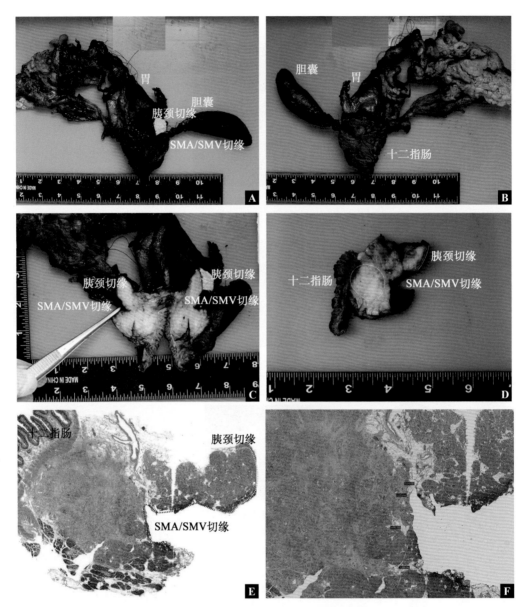

图 2-26　胰腺标本(冠状面取材)切缘示意图

A～D. 肿瘤及各个切缘在大体标本上示意图；E. HE 染色大组织切片，分别标记出胰颈切缘、SMA(红色)/SMV(蓝色)切缘；F. 为图 E 红框放大部分，分别测量出 SMA/SMV 切缘情况，肿瘤细胞距离切缘最小距离为 1.274 mm

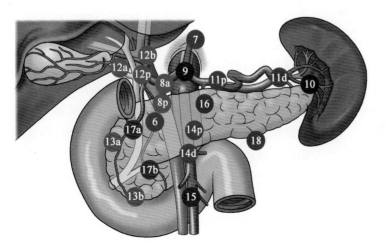

图 2-27　日本胰腺协会 8～18 组淋巴结分布示意图

8 肝总动脉周围组(8a 肝总动脉前上组，8p 肝总动脉后组)、9 腹腔干周围组、10 脾门组、11 脾动脉周围组(11p 脾动脉近端，11d 脾动脉远端)、12 肝十二指肠韧带组(12a 沿肝动脉，12p 沿门静脉，12b 沿胆管)、13 胰十二指肠后组(13a 壶腹部以上，13b 壶腹部以下)、14 肠系膜上动脉周围组(14d 肠系膜上动脉远端、14p 肠系膜上动脉近端)、15 结肠中动脉周围、16 腹主动脉旁组、17 胰十二指肠前组(17a 胰头上前表面淋巴结、17b 胰头下前表面淋巴结)、18 胰体尾下缘组

表 2-4　JPS 和 UICC 淋巴结分组以及在胰腺切除标本中对应的位置

编号	JPS	UICC	位置（胰十二指肠标本）	位置（胰体尾标本）
6	幽门下组	上组		NI
7	胃左动脉周围组	NM	NI（可以单独切除）	
8	肝固有动脉周围组 a 肝总动脉前上组 p 肝总动脉后组	NM		
9	腹腔干周围组	腹腔干组		
10	脾门组	脾组	NI（可以单独切除）	位于脾门
11	脾动脉周围组 p 脾动脉近端 d 脾动脉远端	上组	NI	沿着胰体尾上缘
12	肝十二指肠韧带组 a 沿肝动脉 p 沿门静脉 b 沿胆管	12a, 12p：NM 12b	12a, 12p：NI（可以单独切除） 12b：胆管周围	NI
13	胰十二指肠后组 a 壶腹部以上 b 壶腹部以下	后组	沿着胰头后方	NI
14	肠系膜上动脉周围组 p 肠系膜上动脉远端、 d 肠系膜上动脉近端	前组、后组	SMA 周围软组织	NI
15	结肠中动脉周围组	NM	NI（可以单独切除）	
16	主动脉旁组	NM		
17	胰十二指肠前组 a 胰头上前表面淋巴结、 b 胰头下前表面淋巴结	前组	胰头前方	NI
18	胰体下缘组	上组	NI	沿着胰体尾下缘

注：DPE：胰体尾切除标本；JPS：日本胰腺协会；NI：未在标本内；NM：UICC 分级系统中未提及；PDE 胰十二指肠切除标本；SMA：肠系膜上动脉；UICC：国际抗癌联盟

多、更薄的切面，使病理医师更容易观察到淋巴结；②病理医师最好能在固定好的组织内仔细摸寻、分组寻找，并且确保淋巴结检查数不少于 20 枚。

5. 支架 · 在胰十二指肠切除标本中，为了解除患者术前黄疸，常在十二指肠壶腹部、胆总管内植入支架，支架类型有金属和塑料支架（图 2-28），在拔除支架过程中需要谨慎小心，避免破坏周围组织。

6. 标本后处理 · 大组织标本脱水不同于小标本，酒精脱水和二甲苯透明时间均较小标本时间延长，通常需要 16 h。切片时的务必做到组织完整、无收缩、无褶皱、切片薄（厚度 5 μm）。染色过程需要注意：烤片要充分，脱蜡要彻底。病理大切片的每个环

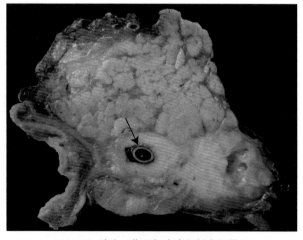

图 2-28　胰十二指肠标本内塑料支架置入

节及其质量,直接决定数字化病理数据的质量,所以对病理科技师、病理科设备的要求均上升了一个台阶。

四、新辅助化疗后胰腺标本的处理

随着近年来吉西他滨及铂类药物在胰腺癌术后的广泛应用,一定程度上延长了患者的无病生存期,降低了局部复发率。多项研究结果表明,术后的辅助化疗仅能延长根治性切除患者的无病生存期,并不能明显延长患者的总体生存期。手术切除 PC 后,约 80% 的患者有肿瘤胰腺外转移的潜在风险,需要接受辅助治疗。由于胰腺手术的创伤大、术后恢复过程长及其较高的并发症发生率,使大部分患者术后短期内无法耐受化疗药物的打击,在一定程度上影响了患者术后合理的化学辅助治疗实施及远期预后。多数胰腺癌患者术前体力较好,一般能耐受放化疗的打击,加之新辅助治疗在乳腺癌和直肠癌取得的卓越成效,因此近年来众多文献及专家推荐对"临界可切除"PC 患者进行术前新辅助治疗,其主要的优势有:①缩小病灶及转移淋巴结的体积,使临界可切除胰腺癌降期为可切除,提高 R0 切除率;②术前有效的化疗可降低淋巴结的转移率和远处转移的发生率,早期治疗微转移灶;③新辅助化疗帮助筛选病情更加稳定或对治疗更敏感的患者进行手术,对那些短期有潜在广泛转移的患者可避免无意义的开腹手术及其他不必要的治疗,确保短暂生存期内的生活质量;④有效的新辅助治疗降低肿瘤细胞的活力,有助于降低术中的肿瘤种植或转移。

新辅助化疗后胰腺肿瘤切除标本不同于常规胰腺切除标本,且需要进行疗效评价,取材时需要注意如下几点。

1. 广泛全面取材·新辅助化疗后的手术切除标本,通常结构复杂,不少的标本包括了胰周重要的血管(如门静脉、肠系膜上静脉、腹腔动脉干)和相邻器官(如空肠、肾上腺、肾脏等)。标本周围组织因为新辅助化疗而导致炎症、坏死、纤维化甚至瘢痕组织形成等改变,尤其是治疗反应良好时,肿瘤的大部分被纤维化所取代,肿瘤细胞散在其中,此时肉眼尚难辨别是真正的肿瘤组织还是肿瘤内纤维组织或肿瘤周围纤维化的胰腺(图 2-29)。因此,为确保对新辅助化疗疗效全面、客观、准确的评价,最好采用标本的全部取材。

2. 肿瘤降期分级(tumor regression grading, TRG)·目前有较多的 TRG 系统均基于肿瘤内成分的改变,尤其是肿瘤细胞受损及其纤维化的程度。然而,这些 TRG 系统评估的原则存在一定差别,主要表现在:出现坏死及其范围、受损癌细胞的范围和分布、纤维化取代肿瘤的比例、细胞退化特征和残余肿瘤大小(表 2-5)。

肿瘤的消退程度是胰腺癌新辅助化疗的一个重要标志,但病理评价的结果是否可靠,主要取决于对所切除的肿瘤评价是否完整,其次是缺少一个可靠的并获得公认的 TRG 系统。从目前发表的文献看,很少有肿瘤标本取材信息,因此其结果缺少说服力。

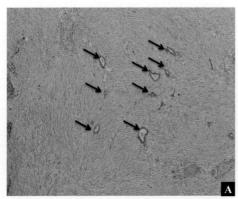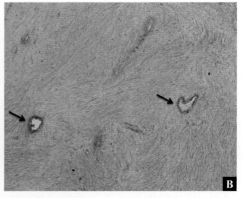

图 2-29 新辅助化疗后导致的纤维化

A. 新辅助化疗前;B. 新辅助化疗后。肿瘤内大量的纤维结缔组织,肿瘤细胞散在分布于结缔组织内,镜下很难区分肿瘤本身的纤维结缔组织和新辅助化疗所致的纤维化

表 2-5　胰腺导管腺癌新辅助化疗后肿瘤降期分级系统

	Ishikawa 等	Evans 等	White 等	CAP 等
原则	毁损的肿瘤细胞所占比例	毁损的肿瘤细胞与未被毁损的肿瘤细胞百分比	未被毁损的肿瘤细胞百分比	残存肿瘤组织
分级	Ⅰ≤1/3	Ⅰ 0%～10% 肿瘤破坏或未见明显破坏	大，≥90%	0 完全反应：无残存肿瘤细胞
	1/3<Ⅱ≤2/3	Ⅱa 10%～50% 肿瘤破坏	10%≤中等<90%	Ⅰ 显著反应：少许残存肿瘤细胞（单个/少量肿瘤细胞）
	Ⅲ>2/3	Ⅱb 50%～90% 肿瘤破坏	小，<10%	Ⅱ 中等反应（肿瘤细胞残存量超过纤维组织）
		Ⅲ/Ⅲ M 少数（<10%）存活的肿瘤细胞		Ⅲ 无反应、反应差（广泛残存肿瘤细胞）
		Ⅳ/Ⅳ/M 无残存肿瘤细胞		

注：M 指大量黏液形成；CAP：College of American Pathologists，美国病理学院

TRG 的主观性和病理检查的非标准化，完全肿瘤消退率的差异是否真实反映了不同治疗方案的疗效尚不清楚。此外，文献中的肿瘤消退评估主要限于血管周围（主要是 SMA 周围），由于胰腺手术几乎不切除 SMA，因此基于 SMA 切缘周围残存肿瘤细胞消退的评价，并不能真实反映胰腺癌新辅助化疗的疗效。总之，尽管新辅助化疗后展示了一定的潜力，但对治疗后 PC 手术标本的病理学评价，仍然存在诸多悬而未决的重要问题。

3. 切缘评估 · 胰腺癌 R0 与 R1 手术切缘的界定仍然存在争议。在新辅助化疗后由于肿瘤细胞数量减少，导致残余肿瘤细胞之间的距离增加，分布更加分散，如果采用切缘 1 mm 距离原则，点取样的病理切片即使没有显示肿瘤细胞，并不能确保真的没

有残存肿瘤组织（图 2-30）。然而，到目前为止就所发表的研究结果来看，新辅助化疗后标本切缘的距离均是未知的，也没有将最小切缘距离与患者的预后建立相关联系。因此对于新辅助化疗后的手术切除标本，我们推荐大组织病理切片对切缘全面细致的评估。

4. 肿瘤起源 · 在常规胰十二指肠切除标本的诊断中，对于肿瘤起源于壶腹部、胆总管下段或者胰头组织，少数病例存在一定的定位困难。有研究表明约 23% 的壶腹周围癌和胆总管下段癌被误诊为胰头癌。在病理标本中，明确肿瘤的起源主要取决于肿瘤的中心位置，而接受新辅助化疗后的标本，由于肿瘤的消退，肿瘤特征的消失，使得定位更加困难（图 2-31），并影响对新辅助化疗疗效的判断。

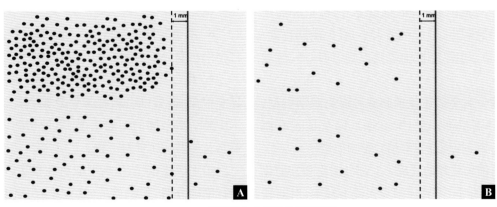

图 2-30　新辅助化疗后肿瘤切缘评估

A. 肿瘤生长上半部分细胞密集，下半部分分散生长，1 mm 切缘并不能确保没有残余肿瘤细胞；B. 新辅助化疗可导致肿瘤细胞死亡，残余的肿瘤细胞彼此更加分散，采用 1 mm 切缘阴性肯定低估了真实的 R1 结果
注：紫点：肿瘤细胞，红线：切缘；虚线：距切缘 1 mm 距离

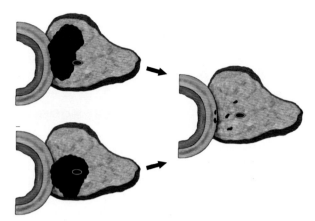

图 2-31 胰头癌新辅助化疗前、后对比示意图

五、病理学规范报告

胰腺肿瘤病理学诊断报告重点关注胰腺专科病理特点,病理学报告的规范描述需要包括:标本类型、大体描述、镜下特征、远处转移、背景病理和诊断结论。

(一)标本的大体描述

首先应仔细检查送检的大体标本,描述并记录大体标本和组织名称,是否已固定,是否已剖开,标本方位,是否有手术医师标记,标本类型(标本所包括的结构)、肿瘤肉眼特征(位置、大小、形态、颜色、侵犯范围)、是否有支架及支架类型、其他病理学发现和其他切除脏器器官表现、制作切片的数量和名称。

(二)显微镜下描述

其中镜下特征为报告的重点部分,包括肿瘤组织学类型、分化程度、肿瘤镜下大小、最大浸润程度、对化疗的反应、切缘、切除血管情况、胰周神经、区域淋巴结。

1. 肿瘤 · 主要描述包括胰腺肿瘤组织学类型、分化程度、肿瘤浸润深度(T 分期),以及是否有血管、淋巴管、周围神经侵犯等预后影响因素。

2. 对新辅助化疗的反应 · 对部分接受新辅助化疗后患者手术标本,需要仔细观察镜下标本,对新辅助化疗的疗效给予 CAP 0 级、1 级、2 级、3 级的分级评价。

3. 切缘 · 传统表述切缘切除是否充分,多以病理学取材的肿瘤距切缘的最短距离判断,存在一定误差。采用染料染色技术将切除标本表面分别以不同颜色的染料完整涂抹,再行病理学取材,使评估方式客观科学。然而,标本表面染料可能渗透至切缘更深部分,对确定真正切缘位置构成重大挑战,有待进一步深入研究。目前尚无统一的 R 切除切缘标准,我院采用 1.5 mm 作为临界点,≤1.5 mm 为切缘阳性,>1.5 mm 为切缘阴性。胰腺切缘高级别上皮内瘤变,即原位癌,属 R1 切除。

4. 区域淋巴结 · 淋巴结转移是胰腺肿瘤主要转移方式,亦是影响患者预后的重要因素。病理学检查报告应详细描述手术清扫的各组淋巴结数目及阳性淋巴结数目,如:第 16 组淋巴结(6 枚/30 枚)有癌转移、第 8 组淋巴结(0/20 枚)无癌转移。此外,还可采用阳性淋巴结数目及淋巴结阳性率等评价淋巴结转移。

5. 胰周神经浸润 · 要注意判断标本中胰腺周围脂肪组织内神经是否受到肿瘤侵犯,若侵犯必须在报告中指出。

6. 背景胰腺 · 胰腺癌常同时伴发胰腺炎、胰腺导管上皮内瘤变、胰腺导管内乳头状黏液性肿瘤和胰腺黏液性囊性肿瘤,这些病变均与导管腺癌的发生有关,这些伴随病变的诊断有助于提高病理医师更全面的理解胰腺癌的发生和发展。在标准化报告需要给予诊断。

7. 其他组织、器官 · 如肿瘤直接侵犯或远处转移至其他器官及附带切除的其他组织、器官肿瘤有无受侵犯均应报告说明。

8. 其他特殊检查结果 · 如有其他特殊免疫组织化学染色及分子检测等,结果应同时注明。

9. 报告及结论 · 经上述大体标本检查及取材病理学检查,最后得出病理学检查报告。该报告应与术中和手术医师的沟通情况、附带切除的其他组织器官及患者临床资料一致。

综上所述,规范化病理取材和报告,可以对肿瘤进行准确分期、判断预后、建立生存预测模型、规范手术治疗、指导术后治疗。采用大切片技术,有助于与术前影像相结合,不仅加深影像学对疾病的认识,更有助于向精准医学进行转化研究。

附：海军军医大学附属长海医院病理检查报告单

ID 号		病理号		身份证号	
姓名		性别	年龄		收到日期
科别		病区	床号		报告日期

标本类型

保留幽门的胰十二指肠切除标本 ☐　　　　　　　胰十二指肠切除标本 ☐

胰体尾切除标本 ☐　　　　　　　　　　　　　全胰切除标本 ☐

其他 ☐

大体描述

肿瘤位置_____　　　　肿瘤最大直径_____

肉眼观肿瘤切缘累及　　无 ☐　　有（R2）　切缘名称_____

切除血管　　　　　　无 ☐　　有 ☐　　血管名称_____

背景病理　　　　　　无 ☐　　有 ☐　　类型_____

镜下描述

病理类型　　　　　导管腺癌 ☐　　　导管腺癌变异类型 ☐　　　其他 ☐

分化程度

无（术后化疗）　　　低分化 ☐　　　中分化 ☐　　　高分化 ☐

最大浸润程度（pT）

pT0	无肿瘤	☐
pTis	原位癌	☐
pT1	$\leqslant 2$ cm	☐
pT2	2 cm＜肿瘤最大长径$\leqslant 4$ cm	☐
pT3	肿瘤最大长径＞4 cm 但尚未累及腹腔动脉干或肠系膜上动脉	☐
pT4	肿瘤累及腹腔动脉干、肠系膜上动脉和/或肝总动脉，不考虑肿瘤大小	☐

对化疗反应（CAP：美国病理学院分级原则）

无法评估 ☐

CAP 0 级 ☐　　　　　CAP 1 级 ☐

CAP 2 级 ☐　　　　　CAP 3 级 ☐

切缘	累及	无累及	无标本	无法评估	距离
胃切缘	☐	☐	☐	☐	mm
十二指肠切缘	☐	☐	☐	☐	mm
肝/胆管切缘	☐	☐	☐	☐	mm

前切缘	☐	☐	☐	☐ mm
后切缘	☐	☐	☐	☐ mm
SMA/SMV 切缘	☐	☐	☐	☐ mm
胰颈切缘	☐	☐	☐	☐ mm
切除血管	☐	☐	☐	☐

胰周神经浸润　　　　有 ☐　　　　　　　　　　无 ☐

区域淋巴结(pN)

淋巴结检出总数　　　　　　　　　　淋巴结阳性总数

N 分级　　　　pN0 ☐　　　pN1 ☐　　　pN2 ☐

远处转移(pM)

远处转移　　　　无 ☐　　　有(pM1) ☐　　　位置_____

背景病理

胰腺导管乳头状黏液性肿瘤 ☐　　　胰腺黏液性囊性肿瘤 ☐　　　其他 ☐

PanIN ☐　　　慢性胰腺炎 ☐

结论

病理分级　　　pT　　　　　pN　　　　　pM　　　　AJCC 第八版

切缘　　　　R0 ☐　　　　R1 ☐　　　　R2 ☐

报告医生　　　　　　　　审核医生　　　　　　　　　　日期

第五节　胰腺基本病变的病理与影像

一、病变部位

胰腺分为胰头、胰颈、胰体和胰尾。胰头：位于肠系膜上静脉(SMV)和门静脉(PV)汇合处的右侧缘；胰体：位于 SMV 和 PV 汇合处至腹主动脉左缘；胰尾：位于腹主动脉左缘至脾门。胰腺导管腺癌(pancreaticductaladenocarcinoma，PDAC)、肿块型胰腺炎(mass-formingpancreatitis，MFP)和浆液性囊性肿瘤(serouscystadenoma，SCN)均以胰头部多见，分支型胰腺导管内乳头状黏液性肿瘤(branchductintraductalpapillarymucinousneoplasm，BD-IPMN)以胰头和钩突多见，实性-假乳头状肿瘤(solid-pseudopapillaryneoplasm，SPN)和黏液性囊性肿瘤(mucinouscysticneoplasm，MCN)多发生于胰体尾部。

二、病灶大小

肿块的部位、良恶性、有无功能均决定其发现时

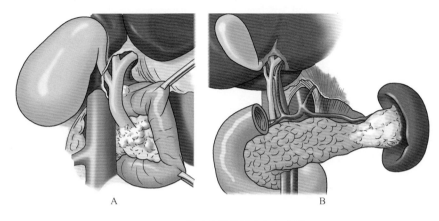

图 2-32 胰头和胰体尾占位示意图

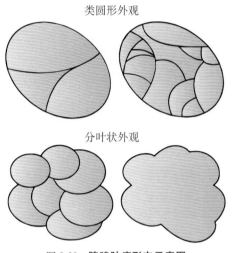

图 2-33 胰腺肿瘤形态示意图

的大小。位于胰头部肿块，由于其生长空间狭小，较易引起胰胆管梗阻，所以发现时普遍较体尾部肿块体积小（图 2-32）。对于恶性度较高的肿块（如PDAC），常引起腹痛、腰背部疼痛、体重下降、CA19-9 等肿瘤指标的升高，发现时较良性或低度恶性肿瘤（如 SCN、SPN、MCN）体积小。有功能的胰腺肿瘤（如功能性 pNET）因肿瘤释放激素而致患者出现相应各自特异的临床症状，往往发现时体积较小。

三、形态和数量

胰腺肿块可以分为形状规则和不规则，肿块可以呈圆形、类圆形，也可以呈分叶状外观（图 2-33）。胰腺肿块基本以单发为主，多灶性肿块并不多见，主

要发生在胰腺神经内分泌肿瘤相关性综合征、分支型或混合型 IPMN（图 2-34）、希-淋（von Hippel-Lindau，VHL）综合征（图 2-35）、SPN（图 2-36）和胰腺转移瘤（图 2-37）。

四、包膜和边界

包膜分为真包膜和假包膜，真包膜是肿瘤本身固有的包膜，而假包膜是肿瘤缓慢生长并对周围组织进行性压迫，导致周围纤维增生而形成的包膜，虽然两者形成的机制不同，但两者成分相同，均是纤维包膜。真包膜较少，主要见于胰腺少见肿瘤中，如胰腺神经鞘瘤、脂肪瘤（第 19 章），而假包膜较多见，多发生在 pNET、SPN 等（图 2-38、39），侵袭性强的肿块往往无包膜（如 PDAC、腺鳞癌）（图 2-40）。包膜的有无、是否完整，是影像上肿块与周围胰腺分界是否清楚的病理基础。通常包膜完整的肿瘤，肿块与周围胰腺分界清楚，无包膜的肿瘤，肿瘤呈浸润性生长，与周围胰腺分界不清。包膜的变化也提示着疾病发展的病理过程，当原本完整的包膜出现不完整，说明肿瘤突破包膜呈浸润性生长，一定程度上提示肿瘤有恶变倾向（图 2-44）。

影像上无论真包膜还是假包膜，由于是纤维包膜，因此 CT 平扫呈等低密度，T1WI 上呈低信号，T2WI 上呈等高信号，增强后呈延迟强化。

五、钙化/结石

胰腺疾病所致钙化属于营养不良性钙化（dystrophic

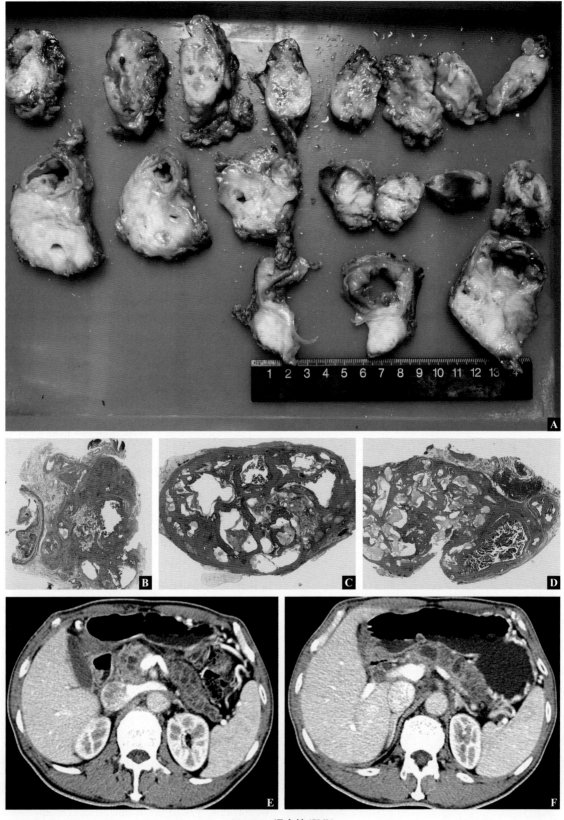

图 2-34 混合性 IPMN

A. 大体标本可见全胰主胰管和分支胰管显著扩张,其内可见乳头和胶冻样黏液,周围胰腺实质萎缩并呈灰白色;B~D. 分别为胰头、胰体、胰尾的 HE 染色大组织切片,可见主胰管和分支胰管显著扩张,内见乳头和胶冻状黏液(HE×1);E、F. 横断面 CT 门脉期图像,全胰主胰管和分支胰扩张

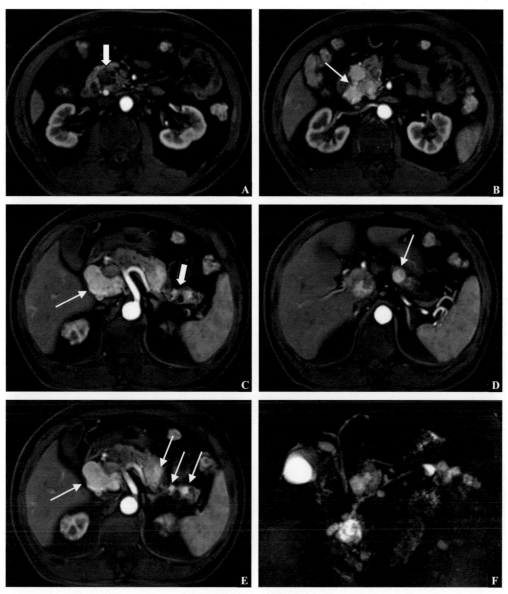

图 2-35　VHL 综合征

术后病理及基因检测证实为 VHL 综合征。A～E. 横断面 FS-T1WI 增强动脉期图像，全胰多发强化的结节影（细白箭）为多发神经内分泌肿瘤；多发低信号影（粗白箭）为多发浆液性囊性肿瘤；F. 2D-MRCP 可见全胰多发大小不等的囊性高信号影

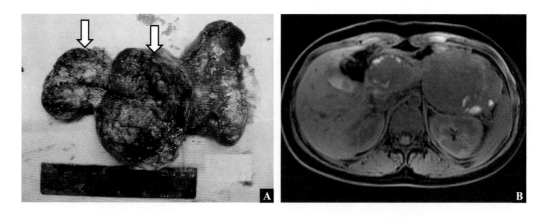

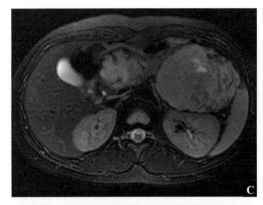

图 2-36　胰腺多发实性假乳头状瘤

A. 胰体尾切除标本示胰体尾可见大小不一的两枚灰红色肿块(粗白箭);B. 横断面 FS-T1WI,胰体尾可见一大、一小两枚低信号肿块,肿块内部可见散在片状高信号区域(瘤内出血);C. 横断面 FS T2WI,两枚肿块呈不均匀的稍高信号

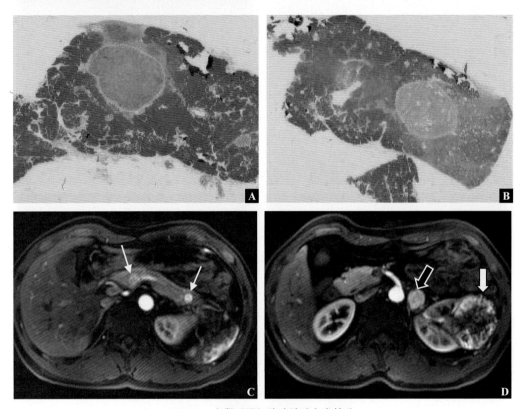

图 2-37　左肾透明细胞癌胰腺多发转移

A、B. 分别为 HE 染色病理大组织切片,可见胰头和体尾均可见左肾透明细胞癌转移灶(黄虚线勾画出转移灶);C、D. 横断面 FS-T1WI,胰头、胰尾可见两枚圆形、边界清楚、明显强化的结节灶(细白箭),左肾可见明显不均匀强化的肿块影(粗白箭),左侧肾上腺内侧支可见明显强化的结节影(粗黑箭)

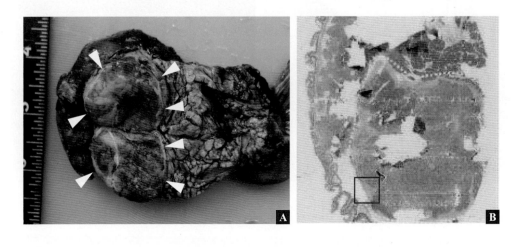

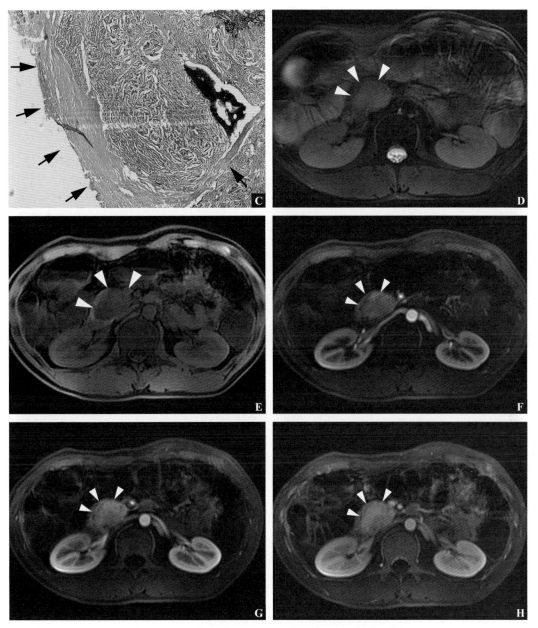

图 2-38　G2 无功能性胰腺神经内分泌肿瘤(完整的假包膜)

A. 大体标本示胰头部可见一枚结节状肿块,结节界限清楚,切面灰红色,实性质软,周围可见一层较薄的纤维假包膜;B. HE 染色大组织病理切片示结节界限清楚,周围有较完整的包膜,黄虚线勾勒出肿块边界(HE×1);C. 为图 B 红框放大,此处较为完整的纤维包膜(细黑箭);D. 横断面 FS-T2WI,胰头钩突部可见一枚类圆形稍高信号肿块;E~H. 分别为横断面 FS-T1WI 平扫和增强动脉期、门脉期、延迟期图像,胰头钩突部肿块明显强化,周围包膜轻度强化(白箭头)

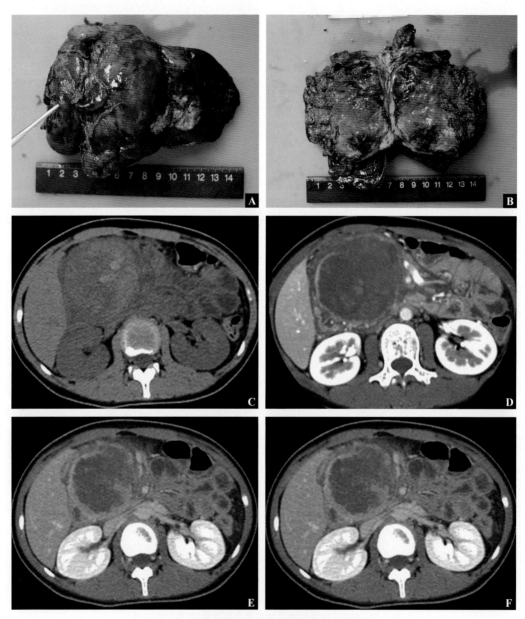

图 2-39　胰腺实性-假乳头状肿瘤(假包膜破裂)

女性,15 岁,2 个月前无明显诱因出现上腹部不适,呈阵发性,伴有餐后加剧。A~D. 大体标本示胰头部巨大肿块,界限尚清,切面灰红色,出血坏死明显;C.横断面 CT 平扫图像示胰头部包膜不完整的低密度肿块,内部密度不均匀,见斑片状高密度出血影,周围包膜呈低密度;D~F. 分别为横断面 CT 增强动脉期、门脉期和延迟期增强图像,显示肿块包膜和内部少许实性成分呈斑片状延迟强化,囊性成分无强化

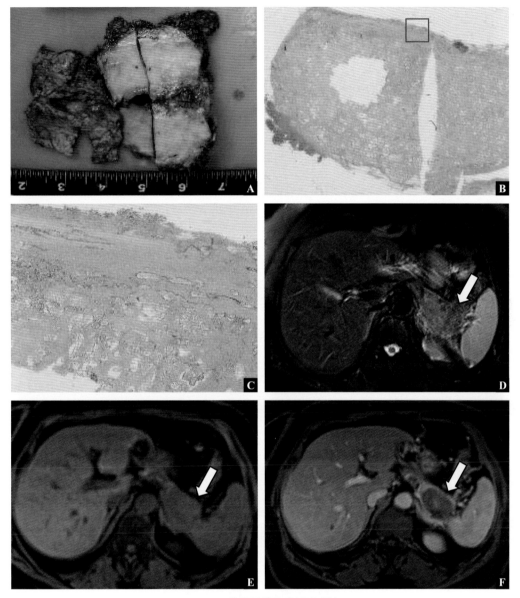

图 2-40 胰腺导管腺癌(无包膜)

男性,66 岁,术后病理证实为胰腺癌。A. 大体标本示胰尾部一枚灰白色肿块;B. HE 染色大组织病理切片
(HE×1);C. 为图 B 红框放大,肿块无包膜,向周围浸润生长(HE×10);D. 横断面 FS-T2WI,胰尾部可见
边界不清的稍高信号肿块(粗白箭);E、F. 分别为横断面 FS-T1WI 平扫和门脉期图像,胰尾部肿块呈低信
号,增强后强化轻度强化,与周围胰腺分界不清(粗白箭)

calcification)。营养不良性钙化是指变性、坏死的组织或异物的钙盐沉积,较常见。在胰腺疾病中钙化/结石最常见的是慢性胰腺炎(chronic pancreatitis,CP)(图 2-41);此外,自身免疫性胰腺炎、pNET、SPN、SCN 和 MCN 都可出现钙化。不同疾病的钙化有其一定的特征。

CP 的钙化/结石主要包括两类:主胰管内结石(胰管结石,或称真结石)和分支胰管内结石(或称胰腺钙化、假结石)。从病因学上来看,热带性胰腺炎中真性结石多见,而酒精性胰腺炎多见假性结石。研究发现,真性结石和假性结石的化学成分基本相同,主要由分布在表层的碳酸钙和位于中心的某些蛋白质、黏多糖构成,因此推测其形成机制相同。关于胰管结石的形成机制尚未完全阐明,胰腺蛋白酶分泌减少、胰液中乳铁蛋白分泌增加、胰蛋白酶原早期沉积、骨桥蛋白过度表达以及钙浓度增高等都可

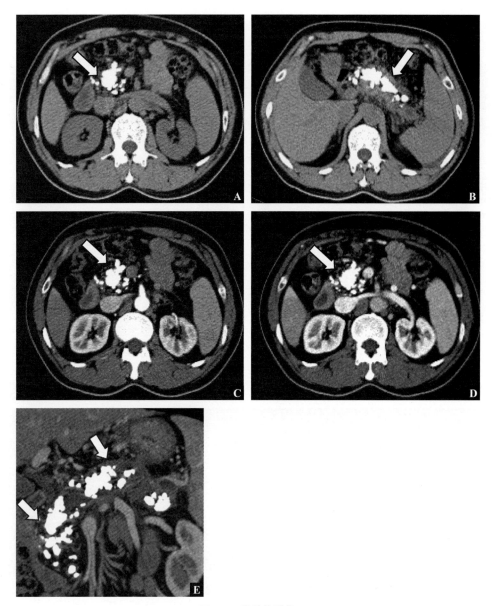

图 2-41 慢性胰腺炎

男,48 岁,慢性胰腺炎确诊 3 年。A、B.胰腺 CT 平扫横断位图像示胰腺实质明显萎缩,胰头和体尾见多枚块状高密度影充填全程胰管(粗白箭);C~E.胰腺 CT 增强扫描横断位动脉期、门脉期和沿主胰管重建门脉期图像示胰头部实质重度萎缩几乎不可见,胰管重度扩张,其内多发高密度钙化影(粗白箭)

能是胰管结石形成机制中的重要环节。

　　胰腺非肿瘤性病变中出现钙化表现,以肿块型胰腺炎和胰腺假性囊肿最为多见。肿块型胰腺炎大多发生于 CP 基础上,所以肿块内部钙化常见。胰腺假性囊肿的钙化更多发生在病史较长的 CP 中,主要由成熟的肉芽组织及纤维结缔组织构成,病程较久,钙盐沉积,囊壁出现钙化(图 2-42)。

　　肠型 IPMN 并发胶样癌时,肿瘤内部极其稠厚的胶冻样黏液,易形成钙化(图 2-43)。SPN 内部出

血、坏死组织吸收不良可导致钙盐沉积出现钙化(图 2-44),呈斑点状、片状或簇状。pNET 的钙化与 SPN 类似,也有可能与其内部激素分泌有关(图 2-45)。

　　MCN 钙化通常发生于囊壁和囊间分隔,表现为板层样钙化(图 2-46)。SCN 钙化主要见于多囊型病灶,表现为中央呈“球形或星形”的纤维瘢痕钙化,纤维分隔由中央向四周辐射,形成典型的“放射状”特征(图 2-47)。

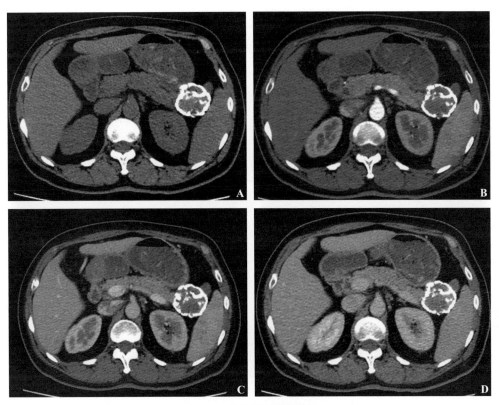

图 2-42　胰腺假性囊肿钙化

女性,37 岁,5 年前外伤,体检发现胰尾占位,影像诊断为胰腺实性假乳头状肿瘤,术后病理证实为胰腺假性囊肿。A~D.分别为横断面 CT 平扫、增强动脉期、门脉期和延迟期图像,胰尾部可见类圆形病灶,周围及内部均可见高密度钙化,增强后病灶无明显强化

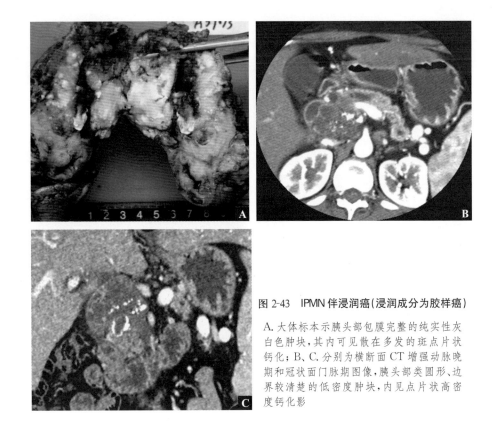

图 2-43　IPMN 伴浸润癌(浸润成分为胶样癌)

A.大体标本示胰头部包膜完整的纯实性灰白色肿块,其内可见散在多发的斑点片状钙化;B、C.分别为横断面 CT 增强动脉晚期和冠状面门脉期图像,胰头部类圆形、边界较清楚的低密度肿块,内见点片状高密度钙化影

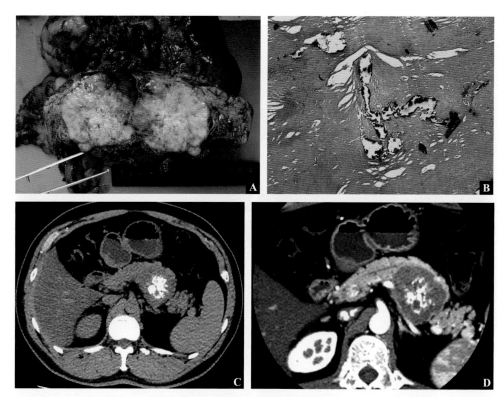

图 2-44　胰腺实性-假乳头状肿瘤

A. 大体标本示胰体尾部可见界限清楚、切面呈实性、灰白色的肿块,中心可见钙化;B. 肿瘤间质胶原化显著;C. 横断面 CT 平扫图像,胰尾部边界尚清、稍低密度肿块影,肿块中心可见大面积斑片状高密度钙化影;D. 横断面 CT 动脉晚期图像,可见肿块包膜和实性成分轻度强化

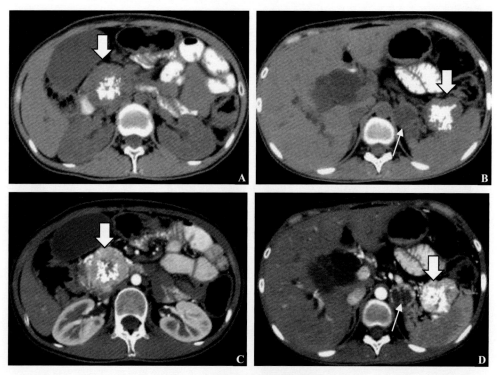

图 2-45　胰腺神经内分泌肿瘤钙化

A、B. 横断面 CT 平扫示胰头部、胰尾部近脾门可见两个软组织肿块,中央区域可见簇团状高密度钙化灶(粗白箭),左侧肾上腺增大(细白箭);C、D. 横断面 CT 增强门脉期示肿块呈渐进性强化(粗白箭),左侧肾上腺环形强化

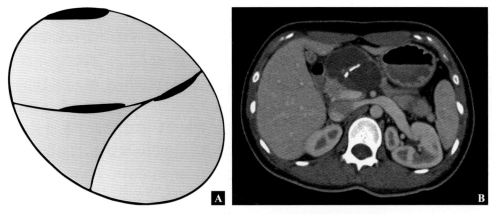

图 2-46 胰腺黏液性囊性肿瘤与浆液性囊性肿瘤钙化特征

A.胰腺黏液性囊性肿瘤的板层状钙化示意图；B.横断面 CT 增强门脉期,胰颈部可见一枚囊性低密度影,其内分隔可见板层状高密度钙化影

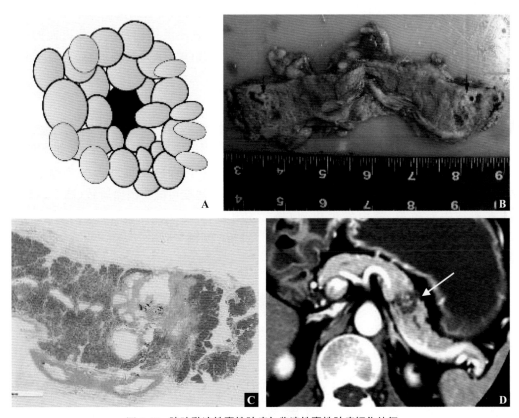

图 2-47 胰腺黏液性囊性肿瘤与浆液性囊性肿瘤钙化特征

A.胰腺浆液性囊性肿瘤中心球状钙化示意图；B.大体标本示胰体部一枚多房囊性肿块,其中心可见钙化；C.为 HE 染色大组织病理切片,肿块呈多房,内部多分隔,中心钙化,黄虚线圈出钙化；D.横断面 CT 增强动脉晚期图像,胰体部低密度肿块,中心可见高密度钙化影(细白箭)

六、出血

炎症或肿瘤破坏血管,或肿瘤内部血管脆性增大破裂,均可导致出血。急性胰腺炎,大量炎细胞浸润,炎性介质导致血管破裂并出血(图 2-48、49)。胰腺肿瘤中最易发生出血的为 SPN,也是该肿瘤的特征表现,其机制是:SPN 主要成分为肿瘤细胞和丰富的间质血管,肿瘤细胞围绕这血管形成典型的"假

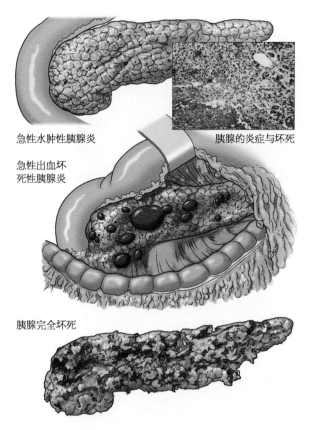

急性水肿性胰腺炎

胰腺的炎症与坏死

急性出血坏死性胰腺炎

胰腺完全坏死

图 2-48　急性胰腺炎疾病演变过程示意图

乳头"样结构,当肿瘤细胞脱落,脆弱、薄壁的血管因缺乏有力的支架结构而破裂,瘤内发生出血(图 2-50),进一步囊变形成。大部分 pNET 以分化较好

的肿瘤细胞和丰富的间质血管组成,并在间质内形成密集的毛细血管网,当肿瘤细胞破坏血管即可导致瘤内出血(图 2-51)。胰腺腺泡细胞癌(acinar cell carcinoma of pancreas,ACCP)间质内血管丰富,易发生出血(图 2-52)。PDAC 病灶本身纤维间质丰富,血管腔变形闭塞,因此罕见出血,但可侵犯和阻塞胰管导致周围区域炎症,当炎症破坏血管时,可导致瘤周出血(图 2-53)。PDAC 的罕见变异类型:伴破骨细胞巨细胞的未分化癌(undifferentiated carcinoma with osteoclast-like giant cell),肿瘤内部由圆形或纺锤状、多形性肿瘤细胞和非肿瘤性的多核巨细胞构成,肿瘤内部易发生坏死和出血(图 2-54)。SCN 的囊腔内含有清亮的浆液为特征,但部分 SCN 中,可见血性液体出现。检测出血的影像方法,以 MRI 的 T1WI 序列最为敏感,并具有特征性的"高信号"。

七、囊变

肿瘤的囊变可与出血相关,如 SPN(图 2-50)和胰腺伴破骨样巨细胞的未分化癌囊变(图 2-54)。NET 的囊变可能为出血所致(图 2-51),但部分体积较小的 NET 发现时就有明显的囊性特征(图 2-56),机制不甚明了。

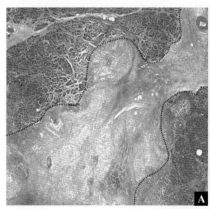

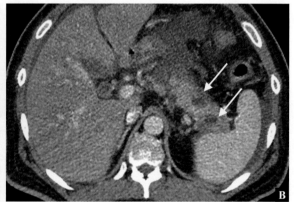

图 2-49　急性出血坏死性胰腺炎

A. 胰腺内可见片状无结构区,为坏死伴灶性出血;B. 横断面 CT 增强门脉期图像示胰腺体尾部肿胀,其内见多发片状、结节状无强化的坏死区(细白箭)

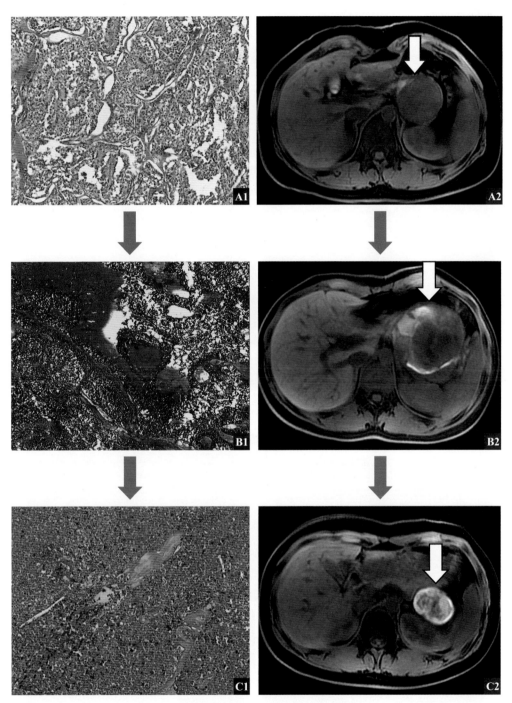

图 2-50　胰腺实性-假乳头状肿瘤出血和囊变过程

A1、A2，B1、B2，C1、C2. 分别为代表肿瘤从实性到囊实性，再到囊性改变的病理和对应影像表现。A1. 镜下见肿瘤细胞和间质血管形成实性结构；A2. 横断面 FS-T1WI，肿块基本呈实性等低信号；B1. 镜下见部分血管破裂出血，肿瘤坏死，残余肿瘤细胞形成"假乳头"样结构；B2. 横断面 FS-T1WI，肿块内可见片状高信号（初学区域）；C1. 镜下未见明确肿瘤细胞和血管，几乎全为出血灶；C2. 横断面 FS-T1WI，肿块内部几乎均呈高信号，即瘤内出血（粗白箭）

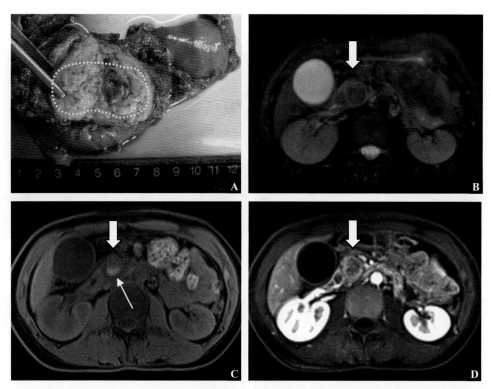

图 2-51 胰腺神经内分泌肿瘤内部出血

A. 大体标本示胰头部一枚灰黄色肿块（黄虚线），肿块内部稍红色为出血；B. 横断面 FS-T2WI，胰头部肿块呈低信号（粗白箭）；C. 横断面 FS-T1WI 肿块呈低信号（粗白箭），内部可见小片高信号（细白箭），即为瘤内出血区；D. 横断面 FS-T1WI 增强门脉期，胰头部肿块不均匀中等强化（粗白箭）

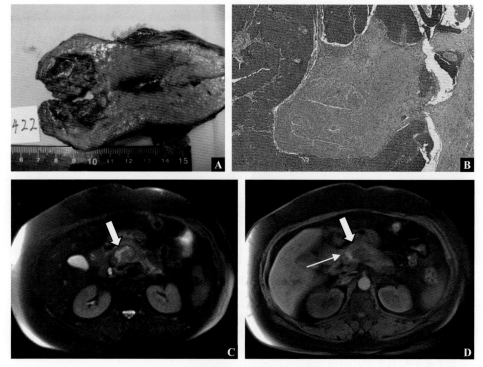

图 2-52 胰腺腺泡细胞癌伴内部出血

A. 大体标本示肿块内部囊变明显，并伴有出血；B. 高倍镜示肿瘤内部大片出血；C. 横断面 FS-T2WI，胰颈部边界较清的低信号肿块（粗白箭），内部片状高信号影；D. 横断面 FS-T1WI，肿块呈低信号（粗白箭），边缘部可见小片状较高信号出血灶（细白箭）

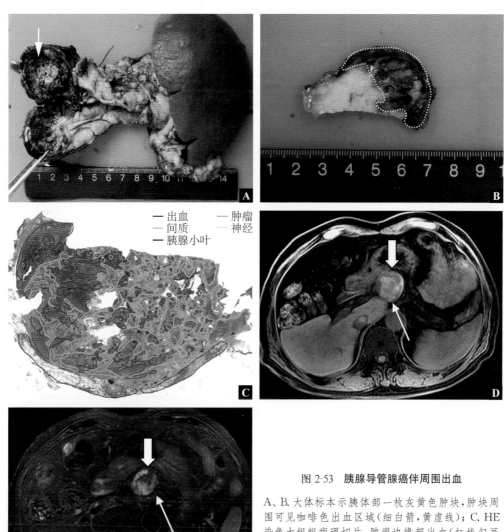

图 2-53　胰腺导管腺癌伴周围出血

A、B. 大体标本示胰体部一枚灰黄色肿块,肿块周围可见咖啡色出血区域(细白箭,黄虚线);C. HE染色大组织病理切片,肿瘤边缘部出血(红线勾画出出血区域);D、E. 分别为横断面 FS-T1WI 和 FS-T2WI,胰体部肿块 T1WI 呈低信号,其内部可见片状高信号(细白箭),即为出血区域,T2WI 呈不均匀信号,出血区域呈高信号(细白箭)

图例:
— 出血　— 肿瘤
— 间质　— 神经
— 胰腺小叶

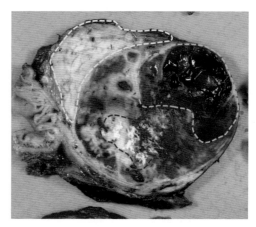

图 2-54　伴破骨样巨细胞的胰腺未分化癌出血

蓝虚线勾画出出血区域,红虚线勾画出骨化区域,黄虚线勾画出正常胰腺

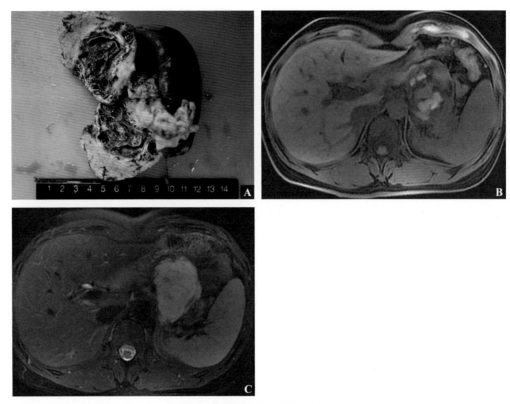

图 2-55　胰腺浆液性囊腺瘤伴血性囊液

A. 大体标本胰体尾可见一枚蜂窝状多囊肿块,囊腔内可见血性咖啡色囊液;B、C.分别为横断面 FS-T1WI 和 FS-T2WI,胰体尾可见多囊肿块,肿块信号不均匀,T1WI 上呈等高信号,其内可见散在片状高信号,T2WI 上呈高信号,囊内分隔于 T1WI 和 T2WI 上均呈等低信号

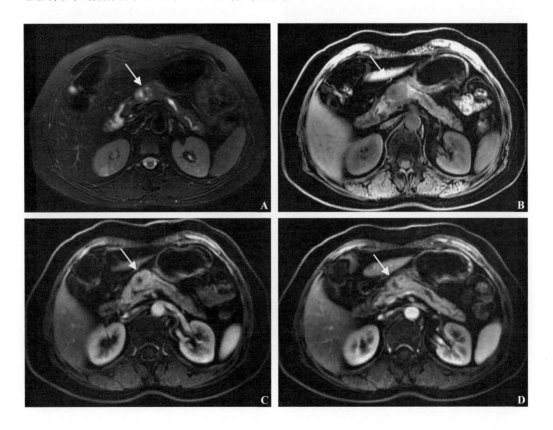

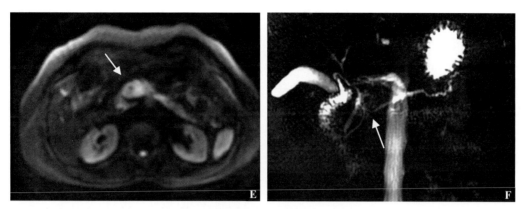

图 2-56 胰腺神经内分泌肿瘤内部囊变

女性,47 岁,病理证实为 G1 级胰腺神经内分泌肿瘤。A. 横断面 FS-T2WI,胰头部类圆形稍高信号肿块,肿块内可见更高信号囊性区域;B~D. 分别为横断面 FS-T1WI,肿块平扫呈低信号,内部囊变区域呈更低信号,增强后肿块显著强化,囊变区域无明显强化;E. DWI(b=800 s/m²)示肿块明显扩散受限;F. 2D-MRCP 示胰头部胰管稍有狭窄,上游体尾部主胰管中度扩张

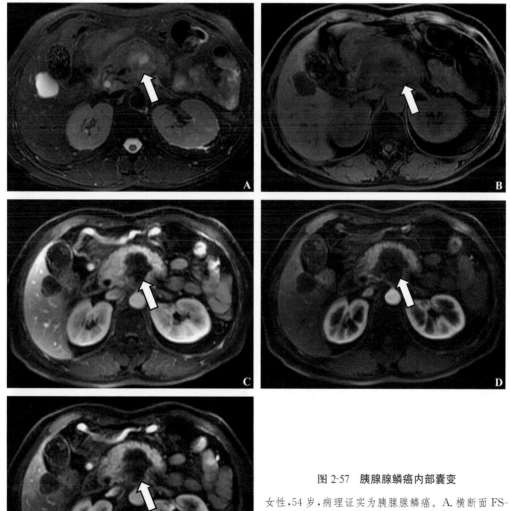

图 2-57 胰腺腺鳞癌内部囊变

女性,54 岁,病理证实为胰腺腺鳞癌。A. 横断面 FS-T2WI,胰颈体部近后腹膜可见一枚稍高信号、边界不清楚肿块,肿块内部可见更高信号的囊变区;B~E. 分别为横断面 FS-T1WI平扫和增强动脉期、门脉期、延迟期图像;肿块平扫呈低信号,增强后无显著强化(粗白箭)

肿瘤的囊变也可由内部坏死所致,最常见的为PDAC的变异类型:胰腺腺鳞癌(pancreatic adenosquamous carcinoma,PASC)(图2-57)。PASC的鳞癌和腺癌比例不同,影像学特征取决于肿瘤内部两者的比例、分布。鳞癌多呈实性巢状排列,中央乏血供,易发生退行性变而出现坏死,而致囊变。因此,影像上表现为肿块内部坏死,CT上呈低密度,T1WI上呈低信号,T2WI上呈高信号,增强后无强化。

八、纤维化

纤维化是人体组织愈合过程中的重要病理生理过程,对于组织结构和功能的重建有重要的意义。异常的纤维化或者病理性的纤维化,将会给受累的组织器官带来严重的后果,在胰腺病变中有两类疾病以异常明显的纤维化为其组织学特征,CP和PDAC。

胰腺星状细胞(pancreatic stellates,PSCs)分布于胰腺小叶间,占胰腺组织的4%~7%,在胰腺病变的纤维化进程中发挥了重要作用。胰腺纤维化发生的病理基础是细胞外基质(extracelluar matrix,ECM)的分泌及沉积过度,ECM是胰腺组织的重要组成部分,主要包括四种成分:胶原蛋白、糖蛋白、蛋白聚糖和弹性蛋白等。正常情况下ECM主要由间质中的胰腺星状细胞合成并分泌,而基质金属蛋白酶和其抑制剂,负责纤维成分的降解及组织重构。胰腺间质生成大量EMC对于炎症的局限和疾病恢复有重要作用,如果刺激因素及时缓解则纤维成分降解,胰腺组织结构逐渐恢复正常。如果刺激因素持续存在,ECM合成远远大于降解,ECM大量沉积,胰腺纤维化出现并逐渐加重,最终无法逆转而导致病理性纤维化。

病理组织学上间质成分包括:纤维母细胞和纤维细胞、纤维(胶原纤维)和炎细胞(主要为淋巴细胞和组织细胞)。根据纤维母细胞或者纤维细胞与胶原纤维成分的多少,可以将间质分为细胞丰富型、中间型和纤维为主型。在CP早期阶段,间质成分富含纤维母细胞及炎细胞,并主要出现于小叶间隔,呈斑片状。随着疾病进展,纤维化延伸入小叶内并相互融合,其内细胞成分逐渐减少胶原组织不断增多,即间质从细胞丰富型向胶原纤维为主型转变(图2-58),最终广泛纤维化并形成瘢痕组织。

在PDAC内,肿瘤可以表现为大量瘤细胞,纤维间质较少(图2-59A);也可以表现为大量间质纤维,而肿瘤细胞较少(图2-59B)。PDAC的间质可以以纤维为主,炎细胞较少(图2-59C),也可以出现灶性片状淋巴组织增生(图2-59D)。

间质成分在影像上表现为CT相对低密度,MR T1WI上呈相对低信号,T2WI上呈稍高信号或等高信号(图2-60、61)。

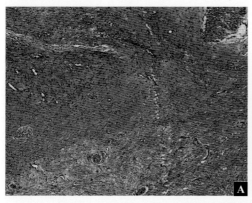

图2-58 慢性胰腺炎组织学表现

A.慢性胰腺炎间质:早期,纤维化成分富含纤维母细胞;B.随着疾病进展,纤维化广泛并形成瘢痕组织,其内细胞成分很少但含大量胶原组织。

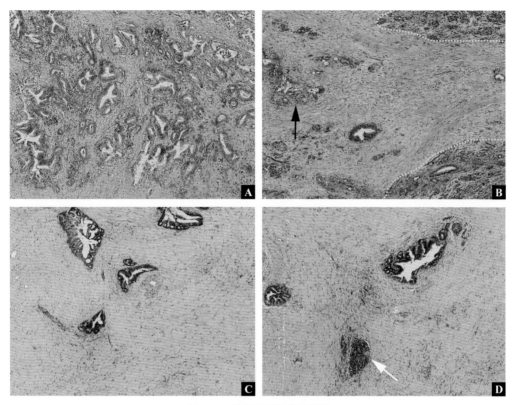

图 2-59　胰腺导管腺癌的间质

A. 肿瘤细胞丰富,间质较少;B. 肿瘤细胞较少(细黑箭),间质较多,间质内具有丰富的纤维细胞即细胞丰富型;C. 肿瘤成分少,纤维间质成分多,炎细胞少;D. 部分肿瘤间质可见灶性淋巴组织增生(细白箭)

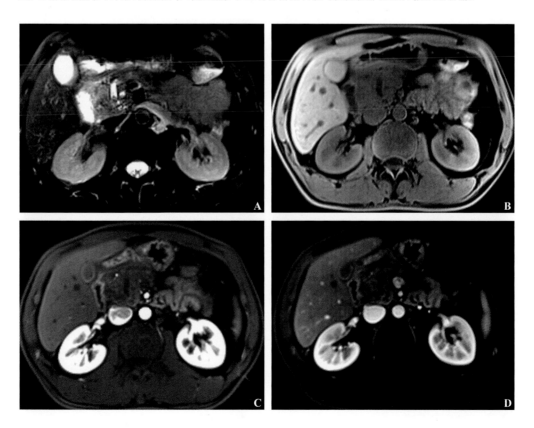

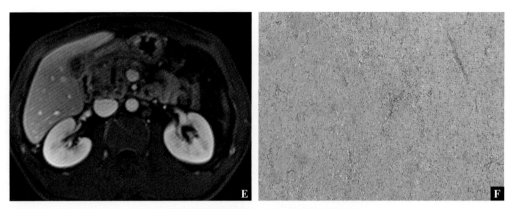

图 2-60　重度慢性胰腺炎(纤维成分为主型)

A. 横断面 FS-T2WI,胰头部呈肿块样增大,信号稍高,胰头部主胰管显著扩张;B~E. 分别为横断面 FS-T1WI
平扫和增强动脉期、门脉期、延迟期,肿大的胰头于 T1WI 上呈低信号,增强后不均匀轻度延迟强化;F. 高倍
镜下示肿块内间质为纤维成分为主型

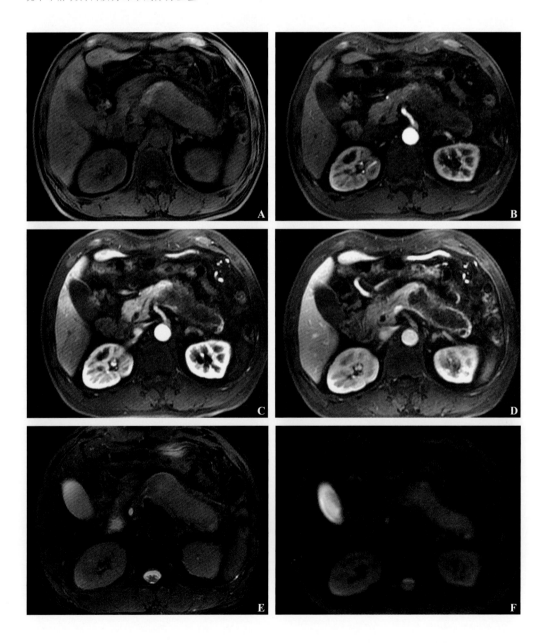

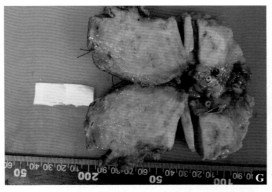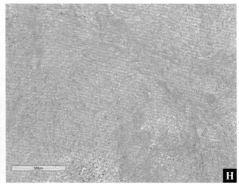

图 2-61　胰腺癌（纤维成分为主型）

A～D. 分别为横断面 FS-T1WI 平扫和增强动脉期、门脉期、延迟期，胰体尾部可见一枚低信号肿块，增强几乎无明显强化，其内可见云絮状稍高信号；E. 横断面 FS-T2WI，胰体尾部肿块呈稍高信号；F. DWI（b＝500 s/mm²）肿块明显弥散受限；G. 大体标本示胰体尾灰白色肿块；H. 高倍镜可见肿块内间质大量胶原纤维成分

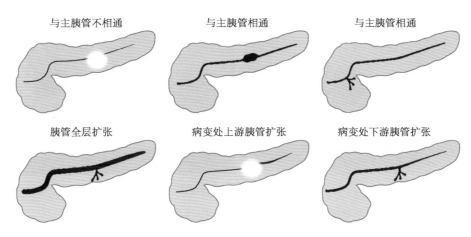

图 2-62　胰管改变示意图

九、胰管改变

胰管的改变取决于胰腺病变与胰管的关系（图 2-62）。根据病变与胰管关系分为：与胰管不相通（胰管外）和与胰管相通（部分病变位于胰管内）两大类。胰管外病变导致胰管的改变有炎症累及、肿瘤压迫和/或侵犯所致，表现为病变区域胰管狭窄或闭塞，上游胰管扩张。胰管内病变常导致病变区胰管的扩张，或者病变与胰管相通，下游胰管扩张。MRCP 或曲面重建的 CT 胰管成像，大多数能明确肿块与胰管之间的关系。

CP 的炎细胞在胰管上皮下的浸润、胰管周围间质纤维化和胰管内结石，导致胰管不均匀狭窄与扩张，影像上表现为胰管扩张、狭窄，严重者呈"串珠样"改变（图 2-63）。AIP 由于 IgG4 细胞浸润胰管，

导致胰管轻度狭窄，影像上表现为病变区胰管轻度狭窄，但不截断，上游胰管轻度扩张（图 2-64），称之为"胰管穿通"征。低度恶性肿瘤（如 pNET，SPN，SCN 等）通常压迫病灶区的胰管，影像表现为肿块处胰管狭窄或突然截断，并继发上游胰管扩张，但因肿块质地相对柔软、生长缓慢，上游胰管的扩张程度不如 PDAC 者显著（图 2-65、66）。PDAC 围管性生长的特点，侵犯或压迫胰管，影像上表现病灶区胰管突然狭窄或截断，上游胰液排泄受阻，胰管显著扩张，多呈连续平滑状扩张（图 2-67），甚至还能显示扩张的分支胰管；小胰癌甚至可表现为无明显的肿块，仅仅有病灶区局限性胰管僵硬或狭窄，上游胰管轻度扩张，因此仔细观察胰管改变或胰泌素增强后的 MRCP 的细微变化，有助于检出小胰癌（图 2-68）。当胰头癌同时压迫或侵犯胆总管时，合并存在软藤

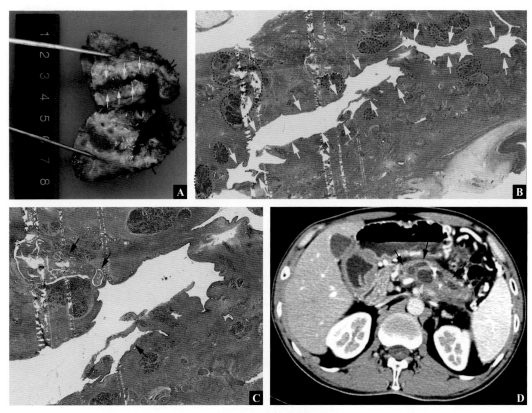

图 2-63　慢性胰腺炎胰管改变

A. 大体标本见胰腺萎缩,分叶状结构消失;B. 低倍镜见胰腺萎缩,间质纤维增生明显,胰管不规则扩张(细黄箭);
C. 可见管径不一的潴留性囊肿形成(细黑箭);D. 横断面 CT 增强扫描动脉期图像示体尾部胰腺实质延迟强化,主
胰管显著不规则扩张(细黑箭),潴留囊肿与主胰管相通(细黄箭)

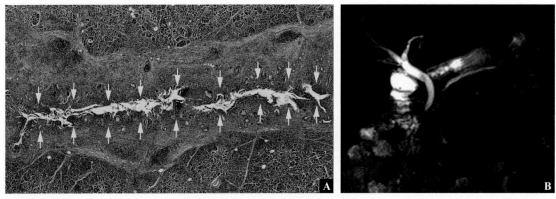

图 2-64　自身免疫性胰腺炎胰管改变

A. 低倍镜见胰腺萎缩,胰管狭窄(细黄箭),周围大量炎细胞浸润(细黄箭);B. 2D-MRCP 可见胰头部胰管轻度狭窄,上
游胰管轻度扩张

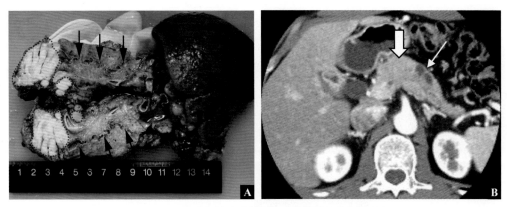

图 2-65　G2 无功能性胰腺神经内分泌肿瘤导致胰管改变

A.胰体部见肿瘤呈结节状,切面灰黄色(红虚线),周围淋巴结见肿瘤转移,上游胰腺明显萎缩,主胰管扩张(细黑箭);B.横断面 CT 增强动脉晚期图像,胰体部可见轻度强化的肿块影(粗白箭),上游主胰管明显扩张(细白箭)

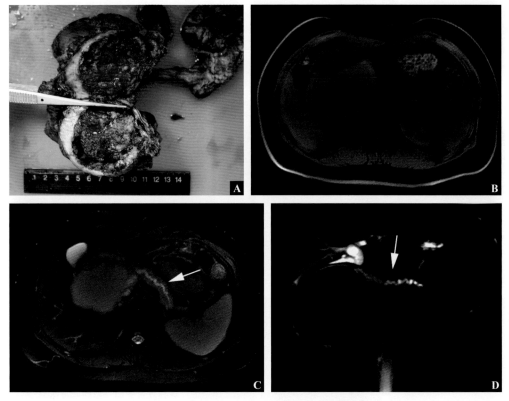

图 2-66　胰腺实性-假乳头状肿瘤导致胰管改变

A.大体标本示胰头部紧邻十二指肠结节状大肿块;B.横断面 FS-T1WI 图像示胰头类圆形、边界较清楚的混杂信号肿块,肿块边缘包膜呈低信号,其内囊性成分呈高信号,残留的实性成分呈等信号;C.横断面 FS-T2WI 示肿块包膜呈低信号,其内囊性成分呈高信号,残留的实性成分呈等信号,肿块上游胰腺萎缩,主胰管中等度扩张(细白箭);D.2D-MRCP 示肿块上游主胰管中等度扩张(细白箭)

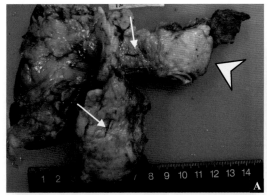

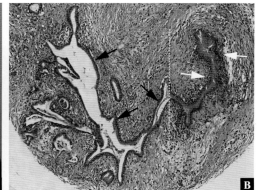

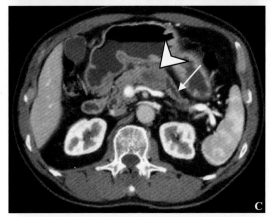

图 2-67　胰腺导管腺癌导致胰管改变

A. 大体标本示胰体部灰白色肿块(白箭头),肿块侵犯阻塞主胰管,导致上游主胰管扩张(细白箭)和胰腺实质萎缩;B. 低倍镜下见胰管部分受肿瘤侵犯(细黑箭),部分受炎细胞浸润(细白箭),黄虚线分出两者界限;C. 横断面 CT 增强门脉期图像,胰体部肿块(白箭头)导致上游主胰管扩张(细白箭)和胰腺实质萎缩

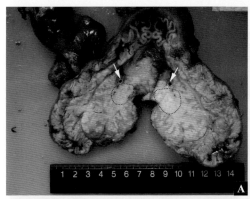

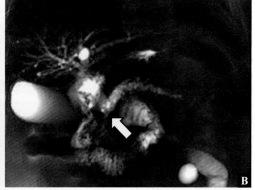

图 2-68　胰腺导管腺癌导致胰胆管改变

A. 大体标本示胰头部一枚灰白色肿块(红虚线),肿块侵犯胰管及胆总管(细白箭);B. 2D-MRCP 肝内外胆管和主胰管显著扩张,两者汇合处截断(粗白箭);C. 横断面 FS-T1WI 增强门脉期图像,胰头部可见环状强化的小肿块(粗白箭)

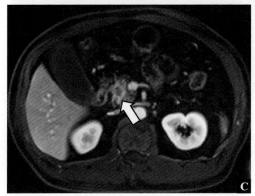

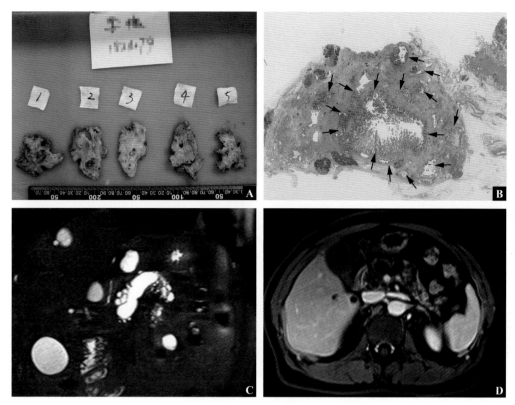

图 2-69　胰腺导管内乳头状黏液性肿瘤导致胰管改变

A. 大体标本示主胰管和分支胰管扩张，其内可见乳头和黏液分泌；B. HE 染色大组织切片，可见主胰管和分支胰管
内均可见肿瘤（细黑箭）；C. 冠状面 FS-T2WI，主胰管全程扩张，沿主胰管分布的分支胰管呈多发葡萄串样扩张；
D. 横断面 FS-T1WI 增强门脉期图像，主胰管和分支胰管扩张，其内可见实性结节，周围胰腺实质明显萎缩

状扩张的胆总管，出现典型的"双管征"（图 2-68B）。

与胰管相通的病变主要有：IPMN、胰腺导管内管状乳头状肿瘤（intraductal tubulopapillary neoplasm，ITPN）和胰腺假性囊肿（pancreatic pseudo cyst，PPC），胰腺神经内分泌肿瘤罕见位于胰管内。IPMN 按其形态分为分支胰管型、主胰管型和混合型，以前两者多见。分支胰管型表现为与胰管相通的"葡萄串状"的囊性病灶，常常伴有下游胰管的扩张；主胰管型 IPMN 表现为主胰管弥漫性或局段性扩张，胰管内可见壁结节；混合型- IPMN 则兼有二者表现（图 2-69）。ITPN 为生长在胰管内、产黏液较少的肿瘤，极罕见。PPC 依据与胰管的关系分为：与胰管相通和与胰管不相通两类，与胰管相通的 PPC 是由于胰管狭窄、结石及蛋白栓阻塞胰管压力增高、胰管破裂所致（图 2-70）。

十、微血管与强化程度

胰腺动脉供血主要来自于腹腔动脉和胰十二指肠动脉的分支，这些动脉分支行经小叶间结缔组织，沿途发出小叶支进入小叶内形成小叶内动脉供血外分泌腺体。小叶内动脉有 1～2 支为入岛血管进入胰岛，形成有孔毛细血管网分布于胰岛细胞之间，然后汇成数条出岛血管呈放射状离开胰岛，分布到周围的外分泌部，并再次形成包绕外分泌腺泡的毛细血管网，而后汇入小叶内静脉，由于出岛血管的前后两端均为毛细血管网，故称胰岛-腺泡门脉系统（insuloacinar portal systems）。胰腺小叶内动脉供血及毛细血管网丰富，当注入对比剂后，很快遍布整个胰腺，在动脉晚期或者门脉期显著强化，又因为胰腺内静脉引流网丰富，因此在延迟期对比剂很快退出。

当胰腺炎症或肿瘤时，其内的微血管状况与正常胰腺组织明显不同，因此增强后的强化表现可出现多种方式。胰腺病变（炎症或肿瘤）的组织结构中主要有三种成分：正常残留的胰腺组织、间质、肿瘤细胞，这些成分中综合的微血管面积决定了病灶的

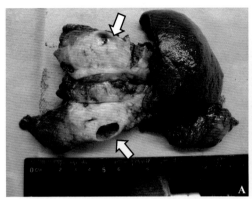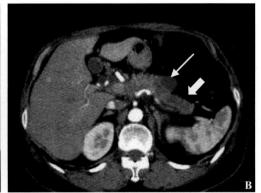

图 2-70　胰腺癌导致与胰管相通的假性囊肿

A. 大体标本示胰体尾一枚灰白色肿块,肿块附近可见假性囊肿与胰管相通(粗白箭);B. 横断面 CT 门脉期图像,胰体尾低密度肿块影(粗白箭);肿块附近可见向前方突出的与胰管相通的低密度假性囊肿影(细白箭)

强化方式。

AP 病变仅仅局限于间质,腺泡和导管基本正常,因此增强后水肿区胰腺组织因不同程度血管扩张、淤血,对比剂呈现"慢进慢出"的强化特征,胰腺实质往往强化正常或者轻度不均匀强化。当胰腺实质包括胰岛及导管的坏死,病变发展为坏死性胰腺炎时,由于坏死组织缺乏血供,增强后坏死区表现为无强化,因此增强检查也是检出坏死灶和范围的有效方法(图 2-54)。

CP 镜下主要成分为萎缩的胰腺小叶、扩张的胰管和不同程度的间质纤维化。残留正常的胰腺组织和间质纤维的比例及分布决定了 CP 的强化方式,MRI 显示优于 CT,尤其对于早期 CP 的诊断。CP 早期以大量正常胰腺组织和轻度纤维化为其特征,影像上平扫很难发现,仅仅在动态增强出现轻度延迟强化(第五章图 5-14)或者在胰泌素增强 MRCP 可以见到细小扩张的分支胰管(第五章图 5-15)。CP 的中晚期正常胰腺组织逐渐被纤维化所取代,间质成分由细胞丰富型逐渐转变为乏细胞的胶原纤维,影像上 T1WI 胰腺实质信号明显减低,T2WI 呈稍高或等信号,增强后表现为明显的延迟强化(图 2-66)。

大部分 pNET 由于间质内丰富的毛细血管网,表现为动脉期或门脉期的显著强化(明显超过正常胰腺组织,图 2-71)。极少数的 pNET 瘤细胞分化较差,间质纤维丰富,毛细血管减少,偶尔可表现为轻

度或延迟强化,此时较易被误诊为 PC(第八章,图 8-48～53)。

SPN 间质内虽然血管丰富,但基本上是厚壁粗大的血管,且常伴有透明样变性和胶原化,因此即使肿瘤全部为实性,对比剂也只能经厚壁血管缓慢进入肿瘤组织,增强后表现为动脉期轻度强化,延迟后渐进性充填强化,强化程度低于正常胰腺实质(图 2-72)。

PDAC 强化程度主要取决于肿瘤内微血管面积。肿瘤间质、炎症间质和残留胰腺组织内的微血管有效面积,决定该 PDAC 的强化程度(图 2-73)。镜下显示 PDAC 的肿瘤细胞和间质比例不等,炎症程度和范围也有不同;肿瘤内可以完全缺少正常胰腺组织,也可以残留较多的腺体组织,而且范围分布不同,这些镜下的差异表现是影像上 PDAC 不同强化程度和方式的机制(详见第十章 PDAC 的四种强化模式)。

SCN 和 MCN 增强后强化的病理基础为:上皮下间质内的毛细血管网。尤其在多囊多分隔的 SCN,纤维分隔内有丰富的毛细血管网,因此可表现为动脉期显著强化,当囊腔较小、纤维分隔明显时,易被误诊为 pNET,而 MRI 的 T2WI 和 MRCP 反映病灶的高亮信号(含液囊灶)有助于鉴别诊断(图 2-74)。此外,胰腺囊性肿块中实性成分,如 IPMN 和 SCN 中的乳头因含有微血管成分,增强后会出现强化。

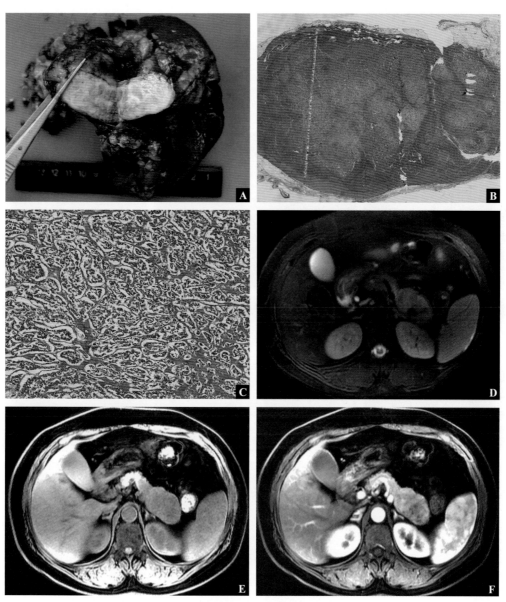

图 2-71　无功能性胰腺神经内分泌肿瘤(间质血管丰富型)

A. 大体标本示胰体尾灰黄、灰红色肿块；B. 为 HE 染色大组织切片；C. 高倍镜下肿块内部可见丰富的毛细血管网；D. 横断面 FS-T2WI,胰尾部可见一枚类圆形高信号肿块影；E、F. 分别为横断面 FS-T1WI 平扫和动脉期图像,胰尾部肿块 T1WI 呈低信号,增强后显著不均匀强化

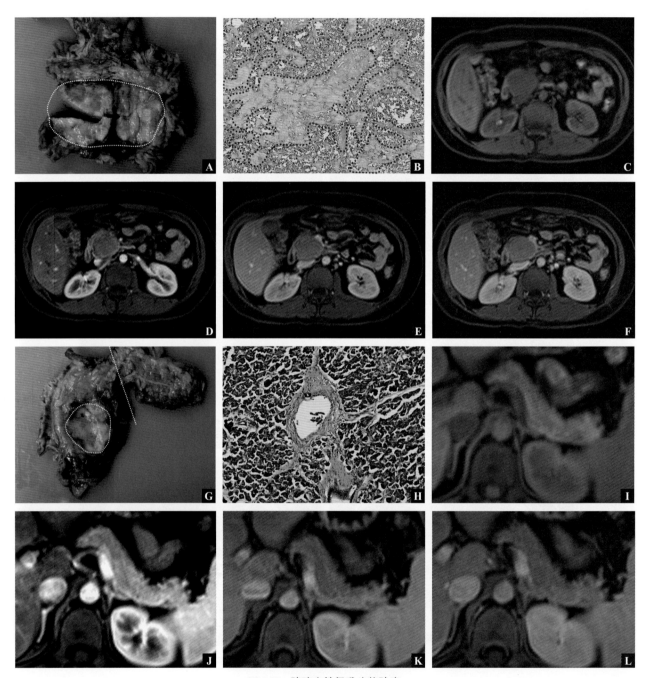

图 2-72 胰腺实性假乳头状肿瘤

A. 大体标本示胰头可见一枚灰白色肿块(黄虚线);B. 高倍镜示肿块内部大量血管,周围间质胶原化(红虚线);C～F. 分别为横断面 FS-T1WI 平扫和增强动脉期、门脉期、延迟期图像,胰头钩突部可见一枚类圆形低信号肿块,增强后轻度渐近强化;G. 大体标本示胰头可见一枚灰白色肿块(黄虚线)与图 A 对应,白虚线分割成肿块与正常胰腺;H. 高倍镜示正常胰腺间质较薄,腺泡和间质内丰富毛细血管网;I～L. 分别为横断面 FS-T1WI 平扫和增强动脉期、门脉期、延迟期图像,胰体尾部胰腺实质平扫呈稍高信号,增强后动脉期显著强化,门脉期和延迟期对比剂逐渐退出

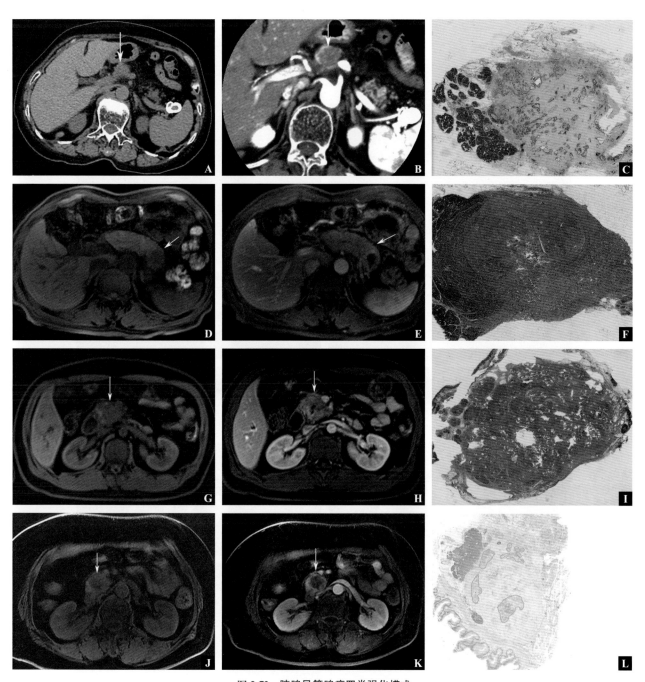

图 2-73　胰腺导管腺癌四类强化模式

A～C. 无明显强化型，A、B. 分别为横断面 CT 平扫和动脉晚期图像，胰颈部类圆形、边界较清楚的低密度肿块，增强后无明显强化（粗白箭），图 C 肿瘤内以大量间质为主；D～F. 环形强化型，D、E. 分别为横断面 FS-T1WI 平扫和门脉期图像，肿块 T1WI 呈低信号，增强后环形强化，图 F 肿瘤间质丰富，周围强化区为残存的正常胰腺组织；G～I. 延迟强化型，G、H. 分别为横断面 FS-T1WI 平扫和门脉期图像，肿块在 T1WI 上呈低信号，增强后延迟轻度强化，图 I 肿瘤间质量少，残留正常胰腺组织较多；J～L. 中心不均匀强化型，J、K. 分别为横断面 FS-T1WI 平扫和门脉期图像，肿块在 T1WI 上呈低信号，增强后中心不均匀斑点状强化，图 L 肿瘤内部残留少许正常胰腺组织，间质大量丰富，间质内微血管极少

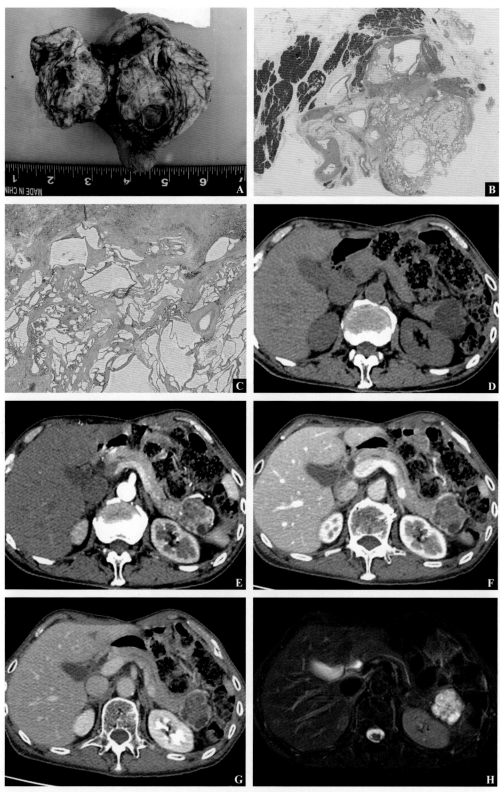

图 2-74　胰腺浆液性囊性肿瘤

A. 大体标本示胰尾一枚分叶状、多房肿块；B. 为 HE 染色大组织切片，肿块内部呈多房，其内可见粗大的纤维分隔；C. 高倍镜下囊内分隔粗大，并可见密布的毛细血管网；D～E. 分别为横断面 CT 平扫、动脉期、门脉期和延迟期图像，胰尾部可见一枚低密度肿块（粗白箭），增强后肿块边缘和内部强化，于动脉期显著，此时易误诊为 pNET；F～H. 横断面 FS-T2WI 胰尾部肿块呈高信号（囊性肿块），其内分隔呈低信号

要点提示

见表 2-6 和表 2-7。

表 2-6　胰腺常见疾病基本影像病理表现与疾病对照

疾病名称	位置		数目		纤维化	出血	囊变	钙化	包膜	胰管扩张	强化			
	胰头	体尾	单个	多个							平扫	动脉期	门脉期	延迟期
AP	√					√								
CP	√	√			√	√	√	√		√			√	√
AIP	√	√			√	√	√	√		√	√		√	√
PDAC	√	√	√		√	√	√			√	√		√	√
腺鳞癌	√		√				√							
pNET	√	√	√	√	√	√	√	√	√	√		√	√	√
SPN	√	√	√	√	√	√	√	√	√	√			√	√
MCN		√	√			√	√							
SCN		√		√			√			√				
BD-IPMN			√	√										

注：AIP：自身免疫性胰腺炎；PDAC：胰腺导管腺癌；pNET：胰腺神经内分泌肿瘤；SPN：实性假乳头状肿瘤；BD-IPMN：分支胰管型胰腺导管内黏液性肿瘤；MCN：黏液性囊性肿瘤；SCN：浆液性囊性肿瘤

表 2-7 胰腺肿瘤和肿瘤样病变鉴别要点

特征	MFP	AIP	PDAC	pNET	SPN	BD-IPMN	MCN	微囊型 SCN	胰腺转移瘤腺转
性别	男(70%)	男(75%)	男(60%)	女(50%)	女(85%)	男(60%)	女(99.8%)	女(80%)	男(58%)
中位年龄(岁)	40	Ⅰ型60 Ⅱ型50	70	60	25	65	50	60	60
发病部位	胰头	头体尾	胰头(75%)	头体尾	头体尾	钩突	体尾	头体尾	胰头(45%)
多灶	否	不确定	否	是/否	是/否	是	否	是(VHL综合征)	是
钙化	常见	可有	可有	可有	可有	罕见	可有	中心	可有
包膜	无	无	无	假包膜	假包膜	无	无	无	无
与主胰管关系	不通	不通	不通	不通	不通	相通	不通	不通	不通
潜在恶性	无	无	—	有	有	有	有	无	—
影像特征	胰头部伴有钙化的实性肿块,可伴有肝内外胆管扩张	弥漫性,局限性肿大,"腊肠"样改变,低密度边缘,弥漫性局限性胰管狭窄,常伴有胆管狭窄	肿块无包膜,胰管截断,上游胰管扩张,肝内外胆管扩张	明显强化,花环状强化,易坏死,液化	实性,囊性或囊实性混合肿块可液化,坏死环,100%出血	与胰管相通的呈簇或囊葡萄串样囊性病灶	轮廓光整,无分叶,大囊,蛋壳样钙化,壁结节,分隔	分叶,中央中央钙化瘢痕,极少恶变	取决于原发肿瘤
增强表现	轻度强化	延迟强化	轻度强化	明显强化	实性部分渐进性强化	壁结节强化	纤维分隔和壁结节强化	纤维分隔强化	取决于原发肿瘤
细胞学特征	炎性细胞	—	腺癌细胞	细胞形态一致,染色呈蝴蝶蓝样	形态一致,黏附性差的肿瘤细胞形成实性或假性乳头样结构	柱状上皮细胞伴不同程度异型增生	柱状上皮细胞伴不同程度异型增生	富含糖元的立方形上皮细胞	取决于原发肿瘤
囊液特征或其他特征	—	—	—	突触素A,嗜铬粒素A,预后评价指标:ki-67	呈血性,免疫组化:β-catenin核阳性,LEF-1核阳性	CEA高,囊液酶高	CEA高,淀粉酶低,糖蛋白染色阳性	CEA低,淀粉酶低	取决于原发肿瘤

注：MFP：肿块型胰腺炎；AIP：自身免疫性胰腺炎；PDAC：导管上皮癌；pNET：胰腺神经内分泌肿瘤；SPN：实性假乳头状瘤；BD-IPMN：分支胰管型胰腺导管内乳头状黏液性肿瘤；MCN：黏液性囊性肿瘤；SCN：浆液性囊性肿瘤；—：无值

参 考 文 献

［ 1 ］ Schueller G, Schima W, Schueller-Weidekamm C, et al. Multidetector CT of pancreas: effects of contrast material flow rate and individualized scan delay on enhancement of pancreas and tumor contrast［J］. Radiology, 2006,241(2): 441-448.

［ 2 ］ 杨正汉,冯逢,王霄英.磁共振成像技术指南——检查规范、临床策略及新技术应用［M］.北京: 人民军医出版社,2007: 654-695.

［ 3 ］ Dreiling DA, Messer J The secretin story: a saga in clinical medicine and gastrointestinal physiology［J］. The American journal of gastroenterology, 1978,70(5): 455-479.

［ 4 ］ Laugier R Dynamic endoscopic manometry of the response to secretin in patients with chronic pancreatitis［J］. Endoscopy, 1994,26(2): 222-227.

［ 5 ］ Akisik MF, Aisen AM, Sandrasegaran K, et al. Assessment of chronic pancreatitis: utility of diffusion-weighted MR imaging with secretin enhancement［J］. Radiology, 2009,250(1): 103-109.

［ 6 ］ Bali MA, Sztantics A, Metens T, et al. Quantification of pancreatic exocrine function with secretin-enhanced magnetic resonance cholangiopancreatography: normal values and short-term effects of pancreatic duct drainage procedures in chronic pancreatitis. Initial results［J］. European radiology, 2005,15(10): 2110-2121.

［ 7 ］ Mokrowiecka A, Pinkowski D, Malecka-Panas E Assessment of quality of life in patients with chronic pancreatitis［J］. Medical science monitor: international medical journal of experimental and clinical research, 2011,17(10): CR583-588.

［ 8 ］ Chari ST, Singer MV The problem of classification and staging of chronic pancreatitis. Proposals based on current knowledge of its natural history ［J］. Scandinavian journal of gastroenterology, 1994,29(10): 949-960.

［ 9 ］ Punwani S, Gillams AR, Lees WR Non-invasive quantification of pancreatic exocrine function using secretin-stimulated MRCP［J］. European radiology, 2003,13(2): 273-276.

［10］ 中华医学会外科学分会胰腺外科学组.胰腺癌诊治指南(2014版)［J］.中华消化外科杂志,2014,13(11): 831-837.

［11］ Kitajima K, Murakami K, Yamasaki E, et al. Performance of integrated FDG-PET/contrast-enhanced CT in the diagnosis of recurrent pancreatic cancer: Comparison with integrated FDG-PET/non-contrast-enhanced CT and enhanced CT［J］. Mol Imaging Biol. 2010,12(4): 452-459.

［12］ Kauhanen SP, Komar G, Seppänen MP et al. A prospective diagnostic accuracy study of 18F fluorodeoxyglucose positron emission tomography/computed tomography, multidetector row computed tomography, and magnetic resonance imaging in primary diagnosis and staging of pancreatic cancer［J］. Ann Surg. 2009,250(6): 957-963.

［13］ Kysucan J, Lovecek M, Klos D, et al. Benefit of PET/CT in the preoperative staging in pancreatic carcinomas［J］. Rozhledy, 2010,89(7): 433-440.

［14］ Lamarca A, Asselin M C, Manoharan P, et al. (18)F-FLT PET imaging of cellular proliferation in pancreatic cancer.［J］. Critical Reviews in Oncology/hematology, 2016,99: 158.

［15］ Virgolini I, Gabriel M, Kroiss A, et al. Current knowledge on the sensitivity of the 68 Ga-somatostatin receptor positron emission tomography and the SUV max, reference range for management of pancreatic neuroendocrine tumours［J］. European Journal of Nuclear Medicine & Molecular Imaging, 2016,43(11): 2072.

［16］ Heinrich S, Goerres GW, Schafer M, et al. Positron emission tomography/computed tomography influences on the management of resectable pancreatic cancer and its cost-effectiveness［J］. Ann Surg, 2005,242(2): 235-243.

［17］ Casneuf V, Delrue L, Kelles A, et al. Is combined 18F-fluorodeoxyglucose-positron emission tomography/computed tomography superior to positron emission tomography or computed tomography alone for diagnosis, staging and restaging of pancreatic lesions?［J］. Acta Gastroenterol Belg, 2007,70(4): 331-338.

［18］ Siegel RL, Miller KD, Jemal A Cancer statistics, 2018［J］. CA: a cancer journal for clinicians, 2018,68(1): 7-30.

［19］ Kamisawa T, Wood LD, Itoi T, et al. Pancreatic cancer［J］. Lancet, 2016,388(10039): 73-85.

［20］ 李可栋,蔡宝宝,化宏金,等.胰头癌胰十二指肠切除标本取材及病理报告标准化探讨［J］.中华病理学杂志,2018,47(4): 295-297.

［21］ 彭颖,修典荣,石雪迎,等.标准化和非标准化处理胰头癌切除标本的临床研究［J］.中华普通外科杂志,2014,29(5): 329-333.

［22］ Schlitter AM, Esposito I Definition of microscopic tumor clearance (r0) in pancreatic cancer resections［J］. Cancers, 2010,2(4): 2001-2010.

［23］ Gebauer F, Tachezy M, Vashist YK, et al. Resection margin clearance in pancreatic cancer after implementation of the Leeds Pathology Protocol (LEEPP): clinically relevant or just academic?［J］. World journal of surgery, 2015,39(2): 493-499.

［24］ Verbeke C, Lohr M, Karlsson JS, et al. Pathology reporting of pancreatic cancer following neoadjuvant therapy: challenges and uncertainties［J］. Cancer treatment reviews, 2015,41(1): 17-26.

［25］ Kang CM, Chung YE, Park JY, et al. Potential contribution of preoperative neoadjuvant concurrent chemoradiation therapy on margin-negative resection in borderline resectable pancreatic cancer［J］. Journal of gastrointestinal surgery: official journal of the Society for Surgery of the Alimentary Tract, 2012,16(3): 509-517.

［26］ Le Scodan R, Mornex F, Partensky C, et al. [Histologic assessment of treatment effect of preoperative chemoradiation in patients presenting with resectable pancreatic adenocarcinoma]［J］. Cancer radiotherapie: journal de la Societe francaise de radiotherapie oncologique, 2011,15(2): 97-105.

［27］ Ishikawa O, Ohhigashi H, Teshima T, et al. Clinical and histopathological appraisal of preoperative irradiation for adenocarcinoma of the pancreatoduodenal region［J］. Journal of surgical oncology, 1989,40(3): 143-151.

［28］ Chun YS, Cooper HS, Cohen SJ, et al. Significance of pathologic response to preoperative therapy in pancreatic cancer［J］. Annals of surgical oncology, 2011,18(13): 3601-3607.

［29］ Heinrich S, Schafer M, Weber A, et al. Neoadjuvant chemotherapy generates a significant tumor response in resectable pancreatic cancer without increasing morbidity: results of a prospective phase II trial［J］. Annals of surgery, 2008,248(6): 1014-1022.

［30］ Heinrich S, Pestalozzi BC, Schafer M, et al. Prospective phase II trial of neoadjuvant chemotherapy with gemcitabine and cisplatin for resectable adenocarcinoma of the pancreatic head［J］. Journal of clinical oncology: official journal of the American Society of Clinical Oncology, 2008,26(15): 2526-2531.

［31］ Ishikawa O, Ohhigashi H, Sasaki Y, et al. [The histopathological effect of preoperative irradiation in adenocarcinoma of the periampullary region]［J］. Nihon Gan Chiryo Gakkai shi, 1988,23(3): 720-727.

［32］ Evans DB, Rich TA, Byrd DR, et al. Preoperative chemoradiation and pancreaticoduodenectomy for adenocarcinoma of the pancreas［J］. Archives of surgery, 1992,127(11): 1335-1339.

第三章
胰腺发育异常及先天性疾病

刘芳　韩换　蒋慧　边云　王莉　陆建平

在胚胎发育第 4 周,位于前肠和中肠连接处,横向发生两个胰腺始基(腹侧和背侧胰腺始基)。在胚胎发育的第 8 周,随着十二指肠的逆向旋转,它们相互融合形成完整胰腺。背侧始基首先发育形成胰腺大部分:有胰体、胰尾、部分胰头,其中的 Santorini 管,引流大部分胰腺实质的胰液,可开口于十二指肠副乳头。腹侧始基形成部分胰头和钩突,其中的 Wirsung 管,引流腹胰部分的胰液,开口于十二指肠主乳头;当腹、背胰融合时,Wirsung 管成为主胰管的一部分,并与胰体尾部主胰管融合连接,最后与胆总管共同开口于十二指肠乳头。胰腺先天性发育异常是在发育过程中出现的形态学或位置上的改变(表 3-1),这些异常是临床许多疾病的解剖基础,如果认识不足容易导致误诊。

表 3-1　胰腺先天及发育异常的形态学特征

先天及发育异常	形态学特征
发育不全及未发育	
未发育	极罕见(新生儿早期死亡)
部分发育不全	发育的先后顺序改变或腹胰的发育不全
发育不全("先天性短胰")	胰腺体积变小及形状异常,但无功能异常,常有综合征
位置异常	
左右转位	门静脉在十二指肠及胰腺前面
内脏下垂	十二指肠及胰腺异常下降
移动胰腺(floating pancreas)	胰腺悬吊于肠系膜
胸腔内胰腺	与左侧横膈疝相关
先天性/发育相关胰腺囊肿	
Von Hippel-Lindau 综合征	囊肿内壁衬以单层立方浆液性上皮
婴儿肝肾多囊病	
Meckel-Gruber 综合征	
13-三体	
十二指肠异常	
十二指肠前肠(重复)囊肿	内衬正常十二指肠或异位胃或呼吸型黏液上皮,囊肿与十二指肠腔不相通
十二指肠腔内憩室	在壶腹周围,与胰管及胆管不相通,通过单独的孔排入十二指肠腔
胆总管十二指肠前肠(重复)囊肿	只与胆总管相通
胰岛细胞肥大及增生	
糖尿病母亲的婴儿	胰岛细胞增大,数量增多使胰岛体积增大
Beckwith-Wiedemann 综合征	
胎儿成红细胞增多症	
长期胃肠外营养	
持续高胰岛素血症导致的低血糖	

第一节　胰腺形态变异

一、胰腺形态变异

（一）胰头形态变异

胰头嵌于十二指肠围成的"C"形凹，受胚胎期腹胰逆时针旋转、腹胰与背胰融合是否完全等影响，胰头边缘常出现各种凸起改变，形成多种类型的胰头形态变异，表现为胰头体积增大（图 3-1，图 3-2），呈圆形、椭圆形、三角形或分叉样改变（图 3-3）等。

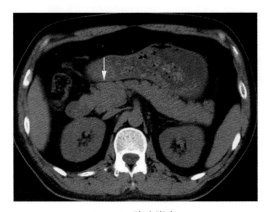

图 3-1　胰头膨大

胰腺平扫 CT 示胰头体积较大（箭头），密度均匀，与胰体尾密度一致

胰腺钩突位于肠系膜上血管的后方，下腔静脉和腹主动脉前方，横断面上多呈钩形，但也可呈三角形或圆形。少数钩突明显突出于肠系膜上血管左缘，称为钩突过长。

（二）胰颈形态变异

胰颈部或体部偶见局限性隆起，朝向前部的小网膜囊方向，高度可达 1～3 cm，文献称网膜结节（图 3-4），是胰腺的一种正常变异。胰腺体部组织也可局限性向后方隆起形成类似占位的肿块影。局限性隆起的胰体尾部腺组织还可以形成一个单独的小叶状结构，突出于胰腺组织外。

（三）胰体尾形态变异

1. 胰尾膨大伴分叶（图 3-5）·胰尾体积有时可大于胰体，有较多的局部胰腺组织的折叠与堆砌使胰尾呈分叶状，脾血管可位于胰尾的后方、上方、下方，甚至前方，这可能与脾门和胰尾的相对位置有关。胰尾大多在左肾上半部的中、外 1/3 交界处稍向前转，经脾肾韧带到达脾门。影像学检查时，部分患者的胰尾体积大于胰头的其他部分，显得异常隆起，酷似肿块，但其组织密度及增强扫描后强化程度、结构、轮廓均与正常胰腺一样。

2. 哑铃形胰腺·是一种较常见的形态变异，表现为胰头部和胰体尾部较大（两者大小接近或相等），而肠系膜上静脉和动脉前方的胰颈部相对狭窄，形成两头大、中间小的外观，胰腺整体轮廓似哑铃状。

二、右位胰腺

右位胰腺主要见于内脏转位患者，胰腺和心、肝、脾、胃、肠等一起转位，胰的大部分位于右侧（图 3-6、7）。

要点提示

- 胰腺大小形态变异常见。
- 掌握常见变异有助于诊断及鉴别诊断。

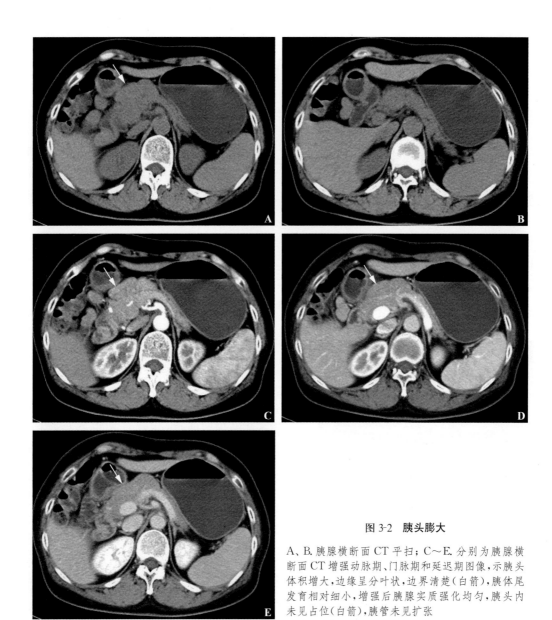

图 3-2 胰头膨大

A、B.胰腺横断面 CT 平扫；C～E.分别为胰腺横断面 CT 增强动脉期、门脉期和延迟期图像,示胰头体积增大,边缘呈分叶状,边界清楚(白箭),胰体尾发育相对细小,增强后胰腺实质强化均匀,胰头内未见占位(白箭),胰管未见扩张

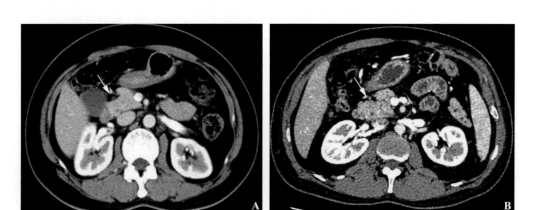

图 3-3 胰头分叉

A、B.均为横断面 CT 增强门脉期图像,示胰头右前部呈分叉样改变(箭)

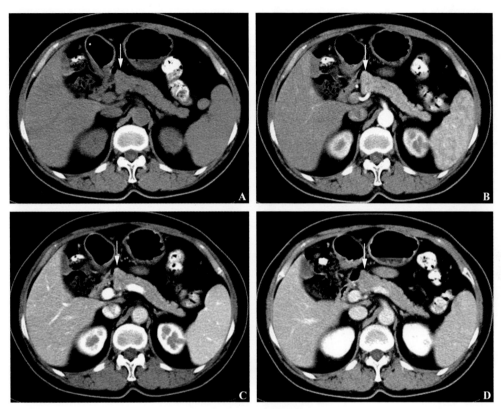

图 3-4 胰颈部结节状隆起

A.胰腺横断面 CT 平扫；B～D.分别为胰腺横断面 CT 增强动脉期、门脉期和延迟期图像,示胰腺颈部向前方凸起,密度均匀,增强后与正常胰腺实质强化一致(细白箭)

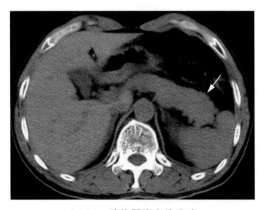

图 3-5 胰体尾膨大伴分叶

横断面 CT 平扫示胰尾膨大,边缘呈分叶(白箭)

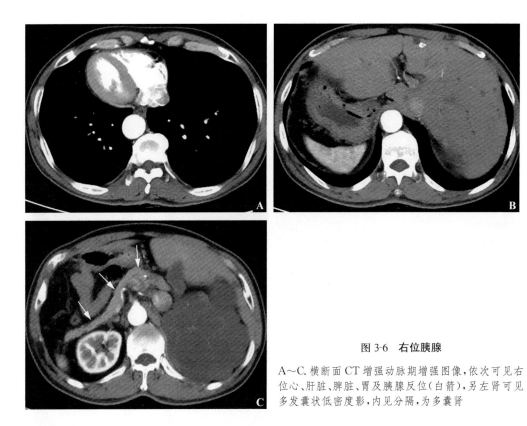

图 3-6　右位胰腺

A～C. 横断面 CT 增强动脉期增强图像,依次可见右位心、肝脏、脾脏、胃及胰腺反位(白箭),另左肾可见多发囊状低密度影,内见分隔,为多囊肾

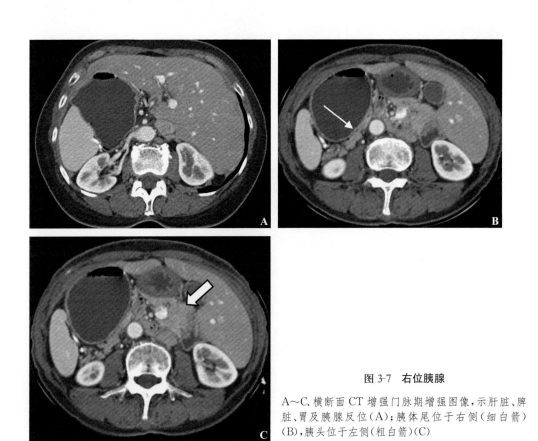

图 3-7　右位胰腺

A～C. 横断面 CT 增强门脉期增强图像,示肝脏、脾脏、胃及胰腺反位(A);胰体尾位于右侧(细白箭)(B),胰头位于左侧(粗白箭)(C)

第二节 胰胆管汇流异常

一、概述

1. 定义 · 胰胆管汇流异常（pancreaeticobiliary maljunction，PBM）在 1916 年首先提出，是一种少见的先天性发育异常，指胰管和胆总管在十二指肠壁外异常汇流。

2. 胚胎和解剖学基础 · 胰腺发育过程中旋转发生异常，胰胆管汇合后分离发生障碍，可导致汇合角过大，胰胆共同管过长。

3. 病理生理 · 由于胰胆管共同管过长，十二指肠乳头括约肌（Oddi 括约肌）无法作用于胰胆管汇流处。胰液与胆汁之间相互反流，导致一系列的胆道及胰腺病理改变，如胰液和胆汁的排泄紊乱引发胰腺炎、胆道系统恶性肿瘤等。

二、PBM 分型

根据胰管胆管汇合方式分为：①胆胰型（B-P型），即胆总管汇入主胰管形成共同通道，多合并胆管扩张；②胰胆型（P-B 型）即主胰管汇入胆总管，多合并胆道结石（图 3-8）。

有学者将 PBM 分为：A 型，胆管汇入胰管；B型，胰管汇入胆管；C 型，副胰管同时显影。

根据共同管有无扩张及胰胆管汇入角度分为：Ⅰ型：胆管与胰管成直角汇合，根据共同管是否扩张分为Ⅰa、Ⅰb 两型；Ⅱ型：胰管与胆管成锐角汇合，根据共同管是否扩张分为Ⅱa、Ⅱb 两型；Ⅲ型：包括副胰管显影且有复杂的管网，根据共同管是否扩张，主副胰管是否相通等进一步分为Ⅲa、Ⅲb、Ⅲc1、Ⅲc2、Ⅲc3 五个亚型。

三、诊断标准

胰胆管汇流异常可通过影像学或解剖学进行诊断。

（一）影像诊断

①直接的胰胆管造影［内镜下逆行胰胆管造影术（ERCP）、经皮胆道造影（PTC）、术中胆道造影］、MRCP、CT 三维胆道造影显示胰胆管共同管过长和或汇合异常；当部分共同管相对较短的病例，必须通过直接胆道造影术确认十二指肠乳头未能延伸至汇流部，才能确诊为 PBM。②超声内镜（EUS）或多排CT 多平面重建（MPR）图像能观察到胰胆管汇流部位于十二指肠壁外，也能确诊为 PBM。

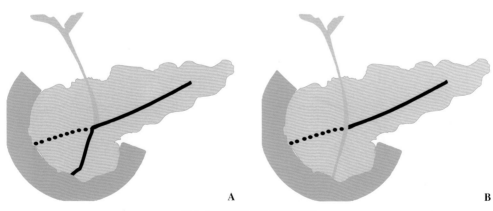

图 3-8 胰腺汇流异常示意图

A. 胆胰型（B-P 型）即胆总管汇入主胰管形成共同通道；B. 胰胆型（P-B 型）即主胰管汇入胆总管

（二）解剖诊断

通过手术或尸检证实胰胆管汇流部位于十二指肠壁外或发现胰胆管汇流异常。

（三）辅助诊断

胆道内胰酶升高；肝外胆管扩张。

四、临床表现

1. 临床表现·右季肋痛、右上腹痛、黄疸、恶心、呕吐、陶土样大便等。

2. PBM 与多种疾病关系密切

· 先天性胆管囊性扩张（congenital biliary dilatation，CCD）· 几乎所有的 CCD 患者合并 PBM。伴 CCD 的 PBM 患者，胆管扩张的形态及临床症状主要由两种因素决定：患者的年龄和胰液向胆管内反流程度。如果 PBM 并存开口于十二指肠的副胰管，部分胰液经胰管进入肠道，则胆管发生癌变的概率会显著下降。<1 岁的患者，胆管呈囊状扩张，腹部可扪及肿块，并伴有黄疸症状；>1 岁患者，胆管扩张呈柱状或囊状，并有间断腹痛病史。

· 胆囊癌· PBM 患者胆囊癌发生率高。

· 胆囊炎和胆石症· PBM 时胰液反流，胰脂酶被激活；此外，胆汁淤积、胆总管感染致末端狭窄、胆管壁薄弱等也是形成胆石的因素。

· 自发性胆管穿孔· 可能与胆管壁先天性发育薄弱、结石、蛔虫、远端狭窄及感染有关。

· 胰腺疾病· 急慢性胰腺炎、胰腺癌等。

五、实验室检查

检查血清淀粉酶含量，判断有无胰液反流。

六、影像学表现

1. 超声检查·体外超声检查简单、无创、操作方便，可观察到胆囊改变和胆管扩张情况。术中超声可明确显示胆系及其周围结构情况。

2. X 线上消化道钡餐造影·十二指肠降段内侧可见一线条状、自右下略向左上行走的钡影共同管，经加压后形态无明显改变，其内无黏膜皱襞，一般长约 1～3 cm，边缘较清，立、卧位形态无改变，钡剂存留约 1～2 h。此征象应与十二指肠降段憩室及十二指肠乳头憩室鉴别。

3. CT·CT 常规扫描可观察胆系周围结构，但不能明确诊断胆总管远端是否存在 PBM。CT 表现：①直接征象：十二指肠壁外的胰胆管汇合。②间接征象：胆总管与主胰管呈"双管"样排列，而在其后的断层图像上为一条共同管道影。CT 三维胆道造影见胰胆管共同管过长及或汇合异常；多排 CT 多平面重建（MPR）图像能观察到胰胆管汇流部位于十二指肠壁外，有助于确诊 PBM。

4. MRCP·MRCP 根据 MR 水成像技术，利用胆汁胰液的自然对比，不仅显示胰胆管的三维结构，还可显示胰胆管系统的细微差别。MRCP 是一种非侵入性的检查手段，在单纯诊断胰胆形态方面，基本能取代 ERCP（图 3-9、10）。

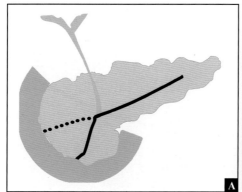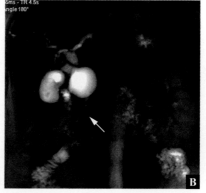

图 3-9　胰胆管汇流异常（B-P 型）

A. B-P 型胰胆管汇流异常示意图；B. 女性，59 岁，胆总管与主胰管于十二指肠壁外汇合，合并胆总管囊肿

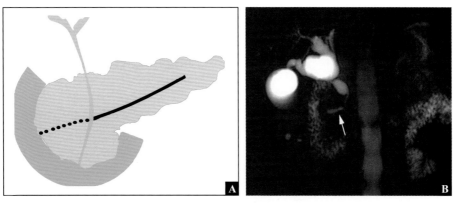

图 3-10 胰胆管汇流异常(P-B 型)

A. P-B 型胰胆管汇流异常示意图；B. 男性,65 岁,胆总管与胰管于十二指肠壁外汇合,胆总管汇入胰管,共同管较长

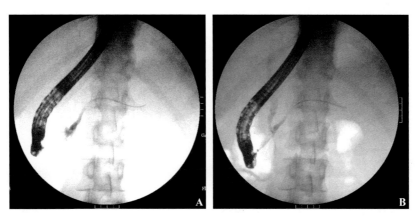

图 3-11 胰胆管汇流异常 ERCP 表现(B-P 型)

男性,22 岁,慢性胰腺炎患者,胰胆管汇流异常,胰头体部主胰管扩张,胆总管汇入主胰管

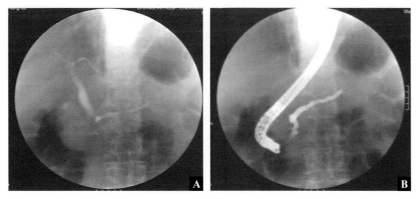

图 3-12 胰胆管汇流异常 ERCP 表现(B-P 型)

女性,63 岁,慢性胰腺炎患者,主胰管不规则扩张,胆总管及主胰管于十二指肠壁外汇合,主胰管扩张明显,其内可见多枚充盈缺损的结石影

5. ERCP·多数胰胆管汇流异常是由 ERCP 检查发现,由于空间分辨率高,显示胰胆管清晰,是诊断 PBM 的金标准(图 3-11、12)。ERCP 能显示胰管与胆管的汇合关系、共同管的长度与直径,能为胰胆管汇流异常提供客观地解剖学依据。例如,"V"形汇合的共同管较短,ERCP 术中插管造影时导管容易偏向胆总管或主胰管,常表现为胰管或胆管的单独显影。ERCP 是一种有创检查,对于年幼者操作困

难,并可能诱发胰腺炎。

6. EUS·有时可观察到胰胆管汇合部位于十二指肠壁外,更多的是同时用于穿刺活检。

七、治疗

单纯的 PBM 较伴 CCD 预后更差,外科手术切除。

要点提示

▪ 诊断标准是胰胆管在十二指肠壁外汇合。

▪ 几乎所有的 PBM 合并胆总管扩张症(胆总管囊肿)。

▪ ERCP 及 MRCP 是诊断 PBM 有效手段,前者有创更精准,后者无创显示毗邻关系更有优势。

第三节 胰腺分裂

一、概述

1. 定义·胰腺分裂(pancreatic divisum,PD)是胰腺胚胎发育过程中主副胰管未能融合的一种先天性胰管发育异常。

2. 病因·PD 是胚胎发育过程中背胰和腹胰未能融合或融合不完全所致,使背胰成为大部分胰腺的唯一引流通路。

二、分类

根据背侧胰管和腹侧胰管融合的解剖学特点将 PD 分为 4 种类型(图 3-13)。

1. Ⅰ型·主副胰管之间完全分离,无任何交通支,最常见,约占 80%。

2. Ⅱ型·主副胰管通过细小的分支相互交通,交通支不足以使胰液通畅引流,又称为功能性胰腺分裂或不完全胰腺分裂,少见,约占 5%。

3. Ⅲ型·腹侧胰管完全缺如,当 ERCP 在主乳头未能发现胰管开口时应想到该型 PD。

4. Ⅳ型·背侧胰管完全缺如,这类 PD 胰液可通过主乳头流出,副乳头也存在,只是副乳头无胰管开口。

三、诊断标准

PD 确诊需要依靠 ERCP,但 MRCP 多数能提示。PD 诊断标准为:①主乳头插管造影示腹侧胰管短小,甚至消失。②副乳头插管造影示背侧胰管延伸至胰体尾部,背、腹侧胰管无融合或有小交通支相连。③注射胰泌素后胰液自副乳头活跃地溢出,而主乳头无胰液溢出。

四、临床表现

大多数 PD 患者无症状,当副乳头开口处有狭窄引流不畅时或副乳头不适应胰液分泌时,可并发急性复发性胰腺炎、慢性胰腺炎及慢性腹痛,即所谓的症状性 PD。

五、病理学表现

(一)大体表现

由于背胰和腹胰始基融合正常,因此大体形状基本正常。其临床诊断主要依靠 MRCP 和 ERCP,可显示两套互不相连的胰管系统。

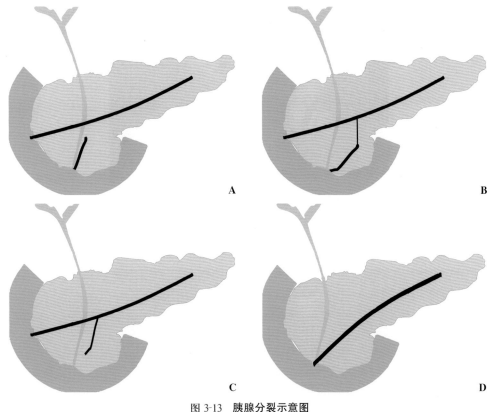

图 3-13 胰腺分裂示意图

A. Ⅰ型：完全分裂；B. Ⅱ型：不完全分裂；C. Ⅲ型腹侧胰管缺如；D. Ⅳ型背侧胰管缺

（二）组织学表现

无特殊。

六、影像学表现

1. MRCP· 是无创成像技术，可同时显示腹侧胰管和背侧胰管，腹侧胰管呈一段短管道，开口于十二指肠主乳头，与胆总管共同开口或单独开口(图 3-14～16)。

2. ERCP· 有创检查技术，有一定的并发症发生率。ERCP 空间分辨率高，对比剂的注入可使胰管充盈，所以对细小腹侧胰管、胰管分支及背腹侧交通的胰管显示较好。通过乳头插管造影显示背侧胰管是诊断胰腺分裂的主要依据，诊断要点包括：①十二指肠主乳头插管造影见腹胰管的直径<3 mm、长度<60 mm，胰管逐渐变细，其分支规则地分布于胰头，而胰体尾胰管不显影；②通过副乳头插管才能使贯通全胰的背胰管显影，直径>3 mm，且长度>60 mm，不与主乳头细而短的胰管相连；③若腹胰管与背胰管之间存在细小交通支，则称为不完全胰腺分裂。此外，胰腺分裂患者的副乳头常偏大，与主乳头的大小相近。

要点提示

- 胰腺分裂是主副胰管融合异常。
- 背侧胰管与副乳头相连，腹侧胰管短小或不存在，与主乳头相连。
- ERCP 和 MRCP 是诊断胰腺分裂有效检查方法。

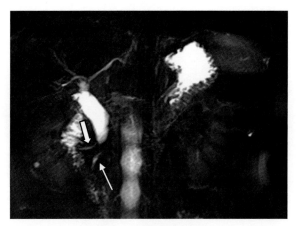

图 3-14 胰腺完全分裂

2D-MRCP 示主副胰管之间完全分离,无任何交通支,粗箭示背侧胰管,细箭示腹侧胰管

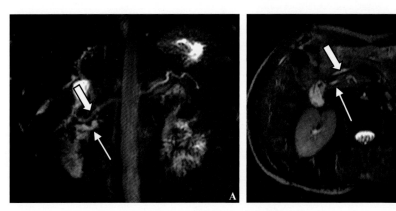

图 3-15 胰腺完全分裂

A. 2D-MRCP 示主副胰管之间完全分离,无任何交通支,粗箭示背侧胰管,细箭示腹侧胰管;B. 横断面 FS-T2WI 示腹侧胰管和背侧胰管分别汇入十二指肠大小乳头

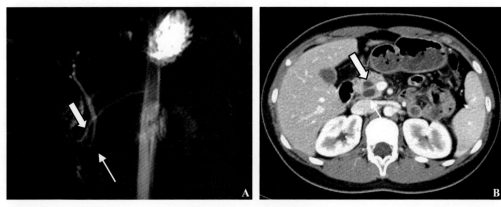

图 3-16 胰腺完全分裂

A. 2D-MRCP 示主副胰管之间完全分离,无任何交通支,粗箭示背侧胰管,细箭示腹侧胰管;B. 横断面 CT 增强门脉期图示腹侧胰管和背侧胰管分别汇入十二指肠大小乳头

七、鉴别诊断

当并发胰腺炎或肿块时要与胰头癌鉴别,要点是背腹侧胰管的显示。

八、治疗

(1) PD 伴急性胰腺炎时采用内科保守治疗,包括禁食,抑酸、抑制胰酶分泌等。

（2）胰腺炎反复发作，内科治疗无效时可采取内镜治疗。

（3）内镜治疗无效，特别是伴有慢性胰腺炎时可采用外科手术治疗。

第四节　环状胰腺

一、概述

1. 定义·环状胰腺（annular pancreas）是一种先天性发育畸形，带状的胰腺组织环，部分或完全包绕十二指肠降部，使肠腔狭窄。随着 ERCP、CT、MR 的广泛应用，本病检出诊断率明显增多。

2. 病因·主要有两种解释：①腹侧始基未能随十二指肠的旋转而与背侧始基融合所致（图 3-17）；②腹侧与背侧胰始基同时肥大，因而形成环状胰腺，并将十二指肠降段部分或完全包绕，引起梗阻。

二、分型

分型：分完全型（25％）和不完全型（75％）两种。

三、临床表现

临床上常将环状胰腺分为新生儿型和成人型，临床表现与十二指肠的受压程度和伴随的其他病理改变密切相关。

1. 新生儿型·多在出生后 1 周内发病。主要表现为十二指肠梗阻症状，完全性十二指肠梗阻，表现

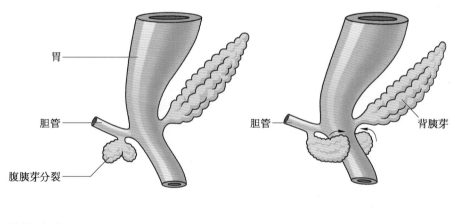

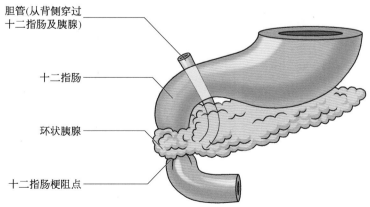

图 3-17　环状胰腺病因示意图

为顽固性呕吐，呕吐物内含有胆汁；不完全性十二指肠梗阻，表现为间歇性腹痛及呕吐。还可表现为黄疸、腹胀，呕吐后腹胀缓解。环状胰腺常伴有其他先天性疾病，如伸舌样痴呆、食管闭锁、食管气管瘘、肛门闭锁、梅克尔憩室等。

2. 成人型 · 多见于20～40岁，临床症状与新生儿型不同，多由并发症和（或）合并症引起。主要表现为腹痛和呕吐，特点是夜间重，可能由于平卧后环状胰腺组织屈曲造成十二指肠完全梗阻所致。可并发十二指肠溃疡、急性胰腺炎、胆结石、胆道感染、恶性肿瘤，少数病人还可合并其他先天性畸形，如十二指肠憩室、先天性胆总管扩张等。

四、病理学表现

（一）大体表现
胰腺呈环形部分或完全包绕十二指肠，胰腺与十二指肠之间可有薄层软组织分隔或无软组织相隔直接埋入十二指肠壁。

（二）组织学表现
镜下显示正常的胰腺组织结构及细胞形态。

五、影像学表现

1. 腹部平片 · 主要表现为十二指肠梗阻。胃和十二指肠扩张，即"双泡征"。

2. 上消化道钡餐造影 · 十二指肠降段出现边缘整齐的局限性狭窄区，十二指肠近端和胃腔扩张。

3. CT · 表现为十二指肠降段周围包绕胰腺组织，与胰头相连续，十二指肠降段周围组织的密度和强化程度与胰腺组织一致（图3-18）。胰腺组织在十二指肠降段的后外侧延伸，且伴发无明确病因的慢性胰腺炎或胃出口梗阻时需要考虑环状胰腺的可能。

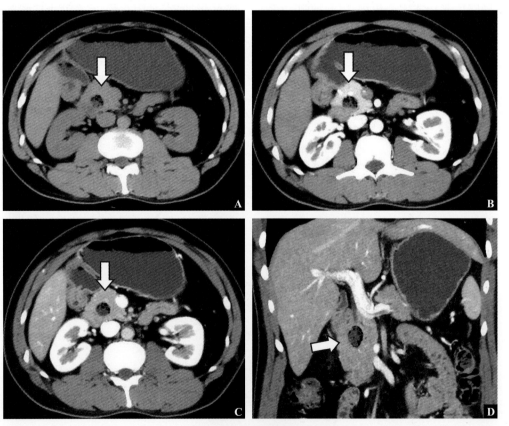

图3-18　环状胰腺

男性，43岁，十二指肠梗阻，术后病理证实为环状胰腺所致肠梗阻。A. 横断面CT平扫示十二指肠降段周围可见环状软组织密度影（粗白箭），边界光整；B～D. 分别为横断面CT增强动脉期、门脉期和门脉期冠状面重建图像示环绕十二指肠的胰腺，动脉期显著强化，门脉期对比剂部分退出

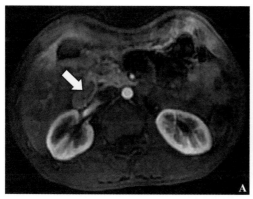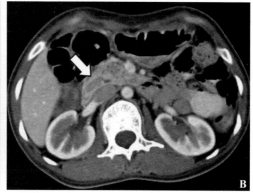

图 3-19 环状胰腺

女性,43 岁,体检发现胰头异常。A、B. 分别为横断面 FS-T1WI 增强动脉期和门脉期增强 CT 图像,十二指肠降段周围可见环形明显强化胰腺组织,肠腔被完全包围,形成完全型环状胰腺

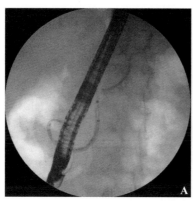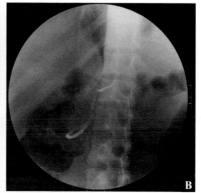

图 3-20 环状胰腺 ERCP 表现

女性,47 岁,慢性胰腺炎胰管取石,注入对比剂后胰管显影良好,主胰管向右、环绕十二指肠降段后再向左行走,管腔增粗

4. MRI · 表现为正常胰腺组织和胰管环绕十二指肠降段,在脂肪抑制 T2WI 上,胰腺头部相对增大,中央可见含有相对低信号的十二指肠结构(图 3-19)。MRCP 可很好地显示环状胰管影,呈单支型或多分支型。可较好显示环状胰管与十二指肠和胆管的关系。

5. ERCP · ERCP 可见主胰管在胰头部环绕十二指肠后向左侧走行(图 3-20),并可见胰体尾部主胰管变短,胰管可稍增粗,并可能合并十二指肠降部狭窄被牵拉、乳头位置变异等表现。此外,ERCP 对环状胰腺的常见并发症,如胰腺分裂、先天性胆总管扩张症、胃十二指肠憩室等也具有确诊价值。

六、鉴别诊断

先天性十二指肠闭锁、先天性幽门肥厚症、肠系膜上动脉压迫综合征、胰头或乏特壶腹部肿瘤。

七、治疗

1. 新生儿型 · 需及时手术治疗,行十二指肠侧侧吻合术。

2. 成人型 · 无症状时无需外科治疗。出现症状时需要手术干预,可行远端胃部分切除、胃-空肠吻合术等。

要点提示

■ 环状胰腺为胰头正常胰腺组织包绕十二指肠。
■ 分完全型和不完全型。
■ 分新生儿型及成人型。
■ 新生儿型需及时手术治疗。

第五节 异位胰腺

一、概述

1. 定义 · 异位胰腺（heterotopic pancreas），又称迷走胰腺（aberrant pancreas）或副胰（accessory pancreas），属于先天变异，指胰腺组织位于正常胰腺之外，与主胰腺无解剖和血管联系。

2. 病因 · 异位胰腺确切病因尚不清楚，多数认为异位胰腺为胚胎时期背侧和腹侧胰腺始基随原肠上端旋转过程中，一个或几个始基保留在原肠壁内，随着肠道纵向生长发育而被带到消化道各个器官。

3. 部位 · 异位胰腺常见于消化道，以胃和十二指肠最常见，约占半数，也可见于 Meckel 憩室、胆囊、胆总管、肠系膜、大网膜和精索等部位。消化道异位胰腺多位于黏膜下层，可伸展至肌层或浆膜下。

多数病例为单发，少数为多发。

二、临床表现

（1）可终生无症状。

（2）腹痛等消化道症状最常见，异位胰腺分泌胰液及异位胰腺压迫致黏膜萎缩引起消化道慢性炎症及溃疡；消化道溃疡及胰液破坏组织和血管可导致消化道穿孔及出血。

（3）消化道梗阻：少见，但可导致消化道梗阻及肠套叠性梗阻。

（4）正常部位胰腺疾病也可在异位胰腺出现，如急慢性胰腺炎、胰腺囊肿、胰石症、胰腺癌等。

（5）约有 2% 的胰岛素瘤来自异位胰腺。

三、病理学表现

（一）大体表现

异位胰腺大体病理上一般为无包膜的直径约 1 cm 的结节，少数可达 4～5 cm。切面黄白色、分叶状，与周围分界清楚（图 3-21）。胃肠道的异位胰腺常位于黏膜下层，也可伸展至肌层甚至浆膜。位于黏膜下者，表面黏膜可形成凹陷或溃疡，这样异位胰腺可通过小的管道将分泌物排入管腔。

（二）组织学表现

异位胰腺（图 3-22）的组织成分有腺泡、导管、胰岛组成（3-22A）。有时异位胰腺中腺泡及胰岛可以很少甚至缺失，只剩下导管结构-真性胰导管（3-22B）及扩张的腺泡。当其埋入胃肠道肌层时可见由胰腺导管和平滑肌组成的异位胰腺，可被误诊为腺肌瘤。提示病变为异位胰腺组织而不是腺肌瘤的线索是，导管周围有大致正常排列的肥大的环形和纵行的平滑肌。异位胰腺内的胰腺内分泌细胞以胰高血糖素细胞为多。

四、免疫组化

根据异位的成分的不同，表达胰腺导管、腺泡和

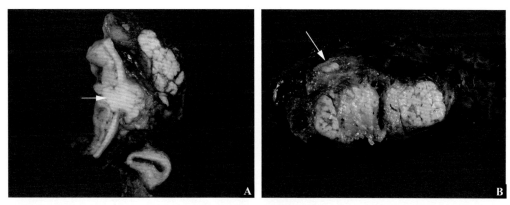

图 3-21　异位胰腺大体表现

A. 异位胰腺位于十二指肠（细白箭）；B. 异位胰腺位于小肠肠系膜（细白箭），结节切面均可见呈黄白色、分叶状，与周围分界清楚

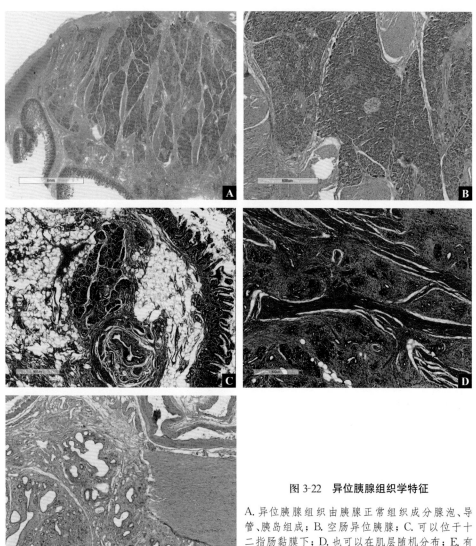

图 3-22　异位胰腺组织学特征

A. 异位胰腺组织由胰腺正常组织成分腺泡、导管、胰岛组成；B. 空肠异位胰腺；C. 可以位于十二指肠黏膜下；D. 也可以在肌层随机分布；E. 有时异位胰腺中腺泡及胰岛可以很少甚至缺失，只剩下导管结构-真性胰导管，注意右侧的平滑肌

胰岛相应的免疫表型。

五、影像学表现

1. X线消化道钡餐· 表现为肠腔狭窄,并伴有充盈缺损,加压见"脐样线征",即在充盈缺损中心见到小钡斑(似溃疡龛影),切线位见"导管征",即在充盈缺损中有一细管状影延伸入其中。

2. CT/MRI检查· 表现为黏膜下结节影,边界清楚,结节密度或信号及强化方式和程度与胰腺组织一致(图 3-23、图 3-24)。黏膜表面可破溃形成溃疡。

3. 超声内镜(EUS)· 表现为黏膜下不均匀回声肿块,联合细针穿刺活检可提高该项检查的敏感性。

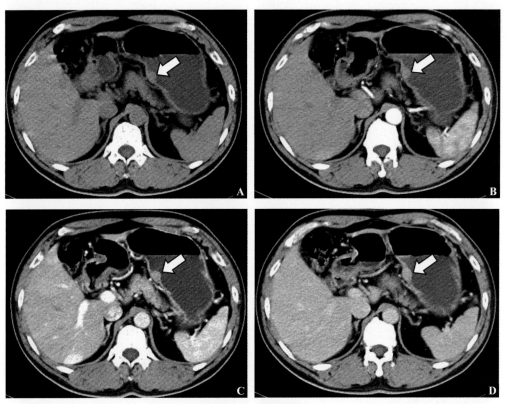

图 3-23 胃异位胰腺

患者男性,55 岁。A~D. 分别为横断面 CT 平扫、动脉期、门脉期和延迟期图像,胃小弯侧黏膜下可见结节样软组织密度影(粗白箭),向胃腔内凸起,增强后与胰腺组织强化方式一致。术后病理提示胃异位胰腺组织

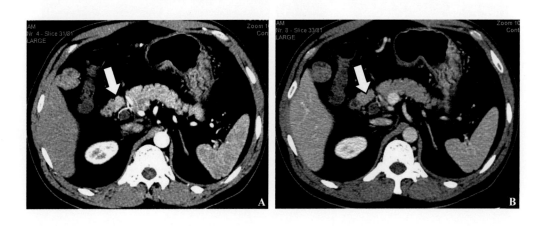

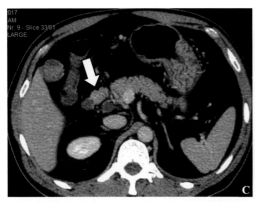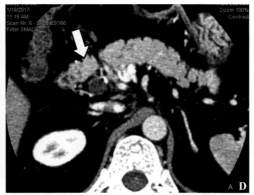

图 3-24 十二指肠异位胰腺

患者男性,60 岁。A~C.分别为横断面 CT 增强动脉早期、门脉期和延迟期,十二指肠降段左侧壁可见软组织结节影(粗白箭),强化方式与正常胰腺组织一致;D.横断面 CT 增强动脉晚期小视野图像,显示更清晰,手术病理提示十二指肠异位胰腺

六、鉴别诊断

发生于胃的异位胰腺应与胃黏膜胰腺化生鉴别。胰腺化生由胰腺腺泡组成,融入周围的胃黏膜。异位胰腺通常累及黏膜下层甚至肌层,而且可能含有胰腺小叶、胰岛和小管。

息肉与腺瘤,胃肠道间质瘤。

七、治疗

外科手术切除治疗。

要点提示

- 正常胰腺组织位于胰腺外器官。
- 以胃和十二指肠最多见。
- 易误诊为息肉、腺瘤或间质瘤。

第六节　胰腺副脾

一、概述

1. 定义·副脾是指存在于脾外的正常脾结构组织,其功能相同。最常见的异位在脾门,其次常见于胰尾,发生在胰腺尾部时称为胰腺内副脾(intrapancreatic accessory spleen,IPAS),通常不被胰腺实质完全包围,只是部分表面暴露于胰周脂肪,其体积较小时可被胰腺实质完全包围。

2. 病因·具体病因及机制尚不明确,可能是由于背侧胃系膜内胚胎脾芽的部分融合所致。

二、临床表现

IPAS 一般无明显临床表现,常在体检或影像检查其他病变时偶然发现,易被误诊为胰腺无功能性神经内分泌肿瘤。

当其发生坏死、梗死、外伤出血时;或病变较大出现压迫症状时;或发生炎症、占位性病变时才会出现相应的临床表现。

三、病理学表现

（一）大体表现

胰腺的脾异位几乎都出现在胰尾部,目前为止仅有个别报道可出现于胰头,大体呈界限清楚的灰红色结节,切面与正常脾切面类似(图 3-25A)。少见情况还可在异位脾脏内出现表皮样囊肿(图 3-26A)或淋巴管瘤(图 3-27A)。

（二）组织学表现

胰腺组织内见脾脏组织,与正常脾脏结构相似,由白髓和红髓组成,呈淤血改变,与胰腺组织分界明显(图 3-25B)。如在异位脾脏基础上并发表皮样囊肿,可于脾脏组织内见囊肿形成,内衬鳞状上皮(图 3-26B)。罕见情况可见异位脾脏内并发淋巴管瘤,镜下见大小不一扩张的淋巴管(图 3-27B)。极罕见的情况还会在胰腺实质内发现异位肾上腺皮质结节,当其结节较大时要与透明细胞型神经内分泌肿

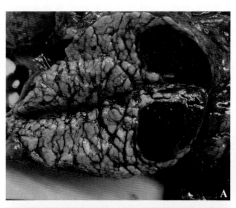
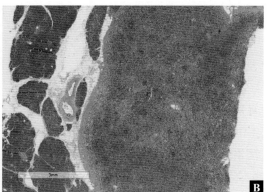
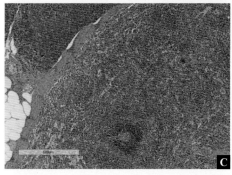

图 3-25　脾脏异位于胰腺

A. 脾异位于胰腺:大体见界限清楚的灰红色结节,切面与正常脾切面类似;B、C. 镜下见胰腺组织内的正常脾脏结构,由白髓和红髓组成,与胰腺组织分界明显

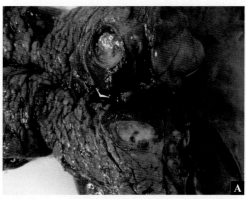
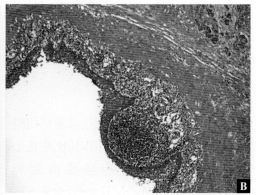

图 3-26　脾脏异位于胰腺并发表皮样囊肿

A. 脾脏异位合并表皮样囊肿:大体见在异位脾脏基础上局部可见囊肿形成;B. 镜下见囊内壁内衬鳞状上皮

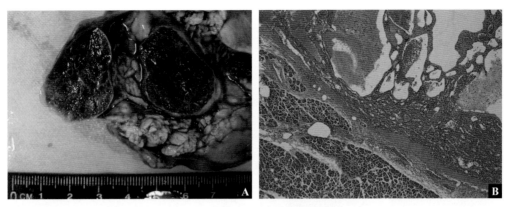

图 3-27　脾异位于胰腺合并淋巴管瘤

A. 脾脏异位合并淋巴管瘤：大体在异位脾脏内见多房囊腔形成；B. 镜下异位脾脏组织内见大小不一扩张的淋巴管

瘤及转移性肾透明细胞癌鉴别。镜下与正常肾上腺皮质结构类似，免疫组化有助于鉴别诊断，其 syn 阳性，细胞角蛋白及 vimentin 也可部分阳性，而 EMA、CgA、S100 阴性。

四、影像学表现

1. 超声·表现为胰腺内类圆形低回声结节，回声类似脾脏，边界清楚，形态规则，其周围可见包膜呈略强回声，包膜可完整或不完整。

2. CT·位于胰腺尾部呈圆形、椭圆形或分叶状；边界清楚；平扫呈实质性肿块。增强后动脉期呈不均匀强化，为其典型表现。当 IPAS 较小时，强化形式不典型。通常情况下，IPAS 的强化方式与脾脏一致（图 3-28、29）。

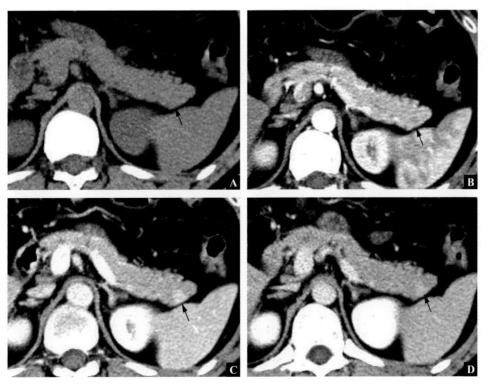

图 3-28　胰尾副脾

患者男性，37 岁，病理证实为胰尾副脾。A. 横断面 CT 平扫示胰腺实质密度均匀，未见异常密度影（细黑箭）；B～D. 分别为横断面 CT 增强动脉期、门脉期和延迟期图像，动脉期胰尾似可见相对低密度小结节灶，门脉期明显强化，延迟期对比剂部分退出，胰尾结节强化方式与脾脏一致（细黑箭）

3. MRI · IPAS 在 T1WI 上的信号低于胰腺，T2WI 上的信号高于胰腺，与脾脏相仿。增强后强化方式与 CT 相似。动脉期呈明显不均匀强化，静脉期及延迟期呈明显均匀强化，与脾脏一致（图 3-30）。

4. 核素标记热变性红细胞（HDRBC）显像；脾自循环系统可选择性清除衰老、变性的红细胞，因而脾及副脾对 ^{99m}Tc-HDRBC 的摄取率高达 90%。

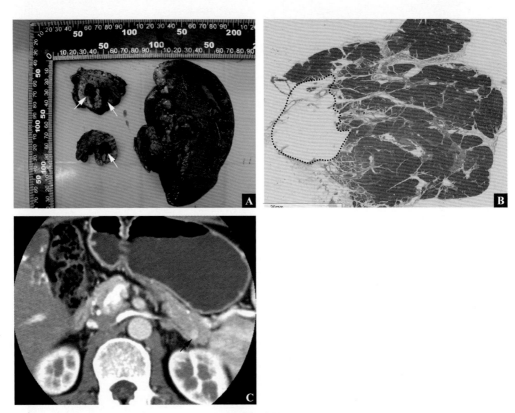

图 3-29 胰尾副脾

患者男性，40 岁，病理证实为胰尾副脾。A. 大体标本可见胰腺内灰红色脾脏影；B. HE 染色大组织切片，由于脾脏由丰富的血窦组成，切片时脱落（黑虚线）；C. 横断面 CT 动脉晚期图像，胰尾部可见小结节高密度影（细黑箭）

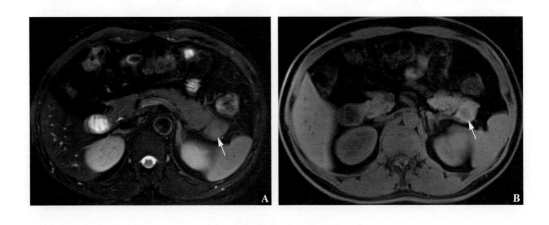

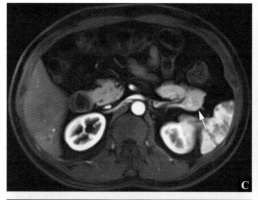
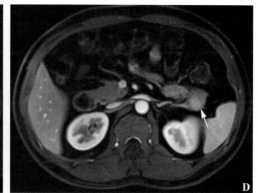
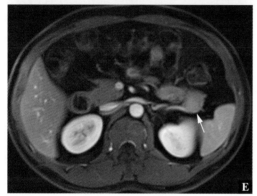

图 3-30 胰尾副脾

患者男性,48 岁,体检发现胰尾部占位,术后病理示胰尾副脾。A. 横断面 FS-T2WI 示胰尾可见圆形稍高信号影(细白箭);B. 横断面 FS-T1WI 平扫示胰尾部结节呈低信号;C～E. 横断面 FS-T1WI 动脉期、门脉期和延迟期图像,胰尾部结节于动脉期呈不均匀强化,实质期及延迟期呈明显均匀强化,与脾脏强化方式一致

五、鉴别诊断

无功能性神经内分泌肿瘤,实性假乳头状瘤,富血供转移瘤。

六、治疗

无症状时无需治疗。

要点提示

- 脾脏异位于胰腺内。
- 一般体检时发现。
- 影像上异位脾与脾脏强化模式一样,易误诊为胰腺无功能性神经内分泌肿瘤。

第七节 胰腺囊性纤维化

一、概述

1. 定义·胰腺的囊性纤维化(pancreatic cystic fibrosis,PCF)亦称纤维囊肿病或黏液黏稠症,是一种由囊性纤维化跨膜转导调节因子(CFTR)基因突变而导致的常染色体隐性遗传性疾病。

2. 病因·囊性纤维化跨膜转导调节因子(CFTR)为其致病基因,位于染色体 7q31-32。该基因编码氯离子通道蛋白,基因突变可导致此蛋白质的功能失常,而出现氯离子跨越上皮细胞膜障碍,外分泌腺导管内的黏液脱水而变得异常黏稠,堵塞各外分泌腺的导管。

二、临床表现

此病主要累及全身分泌黏液的器官,如消化道、呼吸道、肝胆系统等,特别是消化及呼吸系统。

1. 消化系统· 新生儿由于肠黏液分泌和黏度增加、缺乏胰酶等影响蛋白质消化,常出现胎粪阻塞综合征。发病较迟的患者可有肠道功能紊乱症状,如腹痛、腹胀,大便量多伴恶臭。复发性急性胰腺炎,慢性胰腺炎。胰腺囊性纤维化造成胰管阻塞,胰液缺乏。脂性腹泻、消化不良及脂溶性维生素 A、D、E、K 的吸收障碍。

2. 呼吸系统· 反复呼吸系统感染和气道梗阻等呼吸系统症状。

3. 肝胆系统· 毛细胆管被黏液堵塞,引起胆汁性肝硬化、门脉高压、上消化道出血、腹水等;部分患者胆囊萎缩,无功能。

三、病理学表现

病理学上主要表现为胰腺脂肪变性、慢性胰腺炎和胰腺纤维化。

(一)大体表现

胰腺病变轻者可仅见胰腺导管扩张,其内有黏液栓。严重者外分泌胰腺萎缩明显,大体上胰腺分叶模糊、质硬,有明显的纤维化、导管扩张、囊肿形成及脂肪增生。偶尔囊肿直径可达 2～3 cm,囊内含有黏稠白色液体或浓缩的富含蛋白质的分泌物,可发

生钙化并导致结石形成。病程长的病例,整个胰腺可呈多囊胰。部分病例胰腺几乎被脂肪组织所取代(脂肪增生症)。

(二)组织学表现

主要特征是腺泡和小导管内胰腺分泌物浓缩堵塞。早期表现是小导管和腺泡扩张,内含嗜酸性分泌物。大导管内也可见浓缩的分泌物并显示不同程度的扩张及导管周围纤维化。导管内分泌物呈同心层状排列类似淀粉样小体。扩张导管及腺泡的内衬上皮扁平,可见鳞状上皮化生。疾病进展过程中,腺泡及小叶进一步萎缩,而小叶内及小叶间纤维化增加,呈典型慢性胰腺炎改变。但在纤维组织及浸润的脂肪组织中会有大量胰岛残留,包括扩大的胰岛,故此病患者很少发生糖尿病。有时导管会出现显著囊性扩张并充满嗜酸性分泌物。当导管破裂时,导管周围会出现大量急慢性炎症细胞。晚期病例可见胰腺被广泛的脂肪组织取代仅残留少量导管及胰岛。

四、影像学表现

1. CT· 胰腺萎缩,体积缩小,胰管扩张,胰管结石。胰腺脂肪变性,CT 平扫时密度减低,可见胰腺囊肿。

2. MRI· 胰腺体积缩小,胰管扩张,胰管内充盈缺损。胰腺组织因脂肪变性信号增高,脂肪抑制后信号减低,可见胰腺内囊肿。

五、治疗

针对囊性纤维化的临床表现和并发症进行治疗。

要点提示

- 常染色体隐性遗传病。
- 累及全身分泌黏液的器官,以消化和呼吸系统多见。
- 胰腺病变为脂肪变性、慢性胰腺炎和胰腺纤维化。

第八节 von Hippel-Lindau 综合征

一、概述

（1）定义：von Hippel-Lindau(VHL)综合征是罕见的常染色体显性遗传性疾病，主要引起中枢神经系统血管母细胞瘤、视网膜血管母细胞瘤、肾囊肿或肾上腺嗜铬细胞瘤、胰腺囊肿或肿瘤、附睾囊腺瘤以及其他一些病变。其中家族性血管母细胞瘤是VHL综合征的标志。

（2）VHL综合征是一组家族性、多发性、多器官的良恶性肿瘤症候群。

（3）发病率约 1/40 000~1/35 000；常见 18~30岁；患者子女均有 50% 的发病率。

（4）病因：第 3 号染色体短臂（3p25-26）基因突变或丢失所致。

二、临床表现

（1）多累及机体多个系统和器官，如上述定义。

（2）视网膜血管母细胞瘤最早发生，最常见。

（3）小脑血管母细胞瘤和肾细胞癌是本病的致死原因。

（4）中位存活年龄为 49 岁。

（5）诊断标准：如有视网膜血管瘤或中枢神经系统血管母细胞瘤的家族史，只要有 1 个血管母细胞瘤或内脏病变即可诊断。对缺乏家族史的散发病例，2 个以上血管母细胞瘤或 1 个血管母细胞瘤和 1个内脏表现为诊断之必须。

三、影像学表现

（1）影像学诊断标准（图 3-31、32）（存在以下 3条中的任意 1 条即可成立）

1）中枢神经系统多个血管母细胞瘤。

2）1 个中枢神经系统血管母细胞瘤合并 1 个或多个内脏病变。

3）1 个中枢神经系统血管母细胞瘤合并本病的内脏病变加上明确的家族史。

（2）VHL 综合征一般为单纯囊肿、浆液性囊腺瘤或神经内分泌肿瘤。

（3）胰腺多发囊肿对于诊断 VHL 综合征比较特异，表现为散在分布于胰腺的无强化囊性灶。

（4）浆液性囊腺瘤表现为数目较多体积较小的成簇中央钙化的囊性病灶。

（5）神经内分泌肿瘤：可与胰腺囊肿并存（多为无功能性）、多发性，生长缓慢，可有恶性潜能，尤其当肿瘤超过 3 cm 时应高度怀疑恶变。通常位于胰头，圆形或卵圆形，边界清楚，一般小于 3 cm，可伴有坏死或钙化，较大病灶边界欠清，可导致胆管梗阻。CT 平扫或 MRI T1WI 较正常胰腺组织为低密度或低信号，可伴有坏死或钙化。病灶在 T2WI 上为高信号，但比囊肿信号低。pNET 为富血供肿瘤，增强后明显强化。

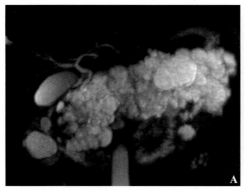
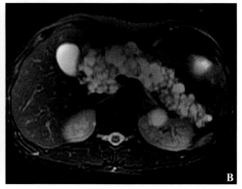

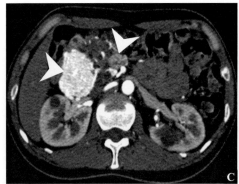

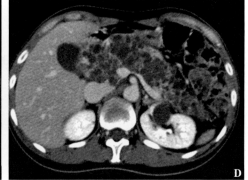

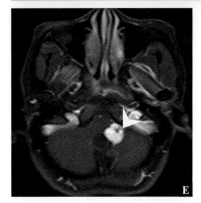

图 3-31 混合型胰腺浆液神经内分泌肿瘤
（von Hippel-Lindau 相关型）

患者女性,64 岁,上腹部不适。A、B. 胰腺三维 MRCP 和横断面 FS-T2WI 示整个胰腺布满大小不等的高信号囊；C、D. 胰腺横断面 FS-T1WI 动脉期和胰腺实质期 MR 增强图像可见整个胰腺布满大小不等的低信号,残留较少的胰腺实质,囊内分隔和残留较少的胰腺实质强化,胰头部可见 2 个明显强化的肿块影为神经内分泌肿瘤（白箭头）；E. 头部横断面 T1WI 增强图像,位于左侧小脑半球可见一枚明显强化的肿块影为小脑血管母细胞瘤（白箭头）

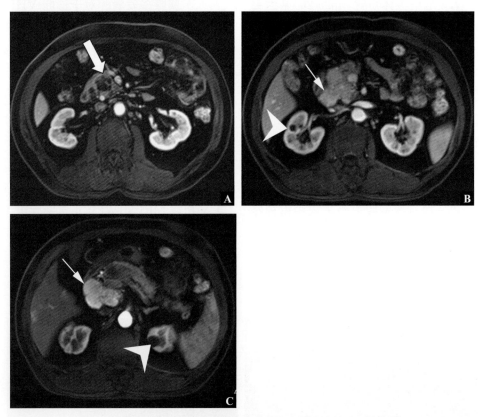

图 3-32 混合型胰腺浆液神经内分泌肿瘤（von Hippel-Lindau 相关型）

患者男性,67 岁,体检发现胰头占位。A. 横断面 FS-T1WI 门脉期增强图像示胰头部浆液性囊腺瘤（粗白箭）；B、C. 横断面 FS-T1WI 增强门脉期图像示胰头部多发神经内分泌肿瘤（细白箭）和双侧肾脏多个小囊肿（白箭头）

四、鉴别诊断

胰腺单纯囊肿、胰腺囊腺瘤

五、治疗

（1）视网膜病变治疗手段为激光。

（2）中枢神经系统病变治疗依靠手术。

（3）胰腺囊肿治疗应尽量避免外科手术。

（4）嗜铬细胞瘤应以肿瘤剔除术为主。

（5）肾囊肿：一般为随访观察。肾细胞癌：手术切除。

要点提示

- VHL 综合征是一组家族性、多发性、多器官的良恶性肿瘤症候群。
- VHL 胰腺病变一般为单纯囊肿、浆液性囊腺瘤或神经内分泌肿瘤。

参 考 文 献

［1］Yu M H, Kim J H. Anomalies and Anatomic Variants of the Pancreas ［M］// Radiology Illustrated：Hepatobiliary and Pancreatic Radiology. Berlin：Springer Berlin Heidelberg, 2014：140-163.

［2］Hoe L V, Claikens B. The Pancreas：Normal Radiological Anatomy and Variants ［M］// Radiology of the Pancreas. Berlin：Springer Berlin Heidelberg, 1999：19-68.

［3］Kamisawa T, Takuma K, Anjiki H, et al. Pancreaticobiliary Maljunction ［J］. Clinical gastroenterology & hepatology the official clinical practice. Journal of the American Gastroenterological Association, 2009,7(11)：S84.

［4］The Japanese Study Group on Pancreaticobiliary Maljunction (JSPBM) The Committee of JSPBM for Diagnostic Criteria. Diagnostic criteria of pancreaticobiliary maljunction ［J］. Journal of Hepato-Biliary-Pancreatic Surgery, 1994,1(3)：219-221.

［5］Kamisawa T, Ando H, Suyama M, et al. Japanese clinical practice guidelines for pancreaticobiliary maljunction ［J］. Journal of Gastroenterology, 2012,47(7)：731-759.

［6］Kamisawa T, Takuma K, Itokawa F, et al. Endoscopic diagnosis of pancreaticobiliary maljunction ［J］. World J Gastrointest Endosc, 2011,3(1)：1.

［7］Morine Y, Shimada M, Takamatsu H, et al. Clinical features of pancreaticobiliary maljunction：update analysis of 2nd Japan-nationwide survey ［J］. Journal of hepato-biliary-pancreatic sciences, 2013,20(5)：472-480.

［8］Bret P M, Reinhold C, Taourel P, et al. Pancreas divisum：evaluation with MR cholangiopancreatography ［J］. Radiology, 1996,199(1)：99.

［9］Coleman S D, Eisen G M, Troughton A B, et al. Endoscopic treatment in pancreas divisum ［J］. American Journal of Gastroenterology, 1994,89(8)：1152-5.

［10］Sandrasegaran K, Patel A, Fogel E L, et al. Annular pancreas in adults ［J］. Ajr American Journal of Roentgenology, 2009,193(2)：455-60.

［11］Zyromski N J, Sandoval J A, Pitt H A, et al. Annular pancreas：dramatic differences between children and adults ［J］. Journal of the American College of Surgeons, 2008,206(5)：1019-1027.

［12］Choi J Y, Kim M J, Kim J H, et al. Annular pancreas：emphasis on magnetic resonance cholangiopancreatography findings ［J］. Journal of Computer Assisted Tomography, 2004,28(4)：528.

［13］Ormarsson O T, Gudmundsdottir I, Mårvik R. Diagnosis and treatment of gastric heterotopic pancreas ［J］. World Journal of Surgery, 2006,30(9)：1682.

［14］Lai E C, Tompkins R K. Heterotopic pancreas. Review of a 26 year experience ［J］. American Journal of Surgery, 1986,151(6)：697-700.

［15］Cho J S, Shin K S, Kwon S T, et al. Heterotopic pancreas in the stomach：CT findings ［J］. Radiology, 2000,217(1)：139-44.

［16］Smith O P. Shwachman-Diamond syndrome ［J］. Seminars in Hematology, 2005,45(7)：892-901.

［17］Burroughs L, Woolfrey A, Shimamura A. Shwachman-diamond syndrome：A review of the clinical presentation, molecular pathogenesis, diagnosis, and treatment ［J］. Hematology/oncology Clinics of North America, 2009,23(2)：233-248.

［18］杨明,乔睦禄.胰胆管汇流异常的研究进展[J].世界华人消化杂志,2008,16(11)：1215-1219.

［19］杨成伟,廖专,李兆申.胰腺分裂症研究进展[J].临床消化病杂志,2006,18(5)：313-315.

［20］孙骥,邰升.胰腺分裂症的诊断与治疗进展[J].肝胆胰外科杂志,2014,26(2)：173-176.

［21］何天霖,胡先贵.成人环状胰腺的临床分析[J].外科理论与实践,2007,12(1)：74-75.

［22］叶欣,赵洪川.异位胰腺的临床进展[J].中日友好医院学报,2009(3)：180-182.

［23］沈镭,戈之铮,薛寒冰,等.62 例异位胰腺的诊治分析[J].中华消化内镜杂志,2009,26(2)：69-72.

［24］汪建华,涂灿,王玉涛,等.胰腺异位副脾的 CT 与 MRI 检查特征[J].中华消化外科杂志,2014,13(4)：310-314.

［25］程伟中,曾蒙苏,饶圣祥,等.胰腺异位副脾的影像学诊断(附 3 例报告并文献复习)[J].放射学实践,2007,22(11)：1196-1198.

［26］刘亭威,康健.中国人囊性纤维化临床特点分析[J].中国全科医学,2012,15(24)：2807-2810.

［27］温贤浩,肖剑文,于洁,等.儿童 Shwachman-Diamond 综合征5 例并文献复习[J].中国当代儿科杂志,2013,15(11)：970-974.

［28］张肖,李颖,肖越勇,等.Von Hippel-Lindau 综合征的影像学表现[J].中国医学影像技术,2010,26(7)：1234-123.

第四章
急性胰腺炎

刘日　刘艳芳　蒋慧　边云　陆建平　王莉

一、概述

1. 定义 · 急性胰腺炎（acute pancreatitis，AP）是指各种病因引起的胰酶激活，继发胰腺局部或大部炎症反应为主要特征的疾病，病情严重者可发生全身炎性反应综合征（systemic inflammatory response syndrome，SIRS）及器官功能障碍（organ dysfunction，OD）。

2. 病因 · 胆石症和酒精占据所有病因的 78%～80%（表 4-1）。

表 4-1　急性胰腺炎病因

常见病因（70%～80%）
胆石症
酒精
罕见原因（10%～15%）
高钙血症
逆行胰胆管造影
药物诱导（噻嗪、硫唑嘌呤、四环素）
腹部创伤
感染（腮腺炎、柯萨奇 B 病毒）
肿瘤（壶腹癌、胰腺癌）
特发性（10%～20%）

3. 发病机制 · 尚未完全阐明，目前比较认可的有四种机制：胰腺组织的自身消化、过度炎症反应、微循环障碍及肠道菌群移位。

4. 性别 · 无明显性别差异。

二、分类

AP 的分类是临床诊断和治疗的前提，目前最新的分类标准为国际胰腺病协会（International Association of Pancreatology，IAP）发布的《亚特兰大分类标准（修订版），2012 年》，旨在提高对 AP 严重程度的评估能力，使数据标准化，采用新的治疗方法更客观，加强多学科医生之间和机构之间的沟通。修订版分类仍将急性胰腺炎分为两大类，见图 4-1。

1. 间质水肿型胰腺炎（interstitial edematous pancreatitis，AIEP） · 大多数间质水肿型患者由于胰腺炎性水肿都有弥漫性肿大，对比剂增强 CT 显示胰腺实质相对均匀的强化，胰周脂肪显示模糊改变，也有出现胰周少量积液。间质水肿型胰腺炎的临床症状通常在第一周内即可控制。

2. 坏死性胰腺炎（necrotizing pancreatitis，NP） · 约 5%～10% 的 AP 将发展为胰腺、胰周或者两者都有的实质性坏死，坏死性胰腺炎最常见表现是胰腺和胰周组织同时坏死或仅有胰周组织坏死，很少出

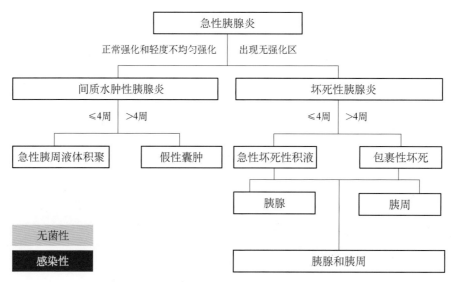

图 4-1　急性胰腺炎亚特兰大分类标准（修订版）

注：急性胰周液体积聚、假性囊肿、急性坏死性积液、包裹性坏死均分为感染性和无菌性两种

现仅有胰腺实质坏死。

修订版亚特兰大分类标准中重新定义了严重程度的分类,将 AP 分为轻症 AP(MAP)、中度重症(MSAP)和重症 AP(SAP)三大类(表 4-2)。

表 4-2　急性胰腺炎严重程度分类

分类	命名	诊断标准	病死率(%)	比例(%)
轻症(MAP)	无争议	无全身并发症,无器官功能衰竭	极低	60～80
中度重症(MSAP)	有争议	有全身并发症,可有一过性器官功能衰竭(48 h 内可恢复)	<5	10～30
重症(SAP)	无争议	伴有持续的器官功能衰竭(持续 48 h 以上),可累及一个或多个脏器	30～50	30～50

三、诊断标准

满足下面三个条件中的 2 个即可诊断急性胰腺炎。

(1)与 AP 相符合的腹痛症状。

(2)血清淀粉酶和(或)脂肪酶至少高于正常上限 3 倍。

(3)腹部影像学检查符合 AP 的影像学特征。

四、临床表现

1. 腹痛·为 AP 最常见的、最主要的临床症状,一般为突发上腹痛及脐周疼痛,可向腰背部及下腹部带状放射。

2. 恶心、呕吐·见于 70% AP 患者,常伴随腹痛出现,且呕吐后无缓解。

3. 重症胰腺炎可伴有发热、低氧血症和低血压。

4. 腹膜后出血体征·脐周皮肤青紫(Cullen征),腰胁部皮肤青紫(Grey-Turner 征)。

五、实验室检查

1. 血清淀粉酶和脂肪酶·血清淀粉酶和脂肪酶≥正常值上限的 3 倍是 AP 的诊断指标,但不反映 AP 的严重程度。

2. 肝肾功能·肝功能检测有助于明确 AP 是否为胆源性,并判断是否存在肝损害;血肌酐检测有助于评估是否存在肾损害。

3. 血常规·血常规中的白细胞计数和分类对于判断感染和 SIRS 有一定价值,红细胞比容(hematocrit,HCT)可反映 AP 是否伴有血容量不足。

4. 血糖、血脂和电解质·血糖水平可以反映胰腺坏死程度,血脂检测帮助判断 AP 是否为高脂血症引起;电解质检测(包括血钙)一定程度上反映 AP 的严重程度。

5. 炎症指标·C 反应蛋白(C-reactive protein,CRP)、白细胞介素 6 等可以反映全身炎症反应程度;血清降钙素原(procalcitonin,PCT)是反映 AP 是否合并全身感染的重要指标,PCT>2.0 ng/ml 常提示脓毒血症;血清乳酸水平对于判断 AP 合并感染也有一定价值。

6. 动脉血气分析·有血液 pH、动脉血氧分压、二氧化碳分压等指标,对于判断 AP 是否存在缺氧、急性呼吸窘迫综合征(acute respiratory distress syndrome,ARDS)或肺水肿有重要价值,从而有助于判断 AP 的严重程度。

六、病理学表现

(一)大体表现

1. 间质水肿性胰腺炎·大体病理见胰腺肿胀和散在分布的脂肪坏死(图 4-2A),脂肪坏死灶呈灰白、灰黄色,可见钙皂形成(图 4-2B)。无出血坏死。病程中或数周后以上改变可以部分或完全消失。

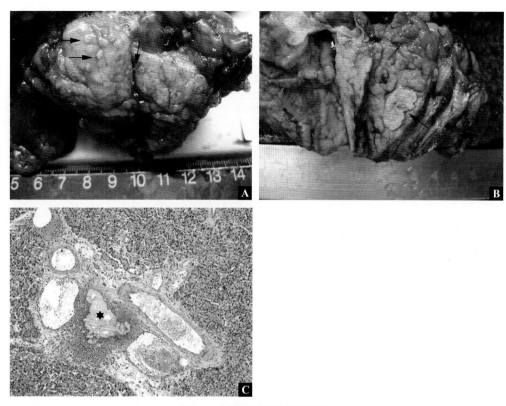

图 4-2　急性胰腺炎伴脂肪坏死

A.胰腺切面可见散在分布的脂肪坏死灶；B.脂肪坏死灶呈灰白灰黄色,可见钙皂形成；C.胰腺内小叶间隔增宽,间质水肿、充血,并可见较多中性粒细胞及单核细胞浸润,腺泡和导管基本上正常,胰腺实质无坏死,可见小灶性脂肪坏死(★)

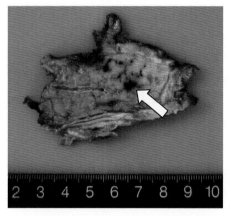

图 4-3　急性出血坏死性胰腺炎病理学表现

胰腺实质内见出血坏死(白粗箭所示)

2. 坏死性胰腺炎·亦称急性重型胰腺炎。大体病理见胰腺组织广泛的出血坏死及脂肪坏死,通常呈斑片状分布,但坏死很少累及整个胰腺。胰腺明显肿大、质脆、软,呈暗红或蓝黑色。切面上小叶结构模糊,暗红和黄色相间,常可并发假性囊肿形成。胰腺表面、大网膜和肠系膜均有散在灰白色脂肪坏死斑(图 4-3)。

(二)组织学表现

1. 间质水肿性胰腺炎·胰腺间隔增宽,间质水肿、充血,并可见较多中性粒细胞及单核细胞浸润,腺泡和导管基本上正常,间质可有轻度纤维化(图 4-2C)。有时可见局部或广泛分布的导管扩张。胰腺实质无坏死出现,但在胰腺内或其周围可见小灶性散在分布的脂肪坏死。

2. 坏死性胰腺炎·所有胰腺细胞及组织均可受累，胰腺实质包括胰岛及导管的坏死是其主要特征。重症患者可导致组织器官大部结构缺失，坏死区出血及血栓形成在比较严重的区域相对常见。随着时间进展，坏死区周围有中性粒细胞及单核细胞浸润，并沿胰腺小叶扩散，偶尔在导管内外也可见炎细胞浸润（图4-4）。胰腺内外脂肪组织均有坏死（图4-5）。

一般AP的镜下表现无特殊，与引起急性胰腺炎的原因也无直接联系。感染性胰腺炎可呈现相对特异的形态学特征，如受累特殊的细胞群、炎症细胞种类、核内包涵体或者其他病毒相关的特征。

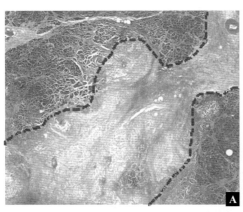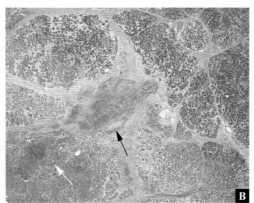

图4-4　急性出血性胰腺炎镜下表现

A. 小叶间质及胰腺实质均出现广泛出血（红虚线区）；B. 小叶间质（黑细箭）及胰腺实质（白细箭）均可见广泛的片状出血坏死

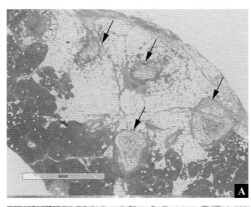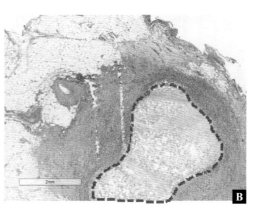

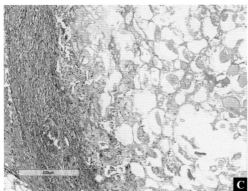

图4-5　急性出血坏死性胰腺炎镜下表现

A. 胰周脂肪出现多灶性脂肪坏死（细黑箭）；B、C. 高倍镜下脂肪坏死区脂肪细胞轮廓可见，其内可见嗜酸性物质（红虚线），坏死区周围可见纤维包裹、泡沫样细胞及多核巨细胞

七、急性胰腺炎 CT 评分系统

目前常用的 CT 评分标准包括 CT 严重指数（CT severity index，CTSI）、修正 CT 严重指数（modified CT severity index，MCTSI）和胰外炎症评分（extrapancreatic inflammation on CT score，EPIC）。上述评分系统各有优势，CTSI 同时考虑炎症浸润程度和胰腺坏死程度，对 AP 进行影像学分级。MCTSI 是在 CTSI 的基础上修正了某些潜在限制因素，简化了胰腺坏死范围的评分和胰周积液量的分类，并增加了胰腺外并发症的评估。研究表明 MCTSI 比 CTSI 更准确反映病情的严重程度。EPIC 可早期观察急性胰腺炎患者的 CT 表现（如胸膜渗出、腹水及腹膜炎症）、评估病情严重程度和预后，EPIC 在预测急性胰腺炎的严重程度上优于 MCTSI，当 EPIC≥4 分时，对 AP 严重性的预测敏感性为 100%，特异性为 70.8%。

表 4-3 CT 严重指数(CTSI)评分

预测指标	评分(分)
胰腺炎症	
正常胰腺	0
局限性或弥漫性胰腺增大	1
胰腺变形伴有胰周脂肪的炎症	2
胰周一处积液、蜂窝织炎，通常位于肾前间隙	3
2 处或 2 处以上胰周积液，或胰腺内、胰周炎症内积气	4
胰腺坏死	
无	0
≤30%	2
30%~50%	4
≥50%	6

表 4-4 修正 CT 严重指数(MCTSI)评分

预测指标	评分(分)
胰腺炎症	
正常胰腺	0
胰腺变形伴或不伴胰周脂肪炎症	2
胰周积液或脂肪坏死	4

（续表）

预测指标	评分(分)
胰腺坏死	
无	0
≤30%	2
>30%	4
胰腺外并发症(1处或多处胸腔积液，血管性并发症，实质器官并发症及胃肠道累及)	2

注：轻度：0~2 分，中度 4~6 分，重度 7~10 分

表 4-5 胰外炎症(EPIC)评分

胰腺外炎症征象	评分(分)
胸腔积液	
无	0
单侧	1
双侧	2
腹腔积液(胰周，肝周，肠间隙，盆腔)	
无	0
1 处	1
多处	2
腹膜后炎症	
无	0
单侧	1
双侧	2
肠系膜肿胀	6
无	0
有	1

注：重度为≥4 分

八、影像学表现与病理学相关性

急性胰腺炎影像学诊断需遵循最新共识中提出的规范影像学描述和诊断（表 4-6）。2015 版中国急性胰腺炎 MDT 共识意见指出：胰腺 CT 扫描是诊断和判断 AP 严重程度的首选方法，首次明确了 CT 检查应在急诊就诊 12 h 内完成平扫检查，发病 72 h 后完成增强 CT 检查，能有效区分胰周液体积聚和胰腺坏死范围。

虽然 MRI 并非指南推荐的首选影像学方法，但 MRI 对急性胰腺炎的诊断有如下优势：①MRI 对早期轻度胰腺炎比较敏感，尤其是 DWI；②T1WI 对胰

表 4-6 急性胰腺炎影像学描述规范

1. 实质坏死	☐ 无	☐ <30%	☐ 30~50%	☐ >50%
2. 胰周坏死				
3. 胰腺和胰周液体或积聚				
（1）位置				
胰内，位置				
胰外，位置				
（2）液体特征	均质		异质	
（3）完整的囊壁	无		有（测量壁厚）	
（4）气液平	无		有	
（5）积液形状	圆形/卵圆形		不规则	
4. 相关的胰周表现	胆石症			
	肝内外胆管扩张			
	门静脉血栓			
	胃食管静脉曲张			
	肠系膜上静脉血栓			
	脾静脉血栓			
	胃静脉曲张			
	假性动脉瘤		位置、大小	
	胸腔积液			
	腹水			
	炎症波及脏器		胃	
			十二指肠	
			空肠	
			结肠	
			阑尾	
			肝脏	
			肾脏（左/右）	
			输尿管（左/右）	
	结肠坏死			
	慢性胰腺炎 胰腺钙化			
5. 腹部其他影像学征象				

内及胰周出血灶及范围诊断；③T2WI 对胰周液体渗出敏感；④MRCP 显示液性包裹的整体形态和内部结构效果好，并且易于判断囊肿与胰管之间关系。

（一）胰腺形态改变

间质水肿性胰腺炎由于胰腺血管扩张、血流量的增多及血管通透性增加，胰腺组织水肿，导致胰腺体积轻至中度增大，轮廓不规则。但是，仍有 20% 患者由于病情较轻，胰腺大小形态近似正常。当病情进展到坏死性胰腺炎时，胰腺体积呈显著的弥漫性肿大，胰腺轮廓模糊甚至消失。

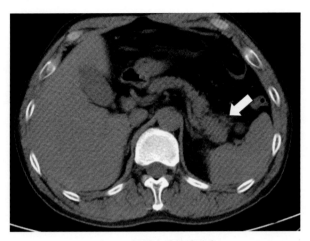

图 4-6 间质水肿性胰腺炎

男性,45 岁,腹痛就诊。横断面 CT 平扫示胰体尾部体积稍增大,周围可见条片状渗出影(粗白箭)

(二)胰腺实质改变

1. 间质水肿性胰腺炎 · 病变仅仅局限于间质,腺泡和导管基本正常,因此胰腺 CT 平扫密度轻度减低或者正常(图 4-6、7)。MRI 平扫 T1WI 上信号减低,T2WI 上信号增高。病变较轻时表现为均匀性的

信号改变;当水肿明显时,T1WI 和 T2WI 上信号呈现不均匀,可能机制是间质水肿区域导致胰腺实质信号不一致(图 4-8)。由于 DWI 是通过检测水分子的运动状态来反映组织的结构特征,急性水肿性胰腺炎时细胞水肿,细胞体积增大,细胞外间隙变小,因此 DWI 对急性水肿型胰腺炎早期诊断比 CT 更敏感,表现为 DWI 上信号增高(图 4-8D)。PET/CT 显像:多表现为放射性[18]F-FDG 轻度弥漫均匀性摄取,摄取程度通常不高,SUVmax 值范围在 1.5～3.0 之间(图 4-9、10)。

增强后水肿区胰腺组织因不同程度血管扩张、淤血,对比剂呈现"慢进慢出"的强化特征,胰腺实质往往强化正常或者轻度不均匀强化(图 4-8、11)。

2. 坏死性胰腺炎 · 胰腺实质包括胰岛及导管的坏死是其该型主要特征,因此 CT 平扫密度更低,T1WI 上呈低信号,T2WI 上高信号,较间质水肿性胰腺炎表现显著。由于坏死组织缺乏血供,增强后坏死区表现为无强化,因此,增强检查是发现坏死区域和范围的有效方法(图 4-12、13)。

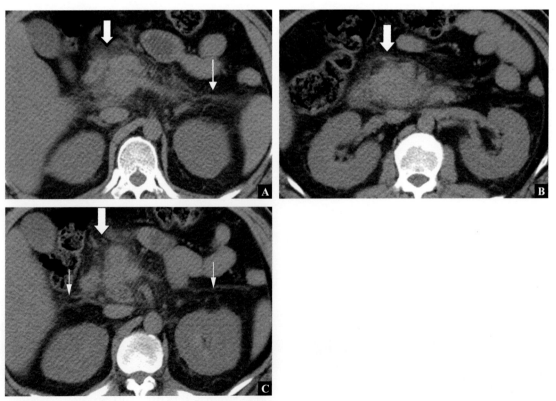

图 4-7 急性间质水肿性胰腺炎

男性,40 岁,上腹部痛 6 h 就诊。A～C.横断面 CT 平扫示胰头肿胀,周围可见急性胰周液体积聚(粗白箭),双侧肾前筋膜增厚(细白箭)

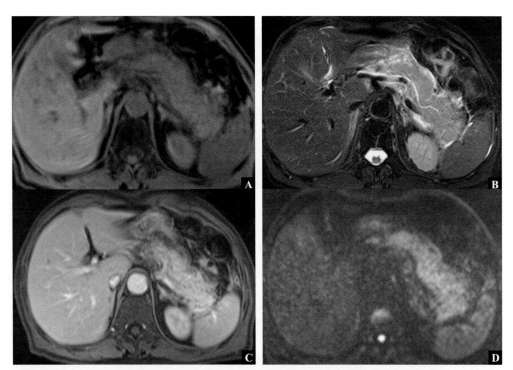

图 4-8 间质水肿性胰腺炎

A. 横断面 FS-T1W 示胰腺体积弥漫性增大，实质信号轻度减低，胰周边界不清；B. 横断面 FS-T2WI 图像示胰腺实质信号增高，胰周可见少许高信号液体影，左侧肾前筋膜增厚；C. 横断面 FS-T1WI 增强门脉期图像示胰腺实质信号明显强化；D. DWI（b＝500 s/mm² ）示胰腺实质信号升高

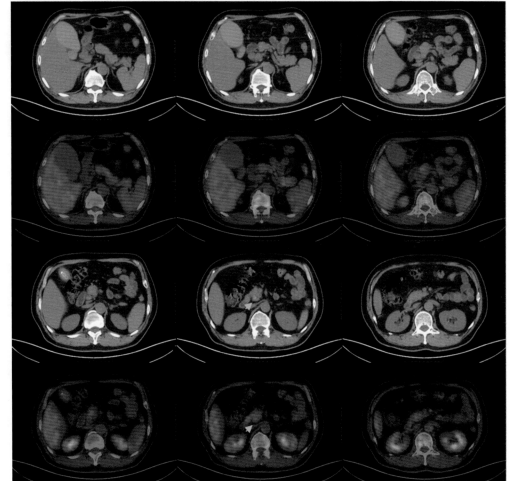

图 4-9 间质水肿性胰腺炎

男，38 岁，突发腹痛一周，实验室检查血、尿淀粉酶增高，PET/CT 胰腺外形、轮廓及实质密度均正常，胰腺边界清楚，胰周间隙清晰，但胰腺 ¹⁸F-FDG 放射性摄取弥漫轻度增高，其程度与肝脏放射性本底一致，提示胰腺存在炎症，但程度较轻。胆囊增大、扩张，胆囊内钙乳胆汁潴留，胆总管显示扩张，于胆总管胰腺段内发现一高密度结石影（绿箭头表示），提示胆道结石伴胆囊及胆管扩张，并诱发急性胰腺炎

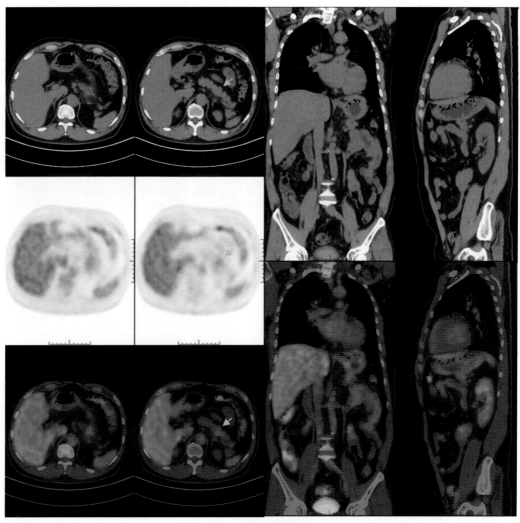

图 4-10　间质水肿性胰腺炎

男,48 岁,腹痛 1 周,实验室检查血清各项肿瘤指标正常,尿淀粉酶增高,既往曾有胃溃疡史。PET/CT 胰腺层面横轴位、冠状位及矢状位断层图像显示胰腺外形轮廓及实质密度均正常,胰体周围脂肪间隙稍模糊,呈薄雾状稍淡密度影,胰体局部 ^{18}F-FDG 放射性摄取轻度增高(绿箭),与肝脏本底摄取程度相仿。冠状位及矢状位显示胰体上方与胃体后壁贴近,邻近胰体病变处局部胃黏膜变薄,呈浅 V 形凹陷。提示胃后壁溃疡侵及邻近胰腺实质,引发局部胰腺炎症

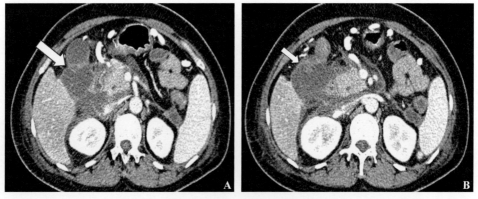

图 4-11　间质水肿性胰腺炎伴急性胰周液体积聚

女性,37 岁,3 天前无明显诱因出现右上腹持续性疼痛,血淀粉酶 223 U/L。A、B. 横断面 CT 增强门脉期图像示胰头肿胀,强化均匀,可见急性胰周液体积聚(粗白箭)

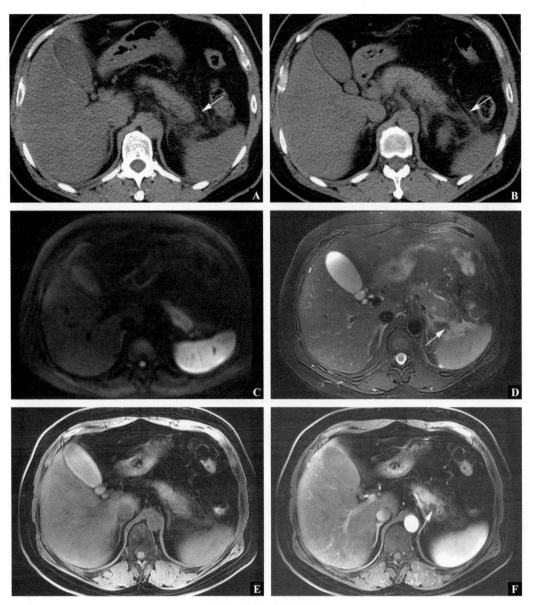

图 4-12　急性坏死性胰腺炎

患者 3 天前饮酒后出现上腹痛,持续性胀痛,血淀粉酶 217 U/L。A、B. 横断面 CT 平扫示胰腺体尾部略肿胀,胰尾似见片状稍低密度影,胰周可见絮片状渗出影(细白箭),左侧肾前筋膜增厚;C～F. 为此患者 4 天后 MRI 图像;C. DWI(b=1 000 s/mm²)示胰腺体尾部弥散明显受限;D. 横断面 FS-T2WI 示胰体外片状高信号(细白箭);E、F 横断面 FS-T1WI 平扫及门脉期示胰尾部小片无强化区(细白箭),其余胰腺实质强化良好

（三）胰周改变

1. 急性胰周液体积聚（acute peripancreatic fluid collection，APFC）・该术语仅适用于间质水肿性胰腺炎发病后 4 周内的胰周积液,且没有假性囊肿的特点。CECT 诊断标准为:间质水肿性胰腺炎,积聚液体密度均一,胰周筋膜正常,无明显囊壁的包裹积液,围绕或贴近胰腺(图 4-14、15)。MRI 上表现为胰周呈条带状、片状异常信号影,T1WI 低信号,

T2WI 高信号,且信号均匀。

2. 胰腺假性囊肿（pancreatic pseudocyst）・通常发生在 AP 发病后 4 周以上,以便囊肿成熟。在胰腺周边的液体积聚,有一个包裹良好的囊壁,无或有轻微炎症。CECT 诊断标准:界限清楚,通常为圆形或椭圆形,均匀的液体密度,囊壁明显,也就是完全包裹,假性囊肿的成熟通常需要急性胰腺炎发病 4 周后(图 4-16)。在 MRI 上假性囊肿表现为胰周类圆

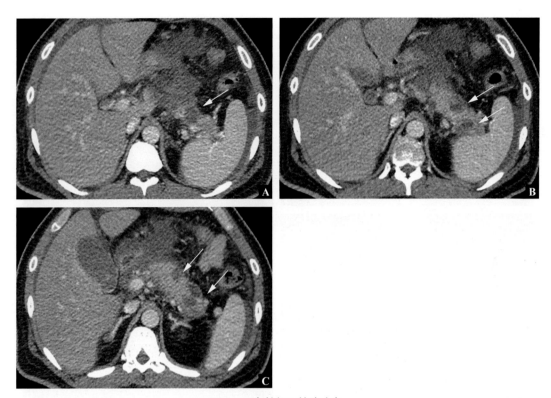

图 4-13 急性坏死性胰腺炎

男性,33 岁,无明显诱因出现上腹部疼痛,血淀粉酶 2 086 U/L。A～C.横断面 CT 增强门脉期图像示胰腺体尾部肿胀,其内见多发片状、结节状无强化的坏死区(细白箭)

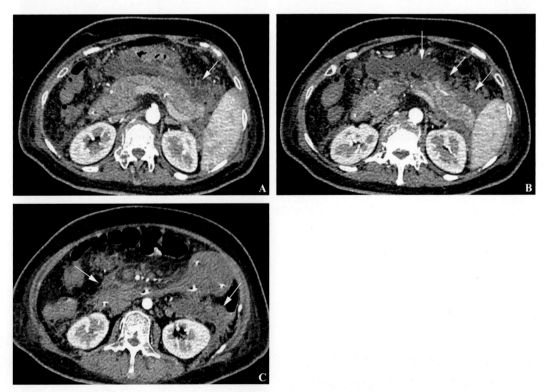

图 4-14 间质水肿性胰腺炎伴急性胰周液体积聚

A～C.横断面 CT 增强门脉期图像示胰腺体尾部肿胀,强化程度降低,胰周积液呈大片分布,形状不规则,密度不均匀,无囊壁(细白箭)

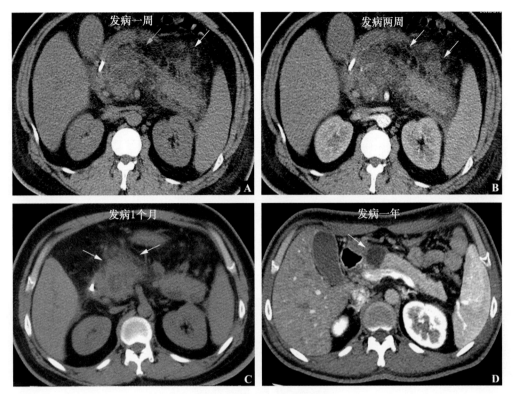

图 4-15 急性胰腺炎病程演变

男性,31岁,5天前因进食油腻食物后腹痛,伴有恶性、呕吐。A. 发病5天后首诊横断面CT平扫图像示胰腺体积增大,轮廓模糊,周围可见片状急性胰体积聚;B. 发病2周,横断面CT增强门脉期图像示胰腺体积增大,胰周急性液体积聚较前进展;C. 发病1个月后,横断面CT平扫图像示胰腺体积仍肿大,但较前好转,胰周液体减少,体尾部减少尤为明显;D. 患者发病一年后,横断面CT增强门脉期图像示胰腺体积恢复正常,胰周积液基本吸收,胰头部可见密度均匀,轮廓清楚的假性囊肿(细白箭)

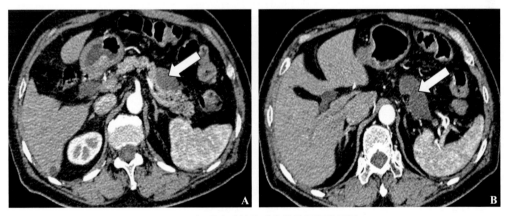

图 4-16 间质水肿性胰腺炎伴胰周假性囊肿

女性,66岁,急性胰腺炎发作4周后。A、B. 横断面CT增强动脉期图像示胰腺萎缩,内见多发点片状脂肪浸润,胰周脂肪间隙清晰,胰体部前、上方可见薄壁囊性密度灶,囊壁纤薄(粗白箭)

形异常信号影,囊壁在 T1WI 和 T2WI 上均呈低信号,囊内液体信号均匀,T1WI 上呈低信号,T2WI 上呈高信号。

3. 急性坏死性积液(acute necrotic collection, ANC)·一个积液区中可包含数量不等的坏死性胰腺炎的液体和坏死组织,坏死可涉及胰腺实质和(或)胰周组织。CECT 标准:只发生在急性坏死性胰腺炎的区域,可出现在不同部位,有不同程度的异质性和非液体成分密度(部分病灶在早期可表现为同质性),无明确的囊壁包裹积液,可位于胰内和

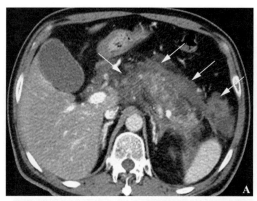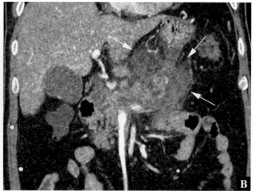

图 4-17　急性坏死性胰腺炎伴胰周急性坏死性积液

男性,49 岁,5 天前无明显诱因上腹痛就诊,血淀粉酶 144 U/L。A、B. 分别为横断面和冠状面 CT 增强门脉期图像,胰腺失去正常形态,轮廓模糊,实质强化不均匀,可见无强化区,胰周可见片状液体渗出,密度不均匀,形态不规则,无囊壁(细白箭)

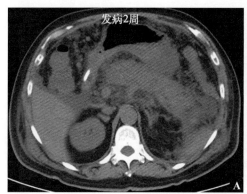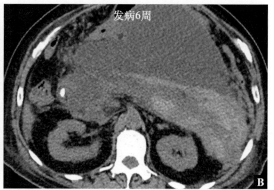

图 4-18　急性坏死性胰腺炎伴胰周包裹性坏死

男性,69 岁,午饭后出现上腹部持续绞痛,伴恶性、呕吐,血淀粉酶 3 710 U/L。A. 发病 2 周横断面 CT 平扫图像,胰腺体积增大,密度降低,轮廓模糊,周围可见急性液体积聚;B. 发病 6 周横断面 CT 平扫图像,胰腺密度不均匀,胰周形成巨大包裹性坏死,其内可见片状高密度物质

(或)胰腺外(图 4-17)。MRI 上表现为胰腺内可见不同程度强化的坏死灶,和/或胰周条片状 T2 水样信号的破絮状、斑片状碎片影(这些征象提示胰周坏死)。胰周积液呈现混杂性信号,FS-T1WI 上积液内出现斑片状、大片状稍高信号影,提示血性积液。需要注意的是:胰周脂肪坏死常表现为单个或数个脂泡影位于胰周积液内,直径为数毫米的小圆形脂肪密度影,在 CT 上容易识别。

4. 包裹性坏死(walled-off necrosis, WON)·表现为一个成熟的坏死区,位于胰腺内和(或)胰周,有一个包裹良好的炎性囊壁。WON 通常发生坏死性胰腺炎发病 4 周后。CECT 标准:坏死区内有异质的液体和非液体密度,伴有不同程度小腔室(部分均匀);完整的囊壁,即包裹良好;位于胰内和

(或)胰周(图 4-18～20)。WON 与假性囊肿最大的区别是含有非液性物质,这些非液性物质主要指坏死的胰腺组织碎块和胰周脂肪组织。T2WI 和 MRCP 在显示 WON 方面优于 CT,可以更清晰地显示内部非液性物质的细节特征。WON 的壁信号在 FS-T1WI 上呈等或稍低信号,增强扫描 WON 囊壁呈轻中度环形强化。所有 WON 内容物均呈复杂性,即以液体信号为主,同时含有絮状、藕丝状、条带状坏死组织游离其中。坏死组织在 T1WI 上稍低、等、稍高的复杂信号,T2WI 上低信号,增强扫描无强化。由于 WON 病灶部分位于胰腺内,或者位于胰周同时累及胰腺内,MRI 更易明确病灶与主胰管之间的关系,指导临床治疗。

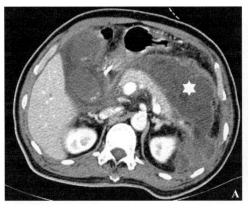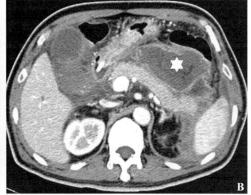

图 4-19　急性坏死性胰腺炎伴胰周包裹性坏死

A、B. 横断面 CT 增强门脉期图像,胰腺实质均匀强化,胰腺体尾部可见巨大囊性占位,形状不规则,密度不均匀,可见完整囊壁包裹(星箭)

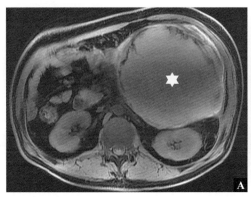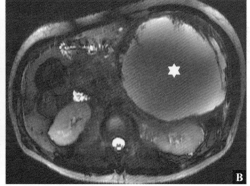

图 4-20　坏死性胰腺炎伴胰周包裹性坏死

男性,30 岁,饮酒后上腹部绞痛,向肩背部放射,持续加重,血淀粉酶 1 178 U/L。A、B. 分别为横断面 FS-T1WI 和 FS-T2WI 图像,胰体尾可见体积巨大、形态完整、类圆形异常信号灶,T1WI 和 T2WI 均呈高信号,有完整囊壁包裹,内部信号欠均匀(星箭)

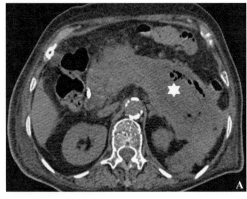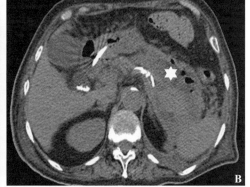

图 4-21　急性坏死性胰腺炎伴胰周感染性坏死

女性,78 岁,胆囊结石,胆管结石。A、B. 横断面 CT 平扫图像示胰腺体尾部较大囊性占位,边界清晰,囊壁厚薄不均,内见混杂密度坏死物及多发积气透亮影(星箭)

5. 感染性坏死(infected necrosis)·在 ANC 或 WON 时均可见囊腔,如果在囊腔中见到气泡或液气平面,则可以怀疑有感染性坏死。当影像上显示包裹性腔外气体,则是合并感染的重要特征(图 4-21)。

（四）胰胆管改变

当急性胰腺炎的发生是由于胆囊结石、胆总管结石、胰腺分裂、乳头开口狭窄等原因所致时，MRCP 有其较高的诊断价值。通常在急性胰腺炎时主胰管扩张不明显。

要点提示

术语	定义	CT 诊断标准	CT 图像
间质水肿性胰腺炎（interstitial edematous pancreatitis, AIEP）	胰腺弥漫性或局限性水肿、变硬，主要是间质水肿，伴有中性粒细胞和单核细胞浸润，临床症状通常在第一周内就能控制，预后较好	胰腺实质显示相对均匀的强化，胰周脂肪显示一些模糊的炎症变化，可有少量胰周积液	
坏死性胰腺炎（necrotizing pancreatitis, NP）	胰腺和胰周组织同时坏死或仅有胰周组织坏死，很少有胰腺实质单独坏死	增强后胰腺实质无强化；胰周坏死	
急性胰周液体积聚（acute peripancreatic fluid collection, APFC）	适用于间质水肿性胰腺炎发病后 4 周内的胰周积液，且没有假性囊肿的特点	间质水肿性胰腺炎，游离性积液，液体密度均一，没有坏死组织位于其中胰周筋膜正常，无明显囊壁的包裹积液，常位于胰腺体尾部周围、左侧肾旁前间隙	
胰腺假性囊肿（pancreatic pseudocyst）	发生在间质水肿性胰腺炎发病后 4 周以上，以便囊肿成熟。在胰腺周边液体积聚，有一个包裹良好的囊壁，无或有轻微炎症	界限清楚，通常为圆形或椭圆形，均匀的液体密度，无非液体成分，囊壁明显，也就是完全包裹，成熟通常需要急性胰腺炎发病 4 周后，间质水肿性胰腺炎后偶尔也可发生	
急性坏死性积液（acute necrotic collection, ANC）	一个积液区中包含数量不等的坏死性胰腺炎的液体和坏死组织，坏死可累及胰腺实质和/或胰周组织，通常发生于急性坏死性胰腺炎发病 4 周内	只发生在急性坏死性胰腺炎的区域，可出现在不同部位，有不同程度的异质性和非液体的密度组织（小部分早期也可表现为同质性），无明确的囊壁包裹积液，可位于胰内和（或）胰外	
包裹性坏死（walled-off necrosis, WON）	一个成熟的胰腺和/或胰周坏死区，一个包裹良好的炎症性囊壁，通常发生于急性坏死性胰腺炎发病 4 周后	病灶呈异质的液体和非液体密度，伴有不同程度小腔室；完整的囊壁，包裹良好，位于胰内和/或胰外	

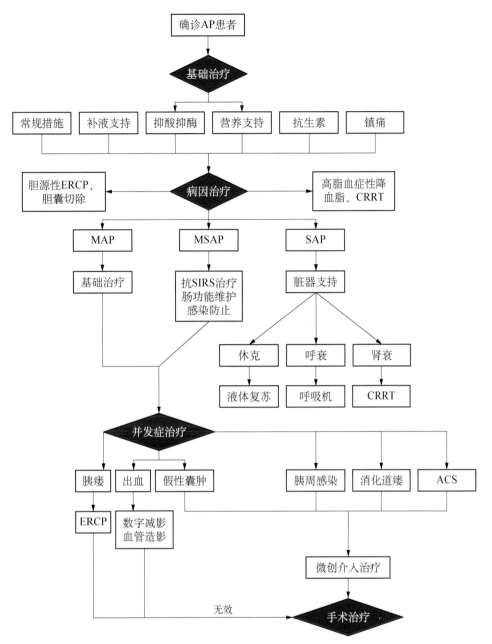

图 4-22　急性胰腺炎治疗流程

ERCP：内镜逆行胰胆管造影；CRRT：持续性肾脏替代疗法；MAP：轻症急性胰腺炎；MSAP：中重度急性胰腺炎；SAP：重症急性胰腺炎；ACS：腹腔间隔室综合征

九、鉴别诊断

消化道穿孔：消化道溃疡穿孔影像学表现可与急性胰腺炎类似，其累及范围一般多在胰头区，约55％病例可见肠腔外气体影或对比剂外漏，另外前者多有消化道病史也有助于鉴别。

十、治疗

急性胰腺炎的治疗主要包括基础治疗、病因治疗和并发症治疗三大方面，其诊治流程参见相关书籍(图 4-22)。

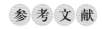 参 考 文 献

[1] Sarr MG. 2012 revision of the Atlanta classification of acute pancreatitis [J]. Pol Arch Med Wewn, 2013,123(3): 118-124.
[2] Windisch O, Raffoul T, Hansen C, et al. Acute pancreatitis: new aspects for the management [J]. Rev Med Suisse, 2017,13(567): 1240-1246.
[3] Kryvoruchko IA, Kopchak VM, Usenko O, et al. [Classification of an acute pancreatitis: revision by international consensus in 2012 of classification, adopted in Atlanta][J]. Klin Khir, 2014(9): 19-24.
[4] 李能平.《2012 版急性胰腺炎分类：亚特兰大国际共识的分类和定义的修订》解读[J]. 中华胰腺病杂志,2013,13(3): 148-151.
[5] 郭蒙蒙,娄婷,熊青.急性胰腺炎亚特兰大分类新标准解读[J].医学新知杂志,2013(1): 43-48.
[6] 王兴鹏,李兆申,袁耀宗.中国急性胰腺炎诊治指南(2013,上海)[J].中华胰腺病杂志,2013(2): 73-78.
[7] 孙备,李乐.急性胰腺炎的诊断与评估——基于亚特兰大分类标准修订版共识的解读[J].中华外科杂志,2014(2): 85-88.
[8] 中国急性胰腺炎多学科(MDT)诊治共识意见(草案)[J].中华胰腺病杂志,2015,15(4): 217-224.
[9] 彭志远,阳明.2012 年版急性胰腺炎亚特兰大国际共识分类和定义的 CT 应用[J].中外医学研究,2016,14(20): 1-3.
[10] 肖波.新亚特兰大标准下急性胰腺炎局部并发症的 MRI 评价[J].放射学实践,2017,32(9): 918-922.
[11] Zhao K, Adam SZ, Keswani RN, et al. Acute Pancreatitis: Revised Atlanta Classification and the Role of Cross-Sectional Imaging [J]. AJR Am J Roentgenol, 2015,205(1): W32-41.
[12] Turkvatan A, Erden A, Turkoglu MA, et al. Imaging of acute pancreatitis and its complications. Part 1: acute pancreatitis [J]. Diagn Interv Imaging, 2015,96(2): 151-160.
[13] Turkvatan A, Erden A, Turkoglu MA, et al. Imaging of acute pancreatitis and its complications. Part 2: complications of acute pancreatitis [J]. Diagn Interv Imaging, 2015,96(2): 161-169.
[14] Souza GD, Souza LR, Cuenca RM, et al. Understanding the International Consensus for Acute Pancreatitis: Classification of Atlanta 2012[J]. Arq Bras Cir Dig, 2016,29(3): 206-210.
[15] Surlin V, Saftoiu A, Dumitrescu D. Imaging tests for accurate diagnosis of acute biliary pancreatitis [J]. World J Gastroenterol, 2014,20(44): 16544-16549.
[16] Tesic Rajkovic S, Radovanovic Dinic B, Jevtovic Stoimenov T. The role and importance of biochemical markers in diagnosis of alcoholic acute pancreatitis [J]. Med Pregl, 2012,65(3-4): 152-157.
[17] Ruaux CG. Diagnostic approaches to acute pancreatitis [J]. Clin Tech Small Anim Pract, 2003,18(4): 245-249.
[18] Bollen TL. Acute pancreatitis: international classification and nomenclature [J]. Clin Radiol, 2016,71(2): 121-133.

第五章
慢性胰腺炎

刘日　塔娜　叶小龙　曾祥鹏　彭立嗣　边云　蒋慧　胡良皞　王凯旋　陆建平　王莉

一、概述

1. 慢性胰腺炎(chronic pancreatitis，CP)·是指胰腺的病理性纤维化炎性综合征。2016 年 2 月国际胰腺协会/欧洲胰腺俱乐部(IAP/EPC)联合提出"新机制定义"，其内容为：在基因、环境和(或)其他危险因素的作用下，胰腺实质出现了损伤和应急的持久性病理反应。本病在进展期和终末期的共同特征包括：胰腺实质萎缩、纤维化、疼痛反应、胰管扭曲、狭窄或扩张、钙化、胰腺内外分泌功能障碍等一系列临床病理表现。新定义的基本理念源于 CP 的疾病演变模式，其病程可分为危险期、反复炎症期、早期慢性胰腺炎、进展期慢性胰腺炎和终末期慢性胰腺炎，概括了 CP 的本质特征，更符合 CP 的发展过程。

2. CP 发病率·全球范围内差异大，近年来总体呈上升趋势，美国 1977—2006 年的发病率由 2.94 例/10 万人上升至 4.35 例/10 万人，中国 1997—2003 年的发病率由 3.08 例/10 万人上升至 13.52 例/10 万人，由于缺乏有效的 CP 早期诊断方法，CP 实际发病率通常被低估。

3. 性别·男性易感(73%～91%)，可能与男性消费酒精量较多有关。

4. 年龄·发病年龄 7～91 岁，平均年龄 58 岁。

5. 病因·病因多种且不明确，酗酒被认为是 CP 最常见病因，占 70%～90%，每日饮酒 80g 持续 6 年将增加 CP 的发病风险。吸烟也是该病的独立危险因素。而胆囊结石和胆管结石并不是危险因素的观点得到公认(表 5-1)。

6. 发病机制·尽管我们熟知 CP 的临床特点、形态学特点以及病因学，但它的发病机制仍然是个谜。无论 CP 的病因是什么，他们都有着共同的组织病理学表现：胰腺实质的破坏、炎症细胞浸润及胰腺纤维化，然而它们的纤维化模式，似乎又有各自的特点，酒精性胰腺炎表现为叶间纤维化，而遗传性胰腺炎表现为导管周围的纤维化，自身免疫性胰腺炎兼有叶间纤维化和导管周围纤维化，阻塞性胰腺炎则表现为单纯小叶内纤维化，这意味着不同病因类型的 CP 有着共同的纤维化通路的同时，其机制又存在

表 5-1 慢性胰腺炎病因及危险因子(TIGAR-O 分类系统)

化学与代谢因素
酒精
吸烟
高钙血症
高脂血症
特发性
热带性胰腺炎
遗传性
常染色体显性遗传
胰蛋白酶原 29 和 122 密码子突变
常染色体隐性遗传
CFTR
SPINK1 突变
胰蛋白酶原 16、22 和 122 密码子突变
自身免疫
独立自身免疫性慢性胰腺炎
自身免疫性慢性胰腺炎综合征
炎症性肠病-自身免疫性慢性胰腺炎
原发硬化性胆管炎-自身免疫性慢性胰腺炎
急性胰腺炎
血管疾病或缺血
梗阻因素
胰腺分裂症
胆胰壶腹括约肌功能紊乱(SOD)
胆管结石、肿瘤
十二指肠囊肿
胰管瘢痕狭窄

差异。在研究 CP 发病机制中，揭示共同通路非常重要，而对不同病因类型 CP 的针对性研究也不可忽视。

CP 的发病机制极其复杂，目前有四大理论假说影响甚广：氧化应激学说；毒性代谢学说；结石-胰管梗阻学说；坏死-纤维化学说。

二、分类、分期、诊断标准

(一)M-ANNHEIM 多种危险因素分类系统

以前的学者提出过多种 CP 的分类系统，但这些

分类系统具有局限性,而且不能同时根据病因、临床阶段和疾病严重程度对 CP 进行分类,也都不具有评分系统以便对 CP 病人进行比较。所以他们都不具有长期指导临床实践和比较各个机构间数据的有效性。然而,CP 的分类系统应该是一个简单、客观、精确和相对非侵害性的分类系统,并且将病因学、疾病分期和疾病严重程度综合在一起,而且应有严重性指数,这种指数表述胰腺形态学与胰腺功能的各种情况,还包括疾病的临床特征。目前 M-ANNHEIM 多因素分类系统是建立假设大多数 CP 病人的发病都是多种危险因子相互作用造成的。所以我们把这种分类系统统称为多种(multiple,M)危险因子的分类方法,而且把可能的危险因子分为几个类别:酗酒(alcohol,A)、吸烟(nicotine,N)、营养因素(nutritional,N)、遗传因素(hereditary,H)、胰管输出的因素(efferent,E)、免疫因素(immunological,I)以及各种各样罕见的混杂变化的代谢(metabolic,M)因素,表 5-2 列出 CP 发展过程中的危险因素。

表 5-2　慢性胰腺炎的 M-ANNHEIM 多危险因素分类系统

慢性胰腺炎多种危险因素分类系统	
A	酗酒 　饮酒过多(每天摄入纯乙醇＞80 g) 　饮酒增加(每天摄入纯乙醇 20～80 g) 　饮酒适度(每天摄入纯乙醇＜20 g)
N	吸烟 　(吸香烟者:长期大量摄入尼古丁者)
N	营养因素 　营养(高热量、高比例的脂肪和蛋白) 　高脂血症
H	遗传因素 　遗传性胰腺炎(根据 Whitcomb 定义) 　家族性胰腺炎(根据 Whitcomb 定义) 　早发型特发性胰腺炎 　迟发型特发性胰腺炎 　热带性胰腺炎 　(可能 *PRSSS*1、*CFTR* 或 *SPINK*1 基因突变)
E	胰腺导管因素 　胰腺分裂 　环状胰腺和其他胰腺的先天性畸形 　胰管阻塞(如肿瘤) 　受创伤后胰管瘢痕 　Oddi 括约肌功能障碍

(续表)

慢性胰腺炎多种危险因素分类系统	
I	免疫因素 　自身免疫性胰腺炎 　干燥综合征相关性慢性胰腺炎 　炎症性肠病相关性慢性胰腺炎 　带有自身免疫性疾病的慢性胰腺炎 　(如原发性硬化性胆管炎、原发性胆汁性肝硬化)
M	混杂的和罕见、变化的代谢因素 　高钙血症和甲状旁腺功能亢进症 　慢性肾功能衰竭 　药物 　毒素

(二) M-ANNHEIM 临床分期

完整的临床分期系统应该具备如下三点:有助于判断疾病的预后、提出治疗指南和患者个体治疗策略。但是目前 CP 的分期仍然难以发挥全面作用。主要原因有:①难以获取胰腺组织;②胰腺外分泌功能的检测繁复且结果不精准,绝大部分医院难以展开;③分期系统内是否应包括形态学特征(如胰管改变或胰管结石)、并发症(如假性囊肿)、胰腺功能受损程度、糖尿病和脂肪泻、劳动力的丧失和生活质量等。尽管当今国际国内仍然缺乏一个理想的 CP 分期方法,但随着对 CP 认识的深入,分期的原则逐渐趋同,即多围绕临床症状(腹痛)、内外分泌功能降低(糖尿病、脂肪泄)和其他并发症等展开。2007 年的 M-ANNHEIM 临床分期主要根据是否存在腹痛症状和严重并发症(胰腺功能不全)而确定。该分期将 CP 分为无症状期(0 期)和有症状期(Ⅰ、Ⅱ、Ⅲ、Ⅳ 期)(表 5-3)。

表 5-3　M-ANNHEIM 临床分期

无症状慢性胰腺炎
　0　亚临床期
　　a　无症状期(偶然发现,如尸检)
　　b　急性胰腺炎-单发(可能是慢性胰腺炎的早期)
　　c　急性胰腺炎伴有严重并发症

有症状慢性胰腺炎
　Ⅰ　无胰腺功能不全期
　　a　复发性急性胰腺炎(每 2 次急性发作之间无腹痛)
　　b　反复或慢性腹痛(包括 2 次胰腺炎急性发作之间的腹痛)
　　c　Ⅰa、Ⅰb 伴有严重并发症

（续表）

  Ⅱ 部分胰腺功能不全期
   a 单独胰腺外分泌（或内分泌）功能不全（不伴有腹痛）
   b 单独胰腺外分泌（或内分泌）功能不全（伴有腹痛）
   c Ⅱa、Ⅱb伴有严重并发症
  Ⅲ 胰腺功能完全缺失伴腹痛期
   a 胰腺内外分泌功能均缺失（伴有腹痛，如需要止痛药）
   b Ⅲa伴有严重并发症

（三）M-ANNHEIM诊断标准

  近年来，CP诊断标准不断修正完善的过程，正是对CP持续研究、不断揭示其本质的过程。其定义于1946年首次命名，近几十年来随着CT、ERCP、MRCP、超声内镜（endoscopic ultrasonography, EUS）等新技术的应用，以及对CP认识和研究的不断深入，不同国家和地域的学者在不同的时期提出和修订了诸多的CP分型分类和诊断标准，包括亚太地区CP的共识会诊断标准（2002年）、美国Layer等（1994年）和Joergensen等（2010）的积分诊断表、M-ANNHEIM的CP诊断标准（2007年）、日本CP诊断标准（2010年）和中国CP诊断标准（2012年）。这些标准逐渐汇聚成了稍有差异、但基本统一的诊断标准。CP的诊断标准基于如下3种方法：组织病理学、胰腺实质钙化和胰管改变（影像学）、胰腺外分泌功能检测。由于获取胰腺组织较为困难，胰腺外分泌功能检测仍然困难，所以影像学的诊断价值最大（表5-4）。

表5-4 慢性胰腺炎诊断标准

诊断标准（一条以上）	备注
◆ 组织病理	金标准
◆ 胰腺实质钙化/胰管结石	影像学* 检出
◆ 胰腺改变#	剑桥标准的中、重度改变（ERCP、CT及MRCP表现）
◇ EUS诊断标准（除钙化外）	尚存争议▽
◇ 胰腺外分泌功能的检测	国内尚未展开；早期意义不大

注：*包括上腹部或胰腺的：平片、超声、CT、MRCP、EUS、ERCP等；#多数研究以ERCP所示为标准，亦有少量研究将CT、MRCP所示纳入；▽早期诊断的"过度敏感"和过度依赖操作者经验限制了广泛应用；◆绝大多数研究必定纳入的诊断方法（本表源自龚彪，王伟.慢性胰腺炎理论与实践.北京：人民卫生出版，2012：515）

  2007年Schneider等建立的M-ANNHEIM诊断标准（表5-5），其中胰腺影像学标准基于剑桥分类系统，并综合EUS和MRI影像信息，在根据不同的成像技术所反映的形态学改变对CP进行的分级（表5-6～8）。

表5-5 M-ANNHEIM慢性胰腺炎诊断标准

确诊慢性胰腺炎（必须符合如下项目中的一个以下条件）
 胰腺钙化
 胰管中度或显著损伤（根据剑桥分类标准）
 显著并持续外分泌功能不全（定义：胰性脂肪泻，以胰酶显著减少为特征）
 具有典型的组织学特征

可疑的慢性胰腺炎（必须符合如下项目中一个以下条件）
 轻度胰管改变（根据剑桥分类标准）
 反复或持续性的胰腺慢性囊肿
 胰腺外分泌功能测试（如粪便弹性蛋白酶-1测定、胰泌素试验、促胰液素）
 内分泌功能不全（即异常糖耐量试验）

临界的慢性胰腺炎
 有典型慢性胰腺炎的临床病史但不满足确诊或可疑慢性胰腺炎所需要的任何一项附加条件。这种形式的慢性胰腺炎另一种表达方式是：第一次急性胰腺炎发作伴或不伴胰腺疾病的家族史（即家族其他成员患有急性胰腺炎和胰腺癌）和M-ANNHEIM危险因素的存在。

酒精性胰腺炎
 在满足上述的确诊、可疑或临界慢性胰腺炎的标准外，还必须具备如下项目中的一个条件：
 过度饮酒史（男性摄入酒精量＞80 g/d，持续数年，女性标准稍低）
 增量饮酒史（酒精量约为20～80 g/d，持续数年）
 适度饮酒（摄入酒精量＜20 g/d，持续数年）

  从20世纪80年代起，EUS被大量的用在CP的诊断中，产生了EUS的CP诊断标准（表5-7），异常的ERCP表现和EUS观察到的征象有着良好的一致性。

  在M-ANNHEIM分类系统中，任何B超、CT、ERCP、MRI/MRCP、EUS获得的影像学资料都必须根据剑桥标准来给病人分级。表5-8以推荐的剑桥分类为基础，概述了不同成像技术所反映的形态学改变对胰腺炎进行的分级。

表 5-6　M-ANNHEIM 胰腺影像学标准(基于剑桥分类)

级别	主胰管	异常侧支	其他特征
ERCP 评估的胰腺组织形态			
正常	正常	无	
可疑	正常	<3	
轻度改变	正常	≥3	
中度改变	异常	>3	
重度改变	异常	>3	具备至少一项以下特征:胰腺大量空泡、梗阻、充盈缺损、炎症扩张和胰管不规则

级别	特　征
CT 和 B 超评估的胰腺组织形态	
正常	主胰管<2 cm,胰腺形态和大小正常,胰腺实质均匀
可疑	以下特征只能符合一项主胰管扩张 2~4 mm 之间、胰腺轻度增大(最大到正常的两倍大小)、胰腺实质不均匀、胰腺小空泡(<10 mm)、胰管不规则、局部的急性胰腺炎、主胰管壁回声增强、胰头体轮廓不规则
轻度改变	上述特征有两项或两项以上符合
中度改变	和轻度改变一样(难以区分)
重度改变	以下特征至少有一项符合:胰腺大空泡(>10 mm)、胰腺增大(大于正常的两倍)、导管内充盈缺损或有微结石、胰管阻塞、结构不规则、浸润至邻近器官

表 5-7　慢性胰腺炎超声内镜诊断标准

胰腺实质征象	胰管征象
胰腺大小 囊肿 低回声区(局部回声减弱区) 小叶图像增强(如正常的低回声区域被高回声带包围)	胰管壁回声增强 主胰管不规则(如胰管狭窄) 主胰管扩张 胰管侧支明显可见(如扩张) 钙化

注:超过 6 项 EUS 标准即可诊断中度或重度慢性胰腺炎,阳性率>85%,少于 3 项标准就可以排除中度或重度慢性胰腺炎,阴性率>85%

表 5-8　M-ANNHEIM 的慢性胰腺炎影像诊断标准(B 超、CT、ERCP、MRI/MRCP 及 EUS)

剑桥分级	B 超、CT、ERCP、MRI/MRCP	EUS
正常	整个胰腺无异常表现(0 分)	至多 4 项异常表现(可能和轻度难以区别)(1 分)
可疑	有一个异常表现(1 分)	
轻度改变	至少 2 项异常表现,但主胰管正常(2 分)	
中度改变	至少 2 项异常表现,包括主胰管异常(或扩张至 24 mm)或胰管壁回声增强(3 分)	至多 5 项异常表现(中度和重度难以区别)(3 分)
重度改变	上述至少 1 项必需的特征明显改变	

(四) M-ANNHEIM 评分和严重性指数

M-ANNHEIM 分类系统,包括一个评分系统来判定疾病的严重程度,用来指导临床治疗措施和疾病预后。CP 的临床特征的 M-ANNHEIM 评分系统包括了是否存在腹痛、控制腹痛的治疗措施、胰腺外科手术、内外分泌功能不全、胰腺形态特点和严重器质性并发症的出现等。不同的诊断和治疗措施,都有各自的分数。M-ANNHEIM 评分系统(表 5-9)反映了临床表现,这些分数加在一起构成临床严重程度的总分,这个总分对照着严重性指数就可以将病

表 5-9　慢性胰腺炎的临床特征的 M-ANNHEIM 评分系统

临床特征	分数
病人主诉的疼痛	
没有治疗且无疼痛症状(病人不需要用止痛药)	0
复发性急性胰腺炎(病人诉两次胰腺炎急性发作期间无疼痛)	1
治疗后无疼痛(病人诉使用止痛药或内镜治疗后疼痛缓解)	2
间歇性疼痛(病人诉间歇性疼痛,治疗或没治疗过,可能会出现胰腺炎急性发作)	3
持续性疼痛(病人诉无疼痛缓解期,治疗或没治疗过,可能还会出现胰腺炎急性发作)	4
疼痛控制	
没有用止痛药	0
使用阿片类或轻度阿片类药物(WHO 止痛阶梯 1 或 2 类药)	1
使用强效阿片类药物(WHO 止痛阶梯 3 类药)	2
外科手术	
未使用过胰腺外科手术	0
因各种原因使用过胰腺外科手术	4
外分泌功能不全	
无外分泌功能不全	0
轻度、中度或无法确诊的无需补充消化酶的外分泌功能不全(包括病人诉间断性腹泻)	1
被确诊的外分泌功能不全(根据外分泌功能测定)或重度外分泌功能不全如脂肪泻(>7 g 脂肪/24 小时),胰酶供给明显减少	2
内分泌功能不全	
无糖尿病	0
有糖尿病	4
胰腺成像的形态学特点	
正常	0
可疑	1
轻度	2
中度	3
重度	4
严重的器质性并发症(不包括剑桥分类标准)	
无并发症	0
可能、可逆的并发症	2
不可逆的并发症	4

表 5-10　慢性胰腺炎的 M-ANNHEIM 严重性指数

严重性指数	严重水平	分值范围
M-ANNHEIM A	轻度	0～5 分
M-ANNHEIM B	中度	6～10 分
M-ANNHEIM C	中重度	11～15 分
M-ANNHEIM D	重度	16～20 分
M-ANNHEIM E	恶化	>20 分

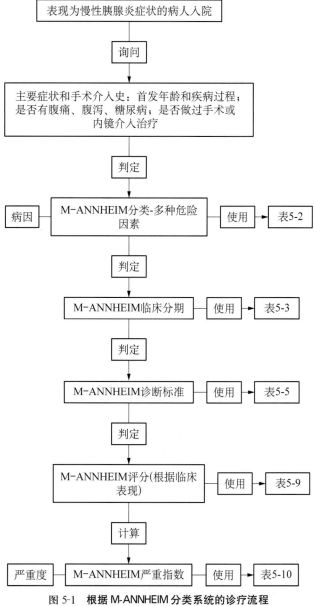

图 5-1　根据 M-ANNHEIM 分类系统的诊疗流程

人分类(表 5-10)。图 5-1 概述了 M-ANNHEIM 分类系统给病人分类的步骤和每一个步骤对应的内容。

三、临床表现

1. 腹痛·是 CP 的主要症状,多为首次就诊的原因。

2. 胰腺内分泌功能降低·空腹血浆葡萄糖水平≥7. 06 mmol/L(126 mg/dl),2 h 口服葡萄糖耐量试验的结果>11. 2 mmol/L(200 mg/dl),糖化血红蛋白≥6. 5%。

3. 胰腺外分泌功能降低·消化不良,脂肪泻,体重下降,代谢性骨质疾病,维生素或矿物质缺乏。

上述症状通常在 CP 的后期才会同时出现,当发展至胰腺功能不全阶段时,腹痛表现反而会有所减轻,甚至消失("烧焦征")。

四、病理学表现

(一)大体表现

CP 通常是弥漫性病变,但也可仅节段或局灶受累,可并发假性囊肿(图 5-2)。如果仅仅局灶分布,受累的胰腺可呈肿块样,影像学易将其误诊为肿瘤性病变(图 5-3)。沟槽部 CP 是一种特殊类型,发生

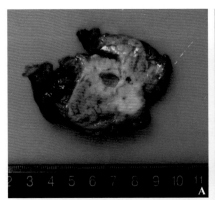
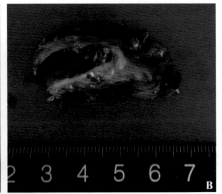
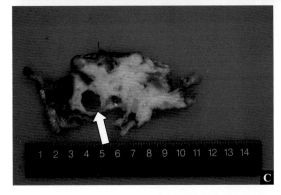

图 5-2 慢性胰腺炎大体表现

A～C.慢性胰腺炎大体病理,显示局部胰腺分叶状结构消失,并伴发假性囊肿形成(粗白箭)

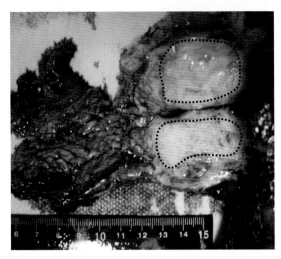

图 5-3 慢性肿块性胰腺炎大体表现

图示胰尾部胰腺小叶结构消失,形成肿块(黑虚线),影像上易误诊为肿瘤

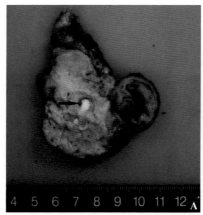
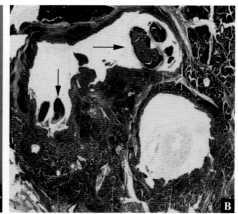

图 5-4　慢性胰腺炎大体与病理表现

A. 腔内充满嗜酸性物质,为蛋白质丰富的分泌物(细黑箭);B. 为图 A 对应的镜下观,图示导管扩张,管腔内可见大的嗜酸性蛋白栓(细黑箭)

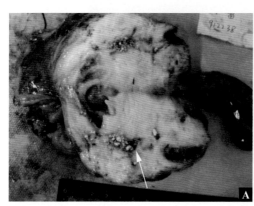
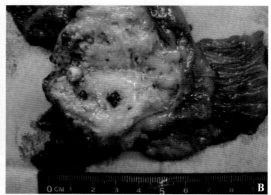

图 5-5　慢性胰腺炎大体表现

A. 大体标本切面上呈苍白色,胰腺小叶结构消失,胰腺实质萎缩被增生的纤维取代,胰腺质地变硬,胰管内可见结石形成(细白箭);B. 局部胰腺小叶结构不清,导管扩张,其内可见结石

于十二指肠与胰头之间的沟槽区,即使整个胰腺受累,病变也呈斑片状分布,沟槽区病变更突出。

在 CP 早期阶段,胰腺组织通常变硬增大,纤维化分布不均匀,纤维化的部位质地坚硬。切面上呈粗糙的分叶状或结节状瘢痕,处于纤维化组织中的导管形态不规则,有时导管腔内充满嗜酸性物质,为蛋白质丰富的分泌物(图 5-4A、B)。30%～50% 的病例有假性囊肿形成。在纤维瘢痕和假性囊肿的周围可以见到新的坏死灶。

随病情进展,纤维化进一步加重及胰腺实质萎缩,使胰腺明显萎缩并坚如磐石(图 5-5A)。切面上分叶不清,大小导管均呈不同程度的扩张,其内可见结石(图 5-5B)。结石主要包括两类:主胰管内结石(胰管结石,真性结石)和分支胰管内结石(胰腺钙化,假性结石)。这些结石大小可以从数毫米到厘米以上不等,主要构成为表层的碳酸钙和位于中心的蛋白质、黏多糖构成,结石紧紧挤压在导管内很难排出。胰腺周围也可存在不同程度的纤维化,并可引起血管、淋巴管、胆管和肠道的狭窄。

(二)组织学表现

腺泡组织呈不同程度的萎缩,间质内弥漫性纤维组织增生和淋巴细胞、浆细胞浸润(图 5-6A、B)。大小导管均呈不同程度的扩张,内含嗜酸性物质或白色结石(图 5-6A)。随炎症进展,胰岛、神经、血管也被受累。

1. 腺泡实质进行性萎缩·这是 CP 的普遍特征。病灶通常呈斑片状分布,即正常小叶与严重萎

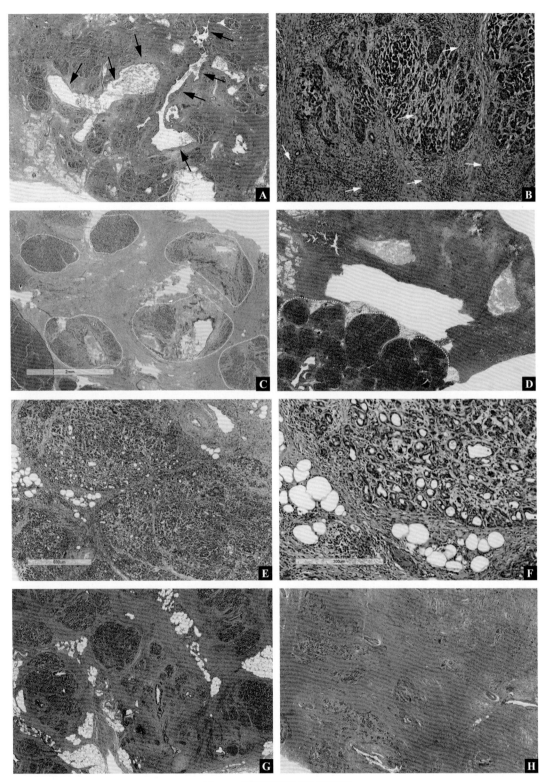

图 5-6　慢性胰腺炎组织学表现

A. 低倍镜下见胰腺实质萎缩,间质弥漫性纤维组织增生和导管不同程度扩张(细黑箭);B. 腺泡周围及间质内可见淋巴细胞浸润(细白箭);C、D. 病变呈斑片状,相对正常的小叶与严重萎缩小叶相邻,红虚线勾画出正常胰腺小叶与萎缩小叶(黄虚线区)的分界;E、F. 最初萎缩的腺泡细胞扁平并形成管腔为特征;G. 随疾病进展,间质纤维增生明显,但小叶结构尚存;H. 最终腺泡逐渐消失,小叶结构也消失

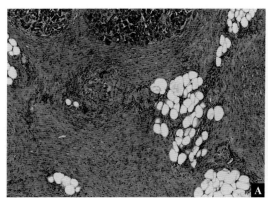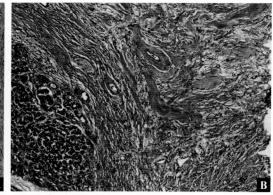

图 5-7　慢性胰腺炎组织学表现

A. 慢性胰腺炎间质：早期，纤维化成分富含细胞；B. 随着疾病进展，纤维化广泛并形成瘢痕组织，其内细胞成分很少

缩小叶相邻（图 5-6C、D）。CP 初期，萎缩的腺泡以酶原颗粒的消失及腺泡细胞扁平并形成管腔（腺泡导管化生）为特征（图 5-6E、F）。随着疾病进展，间质纤维增生逐渐明显，小叶结构也从尚存阶段逐渐到消失（5-6G），最终腺泡也逐渐消失（5-6H）。

2. 间质纤维化 · 纤维化程度与腺泡逐渐萎缩密切相关。在早期阶段，纤维化成分富含细胞，并主要出现于小叶间隔，呈斑片状（图 5-7A）。随疾病进展，纤维化延伸入小叶内并相互融合，广泛纤维化并形成瘢痕样组织，其内细胞成分很少（图 5-7B）。

3. 胰管 · 胰管通常出现扩张，即使在同一个切面上也可显示不同程度的导管扩张，表现为从轻度同心性扩张到灶性囊状扩张（图 5-8A）。不论扩张与否的导管内，均可发现蛋白栓（浓缩的分泌物），嗜酸性，呈同心层状分布（图 5-8B），蛋白栓内可有钙化。胰管上皮通常受压变扁，或被破坏并形成溃疡（图 5-8C、D），当导管管腔内出现结石时，管腔内出现中性粒细胞。导管的扩张及溃疡形成继而导管破裂，引起周围组织出现非特异性急慢性炎症反应，并导致后续出现的导管缩窄。在扩张或非扩张导管上皮可出现鳞状上皮化生或不同程度 PanIN（图 5-8E、F），同时伴有小叶中心性萎缩。导管周围特别是扩张导管周围可见明显增生的纤维组织围绕。

4. 炎细胞浸润 · 通常轻度浸润或斑片状分布。主要成分是淋巴细胞及散于其中少量的巨噬细胞，偶尔可见浆细胞（图 5-9A）。导管及神经周围也可见灶性慢性炎细胞（图 5-9B）。

5. 胰岛 · 在慢性炎症进程中胰岛通常不受累，在病变后期虽然胰岛细胞数量减少、功能降低，但形态依旧保持完好；由于腺泡实质萎缩消失及小叶结构消失，残留的胰岛细胞聚集表现为一定程度的胰岛细胞增生（图 5-10A），在 CP 中罕见的另一种胰岛细胞假瘤性改变表现为包绕外周神经浸润（图 5-10B），易误认为神经内分泌瘤。与大多数胰腺神经内分泌瘤相比，这些胰岛聚集灶的边界不清，周围常存在胰腺炎区域。随着病变进一步发展，内分泌成分萎缩，最终在临床上出现糖尿病。

6. 胰内神经 · 在 CP 中较常见的改变是数量增多、增粗的胰内神经（图 5-11）。在病变后期，胰腺重度萎缩，纤维组织增生，胰内神经簇状分布，其中穿插分布在残留的腺泡、导管及胰岛中，并可出现一些在常规 HE 切片无法体现的改变，如交感神经纤维成分的减少，神经胶质细胞的改变及神经束膜的损伤。这种"胰腺神经病"的严重性与病人的痛觉敏感性相关。

7. 血管 · 胰腺内及胰周不同管径的血管，包括动脉及静脉，可显示血管壁显著的纤维性增厚及管腔狭窄（图 5-12）。

8. 假性囊肿 · 胰腺假性囊肿是急性胰腺炎的常见并发症，但也可出现于 CP，特别是酒精性 CP。其表现与急性胰腺炎的假性囊肿相似，呈单房，无纤维分隔，无壁结节及赘生物，无内衬上皮。与急性胰腺炎相比，CP 伴发的假性囊肿囊壁更厚，主要为成熟的肉芽组织及纤维组织，囊壁可发生钙化（图 5-13）。

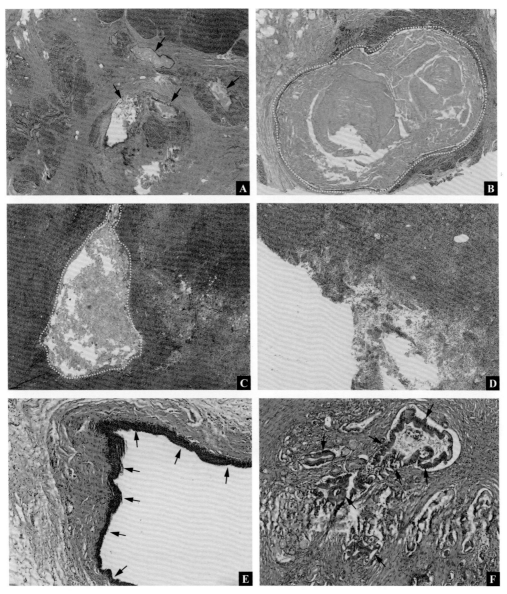

图 5-8　慢性胰腺胰管改变

A. 胰管可出现不同程度的扩张（细黑箭）；B. 胰管内可见蛋白栓（黄虚线）；C. 胰管上皮可被破坏（黄虚线）；D. 形成溃疡，周围可见出血；E. 在扩张或非扩张导管内可出现鳞状上皮化生（细黑箭）；F. 部分胰管出现中度不典型增生 PanIN-1B（细黑箭）

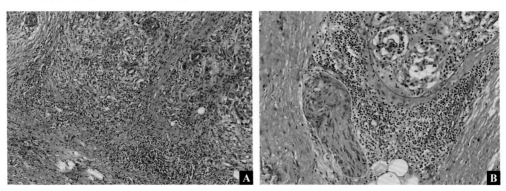

图 5-9　慢性胰腺炎炎细胞浸润组织学表现

A. 炎细胞浸润通常斑片状分布，主要是淋巴细胞；B. 残留胰岛（红虚线）及神经（黄虚线）周围也可见灶性慢性炎细胞浸润

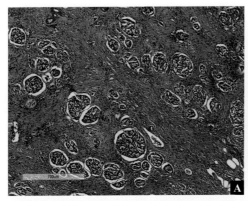
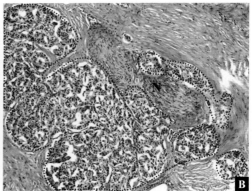

图 5-10　慢性胰腺炎胰岛组织学表现

A.慢性胰腺炎后期腺泡实质逐步减少消失及小叶结构消失,残留的胰岛聚集表现为一定程度胰岛增生;
B.罕见的胰岛细胞(红虚线)可包绕外周神经,易误认为神经内分泌瘤神经浸润

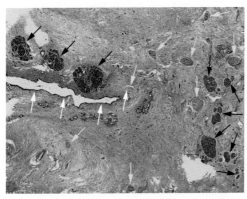
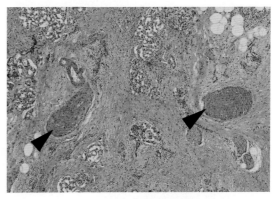

图 5-11　慢性胰腺炎胰内组织学表现

图 5-12　慢性胰腺炎血管组织学表现

胰腺明显萎缩,导管(细白箭)扩张,纤维组织增生,
胰内神经(细黄箭)数量增多,并呈簇状分布,分布在
残留的腺泡、胰岛、导管中

慢性胰腺炎进展过程中可见纤维血管壁增厚及管腔狭窄
(黑箭头)

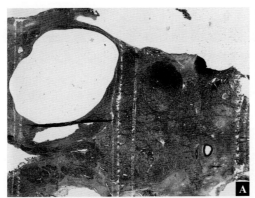
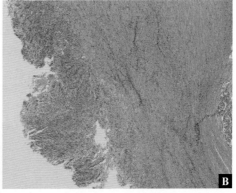
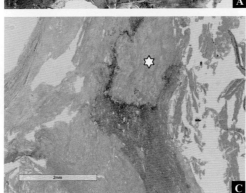

图 5-13　慢性胰腺炎假性囊肿组织学表现

A.慢性胰腺炎伴假性囊肿镜下见囊壁无内衬
上皮;B.假性囊肿局部放大主要为纤维组织及
肉芽组织;C.囊壁可发生钙化(星箭)

五、免疫组化

CP 的免疫组化指标主要用于与导管腺癌的鉴别诊断。正常胰腺腺体通常不表达 CEA、B72.3、CA125 及 p53,所有正常腺体均完整表达 Dpc4 蛋白;与之相反,胰腺导管腺癌一般表达 CEA,75% 表达 B72.3,50%~75% 表达 p53,45% 表达 CA125,55% 完全不表达 Dpc4。当 mesothelin、胰岛素样生长因子Ⅱ mRNA 结合蛋 3(IMP3)、S100P 和 X 连锁凋亡抑制物(XIAP)表达阳性,也支持腺癌的诊断(表 5-11)。

表 5-11　慢性胰腺炎疫组化标记物及表达

抗　　体	文　　献
Dpc4	+
S100P	-
pVHL	+
Maspin	
IMP-3	
B72.3	-
CA125	-
p53	-
Mesothelin	-
PSCA	-
Annexin A8	-
Synaptophysin	-
Claudin 18	
mCEA	-
MOC-31	+或-
CEA	+
CA19-9	+

六、影像学表现与病理学相关性

(一)慢性胰腺炎的比较影像学

美国胰腺病协会(APA)指南认为胰管内结石是 CP 最特异、最可靠的超声和 CT 表现,尤其是 CT 检出 CP 的胰管结石及其并发症的价值更高,被 APA 强烈推荐。在 CP 的进展期和终末期超声和 CT 均具有较高的诊断准确性,而对早期 CP 的诊断价值有限。

MRCP 对 CP 的诊断具有较高的敏感性(88%)和特异性(98%),可清晰显示胰管改变。胰泌素增强 MRCP(secretin enhanced MRCP, S-MRCP)不仅增加了早期 CP 胰管改变的可视化程度,而且能对胰腺外分泌功能进行定量评价。

ERCP 一直被认为是 CP 影像诊断的金标准,主要优势是显示胰管的形态改变最敏感,同进可以获取胰液分析。但该检查有一定的侵入性,有术后急性胰腺炎的风险,并且高度依赖操作者技术和经验;也无法判断胰腺组织改变。

EUS 的主要优势是能获取组织学依据,对于 CP 早期和小病灶有较高的敏感性和准确性,因此 2007 年 Rosemont 标准的提出是基于 EUS 对 CP 诊断的突出优势。

(二)慢性胰腺炎影像学特征与病理相关性

CP 有三大典型影像学表现:胰管扩张、胰腺萎缩、胰管结石和/或实质钙化。

1. 早期轻度慢性胰腺炎(图 5-14、15)

·胰腺实质改变·在 CP 早期,胰腺实质细胞水肿、炎性细胞浸润及小叶间纤维组织增生。影像对早期 CP 诊断较难,可以表现为胰腺大小、形态正常。部分早期患者影像可表现为胰腺体积弥漫性或局限性体积增大。在 CP 胰腺实质不可逆纤维化的进程中,MRI 较 CT 可以更早的提示纤维化,其特征是在动态增强出现延迟强化,病理机制是胰腺正常毛细血管受创损伤,周围有乏血管的纤维组织,细胞外间隙增大。

·胰管·当主胰管正常大小、分支胰管轻微扩张时,CT 和 MRI 图像难以显示,但 ERCP 对胰管改变敏感,有助于早期征象检出。S-MRCP 通过增加胰液分泌,改善分支胰管的显示,是一种有助于诊断早期轻度 CP 的无创成像方法(图 5-15)。

·胰管结石和胰腺实质钙化·早期 CP 患者通常无明显结石或钙化形成。

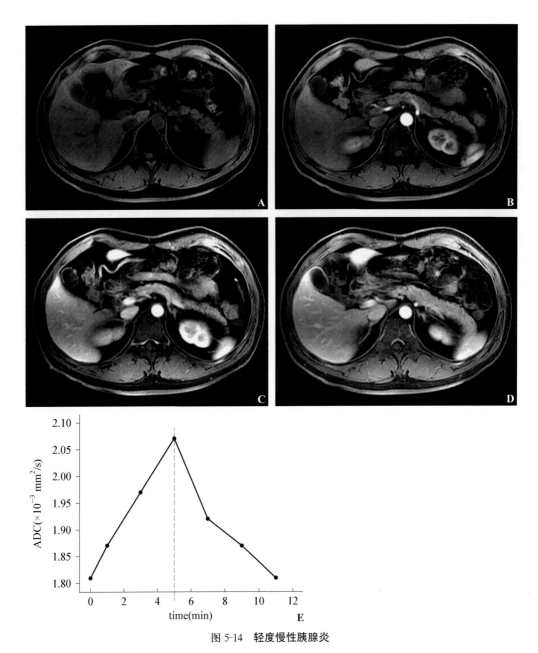

图 5-14 轻度慢性胰腺炎

男,52 岁,长期反复腹痛。A～D.分别为横断面扫描 FS-T1WI 动脉期、门脉期和延迟期图像,示胰腺大小、形态均显示良好,增强后门脉期强化较门脉期弱;E.为胰腺实质时间信号曲线图,可见胰腺实质延迟强化,强化峰值为 5 min

2. 中晚期慢性胰腺炎

·胰腺实质改变(图 5-16～26)·随着 CP 进展,腺泡逐渐萎缩甚至消失,纤维化延伸入小叶内并相互融合,明显的广泛纤维化可形成瘢痕样组织。在影像上,胰腺体积缩小,实质明显萎缩,平扫 CT 密度降低,MRI 上 T1W、T2W 信号均降低。增强后的动脉晚期或门脉期胰腺实质强化不明显,反而在延迟期强化。EUS 表现为:①局灶性强回声:小而明确的回声反射,大小约 2 mm,至少有 3 处病灶;②强回声条带:小的线样结构,回声超过正常或周围组织;③小叶化伴蜂窝样改变:大小约 5 mm,界限清楚,中心相对低回声,伴以高回声分隔,位于胰体尾,至少有 3 处病灶。

·胰管(图 5-27～29)·由于小叶中心的萎缩和间质纤维化加重,导致主胰管和分支胰管弥漫或局限性扩张。当主胰管上皮溃疡、瘢痕形成,可出现主

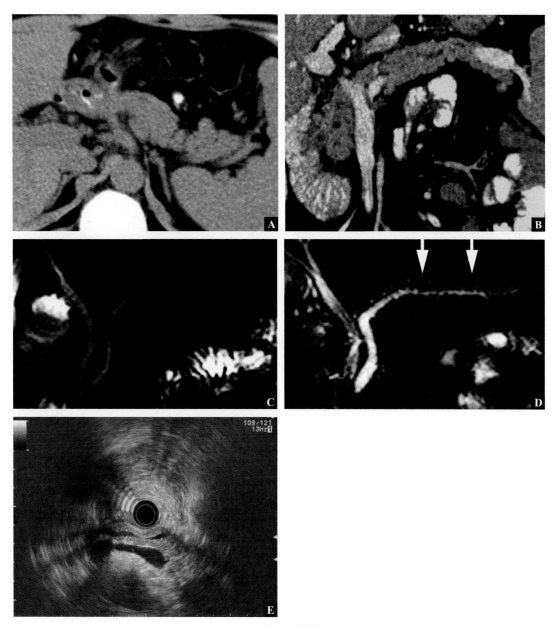

图 5-15 轻度慢性胰腺炎

男,35 岁,轻度慢性胰腺炎患者。A、B. 横断面 CT 平扫和增强扫描门脉期沿主胰管曲面重建图像,可见胰腺大小、形态显示良好,增强后胰腺实质强化良好,主胰管轻度扩张;C.注射胰泌素前胰腺实质显示良好,主胰管纤细,体、尾部显示欠清,分支胰管几乎不可见;D.注射胰泌素后,主胰管全程显示清晰,沿着主胰管全程可见多发分支胰管显示;E. 胰腺超声内镜图,胰腺回声弥漫性减低,以胰头为著,胰腺体积无明显增大,胰管轻度扩张

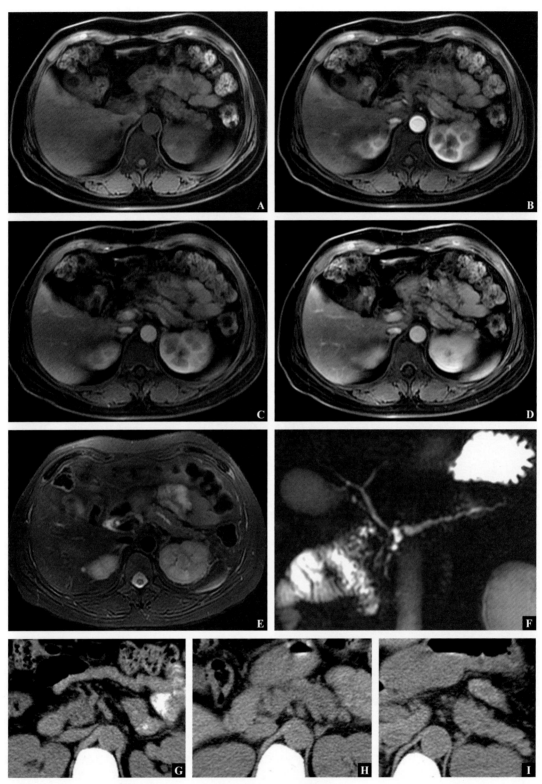

图 5-16 中度慢性胰腺炎

女,55 岁,中度慢性胰腺炎。A. 横断面 FS-T1WI 示胰体尾部胰腺实质轻度萎缩,信号轻度减低;B~D. 分别为横断面 FS-T1WI 增强动脉期、门脉期、延迟期图像,示胰体尾部胰腺实质延迟强化;E. 横断面 FS-T2WI 示胰体尾部胰腺实质信号轻度增高,主胰管扩张;F. 2D-MRCP 示主胰管扩张并且粗细不均,主胰管全程轻度扩张,并可见多发分支胰管扩张;G~I. 分别为横断面 CT 平扫胰头、胰体、胰尾层面图像,示胰腺实质内未见明确的阳性结石影

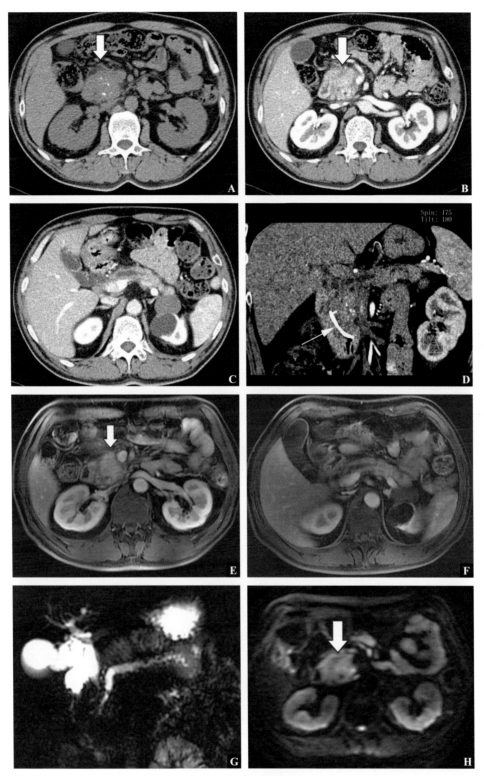

图 5-17 重度慢性胰腺炎

男,51岁,重度慢性胰腺炎。A. 横断面 CT 平扫胰头部肿大,其内可见多发散在点状高密度结石影(粗白箭);B. 横断面 CT 增强门脉期示胰头部胰腺实质中度强化;C. 横断面 CT 增强门脉期示胰体尾萎缩明显,主胰管明显扩张;D. 沿主胰管走形曲面重建示胰头肿大,其内可见点状高密度钙化影和支架影(细白箭),胰体尾明显萎缩,胰体尾主胰管明显扩张;E. 横断面 FS-T1WI 增强门脉期图像示胰头部肿大,中度强化(粗白箭);F. 横断面 FS-T1WI 增强门脉期示胰体尾萎缩,主胰管扩张;G. 2D-MRCP 主胰管扩张并且粗细不均,主胰管全称可见多发分支胰管扩张;H. DWI(b=500 s/mm²)示胰头部肿块弥散受限信号增高(粗白箭)

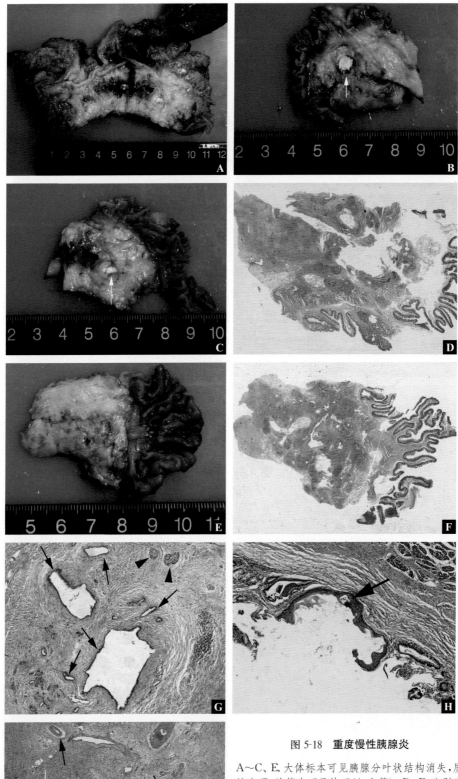

图 5-18 重度慢性胰腺炎

A～C、E. 大体标本可见胰腺分叶状结构消失，质地变硬，胰管内可见结石（细白箭）；D、F. 分别为图 C、E 对应的 HE 染色大组织切片，胰腺小叶大部萎缩消失，间质纤维增生，可见潴留囊肿形成；G. 局部胰腺萎缩明显，仅残留导管（细黑箭）及少量胰岛（黑箭头）；H. 部分导管上皮可见鳞状上皮化生（细黑箭）；I. 局部间质增生明显，胰腺萎缩消失，增生的间质内可见体积增大的外周神经（细黄箭）及管壁增厚的血管（细黑箭）

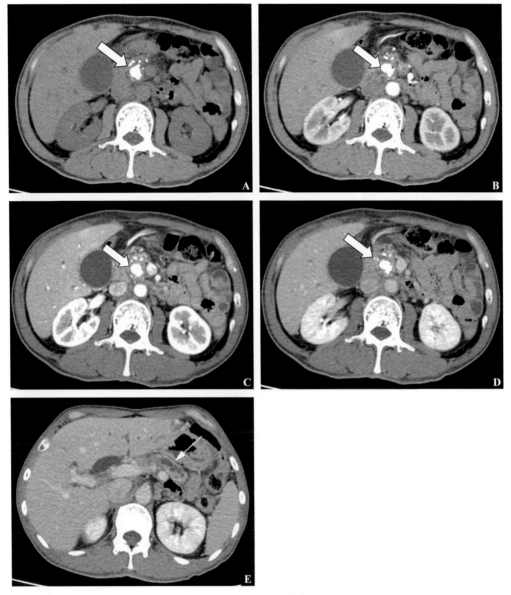

图 5-19 重度慢性胰腺炎

与图 5-18 为同一患者,术前 CT。A. 横断面 CT 平扫示胰头部肿大,其内可见多发高密度结石影(粗白箭),肝内胆管轻度扩张,胆囊增大;B~D. 分别为横断面 CT 增强动脉期、门脉期、延迟期图像,示胰头部胰腺实质呈轻度渐进强化;E. 横断面 CT 增强延迟期胰腺体尾部图像示胰腺实质明显萎缩,主胰管扩张

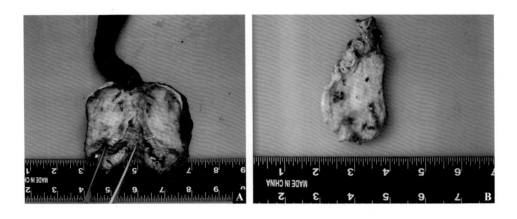

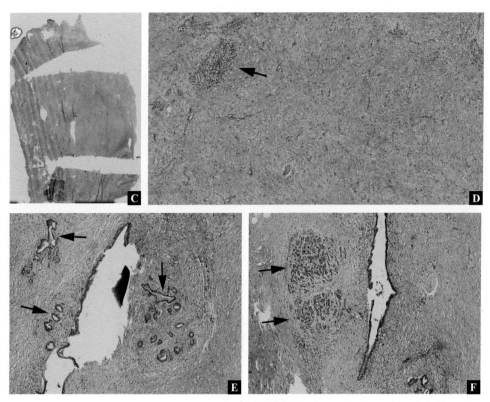

图 5-20　慢性胰腺炎急性发作

A、B. 大体标本见胰头部可见灰白色肿块，肿块分叶状结构消失，质地坚硬；C. 为图 B 对应的 HE 染色大组织切片，肿块几乎全部为纤维结缔组织；D. 高倍镜下可见肿块内大部分为纤维结缔组织和少许淋巴细胞（细黑箭）；E. 高倍镜下示肿块内少许导管（细黑箭）；F. 高倍镜下可见肿块内小叶明显萎缩（细黑箭）

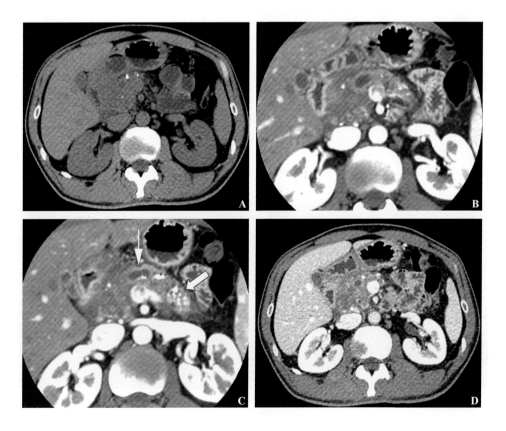

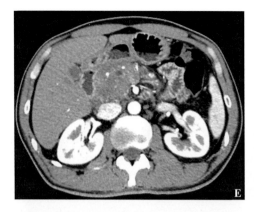

图 5-21　慢性胰腺炎急性发作

与图 5-20 为同一患者,术前 CT。A. 横断面 CT 平扫示胰头部肿大,密度减低,其内见少许点状高密度钙化影;B~E. 分别横断面 CT 增强动脉期早期、动脉晚期、门脉期、延迟期图像,示胰头部肿大,不均匀轻度强化,胰体部主胰管扩张(细白箭),其内可见多发结石影(粗白箭)

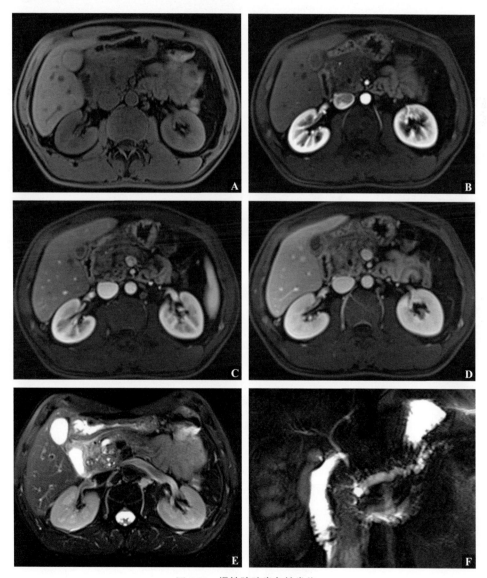

图 5-22　慢性胰腺炎急性发作

与图 5-20 为同一患者,术前 MRI。A. 横断面 FS-T1WI 示胰头部肿大,信号减低;B~D. 分别横断面 FS-T1WI 增强动脉期、门脉期、延迟期图像,示胰头部胰腺实质呈轻度不均匀延迟强化;E. 横断面 FS-T2WI 胰头部胰腺实质信号增高,主胰管和分支胰管扩张;F. 2D-MRCP 示主胰管显著不规则增粗,主胰管全程可见多发分支胰管扩张

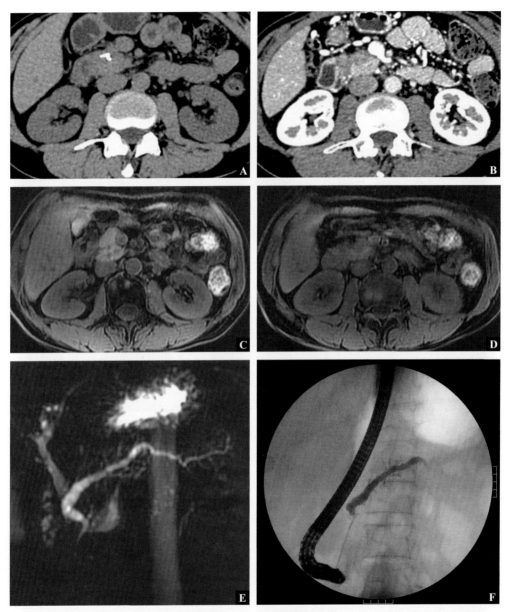

图 5-23　重度慢性胰腺炎

男性,37 岁,重度慢性胰腺炎。A. 横断面 CT 平扫图像钩突部可见高密度钙化影；B. 横断面 CT 增强动门脉期图像示钩突部不均匀强化；C、D. 横断面 FS-T1WI 示胰头部信号减低；E. 2D-MRCP 示主胰管显著不规则增粗,主胰管全程可见多发分支胰管扩张；F. ERCP 示主胰管全程及分支胰管显著扩张

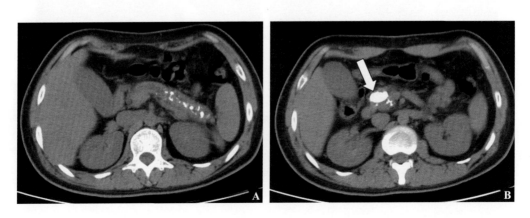

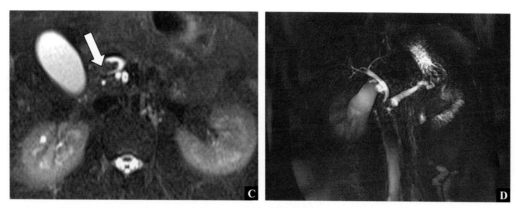

图 5-24 重度慢性胰腺炎

男性,20岁,重度慢性胰腺炎。A.横断面CT平扫图像示胰腺体尾部实质明显萎缩,主胰管扩张,管腔内多发高密度结石影;B.横断面CT平扫图像示胰头部可见块状高密度结石影(粗白箭),周围实质萎缩;C.横断面FS-T2WI,胰头部胰腺实质信号增高,扩张的主胰管内可见低信号充盈缺损影(粗白箭);D.2D-MRCP示胰头部主胰管充盈缺损,体尾部主胰管显著不规则增粗,并可见多发分支胰管扩张

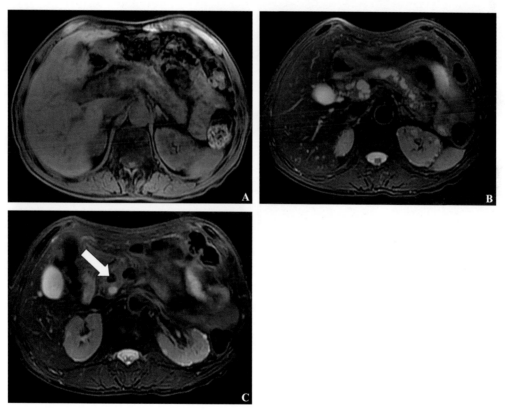

图 5-25 重度慢性胰腺炎

男性,34岁,重度慢性胰腺炎。A.横断面FS-T1WI胰腺体尾部明显萎缩,实质信号减低;B、C.横断面FS-T2WI,可见胰腺实质明显萎缩,主胰管呈串珠样扩张,分支胰管显著扩张,在胰头部可见结石导致的低信号充盈缺损影(粗白箭)

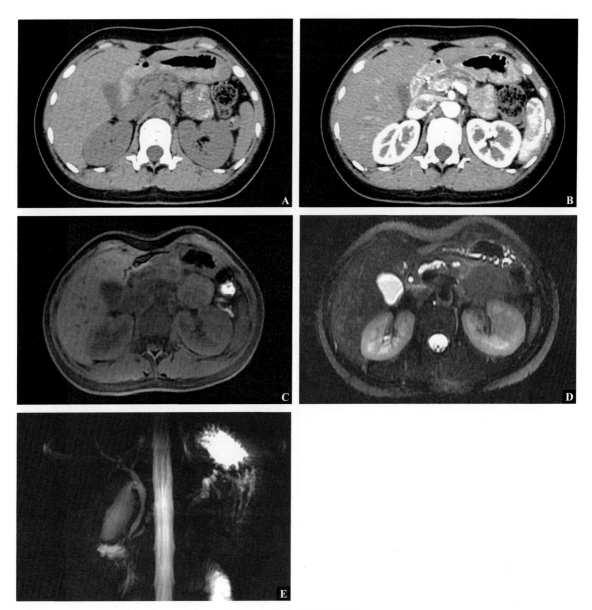

图 5-26　青少年慢性胰腺炎

女性,17 岁,重度慢性胰腺炎。A. 横断面 CT 平扫图像示胰腺体尾部实质明显萎缩,主胰管显著扩张;B. 横断面 CT 增强扫描门脉期图像示菲薄的胰腺实质明显强化;C. 横断面 FS-T1WI 示胰腺实质萎缩,信号显著减低;D. 横断面 FS-T2WI 示胰体部主胰管管和分支胰管显著扩张;E. 2D-MRCP 示主胰管全程粗细不均,并可见多发分支胰管扩张

胰管扩张和狭窄交替的串珠样特征。MSCT 沿主胰管走形的曲面重建能很好地显示胰管扩张形态、胰管内结石及分布。MRCP 也能良好地显示主胰管和分支胰管的扩张状态,但显示结石不如 MSCT。

　•胰管结石/钙化(图 5-28、29)•胰管结石和胰腺钙化为 CP 病程相对晚期出现的病理改变,研究报道 CT 检出胰管结石的发生率约 50%,其主要成分为碳酸钙和蛋白、多糖,单发或多发,在 CT 上可见沿胰管走形的高密度影,CT 值 200~1 200 HU,较大结石往往密度欠均匀,中心呈不规则低密度,外周为厚薄不均的致密的环形高密度影,中心低密度为蛋白质形成的蛋白栓核心及周围纤维网格,外周为碳酸钙结晶。MRCP、ERCP 显示在扩张胰管内有单发或多发充盈缺损,结石形态取决于胰管所在位置及胰管分支形态,可呈结节状、片状、珊瑚状。不同病因导致的胰管结石在形态、分布上存在很大差异,Zeng 等报道酒精性 CP 较特发性 CP 的胰管结石分布更广泛,离散程度更高。

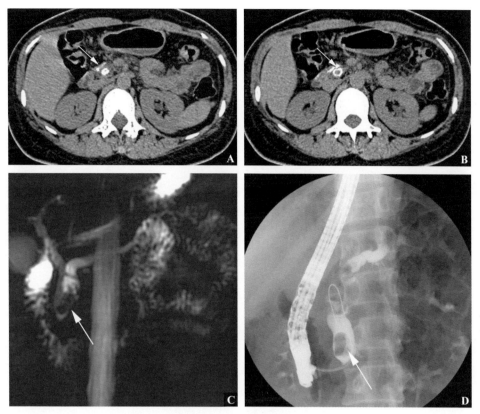

图 5-27 慢性胰腺炎

A、B.横断面 CT 平扫图像示胰头部主胰管可见结节状、蛋壳样结石影,所示胰头部胰腺实质明显萎缩;C.2D-MRCP示主胰管明显扩张,胰头主胰管内可见低信号充盈缺损影(细白箭);D.ERCP示胰头部主胰管明显扩张并见条状、不规则状充盈缺损影,远端胰管可见不规则扭曲、扩张(细白箭)

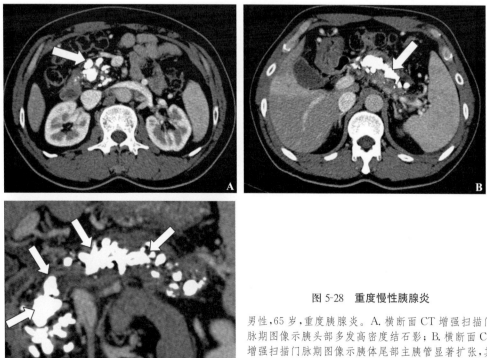

图 5-28 重度慢性胰腺炎

男性,65 岁,重度胰腺炎。A.横断面 CT 增强扫描门脉期图像示胰头部多发高密度结石影;B.横断面 CT 增强扫描门脉期图像示胰体尾部主胰管显著扩张,其内充填大量高密度结石影;C.为沿主胰管走形曲面重建门脉期图像示主胰管全称充填大量高密度结石影

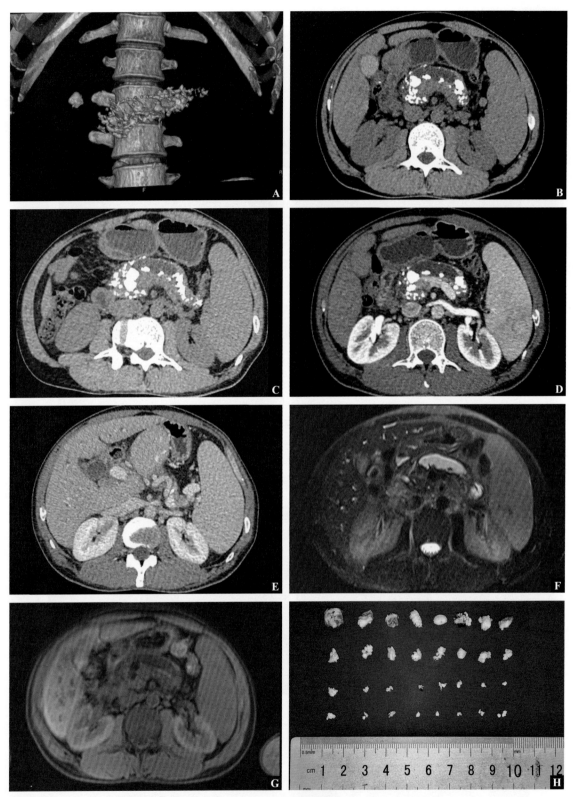

图 5-29　重度慢性胰腺炎

男性,46 岁,重度慢性胰腺炎。A. 为胰腺结石 VR 重建图像示胰腺走形区域多发高密度钙化影;B、C. 横断面 CT 平扫图像示主胰管显著扩张,其内散在多发高密度钙化影;D. 横断面 CT 增强扫描门脉期图像示胰腺体尾部实质菲薄并强化;E. 横断面 CT 增强扫描延迟期图像示脾静脉迂曲扩张;F. 横断面 FS-T2WI 示胰腺体尾部主胰管显著扩张,其内可见低信号充盈缺损影;G. 横断面 FS-T1WI 示胰腺体尾部实质显著萎缩,信号减低;H. 为该患者术后取出的结石图

3. 炎性肿块（图 5-30～36）·CP 进程中形成肿块时，称之为慢性肿块型胰腺炎，它是 CP 的一种特殊表现形式，好发于胰头部，其他部位也可发生。早在 1961 年由 Sarles 等提出，又称为假肿瘤性 CP，约占 CP 的 15%～30%。因肿块内含有较多纤维成分，肿块 CT 平扫表现为低密度，MRI 上 T1W 和 T2W 均呈低信号，增强后呈现较显著的延迟强化。位于胰头部肿块性 CP 常引起主胰管、胆总管梗阻，极易误诊为胰腺癌。

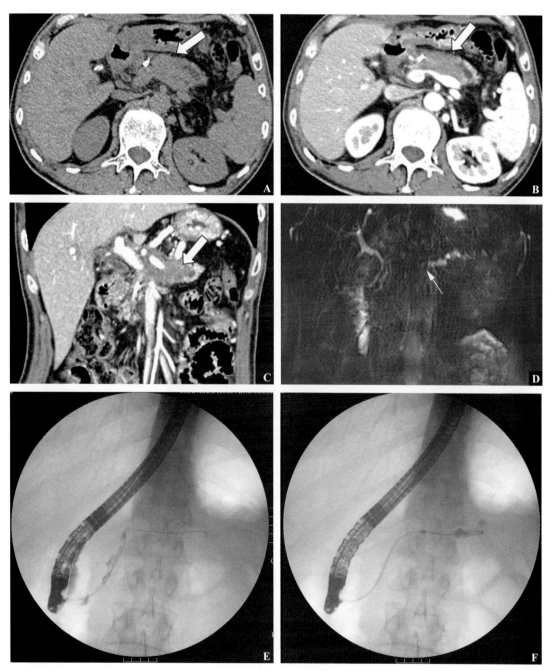

图 5-30　慢性胰腺炎，肿块形成酷似胰腺癌

男性，64 岁。A. CT 平扫图像示胰体部可见低密度肿块，肿块上游主胰管扩张（细白箭）；B、C. 分别横断面和冠状面 CT 增强门脉期图像示胰体部肿块无显著强化；D. 2D-MRCP 示胰体部主胰管中断（细白箭），上游胰管扩张；E、F. ERCP 示胰腺头颈部胰管显影，轻度扩张，体尾部未显影

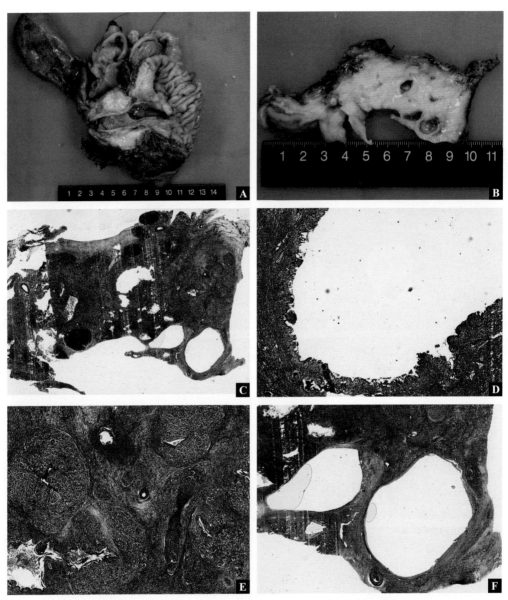

图 5-31　肿块型胰腺炎

A、B. 大体见胰腺分叶状结构消失,胰管扩张,部分胰管内可见结石形成,局部可见潴留囊肿及假性囊肿形成;C. 低倍镜下见胰腺部分萎缩,间质纤维增生,可见潴留囊肿形成;D. 高倍镜下见潴留囊肿形成,囊壁可见内衬上皮,上皮下见大量淋巴浆细胞浸润;E. 局部胰腺萎缩明显,仅残留导管,间质增生明显,可见大的外周神经增生;F. 部分区域可见假性囊肿形成伴灶性淋巴细胞浸润,外周神经增生,血管壁增厚,管腔狭窄

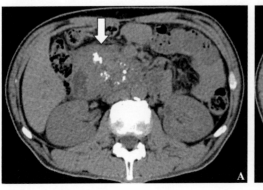
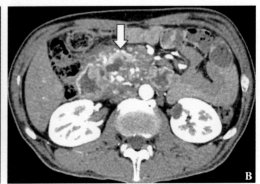

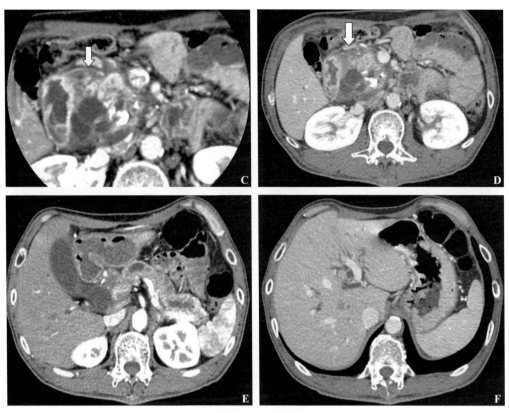

图 5-32 肿块型胰腺炎

与图 5-31 同一患者,术前 CT。A. CT 平扫图像示胰头部可见肿块影,肿块内见多发点片状钙化影(粗白箭);B~D. 分别为横断面 CT 增强扫描动脉早期、动脉晚期和延迟期图像,示胰头部肿块于动脉晚期不均匀显著强化,其内可见扩张的主胰管和潴留囊肿,肿块与周围血管、脏器均分界清楚(粗白箭);E. 横断面 CT 增强门脉期图像示胰腺体尾部实质萎缩,主胰管显著扩张;F. 横断面 CT 增强扫描延迟期图像示肝内胆管扩张

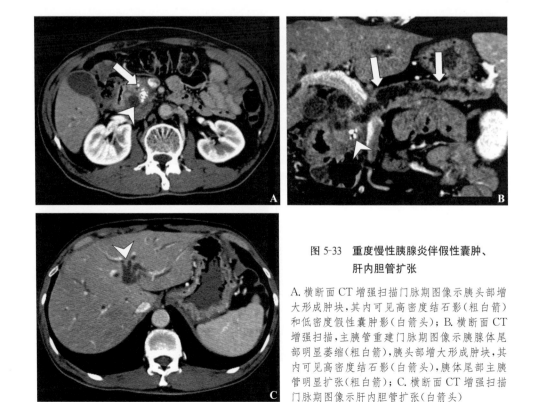

图 5-33 重度慢性胰腺炎伴假性囊肿、肝内胆管扩张

A. 横断面 CT 增强扫描门脉期图像示胰头部增大形成肿块,其内可见高密度结石影(粗白箭)和低密度假性囊肿影(白箭头);B. 横断面 CT 增强扫描,主胰管重建门脉期图像示胰腺体尾部明显萎缩(粗白箭),胰头部增大形成肿块,其内可见高密度结石影(白箭头),胰体尾部主胰管明显扩张(粗白箭);C. 横断面 CT 增强扫描门脉期图像示肝内胆管扩张(白箭头)

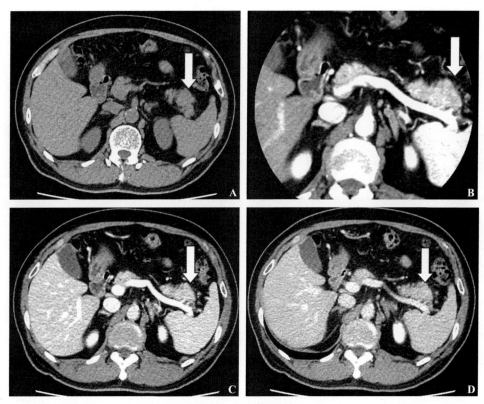

图 5-34 肿块型胰腺炎

男性,72 岁,肿块型胰腺炎。A. 横断面 CT 平扫图像示胰尾部可见肿块影(粗白箭);B~D. 分别为横断面 CT 增强扫描动脉晚期、门脉期和延迟期图像,示胰尾部肿块于呈渐进性强化(粗白箭)

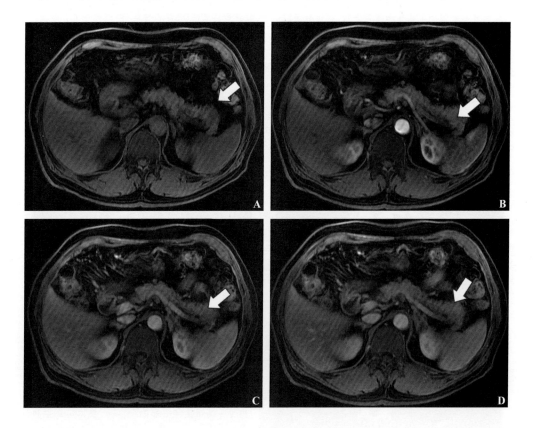

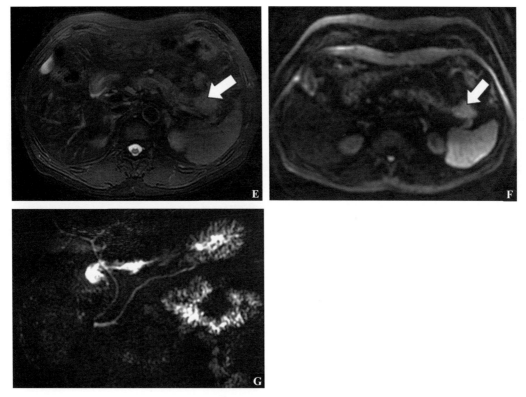

图 5-35 肿块型胰腺炎

与图 5-34 为同一患者,术前 MRI。A. 横断面 FS-T1WI 示胰尾部一枚低信号肿块;B～D. 横断面 FS-T1WI 增强扫描动脉期、门脉期和延迟期图像示胰尾部肿块呈延迟强化(粗白箭);E. 胰横断面 FS-T2WI 示胰尾部肿块呈稍高信号(粗白箭);F. DWI(b=800 s/mm²)示胰尾部肿块弥散受限;G. 2D-MRCP 示胰主胰管和肝内外胆管显示良好

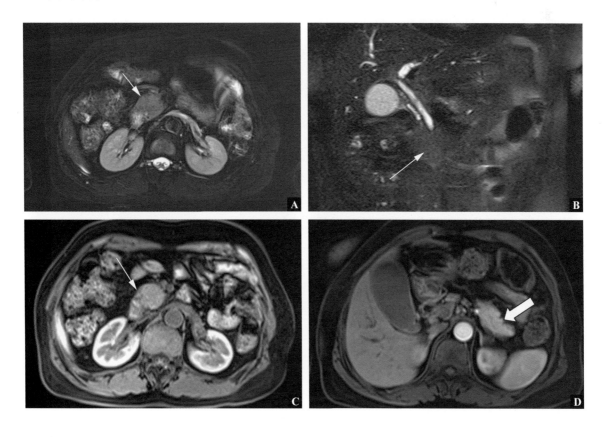

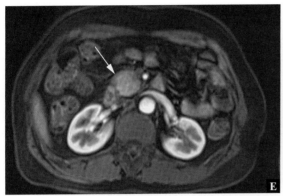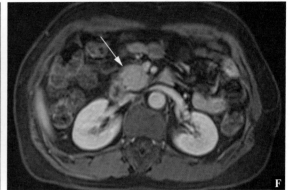

图 5-36　慢性肿块型胰腺炎

女性,62 岁,肿块型胰腺炎。A、B. FS-T2WI 横断面和冠状位图像示胰头部可见稍高信号肿块影(细白箭);C. 胰腺 MR 平扫 FS-T1WI 示胰头部肿块呈稍低信号;D. 胰腺 MR 平扫 FS-T1WI 示胰体尾信号较图 B 胰头部肿块信号高(粗白箭);E、F. 横断面 FS-T1WI 增强门脉期和延迟期图像示肿块轻度延迟强化,较正常体尾部(粗白箭)胰腺实质相对弱强化

4. 并发症

· 假性囊肿(pancreatic pseudocyst)(图 5-37~43)· 约 30%~40%的 CP 同时存在假性囊肿。酒精性 CP 比非酒精性 CP 更易导致假性囊肿的形成,前者占所有的假性囊肿约 59%~78%。CP 导致的假性囊肿依据与胰管的关系分为:与胰管相通和不相通两类(表 5-12 和图 5-37)。假性囊肿可发生在胰腺的任何部位,但好发于胰腺体尾部,也可发生在胰周的小网膜囊、腹膜后、胃和横结肠之间、肝和胃之间、肾周和膈下间隙等,少数位于胰头部,假性囊肿的形状多为圆形或椭圆形,少数也呈不规则形状及多个囊腔,通常直径为 15 mm 左右,而小病灶直径甚至不到 3 mm,囊液容量根据病灶大小不同,可从 10~6 000 ml 不等。囊壁厚度从数毫米至数厘米不等。囊壁的本质是炎性机化而形成,内层可见纤维组织、富含巨噬细胞的反应性肉芽肿、坏死组织。因此囊壁在 CT 上呈低密度,MRI 上 T1W 稍低信号,T2W 稍高信号,增强后表现为延迟强化。囊腔内信号取决于囊内容物,通常以出血、坏死成分为主,MRI 对内容物鉴别有较大优势。在 T1WI 上可呈低、等或高信号,T2WI 上呈高信号,如并发感染可见囊腔内有气体影。假性囊肿的超声表现为胰周或胰旁的回声增强影,内壁光滑,圆形或椭圆形。EUS 诊断假性囊肿标准:囊壁厚度>3 mm、囊肿直径>10 mm、持续存在及主胰管囊性扩张。EUS-FNA 可以抽取囊内容物进行实验室评价,通常淀粉酶水平较高。

· 潴留囊肿(图 5-31、32)· 胰腺小叶纤维化可引起胰管扭曲和扩张,小叶腺泡分泌胰液流出受阻,形成囊性改变,镜下与假性囊肿最大的鉴别点是潴留囊肿为真性囊肿,内衬上皮样结构。一般位于胰腺实质内,CT 表现为卵圆形低密度影,与周围胰腺组织边界清晰,无囊壁,不强化;MRI 表现为 T1WI 低信号,T2WI 高信号影,边界清晰。

表 5-12　CP 假性囊肿分类

类型	发生机制
与胰管相通	胰管压力增高、胰管狭窄、结石和和蛋白栓阻塞导致胰管破裂
与胰管不相通	胰周液体渗出、坏死组织超过机体自身吸收能力时,可被周围组织机化包裹所形成的团块组织

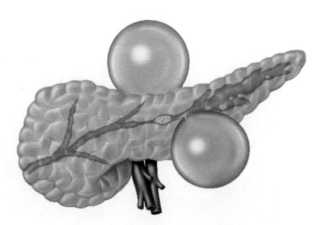

图 5-37　慢性胰腺炎所致假性囊肿

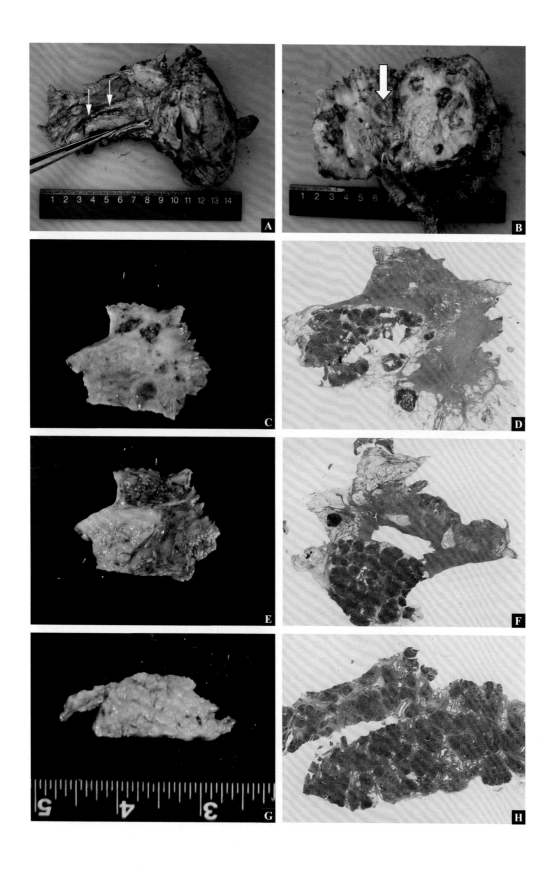

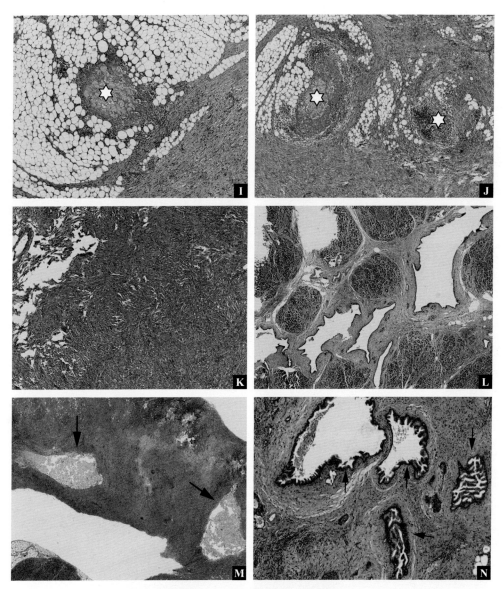

图 5-38　慢性胰腺炎伴胰内假性囊肿

男性,66 岁,慢性胰腺炎。A、B. 大体标本见胰体尾部主胰管扩张(细白箭),脾门处可见假性囊肿形成(粗白箭),胰腺纤维化质地变硬,胰尾部近脾脏处纤维增生,见灶性坏死(粗黑箭);C、E、G 与 D、F、H. 分别为大体图和对应的 HE 染色大组织切片,大体均可见胰尾部近脾脏处纤维增生,多灶坏死,镜下均可见胰腺体部小叶结构尚存,间质稍增生;I、J. 高倍镜下可见脂肪液化坏死(星箭),淋巴浆细胞浸润,周围纤维组织增生;K. 可见灶性出血;L. 周围胰腺内可伴潴留囊肿;M. 假性囊肿(细黑箭)形成;N. 胰体部胰腺组织局部胰腺萎缩,间质增生,少数导管可见上皮内瘤变 PanIN1-2(细黑箭)

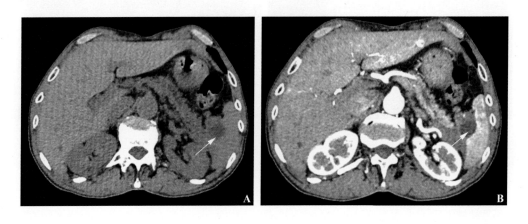

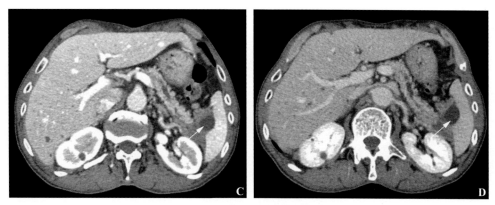

图 5-39　慢性胰腺炎伴胰内假性囊肿

与图 5-38 为同一患者,术前 CT。A. 横断面 CT 平扫图像示胰体尾实质萎缩,密度减低,主胰管扩张,近脾门可见一枚圆形低密度影(细白箭);B~D. 横断面 CT 增强扫描动脉期、门脉期和延迟期图像示体尾部胰腺实质延迟强化,脾门处低密度影无强化(细白箭)

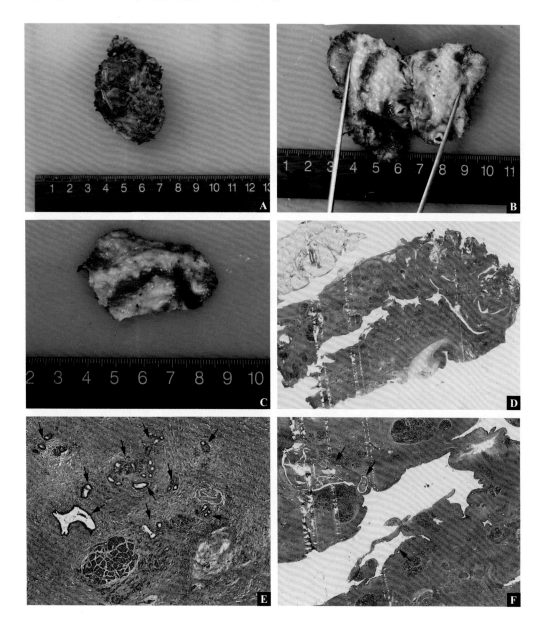

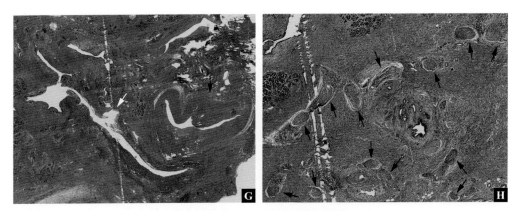

图 5-40 慢性胰腺炎伴胰内假性囊肿

A～C.大体标本见胰腺萎缩,分叶状结构消失;D.低倍镜下示胰腺萎缩,间质纤维增生明显;E.局部仅残留少量导管(细黑箭);F.可见管径不一的潴留性囊肿形成(细黑箭);G.部分囊肿壁可见出血坏死,内衬上皮脱落(细白箭),周围血管管壁增厚,管腔狭窄(细黑箭);H.局部可见数量增多体积增大的外周神经(细黑箭),部分伴神经周围炎

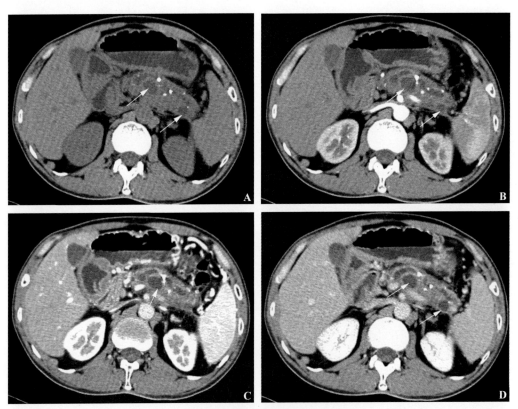

图 5-41 慢性胰腺炎伴胰内假性囊肿

与图 5-40 为同一患者,术前CT。A.横断面CT平扫示胰体尾实质萎缩,密度减低,主胰管扩张,其内可见多发点状高密度钙化影,可见两枚低密度的假性囊肿(细白箭);B～D.横断面CT增强扫描动脉期、门脉期和延迟期图像示体尾部胰腺实质延迟强化,假性囊肿与主胰管相通,无强化(细白箭)

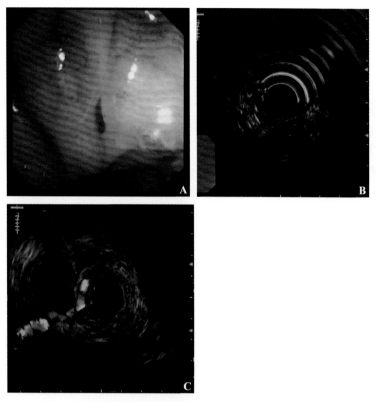

图 5-42　重度慢性胰腺炎伴胰腺假性囊肿

男,52 岁,重度慢性胰腺炎。A～C.胰腺超声内镜图示胰头部可见低回声团块,内部见高回声光斑,后方伴声影,胰体部形态尚规则,内部回声欠均匀,有散在强回声光点,胰管扭曲扩张,内见数枚高回声结石影,后方伴声影,胰尾部可见低回声结构,内部有血流信号

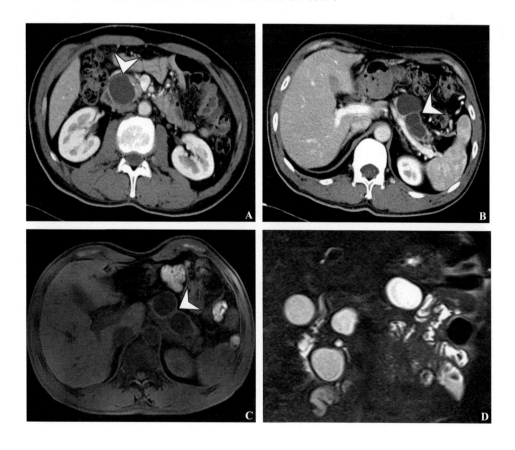

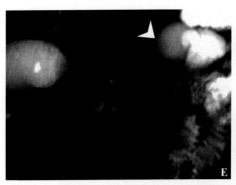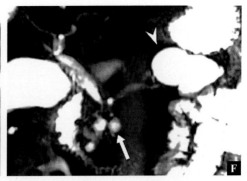

图 5-43　重度慢性胰腺炎伴胰腺假性囊肿

与图 5-42 为同一患者。A、B. 横断面 CT 增强扫描门脉期图像示胰腺实质明显萎缩,胰头和体尾见多枚低密度囊性病灶(白箭);C. 横断面 FS-T1WI 示囊性病灶呈低信号(白箭);D. 横断面 FS-T2WI 示囊性病灶呈高信号;E. 注射胰泌素前 2D-MRCP 主胰管纤细,全程显示不清,副胰管显示不清;F. 注射胰泌素后 2D-MRCP 主胰管和副胰管显示清晰,并可见主胰管开口于十二指肠主乳头,胆总管和副胰管开口于十二指肠副乳头,胰头区的分支胰管呈囊状扩张(白箭)

·血管并发症(图 5-29)· CP 假性囊肿可压迫毗邻血管,最常见为脾静脉血栓形成,CT 增强可见受累脾静脉狭窄,甚至充盈缺损,食管胃底静脉曲张,进一步发展可导致食管胃底静脉曲张破裂。假性囊肿腐蚀邻近动脉,动脉壁局部破裂出血形成血肿,管壁纤维机化增厚,动脉管腔与血肿相通形成假性动脉瘤。胰腺动脉血管三维重建能清楚显示动脉瘤与邻近组织关系,为制定手术方案提供依据。

5. 慢性胰腺炎癌变(图 5-44～46)· CP 进程中上皮细胞从增生到不典型增生再发展成胰腺癌需要一个较长的病理过程,病程越长,癌变率越高。1993年,美国外科医生 Lowenfles 等对来自欧洲六个国家七个研究中心的 2 015 例 CP 患者进行 7.4±6.2年的随访研究,发现胰腺癌发生率仅为 2.8%(56/2 015),首次提出 CP 发生胰腺癌风险较之普通人群显著增加(发病比=14.4)(表 5-13)。该结论随后被来自意大利(2%)和法国(1%)的结果证实。在 2007 年的第四届国际胰腺遗传性疾病专题讨论会上,将 CP 归为胰腺癌重度(5～10 倍)风险因素,同时强调胰腺癌筛查机构除具有令人信服的诊断和治疗以外,还应有细致深入的遗传学研究和咨询流程。CP 癌变的筛查主要依赖影像学检查。在 CP 基础上形成的胰腺癌,由于广泛的胰腺实质钙化易导致影像学误诊;当 CP 伴发肿块性胰腺炎时与胰腺癌的鉴别诊断也甚为困难。如下影像特征提示恶变:①肿块逐渐增大,钙化移位;②胰管明显截断征;③出现周围血管和脏器受侵;④出现淋巴结转移、肝脏转移;此外还需结合病史、化验指标、黄疸轻重、病史长短、动态变化、腹痛与黄疸出现的先后顺序等因素进行综合判断。

表 5-13　慢性胰腺炎癌变率

作者	CP 总数	随访时间(年)	发生癌变例数	癌变率(%)
Malka D	373	9.2	4	1.1
Lowenfels AB	2 015	7.4±5.6	56	2.8
Talamini G	715	10	14	1.9
Klson BM	4 546	—	70	1.5
Seicean A	82	25	3	3.6
总计	7 731	—	147	1.90

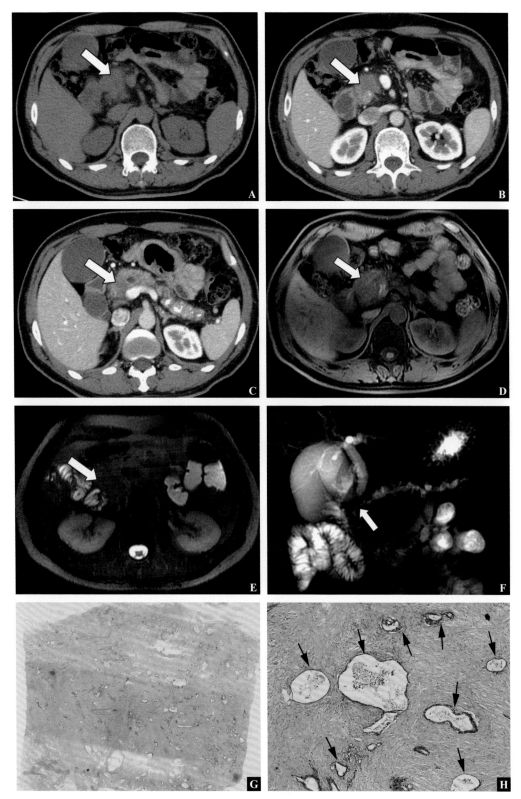

图 5-44　慢性胰腺炎癌变

男性,49 岁,慢性胰腺炎确诊 3 年,行胰十二指肠切除术,术后证实慢性胰腺炎癌变。A. 横断面 CT 平扫图像示胰头部一枚低密度肿块(粗白箭);B、C. 横断面 CT 门脉期不同层面图像,胰头部肿块强化不明显(粗白箭),主胰管于胰头近颈部截断,胰体尾明显萎缩,主胰管显著扩张,其内可见大小不等的高密度结石影,胰体尾见多枚块状高密度结石影填充全程胰管;D、E. 分别为横断面 FS-T1WI 和 FS-T2WI 平扫图像,胰头部肿块 T1WI 上呈等信号,T2WI 上呈稍高信号;F. 2D-MRCP 示胆囊显著增大,主胰管和肝内外胆管显著扩张,于胰头部截断(粗白箭);G、H. 镜下可见大量肿瘤细胞(细黑箭)和肿瘤间质

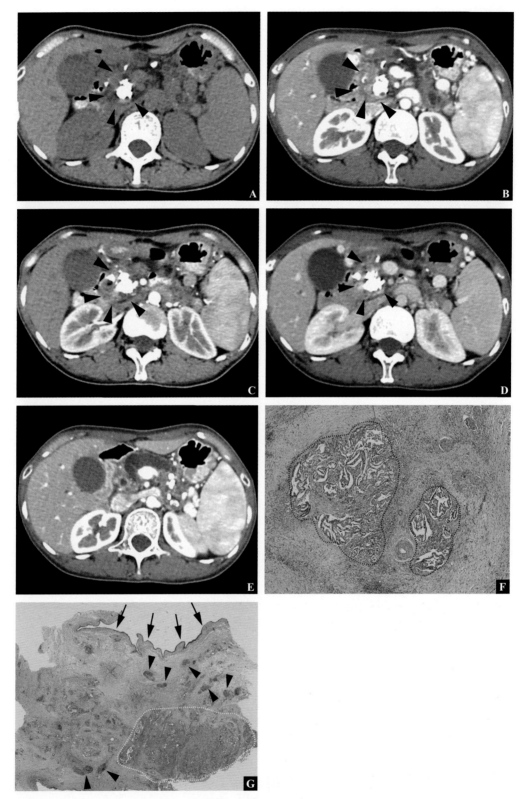

图 5-45 慢性胰腺炎癌变

女性,40 岁,慢性胰腺炎确诊 5 年,行胰十二指肠切除术,术后病理证实慢性胰腺炎癌变。A～D. 分别为横断面 CT 平扫、动脉期、门脉期和延迟期图像,胰头部胰腺实质萎缩,密度减低(黑箭头),中心主胰管内可见高密度结石影;E. 横断面 CT 门脉期图像可见胰体尾胰腺实质明显萎缩,主胰管显著扩张,其内可见多发高密度结石影;F. 镜下可见大量肿瘤细胞(红虚线);G. 镜下可见扩张的主胰管(细黑箭),主胰管周围可见胰腺实质明显纤维化、大量炎细胞浸润(黑箭头)和肿瘤细胞(黄虚线)

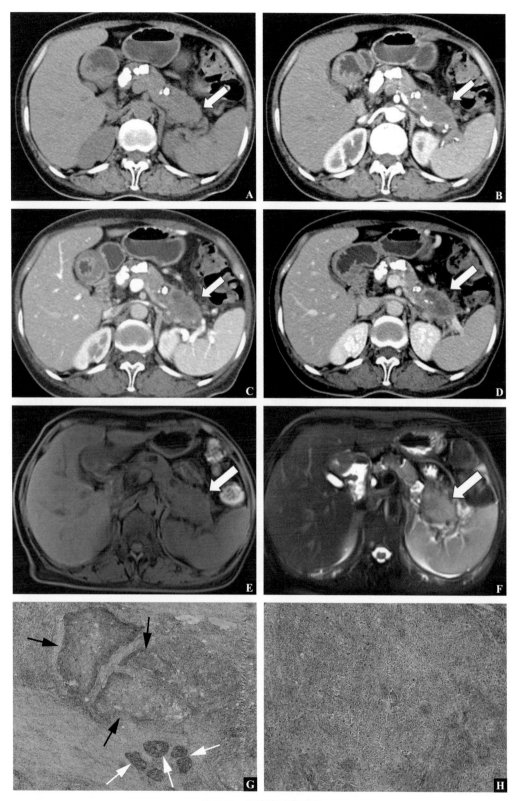

图 5-46　慢性胰腺炎癌变

女性,60 岁,慢性胰腺炎确诊 2 年,行胰体尾切除术,术后病理证实慢性胰腺炎癌变。A～D. 分别为横断面 CT 平扫、动脉期、门脉期和延迟期图像,胰腺体尾可见低密度肿块(粗白箭),胰体和颈部胰腺实质明显萎缩,主胰管扩张,其内可见块状高密度结石影;E、F. 分别为横断面 FS-T1WI 和 FS-T2WI 平扫图像,胰体尾部肿块 T1WI 上呈等信号,T2WI 上呈稍高信号;G、H. 镜下可见鳞癌成分(细黑箭)和大量炎症细胞浸润,可见残留胰岛(细白箭)

要点提示

■ 慢性胰腺炎(CP)典型影像特征：胰腺实质萎缩、胰管结石/胰腺钙化、胰管扩张
■ 胰泌素增强 MRCP 可以提高分支胰管的显示程度,提高对早期 CP 诊断的准确性。
■ 胰泌素增强 MRCP 和 DWI 可以实现胰腺外分泌功能的定量评估。
■ 肿块型胰腺炎的鉴别诊断、CP 基础上的癌变,仍是影像诊断的难点。

(三) 慢性胰腺炎无创诊断的新技术

1. 胰泌素增强磁共振胰胆管造影 (secretin enhanced magnetic resonance cholangiopancreatography, S-MRCP) · MRCP 能清晰显示出胰管和胆管系统的形态结构,当出现主胰管的狭窄、不规则扭曲、囊肿、充盈缺损等特征来诊断 CP。但是,在早期轻度 CP 时,胰腺形态正常,仅有少量分支胰管轻微扩张时,MRCP 的敏感性和特异性有限。海军军医大学附属长海医院展开的 S-MRCP 检查,通过胰泌素促进胰液分泌更清楚地显示胰管及分支,期望发现早期 CP 的胰管改变,并进行胰腺外分泌功能的评价。

· 对胰管及分支的评价(图 5-15、47～50)· MRCP 能 100％显示扩张的主胰管(main pancreatic duct, MPD),而在正常生理情况下,只有 70％～83％的患者 MPD 可清楚显示;分支胰管也只有在扩张时方可显示。胰泌素的作用是促进胰液的分泌和释放,从而使胰管及分支增粗提高胰管的显示率。Lagerlof 等在 1956 年报道第一次将胰泌素运用于胰酶增高患者观察胰管改变。Fukukura 等研究结果表明,胰泌素注射后,提高了主副胰管和分支胰管显示程度,并测得无胰腺疾病组各部分胰管显示最佳的时间在注射后 4.7 ± 1.6 min,而 MPD 局限性狭窄、扩张组显示的最佳时间在 4.9 ± 1.4 min。Matos 指出,健康者注射胰泌素后 MPD 在 2～6 min 扩张最显著,2～3 min 达到峰值,10 min 左右回到基线大小,而分支胰管不显示。异常者注射胰泌素后 MPD 全程或部分扩张时间延迟,分支胰管显示超过 3 支,60 岁以下患者 MPD 体部直径超过 3 mm 属于异常。

· 对胰腺外分泌功能的评价(图 5-47～50)· 根据海军军医大学附属长海医院的一项 Meta 分析结果表明,S-MRCP 诊断胰腺外分泌功能的汇总敏感性、特异性及 95％的可信区间(CI)分别为 0.79(95％ CI 0.68～0.88)和 0.91(95％ CI 0.86～0.94),汇总受试者工作特征曲线(S-ROC)下面积为 91.88％,主要评价方法包括十二指肠半定量法和定量法,具体量化方法见第二章第二节。

Bali 等研究表明注射 1 CU/kg 胰泌素 10 min 后,健康者胰液流率(pancreatic flow output, PFO)为 6～9 ml/min,胰液分泌的体积(total excreted volume TEV)为 103 ± 26 ml;在 CP 患者中,轻度、中度 CP 与健康者无显著性差异,重度患者 PFO 为 4.5～6.0 ml/min,与健康者有显著性差异。Gillams 等对 215 名患者研究结果为：健康者 PFO 为 7.4 ± 2.9 ml/min,重度 CP 患者 PFO 为 5.3 ± 2.4 ml/min,两者有显著差异。

2. 胰泌素增强 DWI (secretin-stimulated diffusion-weighted magnetic resonance imaging, S-DWI)对 CP 的评价(图 5-51、52) · 在 CP 的研究中,S-DWI 能通过检测胰腺实质内水分子的变化来评价胰腺外分泌功能,从而有助于轻型或早期 CP 的诊断。Erturk 等于 2006 年第一次描述了 S-DWI,他将 83 例研究对象分为正常组、长期摄酒精的风险组和 CP 组,注射胰泌素后风险组在 2 min ADC 峰值平均增加 57％～120％,而正常组在 7 min ADC 峰值平均增加 52％～150％,两者之间有显著差异性。CP 组在注射胰泌素 10 min 后无 ADC 峰出现。将 ADC 峰出现的临界时间定在 4 min,敏感性和特异性分别为 100％和 94.7％,表明 S-DWI 可以较早地发现胰腺实质分泌功能状态变化。Sugiyama 等对 38 名正常人和 16 例有酗酒史(每天饮酒超过 50 ml、长达

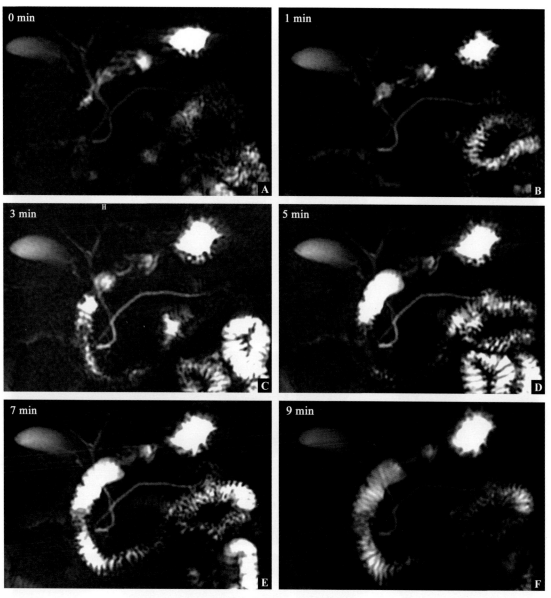

图 5-47 健康志愿者慢性胰腺炎患者注射胰泌素 2D-MRCP

男,37 岁,外分泌功能正常。A. 为注射胰泌素前 2D-MRCP;B~F. 分别为注射胰泌素后 1、3、5、7、9 min 的 2D-MRCP,可见在注射胰泌素后主胰管可视化程度明显较注射前提高,于注射后 3 min 主胰管直径最大,显示最清楚,未见分支胰管显示

7 年以上)、超声或 CT 未见胰腺异常的病人、15 例 ERCP 证实的重度 CP 患者进行 S-DWI 研究,通过胰泌素注射前后长达 10 min 的动态 MR 扫描,绘制成表观扩散系数—时间曲线(ADC-time curve),结果发现酗酒组 ADC 达峰时间(6.4±0.9 min)比正常对照组(2.2±0.7 min)明显延长(正常人在胰泌素注射后 ADC 值会上升,通常在 2 min 达到峰值然后下降)。Balci 等将 S-DWI 图像与胰泌素增强内镜功能试验对照,健康者 ADC 值为(1.78±0.07)× 10^{-3} mm²/s,ePFT 正常的 CP 患者平均 ADC 值为(1.52±0.13)× 10^{-3} mm²/s,HCO_3^- 与 ADC 值在两组间有显著的相关性。AKISIK 等于 2009 年报道,在 S-DWI 图像上区别正常人和 CP 患者的 ADC 峰值为 1.79× 10^{-3} mm²/s,ADC 峰值的下降水平可以反映胰腺炎的严重程度。Wathle 等在 2013 年研究 20 例健康志愿者后报道,注射胰泌素前胰头部 ADC 值为 1.29× 10^{-3} mm²/s,注射胰泌素 1 min 后胰头部 ADC 值为 1.48× 10^{-3} mm²/s,以后 ADC 值逐

渐下降,至 13 min 回到基线。出现 ADC 峰时间延迟的原因为：正常的胰腺外分泌组织不同程度纤维化,导致胰液分泌至胰管延迟、胰管小分支内液体流动淤滞,从而导致这种水分子的运动扩散受限,造成 ADC 峰的延迟。研究表明酗酒组虽然超声或 CT 显示胰腺形态学未见异常,但延迟的 ADC 峰可提示胰腺存在一定程度的外分泌功能受损,即已经出现轻度 CP 表现。因此,S-DWI 拟作为检测轻度或早期 CP 的一种方法,而且敏感性很高。

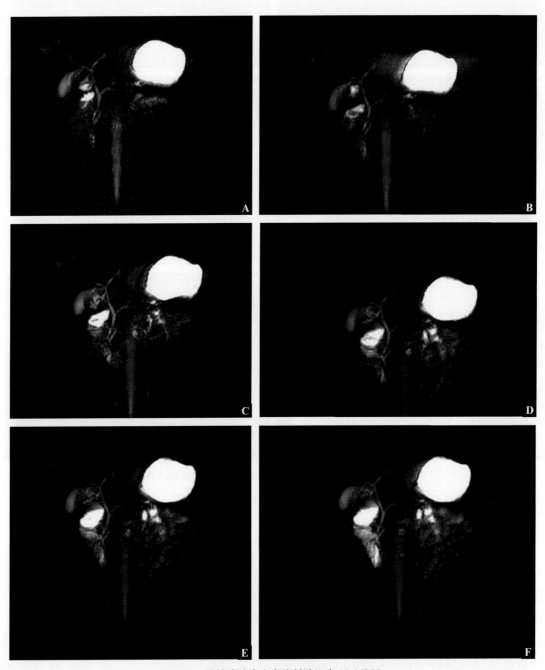

图 5-48　慢性胰腺炎患者注射胰泌素 2D-MRCP

女性 24 岁慢性胰腺炎,M-ANNHEIM 分级和剑桥分级分别为进展期和中度,外分泌功能受限。A～F. 为注射胰泌素后 1、3、5、7、9、11 min 的 2D-MRCP,可见十二指肠内液体充盈量逐渐增多,在胰泌素注射 10 min 后分泌的胰液局限于十二指肠第 2 段

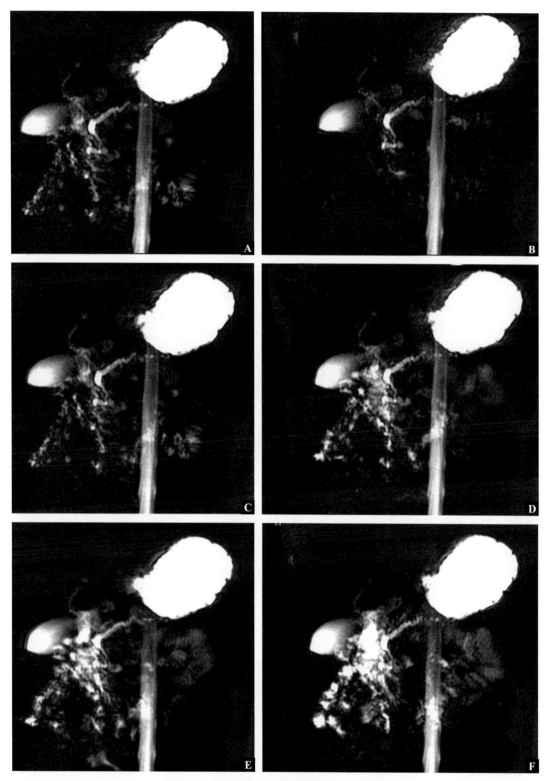

图 5-49　慢性胰腺炎患者注射胰泌素 2D-MRCP

女性,18 岁,慢性胰腺炎,M-ANNHEIM 分级和剑桥分级分别为中度和重度,外分泌功能明显受限。A~F. 为注射胰泌素后 1、3、5、7、9、11 min 的 2D-MRCP,可见十二指肠内液体充盈量稍有增多,在胰泌素注射 10 min 后分泌的胰液仍局限于十二指肠球部

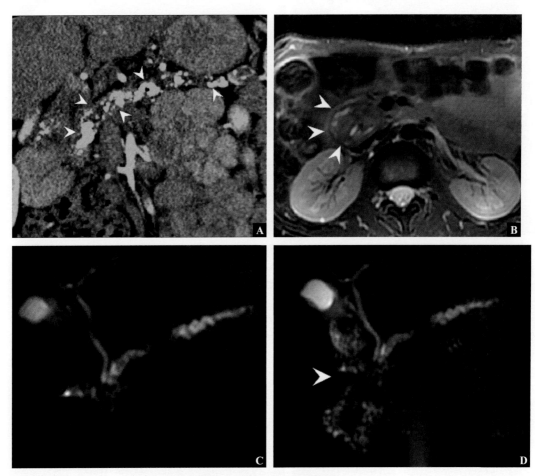

图 5-50　重度慢性胰腺炎患者

男性，41 岁，重度慢性胰腺炎。A. 沿主胰管走形曲面重建 CT 图，可见胰腺实质明显萎缩，沿主胰管走形可见多发大小不等的高密度结石影（白箭头）；B. 横断面 FS-T2WI，可见主胰管部分包绕十二指肠第一段走形（白箭头）；C、D. 均为 2D-MRCP 图像，C. 注射胰泌素前，主胰管粗细不均，胰体部主胰管内可见充盈缺损，少许分支胰管显示；D. 注射胰泌素后 11 min，主胰管和分支胰管显示清晰，并可见胰液充盈至十二指肠水平部，十二指肠第一段有主胰管环绕（白箭头）

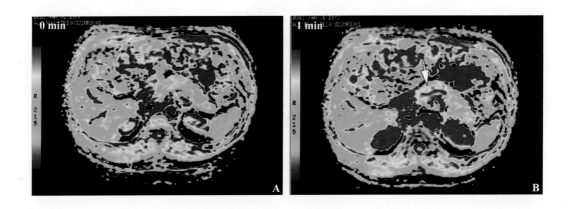

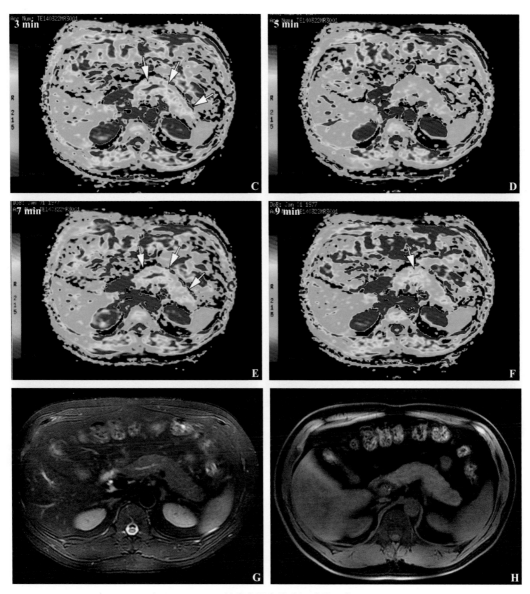

图 5-51　健康志愿者外分泌功能正常

男性,37 岁,健康志愿者。A. 为注射胰泌素前 ADC 图;B~F. 分别为注射胰泌素后 1、3、5、7、9 min 的 ADC 图,可见注射胰泌素后胰管及分支胰管扩张,其内可见呈高 ADC 值的胰液分泌(白箭);G、H. 分别为横断面 FS-T2WI 和 FS-T1WI 示胰腺大小、形态、信号均显示良好

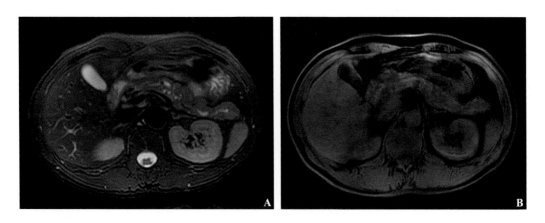

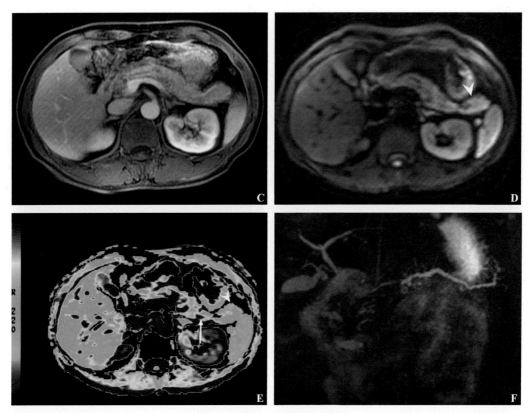

图 5-52 中度慢性胰腺炎患者

男性,45 岁,中度慢性胰腺炎。A. 横断面扫描 FS-T2WI 图像示主胰管粗细不均匀,胰腺实质轻度萎缩;B、C. 分别为横断面扫描 FS-T1WI 平扫、门脉期增强图,可见胰腺实质萎缩、信号减低,增强后轻度强化;D、E. 分别为 DWI(b＝500 s/mm²)和对应的 ADC 图,胰腺体尾部实质在扩散加权成像上信号增加,ADC 值较低(白箭);F. 注射胰泌素后 3D-MRCP 示主胰管粗细不均,体部主胰管狭窄,体尾部主胰管扩张,并可见大量分支胰管显示

七、鉴别诊断

1. 肿块型胰腺炎与胰腺癌·见表 5-14。

表 5-14 慢性肿块型胰腺炎与胰腺癌鉴别要点

特征	肿块型胰腺炎	胰 腺 癌
外形	边界光滑,一般无分叶	边界不规则,多分叶
密度	等高/等高混杂密度,多见钙化	等低密度,液化坏死多见,钙化少见
增强	● 渐近性均匀强化 ● 动脉期呈稍低密度/信号 ● 门脉期接近等密度/信号	● 不均匀强化 ● 动脉期与门脉期均呈相对低密度/低信号
肾前筋膜增厚	常见	不常见
胰胆管	● 肿块内可见"导管穿行征" ● 全程胰管串珠样扩张	● 肿块处胰胆管突然截断 ● 上游胰胆管明显扩张
病程	长,多数都有慢性胰腺炎病史	短,发展迅速,多数无慢性胰腺炎病史
症状	腹痛先于黄疸	黄疸先于腹痛

2. 慢性胰腺炎与胰腺导管内乳头状黏液性肿瘤·据文献报道约12%的患者在诊断IPMN前一直被诊断为CP,约2%的CP患者与IPMN相关的。IPMN与CP均可表现为主胰管扩张、胰腺实质萎缩,特别是CP结石不明显时,两者较难鉴别。此外,当分支胰管型或混合型IPMN与CP伴发局部潴留性囊肿或假性囊肿时,两者的影像学表现类似,也较难鉴别。文献研究表明IPMN是原因而非结果,长期的黏液分泌导致胰管通而不畅,可引起慢性阻塞性胰腺炎。但是,IPMN与CP是完全不同的两类疾病,IPMN较CP更倾向于女性患者;年龄更大;CP患者通常有饮酒、吸烟史;女性患者无长期大量饮酒、吸烟史,诊断CP时要尤为慎重。

八、治疗

CP的基本治疗原则包括去除病因、控制症状、改善胰腺内外分泌功能不全和防止并发症。在CP的治疗方面,日本胃肠病学会《慢性胰腺炎循证临床实践指南(2015)》中直观表述出CP由"保守"到"内镜"再到"手术"三步骤的治疗流程,体现出"创伤递进式"治疗理念(图5-53)。

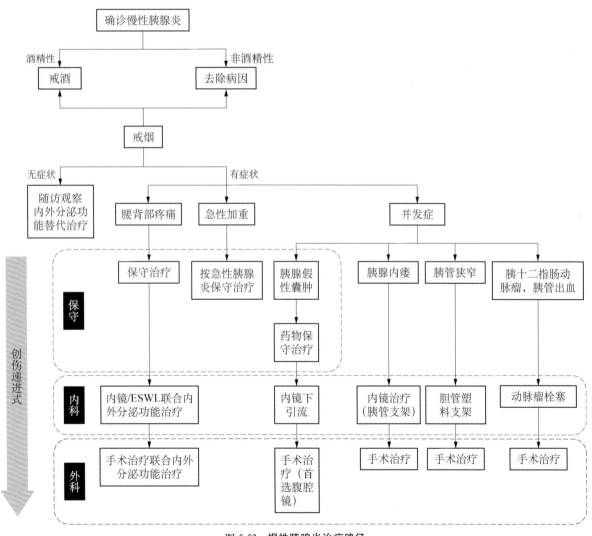

图 5-53 慢性胰腺炎治疗路径

九、随访和预后

CP 是一种迁延不愈的疾病，定期随访十分必要。随访内容包括临床症状、胰酶水平变化、胰腺影像学改变、胰腺分泌功能等，这些均有助于评估 CP 的分期及严重程度。此外，研究表明，CP 病人是胰腺癌发病的高危人群，可能与多数病人吸烟、酗酒等不良生活方式有关，但仍需进一步研究证实。

参 考 文 献

[1] Ito T, Ishiguro H, Ohara H, et al. Evidence-based clinical practice guidelines for chronic pancreatitis 2015[J]. J Gastroenterol, 2016,51(2)：85-92.

[2] Lohr JM, Dominguez-Munoz E, Rosendahl J, et al. United European Gastroenterology evidence-based guidelines for the diagnosis and therapy of chronic pancreatitis (HaPanEU) [J]. United European Gastroenterol J, 2017,5(2)：153-199.

[3] Whitcomb DC. Hereditary diseases of the pancreas. Hereditary diseases of the pancreas. In: Yamada T, Alpers DH, Kaplowitz N, Laine L, Owyang C, Powell DW, editors. Textbook of Gastroenterology. 4th ed [M]. Philadelphia: Lippincott Williams & Wilkins, 2003,2147-2165.

[4] 蒋熙,孙晖,钱阳阳.2017年版欧洲胃肠病学会《慢性胰腺炎诊断和治疗循证医学指南》解读[J].中华胰腺病杂志,2017,17(6)：415-417.

[5] 孙备.日本胃肠病学会《慢性胰腺炎循证临床实践指南(2015)》解读[J].中国实用外科杂志,2016,36(3)：305-308.

[6] 李晓青(译).《2015年日本胃肠病学会慢性胰腺炎循证临床实践指南》摘译[J].临床肝胆病杂志,2016,32(5)：857-859.

[7] 王亚军,曹峰,孙家邦.《2014年美国胰腺病学会指南：慢性胰腺炎诊治》摘译[J].临床肝胆病杂志,2015,31(9)：1389-1391.

[8] 苗毅,刘续宝,赵玉沛,等.慢性胰腺炎诊治指南(2014)[J].临床肝胆病杂志,2015,31(3)：322-326.

[9] 亓文磊,吴新民,张建伟,等.《2017年欧洲胃肠病学联盟循证指南：慢性胰腺炎的诊断和治疗》推荐意见[J].临床肝胆病杂志,2017,33(09)：1668-1676.

[10] Layer P, Yamamoto H, Kalthoff L, et al. The different courses of early- and late-onset idiopathic and alcoholic chronic pancreatitis [J]. Gastroenterology, 1994,107(5)：1481-1487.

[11] Joergensen M, Brusgaard K, Cruger DG, et al. Incidence, etiology and prognosis of first-time acute pancreatitis in young patients: a population-based cohort study [J]. Pancreatology, 2010,10(4)：453-461.

[12] Singer MV, Gyr K, Sarles H. Revised classification of pancreatitis. Report of the Second International Symposium on the Classification of Pancreatitis in Marseille, France, March 28-30,1984[J]. Gastroenterology, 1985,89(3)：683-685.

[13] Sarles H. Classification and definition of pancreatitis. Marseilles-Rome 1988 [J]. Gastroenterologie clinique et biologique, 1989,13(11)：857-859.

[14] Sarner M, Cotton PB. Classification of pancreatitis [J]. Gut, 1984,25(7)：756-759.

[15] Witt H, Apte MV, Keim V, et al. Chronic pancreatitis: challenges and advances in pathogenesis, genetics, diagnosis, and therapy [J]. Gastroenterology, 2007,132(4)：1557-1573.

[16] Schneider A, Lohr JM, Singer MV. The M-ANNHEIM classification of chronic pancreatitis: introduction of a unifying classification system based on a review of previous classifications of the disease [J]. Journal of gastroenterology, 2007,42(2)：101-119.

[17] Braganza JM, Lee SH, McCloy RF, et al. Chronic pancreatitis [J]. Lancet, 2011,377(9772)：1184-1197.

[18] Bagul A, Siriwardena AK. Evaluation of the Manchester classification system for chronic pancreatitis [J]. Journal of the pancreas, 2006,7(4)：390-396.

[19] Ammann RW. A clinically based classification system for alcoholic chronic pancreatitis: summary of an international workshop on chronic pancreatitis [J]. Pancreas, 1997,14(3)：215-221.

[20] DC W. Diagnosis and Classification of Chronic Pancreatitis and TIGAR-O. V2[J]. Journal of the Japan Pancreas Society, 2004,19：217.

[21] Ramesh H. Proposal for a new grading system for chronic pancreatitis: the ABC system [J]. Journal of Clinical Gastroenterology, 2002,35(1)：67-70.

[22] Bank S, Singh P, Pooran N. Proposal for a new grading system for chronic pancreatitis: the ABC system [J]. Journal of Clinical Gastroenterology, 2002,35(1)：3-4.

[23] 龚彪,王伟.慢性胰腺炎理论与实践[M].北京：人民卫生出版,2012：515-528.

[24] 中华胰腺病杂志编委会,中华医学会内镜学分会.慢性胰腺炎诊治指南[J].中华消化内镜杂志,2012,29(6)：301-303.

[25] Hruban RH, Pitman MB, Klimstra DS. AFIP Atlas of tumor pathology: tumors of the pancreas. Vol fourth series. Fascicle. 6 ed [M]. Washington, DC: American Registry of Pathology; 2007.

[26] Dhall D, Suriawinata AA, Tang LH, et al. Use of immunohistochemistry for IgG4 in the distinction of autoimmune pancreatitis from peritumoral pancreatitis [J]. Hum Pathol, 2010,41(5)：643-645.

[27] Deshpande V, Gupta R, Sainani N, et al. Subclassification of autoimmune pancreatitis: a histologic classification with clinical significance. Am J Surg Pathol, 2011,35(1)：26-35.

[28] Lau SK, Prakash S, Geller SA, et al. Comparative immunohistochemical profile of hepatocellular carcinoma, cholangiocarcinoma, and metastatic adenocarcinoma. Hum Pathol, 2002,33(12)：1175-1181.

[29] Bhardwaj A, Marsh Jr WL, Nash JW, et al. Double immunohistochemical staining with MUC4/p53 is useful in the distinction of pancreatic adenocarcinoma from chronic pancreatitis: a tissue microarray-based study [J]. Arch Pathol Lab Med, 2007,131(4)：556-562.

[30] Coppola D, Lu L, Fruehauf JP, et al. Analysis of p53, p21WAF1, and TGF-beta1 in human ductal adenocarcinoma of the pancreas: TGF-beta1 protein expression predicts longer survival [J]. Am J Clin Pathol. 1998,110(1)：16-23.

[31] Apple SK, Hecht JR, Lewin DN, et al. Immunohistochemical evaluation of K-ras, p53, and HER-2/neu expression in hyperplastic, dysplastic, and carcinomatous lesions of the pancreas: evidence for multistep carcinogenesis [J]. Hum Pathol, 1999,30(2)：123-129.

[32] DiGiuseppe JA, Hruban RH, Goodman SN, et al. Overexpression of p53 protein in adenocarcinoma of the pancreas [J]. Am J Clin Pathol, 1994, 101(6)：684-688.

[33] Yantiss RK, Woda BA, Fanger GR, et al. KOC (K homologydomain containing protein overexpressed in cancer): a novel molecular marker that distinguishes between benign and malignant lesions of the pancreas [J]. Am J Surg Pathol, 2005,29(2)：188-195.

[34] Kashima K, Ohike N, Mukai S, et al. Expression of the tumor suppressor gene maspin and its significance in intraductal papillary mucinous neoplasms of the pancreas [J]. Hepatobiliary Pancreat Dis Int, 2008,7(1)：86-90.

[35] Agarwal B, Ludwig OJ, Collins BT, et al. Immunostaining as an adjunct to cytology for diagnosis of pancreatic adenocarcinoma [J]. Clin Gastroenterol Hepatol, 2008,6(12)：1425-1431.

[36] Ohike N, Maass N, Mundhenke C, et al. Clinicopathological significance and molecular regulation of maspin expression in ductal adenocarcinoma of the pancreas [J]. Cancer Lett, 2003,199(2)：193-200.

[37] Cao D, Zhang Q, Wu LS, et al. Prognostic significance of maspin in pancreatic ductal adenocarcinoma: tissue microarray analysis of 223 surgically resected cases. Mod Pathol. 2007,20(5)：570-8. Ordonez NG. Application of mesothelin immunostaining in tumor diagnosis [J]. Am J Surg Pathol, 2003,27(11)：1418-1428.

［38］ Hassan R, Laszik ZG, Lerner M, et al. Mesothelin is overexpressed in pancreaticobiliary adenocarcinomas but not in normal pancreas and chronic pancreatitis［J］. Am J Clin Pathol, 2005,124(6)：838-845.

［39］ Frierson Jr HF, Moskaluk CA, Powell SM, et al. Large-scale molecular and tissue microarray analysis of mesothelin expression in common human carcinomas［J］. Hum Pathol, 2003,34(6)：605-609.

［40］ Swierczynski SL, Maitra A, Abraham SC, et al. Analysis of novel tumor markers in pancreatic and biliary carcinomas using tissue microarrays ［J］. Hum Pathol, 2004,35(3)：357-366.

［41］ Cao D, Maitra A, Saavedra JA, et al. Expression of novel markers of pancreatic ductal adenocarcinoma in pancreatic nonductal neoplasms：additional evidence of different genetic pathways［J］. Mod Pathol, 2005,18(6)：752-761.

［42］ Karanjawala ZE, Illei PB, Ashfaq R, et al. New markers of pancreatic cancer identified through differential gene expression analyses：claudin 18 and annexin A8［J］. Am J Surg Pathol, 2008,32(2)：188-196.

［43］ Sato N, Fukushima N, Maitra A, et al. Gene expression profiling identifies genes associated with invasive intraductal papillary mucinous neoplasms of the pancreas［J］. Am J Pathol, 2004,164(3)：903-914.

［44］ Doctor N, Dooley JS, Davidson BR. Assessment of Pancreatic Duct Damage Following Trauma：Is Endoscopic Retrograde Cholangiopancreatography the Gold Standard?［J］. Postgrad Med J, 1995,71(832)：116-117.

［45］ Larsen M, Kozarek R. Management of pancreatic ductal leaks and fistulae ［J］. Journal of Gastroenterology and Hepatology, 2014,29(7)：1360-1370.

［46］ Varadarajulu S, Rana SS, Bhasin DK. Endoscopic therapy for pancreatic duct leaks and disruptions［J］. Gastrointest Endosc Clin N Am, 2013,23(4)：863-892.

［47］ Baron TH. Treatment of pancreatic pseudocysts, pancreatic necrosis, and pancreatic duct leaks［J］. Gastrointest Endosc Clin N Am, 2007,17(3)：559-579, vii.

［48］ Fowenfels AB, Maisonneuve P, Cavallini G, et al. Pancreatitis and the risk of pancreatic cancer. International Pancreatitis Study Group［J］. N Engl J Med, 1993,328(20)：1433-1437.

［49］ Malka D, Hammel P, Maire F, et al. Risk of pancreatic adenocarcinoma in chronic pancreatitis［J］. Gut, 2002,51(6)：849-852.

［50］ Talamini G, Falconi M, Bassi C, et al. Incidence of cancer in the course of chronic pancreatitis［J］. Am J Gastroenterol, 1999,94(5)：1253-1260.

［51］ Karlson BM, Ekbom A, Josefsson S, et al. The risk of pancreatic cancer following pancreatitis：an association due to confounding?［J］. Gastroenterology, 1997,113(2)：587-592.

［52］ Seicean A, Tantau M, Grigorescu M, et al. Mortality risk factors in chronic pancreatitis［J］. J Gastrointestin Liver Dis, 2006,15(1)：21-26.

［53］ Hernandez LV, Catalano MF. EUS in the diagnosis of early-stage chronic pancreatitis［J］. Best Practice & Research Clinical Gastroenterology, 2010,24(3)：243-249.

［54］ Tirkes T, Menias CO, Sandrasegaran K. MRI Techniques for Pancreas［J］. Radiol Clin North Am, 2012,50(3)：379-393.

［55］ Fulcher AS, Turner MA. MR Pancreatography：A Useful Tool for Evaluating Pancreatic Disorders［J］. RadioGraphics, 1999,19(1)：5-24.

［56］ Gillams A, Pereira S, Webster G, et al. Correlation of Mrcp Quantification (Mrcpq) with Conventional Non-Invasive Pancreatic Exocrine Function Tests［J］. Abdom Imaging, 33(4),2008：469-473.

［57］ Coppens E, Metens T, Winant C, et al. Pineapple Juice Labeled with Gadolinium：A Convenient Oral Contrast for Magnetic Resonance Cholangiopancreatography［J］. Eur Radiol, 2005,15(10)：2122-2129.

［58］ Sugiyama M, Haradome H, Atomi Y. Magnetic Resonance Imaging for Diagnosing Chronic Pancreatitis［J］. J Gastroenterol, 2007,42：108-112.

［59］ Fukukura Y, Fujiyoshi F, Sasaki M, et al. Pancreatic duct：morphologic evaluation with Mr cholangiopancreatography after secretin stimulation ［J］. Radiology, 2002,222(3)：674-680.

［60］ Akisik MF, Aisen AM, Sandrasegaran K, et al. Assessment of chronic pancreatitis：utility of diffusion-weighted MR imaging with secretin enhancement［J］. Radiology, 2009,250(1)：103-109.

［61］ Balci NC, Momtahen AJ, Akduman EI, et al. Diffusion-weighted MRI of the pancreas. correlation with secretin endoscopic pancreatic function test (ePFT)［J］. Acad Radiol, 2008,15(10)：1264-1268.

［62］ Reuther G, Kiefer B, Tuchmann A, et al. Imaging Findings of pancreaticobiliary duct diseases with single-shot Mr cholangiopancreatography［J］. AJR Am J Roentgenol, 1997,168(2)：453-459.

［63］ Lagerlof H, Perman G. The Effect of secretin injection on the serum amylase in man(abstract)［J］. Acta Chir Scand, 1956,111(1)：22-28.

［64］ Yadav D, Timmons L, Benson JT, et al. Incidence, prevalence, and survival of chronic pancreatitis：a population-based study ［J］. Am J Gastroenterol, 2011,106(12)：2192-2199.

［65］ Wang LW, Li ZS, Li SD, et al. Prevalence and clinical features of chronic pancreatitis in China：a retrospective multicenter analysis over 10 years ［J］. Pancreas, 2009,38(3)：248-254.

［66］ Raimondi S, Lowenfels AB, Morselli-Labate AM, et al. Pancreatic cancer in chronic pancreatitis, aetiology, incidence, and early detection ［J］. Best Pract Res Clin Gastroenterol, 2010,24(3)：349-358.

［67］ Sarles H, Adler G, Dani R, et al. Classifications of pancreatitis and definition of pancreatic diseases［J］. Digestion, 1989,43(4)：23536.

［68］ Habtezion A. Inflammation in acute and chronic pancreatitis. Current Opinion in Gastroenterology, 2015,31(5)：395-399.

［69］ Hefaiedh R, Sabbeh M, Ouakaa-Kchaou A, et al. Chronic pancreatitis：clinical and therapeutic study. Six years of experience of a gastroenterology department［J］. La Tunisie medicale, 2015,93(2)：69-72.

［70］ Sharma V, Rana SS, Bhasin DK. Medical management of pain in chronic pancreatitis［J］. Trop Gastroenterol, 2014,35(4)：205-211.

［71］ Cubranic A, Dintinjana RD, Vanis N. Endoscopic diagnostic of chronic pancreatitis［J］. Coll Antropol, 2014,38(4)：1265-1269.

［72］ Bliss LA, Yang CJ, Eskander MF, et al. Surgical management of chronic pancreatitis：current utilization in the United States［J］. HPB：the official journal of the International Hepato Pancreato Biliary Association, 2015,17(9)：804-810.

第六章
自身免疫性胰腺炎

刘日　刘艳芳　蒋慧　边云　陆建平　王莉

一、概述

1. 定义 · 自身免疫性胰腺炎（autoimmune pancreatitis，AIP）是一种自身免疫介导的特殊类型的慢性胰腺炎，有其如下特征：胰腺肿大、主胰管不规则狭窄；血清 IgG 或 IgG4 水平升高或自身抗体阳性；显著的淋巴细胞与浆细胞浸润及胰腺纤维化；类固醇激素治疗效果良好。

2. 发病机制 · 不完全明确，目前普遍认为与自身免疫相关。

二、分类

按病理特征将 AIP 分为两类（表 6-1）。

· 1 型 AIP · 是一种以胰腺弥漫性或局灶性肿大、主胰管局部或全程狭窄的胰腺炎。其特征标志是：血清或组织学 IgG4 升高或阳性，组织病理学呈淋巴浆细胞硬化性胰腺炎（lymphoplasmacytic sclerosing Pancreatitis，LPSP），通常伴有多种胰外病变。

· 2 型 AIP · 是一种特发性导管中心性胰腺炎（idiopathic duct-centric pancreatitis，IDCP），或以粒细胞性上皮损害（granulocytic epithelial lesions，GEL）为组织学特征的胰腺炎。该型 AIP 的影像学改变和激素疗效与 1 型 AIP 类似，但缺少血清标记物，偶见伴有炎性肠病（inflammatory bowel disease，IBD）

表 6-1　自身免疫性胰腺炎病理分型

特征	1 型	2 型
组织学特征	导管周围弥漫性淋巴细胞、浆细胞浸润 导管周围及静脉周围弥漫性席纹状纤维化 闭塞性静脉炎	胰腺小叶导管上皮及管腔内大量中性粒细胞浸润，可见微脓肿形成 极少伴 IgG4$^+$ 浆细胞浸润
年龄与性别	中老年患者为主（>50 岁），男性好发	年轻患者多见，无性别差异
胰腺外病变	常累及胆道系统、甲状腺、肾上腺、肾、后腹膜、淋巴结等	少见

三、诊断标准

近年来，诸多国家相继制定了各自对于 AIP 的诊断标准，这些标准的变化与更新体现了对 AIP 认识过程和研究的快速进展。2002 年日本胰腺病学会（JPS）首先提出了 AIP 诊断标准，随后许多国家提出了不同的诊断标准，如韩国诊断标准、美国 Mayo Clinic 的 HISORt（history，imaging，serology，other organ involvement，and response to steroid therapy，HISORt）标准、改良的 JPS 诊断标准。日韩专家试图整合不同标准，在 2008 年发布了亚洲诊断标准。不同的诊断标准有不同的立足点，日韩标准以影像学为依据，而美国标准则以组织病理学为依据。随着对 AIP 认识深入，另一种类型（2 型）AIP 被提出并逐渐被关注。诸多因素阻碍了亚洲标准和 HISORt 标准的融合，但在 2011 年，还是形成了 AIP 诊断的国际共识（international consensus diagnostic criteria，ICDC），该标准结合了 HISORt 与亚洲标准，并进一步完善，提出即使无组织学依据（基于影像特征）也可诊断 1 型 AIP 的观点，同时再次强调 AIP 和胰腺癌的鉴别诊断，对临床治疗意义重大。该共识为 AIP 的最新标准，全球使用，诊断准确率最高。ICDC 诊断标准包括胰腺实质成像（parenchymal imaging，P）、胰管成像（ductal imaging，D）、血清学（serology，S）、其他器官受累（other organ involvement，OOI）、组织病理学（histology，H）和激素应答（response to steroid，Rt）六大方面，其中 5 个方面（P，D，S，OOI，H）根据其表现（表 6-2、3）分为 1 级和 2 级证据。诊断过程中需要根据影像学（P）表现（CT 或 MRI）提示 AIP，随后根据典型或不确定/非典型进入不同的诊断流程（表 6-4～6）。

四、临床表现

1. 梗阻性黄疸 · 1 型发生率 33%～59%。

2. 腹痛 · 32%。

3. 背痛 · 15%。

4. 食欲下降和乏力 · 各占 10%。

表 6-2　1 型 AIP 的构成要素和 ICDC 证据

标准	1 级证据	2 级证据
胰腺实质影像(P)	典型：弥漫肿大伴有延迟强化(有时出现环样增强)	不确定型(包括非典型**)：节段或局灶性肿大伴延迟强化
胰管影像(D)(ERCP)	长(>1/3 主胰管长度)或多处狭窄而无显著上游胰管扩张	部分或局灶狭窄无显著上游胰管扩张(胰管大小<5 mm)
血清学(S)	IgG4 值>正常上限值 2 倍以上	IgG4 值>正常上限值 1~2 倍
其他器官累及(OOI)	a 或 b a 胰外器官组织学，符合以下任意 3 条 (1) 淋巴浆细胞浸润伴或不伴纤维化 (2) 席纹状纤维化 (3) 闭塞性静脉炎 (4) 大量 IgG4 阳性细胞(>10/HP) b 典型的影像学证据，符合以下至少 1 条 (1) 节段/多个邻近(肝门/肝内胆管)或近端或远端胆管狭窄 (2) 腹膜后纤维化	a 或 b a 胰外器官组织学(包括内镜下胆道活检)，符合以下 2 条 (1) 显著的淋巴浆细胞浸润合并纤维化，无粒细胞浸润 (2) 大量 IgG4 阳性细胞(>10/HP) b 体格检查或影像证据，符合以下至少 1 条 (1) 两侧涎腺/泪腺对称强化 (2) 肾脏受累的影像学证据支持 AIP 相关肾损伤
胰腺组织学(H)	淋巴浆细胞硬化性胰腺炎(组织活检/手术切除)符合至少以下 3 条 (1) 导管周围淋巴浆细胞浸润，无粒细胞浸润 (2) 闭塞性静脉炎 (3) 席纹状纤维化 (4) 大量 IgG4 阳性细胞(>10 个/HPF)	淋巴浆细胞硬化性胰腺炎(组织活检/手术切除)符合至少以下 2 条 (1) 导管周围淋巴浆细胞浸润，无粒细胞浸润 (2) 闭塞性静脉炎 (3) 席纹状纤维化 (4) 大量 IgG4 阳性细胞(>10 个/HPF)
激素治疗反应(Rt*)	迅速的(≤2 周)影像学明显缓解或显著的胰腺/胰外临床表现改善	

注：* Rt：应在这些情况下使用：
(1) Rt 应在排除胰腺癌后使用，包括 EUS-FNA 结果。
(2) 一般状况良好，症状轻微(例如关节痛，消化不良)和血清 IgG4 水平降低，而不包括"应答"。
(3) 住院患者存在胰腺炎临床症状，影像学显示肿大的胰腺自行好转，解释为"激素应答"应需谨慎。
(4) 目前分为 I 型 AIP 并不包括特发性复发性胰腺炎和存在典型胰性腹痛的慢性胰腺炎。诊断 AIP 需要明确的病史，而不是治疗有效。
** 非典型：一些 AIP 病例可能表现为低密度肿块，胰管扩张，或上游萎缩，如不典型影像学表现伴梗阻性黄疸和(或)胰腺占位高度提示胰腺癌。这类患者应该按照胰腺癌处理，除非一些间接证据强烈提示 AIP，未找到胰腺癌证据。

表 6-3　2 型 AIP 的构成要素和 ICDC 证据

标准	1 级证据	2 级证据
胰腺实质影像(P)	典型：弥漫肿大伴有延迟强化(有时有边缘强化)	不确定型(包括非典型**)：局部或灶性肿大伴延迟强化
胰管影像(D)(ERCP)	长(>1/3 主胰管)或多处狭窄无显著上游胰管扩张	节段性/局灶性狭窄无显著上游胰管扩张(胰管大小<5 mm)
胰腺组织学活检/手术切除(H)	特发性导管中心性胰腺炎，符合至少以下 2 条 (1) 有或无粒细胞浸润导管壁 (2) 无或少(0~10 个/HPF)IgG4 阳性细胞	符合以下 2 条 (1) 粒细胞或淋巴细胞浸润腺泡 (2) 无或少(0~10/HPF)IgG4 阳性细胞
激素治疗反应(Rt*)	迅速的(≤2 周)影像学上明显缓解或显著的胰腺/胰外临床表现改善	

注：见表 6-2。

表 6-4　1 型 AIP 确诊/疑似诊断标准(参见表 6-2)

诊断	证据来源	影像学(P)	间接证据
确诊 1 型 AIP	组织学(H)	典型/不确定	组织学病理证实 LPSP(1H[*1])
	影像学(P/D)	典型 不确定	无任何非 D 1 级/2 级表现 2 个或多个 1 级证据(+2D[*2])
	激素治疗反应(Rt)	不确定	1S/OOI+Rt 或 1D+2S/OOI/H+Rt
疑似 1 型 AIP		不确定	2S/OOI/H+Rt

注:[*1]:1H:1 级组织学证据;[*2]在此处水平 2D 被视为 1 级证据

表 6-5　2 型 AIP 确诊/疑似诊断标准(参见表 6-3)

诊断	影像学(P)	间接证据
确诊 2 型 AIP	典型/不确定	组织学病理证实 IDCP(1H[*1])或者 临床 IBD+2H[*2]+Rt
疑似 2 型 AIP	不确定	2H/临床 IBD+Rt

注:[*1]1H:1 级组织学证据;[*2]2H:2 级组织学证据

表 6-6　各种 AIP 诊断标准诊断效能比较

	JPS-2006	Korean-2006	Asian	HISORt	ICDC	JPS-2011
敏感性 　确诊 　疑似	81.8%(27/33)	81.8%(27/33) 97.0%(32/33)	87.9%(29/33)	78.8%(26/33)	90.9%(30/33) 97.0%(32/33)	81.8%(27/33) 87.9%(29/33)
特异性	100.0%(31/31)	96.8%(30/33)	100.0%(31/31)	100.0%(31/31)	100.0%(31/31)	100.0%(31/31)
准确性 　确诊 　疑似	90.6%(58/64)	89.1%(57/64) 96.9%(62/64)	93.8%(60/64)	89.1%(57/64)	95.3%(61/64) 98.4%(63/64)	90.6%(58/64) 93.8%(60/64)

注:Maruyama 等的研究

1 型患者通常以无痛梗阻性黄疸、轻微腹痛或体重减轻、食欲下降等非特异性症状就诊。2 型 AIP 较 1 型更易出现急性胰腺炎样剧烈腹痛。

五、实验室检查

1 型 AIP 具有比较明确的实验室指标,主要有如下三类:①IgG4:上限值 2 倍以上确诊,1～2 倍为疑似;②抗转铁蛋白(ALF)、抗碳酸酐酶Ⅱ抗体(ACA-Ⅱ)阳性,诊断 AIP 敏感性>50%;③类风湿因子(RF)、抗核抗体(ANA)阳性。而 2 型 AIP 尚无明确的血清学指标。

六、病理学表现

(一)大体表现

胰头部受累最为常见,胰体尾部也可发生。切面上胰腺弥漫肿大,质地变硬,正常小叶结构消失(图 6-1A),小部分 AIP 胰腺可局灶受累并形成肿块(图 6-1B)。与其他类型慢性胰腺炎相比,AIP 的主胰管呈弥漫或节段性轻度狭窄,胰管内钙化少见,一般无假性囊肿形成。胰头区受累时,炎性纤维化过程可累及胰段胆总管使其管壁增厚、管腔狭窄(图 6-1C)。胰周淋巴结也可受累增大。这些形态变化在影像学上表现如果不注意甄别容易误诊为恶性占位。

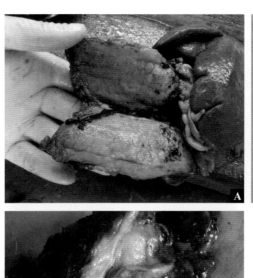
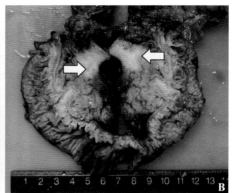
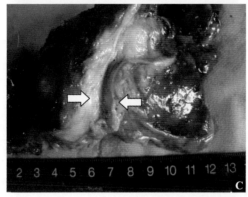

图 6-1　自身免疫性胰腺炎大体表现

A.胰腺弥漫肿大,质地变硬；B.可局灶受累并形成肿块；C.胰头受累时,炎性纤维化累及胰段胆总管使其管壁增厚管腔狭窄

（二）组织学表现

AIP 的组织学特征明确,易与其他类型的慢性胰腺炎区分。AIP 1 型和 2 型镜下有各自一定的特征(表 6-7),其形态学诊断标准仍需修订,目前 IgG4 是唯一的标志物。无论 1 型还是 2 型,他们有三个主要共同特征:导管周围炎细胞浸润、腺泡实质炎症及炎症性改变呈斑片状分布(图 6-2～8)。

1. 导管周围显著的慢性炎症·主要累及中等或大的小叶间导管(图 6-2A),小导管也可受累(图 6-2B)。导管壁炎症细胞的浸润一般位于导管上皮下(图 6-2C),罕见累及导管上皮。受累导管的管腔狭窄并不规则呈星状。浸润的炎细胞以 T 淋巴细胞为主,可见分散或聚集的 B 细胞；浆细胞出现率高,偶尔会占优势(图 6-2D～G)。嗜酸性粒细胞也常出现,但量较少或中等,只在极个别病例中为优势。巨噬细胞通常散在分布。当炎细胞浸润扩展至导管周围软组织时,众多病例的导管周围出现纤维化,甚至范围更广(图 6-2H～J)。

2. 腺泡实质炎症·腺泡实质的炎细胞浸润主要有淋巴细胞及浆细胞,嗜酸性粒细胞及中性粒细胞呈散在灶性分布。中性粒细胞主要出现于 2 型 AIP,呈灶性分布,一般小叶炎症不明显(图 6-3A、B)。

表 6-7　AIP 1 型、2 型镜下诊断比较

病理特征	1 型	2 型
导管周围淋巴浆细胞浸润	有	有
炎症性细胞间质	有	有
席纹状纤维化(图 6-5)	显著	偶见
闭塞性静脉炎(图 6-6)	有	罕见
淋巴滤泡(图 6-7)	显著	偶见
粒细胞引起的上皮损伤(图 6-8)	无	有
IgG4＋浆细胞浸润(图 6-9)	明显	少或者缺乏
小叶性炎症	有	斑片状,不很明显,通常混有中性粒细胞
胰周脂肪组织炎症(图 6-2J)	可能	罕见

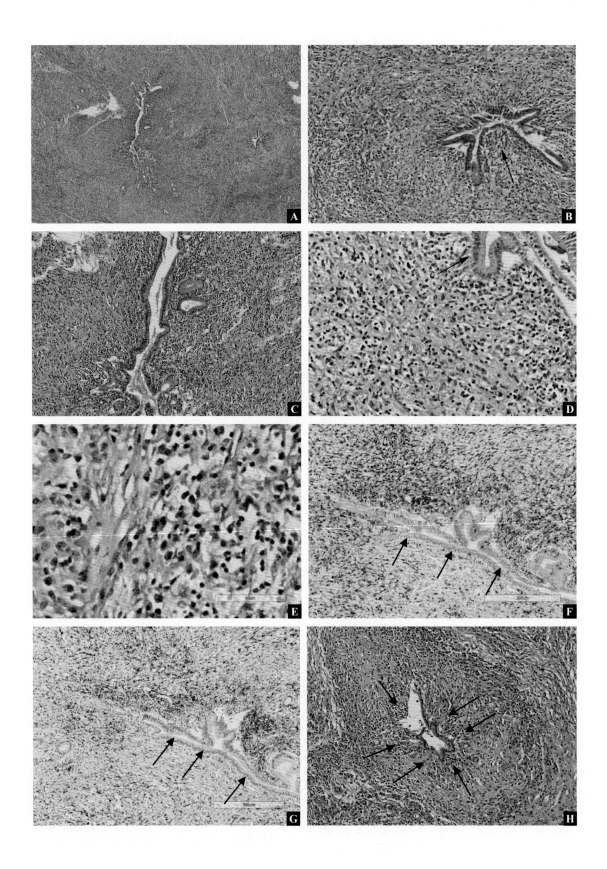

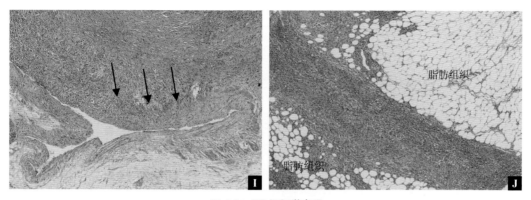

图 6-2　AIP 组织学表现

A. AIP 导管周围显著的慢性炎症主要累及中等或大的小叶间导管；B. 受累导管的管腔通常狭窄并呈星状（细黑箭），小导管也可受累；C. 炎症细胞的浸润通常位于导管上皮下；D. 导管（细黑箭）周围可见大量淋巴细胞浸润；E. 浆细胞显示；F. 免疫组化 CD3 染色示导管（细黑箭）周围可见大量 T 淋巴细胞浸润；G. 免疫组化 CD20 导管（细黑箭）周围分散或聚集的 B 淋巴细胞；H. 导管周围出现纤维化（细黑箭）；I. 炎症纤维化累及周边大血管；J. 炎症纤维化累及胰周脂肪组织

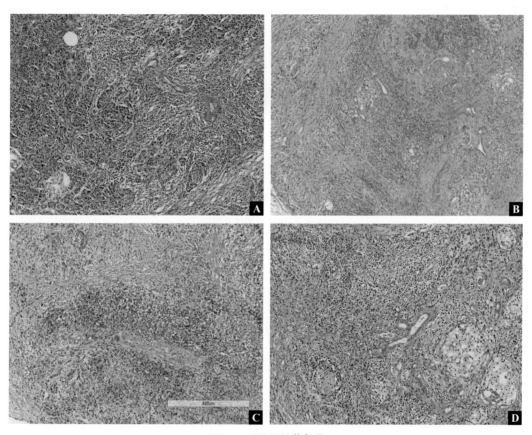

图 6-3　AIP 组织学表现

A、B. AIP 小叶炎症不明显，灶性分布为主；C、D. 胰腺腺泡的逐渐萎缩及纤维化与炎症反应有关

腺泡的逐渐萎缩及纤维化与胰腺实质的炎症反应有关（图 6-3C、D）。

3. 炎症改变的斑片状分布· AIP 在肉眼上可能呈弥漫或节段性改变。但在镜下有其斑片状分布的特征（图 6-4），而且不同区域炎症的强度及范围均不同（图 6-3）。

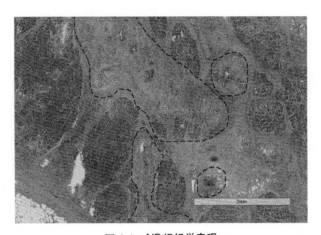

图 6-4 AIP 组织学表现

AIP 镜下斑片状分布(红虚线)特征,不同区域炎症的强度及范围均不同

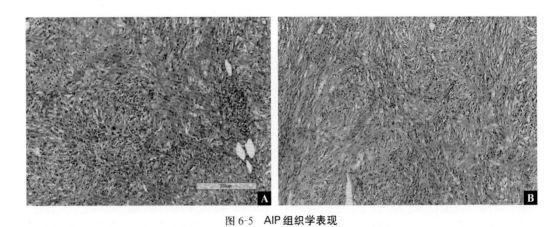

图 6-5 AIP 组织学表现

1 型 AIP 可见席纹状纤维化:致密的纤维组织呈车轮样排列,其内可见大量淋巴、浆细胞浸润

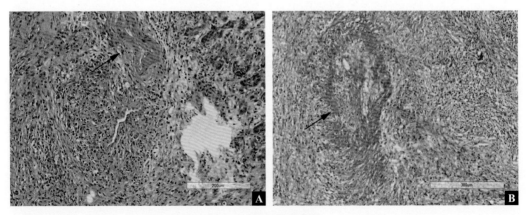

图 6-6 AIP 组织学表现

1 型 AIP 显示闭塞性脉管炎:静脉壁的慢性炎症及纤维化可导致管壁严重的增厚(A)和管腔严重狭窄(黑箭)(B),但不累及动脉

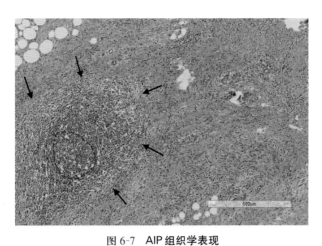

图 6-7　AIP 组织学表现

间质淋巴细胞(黑箭)浸润,局部可见淋巴滤泡(红虚线显示滤泡中心)形成

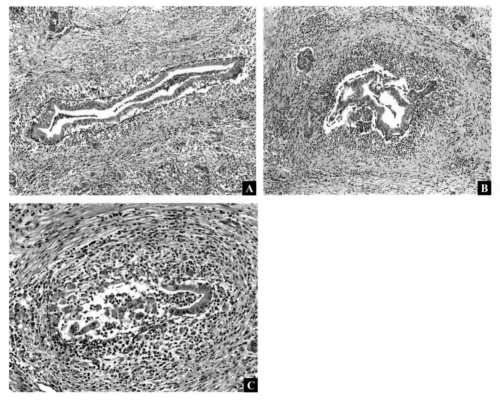

图 6-8　2 型 AIP 上皮损伤组织学表现

A. 中等大小的小叶间导管(红虚线)周围间质内见中性粒细胞浸润,也可见于导管上皮及管腔内,相邻胰腺间质的炎症非常明显;B. 导管上皮脱落进入管腔,上皮及导管(红虚线)周围间质可见致密的炎症浸润包括中性粒细胞浸润;C. 在小导管(红虚线)周围大量炎细胞包括中性粒细胞浸润,导管上皮可以出现反应性不典型增生,部分上皮脱落呈碎片状

七、免疫组化

免疫组化在胰腺内检测到 IgG4$^+$ 的浆细胞在 AIP 的诊断中至关重要。但并不是所有 AIP 患者均出现 IgG4$^+$ 的浆细胞,其血浆 IgG4 也未必一定升高。关于 IgG4 阳性细胞的阈值目前比较一致认为是:>10/HPF 有意义(图 6-9),IgG4 阳性细胞计数需要注意以下几点:①IgG4 阳性细胞计数少并不排

除 AIP,特别是 2 型 AIP。②IgG4 阳性细胞呈灶性分布,因此活检标本可能因取材限制,得不到相应数量 IgG4 阳性细胞。③随病程进展胰腺纤维化的显著,IgG4 阳性细胞数也会减少。④临床术前试验性用激素治疗也会导致 IgG4 阳性细胞数目减少。

八、影像学表现与病理学相关性

AIP 首选影像检查为 CT 或 MRI,影像表现分为弥漫型和局灶型(图 6-10)。

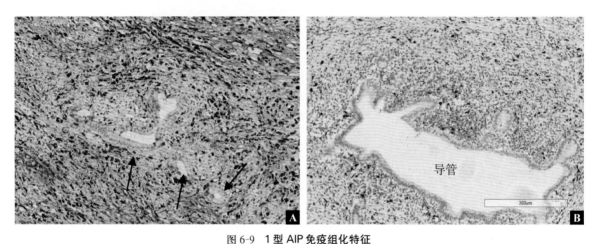

图 6-9 1 型 AIP 免疫组化特征

免疫组化显示在导管周围(细黑箭)浸润的炎症细胞中,有大量 IgG4 阳性的细胞

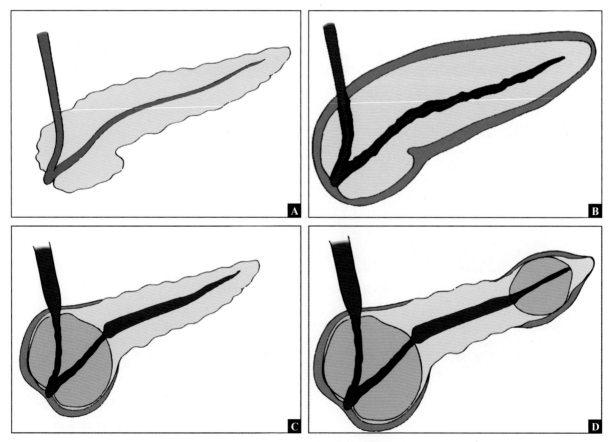

图 6-10 AIP 胰腺形态改变示意图

A. 正常胰腺;B. 胰腺弥漫性增大;C. 胰头局部肿大;D. 胰头和胰尾部局部肿大

（一）AIP 胰腺影像表现

1. 形态·由于炎症细胞对胰腺导管周围或上皮的浸润，导致间质纤维化增生，胰腺弥漫性肿大，出现特征性"腊肠样"改变（1 型 AIP 多见）（图 6-11、12）；少数患者也可表现为局灶性肿大，常被误诊为胰腺癌而经历手术切除（图 6-13～23）。

2. 胰腺实质·实质改变的病理基础是炎症细胞浸润和导管周围纤维化。CT 上低密度；T1WI 上呈弥漫性低信号改变，T2WI 上呈稍高信号，DWI 上信号增高（弥散受限），增强 CT 和 MRI 示病灶区呈延迟强化（图 6-12、14、17、18～20、22～44）。超声表现为病变区回声减低，偶有散在强回声（图 6-25）。PET-CT 上病变区域 FDG 摄取浓聚。

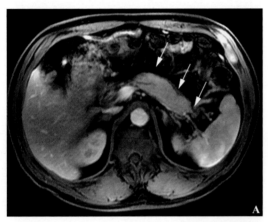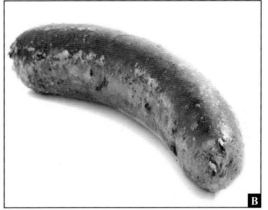

图 6-11　AIP 影像学"腊肠样"改变

A. 横断面门脉期增强 T1WI，胰腺弥漫性肿大，如"腊肠样"（细白箭）；B. 腊肠示意图

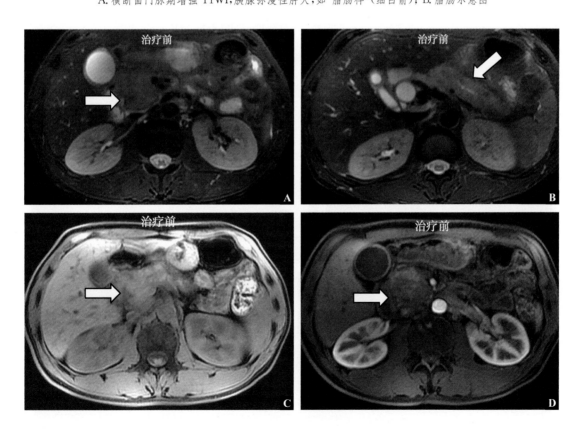

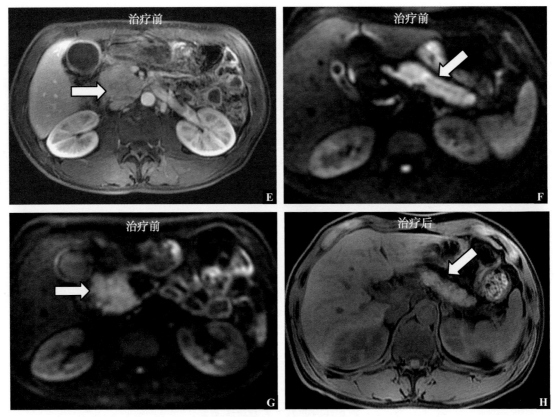

图 6-12 AIP 治疗前后比较

男性,41 岁,超声内镜引导细针穿刺证实 1 型 AIP。A、B. 横断面平扫 FS-T2WI 示胰头和胰体尾体积肿大(粗白箭),体尾呈"腊肠样"改变,体尾部主胰管狭窄;C～E. 分别为横断面 FS-T1WI 平扫、动脉期和门脉期,示胰头部肿块平扫呈低信号,增强后呈渐进性强化(粗白箭);F、G. DWI(b=600 s/mm²)示胰头和胰体尾信号增高,弥散明显受限(粗白箭);H. 横断面平扫 FS-T1WI,激素治疗 11 个月后胰腺体尾部体积明显缩小(粗白箭)

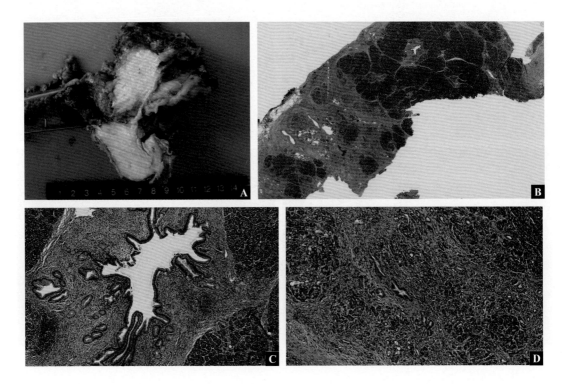

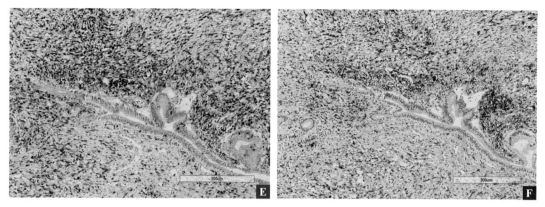

图 6-13 局灶性 AIP 病理学表现

男性,46 岁,20 天前出现黄疸。A. 大体示胰腺弥漫均匀稍肿大,质地变硬,分叶状结构大部存在;B. 大切片镜下见病灶斑片状分布,不同区域炎症改变的强度及范围不同;C. 导管周围炎症明显,炎细胞位于导管上皮下;D. 腺泡实质也可见程度不一的炎症,淋巴浆细胞浸润;E. 淋巴细胞以 T 淋巴细胞为主(免疫组化 CD3 提示);F. 分散或聚集的 B 淋巴细胞(免疫组化 CD20 提示)

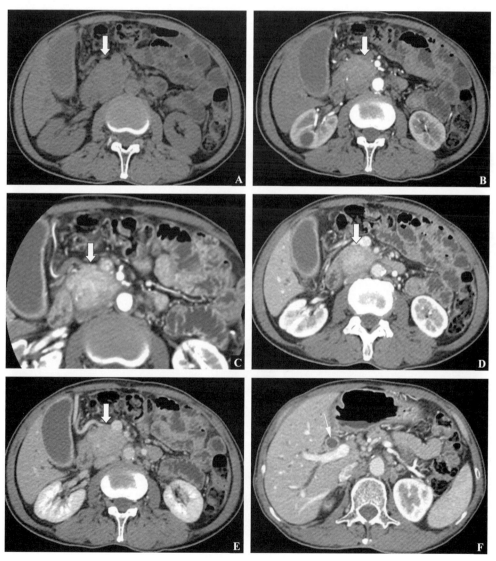

图 6-14 局灶性 AIP

与图 6-13 为同一患者,术前 CT。A. 横断面 CT 平扫示胰头部肿块影(粗白箭);B~E. 分别横断面 CT 增强后动脉早期、动脉晚期、门脉期和延迟期图像,显示胰头部肿块在门脉期强化稍显著,肿块与周围血管、脏器均分界清楚(粗白箭);F. 横断面 CT 增强示肝内胆管和胆总管(细白箭)扩张,管壁增厚均匀环状强化

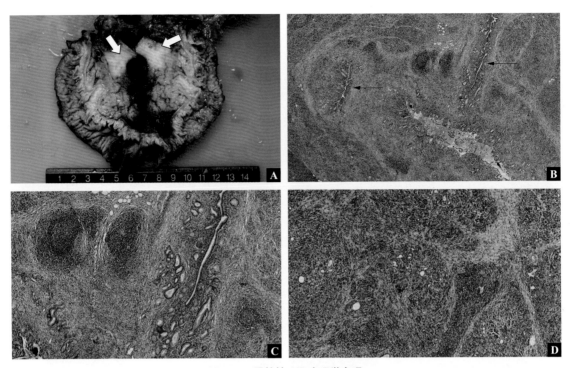

图 6-15　局灶性 AIP 病理学表现

女性,59 岁,进食后腹胀、腹泻。A. 大体切面示胰腺局灶受累并形成肿块(粗白箭);B. 镜下见炎症主要累及中等或大的小叶间导管,受累导管的管腔狭窄并呈星状(细黑箭);C. 间质可见大量淋巴浆细胞浸润,局部可见淋巴滤泡形成;D. 周围腺泡实质炎症明显

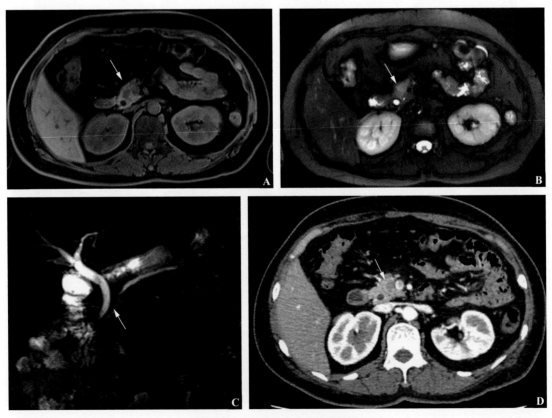

图 6-16　局灶性自身免疫性胰腺炎

与图 6-15 为同一患者,术前影像检查。A、B. 分别为横断面 FS-T1WI、FS-T2WI,显示胰头部(紧邻肠系膜上静脉)类圆形结节影,T1WI 上呈低信号,T2WI 上呈稍高信号(细白箭);C. 2D-MRCP 示胰头段主胰管纤细(细白箭),胰体尾部主胰管稍增粗;D. 横断面 CT 增强门脉期图像示胰头部结节轻度强化(细白箭)

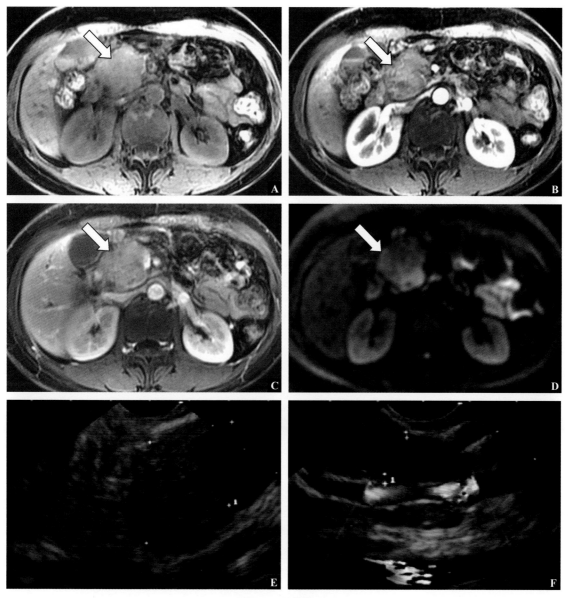

图 6-17 局灶性 AIP

女性,44 岁,血清 IgG4:2.65 g/L。A. 横断面平扫 FS-T1WI 示胰头部等信号肿块(粗白箭);B、C. 分别为 MRI 增强 T1WI 动脉期和门脉期图像,显示胰头部肿块呈延迟强化(粗白箭);D. DWI(b=600 s/mm²)示胰头部肿块弥散明显受限(粗白箭);E、F. 为 EUS 图像示胰头增大,形态欠规则,可见低回声占位,边界尚清

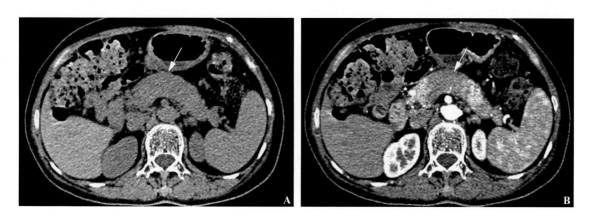

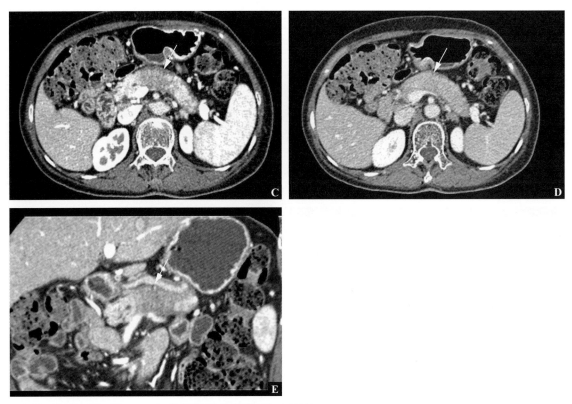

图 6-18　局灶性 AIP

女性,71 岁,血清 IgG4：4.46 g/L。A.横断面 CT 平扫示胰腺体部呈"腊肠样"改变,胰体密度轻度减低(细白箭);B～E.分别为横断面 CT 增强动脉期、门脉期、延迟期和冠状位门脉期图像,显示胰体部节段样低密度影,呈延迟强化(细白箭)

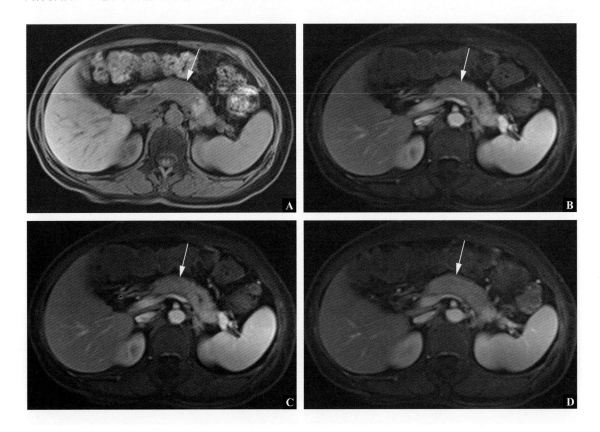

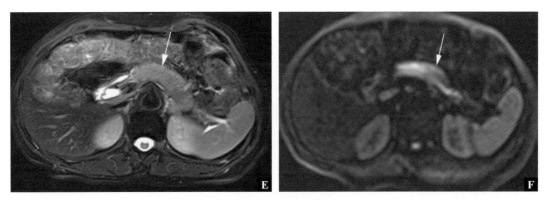

图 6-19 局灶性 AIP

与图 6-23 为同一患者。A. 胰腺 MRI 平扫 FS-T1WI 示胰体部信号减低(细白箭);B～D. 分别为横断面增强 T1WI 动脉期、门脉期及延迟期,显示胰体部病灶呈延迟强化(细白箭);E. 胰腺 MRI 平扫 T2WI 示胰体部信号轻度增高(细白箭);F. DWI(b=600 s/mm²)示胰体部肿块弥散受限(细白箭)

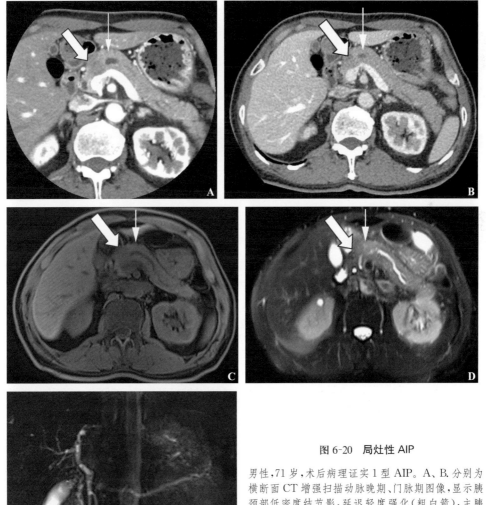

图 6-20 局灶性 AIP

男性,71 岁,术后病理证实 1 型 AIP。A、B. 分别为横断面 CT 增强扫描动脉晚期、门脉期图像,显示胰颈部低密度结节影,延迟轻度强化(粗白箭),主胰管近胰块处梗阻,上游胰管轻中度扩张(细白箭);C、D. 分别为横断面 FS-T1WI、FS-T2WI,显示胰颈部肿块 T1WI 呈低信号,T2WI 呈稍高信号(粗白箭),其上游胰管轻中度扩张(细白箭);E. 2D-MRCP 示胰颈部主胰管狭窄,体尾部主胰管轻中度扩张

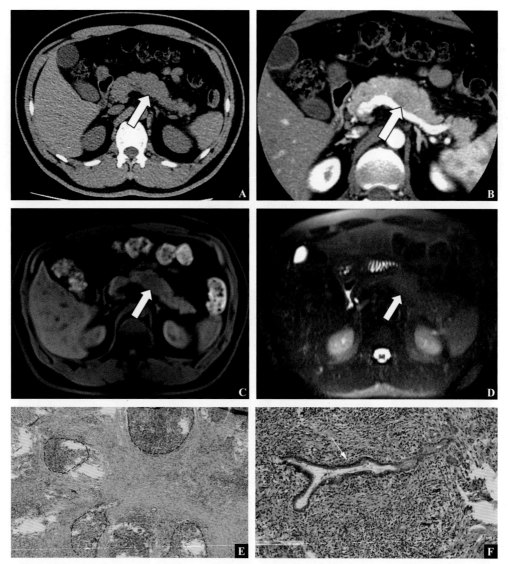

图 6-21　局灶性 AIP

男性,41 岁,术后病理证实为 1 型 AIP。A. 横断面 CT 平扫示胰体部类圆形稍低密度块影(粗白箭);
B. 横断面 CT 增强扫描动脉晚期图像示胰体部病灶呈稍低密度(粗白箭);C、D. 分别为横断面平扫 FS-
T1WI、FS-T2WI,示胰体部病灶 T1WI 上呈低信号,T2WI 上呈稍高信号(粗白箭);E. 低倍镜示胰腺小
叶萎缩(红虚线),小叶间大量纤维结缔组织;F. 高倍镜示受累导管,周围大量淋巴细胞浸润

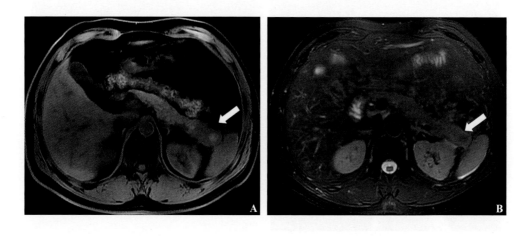

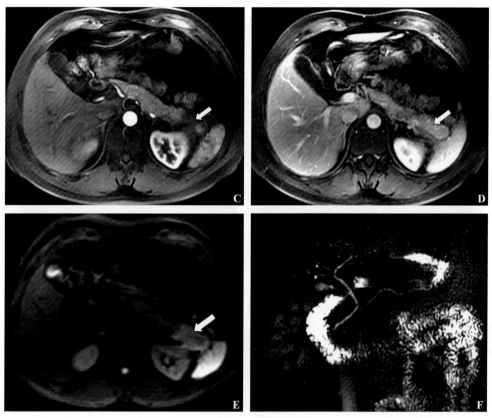

图 6-22　局灶性 AIP

男性,52 岁,活检证实为 1 型 AIP。A、B. 分别为横断面平扫 FS-T1WI、FS-T2WI,显示胰尾部类圆形异常信号肿块影,T1WI 上呈低信号,T2WI 上呈稍高信号(粗白箭);C、D. 分别为横断面增强扫描 FS-T1WI 动脉期和门脉期图像,胰尾部病灶呈延迟强化(粗白箭);E. DWI(b=600 s/mm²)示胰尾部肿块弥散受限(粗白箭);F. 2D-MRCP 示主胰管纤细

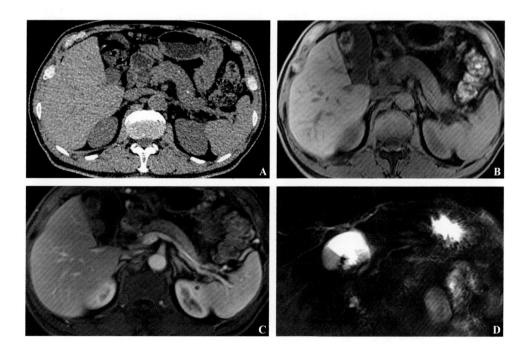

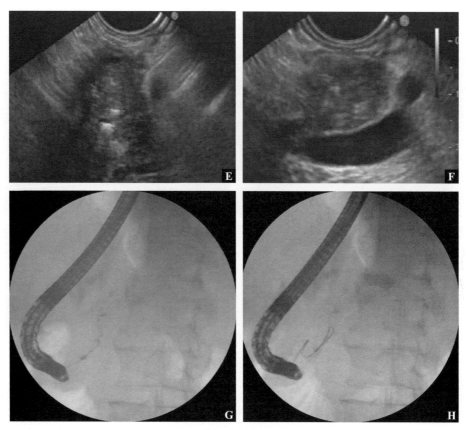

图 6-23　局灶性 AIP

男,66 岁,血清 IgG4 为 6.73 g/L EUS 穿刺证实为 AIP。A. 横断面 CT 平扫示胰腺体部饱满,实质内散在多发点片状高密度影;B、C. 分别为横断面 FS-T1WI 平扫和动脉期图像,显示胰体部呈低信号,边界欠清晰,增强后胰体明显不均匀斑片状强化(粗白箭);D. 2D-MRCP 示主胰管粗细不均;E、F. 为 EUS 图像,腺形态规则,呈弥漫性低回声,内部回声不均匀,可见多发高回声结节,后方无声影;G、H. ERCP 示胰管显影良好,主胰管胰头体部轻度不规则狭窄、扭曲,体尾部胰管明显扩张

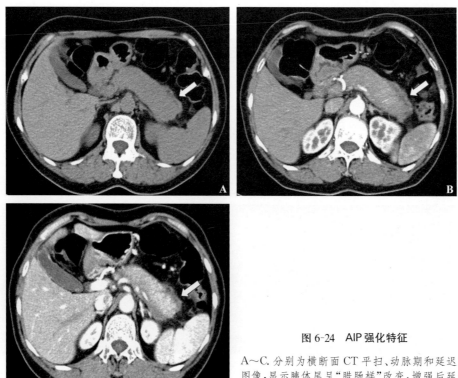

图 6-24　AIP 强化特征

A~C. 分别为横断面 CT 平扫、动脉期和延迟期图像,显示胰体尾呈"腊肠样"改变,增强后延迟强化(粗白箭),周围可见低密度的假包膜

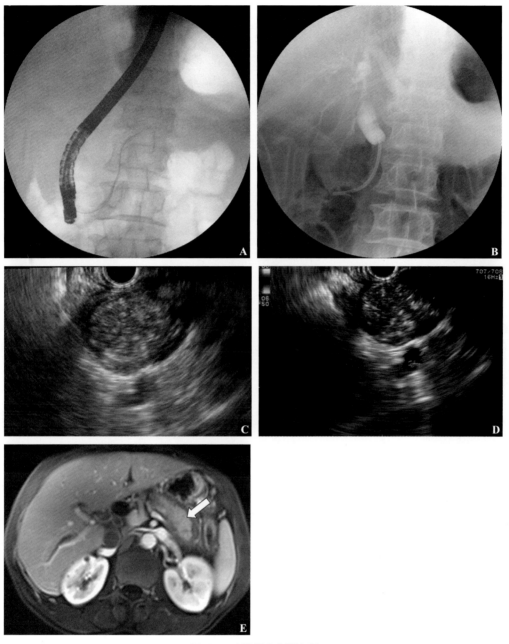

图 6-25　AIP 超声内镜表现

男,64 岁,超声内镜引导细针穿刺证实为 1 型 AIP。A、B. ERCP 示主胰管粗细欠均匀,胆总管上段扩张明显,
下段狭窄约 4 cm;C、D. 超声内镜示胰腺形态肿大,内部回声欠均匀,有散在强回声点,胰腺周围可见低回声声
影包围;E. 横断面增强 FS-T1WI 门脉期图像示胰体尾呈"腊肠样"改变,周围可见低信号的假包膜(粗白箭)

3. 胰周·弥漫性肿大的胰腺周围常见增厚的包
膜样结构,镜下可见显著增生的纤维结缔组织。此
病理现象在影像上表现为"包膜样假边缘征",为
AIP 的特异性征象,CT 平扫为等或略低密度,T1WI
上等、低信号,T2WI 上低信号,增强后延迟强化(图
6-255E、6-26、27)。

4. 胰胆管·AIP 主要累及中等或大的小叶间导

管,导管上皮下炎症细胞浸润,受累导管的管腔通常
出现不规则狭窄。影像上一般不能显示小叶间导
管,但可出现主胰管弥漫性或节段性不规则则狭窄。
ERCP 显示胰管及分支改变最好,MRI 显示胰胆管
改变较 CT 有优势,敏感性达 92.3%,特异性达 84.6%。
通常可显示典型的"胰管穿透征"(胰管在病灶区狭
窄,但不中断)(图 6-16,图 6-20,图 6-22,图 6-23,图

6-28)。1型AIP累及胆总管多见,表现为胆总管的局限性或弥漫性狭窄,节段性或全程肝内胆管狭窄,增厚的胆管壁呈环形强化(图6-14F)。

5. 其他胰腺和胰周改变·胰腺假性囊肿、钙化。

这些征象更多见于酒精性慢性胰腺炎,而AIP中假性囊肿出现率为14%～32%,胰腺钙化出现率10%～12%(图6-23A)。胰周肠系膜上动脉受累为10%左右,门静脉受累58%左右,表现为血管狭窄甚至闭塞。

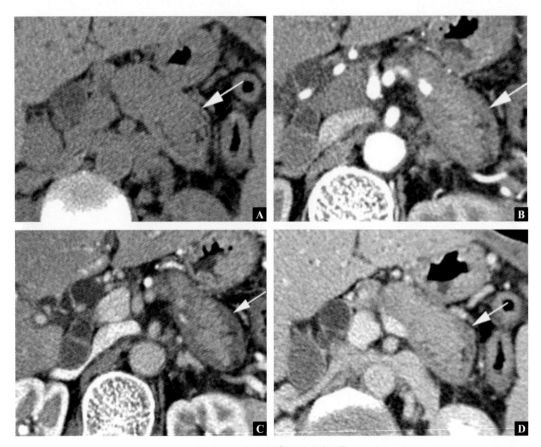

图6-26 AIP"包膜样假边缘征"

A～D.分别为横断面CT平扫、动脉期、门脉期和延迟期图像,胰体尾呈"腊肠样"改变,周围可见低密度包膜(细白箭),增强后胰体尾和包膜均呈延迟强化

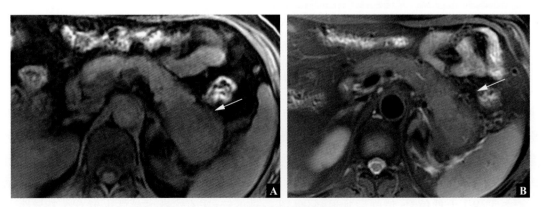

图6-27 AIP"包膜样假边缘征"

A.横断面FS-T1WI显示胰尾部低信号肿块影,周围"假包膜"呈低信号(细白箭);B.横断面FS-T2WI胰尾部肿块呈稍高信号,周围"假包膜"呈低信号(细白箭)

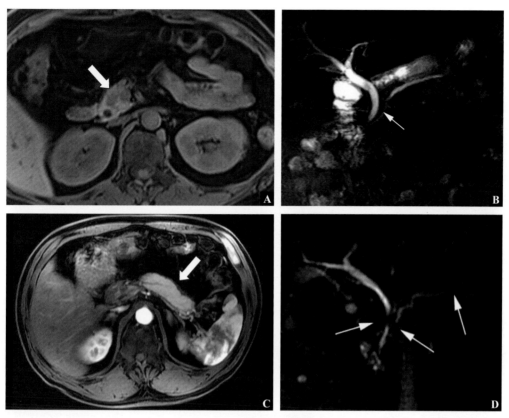

图 6-28　AIP 胰胆管改变

A、B 为同一患者。A. 横断面平扫 FS-T1WI,显示胰头部低信号结节灶(粗白箭);B. 2D-MRCP 示胰头部主胰管狭窄但不中断(细白箭)。C、D. 为同一患者。C. 横断面增强 T1WI 动脉期,显示胰腺弥漫性肿大,如"腊肠样"改变(粗白箭);D. 2D-MRCP 显示主胰管全程和胆总管下段多发狭窄(细白箭)

要点提示

- 典型征象:胰腺实质弥漫性肿大,呈"腊肠样"改变。
- 特异征象:"包膜样假边缘征"。
- 增强扫描:延迟强化。
- 胰外器官受累有助于诊断 AIP。
- CT 表现不典型时 FDG-PET 或者 MRI 的扩散加权成像有助于诊断。

(二)IgG4 相关性疾病

随着对 AIP 认识逐渐加深,越来越多的研究发现该类疾病还累及多种胰腺外器官,它们与胰腺一样,出现了类似的 IgG4 阳性淋巴浆细胞浸润和对激素治疗反应显著的纤维炎症过程,因此引出了 IgG4 相关性疾病(IgG4-related disease,IgG4-RD)的概念。在 IgG4 相关性疾病中,胰腺仅仅是被累及的脏器之一,胰外病变可涉及到全身各脏器和系统,然而大部分器官的受累伴随着 AIP 的发现而检出(图 6-29)。

1. 胆管系统(图 6-29～32) · 胆管系统受累又称为 IgG4 相关性硬化性胆管炎(IgG4-related sclerosing cholangitis,IgG4-SC),IgG4-SC 为第二个常见的受累器官。

· 胆囊 · 局灶性或弥漫性增厚。

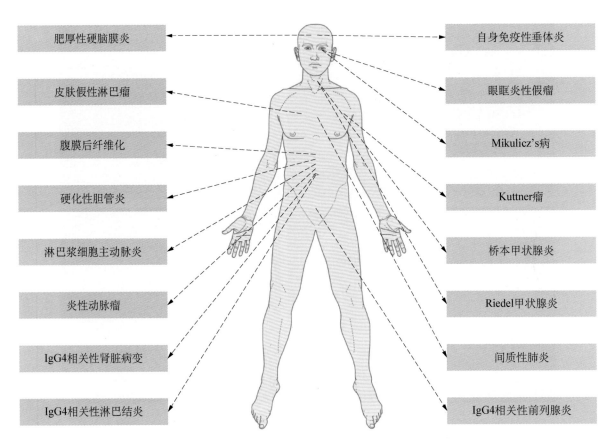

肥厚性硬脑膜炎　　　　　　　　　　　自身免疫性垂体炎

皮肤假性淋巴瘤　　　　　　　　　　　眼眶炎性假瘤

腹膜后纤维化　　　　　　　　　　　　Mikulicz's病

硬化性胆管炎　　　　　　　　　　　　Kuttner瘤

淋巴浆细胞主动脉炎　　　　　　　　　桥本甲状腺炎

炎性动脉瘤　　　　　　　　　　　　　Riedel甲状腺炎

IgG4相关性肾脏病变　　　　　　　　　间质性肺炎

IgG4相关性淋巴结炎　　　　　　　　　IgG4相关性前列腺炎

图 6-29　IgG4 相关性疾病

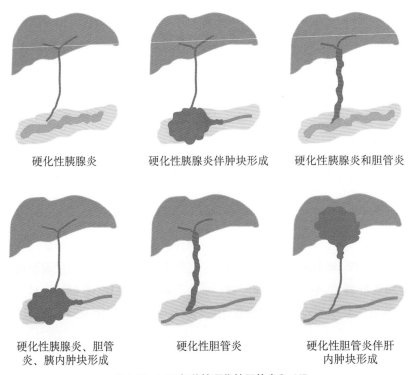

硬化性胰腺炎　　　　硬化性胰腺炎伴肿块形成　　　硬化性胰腺炎和胆管炎

硬化性胰腺炎、胆管　　　　硬化性胆管炎　　　　硬化性胆管炎伴肝
炎、胰内肿块形成　　　　　　　　　　　　　　内肿块形成

图 6-30　IgG4 相关性硬化性胆管炎和 AIP

·胆总管·最常节段性受累,胆管狭窄,呈局灶性或弥漫性,管壁呈环形增厚伴强化。

·肝内胆管·节段性狭窄或长段狭窄伴上游胆管扩张,管壁呈环形增厚伴强化。

2. 淋巴结系统·胰周、腹膜后、肝门、肠系膜、肺、肺门和纵隔淋巴结可受累肿大。肺门和纵隔淋巴结肿大是 AIP 最常见的胰外病变,比例可达 80%(图 6-33、34)。

3. 泪腺和涎腺炎·IgG4 相关性泪腺和涎腺受累又称为 Mikulicz 病,也被认为是干燥综合征的一种表现(图 6-35)。受累的双侧泪腺、颌下腺、腮腺或舌下腺呈弥漫性增大(图 6-36)。

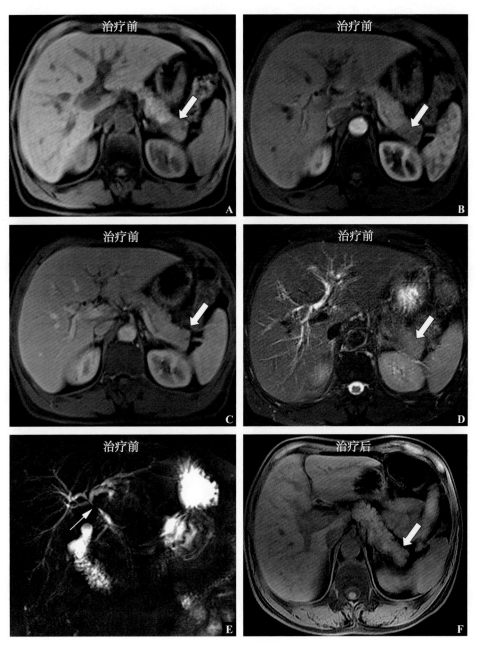

图 6-31　IgG4 相关性硬化性胆管炎

男性,63 岁,IgG4 相关性硬化性胆管炎,血清 IgG4 为 12.1 g/L。A～C. 分别为横断面 FS-T1WI 平扫、动脉期和门脉期,显示胰尾部类圆形低信号肿块,增强后呈明显延迟强化(粗白箭);D. 横断面 FS-T2WI,显示胰尾部肿块呈稍高信号(粗白箭);E. 2D-MRCP 示主胰管纤细,胆总管和肝内胆管不规则狭窄并扩张,胰总管明显狭窄(细白箭);F. 横断面平扫 FS-T1WI,激素治疗后半年胰尾部肿块基本消失(粗白箭)

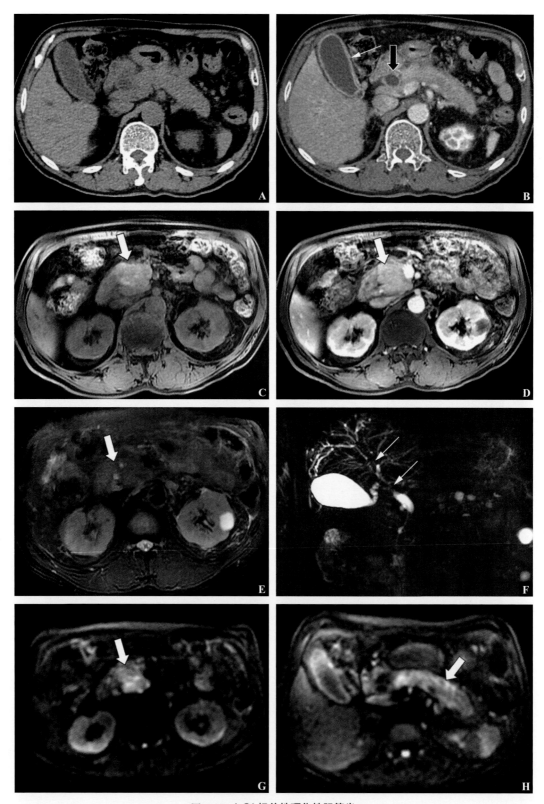

图 6-32　IgG4 相关性硬化性胆管炎

男性,64 岁,IgG4 相关性硬化性胆管炎,血清 IgG4 为 6.12 g/L。A、B. 分别为横断面 CT 平扫和门脉期增强图像,胰腺体尾呈"腊肠样"改变,周围可见索条状渗出影增强后轻度强化,胆囊壁增厚(细白箭),胆总管壁增厚(黑粗箭);C、D. 分别为横断面 FS-T1WI 平扫和门脉期图像,示胰头部肿大,呈等信号,增强后轻度强化(粗白箭);E. 横断面 FS-T2WI 示胰头部肿块呈稍高信号(粗白箭);F. 2D-MRCP 示主胰管纤细,胆总管和肝内胆管不规则狭窄并扩张,肝门部肝总管明显狭窄(细白箭);G、H. DWI(b=600 s/mm²)示胰头和胰体尾病灶弥散明显受限(粗白箭)

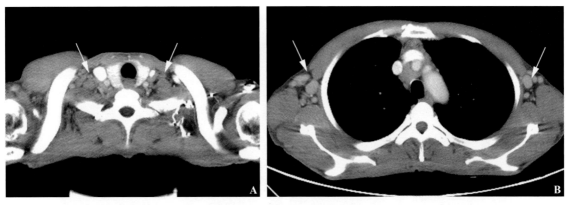

图 6-33　IgG4 相关性淋巴结病

女性,51 岁,病理证实左颈部 IgG4 相关性淋巴结病变。A、B.胸部 CT 增强图像示双侧颈部、腋下淋巴结增大(细白箭)

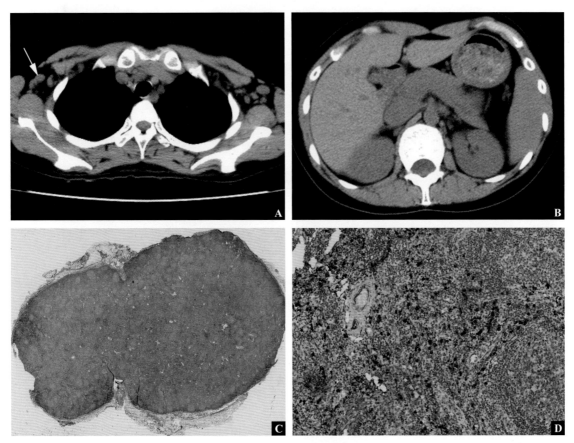

图 6-34　IgG4 相关性淋巴结病

女性,26 岁,右腋窝淋巴结活检提示 IgG4 相关性淋巴结病。A.胸部 CT 平扫示右侧腋下淋巴结增大(细白箭);B.横断面 CT 平扫示胰腺呈"腊肠样"改变;C.右腋窝淋巴结活检组织 IgG4 染色;D.高倍镜示 IgG4>20 个/HPF

4. 输尿管和肾脏

·输尿管和肾窦·浸润性尿路上皮增厚(图 6-36)。

·肾脏皮质·多发低密度结节,圆形或楔形,肿块样病变(图 6-37、38)。

5. 胸部病变·IgG4 相关性胸部病变的发病率 3%～13%,可以累及肺实质、气管、胸膜和纵隔(表 6-8,图 6-39、40)。

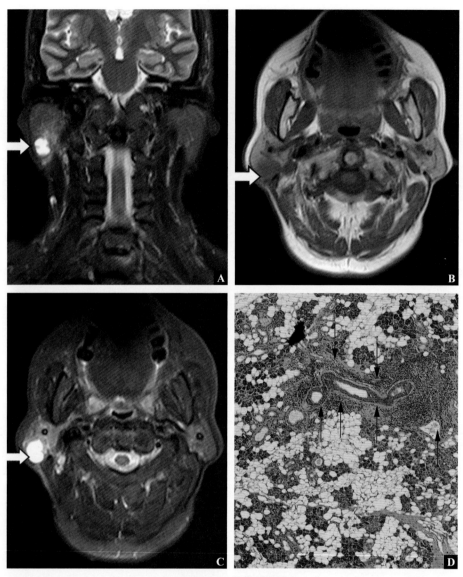

图 6-35 IgG4 相关性腮腺炎

女性,65 岁,活检结果为右腮腺 IgG4 相关性病变。A. 腮腺冠状面 FS-T2WI 示右侧腮腺肿大,局部可见高信号囊变影(粗白箭);B. 腮腺横断面 T1WI 平扫示右侧腮腺肿大,呈低信号,其内可见更低信号囊变区(粗白箭);C. 腮腺横断面 FS-T1WI 增强示右侧腮腺实性成分明显强化(粗白箭);D. 低倍镜下示右侧腮腺管周围(细黑箭)大量淋巴细胞浸润和纤维化

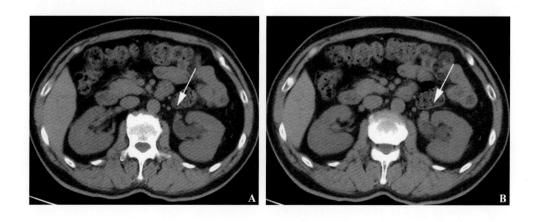

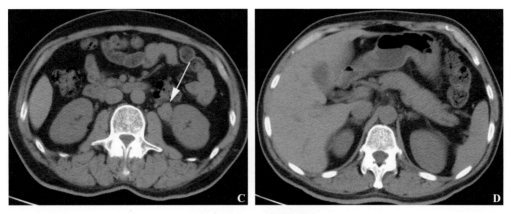

图 6-36　IgG4 相关性肾病

男性,63 岁左侧输尿管活检 IgG4 相关性输尿管炎。A~C. 连续横断面 CT 平扫图像示左侧肾盂扩张,左侧输尿管壁增厚(细白箭);D. 横断面 CT 平扫示胰腺呈"腊肠样"改变

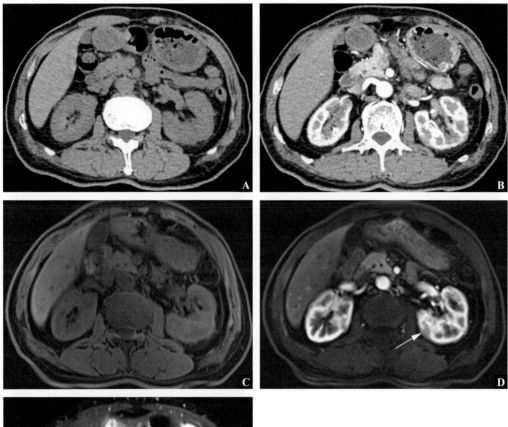

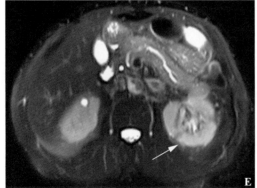

图 6-37　局灶性 AIP 伴发肾脏改变

男性,71 岁,胰十二指肠术后病理证实为 1 型 AIP。A、B. 分别为横断面 CT 平扫和动脉期,显示左肾体积增大,平扫密度欠均匀,增强后肾皮质区可见无强化小结节区(细白箭),左肾周围可见少许索条状渗出影;C、D. 分别为腹部 MRI FS-T1WI 平扫和增强动脉期,显示左肾体积弥漫性增大,增强后肾皮质可见小结节无强化区(细白箭);E. 腹部 MRI FS-T2WI 示左肾实质局部低信号结节影(细白箭),所扫部分胰腺"腊肠样"肿大,主胰管粗细不均

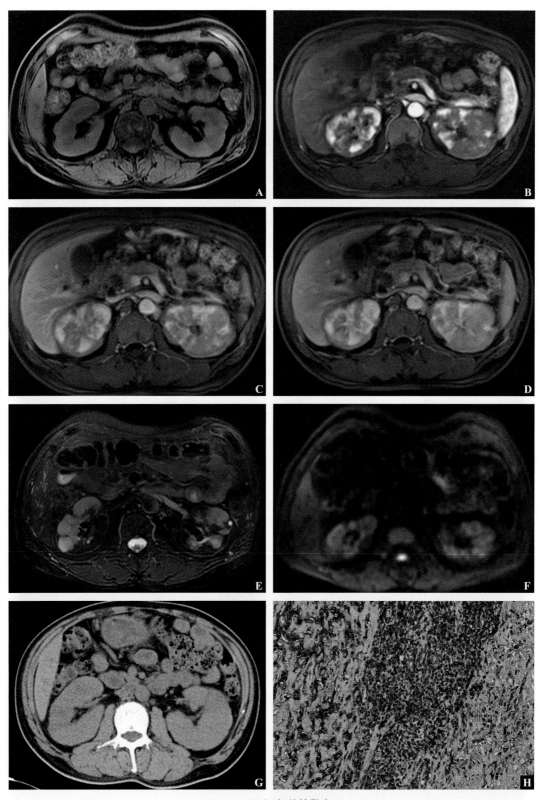

图 6-38　IgG4 相关性肾病

男性,59 岁,左肾穿刺证实为 IgG4 相关性炎症。A. 横断面 FS-T1WI 示双侧肾脏体积弥漫性增大,肾实质信号不均匀;B~D. 分别横断面 FS-T1WI 增强动脉期、门脉期和延迟期图像,增强后双肾不均匀强化,肾实质弥漫片状或结节状的低或无强化区;E. 腹部 MRI 平扫 FS-T2WI 示双侧肾脏多发结节状高信号;F. DWI(b=600 s/mm²)示双肾实质不均匀弥散受限的结节灶;G. 腹部 CT 平扫示双肾脏体积弥漫性增大,双肾实质密度欠均匀;H. 穿刺左肾组织 IgG4 染色高倍镜示 IgG4>40 个/HPF

表 6-8　IgG4 相关性胸部病变

肺实质	结节、肿块
	间质性肺疾病
呼吸道	气管、支气管狭窄
胸膜	胸腔积液
纵隔	淋巴结病
	纤维纵隔炎

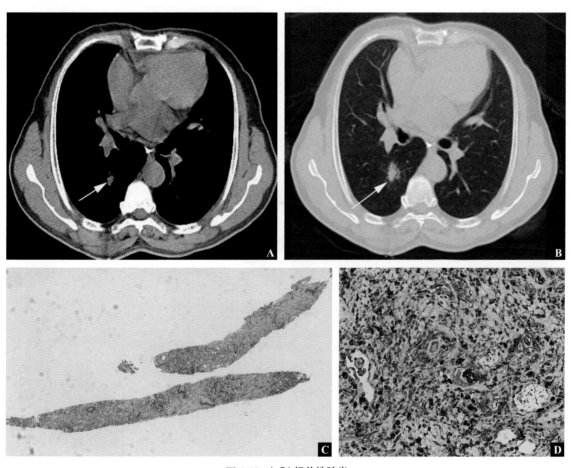

图 6-39　IgG4 相关性肺炎

男性,63 岁,右肺下叶穿刺 IgG4 相关性炎症。A、B. 胸部横断面 CT 平扫示右肺下叶见高密度结节影,周围见毛刺样改变(细白箭);C. 穿刺肺组织 IgG4 染色;D. 高倍镜示 IgG4>40 个/HPF

6. 腹膜后(主动脉周围) · IgG4 相关性腹膜后和主动脉旁病变的发病率 8%～16%。典型的腹膜后纤维化位于腹主动脉和其分支血管周围,若累及输尿管会引起输尿管梗阻和肾积水(图 6-41、42)。

7. 眼 · IgG4 相关性眼外肌及眼眶的其他部分受累可表现为眼眶炎症和假瘤性淋巴瘤(图 6-43、44)。

8. 甲状腺 · IgG4 相关性的甲状腺弥漫或局限性肿大,导致气管或食管的包裹性压迫(图 6-45)。

9. 其他胰腺外器官受累 · 许多其他胰腺外器官受累也陆续得到病理证实:自身免疫性肝炎,不同部位的炎性假瘤均可能是 IgG4 相关性的特异性淋巴细胞增生,甚至可出现 IgG4 相关性的前列腺炎、心包炎、胃溃疡、胃息肉、结肠息肉和胆囊炎(图 6-46～49)。

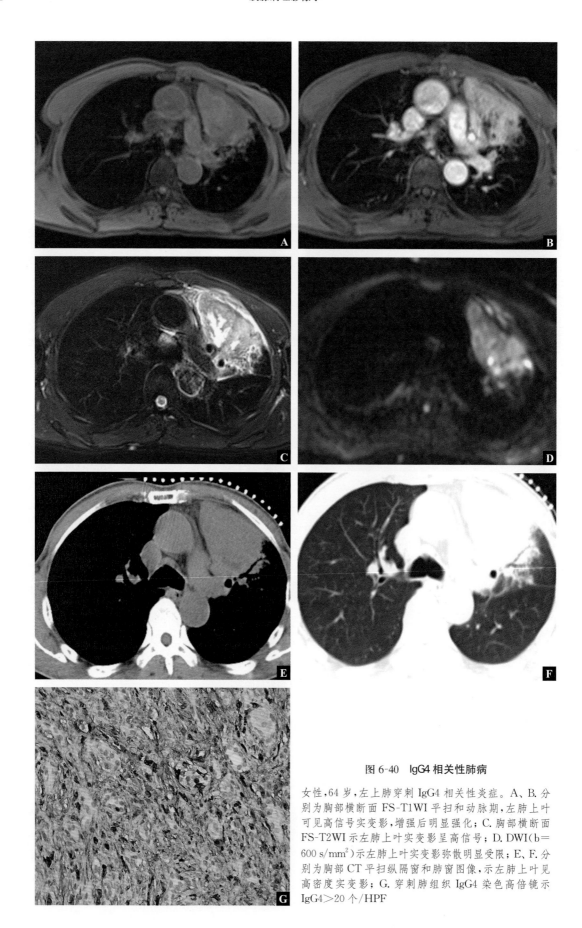

图 6-40　IgG4 相关性肺病

女性,64 岁,左上肺穿刺 IgG4 相关性炎症。A、B. 分别为胸部横断面 FS-T1WI 平扫和动脉期,左肺上叶可见高信号实变影,增强后明显强化;C. 胸部横断面 FS-T2WI 示左肺上叶实变影呈高信号;D. DWI(b=600 s/mm²)示左肺上叶实变影弥散明显受限;E、F. 分别为胸部 CT 平扫纵隔窗和肺窗图像,示左肺上叶见高密度实变影;G. 穿刺肺组织 IgG4 染色高倍镜示 IgG4>20 个/HPF

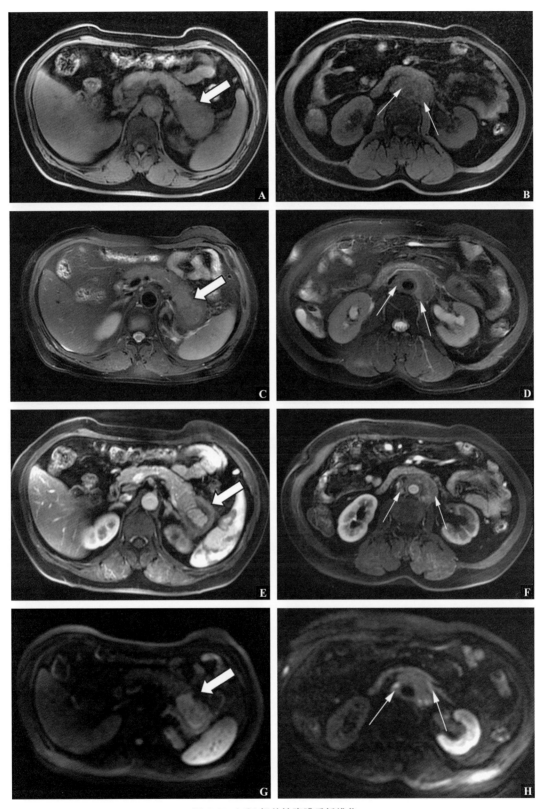

图 6-41　IgG4 相关性腹膜后纤维化

女性,54 岁,腹膜后穿刺证实 IgG4 相关硬化性炎症。A、B. 横断面 FS-T1WI 示胰尾部低信号肿块影(粗白箭),腹膜后主动脉周围可见低信号软组织影(细白箭);C、D. 横断面 FS-T2WI 示胰尾部肿块呈稍高信号(粗白箭),腹膜后纤维化为等低信号肿块(细白箭);E、F. 分别为横断面增强 FS-T1WI 门脉期图像,胰尾部肿块(粗白箭)和后腹膜软组织影(细白箭)均呈延迟强化;G、H. DWI(b=600 s/mm²)示胰尾部肿块(粗白箭)和腹膜后肿块(细白箭)弥散明显受限

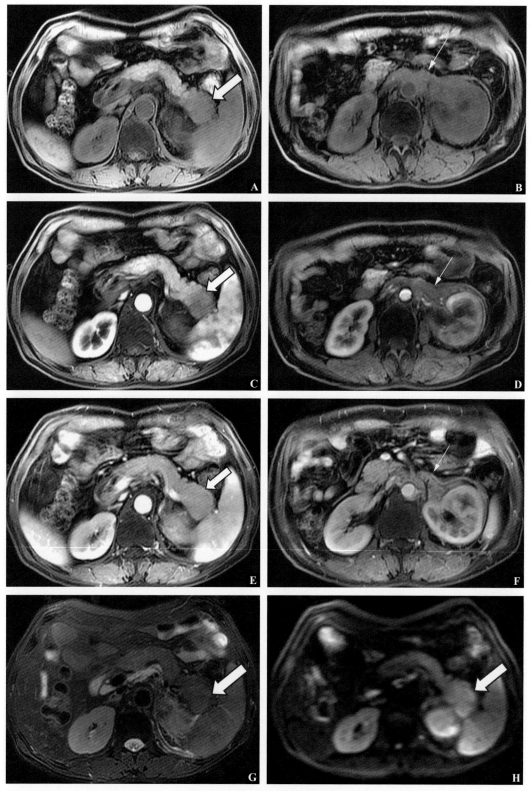

图 6-42　IgG4 相关性腹膜后纤维化

男性,55 岁,血清 IgG4 为 3.29 g/L。A、B. 横断面 FS-T1WI 示胰尾部低信号肿块影(粗白箭),左侧肾脏信号减低,体积弥漫性增大,腹膜后主动脉周围可见低信号软组织影延伸至左侧肾脏,并在左肾前方形成包膜样结构(细白箭);C～F. 分别为横断面 FS-T1WI 增强图像,C、D. 为动脉期,E、F. 为门脉期,胰尾部肿块(粗白箭)和后腹膜软组织影(细白箭)均呈延迟强化;G. 腹部 MRI 平扫 FS-T2WI 示胰尾部肿块呈稍高信号(粗白箭);H. DWI(b＝600 s/mm²)示胰尾部肿块弥散明显受限(粗白箭)

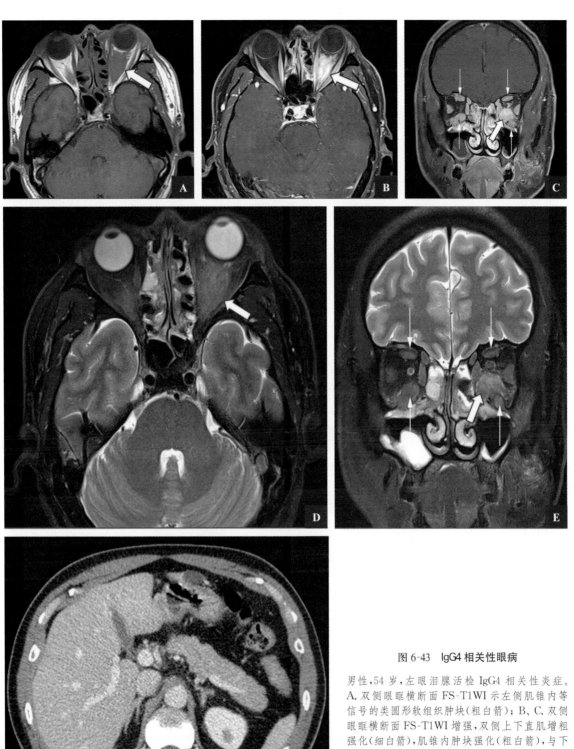

图 6-43　IgG4 相关性眼病

男性,54 岁,左眼泪腺活检 IgG4 相关性炎症。A. 双侧眼眶横断面 FS-T1WI 示左侧肌锥内等信号的类圆形软组织肿块(粗白箭);B、C. 双侧眼眶横断面 FS-T1WI 增强,双侧上下直肌增粗强化(细白箭),肌锥内肿块强化(粗白箭),与下直肌分界不清;D、E. 双侧眼眶横断面 FS-T2WI 示双侧上下直肌(细白箭)和左侧肌锥内肿块(粗白箭)呈稍高信号,右侧上颌窦腔内可见高信号积液影;F. 横断面 CT 增强门脉期胰腺呈"腊肠样"改变

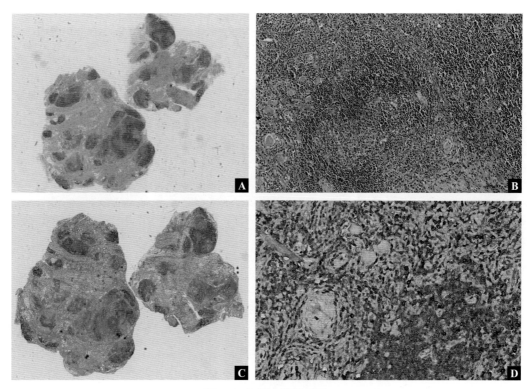

图 6-44 IgG4 相关性眼病

为图 6-43 穿刺病理组织图像。A、B. 左眼泪腺穿刺组织 HE 染色图片，高倍镜下见左眼泪腺内大量淋巴细胞和浆细胞浸润；C、D. 左眼泪腺穿刺组织 IgG4 染色，高倍镜示 IgG4＞200 个/HPF

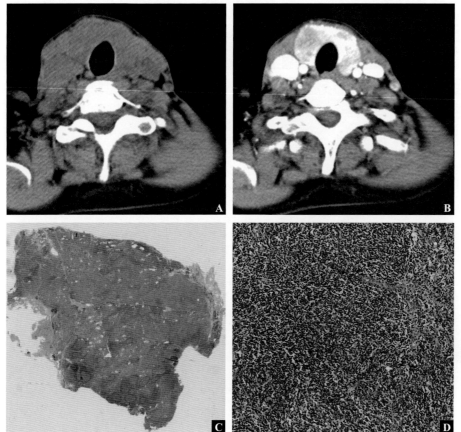

图 6-45 IgG4 相关性甲状腺病变

女性，52 岁，甲状腺左右叶切除后病理证实 IgG4 相关性甲状腺病变。A. 甲状腺横断面 CT 平扫示甲状腺左右叶弥漫性增大，密度减低；B. 横断面 CT 增强动脉期图像示甲状腺左右叶明显不均匀强化，局部可见低密度区；C. 低倍镜下示甲状腺组织内可见较多的淋巴滤泡形成；D. 高倍镜下示甲状腺组织内大量的淋巴细胞和浆细胞浸润

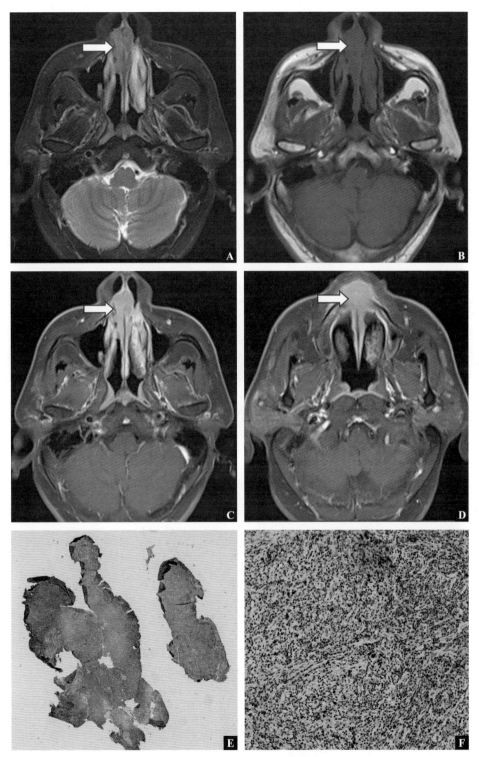

图 6-46　IgG4 相关性鼻中隔病变

男性,51 岁,鼻中隔活检证实 IgG4 相关性炎性病变。A、B. 横断面 FS-T2WI 和 FS-T1WI 示鼻中隔增厚,T2WI 上呈等信号,T1WI 上呈低信号(白粗箭);C、D. 横断面 FS-T1WI 扫描动脉期示鼻中隔明显强化,肿块累及牙槽(白粗箭);E. 鼻中隔活检组织 IgG4 染色;F. 高倍镜示 IgG4>20 个/HPF

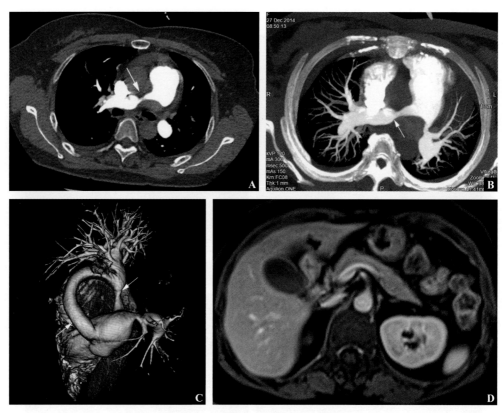

图 6-47　IgG4 相关性纵隔心包内病变

女性,59 岁,术后病理证实 IgG4 相关性炎性假瘤。A. 肺动脉 CT 造影横断位图像;B. 厚层多平面重建图像;C. 三维容积重建图像示左右肺动脉干起始部狭窄(细白箭),周围软组织肿块,心包积液;D. 横断面 FS-T1WI 增强门脉期示胰腺呈"腊肠样"改变

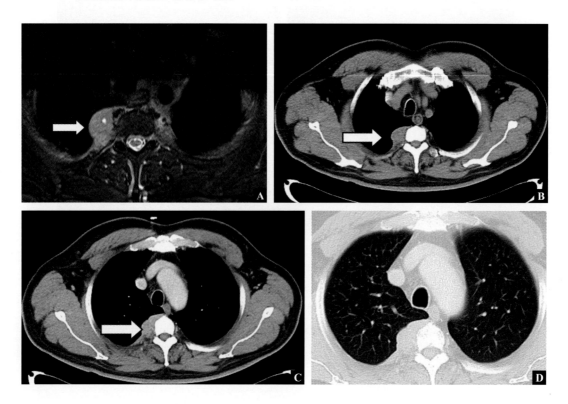

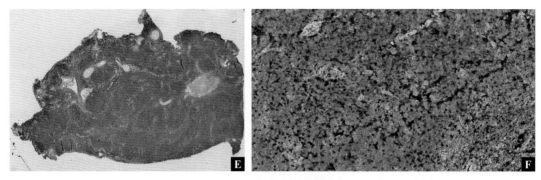

图 6-48　IgG4 相关性胸膜病变

男性,57 岁,胸部活检 IgG4 相关性炎症。A. 胸部 MRI 平扫脂肪抑制 T2WI 示右侧后胸壁胸椎旁软组织信号块影
(粗白箭);B~D. 分别为胸部 CT 扫描纵隔窗平扫、动脉期和肺窗图像示右后胸壁椎旁肿块呈等密度,边界清晰;
增强后轻中度强化(粗白箭);E. 胸部活检组织 IgG4 染色;F. 高倍镜示 IgG4>40 个/HPF

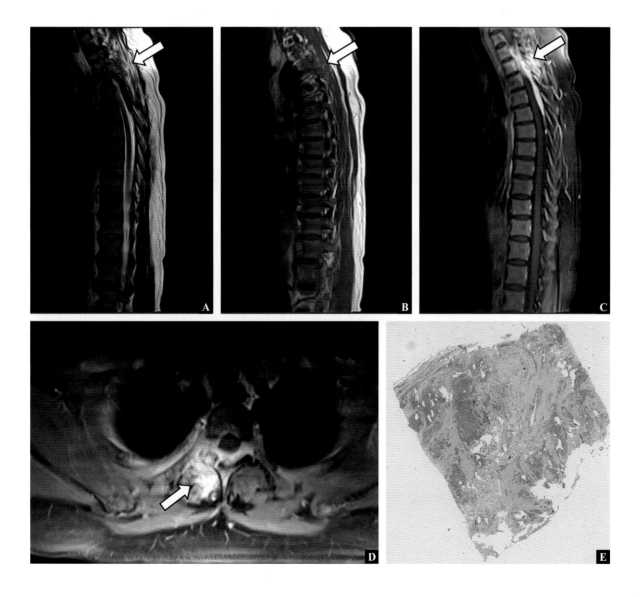

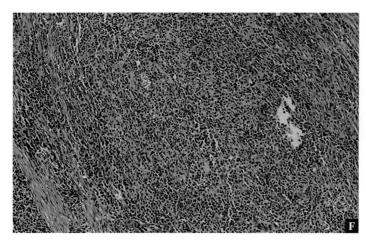

图 6-49　IgG4 相关性脊柱病变

女性,69 岁,椎管活检 IgG4 相关性硬化性炎性病变。A、B. 胸椎 MRI 矢状位 T2WI 和 T1WI 示 T2 椎体至 T4 椎体平面脊膜增厚,T2WI 上呈稍高信号,T1WI 上呈低信号(粗白箭);C、D. FS-T1WI 增强示 T2~T4 椎体脊膜和右侧椎旁软组织明显强化(粗白箭);E、F. 椎管活检组织 HE 染色图片,高倍镜下见椎管活检组织内大量淋巴细胞和浆细胞浸润

要点提示

- IgG4 相关性疾病(IgG4-related disease,IgG4 - RD):胰外病变可涉及肝内胆管、胆总管、腹膜后、泪腺、腮腺等全身多个脏器,胰腺仅仅是被累及的脏器之一。
- 大部分器官的受累伴随着 AIP 的发现而检出。

九、鉴别诊断

AIP 需要鉴别诊断的主要是胰腺癌,因为两者有截然不同的治疗方法和预后(表 6-9)。目前已有日本和美国两项研究提出 AIP 与胰腺癌的鉴别诊断策略。鉴别要点有:①初期体重下降＞2 kg/月常见于胰腺癌,而波动性黄疸与唾液腺累及常见于 AIP;②血清 IgG4 升高常见于 AIP;③除了 CA-199 在胰腺癌患者中显著升高外,其余肿瘤标志物的升高水平与自身抗体在两者中无显著差异;④更常见于 AIP 的 CT 及 MRI 表现:胰腺肿大、延迟强化、低密度的胶囊样边缘,无胰体尾萎缩;⑤更常见于 AIP 的 ERCP 现:长型或节段型主胰管狭窄,不伴上游胰管明显扩张;⑥AIP 常伴有胰外损害,如肝内胆管狭窄、

表 6-9　AIP 与胰腺癌鉴别

AIP 与胰腺癌			局灶性 AIP 与胰腺癌		
CT 或 MRI 征象	AIP(%)	胰腺癌(%)	CT 或 MRI 征象	AIP(%)	胰腺癌(%)
胰腺弥漫性肿大且无(a)(b)(c)	52	0	胰腺强化	100	6
胰周包膜样边缘	38	0	胰周包膜样边缘	35	1
其他器官受累	58	2	胆管壁增厚	47	6
胰腺局灶性增大且无(a)(b)(c)或胰腺大小正常	31	5	胆囊壁增厚	29	4
低密度肿块(a)	15	89	腹膜后纤维化	12	0
胰管截断(b)	8	67	胰腺体部或尾部萎缩	0	61
上游胰腺萎缩(c)	17	53			
提示转移的肝脏病灶	17	18			

注:转自 Chari 和 Kamisawa 等研究。(a)低密度肿块;(b)胰管截断;(c)远段胰腺萎缩

涎腺炎等;⑦AIP 激素治疗有效。

十、治疗

大部分 1 型和 2 型 AIP 患者经类固醇激素诱导治疗后均可缓解。然而 1 型 AIP 复发率明显高于 2 型。2016 年国际胰腺病协会再次发布 AIP 的治疗共识,针对 AIP 的下列 9 个问题提出推荐意见,推荐等级为强烈推荐(A)、一般性推荐(B)、不推荐(C)、强烈不推荐(D),或者存在利益冲突(I),见图 6-50。

1. AIP 的治疗指征

·有症状者治疗指征·①胰腺受累:如梗阻性黄疸、腹痛、背痛。②其他器官受累(other organ involvement,OOI):如胆管狭窄继发黄疸。

·无症状者治疗指征·①胰腺受累:影像学提示持续存在的胰腺占位。②OOI:伴有 IgG4 相关硬化性胆管炎且肝功能持续异常的患者。

2. 诱导缓解的手段

(1) 对于所有未经治疗或处于活动期的 AIP 患者,类固醇激素是无禁忌证患者诱导治疗的一线药物(A)。

(2) 对于存在类固醇激素使用禁忌证的患者,利妥昔单抗药治疗也可诱导缓解(B)。

(3) 除了利妥昔单抗,其他激素替代性药物如硫嘌呤类单药诱导治疗效果较差(C)。

3. 梗阻性黄疸患者治疗前是否需要胆道引流

(1) 胆道引流有助于预防胆道感染,同时可刷取

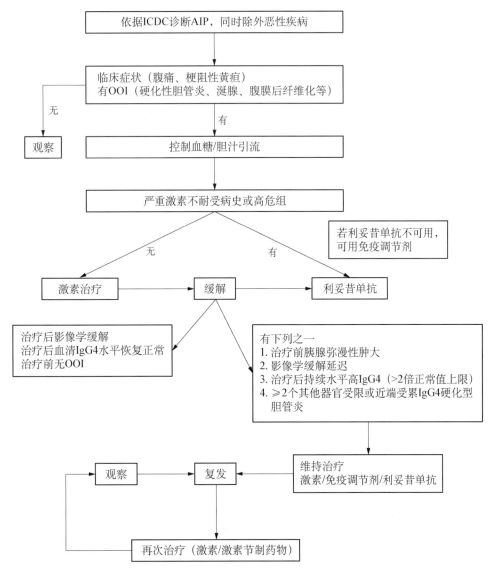

图 6-50 AIP 治疗流程(ICDC:AIP 诊断标准国际共识)

脱落细胞以鉴别诊断 IgG4 - SC 和胆道恶性疾病(B)。

(2) 对于无感染迹象的轻症黄疸患者,激素单药治疗安全,无需留置胆道支架(B)。

4. 诱导缓解的激素初始剂量

(1) 泼尼龙初始治疗的剂量为 0.6~1.0 rng/kg/d (A)。

(2) 通常诱导治疗所必需的最小剂量为 20 mg/d (B)。

5. 类固醇激素如何减量

(1) 每间隔 1~2 周减量 5~10 mg/d,直到减为 20 mg/d,之后每 2 周减量 5 mg(B)。另一方案为 40 mg/d 连服 4 周,之后每周减量 5 mg 直至停药(B)。

(2) 诱导治疗的总疗程通常应持续 12 周(A)。

(3) 不推荐短期(<4 周)应用高剂量(激素≥ 20 mg/d)类固醇激素诱导治疗(C)。

6. 维持治疗是否有助于预防 AIP 复发

(1) 2 型患者和具有较低疾病活动度的 1 型 AIP 患者不需要维持治疗(C)。

(2) 在诱导治疗成功后,部分 1 型 AIP 患者使用低剂量糖皮质激素或者激素替代药物维持治疗可能获益(B)

7. 是否可以预测哪些患者易复发

(1) 对于复发的危险因素仍不明确。

(2) 如下为可能复发的征象:①治疗前血清 IgG4 水平很高(如>4 倍正常值上限);②激素治疗后血清 IgG4 水平持续高位;③胰腺弥漫性肿大;④近端胆管受累的 IgG4 硬化型胆管炎;⑤多个器官受累(I>2 个器官)(B)。

8. 如何治疗复发患者

目前治疗复发患者尚无金标准,以类固醇激素以及激素替代药物如免疫调节剂或利妥昔单抗治疗为主(B)

9. 手术治疗是否有效

推荐以激素或者激素替代药物初始治疗,但手术有助于治疗某些难治性患者(B)。

十一、预后

(1) 1 型和 2 型 AIP 生存期无差别。

(2) AIP 短期预后较好,但远期预后尚无统一定论,因为有许多未知因素,包括复发、胰腺内外分泌功能障碍及胰腺癌等恶性肿瘤。

(3) AIP 复发率:15%~64%。

(4) AIP 复发因素:胰腺弥漫性肿大、胰腺结石、近端胆管受累、激素治疗后胰腺体积改变。

(5) 长期激素维持是预防 1 型 AIP 复发的理想治疗,但伴发的相关不良反应是一个重大难题,所以迫切需要明确 1 型 AIP 预测复发的因素给予指导治疗。

参 考 文 献

[1] Iglesias-Garcia J, Lindkvist B, Larino-Noia J, et al. The role of EUS in relation to other imaging modalities in the differential diagnosis between mass forming chronic pancreatitis, autoimmune pancreatitis and ductal pancreatic adenocarcinoma [J]. Rev Esp Enferm Dig, 2012,104(6): 315-321.

[2] Barth E, Savides TJ. Autoimmune pancreatitis [J]. Expert Rev Clin Immunol, 2009,5(6): 801-811.

[3] Kawa S, Hamano H, Ozaki Y, et al. Long-term follow-up of autoimmune pancreatitis: characteristics of chronic disease and recurrence [J]. Clinical gastroenterology and hepatology: the official clinical practice journal of the American Gastroenterological Association, 2009,7(11 Suppl): S18-22.

[4] Zhang L, Chari S, Smyrk TC, et al. Autoimmune pancreatitis (AIP) type 1 and type 2: an international consensus study on histopathologic diagnostic criteria [J]. Pancreas, 2011,40(8): 1172-1179.

[5] Chari ST, Kloeppel G, Zhang L, et al. Histopathologic and clinical subtypes of autoimmune pancreatitis: the honolulu consensus document [J]. Pancreatology: official journal of the International Association of Pancreatology, 2010,10(6): 664-672.

[6] Khalili K, Doyle DJ, Chawla TP, et al. Renal lesions in autoimmune pancreatitis aid the differentiation from pancreatic adenocarcinoma [J]. Pancreas, 2009,38(7): 833, author reply 833-834.

[7] Kim JH, Byun JH, Lee SJ, et al. Differential diagnosis of sclerosing cholangitis with autoimmune pancreatitis and periductal infiltrating cancer in the common bile duct at dynamic CT, endoscopic retrograde cholangiography and MR cholangiography [J]. Eur Radiol. 2012,22(11): 2502-2513.

[8] Naitoh I, Nakazawa T, Ohara H, et al. Autoimmune pancreatitis associated with various extrapancreatic lesions during a long-term clinical course successfully treated with azathioprine and corticosteroid maintenance therapy [J]. Internal Medicine. 2009,48(23): 2003-2007.

[9] Honsova E, Lodererova A, Kostolna E, et al. Autoimmune pancreatitis with biliary tree and liver involvement as a part of IgG4-related autoimmune sclerosing disease. Case report. Cesk Patol, 2010,46(3): 65-67.

[10] Chari ST. Diagnosis of autoimmune pancreatitis using its five cardinal features: introducing the Mayo Clinic's HISORt criteria [J]. J Gastroenterol, 2007,42 Suppl 18: 39-41.

[11] Baez JC, Hamilton MJ, Bellizzi A, et al. Gastric involvement in autoimmune pancreatitis: MDCT and histopathologic features [J]. Journal of the Pancreas, 2010,11(6): 610-613.

[12] Kamisawa T, Takuma K, Anjiki H, et al. Differentiation of autoimmune pancreatitis from pancreatic cancer by diffusion-weighted MRI. The

American Journal of Gastroenterology, 2010,105(8): 1870-1875.

[13] Rehnitz C, Klauss M, Singer R, et al. Morphologic patterns of autoimmune pancreatitis in CT and MRI [J]. Pancreatology: Official Journal of the International Association of Pancreatology, 2011,11(2): 240-251.

[14] Kim JH, Byun JH, Kim SY, et al. Sclerosing cholangitis with autoimmune pancreatitis versus primary sclerosing cholangitis: comparison on endoscopic retrograde cholangiography, MR cholangiography, CT, and MRI [J]. Acta Radiol, 2013,54(6): 601-607.

[15] Zhong BS, Yang GR, Zhang S, et al. CT and MRI findings in patients with autoimmune pancreatitis [J]. Zhejiang Da Xue Xue Bao Yi Xue Ban, 2014,43(1): 94-100.

[16] Chari ST, Takahashi N, Levy MJ, et al. A diagnostic strategy to distinguish autoimmune pancreatitis from pancreatic cancer [J]. Clinical Gastroenterology and Hepatology: the official clinical practice journal of the American Gastroenterological Association, 2009,7(10): 1097-103.

[17] Kamisawa T, Imai M, Yui Chen P, et al. Strategy for differentiating autoimmune pancreatitis from pancreatic cancer [J]. Pancreas, 2008,37(3): e62-7.

第七章
其他少见胰腺炎症

刘日　蒋慧　边云　陆建平

第一节　沟槽区胰腺炎

一、概述

1. 定义 · 沟槽区胰腺炎（groove pancreatitis，GP）是一种慢性节段性胰腺炎，炎症累及胰头、十二指肠、胆总管之间的潜在间隙。多隐匿起病，因持续的慢性炎症存在，导致胰头部局限性肿大，因此也称之为胰头肿块型胰腺炎、局灶性胰腺炎或假肿瘤胰腺炎，该病占慢性胰腺炎 10%～36%，最早由 Becker 于 1973 年首次报道，1982 年 Stolte 等将其表述为"groove pancreatitis"。

2. 发病机制 · 机制尚未完全明确，文献报道大致与下列因素相关：消化性溃疡、胃泌素水平增高、胃切除术后、十二指肠壁囊肿及十二指肠异位胰腺、胰腺分裂等因素。多数学者认为，各种原因所致的十二指肠副乳头解剖异常或功能性障碍，使胰液经副胰管排出不畅，是 GP 发生的主要机制。长期大量酗酒可能是 GP 发生的主要诱发因素，长期饮酒导致胆囊收缩素、促胰液素及胃泌素水平升高，从而使十二指肠 Brunner 腺体增生，导致胰液排出不畅，瘀滞在背侧胰腺，促使 GP 发生。异位胰腺出现在十二指肠壁内沟槽区也是 GP 发生的因素之一。

3. 发病年龄 · 多数发生于 40～50 岁。

4. 性别 · 男性多见。

5. 分型 · 两种类型。①单纯型（pure groove pancreatitis，PGP）：炎性瘢痕局限于沟槽区。②节段型（segmental groove pancreatitis，SGP）：炎症瘢痕累及沟槽区、胰头部。

二、临床表现

（1）严重腹痛、反复发作的呕吐、消瘦。

（2）十二指肠梗阻：饱腹感、胃排空障碍。

（3）胆总管梗阻症状：黄疸。

三、实验室检查

血清胰酶轻度升高。

四、病理学特征

（一）大体特征

每例标本切面均可见多发的、大小不一的囊腔形成（直径 0.1～0.4 cm），内容物可以是透明的水样液体，也可以是稠厚的或脓性液体。囊肿位于十二指肠壁及胰十二指肠间的沟槽部（图 7-2）。增厚的十二指肠壁有不同程度的炎症、纤维化及瘢痕。炎症及纤维化可累及相邻胰腺，而距十二指肠一定范

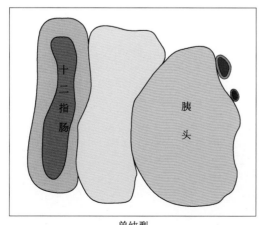

单纯型

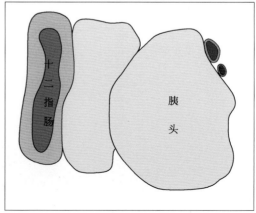

节段型

图 7-1　沟槽区胰腺炎分型示意图

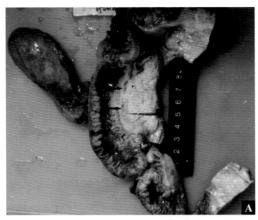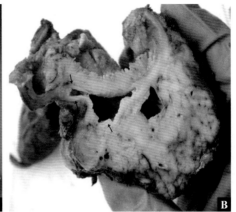

图 7-2 沟槽区胰腺炎大体表现

A. 十二指肠壁可见小的囊肿；B. 十二指肠壁可见较大囊肿形成（黑箭），十二指肠壁增厚，纤维化，相邻胰腺累及

围后的胰腺实质表现正常，除非同时并发慢性胰腺炎（酒精性），但十分罕见。

（二）组织学特征

由于十二指肠壁及沟槽部的囊肿来源于异位胰腺扩张的导管，囊壁内覆上皮为导管上皮（图 7-3A、B），可以扁平、萎缩或消失。在大囊腔周围常可见小的扩张胰腺导管、异位胰腺腺泡和散在分布的胰岛（图 7-3C）。囊腔及扩张的导管内还可见蛋白栓形成（图 7-3D）。当囊肿破裂，内衬上皮被肉芽组织及大量浸润的炎细胞取代（图 7-3E）。十二指肠壁及相邻的胰腺囊肿可发生急慢性炎症，甚至形成脓肿伴坏死，使原本的组织结构消失。十二指肠壁固有肌层通常增厚，由不规则分布的肌束组成，其中还可见灶性分布的异位胰腺。囊肿的炎症会导致后续纤维化及瘢痕形成，并延伸至十二指肠壁及胰腺实质，使十二指肠肌层及胰腺实质萎缩消失。偶尔急慢性炎症也可累及胰腺较大管径的导管或者胰段胆总管。十二指肠的布氏腺增生，可以密集分布并使十二指肠黏膜下层扩大并一直延伸至黏膜固有肌层（图 7-3F）。

五、影像学表现与病理学相关性

1. 异位胰腺 · 异位于十二指肠壁的胰腺组织影

像上表现为十二指肠壁内结节影，平扫和增强方式与胰腺组织相仿（图 7-4）。

2. 十二指肠壁及沟槽部出现多发囊状影 · 囊肿来源于异位胰腺扩张的导管（图 7-5）。

3. 沟槽部液体影 · 十二指肠 Brunner 腺体增生，导致胰液排出不畅，进一步导致胰腺炎的发生，大量的液体渗出积聚于沟槽部。影像上 CT 上呈低密度，T1WI 上呈低信号，T2WI 上呈高信号（图 7-6）。

4. 十二指肠壁增厚（狭窄） · 由于十二指肠异位胰腺或副胰管解剖异常导致引流不畅，继发十二指肠壁肌层纤维化并增厚，在影像上表现为十二指肠壁增厚。少数患者可引起十二指肠梗阻，十二指肠壁内密度不均匀，见多发低密度影（壁内囊变灶），增强扫描肠壁、囊壁可见强化，囊内容物不强化，T2WI 及 MRCP 可清晰显示沟槽区或十二指肠壁内囊性病灶（图 7-7）。

5. 胰腺受累 · 当炎症累及胰头时，胰头出现小叶萎缩，间质增生（图 7-8A）。影像上表现为胰头的体积肿大，CT 密度减低，T1WI 上呈低信号，T2WI 上呈稍高信号，增强后延迟强化（图 7-8、9）。胰头的肿大常常压迫邻近胆总管、胰管，MRCP 示胰胆管由远至近的渐进性狭窄，上游胰胆管轻中度扩张（图 7-8、9）。

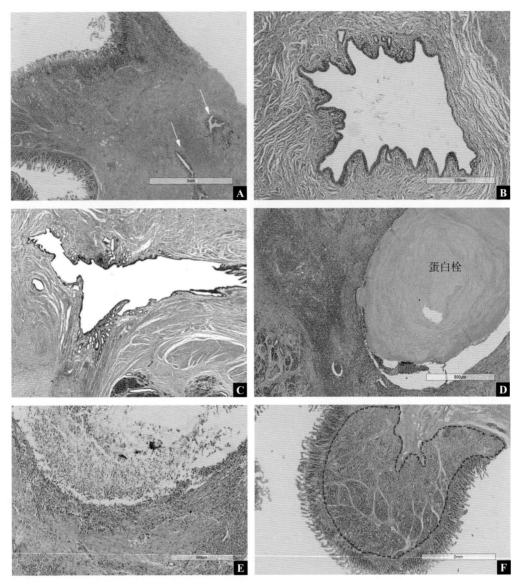

图 7-3　沟槽区胰腺炎镜下表现

A. 十二指肠肌层内异位胰腺导管扩张（细白箭），十二指肠布氏腺增生（红虚线）；B. 囊壁内衬上皮为导管上皮；C. 大囊腔周围可见小的扩张的胰腺导管及异位胰腺腺泡和散在分布的胰岛；D. 扩张的导管内可见蛋白栓形成；E. 当囊肿破裂，内衬上皮被肉芽组织及大量浸润的炎细胞取代；F. 沟槽部胰腺炎十二指肠布氏腺增生（红虚线），密集分布并使十二指肠黏膜下层扩大并一直延伸至黏膜固有肌层

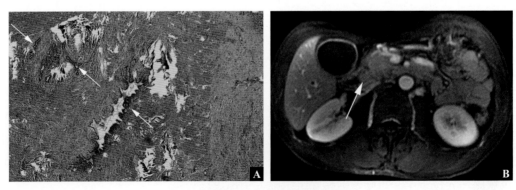

图 7-4　沟槽区胰腺炎影像与病理对照

A. 十二指肠肌层内异位胰腺导管扩张（细白箭）；B. 横断面 FS-T1WI 增强扫描门脉期示十二指肠壁异位胰腺小结节（细白箭）

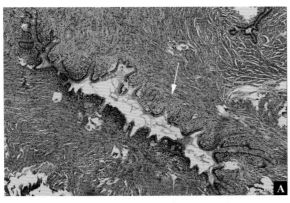
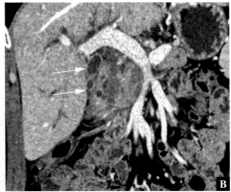

图 7-5　沟槽区胰腺影像与病理对照

A. 十二指肠肌层内异位胰腺导管扩张（细白箭）；B. 十二指肠壁可见囊状低密度影（细白箭）

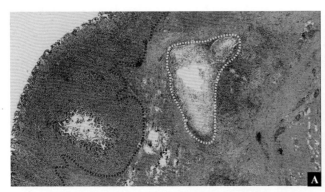
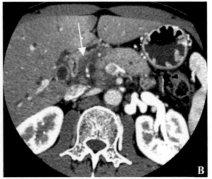

图 7-6　沟槽区胰腺影像与病理对照

A. 十二指肠布氏腺增生（红虚线）和异位胰腺破裂的胰管（黄虚线）；B. 沟槽区低密度液体渗出（细白箭）

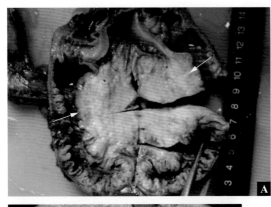
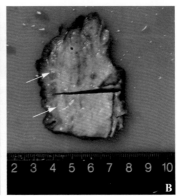

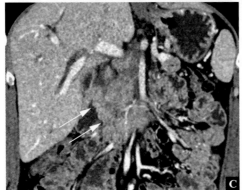

图 7-7　沟槽区胰腺炎影像与病理对照

A、B. 大体标本可见十二指肠壁增厚，纤维化，呈灰白色；C. 冠状面 CT 门脉期图像示十二指肠壁增厚（细白箭）

要点提示

■ 典型影像学特征：十二指肠壁增厚，肠壁与沟槽部出现多发囊性灶，沟部积液，累及胰腺。

■ 需与沟槽区胰腺癌鉴别。

■ 急性胰腺炎消退后，沟槽区炎性渗出吸收不全易误诊为沟槽区胰腺炎。

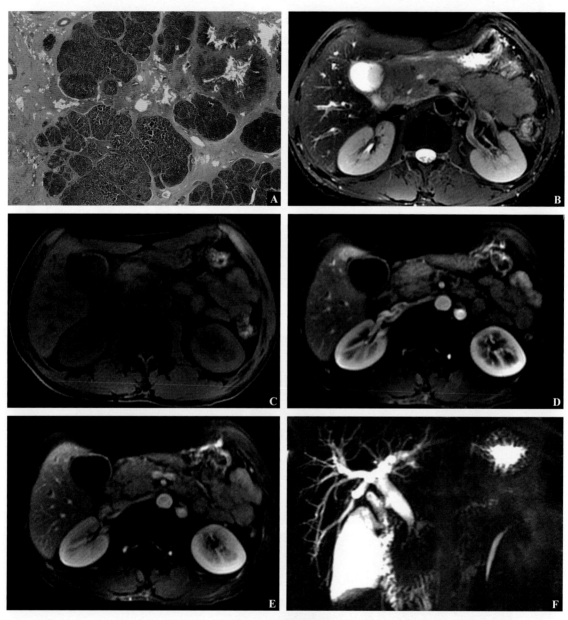

图 7-8　沟槽区胰腺炎

A. 低倍镜下示胰头部胰腺小叶萎缩，小叶间见大量纤维结缔组织；B. 横断面平扫 FS-T2WI 示胰头部肿大，信号稍高，主胰管扭曲变窄；C～E. 分别为横断面 MRI FS-T1WI 平扫和动脉期、门脉期，沟槽区有条带状低信号，十二指肠壁增厚，胰头肿大，信号不均匀减低，增强后胰头渐进性强化；F. 2D-MRCP 示胆总管下段和胰头部主胰管狭窄，伴上游肝内外胆管明显扩张，主胰管和分支胰管粗细不均并扩张

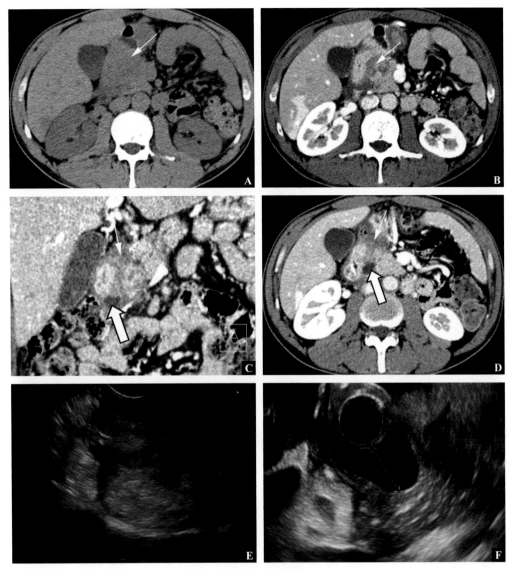

图 7-9 沟槽区胰腺炎

男性,44 岁,无明显诱因出现上腹痛。A. 横断面 CT 平扫沟槽区似见稍低密度影(细白箭);B~D. 分别为横断面和冠状面 CT 增强门脉期图像,沟槽区低可见低密度条带影(细白箭),十二指肠腔内见导管影,胆总管扩张(粗白箭);E、F. 超声内镜图像示胰头部形态不规则,内部回声偏低,局部结构紊乱,胆总管下段呈局限性囊状扩张,最宽处直径约 1.4 cm

六、鉴别诊断

沟槽区胰腺炎需要与沟槽区胰腺癌相鉴别,前者沟槽区主要为低密度液体集聚,增强后无强化,后者为实性肿块,增强后通常在门脉期或者延迟期肿块呈不均匀强化或者环形强化(表 7-1,图 7-10、11)。

表 7-1 沟槽区胰腺炎与胰头癌鉴别要点

鉴别点	沟槽区胰腺炎	沟槽区胰腺癌
沟槽区病灶	病灶增强后无强化	病灶增强后呈环形强化或局部不均匀延迟强化
胆总管狭窄	渐近性,长段狭窄	突然截断
十二指肠壁囊变	常见	少见
胰周血管受累	罕见	常见

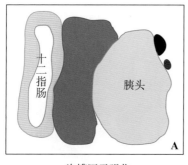 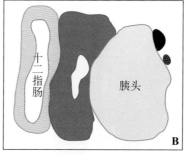 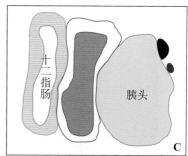

沟槽区无强化 沟槽区不均匀强化 沟槽区环形强化

图 7-10　沟槽区胰腺炎与胰腺癌鉴别示意图

A. 沟槽区胰腺炎；B、C. 沟槽区胰腺癌

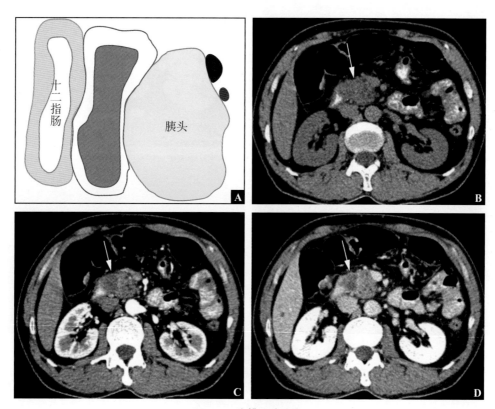

图 7-11　沟槽区胰腺癌

男性,61 岁,腹痛待查。A. 沟槽区胰腺癌示意图,沟槽区病变环形强化；B. 横断面 CT 平扫图像示沟槽区似可见稍低密度影(细白箭)；C、D. 横断面 CT 增强动脉期和延迟期图像示沟槽区低密度肿块影,延迟后呈轻度环形强化(细白箭)

第二节　外伤性胰腺炎

一、概述

胰腺位于上腹部腹膜后,横跨脊柱,位置较深,

移动度小,各方向都有其他脏器掩盖,胰腺外伤的发生率较低,在钝挫伤中的发生率约 0.2%,在穿通伤中的发生率约 1%。但是随着现代交通事故的增多,

胰腺损伤也呈上升趋势。胰腺外伤位于头颈或体部的概率均为40%，发生于胰尾者相对少见，约20%。

约60%钝挫伤患者及90%穿通伤患者伴有腹腔其他脏器损伤，临床症状常被掩盖，病情复杂，易造成漏诊，延误治疗，因并发症发生率高，致使胰腺损伤死亡率高。胰腺钝挫伤常合并脾、肝、十二指肠损伤，穿通伤常伴胃、肝脏损伤。合并腹腔血管损伤是造成早期死亡的主要原因。据文献报道胰腺损伤的死亡率约12%～20%，若延误治疗死亡率可升至60%。因此，应尽早诊断和治疗，以减少损伤后的并发症和死亡率。

二、分级

胰腺外伤有许多分类系统，其中美国创伤外科协会器官损伤分级委员会（OIS-AAST）于1990年提出的分级标准（表7-2）被广泛接受，该分级是根据损伤类型（血肿或裂伤）、胰管是否受累、损伤位置（肠系膜上静脉近端或远端）而制定。

表7-2　美国创伤外科协会器官损伤分级委员会胰腺外伤分级

分级	损伤类型	损伤描述
I	血肿 裂伤	轻微挫伤不伴胰管损伤 浅表裂伤不伴胰管损伤
II	血肿 裂伤	明显挫伤不伴胰管损伤或组织缺失 严重裂伤不伴胰管损伤或组织缺失
III	裂伤	远端离断或实质损伤伴胰管损伤
IV	裂伤	近端离断或实质损伤伴胰管损伤
V	裂伤	胰头大面积损伤

三、临床表现

胰腺穿通伤在术中容易诊断，但钝挫伤的诊断

具有挑战性，漏诊或延误诊断均可增加发病率及死亡率。胰腺位置较深，单纯胰腺损伤时少量出血和胰漏仅局限于腹膜后间隙，无明显的腹腔内出血和腹膜刺激征，临床症状不典型；随着病情进展，胰酶激活刺激腹膜可使大量的血浆渗入腹腔，致使腹膜刺激征和腹胀进行性加重，同时低血容量等全身反应也明显加重；若合并其他脏器的损伤，常被其他脏器的症状和体征掩盖，导致术前确诊率低，延误治疗。早期诊断需要结合体格检查、实验室检查及影像学的增强检查。

四、实验室检查

1. 血清淀粉酶测定·腹部外伤3小时后血清淀粉酶明显升高，或在连续反复测定中呈进行性升高趋势，可作为胰腺损伤的重要依据。但是，胰腺损伤的分级与血淀粉酶升高的程度无相关性。

2. 诊断性腹腔穿刺及穿刺液测定·有淀粉酶升高。

3. 诊断性腹腔灌洗·少用。

五、影像学表现

·CT·增强CT是胰腺外伤的首先检查，胰腺挫伤表现为实质内斑点状低强化区，裂伤表现为胰实质不均匀或断裂、血肿，腹腔内或腹膜后积液，左侧肾前筋膜增厚，腹膜后血肿等（图7-12、13）。

·MRCP·可以无创判定胰管损伤及损伤程度，常表现为胰管中断、不规则扭曲等形态学改变。

要点提示

- 胰腺外伤发生率低，常合并腹腔其他脏器损伤。
- 美国创伤外科协会器官损伤分级委员会将胰腺外伤分5级。
- 胰腺外伤诊断需要结合体格检查、实验室检查及影像学检查。

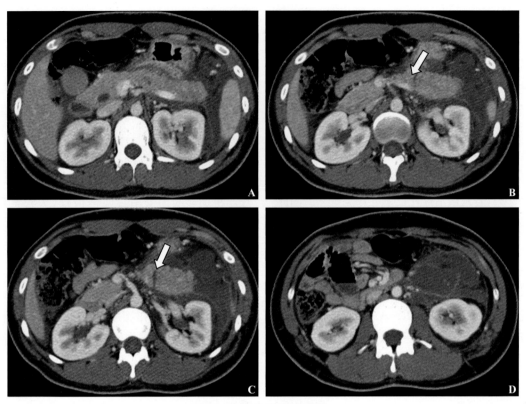

图 7-12　胰腺外伤 CT 表现

男性，38 岁，有明确腹部外伤史。A～D. 横断面 CT 增强门脉期图像。A. 胰体尾强化不均匀，强化程度低于胰头，胰尾周围及脾门可见大量液体积聚（粗白箭）；B、C. 胰体部断裂，断裂处呈线状低密度影（粗白箭）；D. 腹腔大量包裹性积液

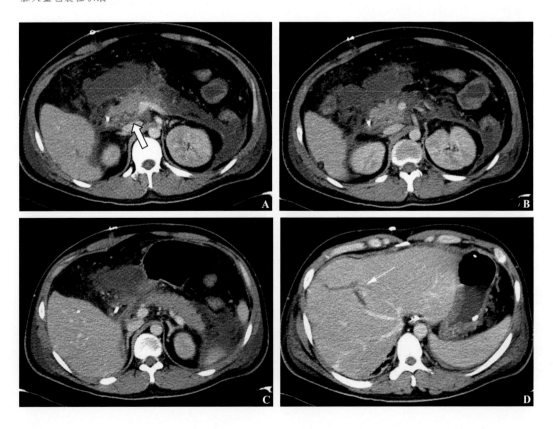

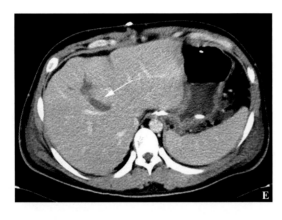

图 7-13 胰腺外伤

男性,35 岁,有明确外伤史。A～E. 均为横断面 CT 增强门脉期图像。A、B. 示胰头断裂,呈线状低密度影(粗白箭),胰头强化欠均匀,胰周可见大量的液体积聚;C. 示胰体尾密度均匀,周围可见大量液体积聚;D. 示肝右前叶破裂(细白箭)

第三节 嗜酸性胰腺炎

一、概述

1. 定义 · 嗜酸性胰腺炎(eosinophilic pancreatitis)是一种以嗜酸性粒细胞局限或弥漫浸润胰腺并伴发 IgE 升高为特点的慢性胰腺炎症。

2. 发病机制 · 不明。文献报道推测与机体的变态反应有关。牛奶过敏、寄生虫感染、肿瘤、中毒、药物(如卡马西平)的高敏感性等是该病的潜在病因。部分患者合并有皮肤过敏、哮喘病史,IgE 升高和糖皮质激素治疗有效均提示该病与变态反应相关。

嗜酸性胰腺炎因其发病隐匿并且诊断困难,目前世界范围内均为个案报道,缺乏流行病学资料。文献总计约 15 例,诊断年龄为 14～68 岁,女性 8 例,男性 6 例,均以急性胰腺炎表现而就诊。此外,若新生儿母亲为血糖控制不佳的糖尿病患者,该新生儿的发病风险高于其他人群。

二、临床表现

临床表现取决于嗜酸粒细胞浸润的部位,可单独浸润胰腺,也可浸润其他脏器,如心脏、皮肤、淋巴结等,肿胀部位不同可诱发不同部位疼痛。胰腺肿胀可诱发急性胰腺炎,胰头部肿胀可致黄疸、消化不良等,这些临床症状均非特异性。

三、实验室检查

(1) 嗜酸性粒细胞间断和持续性增高。

(2) 血清免疫球蛋白 IgE 升高。

(3) 部分患者出现白细胞介素 5(Interleukin 5,IL-5)升高。

(4) 伴发胰胆管病变患者:肝功能异常。

(5) 急性胰腺炎发作:血清淀粉酶、脂肪酶升高,血糖异常。

四、病理学表现

1. 大体表现 · 胰腺肿大、萎缩或纤维化。切面病变处灰白色、质硬,胰管全程或局部狭窄,上游胰管扩张。部分病例可见假性囊肿形成。可形成肿块或梗阻胆总管。

2. 组织学表现 · 大量以嗜酸性粒细胞为主的炎性细胞的浸润,同时伴有组织纤维化。主要特征:①弥漫性胰管、腺泡和间质嗜酸粒细胞浸润伴发嗜酸性动脉炎和静脉炎;②胰腺假性囊肿壁周围可见高密度嗜酸性粒细胞浸润。

五、影像学表现与病理学相关性

影像学表现取决于嗜酸性粒细胞浸润的部位,

可以浸润胰腺局部也可以浸润全胰。影像上表现为局部肿块型胰腺炎或者全胰肿大,胰周液体渗出、假性囊肿形成等急性胰腺炎特征(图 7-14、15)。病变严重者可出现腹水和胸腔积液。

六、鉴别诊断

1. 胰腺导管腺癌·当表现为局部肿块,甚至伴有假性囊肿时与胰腺导管腺癌较难鉴别。胰腺导管腺癌患者常伴有 CA199 升高,体重减轻,而血清嗜酸粒细胞和 IgE 正常。

2. 慢性胰腺炎·有大量饮酒史,血液中嗜酸性粒细胞升高不明显、组织内嗜酸性粒细胞浸润密度不高。

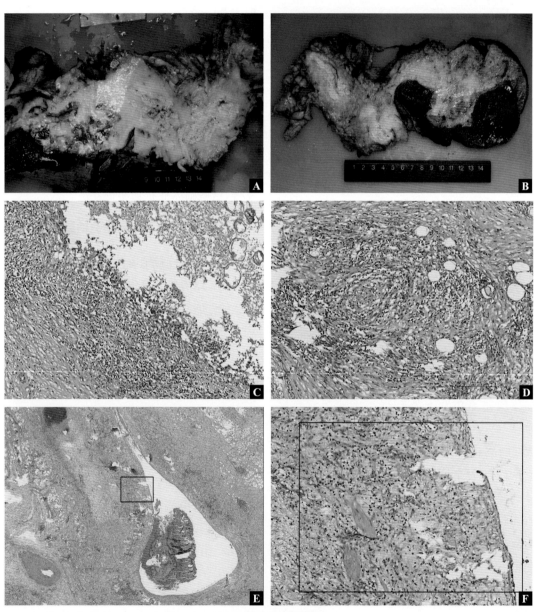

图 7-14 嗜酸性胰腺炎

男性,42 岁,1 个月前出现左上腹痛,钝痛,向左肩部放射,坐起弯腰缓解,口服多潘立酮和止痛药缓解,临床查血 IgE 明显升高。A～B. 大体示胰腺分叶状结构消失,呈灰黄色,均为脂肪组织替代,中央见多灶性坏死;C、D. 高倍镜示间质大量嗜酸粒细胞浸润;E、F. 显示嗜酸性静脉炎(F 为 E 黑框放大图,显示血管壁大量嗜酸性粒细胞浸润)

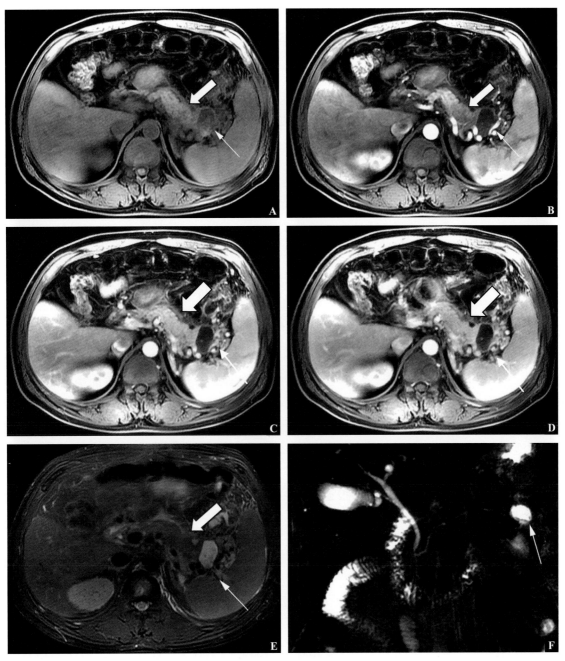

图 7-15　嗜酸性胰腺炎

与图 7-14 为同一患者,术前 MRI。A.横断面 FS-T1WI 示胰体尾信号减低(粗白箭),脾门处假性囊肿呈低信号(细白箭);B～D.分别为横断面 FS-T1WI 增强动脉期、门脉期和延迟期图像,显示胰体尾低信号区呈延迟强化(粗白箭);E.横断面 FS-T2WI 示胰体尾信号稍高,周围渗出,脾门处假性囊肿呈高信号(细白箭);F.2D-MRCP 示胰管全程纤细,胆管显示良好,脾门处假性囊肿呈高信号(细白箭)

3. 自身免疫性胰腺炎・两者临床症状、CT、ERCP 表现相似,但 AIP 血液中的免疫球蛋白以 IgG4 升高为主,而非 IgE;病变部位局部浸润以淋巴浆细胞为主,而非嗜酸性粒细胞;部分出现自身免疫性抗体和抗核抗体阳性;胰腺通常较均匀增大。

要点提示

- 实验室检查：嗜酸性粒细胞、血清免疫球蛋白 IgE 升高，部分患者出现白细胞介素 5 升高。
- 病理学特征：大量以嗜酸性粒细胞为主的炎性细胞的浸润，同时伴有组织纤维化。
- 影像学无显著特征。
- 激素治疗有效。

第四节　滤泡性胰腺炎

一、概述

1. 定义·滤泡性胰腺炎（follicular pancreatitis）一种以导管为中心的慢性炎症，并以受累导管周围大量淋巴滤泡形成为特征。

2. 发病机制·不明。滤泡性胰腺炎罕见，Nakashiro 1991 年首次报道，世界范围内报道均为个案。目前，报道总计约 13 例，诊断年龄为 41～71 岁，女性 5 例，男性 8 例。发生在胰头部 9 例，胰体尾部 4 例。

二、临床表现

临床症状非特异，常偶然发现，也可因肿块位于胰头引起黄疸、腹痛前来就诊，手术前影像学常误诊为胰腺癌。

三、病理学表现

1. 大体表现·胰腺形成局限性灰白结节。

2. 组织学表现·镜下见病变区形成的淋巴滤泡数量较多且体积较大，可见生发中心。在淋巴滤泡之间、导管周围还可见大量淋巴细胞及浆细胞，有时可见散在分布的嗜酸性粒细胞，但通常无中性粒细胞。受累导管的上皮完好，导管周围可见套状围绕的纤维组织。周围胰腺实质的炎症并不明显。此外，胰段胆总管也可受累出现类似表现，但程度略轻。有文献报道，相似的炎症改变累及肝门部胆管，而胰腺内的导管并无受累，被称为滤泡性胆管炎。基于这些相似的临床病理改变，推测如果胰胆管同时受累，可称为滤泡性胰胆管炎。

四、影像学表现与病理学相关性

由于该病以大量淋巴滤泡形成，导管周围淋巴细胞、浆细胞浸润和间质纤维化改变为病理特征，因此常形成胰腺局部肿块，影像上出现"假肿瘤"征，表现为胰腺局部体积增大，形成肿块样改变，CT 上呈低密度，T1WI 上呈低信号，T2WI 上呈稍高信号，增强后延迟强化，可伴有上游胰管扩张，若病变累及胰头段胆管可伴有肝内外胆管扩张（图 7-16、17）。

五、鉴别诊断

自身免疫性胰腺炎（AIP）：AIP 镜下无显著的淋巴滤泡，而滤泡性胰腺炎缺乏 AIP 所出现的闭塞性静脉炎、席纹样排列的纤维组织及较多 IgG4⁺ 的浆细胞。

要点提示

▨ 导管为中心的慢性炎症，并以受累导管周围大量淋巴滤泡形成为特征。

▨ 影像上出现"假肿瘤"征，易于误诊为胰腺癌。

▨ 激素治疗有效。

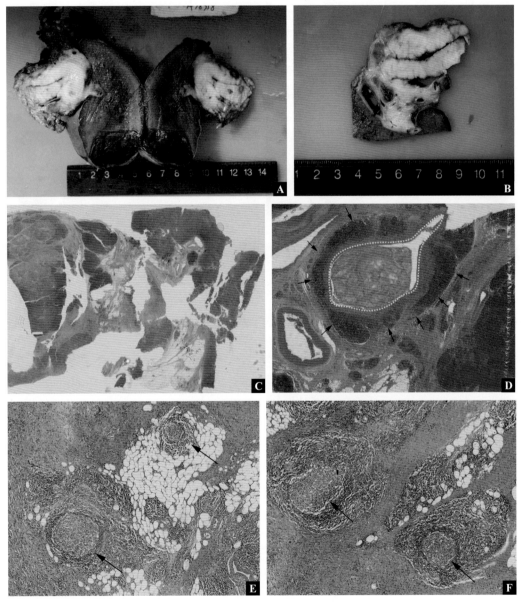

图 7-16 滤泡性胰腺炎病理学表现

患者男性，35 岁，左上腹痛反复发作，其他无特殊。A、B. 胰腺大体切面示胰体尾部肿大，切面呈灰白色，局部小叶结构消失；C. 为 B 同层面 HE 染色图片；D. 低倍镜下见淋巴滤泡增生明显（细黑箭），并可见生发中心，病变累及大的导管（黄虚线），导管周围可见呈套状围绕的纤维组织，周围胰腺实质炎症并不明显；E、F. 高倍镜下示淋巴滤泡（细黑箭）和间质纤维化

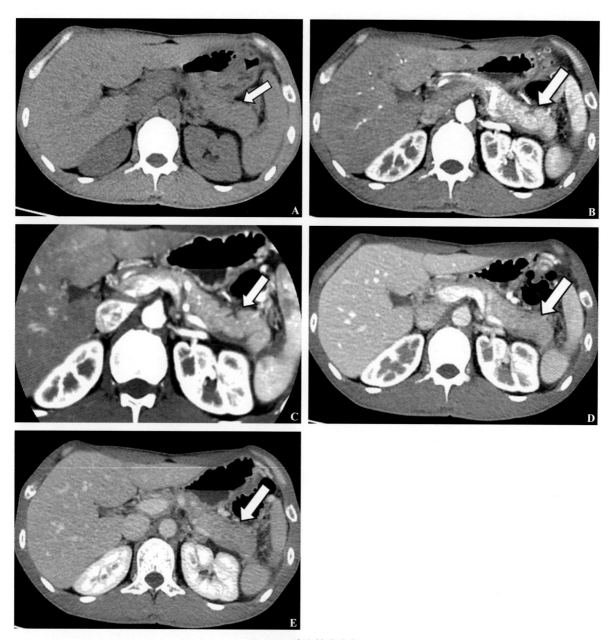

图 7-17　滤泡性胰腺炎

与图 7-16 为同一患者,术前 CT 图像。A.横断面 CT 平扫图像示胰体尾体积稍增大,周围可见条片状稍低密度影;B～E.分别为横断面 CT 增强扫描动脉早期、动脉晚期、门脉期和延迟期图像,胰体尾周围可见明显的低密度影环绕(粗黑箭),胰腺实质强化基本均匀,程度相对较弱动脉期显著强化,延迟期对比剂退出

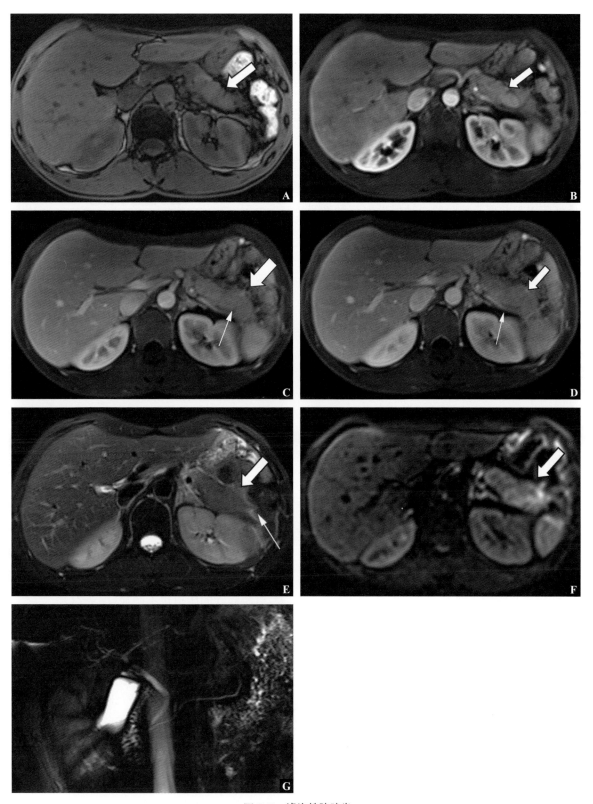

图 7-18 滤泡性胰腺炎

与图 7-16 同一患者,术前 MRI。A. 横断面平扫 FS-T1WI 示胰体尾信号轻度减低(粗白箭);B～D. 横断面增强扫描 FS-T1WI 动脉期、门脉期和延迟期,胰体尾周围可见低信号渗出影(细白箭),胰体尾实质动脉期及延迟期强化程度相对减弱(粗白箭);E. 横断面平扫 FS-T2WI 图像,胰体尾呈等信号(粗白箭),周围可见高信号渗出影(细白箭);F. DWI(b＝600 s/mm²)胰体尾信号中等度弥散受限(粗白箭);G. 2D-MRCP 胰胆管显示良好

第五节　胰腺结核

一、概述

1. 定义·胰腺结核(pancreatic tuberculosis)是由结核杆菌引起并累及胰腺的一种慢性肉芽肿性炎症,临床少见,常继发于其他部位的结核,肺外结核类型中,胰腺是极少累及的器官,因为胰酶可干扰结核杆菌在胰腺的生存。

2. 发病机制·结核分枝杆菌感染。

3. 发病率·随着结核分枝杆菌(MTB)耐药菌株及各种免疫缺陷疾病的增多,近年有关胰腺结核报道有增多趋势。男女发病率约 1:2,80% 发病集中在 20~35 岁。

4. 病因·邻近器官的直接播散,淋巴或血行播散,既往腹部结核病灶复发或全身结核的免疫反应等,消化道传播(吞食结核分枝杆菌污染的食物或经十二指肠乳头直接感染的胰腺结核)。

二、临床表现

1. 类似慢性胰腺炎症状·反复发作的右中上腹痛,进食后加重向腰背部放射。

2. 结核中毒症状·纳差、乏力、发热、盗汗。

3. 类似胰腺癌症状·腹痛、腹部包块、消瘦、黄疸等。

三、病理学表现

1. 大体表现·大多数以胰腺肿块出现,表现为结节性肿块,切面坏死可以很明显,大多累及胰周淋巴结(图 7-19)。仅有个别病例表现为胰腺弥漫增大。

2. 组织学表现·上皮样肉芽肿性病变,可见干酪样坏死及郎格汉氏细胞(图 7-20)。

四、影像学表现与病理学相关性

胰腺结核影像学表现多样,主要表现为局灶性囊性肿块,弥漫性罕见。由于胰头的淋巴结丰富,因此最易发生于胰头部。肿块内部较易发生干酪样坏死,常常表现为蜂房样囊实混合样改变。肿块内的囊性部分为干酪样坏死,CT 上呈低密度,T1WI 上呈低信号,T2WI 上呈高信号;实性部分 CT 上呈等或低密度,T1WI 上呈等稍高信号,T2WI 上呈稍高信号,增强后明显强化。该病很少引起主胰管和肝内胆管的扩张,即便肿瘤位于胰头钩突部,体积较大,对胰胆管的压迫也不明显(图 7-21)。

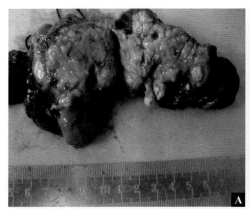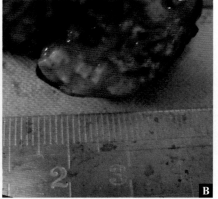

图 7-19　胰腺结核大体表现

A、B.胰腺切面可见多结节性病变,胰周淋巴结肿大,结节及肿大的淋巴结切面均可见明显的干酪样坏死

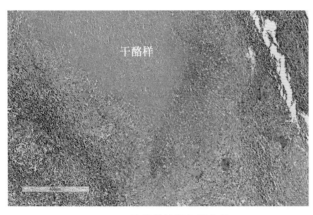

图 7-20　胰腺结核组织学表现

镜下见中央坏死彻底,呈干酪样,坏死周围见增生的上皮样细胞聚集,见多核巨细胞形成及淋巴细胞浸润围绕(HE×100)

五、鉴别诊断

主要与其他慢性肉芽肿性病变进行鉴别,如结节病、Wegener 肉芽肿病等。抗酸染色是辨认结核菌最好的染色方法。另外大多数结核病需要根据临床表现、病史、体征、症状以及痰培养诊断。

六、治疗

1. 抗结核治疗·诊断明确,无明显并发症者采用多联用药,多采用 HRZE(H:异烟肼,R:利福平,Z:吡嗪酰胺,E:乙酰酰胺)四联疗法 6 个月以上。

2. 手术切除·明确诊断,解除梗阻。

要点提示

- 上皮样肉芽肿性病变,可见干酪样坏死及朗格汉斯细胞。
- 影像学表现多样,主要表现为局灶性囊性肿块,弥漫性罕见。
- 抗结核治疗。

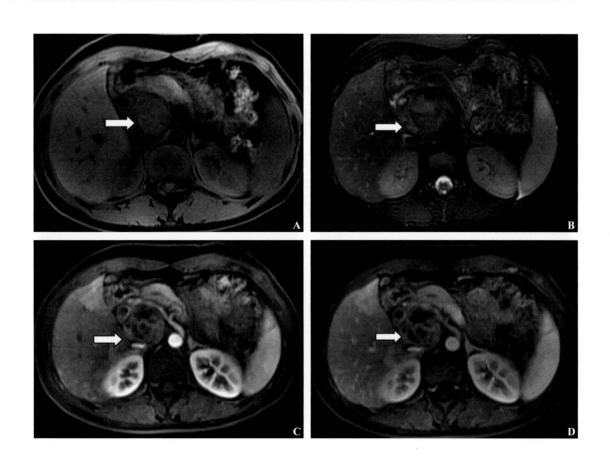

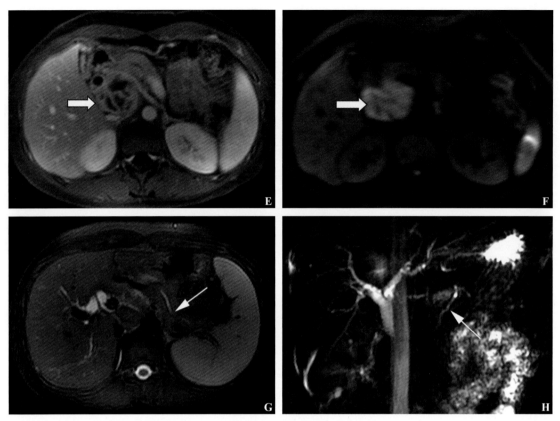

图 7-21　胰腺结核

A、B. 横断面平扫 FS-T1WI 和 FS-T2WI,胰头部可见类圆形肿块(粗白箭),肿块信号不均匀,实性成分 T1WI 上呈等信号,T2WI 上呈稍高信号,囊性成分 T1WI 上呈低信号,T2WI 上呈高信号;C~E. 分别为横断面 FS-T1WI 增强动脉期、门脉期和延迟期图像,肿块蜂房样结构明显,其内间隔成分明显强化(粗白箭);F. DWI(b=600 s/mm²)示胰头部肿块明显弥散受限(粗白箭);G. 横断面 FS-T2WI 示胰体尾主胰管无明显扩张(细白箭);H. 2D-MRCP 示胰头部主胰管因肿块压迫变窄,其上游胆总管和肝内外胆管轻度扩张,而上游胰管无明显扩张(细白箭)

参 考 文 献

[1] Jani B, Rzouq F, Saligram S, et al. Groove Pancreatitis: A rare form of chronic pancreatitis [J]. N Am J Med Sci, 2015,7(11): 529-532.

[2] Goldaracena N, McCormack L. A typical feature of groove pancreatitis [J]. HPB: the official journal of the International Hepato Pancreato Biliary Association, 2012,14(7): 487-488.

[3] Gravito-Soares M, Gravito-Soares E, Alves A, et al. Groove pancreatitis with biliary and duodenal stricture: An unusual cause of obstructive jaundice [J]. GE Port J Gastroenterol, 2016,23(3): 170-174.

[4] Kim JD, Han YS, Choi DL. Characteristic clinical and pathologic features for preoperative diagnosed groove pancreatitis [J]. J Korean Surg Soc, 2011,80(5): 342-347.

[5] Zaheer A, Haider M, Kawamoto S, et al. Dual-phase CT findings of groove pancreatitis [J]. European Journal of Radiology, 2014,83(8): 1337-1343.

[6] Dekeyzer S, Traen S, Smeets P. CT features of groove pancreatitis subtypes [J]. JBR-BTR, 2013,96(6): 365-368.

[7] Yi PH, Veltre DR, Kuttab JS, et al. Acute groove pancreatitis due to isoniazid [J]. Neth J Med, 2013,71(2): 104.

[8] Shin LK, Jeffrey RB, Pai RK, et al. Multidetector CT imaging of the pancreatic groove: differentiating carcinomas from paraduodenal pancreatitis [J]. Clin Imaging, 2016,40(6): 1246-1252.

[9] Sanchez-Bueno F, Torres Salmeron G, de la Pena Moral J, et al. Groove pancreatitis vs. pancreatic adenocarcinoma: A review of 8 cases [J]. Cir Esp, 2016,94(6): 346-352.

[10] Levenick JM, Sutton JE, Smith KD, et al. Pancreaticoduodenectomy for the treatment of groove pancreatitis [J]. Digestive Diseases and Sciences, 2012,57(7): 1954-1958.

[11] Zhu C, Huang Q, Zhu J, et al. Groove resection of pancreatic head in groove pancreatitis: A case report [J]. Exp Ther Med, 2017,14(3): 1983-1988.

[12] 费健,毛恩强. 胰腺外伤的诊治策略[J]. 腹部外科,2009,22(2): 74-75.

[13] 段正凡,黄进帮,张浩,等. 胰腺外伤和相关并发症及其在随访复查中的 MSCT 表现[J]. 临床放射学杂志,2017,36(6): 841-847.

[14] 曾先华,孙维佳,龚学军,等. 严重胰腺外伤的早期处理[J]. 中国普通外科杂志,2016,25(3): 423-429.

[15] Jr P J, Lyden S P, Croce M A, et al. Pancreatic trauma: a simplified management guideline [J]. Journal of Trauma, 1997,43(2): 234.

[16] Degiannis E, Glapa M, Loukogeorgakis S P, et al. Management of pancreatic trauma. [J]. Injury-international Journal of the Care of the Injured, 2008,39(1): 21-29.

[17] Khan M A, Cameron I. The management of pancreatic trauma [J]. Journal of the Royal Army Medical Corps, 2010,156(4): 221-227.
[18] Lin B C, Fang J F, Wong Y C, et al. Blunt pancreatic trauma and pseudocyst: management of major pancreatic duct injury [J]. Injury-international Journal of the Care of the Injured, 2007,38(5): 588.
[19] Phelan H A, Minei J P. Pancreatic trauma: diagnostic and therapeutic strategies [J]. Curr Treat Options Gastroenterol, 2005,8(5): 355-363.
[20] Krige J E, Beningfield S J, Nicol A J, et al. The management of complex pancreatic injuries [J]. South African Journal of Surgery, 2005,43(3): 92.
[21] Bagci S, Tuzun A, Erdil A, et al. Endoscopic treatment of pancreatic duct disruption due to blunt abdominal trauma: a case report [J]. Military Medicine, 2007,172(5): 548-550.
[22] Nakashiro H, Tokunaga O, Watanabe T, et al. Localized lymphoid hyperplasia (pseudolymphoma) of the pancreas presenting with obstructive jaundice [J]. Hum Pathol, 1991,22(7): 724-726.
[23] Nakata B, Amano R, Matsuoka J, et al. Spontaneously complete regression of pseudolymphoma of the remnant pancreas after pancreaticoduodenectomy [J]. Pancreatology, 2012,12(3): 215.
[24] Kim JW, Shin SS, Heo SH, et al. Imaging findings of localized lymphoid hyperplasia of the pancreas: a case report [J]. Korean J Radiol, 2011,12(4): 510-514.
[25] Stone JH, Zen Y, Deshpande V. IgG4-related disease [J]. N Engl J Med, 2012,366(6): 539-551.
[26] Zen Y, Ishikawa A, Ogiso S, et al. Follicular cholangitis and pancreatitis-clinicopathological features and differential diagnosis of an under-recognized entity [J]. Histopathology, 2012,60(2): 261-269.
[27] Mizuuchi Y, Aishima S, Hattori M, et al. Follicular pancreatitis, report of a case clinically mimicking pancreatic cancer and literature review [J]. Pathol Res Pract, 2014,210(2): 118-122.
[28] Shirai Y, Okamoto T, Kanehira M, et al. Pancreatic Follicular Lymphoma Presenting as Acute Pancreatitis: Report of a Case [J]. Int Surg, 2015,100(6): 1078-1083.
[29] Gupta RK, Xie BH, Patton KT, et al. Follicular pancreatitis: a distinct form of chronic pancreatitis an additional mimic of pancreatic neoplasms [J]. Hum Pathol, 2016,48: 154-162.
[30] Andrén-Sandberg Å. Chap 7: Classi fi cation of pancreatitis. In: Löhr M, Andrén-Sandberg Å, editors. Pancreatitis-diagnosis and therapy. Bremen/London/Boston: Uni-Med Verlag AG, 2011. p. 73-81.
[31] Sharma S, Green KB. The pancreatic duct and its arteriovenous relationship. An underutilized aid in the diagnosis and distinction of pancreatic adenocarcinoma from pancreatic intraepithelial neoplasia. A study of 126 pancreatectomy specimens. Am J Surg Pathol, 2004,28: 613-620.
[32] Wachtel MS, Miller EJ. Focal changes of chronic pancreatitis and duct-arteriovenous relationships. Avoiding a diagnostic pitfall. Am J Surg Pathol, 2005,29: 1521-1523.
[33] Rebours V, Boutron-Ruault M-C, Schnee M, et al. The natural history of hereditary pancreatitis: a national series. Gut, 2009,58: 97-103.
[34] Raghuwansh PS, Chari ST. Autoimmune pancreatitis: an update on classification, diagnosis, natural history and management. Curr Gastroenterol Rep, 2012,14: 95-105.
[35] Chari ST, Klöppel G, Zhang L et al. Histopathologic and clinical subtypes of autoimmune pancreatitis: The Honolulu consensus document. Pancreas, 2010,39: 549-554.
[36] Shimosegawa T, Chari ST, Frulloni L, et al. International consensus diagnostic criteria for autoimmune pancreatitis. Pancreas, 2011,40: 352-358.
[37] Zhang L, Chari S, Smyrk TC, et al. Autoimmune pancreatitis (AIP) type 1 and type 2. An international consensus study on histopathological diagnostic criteria. Pancreas, 2011,40: 1172-1179.
[38] Deshpande V, Zen Y, Chan JKC, et al. Consensus statement on the pathology of IgG4-related disease. Mod Pathol, 2012,25: 1181 1192.
[39] Moon S-H, Kim M-H, Park DH, et al. IgG4 immunostaining of duodenal papillary biopsy specimens may be useful for supporting a diagnosis of autoimmune pancreatitis. Gastrointest Endosc, 2010,71: 960-966.
[40] Strehl JD, Hartmann A, Agaimy A. Numerous IgG4-positive plasma cells are ubiquitous in diverse localised non-specific chronic inflammatory conditions and need to be distinguished from IgG4-related systemic disorders. J Clin Pathol, 2011,64: 237-243.
[41] Dhall D, Suriawinata AA, Tang LH, et al. Use of immunohistochemistry for IgG4 in the distinction of autoimmune pancreatitis from peritumoral pancreatitis. Hum Pathol, 2010,41: 643-652.
[42] Yamamoto H, Yamaguchi H, Aishima S, et al. Inflammatory myo fi broblastic tumor versus IgG4-related sclerosing disease and inflammatory pseudotumor: a comparative clinicopathologic study. Am J Surg Pathol, 2009,33: 1330-1340.
[43] Mizukami H, Yajima N, Wada R, et al. Pancreatic malignant fibrous histiocytoma, inflammatory myofibroblastic tumor, and inflammatory pseudotumor related to autoimmune pancreatitis: characterization and differential diagnosis. Virchows Arch, 2006,448: 552-560.
[44] Friedlander J, Quiros JA, Morgan T, et al. Diagnosis of autoimmune pancreatitis vs neoplasms in children with pancreatic mass and biliary obstruction. Clin Gastroenterol Hepatol, 2012,10: 1051-1055.
[45] Zhang L, Smyrk TC. Autoimmune pancreatitis and IgG4-related systemic diseases. Int J Clin Exp Pathol, 2010,3: 491-504.
[46] Abraham SC, Leach S, Yeo CJ, et al. Eosinophilic pancreatitis and increased eosinophils in the pancreas. Am J Surg Pathol, 2003,27: 334-342.
[47] Fujita T, Kojima M, Kato Y, et al. Clinical and histopathological study of "follicular cholangitis". Sclerosing cholangitis with prominent lymphocytic infiltration masquerading as hilar cholangiocarcinoma. Hepatol Res, 2010,40: 1239-1247.
[48] Zen Y, Ishikawa A, Ogiso S, et al. Follicular cholangitis and pancreatitis — clinicopathological features and differential diagnosis of an under-recognized entity. Histopathology, 2012,60: 261-269.
[49] Zuk RJ, Neal JW, Baithun SI. Malakoplakia of the pancreas. Virchows Arch A Pathol Anat Histopathol, 1990,417: 181-184.
[50] Reppucci J, Chang M, Hughes S, et al. Eosinophilic Pancreatitis: A Rare Cause of Recurrent Acute Pancreatitis [J]. Case Reports in Gastroenterology, 2017,11(1): 120-126.
[51] Tian L, Fu P, Dong X, et al. Eosinophilic pancreatitis: Three case reports and literature review [J]. Molecular and Clinical Oncology, 2016,4(4): 559-562.
[52] Kakodkar S, Omar H, Cabrera J, et al. Eosinophilic Pancreatitis Diagnosed With Endoscopic Ultrasound [J]. ACG Case Reports Journal, 2015,2(4): 239-241.
[53] George ER, Patel SS, Sen P, et al. A Unique Case of Eosinophilic Pancreatitis and Anencephaly in the Fetus of a Type I Diabetic Mother [J]. Gastroenterology Research, 2011,4(4): 174-176.
[54] Rakesh K, Banerjee R, Gupta R, et al. Eosinophilic pancreatitis with pseudocyst [J]. Indian journal of gastroenterology: official journal of the Indian Society of Gastroenterology, 2007,26(3): 136-137.
[55] Stevens T, Mackey R, Falk GW, et al. Eosinophilic pancreatitis presenting as a pancreatic mass with obstructive jaundice [J]. Gastrointest Endosc, 2006,63(3): 525-527.
[56] Cay A, Imamoglu M, Cobanoglu U. Eosinophilic pancreatitis mimicking pancreatic neoplasia [J]. Canadian Journal of Gastroenterology, 2006,20(5): 361-364.
[57] Song JW, Kim MH, Seo WJ, et al. A case of eosinophilic pancreatitis [J]. Taehan Sohwagi Hakhoe chi, 2003,42(5): 444-450.
[58] Abraham SC, Leach S, Yeo CJ, et al. Eosinophilic pancreatitis and increased eosinophils in the pancreas [J]. The American Journal of Surgical Pathology, 2003,27(3): 334-342.
[59] Roy-Peaud F, Paccalin M, Le Moal G, et al. [Eosinophilic pancreatitis][J]. Presse Medicale (Paris, France: 1983), 2002,31(1 Pt 1): 25.
[60] Euscher E, Vaswani K, Frankel W. Eosinophilic pancreatitis: a rare entity that can mimic a pancreatic neoplasm [J]. Annals of Diagnostic Pathology, 2000,4(6): 379-385.
[61] Descamps C, Billeret-Lebranchu V, Vankemmel M, et al. Eosinophilic pancreatitis: a difficult diagnosis [J]. Gastroenterologie Clinique et

Biologique, 1998,22(11): 970-972.

[62] Barthet M, Hastier P, Buckley MJ, et al. Eosinophilic pancreatitis mimicking pancreatic neoplasia: EUS and ERCP findings — is nonsurgical diagnosis possible? [J]. Pancreas, 1998,17(4): 419-422.

[63] Bastid C, Sahel J, Choux R, et al. Eosinophilic pancreatitis: report of a case [J]. Pancreas, 1990,5(1): 104-107.

[64] Flejou JF, Potet F, Bernades P [Eosinophilic pancreatitis: a rare manifestation of digestive allergy?][J]. Gastroenterologie Clinique et Biologique, 1989,13(8-9): 731-733.

[65] Breider MA, Kiely RG, Edwards JF Chronic eosinophilic pancreatitis and ulcerative colitis in a horse [J]. Journal of the American Veterinary Medical Association, 1985,186(8): 809-811.

[66] Barresi G, Inferrera C, De Luca F. Eosinophilic pancreatitis in the newborn infant of a diabetic mother [J]. Virchows Archiv. A, Pathological Anatomy and Histology, 1978,380(4): 341-348.

[67] 张克恭,吴涛,陶睿,等.嗜酸性粒细胞增多综合征侵犯胰腺导致胰腺炎 1 例[J].疑难病杂志,2017,16(2): 194-194.

[68] 郑健超,廖润坤.嗜酸性胰腺炎合并胃肠炎 1 例报道[J].胃肠病学和肝病学杂志,2016,25(12): 1355-1356.

[69] 陈先睿,黄建琪,白海涛,等.嗜酸细胞性胃肠炎合并急性胰腺炎 1 例并文献复习[J].中国循证儿科杂志,2016,11(2): 142-147.

[70] 胡志刚,郭晓钟,崔今姬,等.嗜酸性胰腺炎的临床特点[J].中华胰腺病杂志,2012,12(6): 422-424.

[71] 郭晓钟,胡志刚,崔忠敏.嗜酸性胰腺炎[J].中华消化杂志,2012,32(5): 348-349.

[72] 郭晓钟.提高对嗜酸性胰腺炎的认识[J].中华消化杂志,2012,32(9): 643-644.

第八章
胰腺神经内分泌肿瘤

李晶　蒋慧　边云　郑建明　金钢　陆建平

一、概述

1. 定义 · 胰腺神经内分泌肿瘤（pancreatic neuroendocrine tumors，pNETs）起源于胰腺神经内分泌细胞，而这些细胞具有神经内分泌表型，可以产生多种激素。

2. 发病率 · pNETs 发生率占胰腺肿瘤的 3% 左右，最常见的是 G1、G2 级，G3 级的 pNETs 及神经内分泌癌（pancreatic neuroendocrine carcinomas，pNECs）少见，pNEC 约占所有胰腺神经内分泌肿瘤的 2%～3%。

3. 发病机制 · 大多数 pNETs 机制不明，但也发现了一些相关基因。

（1）多发性内分泌肿瘤综合征 1 型（multiple endocrine neoplasia type 1，MEN1）基因、维甲酸受体（retinoic acid receptor beta）基因、人类错配修复基因 1（human mismatch repair gene 1）、RAS 相关区域家族 1（ras association domain family 1，RASSF1）基因、人类表皮生长因子受体 2（human epidermal growth factor receptor 2，Her2/neu）基因、细胞周期蛋白 D1（cyclin D1）基因、编码受体酪氨酸激酶（receptor tyrosinekinase，RTK）基因和编码细胞周期调控相关蛋白基因 $p16$、$p27$、$p53$ 均可能参与了 pNETs 的发病机制，但是肿瘤发生的基因组学和蛋白质组学机制仍不明。

（2）MEN1 为常染色体显性遗传疾病，位于染色体 11q13 上的抑癌基因 $MEN1$ 发生突变，导致其编码产物 Menin 蛋白发生缺失。Menin 蛋白在细胞核水平使转录因子 JUND、SMAD3 失活，增强了 p27KIPI 和 p18INK4c 的功能，以及与 DNA 修复机制相互作用等方式负性调节细胞周期。MEN1 患者可发生遗传性 pNETs。

（3）VHL 综合征为常染色体显性遗传疾病，是染色体 3P25（OMIM 193300）长约 10 bp 的 VHL 肿瘤抑制基因突变所致。

4. 性别 · 无明显性别差异，男性发病率约 53%。

5. 年龄 · 任何年龄均可发生，高峰在 30～60 岁。而发生于遗传背景（如 MEN1、VHL 综合征）的 pNETs 发病较早，而高度恶性的胰腺神经内分泌癌发病较晚，大多为男性，年龄多大于 40 岁。

二、分类

2010 年版 WHO 胰腺内分泌肿瘤组织学分类强调了胃肠胰腺的神经内分泌肿瘤均具有恶性潜能，不宜分为良性和恶性的两类，而将其分为神经内分泌瘤、神经内分泌癌和混合性腺神经内分泌癌三类（表 8-1），并根据组织学和增殖活性将 pNETs 分为 NET G1、G2 和 NEC G3；NEC G3 也称为神经内分泌癌，分为大细胞癌和小细胞癌（表 8-2）。混合性腺神经内分泌癌由腺上皮和内分泌细胞两种成分，每种成分至少占 30%，神经内分泌成分的分化程度差异较大，可以高分化，也可以是低分化。除了腺癌成分外，还可出现鳞癌成分，只是罕见而已，混合性神经内分泌癌的预后差于单一成分的癌。需要注意的是：腺癌中存在少量散在内分泌细胞，不归入此型。2010 版分类存在一些明显不足，例如：无法将形态分化良好但增殖活性高于 G2 的神经内分泌肿瘤进行归类，因此，2013 年中国病理学家又形成共识增加了一类 NET G3，来归类形态分化良好但具有高增

表 8-1 2010 年版 WHO 胰腺内分泌肿瘤组织学分类

肿瘤类型	ICD-O
神经内分泌肿瘤	
胰腺神经内分泌微腺瘤	8 150/0
神经内分泌瘤（NET）	
非功能性 NET G1, G2	8 150/3
NET G1	8 240/3
NET G2	8 249/3
神经内分泌癌（NEC）	8 246/3
小细胞癌	8 013/3
大细胞癌	8 041/3
EC 细胞，产血清素 NET（类癌）	8 241/3
胃泌素瘤	8 153/3
胰高血糖素瘤	8 152/3
胰岛素瘤	8 151/3
生长抑素瘤	8 156/3
血管活性肠肽瘤	8 155/3

表 8-2　胰腺神经内分泌肿瘤的分级（WHO 2010 版）

分级[*]	核分裂象数（个/10HPF）[a]	Ki-67 阳性指数（%）[b]
神经内分泌瘤 G1	<2	≤2(2017 版更为<3)
神经内分泌瘤 G2	2~20	3~20
神经内分泌瘤 G3	>20	>20

注：[*]肿瘤增殖活性可通过计数每 10 个高倍视野（HPF）的核分裂象数和(或)Ki-67 阳性指数来确定。[a]10 HPF=2 mm²（视野直径 0.50 mm，单个视野面积 0.196 mm²），于核分裂活跃区至少计数 50 个高倍视野。[b]免疫组织化学染色所用的 Ki-67 抗体为 MIB-1，阳性反应定位在细胞核上，Ki-67 阳性指数应在核标记最强的区域即热点区计数 500~2 000 个细胞，再计算出阳性百分比

表 8-3　胰腺神经内分泌肿瘤的分级
（WHO 2017 版 VS 2010 版）

WHO 2010 版	WHO 2017 版
G1/G2 NET	G1/G2/G3 NET（分化良好的神经内分泌瘤）
NEC(G3)大细胞或小细胞癌	NEC(G3)大细胞或小细胞癌（分化差的神经内分泌瘤）
混合性腺神经内分泌癌	混合性神经内分泌/非神经内分泌肿瘤

殖活性的神经内分泌瘤。在 2017 版 WHO 分类中，也正式提出 NET G3（表 8-3），该类型的 NET 与 G3 级 NEC 的关键区别是：NET G3 分化好，免疫组化不表达 *p*53，也不存在 *RB* 抑癌基因缺失，Ki-67 指数通常在 20%~55%。2017 版 WHO 分类还对混合性腺神经内分泌癌也进行了更新，更新为混合性

神经内分泌/非神经内分泌肿瘤（表 8-3），该更新的重点是指出这类混合性肿瘤既可能是两种癌的混合，也可能是分级高的"癌"与分级低的"瘤"的混合，无论是何种混合方式，每一种成分必须各占有≥30%的比例。

三、分期

美国癌症联合委员会（American Joint Committee on Cancer，AJCC）于 2017 年发布了第 8 版肿瘤分期系统。由于 pNETs 与 pNECs 生物学行为相差较大，AJCC 第 8 版分期系统在神经内分泌肿瘤部分，主要针对 pNETs 进行分期，而 pNECs 则根据相应部位腺癌的标准进行分期。AJCC 第 8 版并未延续 AJCC 第 7 版分期系统（表 8-4）。而是采纳了 ENETS（European Neuroendocrine Tumor Society）提出的分期系统。这一修改主要基于两个方面：①AJCC 第 7 版 pNETs 的分期与胰腺癌分期系统相同，但 pNETs 与胰腺癌具有截然不同的生物学行为及预后，直接将胰腺癌分期系统应用于 pNETs，显然有问题。例如，AJCC 第 7 版分期将 pNETs 的 T4 定义为肿瘤侵犯腹腔干或肠系膜上血管，但 pNETs 罕见血管侵犯。②来自欧洲的大样本多中心研究显示，与 AJCC 第 7 版分期系统相比，ENETS 分期系统能更准确地区分患者的不同预后，ENETS 定义

表 8-4　AJCC 第 7 版、第 8 版胰腺神经内分泌肿瘤的 TNM 分期比较

	第 7 版	第 8 版（2017 年）
原发肿瘤(T)	T0 未发现原发肿瘤证据 Tis 原位癌 T1 肿瘤局限于胰腺内，且直径<2 cm T2 肿瘤局限于胰腺内，直径≥2 cm T3 肿瘤突破胰腺，但未侵犯腹腔干或肠系膜上动脉 T4 肿瘤侵犯腹腔干或肠系膜上动脉	T0 未发现原发肿瘤证据 Tis 原位癌 T1 肿瘤局限于胰腺内，且直径<2 cm T2 肿瘤局限于胰腺内，直径 2~4 cm T3 肿瘤局限于胰腺内，且肿瘤直径>4 cm；或侵犯十二指肠或胆管 T4 肿瘤侵犯邻近器官，如胃、脾、结肠、肾上腺，或大血管壁；
局部淋巴结(N)	N0 无区域淋巴结转移 N1 区域淋巴结转	N0 无区域淋巴结转移 N1 区域淋巴结转
远处转移(M)	M0 无远处转移 M1 有远处转移	M0 无远处转移 M1 有远处转移（M1a 肝脏，M1b 肝外其他脏器，M1c 肝内和外）

pNETs 的 Ⅰ、Ⅱ、Ⅲ 和 Ⅳ 期,其生存曲线无交叉;而 AJCC 第 7 版分期中的 Ⅱ 期与 Ⅲ 期预后差异却无统计学意义。因此,AJCC 第 8 版的修改能更准确地反映 pNETs 的生物学行为和评估预后。

四、临床表现

pNETs 根据是否存在激素分泌相关的临床症状,分为功能性(80%)及非功能性 pNETs(20%);根据是否伴有遗传综合征,分为散发性和遗传性(10%~30%)。

1. 非功能性 pNETs · 病例散发,无明显的临床症状,只有当肿瘤较大时因肿块的占位效应压迫邻近脏器才产生相关症状,有腹痛、体重减轻、厌食、恶心、腹部肿块、黄疸(罕见)、皮肤瘙痒等。

2. 功能性 pNETs · 最常见的是胰岛素瘤,其次是胃泌素瘤。功能性 pNETs 因肿瘤释放激素而有相应各自特异的临床症状。表 8-5 总结了相对常见的功能性 pNETs 临床特征。需要强调的是:诊断功能性 pNETs 一定要有相应的临床症状,不仅仅是免疫组化显示肿瘤表达某种激素即可诊断。

3. 异位激素 · 少数 pNETs 可以分泌异位激素,主要见于 G3 的 NEC,这类肿瘤通常体积较大,并伴有淋巴结或肝的转移。分泌异位激素有:促生长激素释放激素及生长激素(导致肢端肥大症)、促肾上腺皮质激素释放激素(ACTH,库欣综合征)、甲状旁腺激素(高钙血症)、降钙素(腹泻)、催乳素(溢乳、闭经)等,其中分泌促肾上腺皮质激素约占异位库兴综合征的 10%。

表 8-5　功能性胰腺神经内分泌肿瘤特征

名称	发病率(%)	定位	临床体征和症状	形态学特征	遗传学	预后
胰岛素瘤	占所有 pNETs 的 27%。是最常见的功能性 pNETs,占 42%	绝大多数发生在胰腺,<2%在十二指肠,在小肠、脾、胃、肺、宫颈、卵巢罕见	Whipple 三联症:①低血糖症状;② 血糖<3.0 mmol/L;③ 补糖后症状缓解	大体:直径 0.5~11 cm,75%直径在 0.5~2 cm;10%为多发 镜下:淀粉样变性虽少见,但是其特异性表现;可有沙砾体	4%~7%与 MEN1 有关;罕见报道与 NF1 有关	2%~18%为恶性
胰高血糖素瘤	占所有 pNETs 的 5%,占功能性 pNETs 的 8%~13%	易发生于胰尾,胰腺外非常罕见	坏死性游走性红斑(70%),口腔炎,唇炎,脱发,阴道炎,尿道炎,轻度葡萄糖耐受不良(50%),贫血(33%),体重减轻(65%),抑郁(20%),腹泻(20%),深静脉血栓形成(10%~15%)	大体:通常体积较大(平均直径 7 cm) 镜下:无特殊	<5%与 MEN1 有关	大多为恶性,60%~70%有转移
生长抑素瘤	占所有 pNETs 的 2%	胰腺或十二指肠发生率相似;胰内胰头更多见	新近发生的糖尿病,低胃酸,胆囊疾病(结石),腹泻,脂肪泻,贫血,体重减轻。十二指肠的生长抑素瘤很少有这些症状	大体:通常体积较大(平均直径 5.5 cm) 镜下:以腺样结构为主,十二指肠的生长抑素瘤可见沙砾体	偶尔与 MEN1、VHL、NF1 有关	大多为恶性,66%有转移
胃泌素瘤	占功能性 pNETs 的 30%以上	25%位于胰腺(胰头部多见),70%位于十二指肠,罕见于胃、小肠、胆管、肝、肾、肠系膜、心脏	卓-艾综合征:十二指肠溃疡(80%),腹痛(75%),腹泻,胃底 ECL 样细胞增生/瘤形成	大体:胰内多数大于 2 cm,十二指肠肿瘤多数小于 1 cm,局限于黏膜层,淋巴结转移灶可大于原发灶 镜下:无特殊	20%与 MEN1 相关	通常为恶性,22%~35%的胰腺胃泌素瘤可发生肝转移,0~10%的十二指肠胃泌素瘤可发生肝转移
血管活性肠肽瘤	占所有 pNETs 的 3~8%	80%位于胰腺,罕见于小肠、食管、肾	Verner-Morrison 综合征:水样腹泻,低钾血症,胃酸缺乏/低胃酸	大体:直径:2~20 cm(平均 4.5 cm) 镜下:无特殊	罕见与 MEN1 相关	大约 50%可发生转移

要点提示

■ 功能性 pNETs 的激素功能表达并不总是与肿瘤特异的免疫组化染色一致。
■ 绝大多数的无功能性 pNETs 存在局灶性的某些多肽类激素的免疫组化染色阳性反应。

表 8-6　胰腺神经内分泌肿瘤相关性综合征

多发性内分泌肿瘤 MEN-1(图 8-1~3)	可能有多发微腺瘤和非功能性 pNETs；胃泌素瘤(20%)，胰岛素瘤(<5%)
多发性内分泌肿瘤 MEN-4	由 *CDKN1B* 基因突变引起，临床表现与 MEN-1 相似
Von Hipple-Lindau 综合征	由 3p25-26 染色体上 *VHL* 抑癌基因突变引起，累及多个脏器，如(中枢神经系统)血管母细胞瘤、眼(视网膜血管瘤)、肾脏(透明细胞癌)、肾上腺(嗜铬细胞瘤)、附睾(附睾囊腺瘤)、胰腺(浆液性囊腺瘤和实性高分化 pNETs)；合并非功能性 pNETs(10%~17%)
神经纤维瘤病 1 型	由 17q11.1 染色体上生殖基因突变引起，临床以多发神经纤维瘤(>99%)、牛奶咖啡斑(>99%)、虹膜错构瘤(>95%)、皮肤褶皱处雀斑(>85%)、视神经胶质瘤和骨发育异常为特征，青少年起病，极少恶变；非功能性 pNETs<10%，多为十二指肠生长抑素瘤
结节性硬化	是一组常染色体显性遗传并累及三个胚层多种器官的综合征，主要由 *TSC1* 和 *TSC2* 基因失活性突变所致。临床以多器官错构瘤、神经系统症状(癫痫、智力障碍、自闭症)和皮肤改变(面部血管纤维瘤、色素脱失斑、鲨鱼皮)为主要特征；非功能性 pNETs<1%

4. 遗传性综合征·小部分病例的 pNETs 的发生是遗传性综合征的一部分，这部分病人临床表现复杂，症状还取决于基因缺陷而导致的其他肿瘤及病变的发生(表 8-6，图 8-1)。

五、实验室检查

(1) 嗜铬粒蛋白 A(chromogranin A，CgA)和神经元特异性烯醇化酶(neuron-specific enolase，NSE)异常升高提示有神经内分泌肿瘤的可能。

(2) 功能性 pNETs：根据激素分泌的相关症状和血清激素的水平，可判断肿瘤的功能状态，并指导对激素相关症状的对症治疗。

六、病理学表现

(一) 大体表现(图 8-4~6)

1. 部位·可发生于胰腺的任何部位，导管内生长的肿瘤罕见。

2. 数量·肿瘤通常单发，多发性 pNETs 多数与遗传性综合征相关。

3. 形状·肿瘤多为圆形或类圆形。

4. 大小·平均大小为 5~6 cm；非功能性 pNETs 一般大于功能性；G3 级 NEC 体积更大。

5. 边界·部分肿瘤边界清楚，单发，呈推挤性生长；部分肿瘤周围见纤维样假包膜；另有一些肿瘤则表现为浸润性生长，可累及相邻组织或器官。

6. 切面·肿瘤切面呈白至黄色或红至棕色，质地较软，当发生广泛纤维化及胶原变时，质地可变硬，灶性钙化少见。

(二) 组织学表现

大部分肿瘤呈实性，少数可发生囊性变，小部分肿瘤尽管体积较小也可出现囊变。镜下的肿瘤内部主要成分为肿瘤细胞和肿瘤间质。

1. 分化良好的 pNETs：主要包括 G1、G2 和 G3 pNETs

·肿瘤细胞·肿瘤细胞形态相对一致，呈轻度的多形性，核居中，圆形或卵圆形，染色质呈胡椒盐样，核仁一般不可见或者很小并只出现于小部分

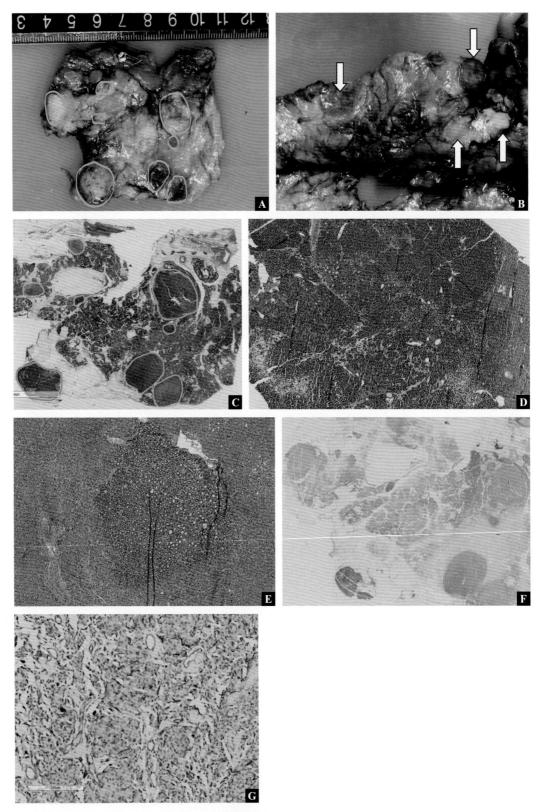

图 8-1　胰腺多发性神经内分泌瘤 I 型

男性,52 岁,胰腺外多发病灶,左侧肾上腺增生,右肺类癌。A、B. 大体可见胰腺多发的神经内分泌瘤(绿圈和白粗箭);C. 为 HE 染色病理大组织切片;D、E. 肝脏大小不一的多发转移灶;F. 免疫组化 CD34 染色大组织切片示肿瘤间质血管丰富;G. 高倍镜示肿瘤间质血管丰富并且管腔扩张

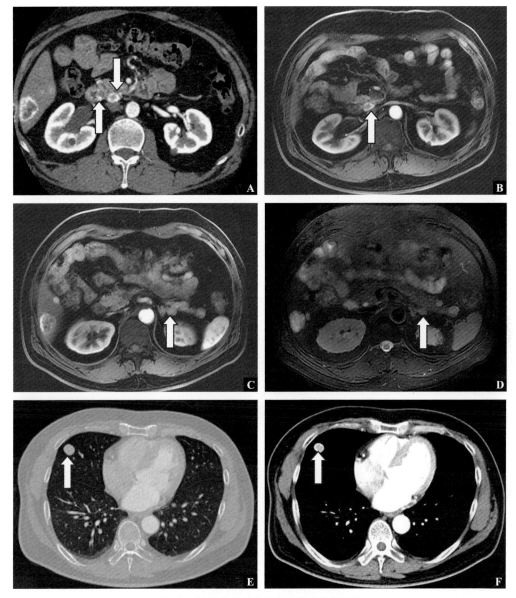

图 8-2　胰腺多发性神经内分泌瘤 I 型(G1)

与图 8-1 为同一患者，术前影像。A. 横断面 CT 增强扫描门脉期图像；B. 横断面 FS-T1WI 门脉期图像示十二指肠 2 枚边界清楚的实性肿块，增强后明显强化(粗箭头)；C. 横断面 FS-T1WI 增强门脉期图像；D. 横断面 FS-T2WI 示左侧肾上腺增生并且均匀强化，T2WI 上呈稍高信号；E、F. 横断面 CT 平扫肺窗和增强动脉期纵隔窗，右肺中叶外侧段见一枚密度均匀结节，边界清楚，增强后明显强化(粗白箭)

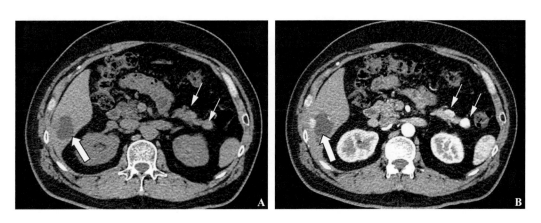

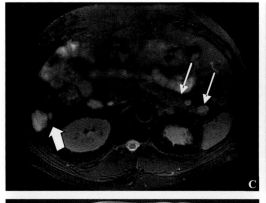

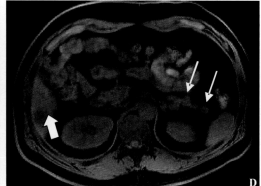

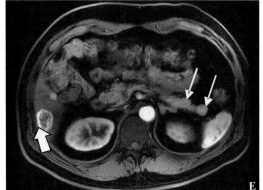

图 8-3　胰腺多发性神经内分泌瘤Ⅰ型(G1)

与图 8-1 为同一患者,术前影像。A、B. 分别为横断面 CT 平扫和增强门脉期图像示胰体尾两枚小结节影,增强后明显强化(细白箭),肝右叶可见一枚类圆形低密度影,增强后边缘明显强化(粗白箭);C. 横断面 FS-T2WI 示胰体尾两枚结节灶(细白箭)和肝右叶病灶(粗白箭)呈高信号;D、E. 横断面 FS-T1WI 平扫和增强门脉期示胰体尾两枚结节灶(细白箭)和肝右叶病灶(粗白箭)平扫呈低信号,增强后明显强化

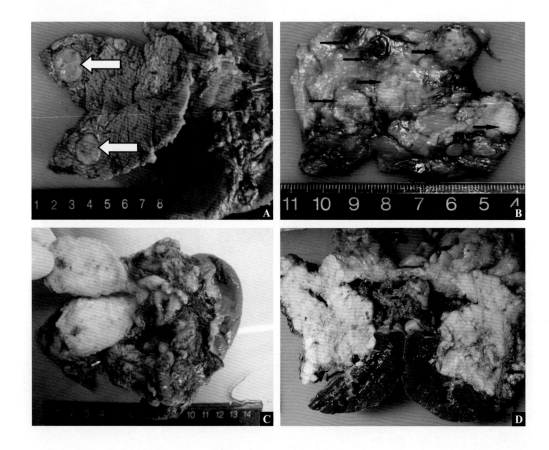

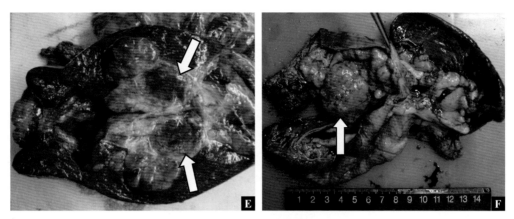

图 8-4 胰腺神经内分泌肿瘤镜大体表现

A. 肿瘤界限清楚，单发；B. 多发性 pNETs 可能与遗传性综合征相关，箭头示为多发肿瘤结节；C. 部分肿瘤表现为界限不清；D. 肿瘤紧邻肾上腺及脾脏，并侵犯胰周脂肪组织，呈浸润性生长；E. 可见在脾脏内形成转移结节（粗白箭）；A～E. 肿瘤切面大部呈实性；F. 少数囊性变

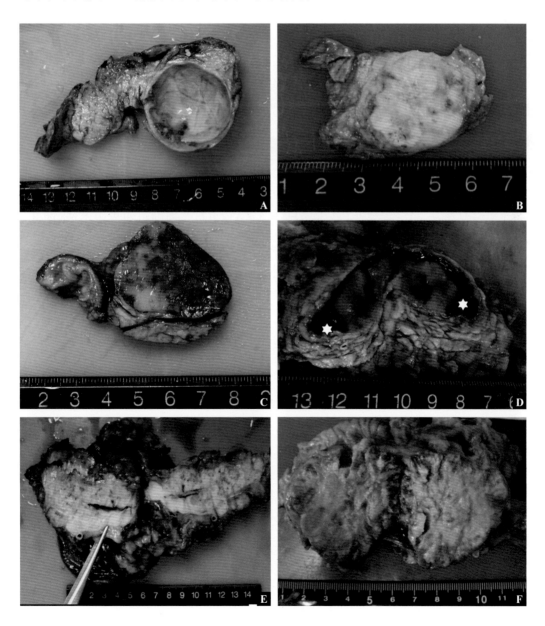

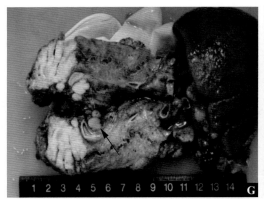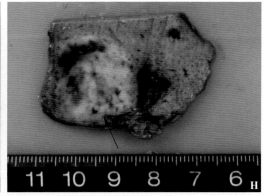

图 8-5　胰腺神经内分泌肿瘤镜大体表现

A. 肿瘤完全囊性变；B. 肿瘤切面呈黄白色；C. 肿瘤切面呈白、红棕色；D. 肿瘤内可见出血,质地较软(星箭)；E. 发生广泛纤维化及胶原变,肿瘤质地变硬；F. 肿瘤发生钙化、骨化；G. 肿瘤阻塞胰管导致上游胰管扩张和远端胰腺萎缩,此例肿瘤周围淋巴结可见转移(细黑箭)；H. 肿瘤发生肝转移(细黑箭)

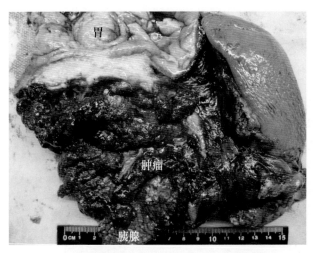

图 8-6　胰腺神经内分泌癌(G3 NEC)大体表现

肿瘤体积较大,出血及坏死明显,与周围组织界限不清,与胃壁粘连

肿瘤细胞群,核分裂罕见。肿瘤细胞多边形,胞质丰富嗜双色性或嗜酸性(图 8-7A、B)。虽然大部分 pNETs 呈现这样的形态特征,但仍然存在其他多种少见的变异型。如透明细胞型,胞质出现大量透明样囊泡为特征；细胞呈泡沫样,似脂肪细胞(图 8-7C),因胞质囊泡富含脂质,又称为富含脂质型,这种变异型更常见于 VHL 综合征病人。嗜酸细胞型(图 8-7D)胞质丰富,因富含线粒体而呈颗粒状嗜酸性,该种变异类型通常细胞的异型性较普通类型更大。多形性型(图 8-7E)肿瘤细胞有中等到明显的核异型性,然而这种异型性与增殖活性及坏死并不相

关,尚无证据表明这类 pNETs 比普通型的侵袭性更强。肝样型(图 8-7F)肿瘤细胞与肝细胞类似,胞质富于糖原,细胞核呈泡状,并有清楚的核仁,免疫组化显示肝细胞标记阳性(至少 HepPar1 阳性),该类型血管侵犯更常见,常较早发生肝转移。少数表现有肿瘤细胞呈印戒样(图 8-7G)或长梭形(图 8-4H),这些形态特征并没有明确的提示预后意义。

肿瘤大多界限清楚,局限于胰腺内生长(图 8-8A),也可与周围组织界限不清(图 8-8B、C),甚至累及周围胰腺呈多灶性或跳跃式生长(图 8-8D),极少数情况可在导管内生长(图 8-8E)。肿瘤细胞形态相对一致,呈所谓的器官样生长模式,这种生长模式表现形式多样：呈岛状(图 8-9A)、梁状(图 8-9B)、缎带样(图 8-9C)、腺样(8-9D)、实性巢状(图 8-9E)、脑回状(图 8-10A)、腺泡状(图 8-10B)、筛状或假菊形团状(图 8-10C)、血管瘤样(图 8-10D)排列。

・肿瘤间质・主要为胶原纤维,其内具有特征性的丰富毛细血管网(图 8-11A)。此外,间质的透明变表现较为常见(图 8-11B),特别是胰岛素瘤,有时透明变的间质可以非常显著,甚至掩盖大部肿瘤细胞(图 8-11C)。钙化可见,程度不一(图 8-11B、C),甚至可见骨化(图 8-11D)。沙砾体在生长抑素瘤中常见(图 8-11E)。淀粉沉积更提示为胰岛素瘤(图 8-11F)。

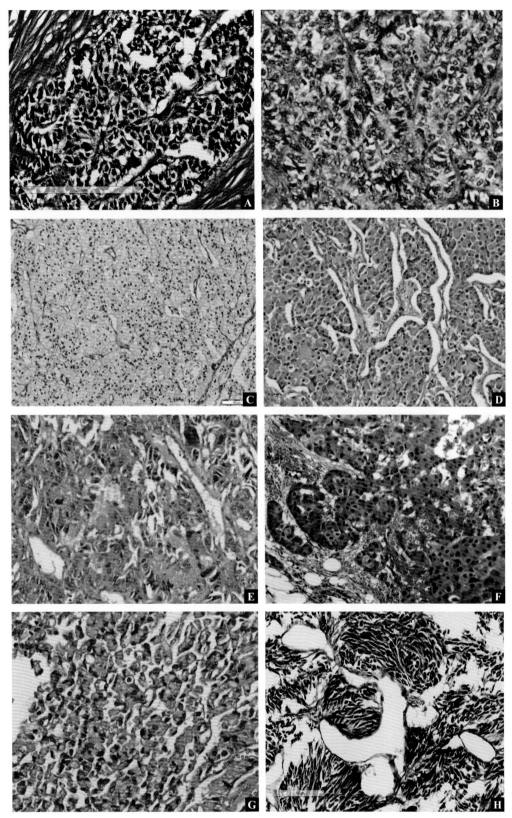

图 8-7　胰腺神经内分泌肿瘤镜下细胞形态特征

A、B. 瘤细胞多边形,形态相对一致,呈轻度的多形性,核居中,圆形或卵圆形,染色质呈胡椒盐样,胞质丰富,嗜双色性或嗜酸性;C.透明细胞型;D.嗜酸细胞型;E.多形性型;F.肝样型;G.印戒样;H.长梭形

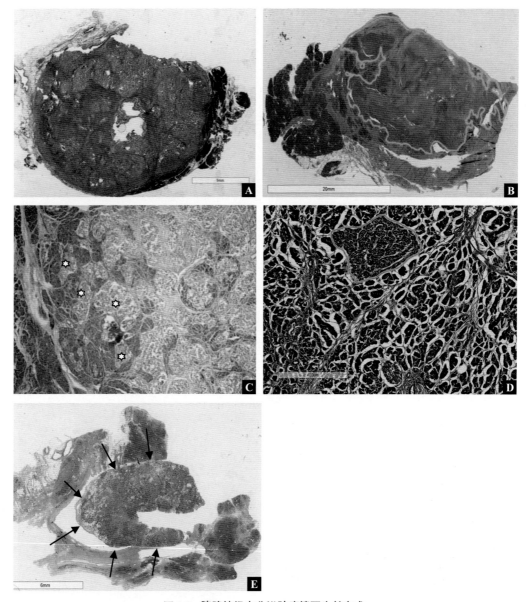

图 8-8 胰腺神经内分泌肿瘤镜下生长方式

A.肿瘤边界清楚,局限于胰腺内生长,红虚线为肿瘤与正常胰腺界限;B.低倍镜下显示肿瘤与周围组织界限不清(星箭);C.高倍镜下显示肿瘤(✿)与周围正常胰腺交错;D.肿瘤在周围胰腺跳跃式生长(绿框);E.肿瘤在胰导管内生长(细黑箭)

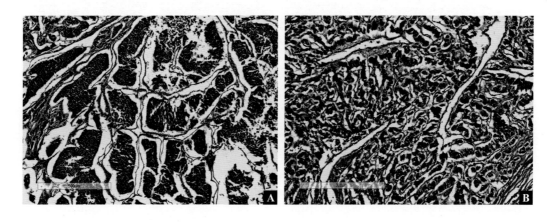

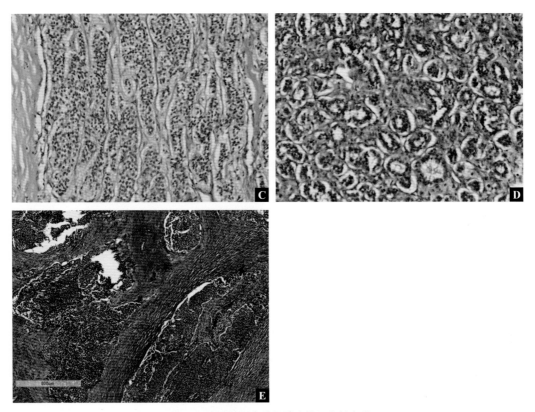

图 8-9　胰腺神经内分泌肿瘤镜下生长方式

A. 岛状；B. 梁状；C. 缎带样；D. 腺样；E. 大巢状

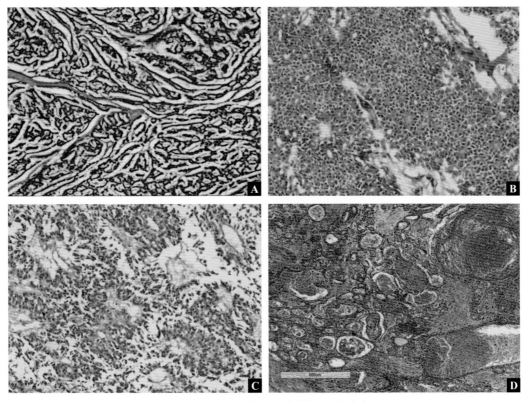

图 8-10　胰腺神经内分泌肿瘤镜下生长方式

A. 脑回状；B. 腺泡状；C. 假菊形团状；D. 血管瘤样排列

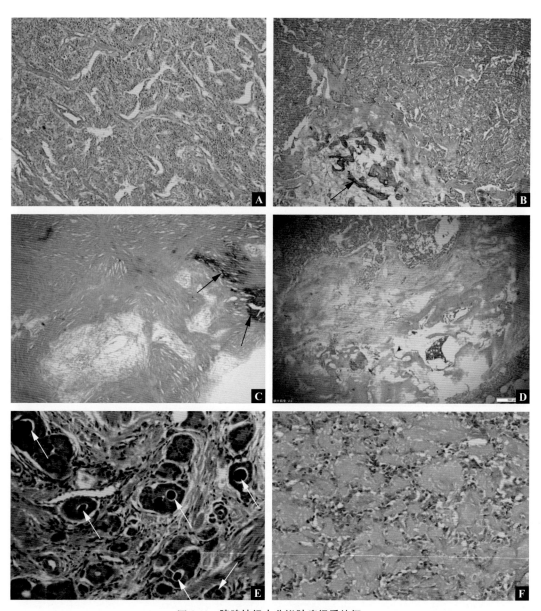

图 8-11　胰腺神经内分泌肿瘤间质特征

A. 间质具有特征性的丰富毛细血管网；B. 透明变；C. 明显透明变的间质，仅残留极少量肿瘤细胞，图 B、C 可见
钙化灶(细黑箭)；D. 肿瘤内见骨化；E. 生长抑素瘤内可见沙砾体(细白箭)；F. 胰岛素瘤内发生淀粉沉积

2. G3 级 pNETs(高增殖活性 pNETs，NET G3)·
目前胃肠胰神经内分泌肿瘤的分级主要采用核分裂
象计数和(或)Ki－67 阳性指数两项指标进行分级
(表 8-3)。与 2010 版胃肠胰神经内分泌肿瘤分级分
类标准相似，使用过程中发现明显不足，无法将形态
学分化良好(形态表现为 1 级及 2 级的 pNETs)，但
增殖活性高于 G2 的一类 pNETs 归类。因此，近年
来，国际神经内分泌肿瘤协作组建议增加一类形态
学分化良好(图 8-12A)，但具有高增殖活性(图 8-
12B)的胰腺神经内分泌肿瘤，称 NET G3。2013 年

中国病理学专家也形成共识增加了一类形态学分化
良好、具有高增殖活性的神经内分泌瘤，即 NET
G3。在 2017 版 WHO 中，正式提出胰腺 NET G3
(表 8-3)。该类型 NET 与 G3 级 NEC 的关键区别在
于 NET G3 分化好，免疫组化不表达 p53，也不存在
RB 抑癌基因缺失，Ki－67 指数通常在 20％～55％
之间。该类肿瘤仅为少数，瘤内出现 G1/G2 成分，
缺乏 NEC 特征性的突变(TP53/RB1)，并具有基因
表型(ATRX/DAXX，MEN1，mTOR 通路)，SSTR2
通常弥漫阳性。

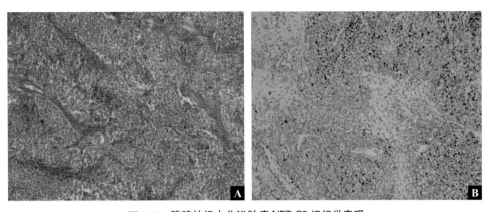

图 8-12　胰腺神经内分泌肿瘤 NET G3 组织学表现

A.肿瘤分化良好,未见明显坏死及较多核分裂；B.Ki-67 增殖指数超过 20%

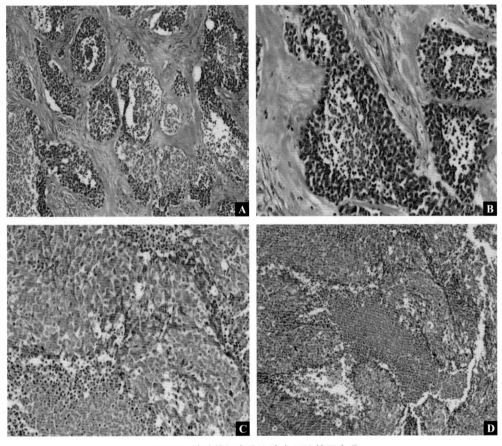

图 8-13　胰腺神经内分泌肿瘤 NEC 镜下表现

A、B.小细胞癌的瘤细胞小,似淋巴细胞,体积一般小于 3 个淋巴细胞；C、D.大细胞癌瘤细胞通常大于 3 个淋巴细胞大小,染色质粗颗粒状,核仁明显,胞质丰富,两者均可见明显的坏死

　　3. 分化差的 pNETs-NEC·该组肿瘤分化较差,可见明显的核异型、核分裂象及坏死。主要包括小细胞癌及大细胞癌。小细胞癌的瘤细胞小,圆形或卵圆形,类似淋巴细胞；部分瘤细胞拉长纺锤状,胞质少,核细颗粒状或深染,核分裂象易见,呈弥漫片状或巢团状排列,肿瘤坏死明显(图 8-13A、B)。特别注意的是：小细胞癌的细胞体积一般小于 3 个淋巴细胞,偶尔可以大于 3 个淋巴细胞,甚至为巨细胞,只要满足其他形态特征仍可诊断为小细胞癌。大细胞癌的瘤细胞一般大于 3 个淋巴细胞大小,染

色质粗颗粒状,核仁明显,胞质丰富,坏死及核分裂象易见(图 8-13C、D)。肿瘤呈器官样、菊形团样或弥漫片状分布,常伴片状或地图样坏死。

七、免疫组化

免疫组化染色是 pNETs 病理诊断和鉴别诊断中不可替代的方法,不仅能帮助确定肿瘤细胞具有神经内分泌细胞分化特征,且能确定 pNETs 分泌特定的多肽激素和生物活性胺(表 8-7)。

· 突触素(synaptophysin,Syn)和嗜铬素 A (chromogranin A,CgA) · 绝大多数 pNETs 的瘤细胞均弥漫性表达 Syn 和 CgA,神经元细胞和部分神经细胞也表达 Syn 阳性(图 8-14)。部分非 pNETs(如胰腺实性假乳头状瘤)肿瘤细胞也可显示阳性,但一般不表达 CgA。CgA 在不同分化 pNETs 中的表达有所不同,分化差的小细胞 NEC 和大细胞 NEC 可不表达或弱表达,是鉴别诊断的要点。由于 Syn 和 CgA 在 pNETs 中瘤细胞表达的特点不同,联合检测将有助于确定肿瘤是否具有神经内分泌细胞

表 8-7　胰腺神经内分泌肿瘤免疫组化标记物及表达

抗　体	文　献
Synaptophysin	+
Chromogranin	+
NSE	+
Beta-catenin	膜+
CD56	+
Progesterone receptors (PR)	—或+
Estrogen receptors (ER)	—
PAX8	+或—
PDX1	+或—
Islet-1	+或—
CAM 5.2	+
CK7	+或—
CK20	—
Vimentin	—
CK19	+或—

特性。

· Ki-67 · 阳性表达定位于细胞核,但需注意鉴别那些混杂在肿瘤细胞巢内、呈核着色的淋巴细胞(图 8-15)。切片厚度、免疫组化染色质量和显色强弱等因素均会影响 Ki-67 指数的判读。Ki-67 阳性指数的多少直接决定着肿瘤的分级,因此阳性指数在 cut-off 值左右时更需仔细判读。强调 Ki-67 阳性指数应该在核标记最强的区域即热点区计数 500～2 000 个细胞,再计算出阳性百分比。

八、影像学表现与病理学相关性

美国国立综合癌症中心(National Comprehensive Cancer Network,NCCN)的 2016 年第 2 版指南推荐 CT 和 MR 作为 pNETs 首选检查方法(表 8-8)。CT 和 MRI 适用于常规检查,对于直径<1 cm 的微腺瘤容易漏诊,此时 EUS 具有较大的诊断优势,EUS 引导下的细针穿刺可以帮助确诊病变,但属有创检查,并且受操作者技术影响较大。大部分分化良好的 pNETs 生长缓慢,糖代谢水平低,所以[18]F-FDG PET 并非为 pNETs 的理想检查方法。而对于分化程度低、生长迅速、具有恶性侵袭力的 pNETs,[18]F-FDG PET 可作为二线检查手段,协助诊断和判断良恶性。胰高血糖样肽 1(GLP-1)受体在胰岛素瘤高表达,而且高于生长抑素受体(SSTR),敏感度几乎达到 100%,可作为胰岛素瘤诊断方法。PET-CT 的优势是多种示踪剂成像的联合,包括[11]C 或[18]C-多巴、[11]C-5-羟色氨酸(^{11}C-5-HTP) 和[68]Ga 标记的生长抑素类似物等,对 pNETs 的诊断敏感性均较[18]F-FDG PET 明显提高。[11]C-5-HTP PET 显像对直径>5 mm 的肿瘤诊断敏感性达 95%,有可能成为 pNETs 的最佳方法。pNETs 细胞表面过表达生长抑素受体,利用核素标记人工合成的生长抑受体显像(somatostatin receptors scintigraphy,SRS),目前应用最多的是 Ga 标记四氮杂环十二烷四乙酸(^{68}Ga-DOTA)肽类物质,对 pNETs 原发肿瘤和转移瘤的检出敏感性均高于其他影像学方法,是 pNETs 诊断和分期的有力工具。

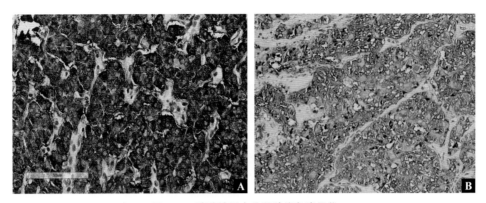

图 8-14　胰腺神经内分泌肿瘤免疫组化

A. CgA 阳性；B. Syn 阳性

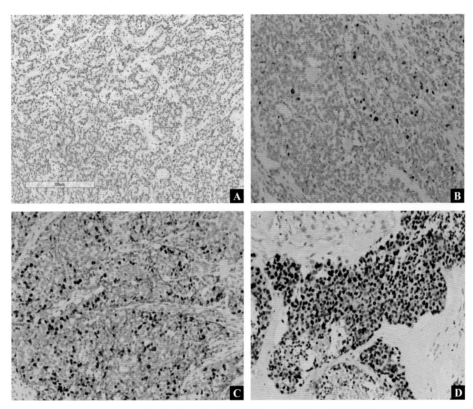

图 8-15　胰腺神经内分泌肿瘤不同 G 分级 Ki‑67 阳性指数

A. NET G1 Ki‑67 阳性指数＜3％；B. NET G2 Ki‑67 阳性指数 3～20％；C. NET G3 Ki‑67 阳性指数＞20％，一般不超过 60％；D. NEC Ki‑67 阳性指数＞20％

表 8-8　美国国立综合癌症中心关于胰腺神经内分泌肿瘤推荐检查方案

胰腺神经内分泌肿瘤	检 查 方 案
无功能性 pNETs	首选多期增强 CT 或 MRI，SRS 可适当选择
胰岛素瘤	首选多期增强 CT 或 MRI
胃泌素瘤	首选血清胃泌素水平检测和多期增强 CT 或 MRI，SRS 可适当选择
胰高血糖素瘤	首选血胰高血糖素、血糖水平检测和多期增强 CT 或 MRI，SRS 可适当选择
血管活性肠肽瘤	首选血电解质、血管活性肠肽素水平检测和多期增强 CT 或 MRI，SRS 可适当选择

注：SRS：生长抑素受体显像

(一) 肿块的数目、形态、边界和大小

肿瘤通常单发,可位于胰腺各部。由于肿瘤周围常常有完整或不完整的假包膜,导致肿瘤表现为边界清楚或欠清楚的圆形、类圆形或分叶状肿块。功能性肿瘤体积较小,胰岛素瘤多为 1～2 cm,胃泌素瘤直径多为 3～4 cm,胰高血糖素瘤直径多为 7～8 cm。无功能性肿瘤体积较大,平均大小为 5～6 cm。

(二) 肿块内部特征

1. 实性成分· 肿瘤内部特征取决于肿瘤细胞和肿瘤间质,肿瘤细胞通常大小均匀,间质富含毛细血管网。肿瘤一般在 CT 上呈低密度或等密度。MR T1WI 上呈等或低信号,T2WI 上呈等或稍高信号。EUS 表现为圆形或类圆形,相对于胰腺实质呈均匀低回声区域,常伴有光滑的连续或不连续高回声边缘。

强化程度取决于肿瘤间质内微血管。由于特征性的丰富毛细血管网,不仅微血管密度大,而且微血管管腔处于扩张状态,微血管面积较大,所以增强后大部分表现为动脉期或者门脉期显著强化,延迟期对比剂部分退出(图 8-16～46)。极少部分间质内以胶原纤维为主,微血管成分较少或者微血管处于闭塞状态,导致微血管面积较小,因此肿瘤表现为延迟强化甚至不强化,常被误诊为胰腺癌(图 8-47～53)。当肿瘤体积较小时,一般强化均匀(图 8-17、18、20、22、26、30、32、36、46);当肿瘤体积＞5 cm 或小部分小肿瘤容易出现不均匀强化,表现为周边部分强化较中心部分显著(图 8-24、28、33、38、39、40、42、43、44)。

2. 出血· 由于大部分肿瘤间质血管丰富,当肿瘤细胞破坏血管,导致出血。此时,MRI 有优势,少量或者散在瘤内灶性出血影像不容易检出(图 8-25、26);大量出血,影像能够显示。出血表现为 T1WI 上高信号,而 T2WI 可以呈低至高信号(图 8-34)。

3. 囊变· 出血是肿瘤囊变的原因之一(图 8-35、36)。当肿瘤较大时,内部也会发坏死而导致囊变,囊变坏死区在 CT 平扫上为更低密度灶,MR T2WI 上呈高信号,增强后无强化(图 8-54、55)。小部分 pNETs 虽然体积很小,但囊变明显,甚至表现为囊性病灶,极易误诊为 IPMN 或者潴留性囊肿,此时需要仔细观察动脉期或门脉期肿瘤边缘部分是否出现较明显的环状强化(图 8-56)。

4. 钙化· 少见,通常发生在体积较大的肿瘤内,CT 显示有优势,表现为高密度影(图 8-38、40)。

5. 间接征象

间接征象:胰腺轮廓的改变,瘤体上游胰腺实质的萎缩,上游胰管和/或胆总管的扩张,肿瘤导致的局部潴留囊肿或假性囊肿。这些间接征象不可忽视,可能是诊断 pNETs 的线索。

· **胰腺轮廓的改变·** 体积较小并且位于胰腺内时可无胰腺轮廓改变。肿瘤体积较大,或者位于胰腺外时,常常引起胰腺轮廓改变,表现为胰腺局部的隆起。

· **瘤体上游胰腺实质的萎缩·** 少数 pNETs 会引起胰腺瘤体上游胰腺实质萎缩,通常同时伴有上游胰管的扩张。

· **胰管和/或胆总管的扩张·** pNETs 很少压迫胰胆管导致上游胰管扩张,但并非完全没有(图 8-34、44、46、47、49),极个别生长在胰管内肿瘤也会引起胰管扩张。

要点提示

- 典型影像学表现:肿瘤在动脉期或门脉期显著强化,与 pNETs 间质具有丰富的毛细血管网相关。
- 不典型影像学表现:肿瘤轻度强化,与肿瘤间质以胶原纤维为主、间质血管少并且管腔面积小相关。
- 少见影像学表现:肿瘤位于胰管内、胰腺实质萎缩、主胰管扩张,甚至并发胰腺炎。

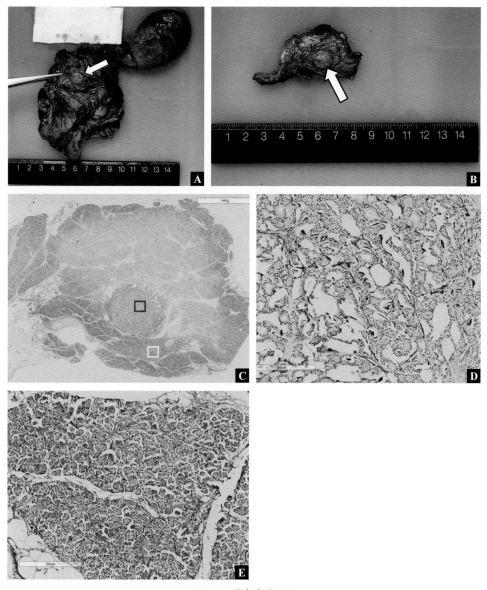

图 8-16 胰岛素瘤(G1)

女性,53 岁,2 年来空腹时易头晕心慌,进食后缓解。A、B. 大体图示胰腺钩突部可见实性、质软、边界清楚、灰红色结节(粗白箭);C. 图 B 免疫组化 CD34 染色大组织切片;D. 图 C 红框放大,可见肿瘤内间质血管丰富,并且血管管腔较大;E. 图 C 黄框放大,正常胰腺组织内含有丰富的毛细血管网

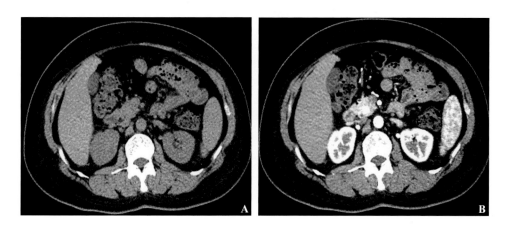

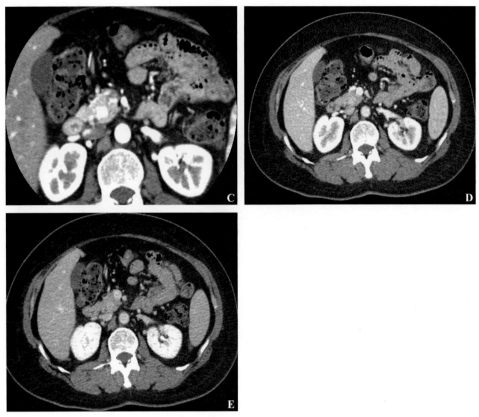

图 8-17 胰岛素瘤(G1)

与图 8-16 为同一患者,术前 CT。A. 横断面 CT 平扫示钩突部未见明确异常密度影;B~E. 分别为横断面 CT 增强动脉早期、动脉晚期、门脉期和延迟期图像,显示结节明显均匀强化,延迟后对比剂退出

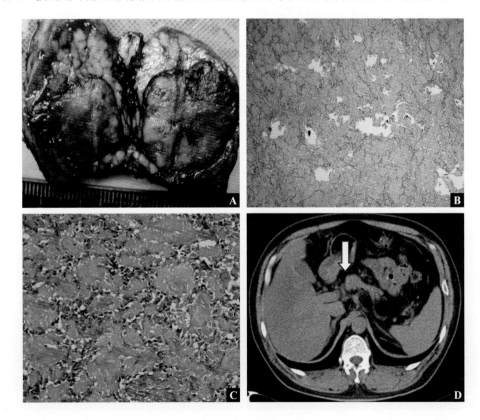

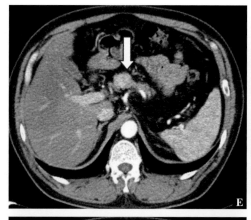

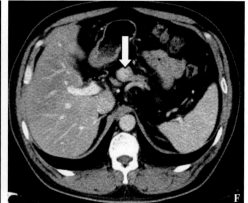

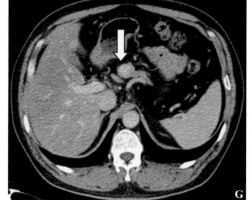

图 8-18　无功能性胰腺神经内分泌肿瘤(G2)

男性,53 岁,劳累后心慌、出汗、面色苍白。A. 大体见肿瘤呈结节状,与周围胰腺界限清楚,切面灰红色,实性,质中;B、C. 镜下见肿瘤呈条索状,间质内大量嗜酸性粉染物质沉积,刚果红染色示淀粉沉积,提示为胰岛素瘤;D. 横断面 CT 平扫示胰头部等密度结节影(粗白箭);E~G. 分别为横断面 CT 增强动脉期、门脉期和延迟期,显示胰头部结节中度强化,于门脉期最显著(粗白箭)

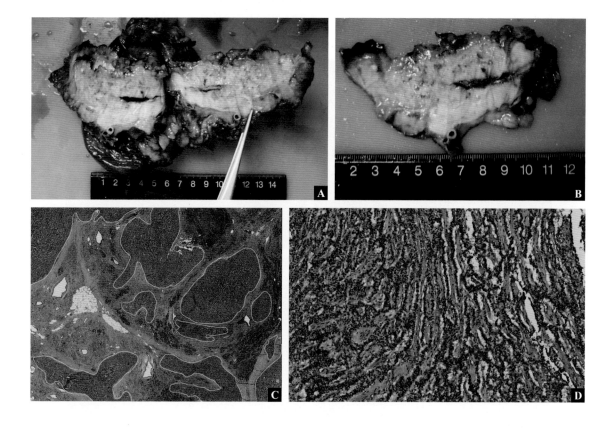

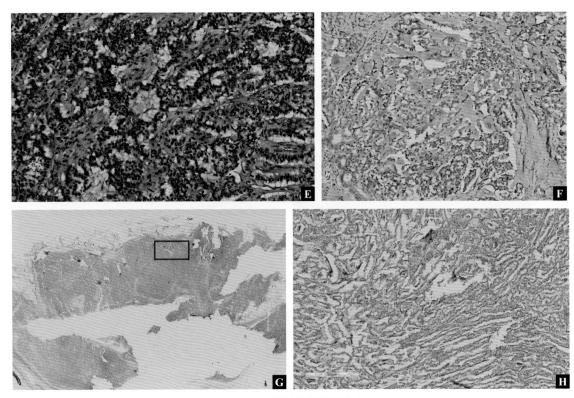

图 8-19 血管活性肠肽瘤(G2)

男性,68 岁,因肺部感染住院发现胰体尾占位。A、B. 大体见胰腺分叶状结构消失,基本为肿瘤取代,肿瘤与周围组织界限不清,切面灰白色、实性、质中;C. 低倍镜下见肿瘤与周围残留的胰腺界限不清,黄线画出的是正常胰腺组织,肿瘤呈多灶性分布,浸润性生长;D. 高倍镜下见肿瘤呈典型的梁索状或缎带样排列;E. 肿瘤细胞大小形态相对一致,异型小,核分裂象罕见;F. 免疫组化 Ki-67 增殖活性约为 5%,提示此例为 NET G2;G. 免疫组化 CD34 染色大病理组织切片;H. 图 G 红框放大,示肿瘤间质内含有丰富的毛细血管网

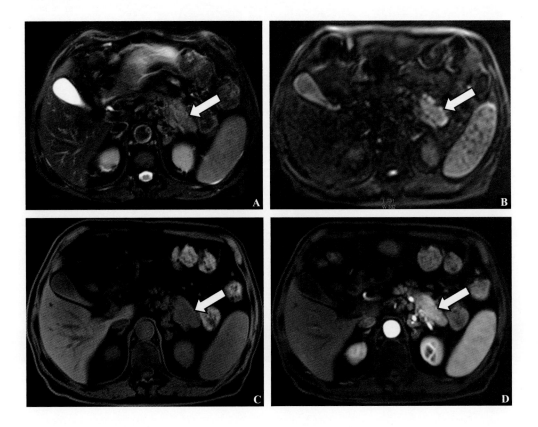

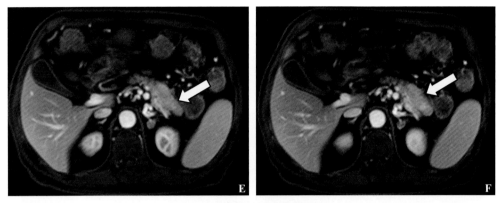

图 8-20　血管活性肠肽瘤（G2）

与图 8-19 为同一患者，术前 MRI。A. 横断面 FS-T2WI 横断面，显示胰体尾部局部体积增大，信号增高
（粗白箭）；B. DWI 示体尾部肿块信号明显受限（b＝500 s/mm²）；C. 横断面 FS-T1WI 示胰体尾肿块呈低
信号（粗白箭）；D～F. 分别为横断面 FS-T1WI 增强动脉期、门脉期和延迟期图像，显示胰体尾肿块边界
清楚，于动脉期显著强化，延迟期对比剂部分退出（粗白箭）

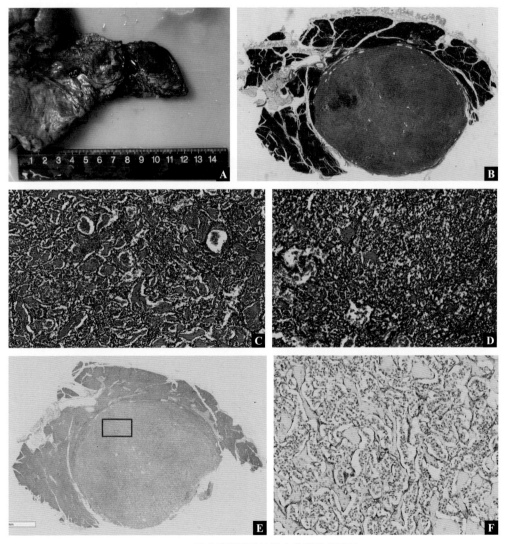

图 8-21　无功能性胰腺神经内分泌肿瘤（G2）

女性，63 岁，体检发现胰颈占位。A. 大体病理示胰体尾部结节状肿块，结节界限清楚，切面灰红色，实性质软；B. HE
染色肿瘤大组织病理切片示结节界限清楚；C、D. 肿瘤细胞丰富，间质纤维稍增生，血管丰富；E. 免疫组化 CD34 染
色肿瘤大组织病理切片；F. 图 E 红框放大，示肿瘤内富含扩张的毛细血管网

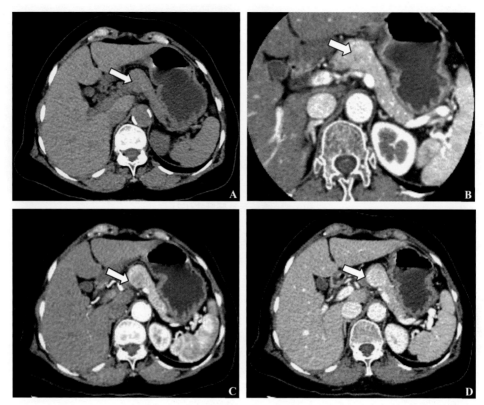

图 8-22　无功能性胰腺神经内分泌肿瘤(G2)

与图 8-21 为同一患者，术前 CT。A. 横断面 CT 平扫示胰颈部类圆形等密度肿块影(粗白箭)；B~D. 分别为横断面 CT 增强动脉晚期、门脉期和延迟期图像，显示胰颈部肿块于门脉期强化显著(粗白箭)

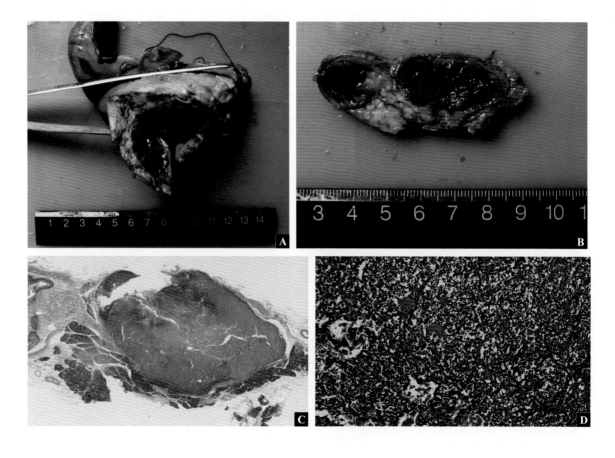

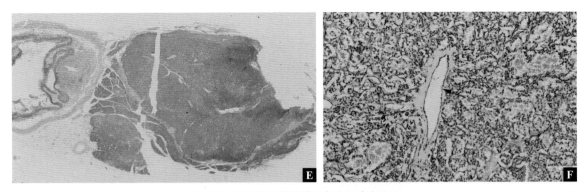

图 8-23　无功能性胰腺神经内分泌肿瘤(G2)

女性,66 岁,因腹痛就诊,发现胰头占位。A、B.胰头部见肿瘤切面呈灰红色,实性,质中;C.为 HE 染色大组织切片示肿瘤细胞丰富,与周围正常胰腺分界清楚;D.高倍镜示肿瘤细胞大小相对一致,呈梁状或巢状分布,间质血管丰富;E.免疫组化 CD34 染色大组织切片示肿瘤间质血管丰富;F.高倍镜示肿瘤间质血管丰富,少数管腔较大(细黑箭)

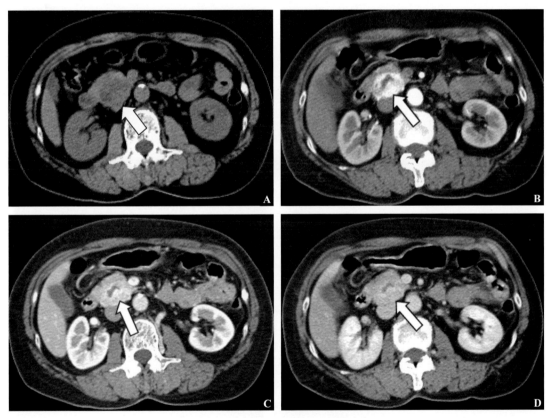

图 8-24　无功能性胰腺神经内分泌肿瘤(G2)

与图 8-23 为同一患者,术前 CT。A.横断面 CT 平扫示钩突部可见一枚类圆形低密度肿块影(粗白箭);B~D.分别为横断面 CT 动脉期、门脉期和延迟期,显示钩突部肿块显著不均匀强化,于动脉期强化显著,中心仍呈低密度(粗白箭)

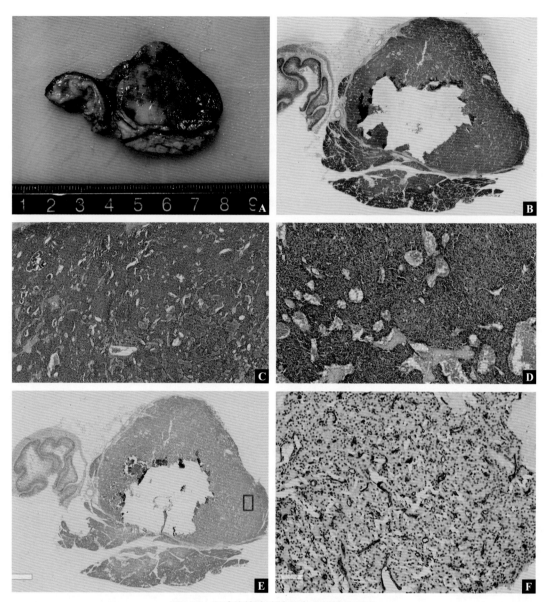

图 8-25　无功能性胰腺神经内分泌肿瘤(G2)

男性,39 岁,体检发现胰头占位。A. 大体病理显示胰头紧邻十二指肠处结节性肿物,切面灰白灰红色,实性,质软;B. 为 HE 染色大病理组织切片示肿物界限清楚;C、D. 高倍镜下示肿瘤细胞丰富,间质血管丰富,部分血管破裂出血,纤维化不明显;E. 免疫组化 CD34 染色病理大组织切片示肿物间质血管丰富;F. 图 E 红框放大,示肿瘤微血管丰富,管腔较大

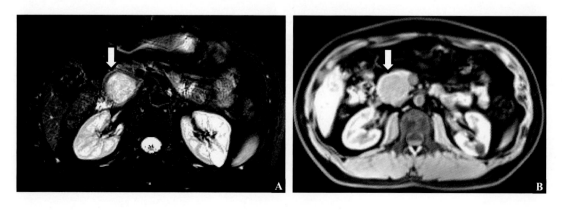

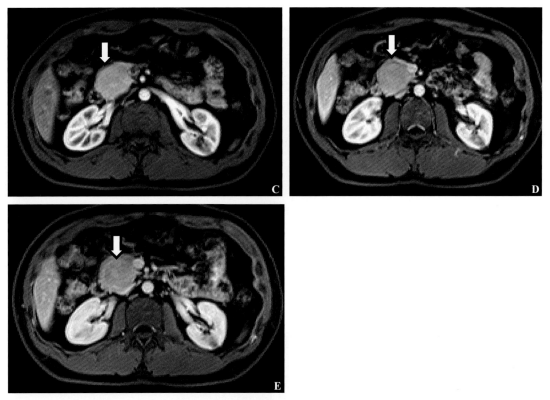

图 8-26 无功能性胰腺神经内分泌肿瘤(G2)

与图 8-25 为同一患者,术前 MRI。A. 横断面 FS-T2WI 示钩突部稍高信号肿块影(粗白箭);B. 横断面 FS-T1WI 示钩突部肿块呈等稍高信号(粗白箭);C～E. 分别为横断面 FS-T1WI 增强动脉期、门脉期和延迟期图像,显示钩突部肿块边界清楚,呈中等强化,于门脉期最显著(粗白箭)

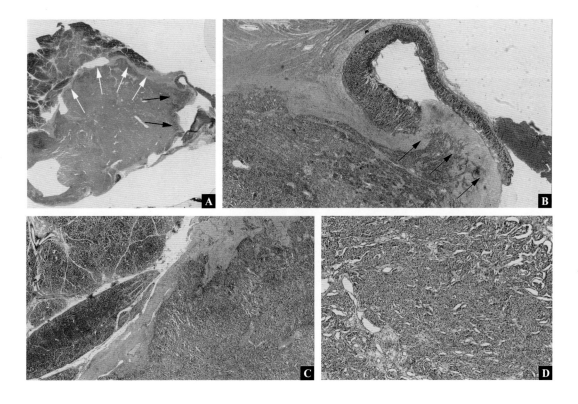

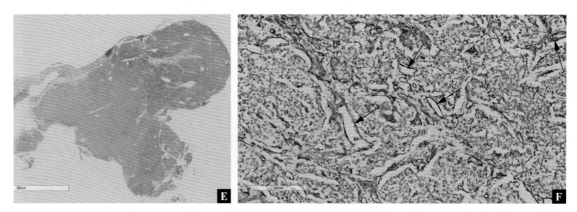

图 8-27 无功能性胰腺神经内分泌肿瘤(G2)

女性,33 岁,体检发现胰头占位。A. 为 HE 染色大病理组织切片示肿瘤呈类圆形,与周围正常胰腺组织分界清楚,周围可见不完整的纤维包膜,肿瘤侵犯十二指肠(细黑箭);B. 示肿瘤侵犯十二指肠;C. 示肿瘤与正常胰腺组织,肿瘤周围可见纤维包膜;D. 肿瘤细胞呈巢状排列;E. 免疫组化 CD34 染色大病理组织切片;F. 图 E 红框放大,示肿瘤内间质血管丰富,并且血管管腔较大(细黑箭)

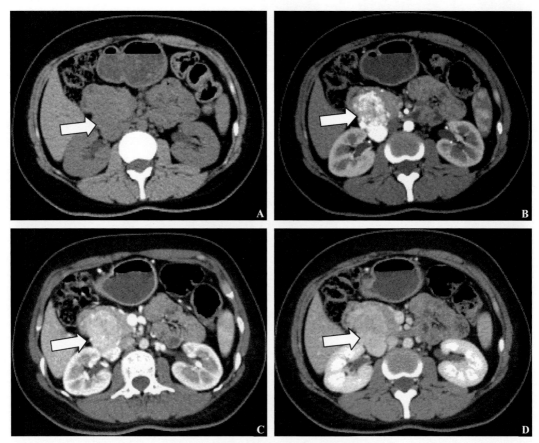

图 8-28 无功能性胰腺神经内分泌肿瘤(G2)

与图 8-27 为同一患者,术前 CT。A. 横断面 CT 平扫示钩突部可见不规则、等密度肿块影(粗白箭);B~D. 分别为横断面 CT 增强动脉期、门脉期和延迟期图像,显示钩突部肿块显著不均匀强化,动脉期强化显著,肿块与周围十二指肠分界不清(粗白箭)

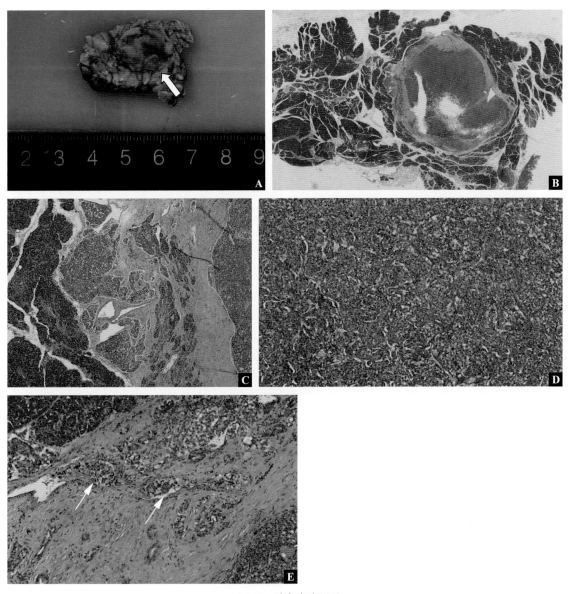

图 8-29 胰岛素瘤(G2)

女性,30 岁,3 个月前产后 20 天出现头晕,伴有大汗、乏力。A. 大体图示于胰头部见一枚结节性肿物,切面灰白灰红色,实性,质软(粗白箭);B. 低倍镜下见肿物呈结节状,与周围正常胰腺界限尚清;C. 高倍镜下局部见肿瘤(黄线)累及周围胰腺,呈浸润性生长;D. 肿瘤细胞丰富,呈巢团样分布,间质血管丰富;E. 见脉管内瘤栓(细白箭)

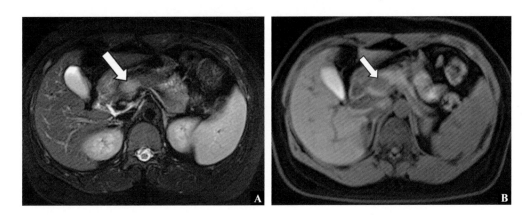

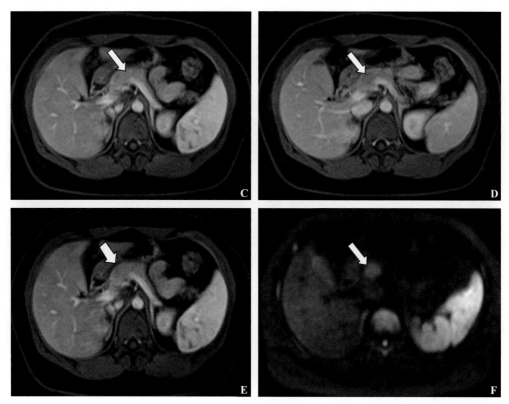

图 8-30 胰岛素瘤(G2)

与图 8-29 为同一患者,术前 MRI。A. 横断面 FS-T2WI 胰头部见稍高信号肿块影(粗白箭);B. 横断面 FS-T1WI 示胰头部肿块呈低信号(粗白箭);C~E. 分别为横断面 FS-T1WI 增强动脉期、门脉期和延迟期图像,示钩突部肿块边界清楚,呈轻至中度强化,至延迟期信号与周围正常胰腺实质基本相似(粗白箭);F. DWI(b=500 s/mm²)示胰头部肿块信号明显受限(粗白箭)

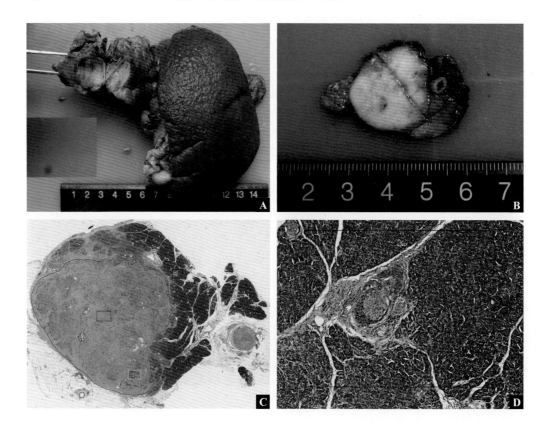

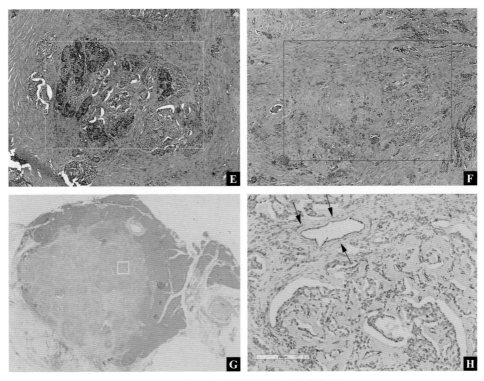

图 8-31　无功能性胰腺神经内分泌肿瘤(G2)

男性,56 岁,体检发现胰体尾占位。A、B. 大体示肿瘤呈结节状,与周围胰腺界限清楚,切面灰白色,实性,质稍硬;C. 为 HE 染色病理大组织切片,红线画出的为肿瘤,低倍见呈结节状,与周围组织界限尚清;绿线画出的为在周围胰腺呈跳跃式生长的肿瘤;D. 为 C 图中黑框的放大图,显示周围跳跃式生长的肿瘤侵犯神经;E. 图 C 黄框放大,示肿瘤内可见正常胰腺腺泡,显示肿瘤与正常胰腺并无清楚的界限,肿瘤呈浸润性生长;F. 图 C 橙框放大,示肿瘤间质纤维增生明显,可见胶原变;G. 免疫组化 D34 染色大组织切片;H. 图 G 黄框放大,示肿瘤内间质血管丰富并可见厚壁及管腔较大血管(细黑箭)

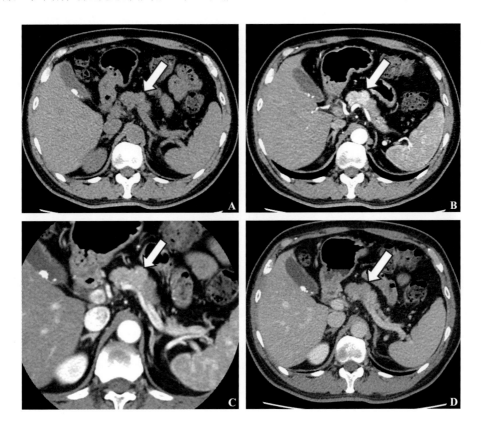

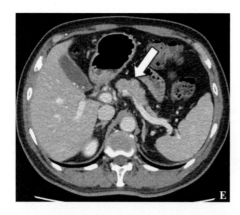

图 8-32 无功能性胰腺神经内分泌肿瘤(G2)

与图 8-31 为同一患者,术前 CT 图像。A. 横断面 CT 平扫示胰颈部类圆形等密度结节影(粗白箭);B～E. 分别为横断面 CT 增强动脉早期、动脉晚期、门脉期和延迟期图像,示胰颈部结节影于动脉早期显著强化,延迟后对比剂逐渐退出(粗白箭)

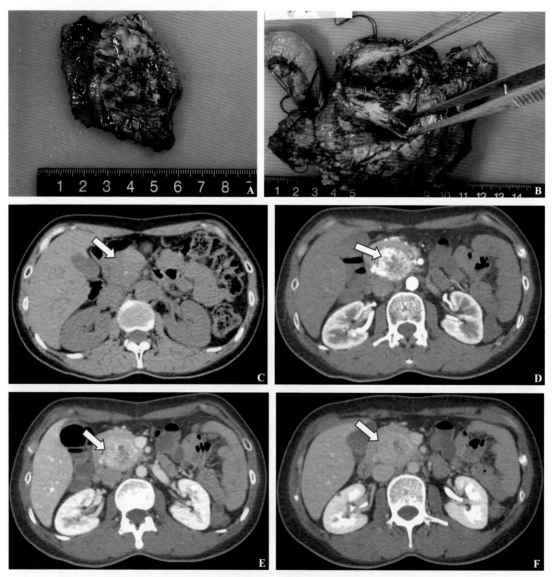

图 8-33 无功能性胰腺神经内分泌肿瘤(G2)

女性,40 岁,体检发现胰头占位。A、B. 大体于胰头部见一结节状肿物,切面灰黄灰红色,质软;C. 横断面 CT 平扫示胰头部可见一枚类圆形等密度结节影,其内可见点状钙化影(粗白箭);B～D. 分别为横断面 CT 增强动脉期、门脉期和延迟期图像,显示胰头部肿块动脉早期显著不均匀强化,延迟后对比剂逐渐退出(粗白箭)

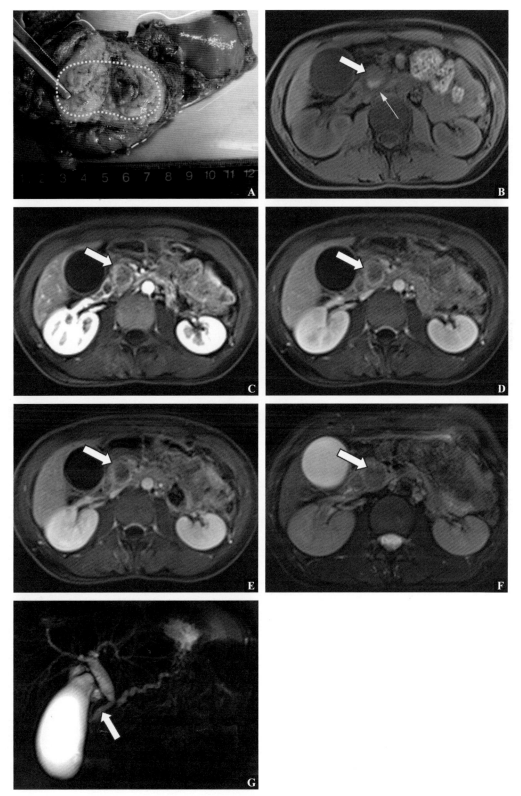

图 8-34 无功能性胰腺神经内分泌肿瘤(G3)

A. 大体标本示胰头部一枚灰黄色肿块,肿块内部可见红色出血区域;B. 横断面 FS-T1WI 示胰头部肿块呈低信号(粗白箭),其内部可见高信号区域即为出血区域(细白箭);C~E. 分别为横断面 FS-T1WI 增强动脉期、门脉期和延迟期,示胰头部肿块呈环形强化,中心部分不均匀强化,动脉期显著(粗白箭);F. 横断面 FS-T2WI 示胰头部肿块呈低信号(粗白箭);G. 2D-MRCP 示胰头部肿块(粗白箭)压迫导致胆总管下段和胰头部主胰管狭窄(粗白箭),上游胆总管和主胰管中度扩张,胆囊增大

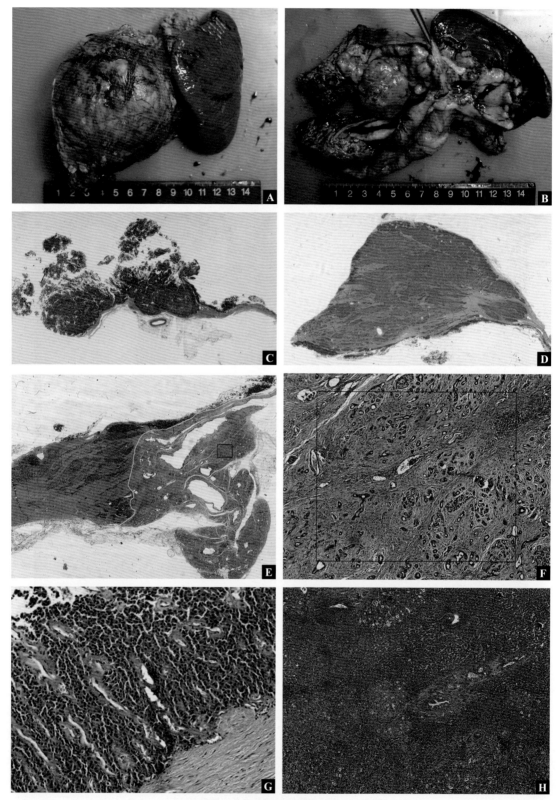

图 8-35　无功能胰腺神经内分泌瘤(G2)

女性,24岁,1个月前体检发现巨大占位。A. 胰体尾部见肿物较大,表面似有包膜,与周围胰腺界限清楚;B. 切面见肿物囊性变,囊内含暗红色血性液体,囊壁局部可见肿瘤形成壁结节样;C. 镜下见部分肿瘤凸向囊内;D. 部分囊壁间质内可见肿瘤浸润性生长;E. 显示肿物周围胰腺萎缩(黄线右侧);F. 为 E 图中红框的放大图,显示腺泡萎缩,仅残留增生的小导管及胰岛;G. 显示高倍镜下见肿瘤间质血管丰富,肿瘤细胞大小相对一致;H. 显示肝脏内肿瘤多灶转移

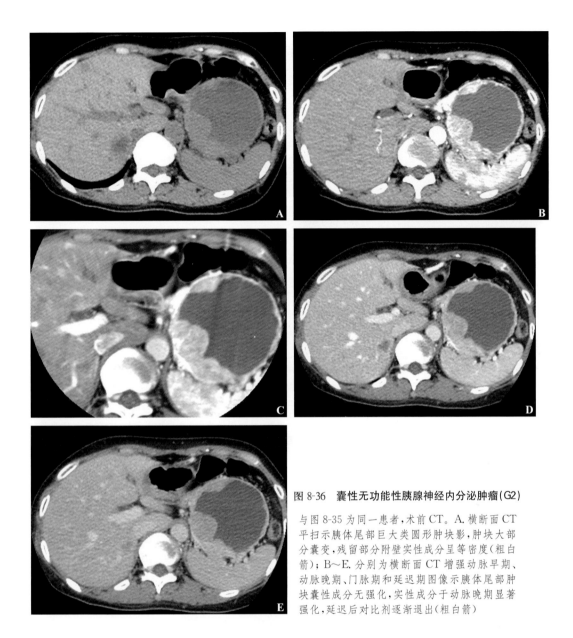

图 8-36　囊性无功能性胰腺神经内分泌肿瘤（G2）

与图 8-35 为同一患者，术前 CT。A. 横断面 CT
平扫示胰体尾部巨大类圆形肿块影，肿块大部
分囊变，残留部分附壁实性成分呈等密度（粗白
箭）；B～E. 分别为横断面 CT 增强动脉早期、
动脉晚期、门脉期和延迟期图像示胰体尾部肿
块囊性成分无强化，实性成分于动脉晚期显著
强化，延迟后对比剂逐渐退出（粗白箭）

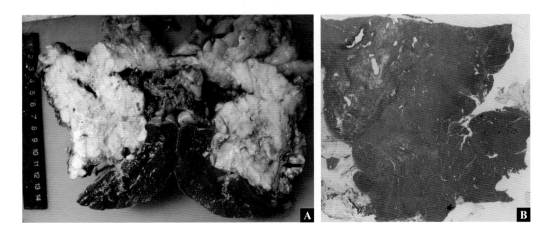

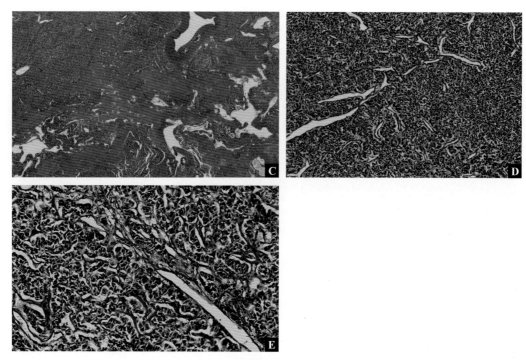

图 8-37　无功能性胰腺神经内分泌肿瘤(G2)

男性,74 岁,无明显原因乏力、消瘦、腹胀、食欲减退。A. 大体见胰体尾部肿瘤呈浸润性生长,肉眼观累及胰周脂肪,与肾上腺、脾脏界限不清;B. 显微镜下见肿瘤成分丰富,呈浸润性生长,累及胰周脂肪,并包绕血管生长;C. 部分区域间质增生稍明显;D. 部分区域肿瘤细胞丰富,血管也丰富;E. 高倍镜下见肿瘤细胞呈梁索状排列

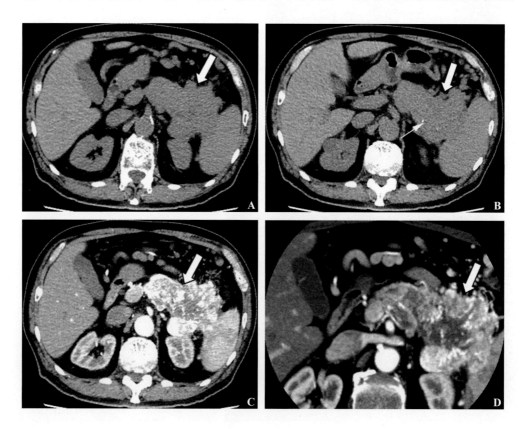

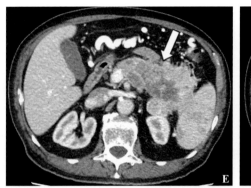
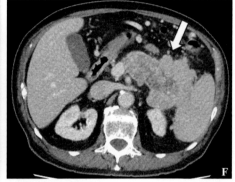

图 8-38　无功能性胰腺神经内分泌肿瘤(G2)

与图 8-37 为同一患者,术前 CT。A、B. 横断面 CT 平扫示胰体尾部可见形状不规则、分叶状、等密度的软组织肿块(粗白箭),肿块内可见钙化点(细白箭);C～F. 分别为横断面 CT 增强动脉早期、动脉晚期、门脉期和延迟期,显示胰体尾部肿块边界不清楚,增强后不均匀强化,周边于动脉早期强化显著,中心至延迟仍呈低密度,肿块与脾动静、脾脏分界不清,脾门、胃底血管迂曲(粗白箭)

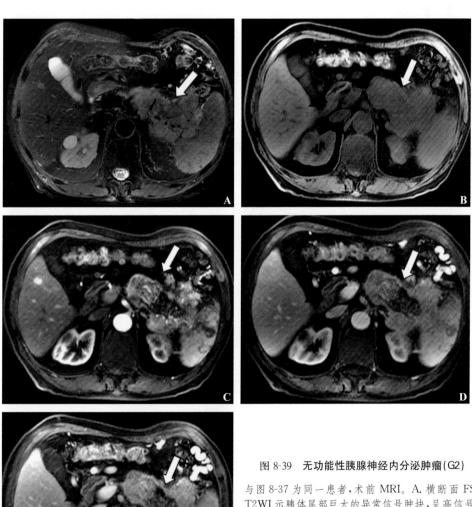

图 8-39　无功能性胰腺神经内分泌肿瘤(G2)

与图 8-37 为同一患者,术前 MRI。A. 横断面 FS-T2WI 示胰体尾部巨大的异常信号肿块,呈高信号,内部可见血管流空影;B. 横断面 FS-T1WI 示胰体尾肿块呈稍低信号(粗白箭);C～E. 横断面 FS-T1WI 增强动脉期、门脉期和延迟期,显示胰体尾肿块边界不清楚,明显不均匀强化,动脉期显著,中心始终未见强化,肿块与脾动静、脾脏分界不清,脾门、胃底血管迂曲(粗白箭)

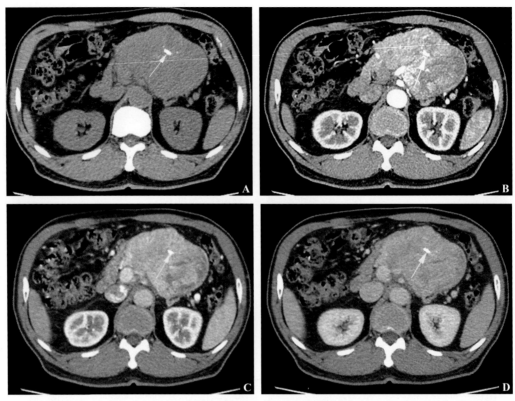

图 8-40　无功能性胰腺神经内分泌肿瘤（G2）

男性,70 岁,体检发现胰腺占位。A. 横断面 CT 平扫示胰体尾部体积巨大、形状不规则、低密度的软组织肿块,肿块中心可见高密度钙化影（细白箭）；B~D. 分别为横断面 CT 增强动脉期、门脉期和延迟期,示胰体尾部软组织肿块边界不清楚,增强后不均匀强化并逐渐充填肿瘤,于动脉期强化显著,延迟后对比剂部分退出

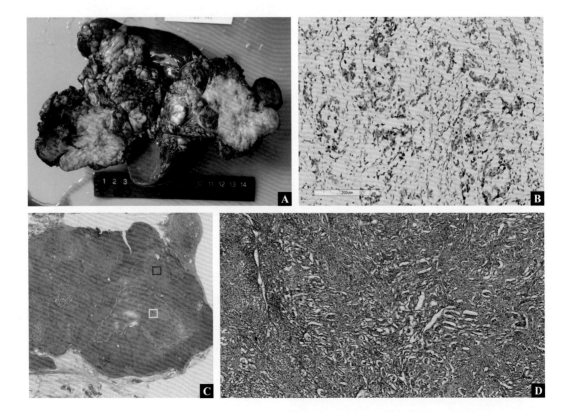

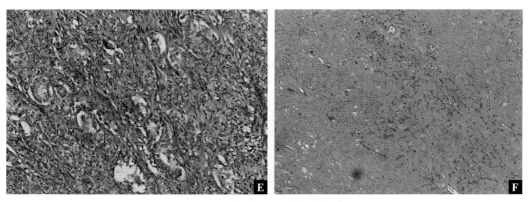

图 8-41 胰腺神经内分泌肿瘤(G3)

男性,27 岁,体检发现胰体尾占位。A. 胰体尾大结节状肿物,切面灰白色,实性,质稍硬,胰周淋巴结肿大,似有肿瘤转移;B. 免疫组化 Ki-67 增殖活性约为 25%,此例为 NET G3;C. 为 HE 染色大组织切片示肿瘤中心由大量胶原纤维构成,肿瘤细胞极少(蓝虚线),周围肿瘤成分丰富;D. 图 C 红框放大,示肿瘤周边肿瘤细胞和间质血管丰富;E. 示肿瘤细胞呈缎带样排列;F. 图 C 黄框放大,示肿瘤中心为大量胶原纤维,肿瘤细胞极少

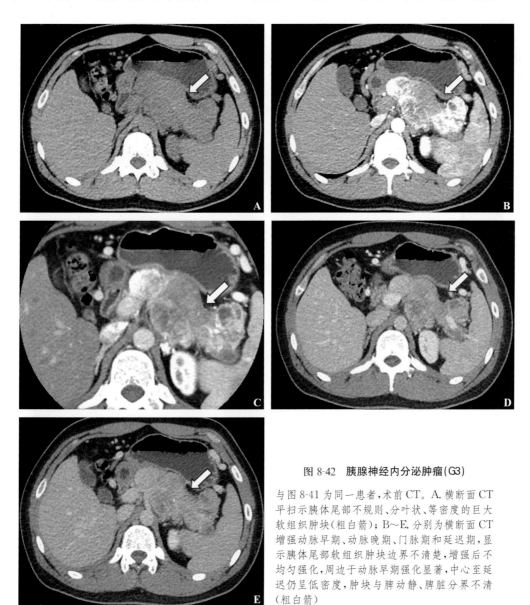

图 8-42 胰腺神经内分泌肿瘤(G3)

与图 8-41 为同一患者,术前 CT。A. 横断面 CT 平扫示胰体尾部不规则、分叶状、等密度的巨大软组织肿块(粗白箭);B~E. 分别为横断面 CT 增强动脉早期、动脉晚期、门脉期和延迟期,显示胰体尾部软组织肿块边界不清楚,增强后不均匀强化,周边于动脉早期强化显著,中心至延迟仍呈低密度,肿块与脾动静、脾脏分界不清(粗白箭)

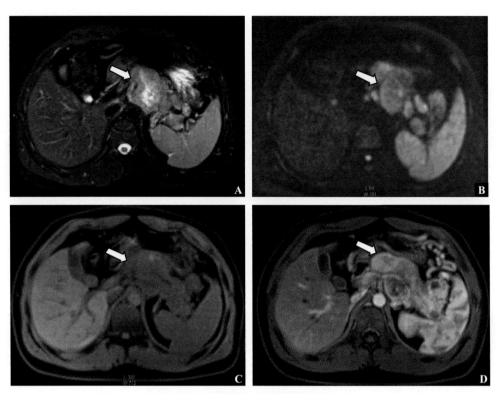

图 8-43　胰腺神经内分泌肿瘤(G3)

与图 8-41 为同一患者,术前 MRI。A. 横断面 FS-T2WI 示胰体尾部体积巨大的异常信号肿块,肿块内信号不均匀,呈高低混在,中心高信号,周围等信号(粗白箭);B. DWI(b＝500 s/mm²)示体尾部肿块信号明显受限(粗白箭);C. 横断面 FS-T1WI 示胰体尾肿块呈低信号(粗白箭);D. 横断面 MR 增强扫描,T1WI 横断面门脉期示胰体尾肿块边界不清楚,明显不均匀强化,肿块与脾动静、脾脏分界不清(粗白箭)

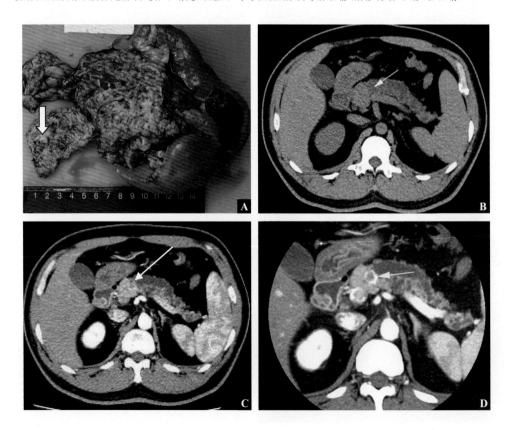

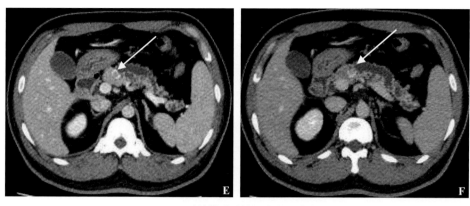

图 8-44　无功能性胰腺神经内分泌肿瘤(G2)

男性,68岁,因肺部感染住院发现胰体尾占位。A. 大体示胰体尾明显萎缩,主胰管显著扩张,于切缘远端可见体积较小的结节影(粗白箭);B. 横断面 CT 平扫示胰体尾实质明显萎缩,主胰管显著扩张,于胰体部中断(细白箭);C～F. 分别为横断面 CT 增强动脉早期、动脉晚期、门脉期和延迟期图像,示胰体部可见一枚环形强化的结节影(细白箭),于动脉晚期显著强化,其上游胰管显著扩张

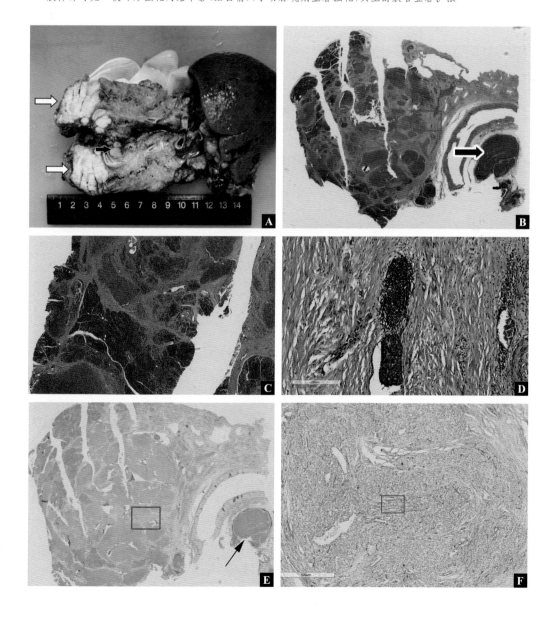

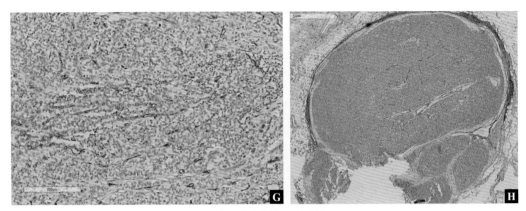

图 8-45　无功能性胰腺神经内分泌肿瘤(G2)

男性,27 岁,体检发现胰体占位。A. 胰体尾部见肿瘤呈结节状,切面灰黄色(粗白箭),周围淋巴结也可见肿瘤转移(粗黑箭),远端胰腺明显萎缩;B. 低倍镜下也可见肿瘤呈多灶性、浸润性,周围淋巴结可见肿瘤转移(黑箭);C. 肿瘤呈多灶性分布,与周围胰腺界限不清;D. 肿瘤局部间质增生明显,可见脉管内瘤栓;E 免疫组化 CD34 染色大组织切片;F. 图 E 红框放大,示肿瘤间质血管丰富;G. 图 F 红框放大,示间质血管管腔扩张;H. 图 E 淋巴结放大,可见肿瘤转移至淋巴结

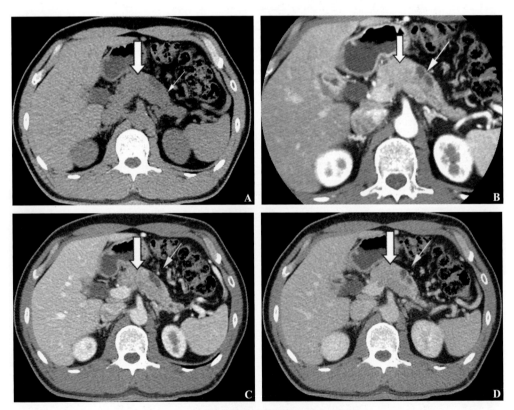

图 8-46　无功能性胰腺神经内分泌肿瘤(G2)

与图 8-45 为同一患者,术前 CT。A. 横断面 CT 平扫示胰体部增大(粗白箭),胰体尾实质萎缩,上游主胰管轻度扩张,于胰体部中断(细白箭);B~D. 分别为横断面 CT 增强动脉晚期、门脉期和延迟期图像,示胰体部可见肿块影(粗白箭),增强后中等强化,与周围胰腺实质几乎密度相等,延迟后对比剂少量退出,上游扩张的主胰管显示更为清楚(细白箭)

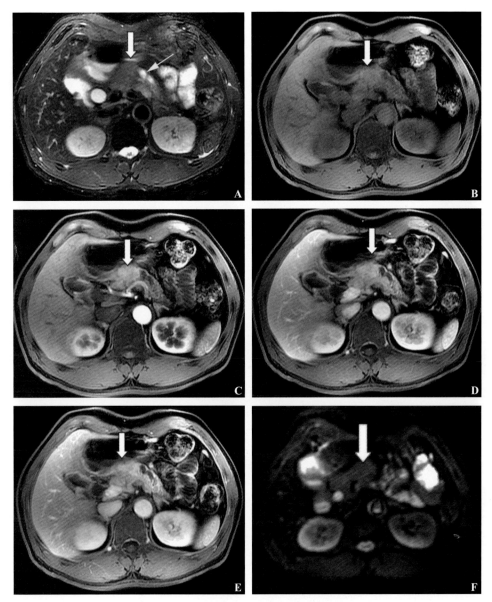

图 8-47　无功能性胰腺神经内分泌肿瘤(G2)

与图 8-45 为同一患者,术前 MRI。A. 横断面 FS-T2WI 示胰颈部见等信号肿块(粗白箭),肿块上游主
胰管扩张(细白箭);B. 横断面 FS-T1WI 示胰颈部肿块呈等信号(粗白箭);C～E. 分别为横断面 FS-
T1WI 增强动脉期、门脉期和延迟期图像,示胰颈部肿块边界清楚,门脉期显著强化(粗白箭);F. DWI
($b=500$ s/mm^2)示胰颈部肿块弥散轻度受限

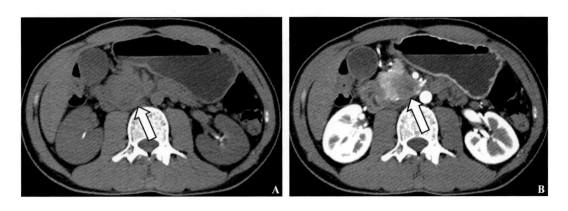

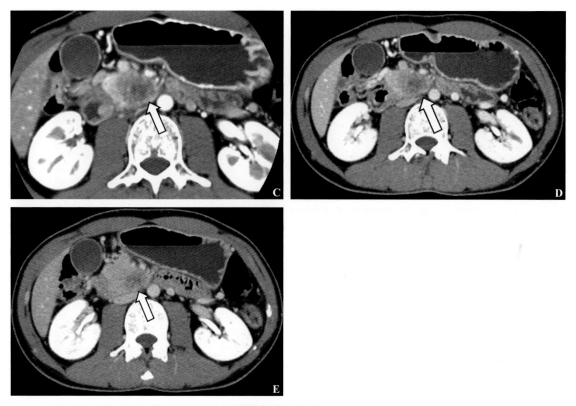

图 8-48　胃泌素瘤(G2)

男性,37 岁,血清胃泌素 1 750 pg/ml。A. 横断面 CT 平扫钩突部可见一枚类圆形低密度肿块影(粗白箭);B~E. 分别为横断面 CT 增强动脉早期、动脉晚期、门脉期和延迟期图像,显示钩突部肿块呈轻度延迟强化(粗白箭)

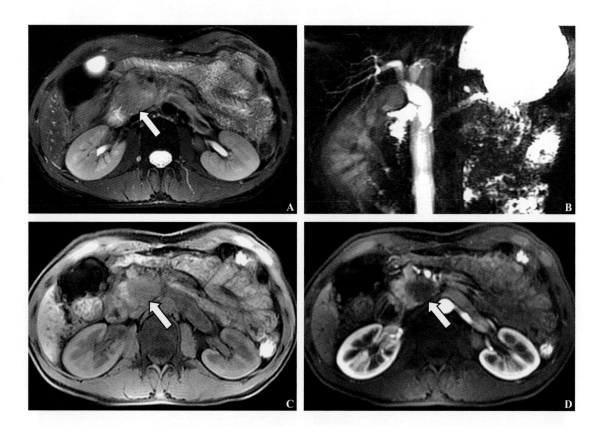

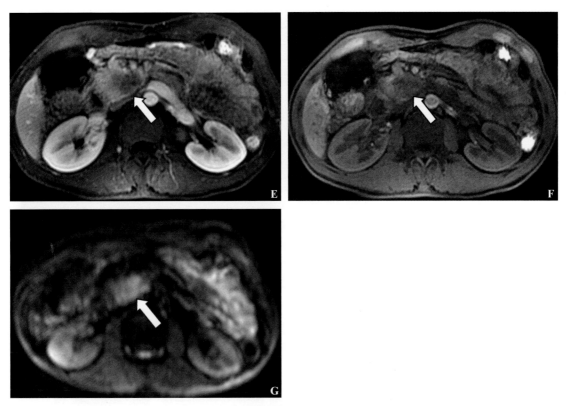

图 8-49　胃泌素瘤(G2)

与图 8-48 为同一患者,术前 MRI。A. 横断面 FS-T2WI 示钩突部稍高信号肿块影(粗白箭);B. 2D-MRCP 示"双管征";C. 横断面 FS-T1WI 示钩突部肿块呈低信号(粗白箭);D～F. 分别为横断面 FS-T1WI 增强动脉期、门脉期和延迟期图像,显示钩突部肿块边界清楚,呈轻度延迟强化,至延迟期信号仍低于周围正常胰腺实质(粗白箭);G. DWI 示钩突部肿块信号明显受限(粗白箭)(b=500 s/mm²)

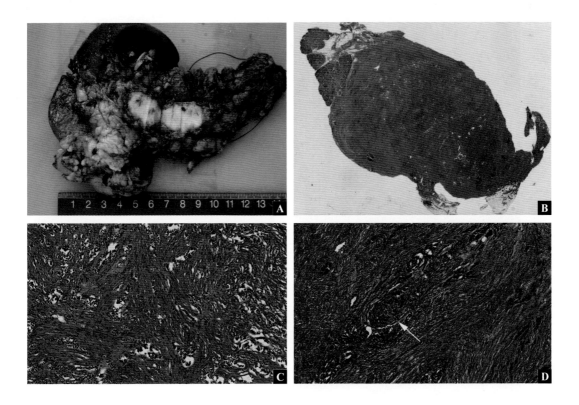

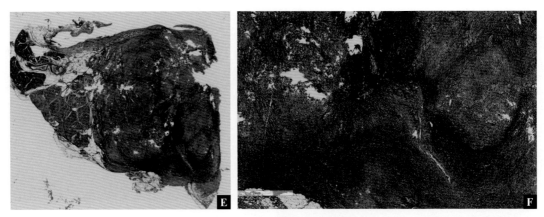

图 8-50　无功能性胰腺神经内分泌肿瘤(G2)

男性,57 岁,体检发现胰腺占位。A. 大体见肿物结节状,切面灰白色,质地稍硬;B. 低倍镜下见间质纤维增生明显,与周围胰腺界限尚清;C. 高倍镜下见肿瘤细胞在增生的纤维间质中条索样排列,细胞大小形态相对一致;D. 可见侵犯神经现象(细白箭),肿瘤间质中血管少;E. Masson 染色大病理组织切片示;F. 图 E 红框放大,示肿瘤内可见大量纤维染成蓝色

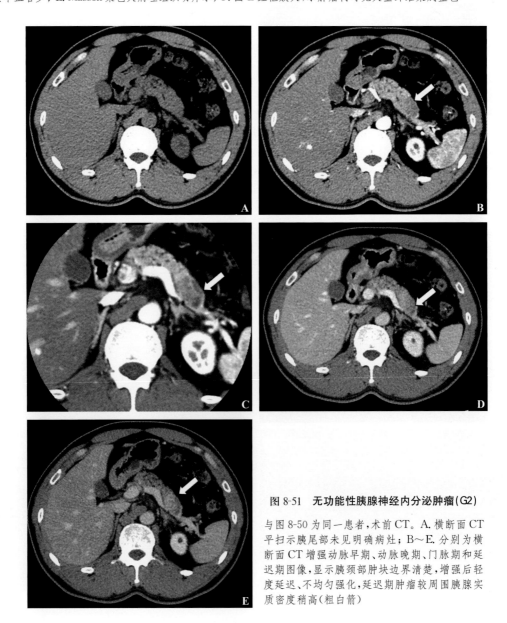

图 8-51　无功能性胰腺神经内分泌肿瘤(G2)

与图 8-50 为同一患者,术前 CT。A. 横断面 CT 平扫示胰尾部未见明确病灶;B~E. 分别为横断面 CT 增强动脉早期、动脉晚期、门脉期和延迟期图像,显示胰颈部肿块边界清楚,增强后轻度延迟、不均匀强化,延迟期肿瘤较周围胰腺实质密度稍高(粗白箭)

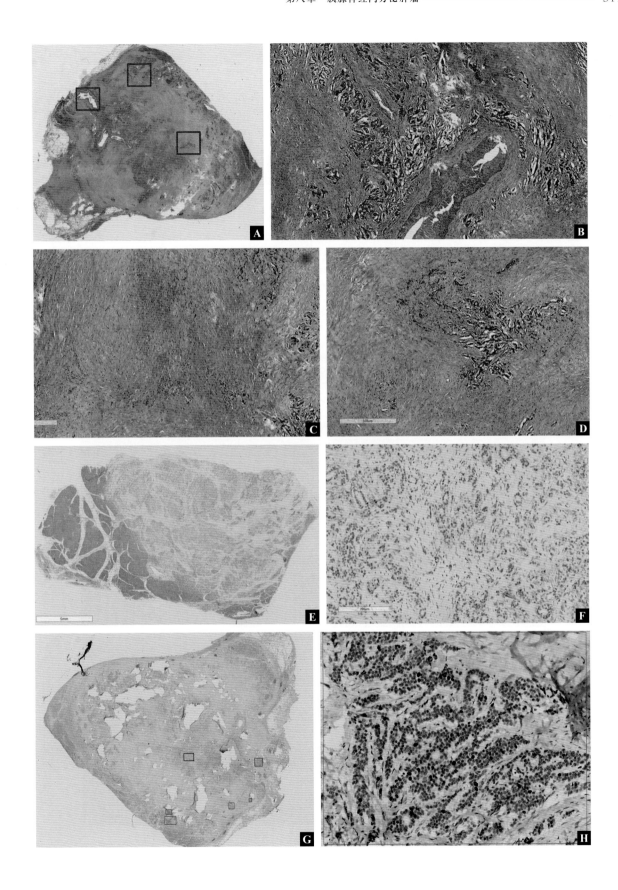

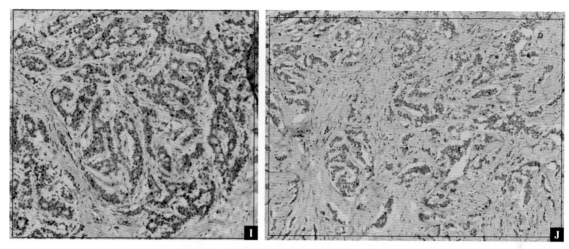

图 8-52　无功能性胰腺神经内分泌肿瘤(G2)

男性,53 岁,40 天前无明显诱因出现腹痛,伴有腰背痛,疼痛难忍,近 1 个月体重减轻 5 kg。A. HE 染色大组织切片示肿瘤间质纤维增生明显,胶原化;B. 部分区域肿瘤细胞稍丰富,可见肿瘤围绕血管生长;C、D. 肿瘤间质增生明显,细胞成分很少;E. 免疫组化 CD34 染色大组织切片示肿瘤间质血管少;F. 高倍镜下示肿瘤间质血管少且管腔狭窄;G. 显示大切片标记 Ki-67,红框标注的为大切片中的热点区,显示增殖活性约为 25%(H、I),大部分区域如黑框标注的一样,增殖活性约5%(J)。这例如果是传统小切片取材,可能给出的诊断示 NET G2,而大切片评估则为 NET G3,因此大切片取材能更好更客观地评价肿瘤

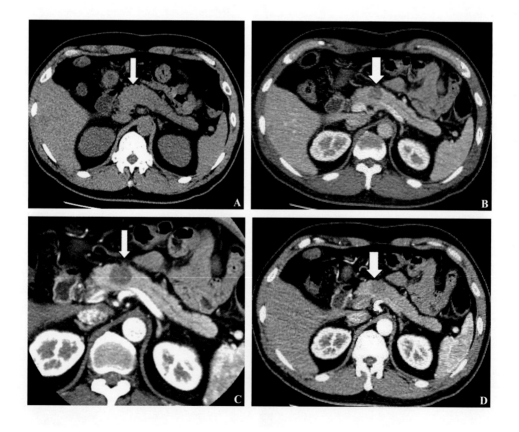

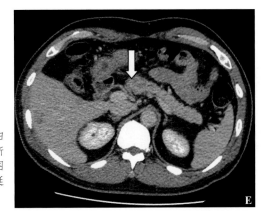

图 8-53　无功能性胰腺神经内分泌肿瘤(G3)

与图 8-52 为同一患者,术前 CT。A.横断面 CT 平扫
示胰颈部似略有增大(粗白箭);B~E.分别为横断
面 CT 增强动脉早期、动脉晚期、门脉期和延迟期图
像,显示胰颈部肿块边界清楚,动脉期无明显强化,延
迟期基本等强化(粗白箭)

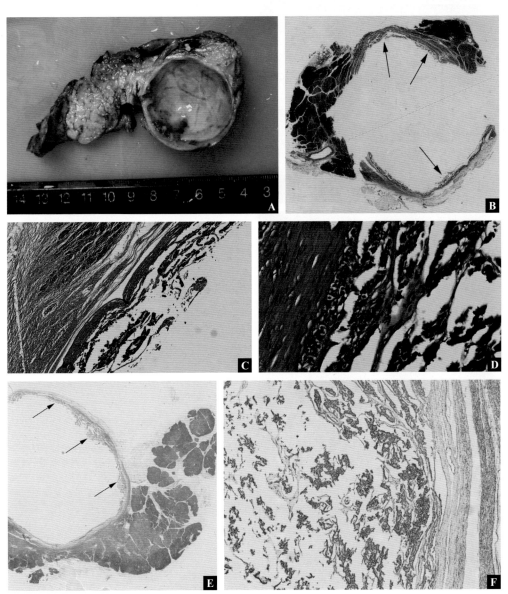

图 8-54　囊性无功能性胰腺神经内分泌肿瘤(G1)

女性,50 岁,体检发现胰尾占位。A.大体见肿瘤完全囊性变,与周围胰腺界限清楚,囊变肿瘤边缘残留少量
肿瘤细胞;B.低倍镜下见囊壁纤维化,囊内壁衬少量肿瘤组织(细黑箭);C、D.高倍镜显示肿瘤呈梁索状排
列,细胞大小相对一致;E.免疫组化 CD34 染色大病理组织切片示囊壁上肿瘤间质血管 CD34 阳性表达(细
黑箭);F.高倍镜下示肿瘤血管丰富,管腔扩张

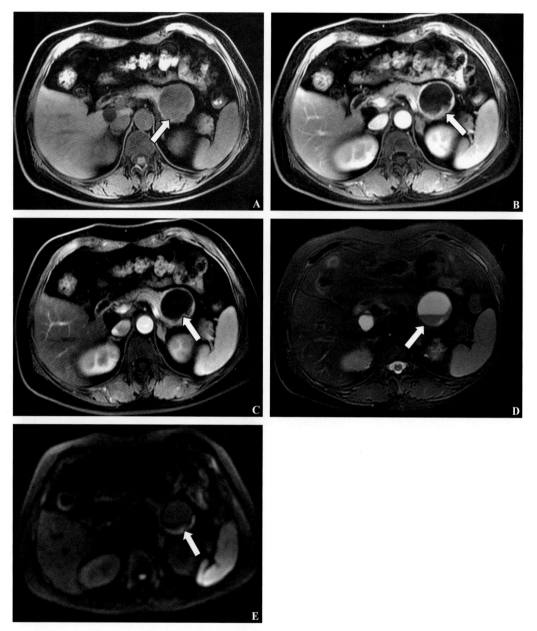

图 8-55 囊性无功能性胰腺神经内分泌肿瘤(G1)

与图 8-54 为同一患者,术前 MRI。A. 横断面 FS-T1WI 示胰体尾部肿块呈低信号(粗白箭);B~C.分别为横断面增强 FS-T1WI 增强动脉期、门脉期和延迟期图像,示胰体尾部肿块呈囊性低信号,周围有完整包膜,局部包膜残留肿瘤组织明显强化(粗白箭);D.横断面 FS-T2WI 示胰体尾部肿块内信号不均匀,见分层现象,上部高信号,下部低信号(粗白箭);E. DWI(b=500 s/mm²)示胰体尾部肿块信号基本不受限,周围局部包膜残留的肿瘤组织受限(粗白箭)

6. 恶性程度增高 · pNETs 均有恶变潜能,肿瘤体积较大,边界模糊,可与动脉(胃十二指肠动脉、肝动脉、脾动脉)或静脉(脾静脉、门静脉)分界不清,当出现胰周淋巴结增大(富血供,均质或不均质)、转移等都提示恶性(图 8-34、42、43)。

九、鉴别诊断

1. 胰腺导管腺癌 · 强化不显著的 NET 极易与胰腺导管腺癌混淆。

2. 胰腺实性假乳头状瘤 · 部分 NET 常表现为延迟轻度强化,难与胰腺实性假乳头状瘤相鉴别。

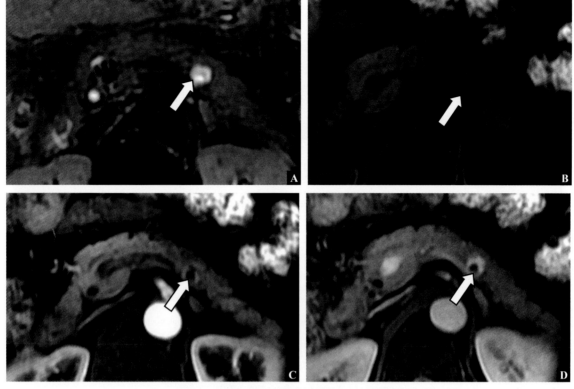

图 8-56　囊性无功能性胰腺神经内分泌肿瘤(G2)

男性,60 岁,体检发现胰体异常信号灶。A. 横断面 FS-T2WI 示胰体部见小圆形高信号结节影(粗白箭);B. 横断面 FS-T1WI 示胰体部结节呈低信号(粗白箭);C、D. 分别为横断面 FS-T1WI 增强动脉期、门脉期图像,示胰体部肿块边界清楚,呈环形强化,中心部分不强化,于门脉期强化显著(粗白箭)

3. 胰腺转移瘤·肾癌胰腺转移表现为明显强化灶,极易误诊为 NET,需要密切结合病史。

4. 胰内副脾·表现为胰腺内明显强化灶,易误认为 NET,MRI 多参数扫描图像上信号特征与脾脏相似,有助于鉴别。

十、治疗

手术治疗:是唯一可以彻底治愈的方法。

1. 局部可切除肿瘤

(1) 胰岛素瘤、直径≤2 cm 和无功能性 pNETs,当肿瘤距离主胰管≥3 mm 时,能够在保留主胰管的前提下可行局部剜除术。但对于直径<2 cm 的无功能性 pNETs 是否需要手术切除仍有争议,临床上应该权衡利弊。

(2) 直径>2 cm 或有恶变倾向的 pNETs,无论是否具有功能,均首选手术切除,包括获得 R0 切缘和淋巴结清扫。

(3) 胰头部 pNETs 通常做胰十二指肠切除术,胰体尾肿瘤宜联合脾脏和胰体尾切除术。

2. 遗传性 NET

(1) 合并 MEN1 者,肿瘤最大径>2 cm 或有功能,或每年增长超过 0.5 cm 的 pNETs 推荐手术。

(2) 合并 VHL 者,肿瘤最大径>3 cm(胰头>2 cm)、生长迅速、怀疑转移者推荐手术。

3. 局部进展期或转移性 pNETs

(1) 手术标准与胰腺癌相似,根治性切除可显著延长患者生存。

(2) 无法行根治性切除的患者可采用减瘤术,即切除部分肿瘤,包括切除原发灶和转移灶。

(3) 化疗、放疗。

4. 肝脏转移灶的治疗·pNETs 肝脏转移可以分为三型:Ⅰ型转移灶局限于一侧肝脏,可行手术全切除;Ⅱ型转移灶分布于两侧肝脏,但有希望大部分手术切除;Ⅲ型转移灶弥散分布于肝脏,可选择分子靶向治疗、化疗、介入治疗等。

十一、随访和预后

所有 pNETs 均具有潜在恶性,均应长期随访。

(1)根治性手术的患者建议 6～12 个月随访 1 次,随访 10 年,若出现症状随时复查。

(2)未手术切除的低危患者第一年应每月随访 1 次,以后每半年随访 1 次,至少 3 年,之后每年 1 次。

(3)远处转移的患者应每 3～6 个月随访 1 次,接受治疗的病人随访时间相应缩短。

(4)胰腺神经内分泌癌的患者按照导管腺癌患者随访要求进行随访。

(5)随访内容:影像学检查:首选多期增强 CT 或增强 MRI、生长抑素受体显像,可适当选择;血清学指标:CgA,NSE。

参 考 文 献

[1] 中国胃肠胰神经内分泌肿瘤专家共识(2016 年版)[J].临床肿瘤学杂志,2016,21(10):927-946.
[2] 张文红,张泽雄.胃肠胰神经内分泌肿瘤病理诊断的规范和进展[J].中国继续医学教育,2015,7(20):57-59.
[3] Bosman FTCF, Hruban RH. WHO Classification of Tumours of the Digestive System [M]. Lyon: IARC Press; 2010.
[4] Amin MB, Edge SB, Greene FL, et al., AJCC Cancer Staging manual [M]. 8 ed. New York: Springer, 2017: 407-419.
[5] Delle Fave G, O'Toole D, Sundin A, et al. ENETS Consensus Guidelines Update for Gastroduodenal Neuroendocrine Neoplasms [J]. Neuroendocrinology, 2016,103(2): 119-124.
[6] Clark OH, Benson AB, 3rd, Berlin JD, et al. NCCN Clinical Practice Guidelines in Oncology: neuroendocrine tumors [J]. J Natl Compr Canc Netw, 2009,7(7): 712-747.
[7] Pais SA, Al-Haddad M, Mohamadnejad M, et al. EUS for pancreatic neuroendocrine tumors: a single-center, 11-year experience [J]. Gastrointest Endosc, 2010,71(7): 1185-1193.
[8] Hruban RH, Pitman MB, Klimstra DS. Tumors of the pancreas. In: Silverberg SG, Sobin LH, eds. AFIP atlas of tumor pathology [M]. 4th ed. Washington, DC: American Registry of Pathology, 2007.
[9] Klöppel G, Anlauf M. Pancreatic endocrine tumors [J]. Pathol Case Rev, 2006,11(6): 256-267.
[10] Jensen RT, Cadiot G, Brandi ML, et al. ENETS Consensus Guidelines for the Management of Patients with Digestive neuroendocrine Neoplasms: Functional Pancreatic Endocrine Tumor Syndromes [J]. Neuroendocrinology, 2012,95: 98-119.
[11] Steven B. Goldin, Jason Aston, et al. Sporadically occurring functional pancreatic endocrine tumors: review of recent literature [J]. Current Opinion in Oncology, 2008,20: 25-33.
[12] Libutti SK, Alexander HR Jr. Gastrinoma: sporadic and familial disease [J]. Surg Oncol Clin N Am, 2006,15: 479-496.
[13] Akerstrom G, Hellman P. Surgery on neuroendocrine tumours [J]. Best Pract Res Clin Endocrinol Metab, 200,21: 87-109.
[14] Fidler JL, Johnson CD. Imaging of neuroendocrine tumors of the pancreas [J]. Int J Gastrointest Cancer, 2001,30(1-2): 73-85.
[15] Halfdanarson TR, Rubin J, Farnell MB, et al. Pancreatic endocrine neoplasms: epidemiology and prognosis of pancreatic endocrine tumors [J]. Endocr Relat Cancer, 2008,15(2): 409-427.
[16] Kartalis N, Mucelli RM, Sundin A. Recent developments in imaging of pancreatic neuroendocrine tumors [J]. Annals of Gastroenterology: Quarterly Publication of the Hellenic Society of Gastroenterology, 2015,28(2): 193-202.
[17] Lewis RB, Lattin Jr GE, Paal E. Pancreatic endocrine tumors: radiologic-clinicopathologic correlation [J]. Radiographics, 2010,30(6): 1445-1464.
[18] Marcos HB, Libutti SK, Alexander HR, et al. Neuroendocrine tumors of the pancreas in von Hippel Lindau disease: spectrum of appearances at CT and MR imaging with histopathologic comparison [J]. Radiology, 2002,225(3): 751-758.
[19] Öberg K. Treatment of neuroendocrine tumours of the gastrointestinal tract [J]. Oncología (Barc),2004,27(4): 57-61.
[20] Wick MR, Graeme-Cook FM. Pancreatic neuroendocrine neoplasms: a current summary of diagnostic, prognostic, and differential diagnostic information [J]. Am J Clin Pathol. 2001;115(Suppl): S28-45.
[21] Carney JA. Familial multiple endocrine neoplasia: the first 100 years [J]. Am J Surg Pathol, 2005,29: 254-274.
[22] Brandi ML, Gagel RF, Angeli A, et al. Guidelines for diagnosis and therapy of MEN type 1 and type 2[J]. J Clin Endoerinol Metab, 2001,86: 5658-5671.
[23] Tonelli F, Giudici F, Fratini G, et al. Pancreatic endocrine tumors in multiple endocrine neoplasia type 1 syndrome: review of literature [J]. Endocr Pract, 2011,17 Suppl 3: 33-40.
[24] Al-Salameh A, Francois P, Giraud S, et al. Intracranial ependymoma associated with multiple endocrine neoplasia type 1[J]. J Endocrinol Invest, 2010,33: 353-356.
[25] 楼文晖.《中国胃肠胰神经内分泌肿瘤专家共识》胰腺神经内分泌肿瘤外科治疗部分解读[J].中国实用外科杂志,2014,34(6):482-483.

第九章
胰腺导管上皮内瘤变

蒋慧　边云　陆建平　郑建明

一、概述

胰腺导管上皮内瘤变(pancreatic intraepithelial neoplasia，PanIN)是描述胰腺各级导管(包括主胰管)上皮细胞从不典型增生至原位癌系列病变的连续过程。分为 PanIN-1,2 和 3 级。前两者属于低级别，后者属于高级别。2010 版 WHO 将 PanIN-3 归入上皮性肿瘤，并明确定义为癌前病变。

二、临床表现

无任何症状。PanIN 的患病率随年龄增长而增加，绝大多数为低级别病变，胰头部较胰尾部更多见。研究表明急性胰腺炎能加速 PanIN 的进展。

三、病理学表现

(一) 大体表现

因病变微小，只能在显微镜下才能显示。

(二) 组织学特征

PanIN 分成 1、2、3 三级。PanIN-1 又分为 A、B 两组，PanIN-1A 为最早期的一种导管上皮的增生状态，包含黏液细胞化生或黏液细胞肥大、单纯性增生(图 9-1A)，即使处于这样的早期阶段，部分病例也有 K-ras 的突变。当这种轻度异型增生的黏液上皮形成微乳头或乳头时，则归属于 PanIN-1B(图 9-1B)，上皮开始有复层。当复层明显，局部出现细胞排列极向紊乱，细胞出现异型时，称为 PanIN-2(不典型增生)(图 9-2)。当上皮排列出现明显的不典型增生，排列极性消失时，称为 PanIN-3(图 9-3)，与以往的原位癌意义相当。甚至出现明显的极性消失，乳头失去纤维轴心，核不规则，核分裂增多，细胞异型增生出芽，脱落入管腔。PanIN 是比较常见的病理状况，一个导管内可能会有多种类型的 PanIN。如果胰腺标本中显示 PanIN-2 和 PanIN-3,应在病理报告中加以注明。PanIN 存在 3 种变异亚型，包括肠型

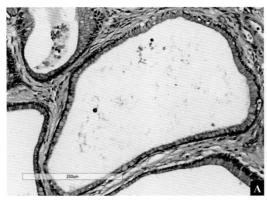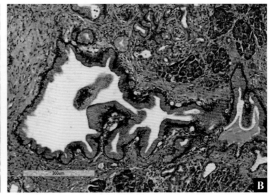

图 9-1　PanIN-1

A. PanIN-1A,导管上皮黏液细胞化生，无明显细胞异型；B. PanIN-1B,轻度异型增生的黏液上皮，并形成微乳头状

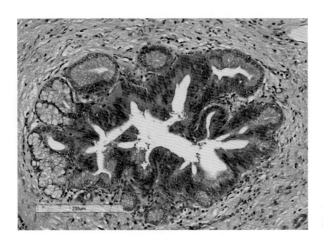

图 9-2　PanIN-2

导管上皮增生形成微乳头，细胞胞质黏液消失，细胞拥挤并出现假复层，轻至中度异型

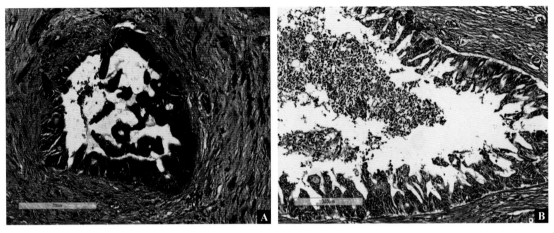

图 9-3 PanIN-3

A. 导管上皮增生并形成复杂的乳头或筛孔状,细胞极性消失,异型明显;B. PanIN-3 导管腔内坏死碎片

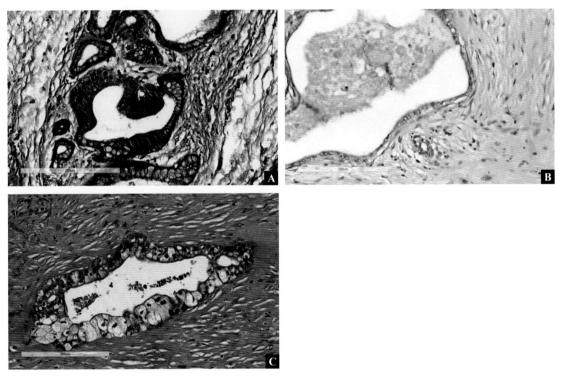

图 9-4 PanIN 变异亚型

A. 肠型细胞变异型:内衬假复层高柱状细胞,内见散在分布的杯状细胞及狭长的雪茄样细胞核;B. 嗜酸细胞变异型:小导管的内衬上皮细胞为立方或柱状,胞质灰白或呈嗜酸性颗粒状,可见泡状核,核仁明显;C. 泡沫细胞变异型:内衬导管上皮胞质丰富,泡沫样,核小,不规则,深染

PanIN(图 9-4A)、嗜酸细胞型 PanIN(图 9-4B)、泡沫状变异型 PanIN(图 9-4C),在胰腺浸润性导管上皮癌中有其对应的变异亚型,分别称肠型腺癌、嗜酸细胞型癌及泡沫样腺癌(见第 10 章)。

四、免疫组化

在 PanIN-1 组织中 MUC4 出现弱阳性表达,随着组织异型程度的增加,MUC4 的表达逐渐增强。其他相关免疫组化指标见表 9-1、2。

表 9-1　PanIN-1 及 2 免疫组化标记物及表达

抗 体	表达情况（参考文献）
S100P	+
pVHL	-
p53	-或+
Maspin	+或-
IMP-3	+或-
Annexin A8	-或+
Mesothelin	-或+
Claudin 18	-或+

注：-：阳性表达<5%；+：阳性表达>70%；+或-：50%<阳性表达<70%；-或+阳性表达<50%

表 9-2　PanIN-3 免疫组化标记物及表达

抗 体	表达情况（参考文献）
S100P	+
pVHL	-
p53	+或-
Maspin	+
IMP-3	+
MUC1	+
MUC2	-
MUC4	+
MUC5AC	+
MUC6	+
DPC4/SMAD4	+
Annexin A8	+
Mesothelin	+
Claudin 18	+

注：-：阳性表达<5%；+：阳性表达>70%；+或-：50%<阳性表达<70%；-或+阳性表达<50%

五、鉴别诊断

1. 导管内乳头状黏液性肿瘤（IPMN）·PanIN 体积微小，在大体病理上不能显示或被影像学检出。而 IPMN 发展成一定大小时可被影像学检出。两者的鉴别见表 9-3。PanIN 累及较小导管，一般病灶直径<5 mm，而 IPMN 主要累及主胰管或分支胰管，病灶直径通常>10 mm。5～10 mm 的病灶处于一个灰区，目前公认的名称是"IPMNs 的初期病变"。

表 9-3　PanIN 与 IPMN 鉴别点

鉴别内容	PanIN	IPMN
临床影像检出	不能	能
肉眼可见	否	是
壶腹部黏液渗出	否	是
病灶大小	通常直径<5 mm	通常直径>10 mm
管腔内黏蛋白	极少	大量
生长方式	平坦或呈乳头	主要呈乳头状
乳头	显微镜下可见	乳头高，复杂且肉眼可见
相关的浸润性腺癌	普通型	普通型，胶样癌或嗜酸细胞癌

2. 癌化的导管·浸润性导管腺癌或罕见的转移性腺癌，可以侵及正常导管并沿正常导管生长，称之为导管"癌化"，此时易误认为 PanIN-3（图 9-5）。但在"癌化"的导管，导管正常上皮与癌性上皮之间的转变突然，而 PanIN-3 病变通常累及整个导管，或者同一个导管内同时存在其他相对低级别的 PanIN。当周围有明确的浸润性癌有助于区分两者。

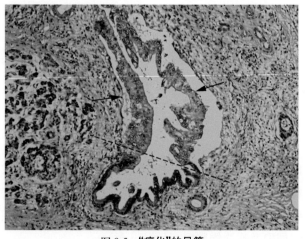

图 9-5　"癌化"的导管

"癌化"导管，导管正常上皮与癌性上皮交界截然，红虚线为两者界线，细黑箭为"癌化"的导管上皮，红虚线下为相对正常导管上皮

3. 胰腺导管腺癌的血管内侵犯(图 9-6) · 当导管腺癌侵及血管并沿血管腔内表面生长时,易误认为 PanIN-3,胶原纤维染色(EVG)可以识别血管壁,但须注意正常胰腺导管系统管壁上也有弹力蛋白,因此当导管出现 PanIN 时,不要误认为血管侵犯。

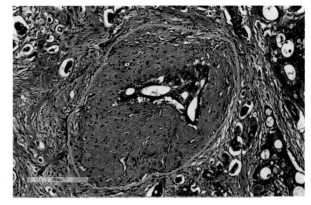

图 9-6　胰腺导管腺癌血管内侵犯

参 考 文 献

[1] Bosman FT, Carneiro F, Hruban RH, et al. World Health Organization Classification of Tumours. Pathology and Genetics of Tumours of the Digestive System. , 4 ed [M]. Lyon: IARC Press, 2010: 296-300.

[2] Campbell F, Verbeke, Caroline S. pathology of the pancreas: A Practical Approach [M]. London: Springer-Verlag London, 2013.

[3] Klimstra D, Longnecker DS. K-ras mutations in pancreatic ductal proliferative lesions [J]. Am J Pathol. 1994;145: 1547-1550.

[4] Hruban RH, Adsay NV, Albores-Saavedra J, et al. Pancreatic intraepithelial neoplasia: a new nomenclature and classification system for pancreatic duct lesions [J]. Am J Surg Pathol, 2001,25: 579-586.

[5] Hruban RH, Takaori K, Klimstra DS, et al. An illustrated consensus on the classification of pancreatic intraepithelial neoplasia and intraductal papillary mucinous neoplasms [J]. Am J Surg Pathol, 2004,28: 977-987.

[6] Maitra A, Adsay NV, Argani P, et al. Multicomponent analysis of the pancreatic adenocarcinoma progression model using a pancreatic intraepithelial neoplasia tissue microarray [J]. Mod Pathol, 2003,16: 902-912.

[7] Yachida S, Jones S, Bozic I, et al. Distant metastasis occurs late during the genetic evolution of pancreatic cancer [J]. Nature, 2010,467: 1114-1117.

[8] Iacobuzio-Donahue CA. Genetic evolution of pancreatic cancer: lessons learnt from the pancreatic cancer genome sequencing project [J]. Gut, 2012,61: 1085-1094.

[9] Albores-Saavedra J, Wu J, Crook T, et al. Intestinal and oncocytic variants of pancreatic intraepithelialneoplasia. A morphological and immunohistochemical study [J]. Ann Diagn Pathol, 2005,9: 69-76.

[10] Albores-Saavedra J, Weimersheimer-Sandoval M, Chable-Montero F, et al. The foamy variant of pancreatic intraepithelial neoplasia [J]. Ann Diagn Pathol, 2008,12: 252-259.

[11] Rebours V, Lévy P, Mosnier JF, et al. Pathology analysis reveals that dysplastic pancreatic ductal lesions are frequent in patients with hereditary pancreatitis [J]. Clin Gastroenterol Hepatol, 2010,8: 206-212.

[12] Shi C, Klein AP, Goggins M, et al. Increased prevalence of precursor lesions in familial pancreatic cancer patients [J]. Clin Cancer Res, 2009,15: 7737-7743.

[13] Detlefsen S, Sipos B, Feyerabend B, et al. Pancreatic fibrosis associated with age and ductal papillary hyperplasia [J]. Virchows Arch, 2005,447: 800-805.

第十章
胰腺导管腺癌

边云　蒋慧　郑建明　金钢　陆建平

一、概述

1. 胰腺导管腺癌(pancreatic ductal adenocarcinoma, PDAC)·是一种几乎完全发生于成人的胰腺恶性上皮源性肿瘤,可能起自表型类似的胰腺导管上皮,显示腺样分化,可产生一定的黏液,并表达特征性的细胞角蛋白。

2. 病因与发病机制·总体上不明确。

(1) 吸烟

(2) 糖尿病

(3) 慢性胰腺炎

(4) 相关性遗传综合征:①Peutz-Jeghers 综合征;②共济失调微血管扩张征;③遗传性乳腺癌:BRCA 和 PALB2 基因;④家族性非典型多发黑色素瘤综合征;⑤Lynch 综合征。

3. 流行病学·PDAC 及其亚型是最常见的原发性胰腺恶性肿瘤,占所有胰腺肿瘤 85%～90%。在发达国家中,年发病率(世界标准人群)男性为 3.1/10 万～20.8/10 万,女性 2.0/10 万～11/10 万。发展中国家发病率为 1/10 万～10/10 万。上海市发病率最高为 7.2/10 万。60%～70% 的 PDAC 见于胰头部,其余位于胰颈、体和(或)胰尾。

二、分类

2010 年 WHO 将其分为 PDAC 和 7 个变异类型:①导管腺癌(ductal adenocarcinoma);②腺鳞癌(adenosquamous carcinoma);③胶样癌(黏液性非囊性癌)(colloid carcinoma/mucinous noncystic carcinoma);④肝样腺癌(hepatoid Carcinoma);⑤髓样癌(medullary carcinoma);⑥印戒细胞癌(signet ring cell carcinoma);⑦未分化(间变性)癌(undifferentiated/anaplastic carcinoma);⑧伴破骨样巨细胞的未分化癌(undifferentiated carcinoma with osteoclast-like giant cells)。

三、临床表现

- 黄疸。
- 急性胰腺炎。
- 上腹部疼痛并放射到背部。
- 脂肪泻。
- 腹部肿块。
- 突发糖尿病。
- 体重减轻。

四、实验室检查

1. CA19-9·是目前诊断胰腺癌最好血检指标,敏感度约 80%,特异度约 60%～70%。缺少 Lewis 抗原的病人不表达 CA19-9。

2. 其他·CA242、CA50、CA724 等阳性,特异性不高。

五、病理学表现

(一)大体表现

PDAC 通常为质硬、边缘不清的肿块(图 10-1A),切面一般为灰白色,可因浸润周围脂肪组织而呈黄白色(图 10-1B),可继发潴留囊肿(图 10-1C)。在手术切除标本中,大多数胰头癌的直径在 1.5～5 cm,平均直径为 2.5～3.5 cm,偶见超过 10 cm。胰头肿瘤因梗阻性黄疸能较早发现,体积较体尾部相对较小。手术切除小于 2 cm 的 PDAC 比例很低(图 10-2),说明早期检出仍有很大难度。在慢性胰腺炎背景下的小肿瘤,甚至大体切面也辨认困难,常需全部取材胰腺才能检出。胰头癌侵及胆总管(图 10-3)和(或)主胰管,导致两个导管系统的远段(上游)扩张。当主胰管完全阻塞时,可造成上游导管极度扩张,伴导管袋状结构形成(图 10-4)及胰腺实质的纤维性萎缩(即阻塞性慢性胰腺炎)。晚期胰头癌会累及 Vater 壶腹和(或)十二指肠壁,造成肠壁溃疡。胰体尾的肿瘤可阻塞主胰管,但不累及胆总管。当肿瘤进展时可侵犯相邻的组织器官,如脾、胃、结肠、小肠、肾上腺、肾周脂肪等(图 10-5),并侵犯相邻大血管,如腹腔干动脉、肠系膜上动脉、肠系膜上静脉和脾静脉。

(二)组织学表现

PDAC 组织结构特征是:高侵袭性上皮肿瘤细胞形成不同的腺样结构,分布于反应性增生的结缔组织间质中(图 10-6A),间质成分多少比例不一,或以间质成分为主(图 10-6B),或以肿瘤成分为主(图

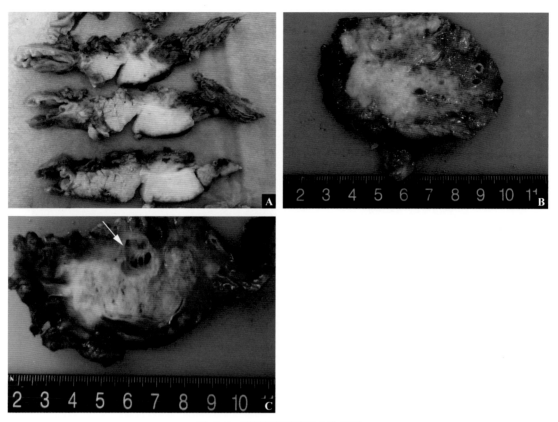

图 10-1 胰腺导管腺癌的大体表现

A. 肿瘤呈浸润性生长,切面灰白色,边界不清;B. 肿瘤浸润周围脂肪组织而呈黄白色;C. 肿瘤周边见潴留囊肿(细白箭)

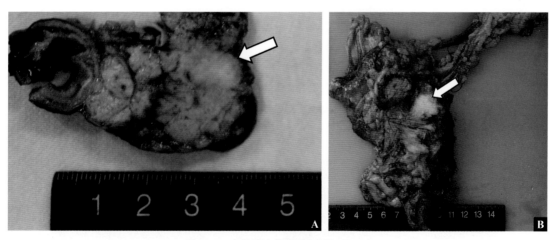

图 10-2 小胰癌大体表现(直径≤2 cm)

10-6C)。肿瘤性腺体的分布随机而不规则,与胰腺的小叶结构及导管、肌型血管的空间分布无关(图10-7)。腺体分化程度不一,大多数为中到高分化。高分化表现为形成较好的腺体结构,与正常胰腺导管有不同程度的相似;低分化者,由密集排列的、形状不规则的小腺体以及完全取代腺泡组织的实性癌细胞巢或条索混合构成;中分化者介于两者之间(组织学分级见表 10-1,图 10-8)。在同一肿瘤中,不同区域分化差异现象十分常见。肿瘤浸润性生长,神经侵犯是其重要特征,包括胰内和胰周神经侵犯(图

10-9),并可侵犯相邻的组织器官(图10-10A)及相邻大血管(图10-10B)。淋巴结转移也很常见,与区域引流相关(图10-10C)。肝脏是远处转移的常见受累器官(图10-10D)。

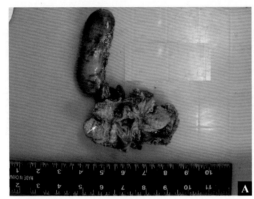
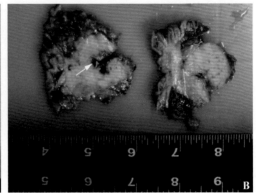

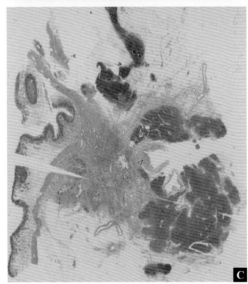

图10-3 胰腺导管腺癌侵犯胆总管

A、B. 大体标本示胰腺导管腺癌侵犯胆总管(细白箭);C. 与图B对应的大组织病理切片,可见胆总管受侵(绿箭)

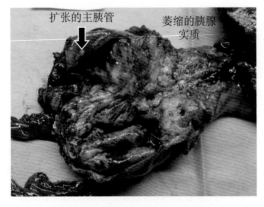

图10-4 胰腺导管腺癌侵犯主胰管

大体标本示导管腺癌累及主胰管并导致完全阻塞,上游胰管极度扩张,伴导管囊袋状结构形成及胰腺实质的纤维性萎缩(胰尾部实质萎缩)。

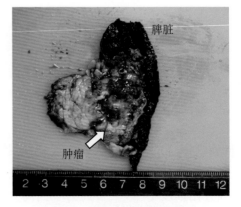

图10-5 胰腺导管腺癌侵犯脾脏

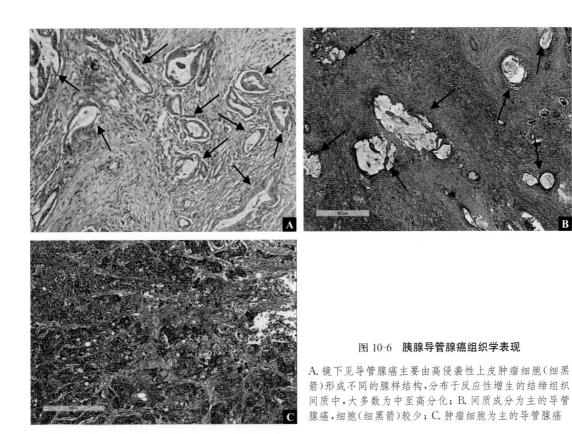

图 10-6　胰腺导管腺癌组织学表现

A. 镜下见导管腺癌主要由高侵袭性上皮肿瘤细胞（细黑箭）形成不同的腺样结构，分布于反应性增生的结缔组织间质中，大多数为中至高分化；B. 间质成分为主的导管腺癌，细胞（细黑箭）较少；C. 肿瘤细胞为主的导管腺癌

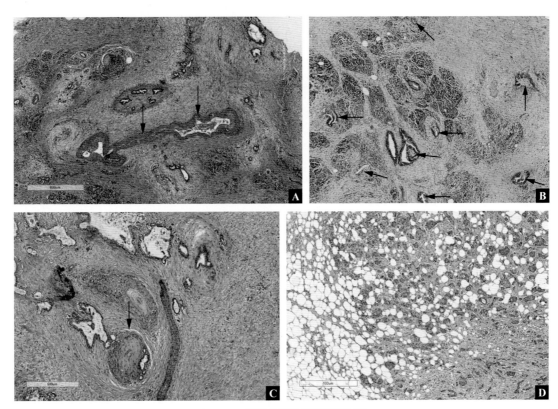

图 10-7　胰腺导管腺癌组织学表现

A. 导管腺癌的腺体分布随机不规则，间质纤维增生明显；B. 导管腺癌（细黑箭）侵及周围正常胰腺小叶；C. 导管腺癌侵犯神经（细黑箭），围绕血管生长；D. 导管腺癌侵犯胰周脂肪

表 10-1　胰腺导管腺癌不同分化程度镜下特征

分级	腺体分化	黏液产生	核分裂象（10HPF）	特　征
1级	高分化	丰富	1～5	与正常胰腺导管很相似，单层排列呈腺管状，埋在肿瘤间质中，瘤细胞为柱状，细胞核轻度多形，核失去极性
2级	中分化	局灶	6～10	介于高分化和低分化之间，腺体分化中等，筛孔状或小管样，腺体结构不完整
3级	低分化	少或无	>10	由密集排列的、形状不规则的小腺体以及完全取代腺泡组织的实性癌细胞巢或条索混合构成，肿瘤内可见灶性出血和坏死；核异型性显著

注：HPF：高倍镜

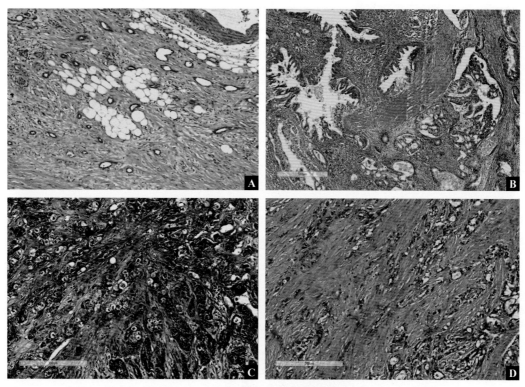

图 10-8　胰腺导管腺癌组织学表现

A. 高分化导管腺癌形成较好的腺体结构，与正常胰腺导管有不同程度的相似；B. 中分化者，导管结构不规则，腺体结构不完整，局部可形成筛孔状或乳头样，核异型性较高分化明显；C、D. 低分化者，由密集排列的、形状不规则的小腺体以及完全取代腺泡组织的实性癌细胞巢或条索混合构成，细胞异型较前两者更明显（HE×200）

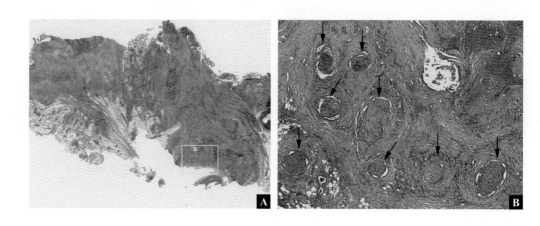

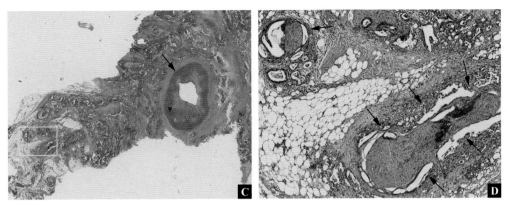

图 10-9　胰腺导管腺癌神经侵犯

A. 大组织病理切片,黄框为胰腺内神经侵犯;B. 为图 A 黄框放大,可见胰腺内多个神经侵犯;C. 为腹腔动脉干(细黑箭)周围肿瘤神经浸润,胰周脂肪内多个神经侵犯;D. 为图 C 黄框放大,胰周神经被肿瘤细胞包绕(细黑箭)

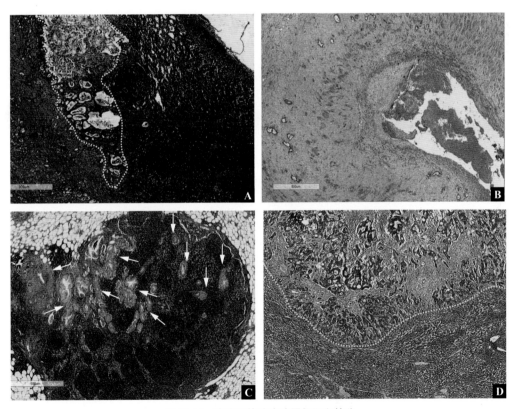

图 10-10　胰腺导管腺癌胰周侵犯和转移

A. 侵犯脾脏,黄虚线勾画出肿瘤细胞;B. 侵犯相邻大血管;C. 胰周淋巴结转移(细白箭);D. 肝转移,黄虚线勾画出肝组织与肿瘤分界

　　大部分 PDAC 都是胰胆管型上皮(图 10-11),主要由小到中等的单纯或分支腺体组成,腺体结构通常不规则且成角。肿瘤细胞呈立方或柱状,低分化癌内可见不规则或奇异型细胞。细胞核增大圆形,位于细胞基底,因分化程度而出现不同的异型性。细胞内黏液因肿瘤级别不同而含量不等。细胞外如果出现黏液一般为灶性或局限性,如胞外出现明显黏液湖则要考虑 PDAC 的变异类型胶样癌(见第 11章)。肿瘤的促结缔组织增生性间质是其特点,可以富细胞性,也可胶原化明显。

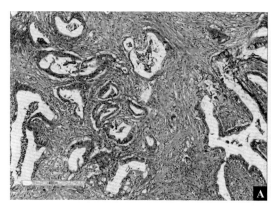
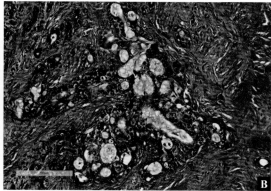

图 10-11　胰腺导管腺癌胰胆管型上皮

A. 由小到中等的单纯或分支腺体组成,腺体结构不规则且成角;B. 导管腔内见黏液分泌,瘤细胞立方或柱状,细胞核增大圆形,位于细胞基底

　　PDAC 中约有 5%～10% 表现为肠型上皮。镜下形态很像肠癌,与胰胆管型不同,肠型腺体一般较大且完整,中分化及低分化癌可表现出筛状结构,主要是内衬高柱状上皮细胞,核呈雪茄样或假栅栏状(图 10-12)。但该类型的诊断标准尚缺乏可重复性,因此还没被纳入 2010 年 WHO 胰腺肿瘤分类中。

　　PDAC 的组织类型还有一些变异亚型如泡沫细胞型(图 10-13)、透明细胞型(图 10-14A)、大导管型(图 10-14B)及囊状乳头状型(图 10-14C)。

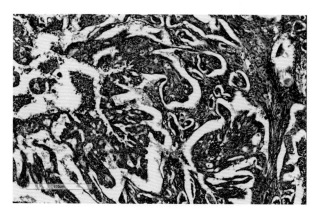

图 10-12　胰腺导管腺癌肠型上皮

镜下形态很像肠癌,腺体较大且完整,中分化及低分化癌表现筛状结构,筛状结构主要是内衬高柱状上皮细胞,核呈雪茄样或假栅栏状

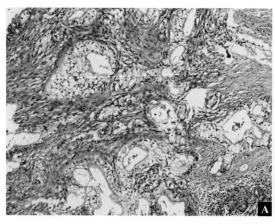
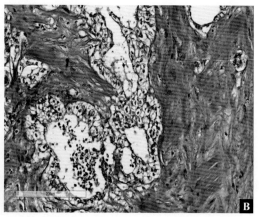

图 10-13　胰腺导管腺癌泡沫细胞亚型

肿瘤细胞胞质内富含黏液的囊泡,呈泡沫样外观,顶端细胞胞质浓缩呈线样

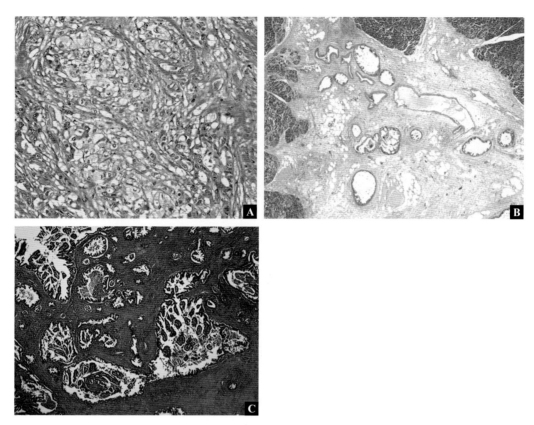

图 10-14　胰腺导管腺癌其他亚型

A. 透明细胞亚型：肿瘤细胞以胞质丰富，均质透明为特征，胞质透亮及实性生长方式与肾的透明细胞性肾癌类似；B. 大导管亚型：肿瘤形成大的管腔，腔内可见导管上皮在管腔内轻度簇状增生；C. 囊状乳头状亚型：肿瘤形成大的导管，肿瘤细胞突入管腔呈乳头状生长

六、免疫组化

PDAC 免疫组化常用诊断标记物有细胞角蛋白（cytokeratin，CK）、上皮膜抗原（epithelial membrane antigen，EMA）、黏蛋白（mucin，MUC）、癌胚抗原（carcinoembryonic antigen，CEA）、胰酶。与肿瘤良恶性鉴别和预后判断相关的抗体有 Ki-67、P53、DPC4、P16、EGFR/HER2、端粒酶。

1. 细胞角蛋白（cytokeratin，CK）·胰腺外分泌系统包括导管和腺泡两部分，二者的细胞角蛋白表达不同，因此不同方向分化的肿瘤也有不同角蛋白的表达，从而进行鉴别（表 10-2，图 10-15）。

2. 上皮膜蛋白（epithelial membrane antigen，EMA）·是一组糖蛋白，广泛分布于各种正常上皮及其来源的肿瘤中，对腺上皮的标记优于角蛋白。胰腺导管和腺泡均表达 EMA，常与角蛋白联合应用。

表 10-2　细胞角蛋白在正常胰腺、腺泡细胞癌和导管腺癌的表达

	CK7	CK8	CK18	CK19	CK17	CK20
正常腺泡	−	+	+	−	−	−
正常导管	+	+	+	+	−	−
腺泡细胞癌	−	+	+	−	−	−
导管腺癌	+	+	+	+	+	+

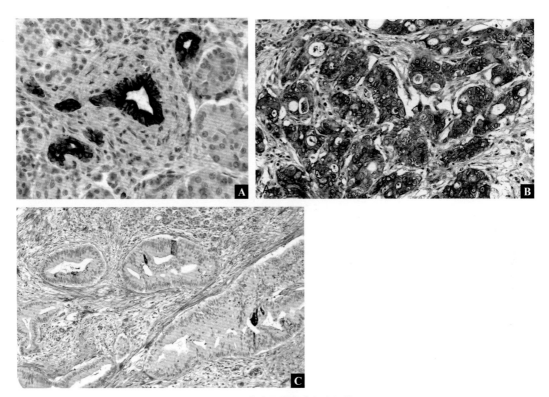

图 10-15　胰腺导管腺癌免疫组化

A. 正常胰腺导管表达 CK7,而腺泡不表达；B. 胰腺导管腺癌弥漫阳性表达 CK7；C. 胰腺导管腺癌局灶表达 CK20

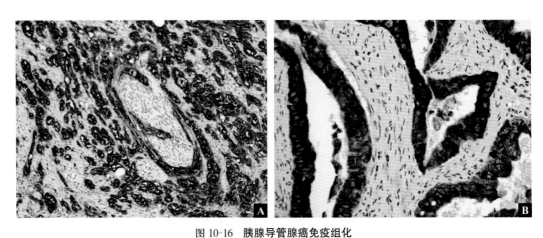

图 10-16　胰腺导管腺癌免疫组化

A、B. 分别为胰腺导管腺癌阳性表达 MUC1 和 MUC5AC

3. 黏蛋白(mucin, MUC) · 黏蛋白是一组高度糖基化的高分子量蛋白质,广泛合成表达于胃肠道、呼吸道、泌尿生殖道等,合成为膜结合蛋白和分泌蛋白。目前已有 16 个基因,编码分泌黏蛋白 MUC2、MUC5AC、MUC5B、MUC6、MUC9、MUC13、MUC15、MUC16。正常胰腺表达少量 MUC1 和MUC6,而 PDAC 过度表达 MUC1(图 10-16A)和MUC4,部分还表达 MUC5AC(图 10-16B)。胰腺黏液性肿瘤表达 MUC2 和 MUC5AC。MUC2 和MUC5AC 是消化系统和女性生殖系统黏液性肿瘤共同标志,并且在胰腺黏液性肿瘤中提示低侵袭、低转移潜能,而 MUC1 在结肠癌和胰腺癌中提示侵袭性更强的生物学行为。黏蛋白在胰腺的几种肿瘤中表达见表 10-3。

表 10-3　黏蛋白在胰腺及几种肿瘤中表达

	MUC1	MUC2	MUC4	MUC5AC
正常导管上皮	+,腔缘	−	−	−
导管内乳头状黏液性囊腺瘤	−	+	−	−
导管内乳头状黏液性囊腺瘤	−	+	+	+
导管腺癌	+,胞质	−	+	+/−

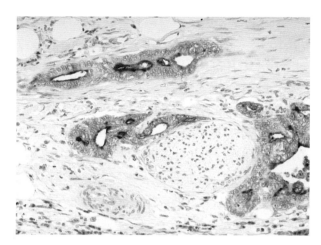

图 10-17　胰腺导管腺癌免疫组化

胰腺导管腺癌上皮细胞表达 CEA,分化较差的区域表达更明显,非肿瘤性腺体一般不表达或者局灶阳性

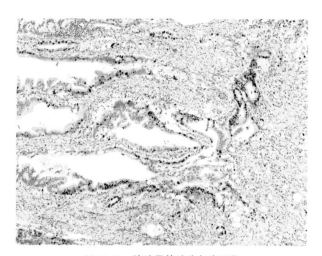

图 10-18　胰腺导管腺癌免疫组化

胰腺导管腺癌细胞核阳性表达 Ki-67

4. 癌胚抗原(carcinoembryonic antigen, CEA)· CEA 主要存在于胎儿消化道上皮组织,正常胰腺不表达 CEA,CEA 广泛表达于多种上皮肿瘤,特别是胃肠道恶性肿瘤,仅可作为胰腺癌诊断的辅助标记物(图 10-17)。

5. 胰酶·腺泡细胞分化的特异性标志物,主要有 α-抗胰蛋白酶、酯酶及弹性蛋白酶等。这些标志物为多克隆抗体,定位于胞质,染色时不易控制背景,需仔细判读。

6. Ki-67·单克隆抗体 Ki-67 是细胞周期重要标记物,其阳性指数代表肿瘤生长的活跃程度。在胰腺肿瘤的良恶鉴别中具有重要参考价值(图 10-18)。Ki-67 指数越高提示组织分级越高、预后越差。

7. p53·P53 是 Tp53 基因的蛋白质产物,是一个核酸蛋白。p53 的缺失和突变是肿瘤常见改变,有 40%~70% 的胰腺癌发生 Tp53 突变,突变的 p53 比野生型 p53 的半衰期长,因此免疫组化能检测到,而野生型 p53 因半衰期太短而无法检测。然

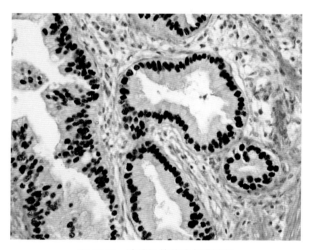

图 10-19　胰腺导管腺癌免疫组化

胰腺导管腺癌细胞核阳性表达 P53

而,部分 Tp53 仍表现为蛋白不稳定,免疫组化方法无法检测。胰腺癌 P53 蛋白的阳性表达率与突变率基本一致,检测 p53 表达对胰腺肿瘤恶性程度判断即预后有重要指导意义(图 10-19)。

8. DPC4·DPC4 是位于染色体 18q21.1 上的抑癌基因,其编码蛋白是 TGF 信号传导途径的重要

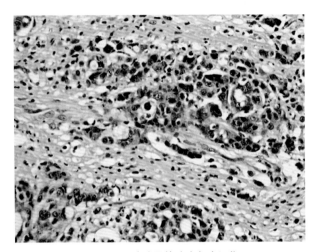

图 10-20 胰腺导管腺癌免疫组化

胰腺导管腺癌阳性表达 DPC4

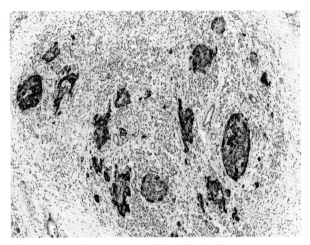

图 10-21 胰腺导管腺癌免疫组化

胰腺导管腺癌（腹胰癌）阳性表达 PP

成员,约 50% 的胰腺癌存在 DPC4 缺失或失活。检测 DPC4 蛋白表达对胰腺肿瘤良恶性鉴别有一定参考价值(图 10-20)。

9. *p*16 · *p*16 是位于染色体 9P 上的抑癌基因,其编码蛋白是 CDK4 的抑制物,为一种核蛋白,约 80% 的胰腺癌存在 *p*16 缺失和失活。

10. 胰多肽（pancreatic polypeptide, PP） · 当 PP 抗体阳性表达时说明肿瘤来源于腹胰(钩突),这是由于钩突部胰岛富含 PP 细胞(图 10-21)。

11. EGFR 和 HER2 · EGFR 和 HER2 是表皮生长因子受体家族的重要成员,均定位于胞膜,对于指导酪氨酸酶抑制剂治疗胰腺癌有一定的意义。

12. 程序死亡分子（programmed death-1, PD1）/PD1 配体（PD1 ligand, PD-L1）（图 10-22） · 近年来,PD1/PD-L1 抑制剂在黑色素瘤的治疗中取得了突破性进展,并迅速应用到其他类型肿瘤,其中包括肺癌、乳腺癌、肝癌、消化道肿瘤、妇科肿瘤、泌尿系统肿瘤以及骨髓瘤和淋巴瘤等多种恶性肿瘤,许多临床试验证明了抗 PD1/PD-L1 治疗可显著改善癌症患者生存期,并且治疗相关不良反应耐受性尚可。PD1/PD-L1 可作为胰腺癌患者新的预后标志物,PD-L1 高表达者预后差,而 PD1 高表达者具良好的无进展生存期(progressionfree survival, PFS)和无远处转移生存期(distant metastases free survival, DMFS)。目前 PD1 和 PD-L1 抑制剂针对胰腺的临床试验各有 30 项和 14 项,正在美国、法

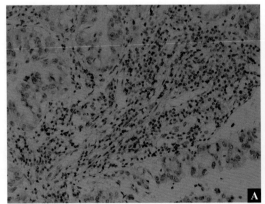
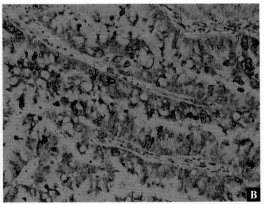

图 10-22 胰腺导管腺癌免疫组化

A. 胰腺导管腺癌间淋巴细胞阳性表达 PD1; B. 胰腺导管腺癌阳性表达 PD-L1

国、韩国等国家进行。日本一项 atezolizumab 的 I 期研究共纳入 6 例患者,其中 1 例为胰腺癌患者,给予 atezolizumab 10 mg/kg,共 17 周期,表达 PD-L1 的肿瘤浸润免疫细胞(immune cell, IC)≥1% 且 < 5%,患者的 PFS 达 12.2 个月。试验虽然仅包含了 1 例胰腺癌患者,但其显著的疗效将指导我们继续在更多的胰腺癌患者中进一步研究。

此外,文献研究表明 pVHL、maspin、S100P 和 IMP-3 是 PDAC 最特异性抗体(表 10-4,图 10-23)。

表 10-4　胰腺导管腺癌免疫组化标记物及表达

抗体	文献	GML 数据库(N= 70[*])
pVHL	—	100% negative
Maspin	+	100%
IMP-3	+	90%
S100P	+	96%
S100A6	+	96%
CAM5.2	+	75%
CK7	+	96%
CK20	—或+	15%
CK17	+	60%
CK19	+	75%
Mesothelin	+	57%
mCEA	+	85%
MOC-31	+	97%
CA19-9	+	84%
Annexin A8[a]	+	ND
MUC1	+	95%
MUC2	+	4%
MUC4	+	50%
MUC5AC	+	67%
MUC6	—或+ 17%	17%
Claudin4	+	94%
Claudin18	+	80%
PSCA	+或—	56%
DPC4/SMAD4	+或—	41%
p53	+或—	60%
CDX-2	—或+	5%
Fascin[a]	+	85%

(续表)

抗体	文献	GML 数据库(N= 70)
CDH17	+或—	18%(17/95)
Annexin A10	+	ND
AKR1B10	+	ND
Plectin-1	+	ND

注:—:阳性表达<5%,+:阳性表达>70%,+或—:50%<阳性表达<70%,—或+阳性表达<50%,GML:Geisinger 医学实验室,[*]:50 例采用组织微阵列,20 例采用常规切片,ND:无数据可获得

七、影像表现与病理学相关性

(一)肿块的形态、边界

PDAC 肉眼观为灰白色、实性、质硬的类圆形肿块。肿块无包膜,浸润生长与周围组织分界不清。当侵及导管系统时导致周围胰腺实质的纤维性萎缩,使得无论肉眼还是影像都很难辨别出肿瘤实际的边界。胰头部肿瘤容易造成梗阻性黄疸,发现时体积一般不大,而胰体尾部肿块发现时相对较大。影像上肿瘤表现为无包膜、边界欠清楚的类圆形肿块,胰周脂肪层不规则或消失(图 10-24)。

(二)肿块位置、大小和 T 分期预测

1. 位置·不同部位的 PC 有完全不同的手术治疗方案,精确定位至关重要。通常将肿块分为胰头、胰体和胰尾。胰头:位于肠系膜上静脉(SMV)和门静脉(PV)汇合处的右侧缘;胰体:位于 SMV 和 PV 汇合处至腹主动脉;胰尾:位于腹主动脉至脾门(图 10-25。)此外,我们需要关注两个特殊解剖部位的 PC:钩突和胰颈。

起源于钩突部的肿瘤容易侵犯胆总管、肠系膜血管沟,并沿腹膜后扩展,部分肿瘤甚至仅仅表现为后腹膜的肿块,但仔细观察肿瘤和钩突有蒂状或条带状联系,此时准确定位有助于外科选择手术切除方式(图 10-26)。免疫组化标记胰多肽(PP),当 PP 抗体阳性表达时说明肿瘤来源于腹胰(钩突部胰岛富含 PP 细胞)(图 10-27,28)。胰颈是位于胰头与胰体之间的狭窄扁薄部分,前后径约 1~2 cm,胰颈的前上方邻接胃幽门,其后面有肠系膜上静脉和门静脉连接部通过。因肠系膜上静脉经过胰颈后侧

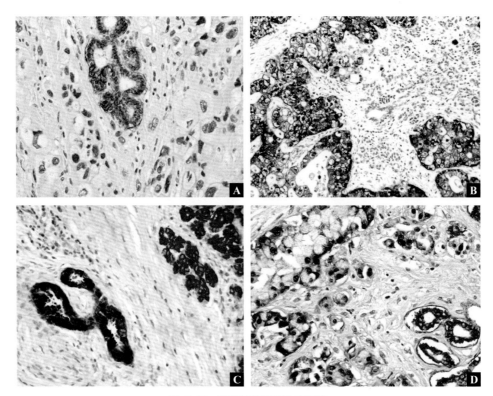

图 10-23 胰腺导管腺癌免疫组化

A. 导管腺癌不表达 pVHL，但正常腺体阳性表达 pVHL；B. 导管腺癌阳性表达 S100P；C. 免疫组化双重染色显示正常腺体阳性表达 pVHL(红色)，而肿瘤腺体阳性表达(棕色)；D. 免疫组化双重染色显示正常腺体阳性表达 pVHL(红色)，而肿瘤腺体阳性表达 S100P(棕色)

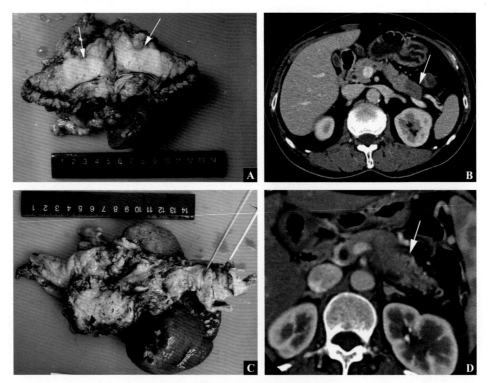

图 10-24 胰腺导管腺癌的大体形态、边界

A. 切除标本示胰尾部结节状肿块，切面灰白色、实性、质地较硬、边界尚清(细白箭)；B. 为图 A 对应的横断面增强 CT 门脉期图像，显示胰尾部边界欠清的低密度肿块(细白箭)；C. 切除标本显示胰尾部呈灰白色，因伴随周围胰腺萎缩(分叶状结构消失)及炎症(间质纤维增生)致肿块边界模糊，难以分辨；D. 为图 C 对应横断面 CT 门脉期图像，胰尾部边界模糊的低密度肿块(细白箭)，周围可见更低密度炎性渗出影

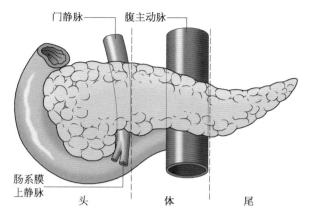

图 10-25 胰腺各部分解剖划分

时,没有来自胰腺的小静脉汇入,胰头十二指肠切除术时,可沿肠系膜上静脉前面与胰颈后面之间进行剥离以备切断胰腺。然而位于胰颈部的胰腺癌,为了确保 R0 切除,常采用全胰切除(图 10-29)。

2. 大小 · 采用 RECIST1.1 实体肿瘤疗效评估标准单径测量法对肿瘤大小进行测量,该方法的优点是方法简单、误差小,可重复性高,并且对放化疗治疗前后疗效评估更加客观准确。我们推荐在增强后的动脉晚期测量胰腺肿块的大小,该时相的肿瘤

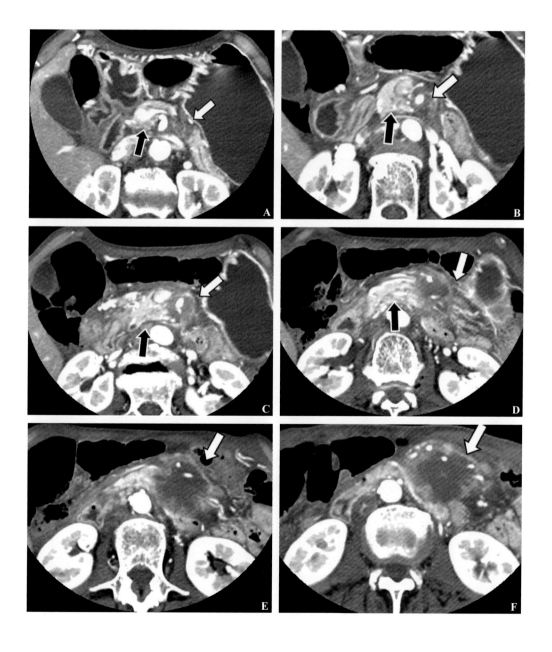

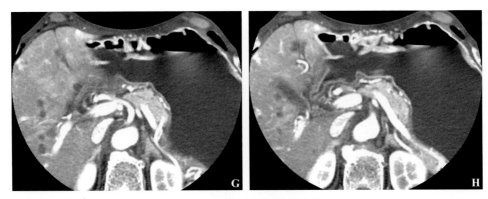

图 10-26　钩突部胰腺导管腺癌

A~F. 横断面 CT 增强动脉晚期连续扫描层面,钩突(粗黑箭)强化良好,肿块与钩突部条带状相连,肿块在肠系膜血管与腹主动脉间向左侧腹膜后生长(粗白箭);G、H. CT 增强动脉晚期显示胰体尾显示无异常,肝脏内可见环形强化的结节灶(转移灶)

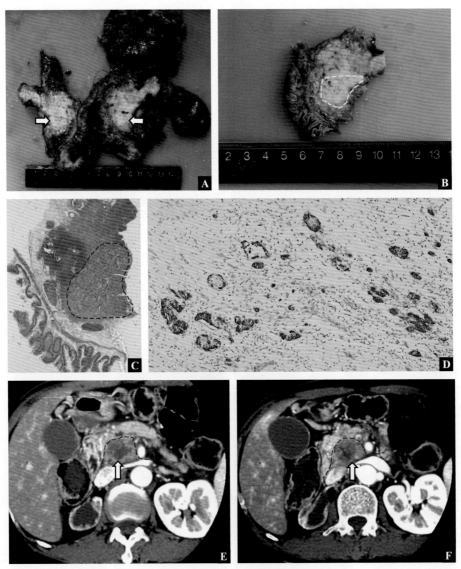

图 10-27　钩突部胰腺导管腺癌

A、B. 大体标本示胰腺钩突部灰白色肿块(粗白箭和黄虚线);C. 为图 B 对应的 HE 染色大病理组织切片,钩突部肿瘤(红虚线);D. 免疫组化 PP 染色阳性表达;E、F. 横断面 CT 增强动脉晚期图像,钩突部低密度肿块(粗白箭)与前方背侧胰腺分界尚清楚,红虚线勾画出两者分界

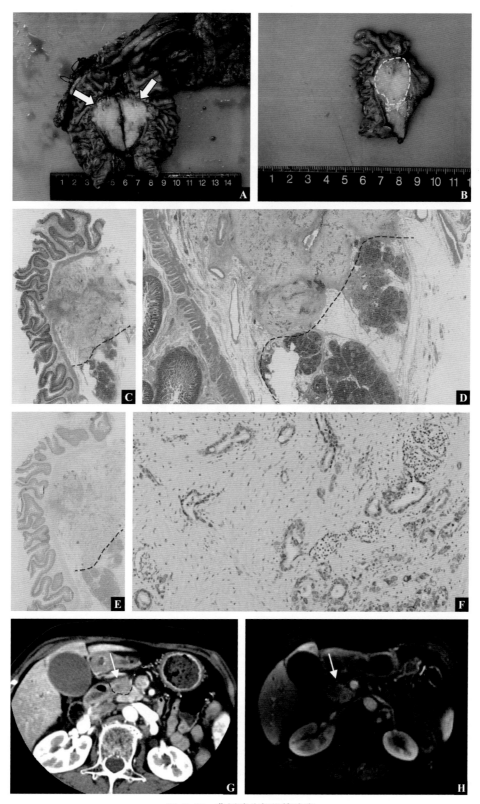

图 10-28　背侧胰头部导管腺癌

A、B. 大体标本示胰头部(背侧)灰白色肿块(粗白箭和黄虚线);C. 为图 B 对应的 HE 染色大组织切片,胰头部(背侧)肿块(红虚线);D. 为图 C 肿瘤区域局部放大,红虚线标出肿块与钩突的分界;E. 免疫组化 PP 染色大组织切片,胰头部(背侧)肿块(红虚线);F. 免疫组化 PP 染色无表达;G、H. 分别为横断面 CT 增强动脉晚期和增强 FS-T1WI 门脉期,胰头背侧弱强化肿块(细白箭)与后方钩突分界清楚,红虚线勾画出两者分界

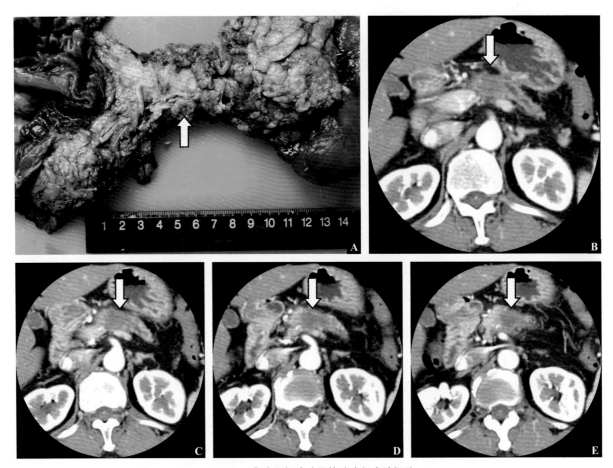

图 10-29　背胰颈部胰腺导管腺癌行全胰切除

A. 全胰切除标本示胰颈部一枚灰白色肿块（粗白箭）；B～E. 横断面 CT 动脉晚期连续的四个层面，肠系膜上静脉前方胰颈部低密度、边界不清楚的肿块（粗白箭）

与正常胰腺对比度最大。在横断面上寻找肿瘤最大的 CT 层面，并放大图像后测量肿瘤的最长径（图 10-30A、D、G、J）。

3. T 分期·肿瘤大小及与血管之间的关系直接决定是否手术可切除，术前对肿瘤进行 T 分期预测和可切除性评估尤为重要。2017 年美国癌症研究联合会（American Joint Committee on Cancer，AJCC）第八版胰腺癌 TNM 分期做了较大程度更新（表 10-5）。第一个更新是对 T2 期和 T3 期的表述：第 8 版 AJCC 将 T2 期定义为 2 cm＜肿瘤最大长径≤4 cm，T3 期定义为肿瘤最大长径＞4 cm 但尚未累及 CA 或 SMA。增加了 4 cm 概念，去除了胰腺内、外这个主观性概念，使得 T2、T3 分期更加客观和准确。第二个更新为第 8 版 AJCC 将 T1 期进一步细化，分为 T1a 期、T1b 期、T1c 期。这一更新符合精

准医疗理念，体现出对小 PC 和早期 PC 诊断的重视。第三个更新为 T4 期取消了"肿瘤不可切除"这一主观性描述，因为肿瘤是否可切除还取决于各家医院的手术水平，增加了"肝总动脉（CHA）受侵犯"这一标准，使得 T4 期的描述全面、客观。

（三）肿块内部特征

1. 平扫·PDAC 主要由三大成分组成：一是肿瘤细胞，二是纤维结缔组织，三是残留的正常胰腺组织。肿瘤细胞在 T1WI 上呈低信号，在 T2WI 上呈相对高信号；平扫 CT 呈等或低密度；纤维结缔组织在 T1WI 和 T2WI 上均呈低信号，平扫 CT 呈低密度；残留正常胰腺组织 MRI 和 CT 与正常胰腺组织信号和密度相同。所以，PDAC 的影像学表现取决于三者的比例。通常肿块在 MRI 上整体表现为

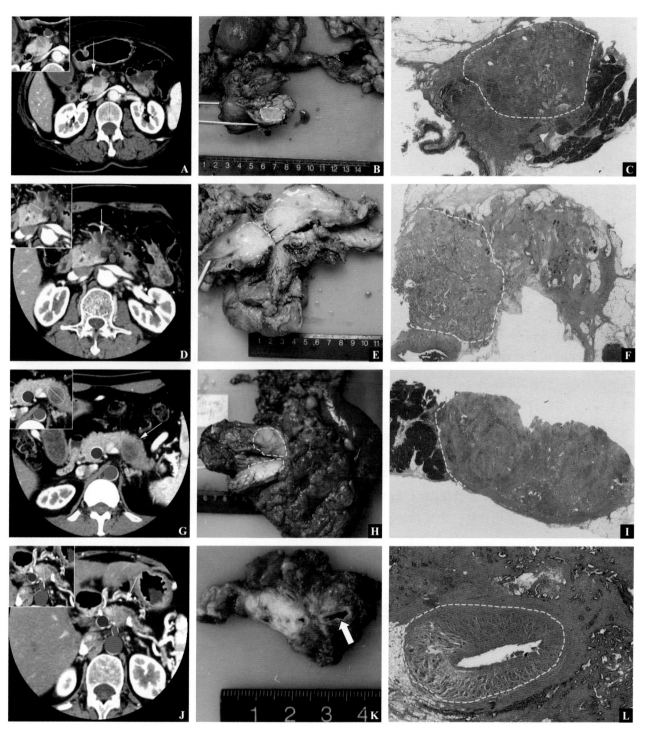

图 10-30　胰腺导管腺癌影像 T 分期预测

A. 横断面 CT 动脉晚期图像示胰头部类圆形低密度灶(细白箭),影像预测为 T1 期;B、C. 分别为图 A 同一患者的术后大体图和 HE 染色大组织切片,黄虚线标出肿瘤边界;D. 横断面 CT 动脉晚期图像示胰颈部边界不清的低密度影(细白箭),局部可见更低密度潴留囊肿影,影像预测为 T2 期;E、F. 分别为图 D 同一患者的术后大体图和 HE 染色大组织切片,黄虚线标出肿瘤边界;G. 横断面动脉晚期 CT 增强图像示胰尾部类圆形低密度灶(细白箭),影像预测为 T3 期;H、I. 分别为图 G 同一患者的术后大体图和 HE 染色大组织切片,黄虚线标出肿瘤边界;J. 横断面动脉晚期 CT 增强图像示胰体部类圆形低密度灶(细白箭),肿块与腹腔动脉干接触＜180°,影像预测为 T4 期;K、L. 分别为图 J 同一患者的术后大体图和 HE 染色大组织切片,粗白箭和黄虚线标出腹腔动脉干(图 A、D、G、J 左上角给出肿块测量方法)

表 10-5　美国癌症研究联合会第 7、8 版肿瘤 T 分期比较

第 7 版分期		第 8 版分期	
T 分期	分期标准	T 分期	分期标准
T1	肿瘤局限于胰腺内，最大径≤2 cm	T1 T1a T1b T1c	肿瘤最大长径≤2 cm 肿瘤最大长径≤0.5 cm 0.5 cm＜肿瘤最大长径＜1 cm 1 cm≤肿瘤最大长径≤2 cm
T2	肿瘤局限于胰腺内，最大径＞2 cm	T2	2 cm＜肿瘤最大长径≤4 cm
T3	肿瘤累及胰腺外，但未侵犯腹腔干和肠系膜上动脉	T3	肿瘤最大长径＞4 cm 但尚未累及腹腔动脉干或肠系膜上动脉
T4	肿瘤侵犯腹腔干和肠系膜上动脉（局部不可切）	T4	肿瘤累及腹腔动脉干、肠系膜上动脉和（或）肝总动脉，不考虑肿瘤大小

T1W 信号低于正常胰腺组织，T2W 信号与正常胰腺组织接近或略高，在 CT 上表现为低或等密度（图 10-31、32）。PDAC 显著的促结缔组织增生和间质纤维化的生物学行为，导致即使肿块体积较大，其内部也极少出现出血坏死和囊变（图 10-33），但可见局部黏液分泌，使得部分肿块 T2WI 上呈较高信号，或者在 CT 上表现为更低密度区（图 10-34）。PDAC 较易引起周围胰腺组织炎症，当炎症破坏血管时，会引起出血（图 10-35、36）

2. 增强后表现・既往的研究表明 PDAC 组织中微血管密度高于正常胰腺组织，并且与肿瘤的分期、浸润和转移等临床病理特征密切相关，但癌组织的血供并不随肿瘤的微血管密度升高而增加。介入

放射学检查显示胰腺癌为乏血管肿瘤，其血流量为正常胰腺的三分之一。为何 PDAC 微血管密度升高而血供反而下降？Fujimoto 等通过测量 PDAC 微血管密度并对比胆囊癌和胃癌后发现，PDAC 微血管密度明显低于后两者，并认为这是胰腺癌被称为乏血管肿瘤的原因。但此项研究侧重于微血管密度对肿瘤血供的影响，忽略了其他肿瘤血管生成特征，如血管形态和面积。Pavlopoulos 等通过对 106 例直肠癌微血管密度、形态和面积的测定分析后认为肿瘤组织中总的血流量与有效血管面积相关，是微血管密度、形态的综合反映，在众多预测生存的参数中，微血管密度并非是唯一有意义的指标。研究表明虽然正常胰腺组织、慢性胰腺炎和胰腺癌的微血管

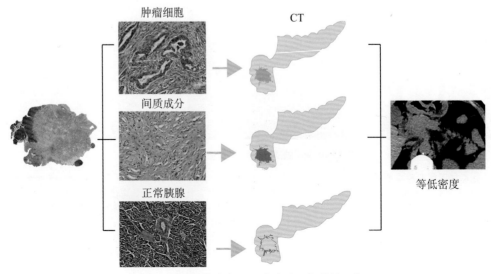

图 10-31　胰腺导管腺癌 CT 平扫与病理相关性示意图

密度逐渐升高,但后者的微血管形态变窄细小,有效面积反而下降,这也很好解释了正常胰腺组织在增强后强化显著,而 PDAC 强化不明显(图 10-37)。

由此可见,决定 PDAC 强化程度主要取决于肿瘤内微血管面积。肿瘤间质、炎症间质和残留的胰腺组织的微血管面积综合决定了某一病例 PDAC 的强化程度。镜下显示 PDAC 的肿瘤细胞和间质比例不同,炎症程度和分布也不同;肿瘤内可以完全缺少

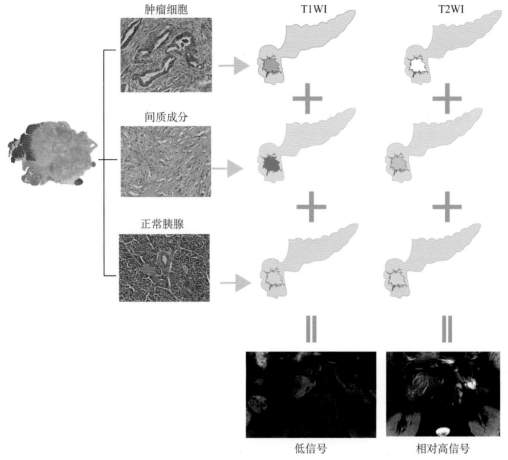

图 10-32　胰腺导管腺癌 MRI 平扫与病理相关性示意图

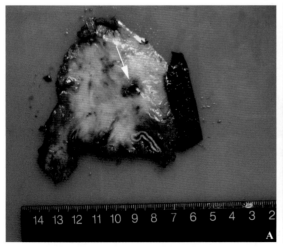
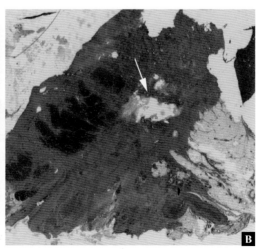

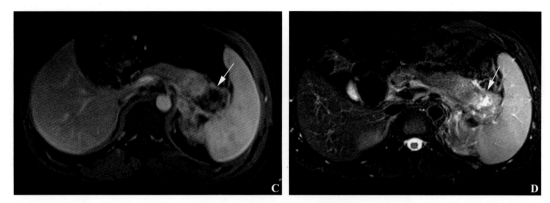

图 10-33 胰腺导管腺癌灶性坏死

A、B. 胰尾部肿块的大体和 HE 染色图,肿块呈灰白色,其间夹杂正常胰腺组织,肿块内可见暗红色坏死灶(细白箭),
镜下对应坏死灶区域脱落(细白箭);C. 横断面 FS-T1WI 增强门脉期示胰尾近脾门处肿块呈低信号(细白箭),内部
信号不均匀,局部可见更低信号影(肿瘤内部坏死);D. 横断面 FS-T2WI 示肿块呈高信号(细白箭),局部见更高信号
影(肿瘤内部坏死)

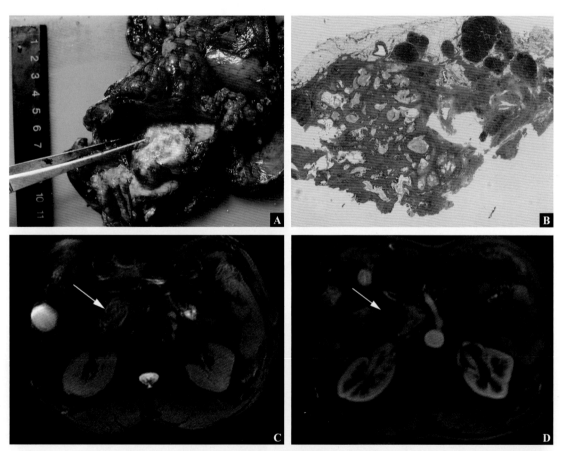

图 10-34 产黏液丰富的胰腺导管腺癌

A、B. 分别为胰头部肿块的大体切面和 HE 染色大组织切片,肿块呈灰白色,其内可见较多黏液,镜下可见肿瘤细胞
分泌大量黏液;C. 横断面 FS-T2WI 示胰头部类圆形、边界欠清的较高信号影(细白箭);D. 横断面 FS-T1WI 增强后
动脉晚期图像示肿块无明显强化(细白箭)

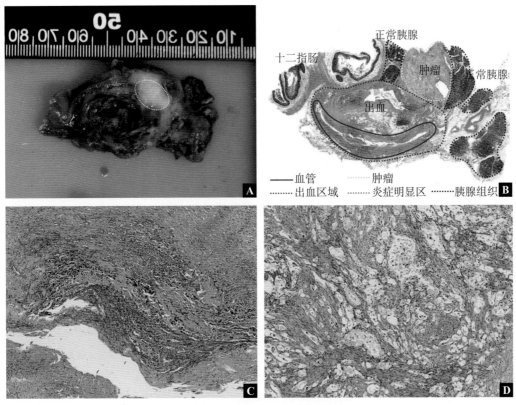

图 10-35　胰腺导管腺癌继发周围炎症、出血

A. 大体标本示胰头部一枚苍白色肿块（黄虚线），其下方可见出血区（红虚线）；B. HE 染色大组织病理切片示肿瘤下方出血原因为炎症破坏血管所致；C. 大量炎症细胞侵袭和破坏血管，导致周围出血；D. 肿瘤细胞呈低分化，部分为印戒细胞样

图 10-36　胰腺导管腺癌所致出血

与图 10-35 为同一患者，术前 MRI。A～C. 分别为横断面连续层面 FS-T1WI 平扫图像，胰头部可见一枚低信号肿块（细白箭），肿块下方层面见片状高信号出血影，红虚线勾画出出血区；D. 横断面 FS-T2WI 示胰头部肿块呈等信号（细白箭），其上方胆总管和主胰管于胰头处截断（细蓝箭）

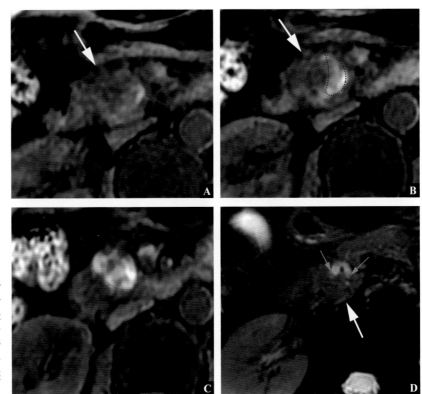

正常胰腺组织,也可以残留不等量的胰腺组织,而且分布不一,这些镜下的差异是影像上 PDAC 出现不同强化程度和方式的机制。

PDAC 强化方式主要有 4 种常见类型,见图 10-38。

1. 强化方式一 · 肿块在增强各期均呈低信号或低密度,表现为无明显强化。这类肿瘤主要由肿瘤细胞和肿瘤间质组成,内部无明显的炎症反应,也几乎无残留的正常胰腺组织(图 10-39～41)。

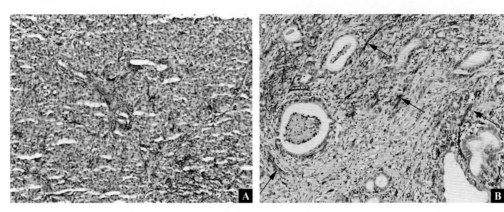

图 10-37 正常胰腺组和胰腺导管腺癌免疫组化 CD34 染色

A. 正常胰腺组织微血管网丰富,形态完整,微血管面积大;B. 导管腺癌微血管呈细条状(细黑箭),管腔闭塞,微血管面积小

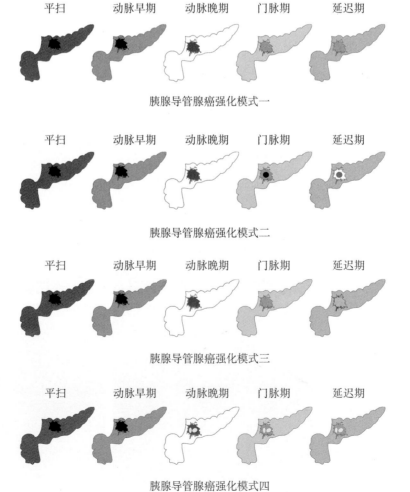

胰腺导管腺癌强化模式一

胰腺导管腺癌强化模式二

胰腺导管腺癌强化模式三

胰腺导管腺癌强化模式四

图 10-38 胰腺导管腺癌强化模式示意图

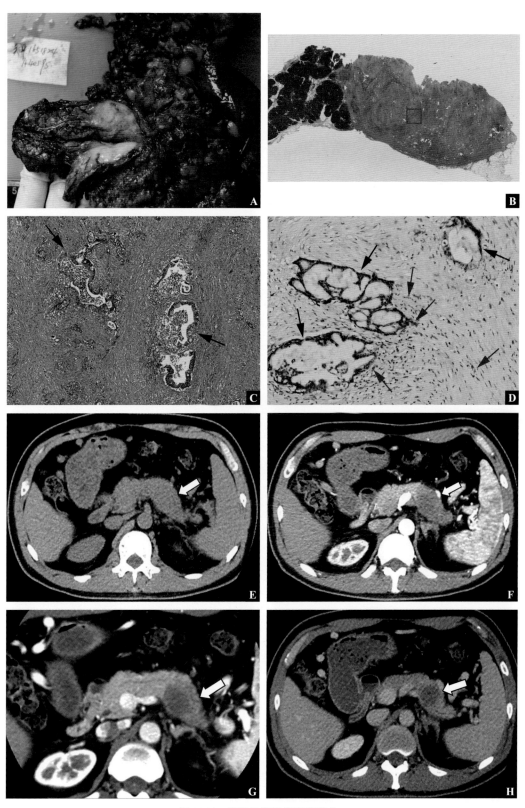

图 10-39　胰腺导管腺癌强化模式一

肿瘤特征：肿瘤间质微血管稀少、管腔面积小，而肿瘤内炎症反应不显著并且导致影像增强无显著强化。A、B. 分别为大体图和 HE 染色大组织切片，可见胰尾部一灰白色肿块；C. 为图 B 红框放大，可见实体肿瘤内含有大量纤维，其内可见少量散在分布的肿瘤腺体（细黑箭）；D. 免疫组化 CD34 染色可见肿瘤腺体（细黑箭）和肿瘤间质内分布极少呈细线状血管（细黑箭）；E. 横断面 CT 平扫可见胰尾部一枚类圆形、低密度肿块影（粗白箭）；F～H. 分别为横断面 CT 动脉期、门脉期和延迟期图像，可见肿瘤呈低密度，无明显强化（粗白箭）

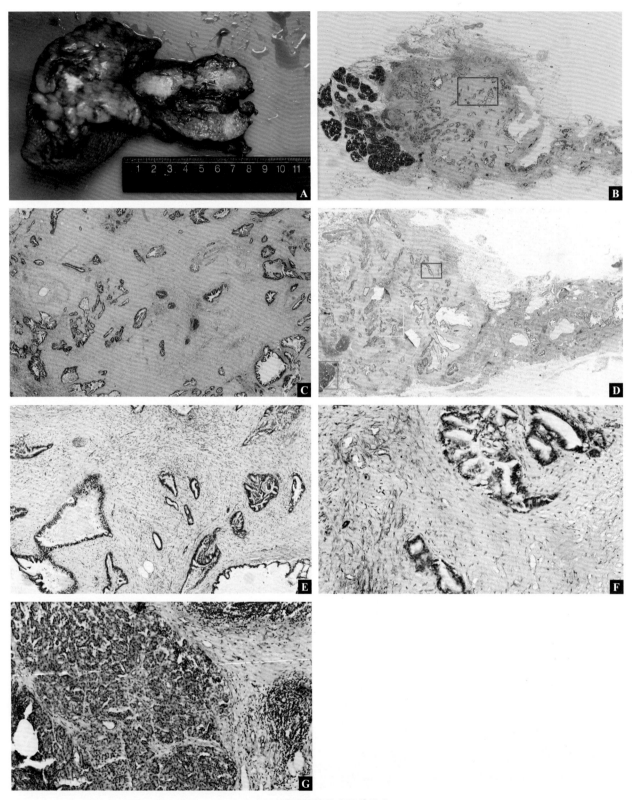

图 10-40　胰腺导管腺癌强化模式一

肿瘤特征：肿瘤细胞少，间质丰富，间质内微血管分布不一，微血管呈细线状，管腔面积小，而肿瘤内炎症反应不显著并且无残留正常胰腺组织导致影像增强无显著强化。A、B. 分别为大体标本和 HE 染色大组织切片，可见胰体部一枚灰白色肿物；C. 为图 B 红框放大，可见肿瘤内含有大量纤维，其内可见少量散在分布的肿瘤腺体；D. 免疫组化 CD34 染色大组织切片；E. 为图 D 红框放大，此区域肿瘤间质丰富，但微血管几乎无；F. 为图 D 黄框放大，此区域肿瘤间质内微血管丰富，但微血管呈细线样，面积小；G. 为图 D 蓝框放大，为肿瘤旁正常胰腺，可见密集的微血管网

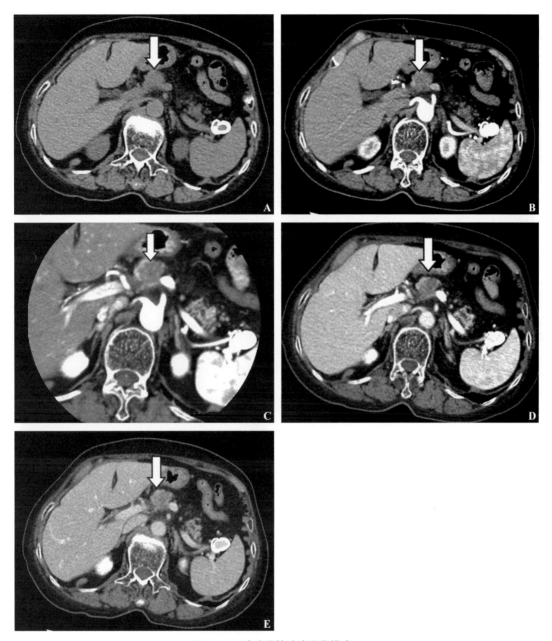

图 10-41　胰腺导管腺癌强化模式一

与图 10-38 为同一患者,术前 CT。A. 横断面 CT 平扫示胰体部等低密度肿块(粗白箭);B~E. 分别为横断面 CT 增强动脉早期、动脉晚期、门脉期和延迟期图像,胰体部肿块几乎无强化(粗白箭)

2. 强化方式二·肿块出现边缘环状强化,而肿瘤中心部位无强化。部分 PDAC 在动脉期肿块周围出现轻度强化,随着时间延长强化逐渐明显,甚至超过周围正常的胰腺组织,而中心部位无明显强化。说明该肿瘤周围残留的正常胰腺组织和炎症反应(图 10-42、43)。

3. 强化方式三·肿块呈渐进强化。增强后动脉期(尤其是动脉晚期)表现为相对低信号或低密度,随着增强时间的延迟(静脉期或延迟期)出现逐渐强化,肿瘤与周围胰腺实质信号或密度相仿(图 10-44~47),个别甚至强化高于胰腺实质(图 10-48)。说明这类肿瘤残留的正常胰腺组织较多,在镜下可见胰腺小叶结构仍然存在,肿瘤组织较少。

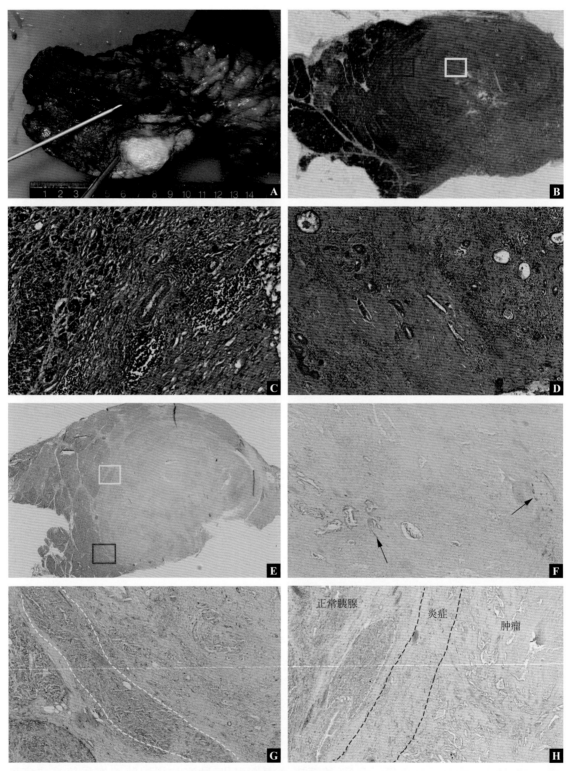

图 10-42 胰腺导管腺癌强化模式二

肿瘤特征：肿瘤中心肿瘤细胞少，间质丰富，间质内微血管分布不一，微血管呈细线状，管腔面积小，而肿瘤边缘主要为正常胰腺组织、炎症组织和肿瘤细胞，导致肿瘤影像增强边缘强化而中心无明显强化。A. 大体标本示胰尾部一枚边界欠清的类圆形肿块，切面呈灰白色，实性，质硬；B. 为 HE 染色大组织切片；C. 为图 B 红框放大，可见肿块边缘正常胰腺、淋巴细胞、间质纤维及血管；D. 为图 B 黄框放大，可见肿瘤内部由增生明显的间质纤维及少量散在分布的肿瘤腺体组成，其内还可见残留的萎缩的胰腺组织（主要为导管及少量胰岛）；E. 免疫组化 CD34 染色大组织切片；F. 肿瘤中心仅有极少的肿瘤血管（细黑箭）；G、H. 分别为图 E 红框和黄框放大部分示肿瘤边缘正常胰腺组织内大量血管，黄虚线勾画出肿瘤周围正常胰腺组织

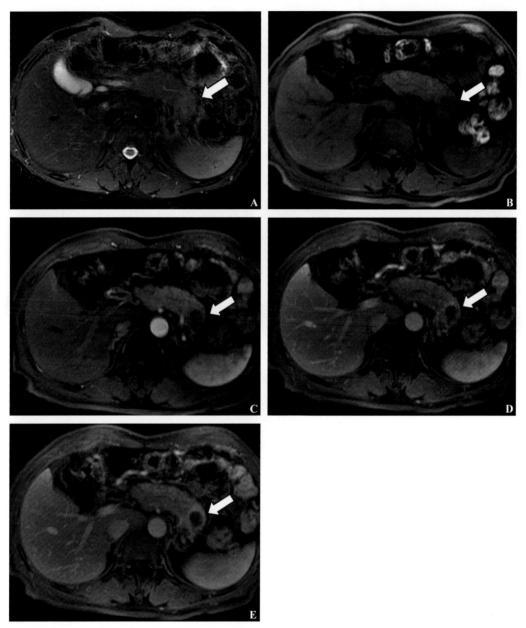

图 10-43 胰腺导管腺癌强化模式二

与图 10-42 为同一患者,术前 MRI。A. 横断面 FS-T2WI 示胰尾部类圆形、边界欠清的稍高信号影;C～E. 分别为横断面 FS-T1WI 平扫、动脉期、门脉期和延迟期图像,胰尾部肿块呈低信号,增强后肿块边缘逐渐强化(病理对应肿瘤周围正常胰腺组织),肿块本身无明显强化(病理对应肿块内部大量胶原纤维和肿瘤血管有效面积小)(粗白箭)

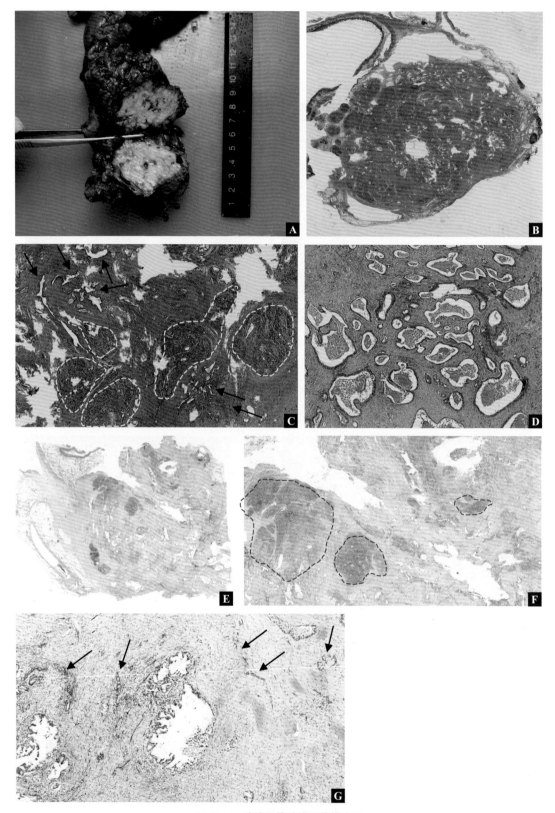

图 10-44　胰腺导管腺癌强化模式三

肿瘤特征：肿瘤细胞和间质均较少，以残留正常胰腺组织为主，导致肿瘤影像增强呈延迟强化。A. 大体标本示胰头部灰白色肿块；B. 为 HE 染色大组织切片；C. 肿瘤内部有大量残留的正常胰腺组织（黄虚线）和少许肿瘤细胞（细黑箭）；D. 肿瘤细胞以大管腔为主，管腔内有分泌的黏液和脏物；E. 免疫组化 CD34 染色大组织切片；F. 残留的正常胰腺组织内大量微血管（红虚线）；G. 肿瘤间质内少许微血管，管腔狭窄，几近闭塞，细黑箭标出部分 CD34 阳性表达的肿瘤血管

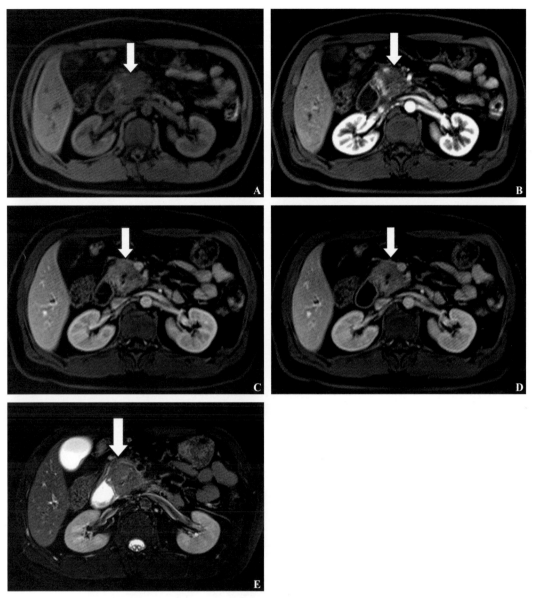

图 10-45　胰腺导管腺癌强化模式三

与图 10-44 为同一患者,术前 MRI。A. 横断面 FS-T1WI 可见胰头部类圆形、边界欠清的低信号肿块(粗白箭);
B~D. 分别为横断面 FS-T1WI 增强后动脉期、门脉期和延迟期图像,肿块呈渐进性延迟强化(粗白箭),与镜下肿
瘤内较多残存正常胰腺组织相关;E. 横断面 FS-T2WI 可见胰头部肿块呈稍高信号影(粗白箭)

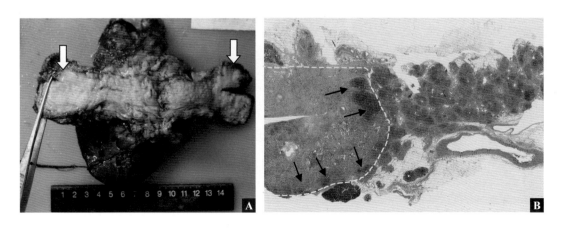

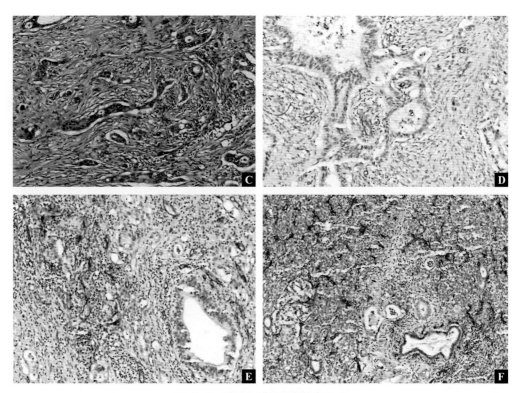

图 10-46　胰腺导管腺癌强化模式三

肿瘤特征：肿瘤细胞丰富，间质少，瘤内有一定的炎症反应，肿瘤边缘少许残留正常胰腺组织，炎症间质内微血管和正常胰腺组织内微血管使肿瘤在影像上的渐进强化。A. 大体标本示胰体部灰白色肿块（粗白箭）；B. 为 HE 染色大组织切片，肿瘤周围残留正常胰腺组织（细黑箭）；C. 瘤内肿瘤细胞丰富，间质较少；D. CD34 染色，肿瘤间质内少许阳性微血管；E. CD34 染色，肿瘤内炎症间质内有大量阳性表达的微血管；F. 肿瘤周围残留正常胰腺组织内具有丰富的微血管网

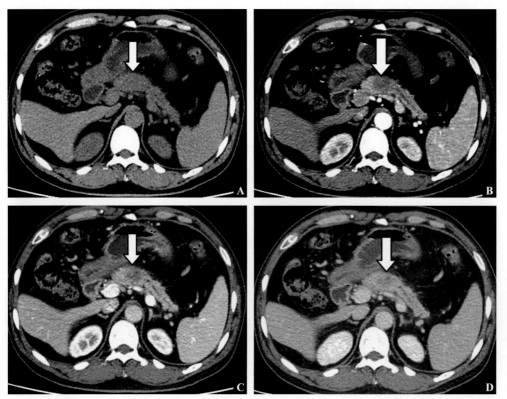

图 10-47　胰腺导管腺癌强化模式三

与图 10-46 为同一患者，术前 CT。A. 横断面 CT 平扫示胰体部边界不清等密度肿块（粗白箭）；B～D. 分别为横断面 CT 增强动脉期、门脉期和延迟期图像，肿块呈渐进性延迟强化（粗白箭）

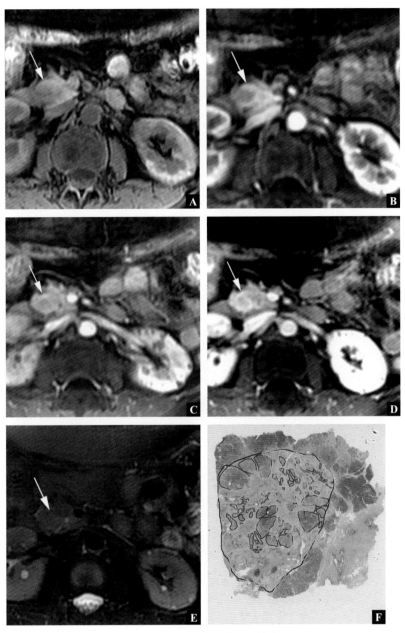

图 10-48　胰腺导管腺癌强化模式三

A. 横断面 FS-T1WI 可见胰头部类圆形、边界欠清的低信号肿块（细白箭）；B～D. 分别
为横断面 FS-T1WI 增强后动脉期、门脉期和延迟期图像，肿块呈渐进性延迟强化（细白
箭），与镜下肿瘤内较多残存正常胰腺组织相关；E. 横断面 FS-T2WI 可见胰头部肿块
呈稍高信号影（细白箭）；F. HE 染色，大病理组织切片，肿瘤内部大量的正常胰腺组织、
炎症间质和少量肿瘤细胞

4. 强化方式四·肿块内部出现点片状强化。强
化程度和方式与周围胰腺实质基本相同，镜下表明
与肿瘤内残留正常胰腺组织相关（图 10-49～51）。

（四）间接征象
间接征象包括：胰腺轮廓的改变；瘤体上游胰腺

实质的萎缩；上游胰管和（或）胆总管的扩张；肿瘤导
致的局部潴留囊肿或假性囊肿。这些间接征象十分
重要，有时在影像上尚无明确肿块时即可出现，甚至
是诊断 PDAC 的重要线索。

1. 胰腺轮廓的改变·胰腺为后腹膜脏器，位置
深在，<2 cm 的小胰癌较难发现，肿块发现时大部分

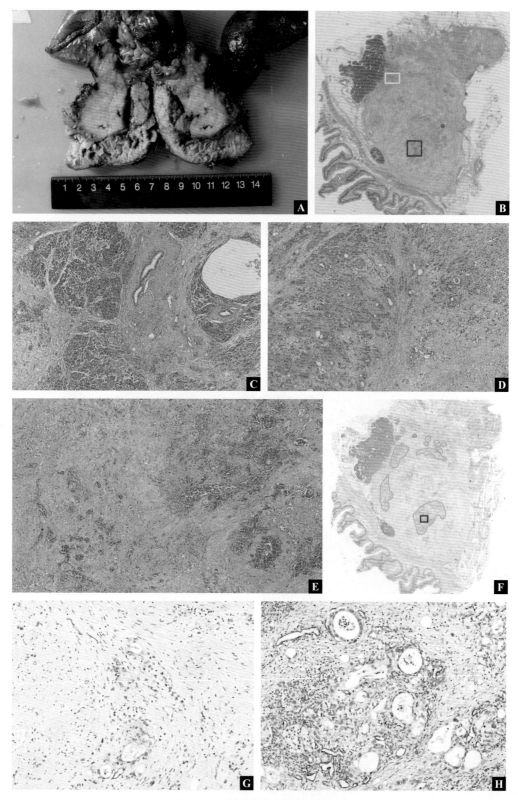

图 10-49　胰腺导管腺癌强化模式四

肿瘤特征：肿瘤内部和边缘残留较多的正常胰腺组织，中央部位间质丰富，间质内微血管极少，另见多发灶性出血。A. 大体标本示胰腺钩突部灰白色肿块；B. 为 HE 染色大组织切片；C、D. 分别为图 B 红框和黄框放大，肿瘤内部和边缘有较多残留正常的胰腺腺泡和导管；E. 肿瘤内部灶性出血；F. 为免疫组化 CD34 染色大组织切片，内部和边缘较多残留的正常胰腺组织（绿圈）；G. 为图 F 黄框放大，丰富的肿瘤间质内极少的微血管；H. 为图 F 红框放大，肿瘤内残留的胰腺微血管丰富，管腔面积大

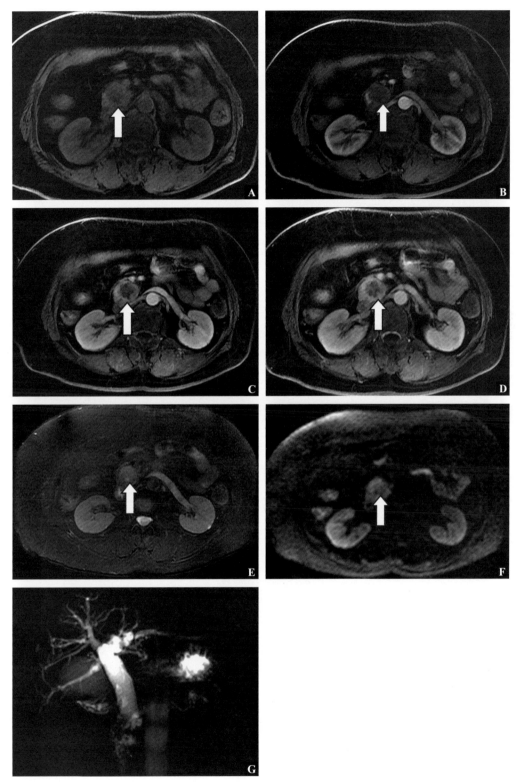

图 10-50　胰腺导管腺癌强化模式四

与图 10-49 为同一患者,术前 MRI。A~D. 分别为横断面 FS-T1WI 平扫、动脉期、门脉期和延迟期图像,胰头钩突部边界欠清的异常信号肿块,平扫呈低信号(粗白箭),增强后肿块边缘和内部出现斑点状不均匀延迟强化；E. 横断面 FS-T2WI 上肿块呈稍高信号(粗白箭)；F. DWI(b=1 000 s/mm²)上肿块明显弥散受限(粗白箭)；G. 2D-MRCP 示胰头平面以上肝内外胆管明显扩张,胰管无扩张

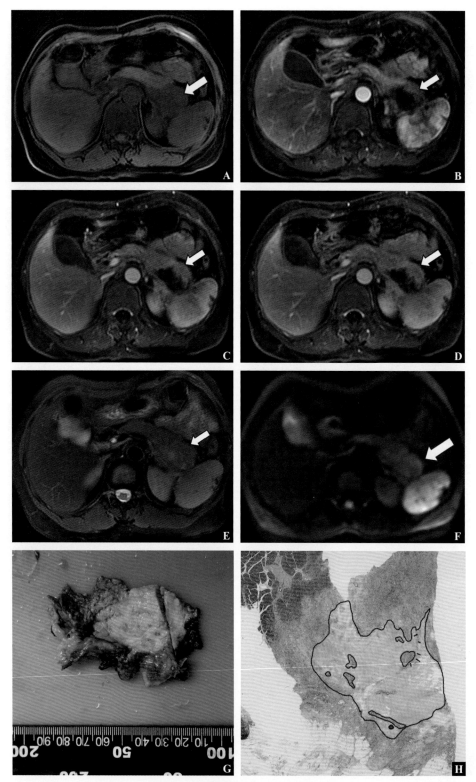

图 10-51　胰腺导管腺癌强化模式四

肿瘤特征：肿瘤内部和边缘残留较多的正常胰腺组织，其中央部位间质极为丰富，并见局部坏死，影像上肿瘤的间质和坏死区无强化，而周围和中心残留正常胰腺组织延迟强化。A. 横断面 FS-T1WI 示胰尾部类圆形、边界清楚的低信号肿块影；B～D. 分别为横断面 FS-T1WI 增强动脉期、门脉期和延迟期图像，肿块边缘延迟强化（对应病理肿瘤周围正常胰腺组织），内部出现斑片状延迟强化（对应残留少许正常胰腺组织），肿块本身无明显强化（肿块内部大量胶原纤维）（粗白箭）；E. 横断面 FS-T2WI 示胰尾部肿块不均匀高信号（粗白箭）；F. DWI(b＝1 000 s/mm²)示肿块明显弥散受限（粗白箭）；G. 大体标本示胰尾部灰白色肿块；H. 为 HE 染色大组织切片，红线勾画出肿瘤边界和内部残存的正常胰腺

已突出于胰腺轮廓外,表现为胰腺局部的隆起。

2. 瘤体上游胰腺实质的萎缩·胰头、颈、体部胰腺癌,由于肿瘤围管性生长,导致胰管阻塞,胰管内压力增高,胰腺血供和排泄受阻,导致胰体尾部梗阻性慢性胰腺炎,进而胰腺实质萎缩(图10-52、53)。

3. 胰管和(或)胆总管的扩张·当 PDAC 浸润胆总管和(或)胰管,引起两者梗阻及上游胰胆管扩张。胰头部的 PDAC,常引起两者同时扩张,出现典型"双管征";体尾部肿块一般只引起上游胰管的扩张(10-52、53);部分胰头、胰尾脾门附近的 PDAC 可以无任何胰胆管扩张的表现。当伴存胰腺分裂,即使有胰头癌,但其背侧胰管不一定会梗阻。梗阻扩张的主胰管通常表现为连续性均匀、串珠样和不规则扩张,张力高,甚至可见胰管分支扩张。胆总管的梗阻完全,导致上游肝内外胆管扩张表现为"软藤"状。MDCT 和 MRCP 均可以非常好地显示梗阻点的形态、是否伴有肿块及胰胆管扩张的特征。

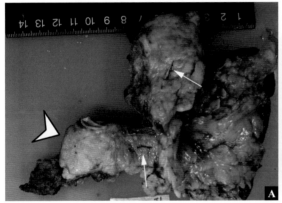
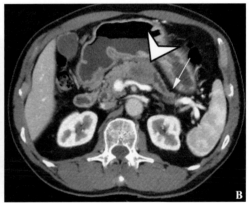

图 10-52　胰腺导管腺癌间接征象(胰腺萎缩和上游胰管扩张)

A. 大体标本示胰体部一枚灰白色肿块(白箭头),肿块侵犯阻塞主胰管,导致上游主胰管扩张(细白箭)和胰腺实质萎缩;B. 横断面 CT 增强门脉期图像,胰体部肿块(白箭头)导致上游主胰管扩张(细白箭)和胰腺实质萎缩

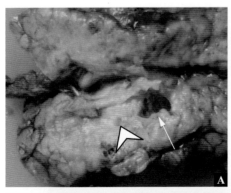
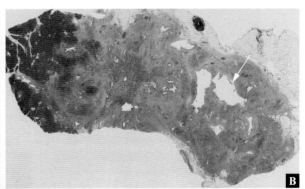

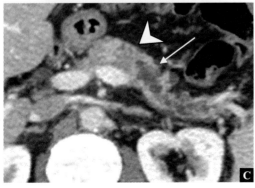

图 10-53　胰腺导管腺癌间接征象(胰腺萎缩和上游胰管扩张)

A. 大体标本示胰体部一枚灰白色小肿块(白箭头),肿块侵犯阻塞主胰管致其上游主胰管明显扩张(细白箭),胰腺实质萎缩;B. 为图 A 对应的 HE 染色大组织切片示肿块和扩张的主胰管(细白箭);C. 横断面 CT 增强门脉期图像,低密度的肿块(白箭头)导致上游主胰管扩张(细白箭)和胰腺实质萎缩

4. 肿瘤导致的局部潴留囊肿或假性囊肿· PDAC 并发阻塞性胰腺炎十分常见,产生假性囊肿也是必然;胰管阻塞、胰液潴留导致潴留性囊肿更是常见现象,当这些囊肿较大或成簇状,可能会忽视小的 PDAC 存在,导致错诊、漏诊(图 10-54～58),贻误治疗时机。

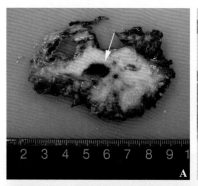
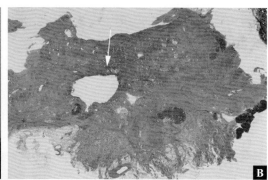
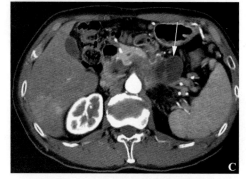

图 10-54　胰腺导管腺癌间接征象(潴留囊肿)

A、B. 分别为大体和 HE 染色图,胰体部肿块导致胰管扩张、潴留囊肿形成(细白箭),镜下见囊肿内衬导管上皮细胞(细白箭);C. 横断面 CT 增强门脉期图像,胰体部弱强化肿块及其附近液体密度的潴留囊肿(细白箭)

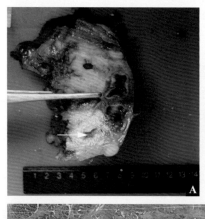
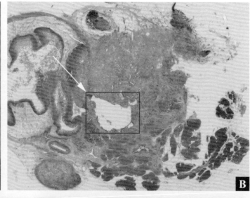
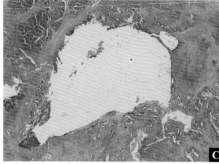
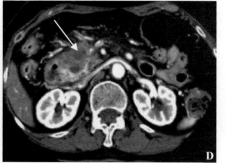

图 10-55　胰腺导管腺癌间接征象(潴留囊肿)

A. 大体标本示胰头部边界欠清、灰白色肿块,肿块内部潴留囊肿形成(细白箭);B. 为图 A 对应的 HE 染色大组织切片示肿瘤及潴留囊肿(细白箭);C. 为图 B 红框放大,囊肿内衬上皮细胞;D. 横断面 CT 增强门脉期图像,胰头部一枚边界欠清的低密度肿块,其内前方有液体密度潴留囊肿(细白箭)

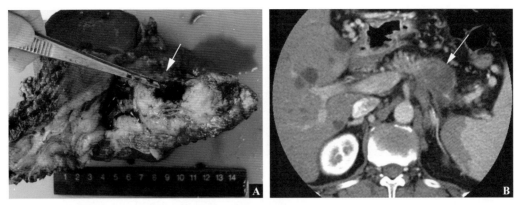

图 10-56　胰腺导管腺癌间接征象（假性囊肿）

A. 大体标本示胰体部一枚灰白色肿块和附近充满血液的厚壁假性囊肿（细白箭）；B. 横断面 CT 增强动脉晚期图像，胰体部肿块和假性囊肿（细白箭）均为低密度，难以区分

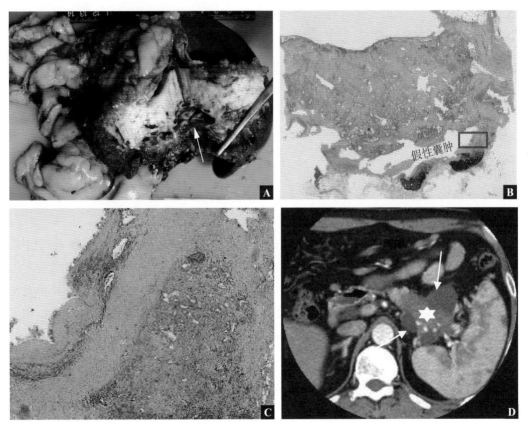

图 10-57　胰腺导管腺癌间接征象（假性囊肿）

A. 大体图示胰尾部一枚灰白色肿块，周围为假性囊肿（细白箭）；B. 为图 A 对应的 HE 染色大组织切片示胰尾部肿块及周围假性囊肿；C. 为图 B 红框放大，可见无上皮结构的假性囊肿壁和周围大量肿瘤腺体；D. 横断面 CT 动脉晚期图像示胰体部肿块（星号）导致假性囊肿（细白箭）

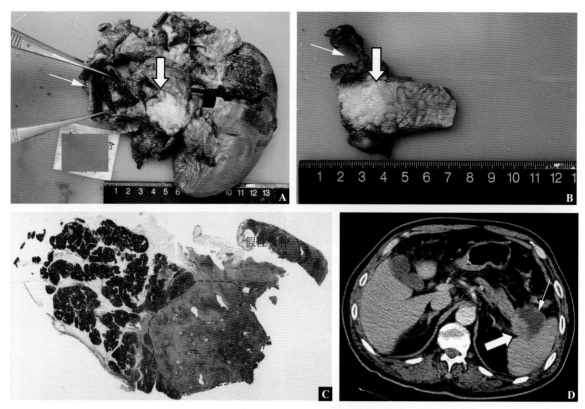

图 10-58　胰腺导管腺癌间接征象（假性囊肿）

A、B. 大体图示胰尾部一枚灰白色肿块（粗白箭），周围为假性囊肿（细白箭）；C. 为图 B 对应的大组织病理切片，可见肿瘤（红虚线）和瘤旁假性囊肿；D. 横断面 CT 增强动脉晚期图像，胰尾部几乎等密度肿块（粗白箭），其腹侧面有假性囊肿（细白箭）

（五）肿瘤与血管关系评估

在评估肿瘤与胰周血管的关系时，美国腹部放射学会及美国胰腺协会制定的 PDAC 放射学结构化报告共识提出，肿块与胰周血管关系需要通过横断面及多种三维后处理技术进行全面展示，MSCT 主要的重建技术有多平面重组（multi-planar reconstruction，MPR）、最大密度投影（maximum intensity projection，MIP）、曲面重建（curved planar reconstruction，CPR）、容积再现（volume rendering，VR）。

1. 胰周动脉 · 胰周动脉包括腹腔动脉干（celiac axis，CA）、肠系膜上动脉（superior mesenteric artery，SMA）、肝总动脉（common hepatic artery，CHA）和腹主动脉（abdominal aorta）。影像评估需要明确给出：动脉与血管之间关系（接触面的扇区角度），血管管腔口径是否变窄、变形。当血管与实性

肿瘤接触面出现云雾状或索条状密度增高影，需要明确这些阴影与血管之间的接触关系（图 10-59、60 和表 10-6）。

此外，临床实际中我们还要重视以下三方面的评估：①SMA 第一分支：肿瘤浸润 SMA 第一分支，例如空肠动脉、结肠动脉，将会影响到血管重建方式及肿块是否可切除。②CHA：AJCC 第八版 T4 期增加了肿瘤侵犯 CHA 内容，由此可见 CHA 评估的重要性，需要注意的是该分支变异度极大。因此，影像重建及评估需要详细描述肿瘤与肝总动脉的接触关系及其变异类型。③动脉变异：CA 和 SMA 的个体变异度较大，尤其是肝右动脉起自 SMA 的变异，均会影响手术计划。因此需要三维重建明确肿瘤是否侵犯变异血管。此外，腹主动脉硬化、CA 和 SMA 明显狭窄等也将影响手术方案，需要清楚表述。

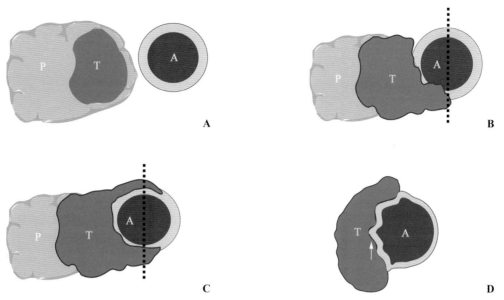

图 10-59　肿瘤与动脉接触示意图

A. 肿瘤与动脉无接触；B. 肿瘤与动脉接触≤180°；C. 肿瘤与动脉接触＞180°；D. 肿瘤与动脉接触处动脉变形（白箭所示）（P：pancreas，胰腺；T：tumor，肿瘤；A：artery，动脉）

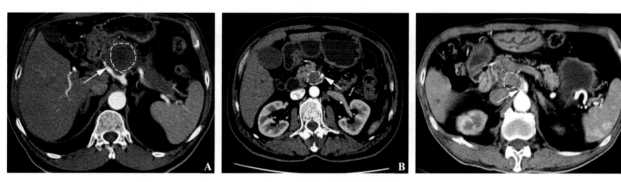

图 10-60　肿瘤与所接触动脉的关系

A. 胰颈部肿瘤与肝总动脉接触＞180°（白箭所示）；B. 钩突部肿瘤与肠系膜上动脉接触＜180°（白箭所示）；C. 钩突部肿瘤与腹腔动脉干接触＞180°（白箭所示）

表 10-6　胰周重要动脉影像学评估

评 估 内 容	影像学表现
肠系膜上动脉（SMA）	有或无
实性肿块接触程度	≤180°或＞180°
实性肿块边界模糊/接触面呈条状	≤180°或＞180°
局部血管狭窄或轮廓不规则	有或无
侵犯 SMA 第一分支	有或无
腹腔动脉干（CA）	有或无
实性肿块接触程度	≤180°或＞180°
实性肿块边界模糊/接触面呈条状	≤180°或＞180°
局部血管狭窄或轮廓不规则	有或无

（续表）

评 估 内 容	影像学表现
肝总动脉（CHA）	
实性肿块接触程度	≤180°或>180°
实性肿块边界模糊/接触面呈条状	≤180°或>180°
局部血管狭窄或轮廓不规则	有或无
侵犯腹腔动脉干	有或无
侵犯肝动脉分叉部或肝左、右动脉	有或无
动脉变异	有或无
变异解剖	副肝右动脉、取代肝右动脉、取代肝总动脉以及取代或附属动脉的起源
变异血管接触	有或无
实性肿块接触程度	≤180°或>180°
实性肿块边界模糊/接触面呈条状	≤180°或>180°
局部血管狭窄或轮廓不规则	有或无

2. 胰周静脉 · 胰周静脉包括门静脉（portal vein，PV）、肠系膜上静脉（superior mesenteric vein，SMV）和下腔静脉（inferior vena cava）。静脉的影像学评估内容与动脉类似，见表10-6。同时，还需描述SMV第一属支与肿瘤的关系、静脉内是否有瘤栓或者非感染性血栓、局部管径的狭窄、管腔的不规则变形或泪滴样变形、是否伴有门脉高压和侧支循环等（图10-61、10-62和表10-7）。

（六）肿瘤可切除性评估

2015年美国国立综合癌症网络（NCCN）PC临床实践指南（V2版）可切除性判断标准，分为三个等级：可切除、可能切除、不可切除（表10-8和图10-63～67）。

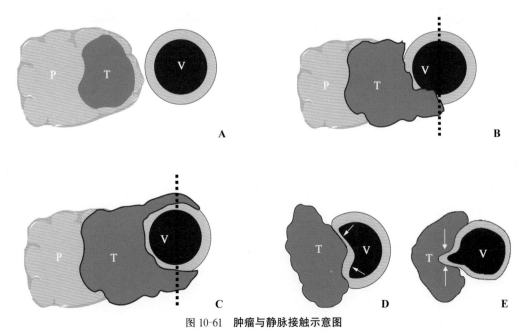

图10-61 肿瘤与静脉接触示意图

A. 肿瘤与静脉无接触；B. 肿瘤与静脉接触小于180°；C. 肿瘤与静脉接触>180°；D. 肿瘤与静脉接触处静脉轮廓变形（白箭）；E. 肿瘤与静脉接触处静脉呈泪滴状变形（白箭）（P：pancreas，胰腺；T：tumor，肿瘤；V：vein，动脉）

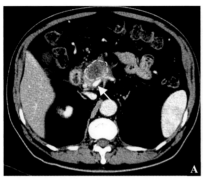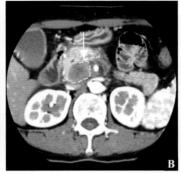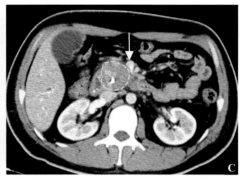

图 10-62　肿瘤与静脉接触关系

A. 胰头部肿瘤与门静脉接触＞180°(白箭所示)；B. 钩突部肿瘤与肠系膜上静脉接触＜180°,肠系膜上静脉受压变形(白箭所示)；C. 胰头部肿瘤与肠系膜上静脉接触＜180°,肠系膜上静脉呈泪滴样改变(白箭所示)

表 10-7　胰腺重要静脉影像学评估

评 估 内 容	影 像 学 表 现
门静脉(PV)	有或无
实性肿块接触程度	≤180°或＞180°
实性肿块边界模糊/接触面呈条状	≤180°或＞180°
局部血管狭窄或轮廓不规则	有或无
肠系膜上静脉(SMV)	
实性肿块接触程度	≤180°或＞180°
实性肿块边界模糊/接触面呈条状	≤180°或＞180°
局部血管狭窄或轮廓不规则(栓塞或泪滴状狭窄)	有或无
侵犯 SMV 第一分支	有或无
静脉内瘤栓	有或无
静脉侧支循环	有或无(胰头周围、肝门部、肠系膜根部或左上腹)

表 10-8　2015 年 NCCN PC 临床实践指南(V2 版)可切除性判断标准

部位	分期	动　脉	静　脉
胰头	可切除	实体肿瘤与腹腔动脉干、肠系膜上动脉和肝总动脉周围有清晰的脂肪层	实体肿瘤与肠系膜上静脉、门静脉周围有清晰的脂肪层 实体肿瘤与肠系膜上静脉、门静脉接触≤180°并且轮廓规则
	可能切除	实体肿瘤虽接触肝总动脉,但不累及腹腔干或肝动脉分支 实体肿瘤接触肠系膜上动脉但≤180° 若存在变异的动脉解剖(如:副肝右动脉,替代肝右动脉,替代肝总动脉,以及替代或副动脉的起源),其与肿瘤接触及接触范围应予以指出	实体肿瘤接触肠系膜上静脉或门静脉＞180°或肿瘤虽接触静脉≤180°但静脉轮廓不规则或有静脉血栓 实体肿瘤接触下腔静脉
	不可切除	实体肿瘤接触肠系膜上动脉或腹腔干＞180° 实体肿瘤接触肠系膜上动脉的第一空肠分支 肿瘤侵犯腹主动脉	由于肿瘤侵犯或栓塞(可能为瘤栓或血栓)肠系膜上静脉或门静脉 肿瘤侵犯大部肠系膜上静脉的空肠引流支

（续表）

部位	分期	动　脉	静　脉
胰体/尾	可切除	同胰头部	同胰头部
	可能切除	①实体肿瘤接触腹腔干但≤180°；②实体肿瘤接触腹腔干＞180°，但不侵犯主动脉，且胃十二指肠动脉完整不受侵犯	同胰头部
	不可切除	①肿瘤侵犯肠系膜上动脉或腹腔干＞180°；②肿瘤同时侵犯腹腔干和腹主动脉	同胰头部

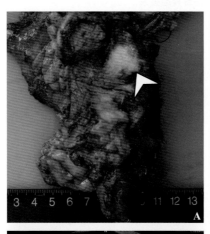
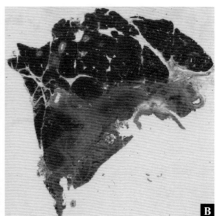
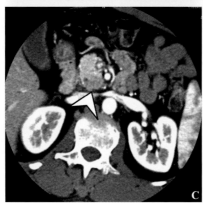

图 10-63　胰腺导管腺癌可切除评估

A、B. 分别为胰头部肿块大体切面和 HE 染色大组织切片，肿块局限于钩突内（白箭头）；
C. 横断面 CT 增强动脉晚期图像，钩突部肿块位于胰腺内，大小约 1.8 cm（白箭头），影像判断为可切除

（七）胰周淋巴结转移评估

PC 术后病理显示淋巴结转移率高达 56%～78.6%，即使在肿块直径≤2 cm 的小胰癌，其发生率也高达 50%。日本胰腺病学会（JPS）将胰周淋巴结分为 18 组（表 10-9 和图 10-68）。每组淋巴结均与胰周血管伴行，具有明确的分布特征，胰头癌常发生第 6、8、13、14、17 组淋巴结转移，胰体尾癌常发生第 8、9、10、11、18 组淋巴结转移。第 13 组、14 组和 17 组淋巴结转移率最高，分别为 54%、30% 和 30%。第 13 组为前哨淋巴结，从第 13 组到第 14 组再到第 16 组为目前公认的淋巴结转移路径。一直以来影像学对淋巴结转移难以精确分期，但影像诊断仍有一定的规律可循。分析图像时要根据胰腺肿块的位置，循着淋巴结分布路径仔细观察（图 10-69），当淋

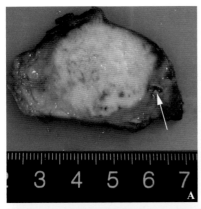

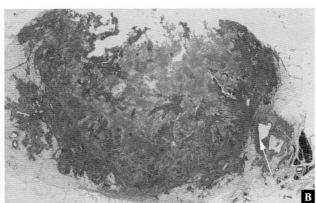

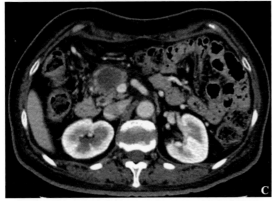

图 10-64 胰腺导管腺癌可切除评估

A、B. 分别为胰头部肿块侵犯肠系膜静脉大体图和 HE 染色大组织切片图，肿块侵犯肠系膜上静脉右侧壁（细白箭）；C. 横断面 CT 门脉期图像示胰头部肿块与肠系膜上静脉右侧壁接触面≤180°，轮廓规则（粗白箭），影像判断为可切除

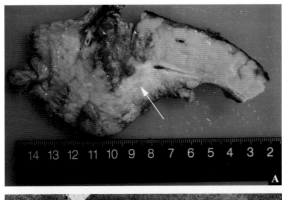

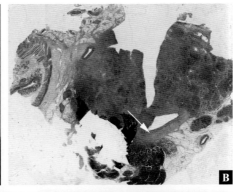

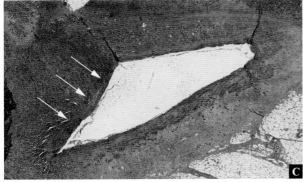

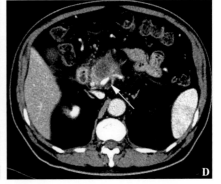

图 10-65 胰腺导管腺癌可切除评估

A、B. 分别为胰头部肿块侵犯门静脉大体图和 HE 染色大组织切片图，胰头部肿块侵犯门静脉右侧壁（细白箭）；C. 为 B 图白箭局部放大图，显示门静脉壁局部被肿瘤侵犯；D. 横断面 CT 增强门脉期图像，肿块与门静脉接触＜180°（细白箭），影像判断为可切除

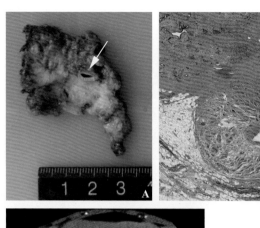

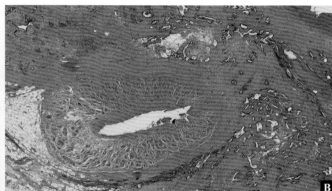

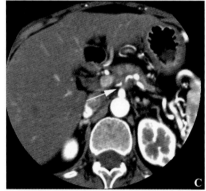

图 10-66　胰腺导管腺癌可切除评估

A、B. 胰颈部肿瘤大体和 HE 染色大组织切片图,肿块侵犯腹腔动脉干(细白箭),镜下见腹腔动脉干旁大量腺癌组织;C. 横断面 CT 增强动脉晚期图像,肿块与腹腔动脉干接触<180°(细白箭),影像判断为可能切除

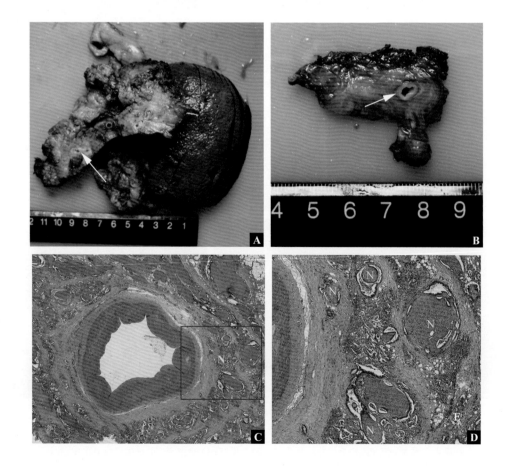

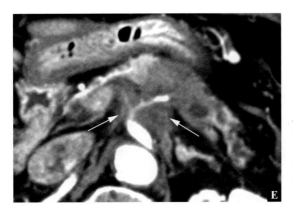

图 10-67　胰腺导管腺癌可切除评估

A、B. 大体图示胰体部肿块侵犯腹腔动脉干（白箭）；C. 镜下见腹腔动脉干旁大量肿瘤组织；D. 为图 C 红框放大，血管周围大量肿瘤腺体及体积增大的外周神经（N），神经受侵明显；E. 横断面增强 CT 动脉晚期图像，肿块与腹腔动脉干接触>180°（细白箭），不可切除

巴结表现为：体积增大，密度不均匀，不均匀强化，内部有坏死、融合、边缘模糊等征象时，高度提示淋巴结转移。特别强调薄层增强 CT 扫描（1 mm 以下）及三维重建，有助于胰周淋巴结观察（图 10-70、71），而 MRI 由于层厚较厚，较小的淋巴结不易显示（图 10-72）。

表 10-9　日本胰腺病学会（JPS）淋巴结分组

组数	组　名	组数	组　名
1	贲门右组	10	脾门组
2	贲门左组	11	脾动脉周围组
3	胃大弯组	12	肝十二指肠韧带组
4	胃小弯组	13	胰十二指肠后组（54%）
5	胃网膜左右动脉周围和幽门上组	14	肠系膜上动脉周围组
6	幽门下组	15	结肠中动脉周围组
7	胃左动脉周围组	16	主动脉旁组
8	肝固有动脉周围组	17	胰十二指肠前组
9	腹腔干周围组	18	胰体下缘组

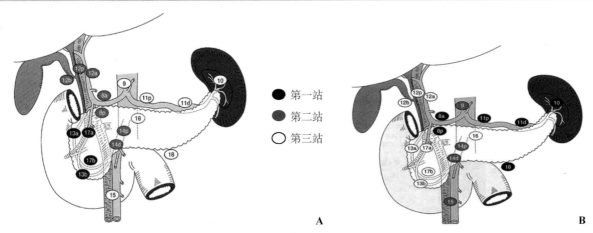

图 10-68　日本胰腺协会 8～18 组淋巴结分布示意图

A. 为胰头十二指肠手术清扫淋巴结顺序；B. 为胰体尾手术清扫淋巴结顺序，8 肝总动脉周围组（8a 肝总动脉前上组、8p 肝总动脉后组）、9 腹腔干周围组、10 脾门组、11 脾动脉周围组（11p 脾动脉近端、11d 脾动脉远端）、12 肝十二指肠韧带组（12a 沿肝动脉、12p 沿门静脉、12b 沿胆管）、13 胰十二指肠后组（13a 壶腹部以上、13b 壶腹部以下）、14 肠系膜上动脉周围组（14d 肠系膜上动脉远端、14p 肠系膜上动脉近端）、15 结肠中动脉周围、16 腹主动脉旁组（16a2 腹腔干上缘至左肾静脉下缘、16b1 左肾静脉下缘至肠系膜下动脉上缘、16b2 肠系膜下动脉上缘至髂总动脉分叉处）、17 胰十二指肠前组（17a 胰头上前表面淋巴结、17b 胰头下前表面淋巴结）、18 胰体尾下缘组

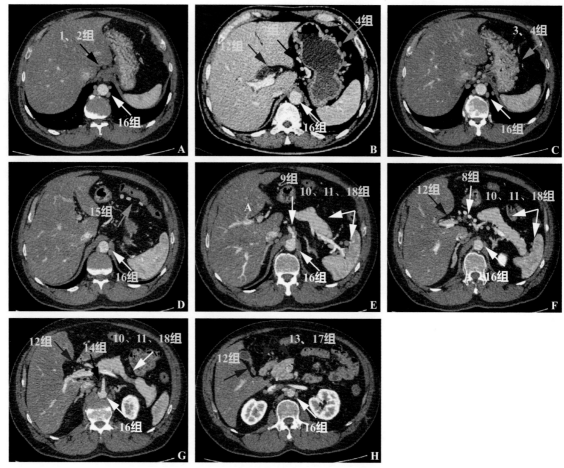

图 10-69　JPS18 组淋巴结分组在 CT 图像

A. 1 贲门右组、2 贲门左组、16 主动脉旁组；B. 3 胃小弯组、4 胃大弯组、7 胃左动脉周围组、12 肝十二指肠韧带组、16 主动脉旁组；C. 3 胃小弯组、4 胃大弯组、5 胃网膜左、右动脉周围和幽门上组、6 幽门下组、16 主动脉周围；D. 15 中结肠动脉周围、16 主动脉周围；E. 9 腹腔干周围组、10 脾门组、11 脾动脉周围组、16 主动脉周围、18 胰体下缘组；F. 8 肝固有动脉周围组、10 脾门组、11 脾动脉周围组、12 肝十二指肠韧带组、16 主动脉周围、18 胰体下缘组；G. 12 肝十二指肠韧带组、14 肠系膜上动脉周围组、16 主动脉周围、18 胰体下缘组；H. 12 肝十二指肠韧带组、13 胰十二指肠后组、16 主动脉周围、17 胰十二指肠前组

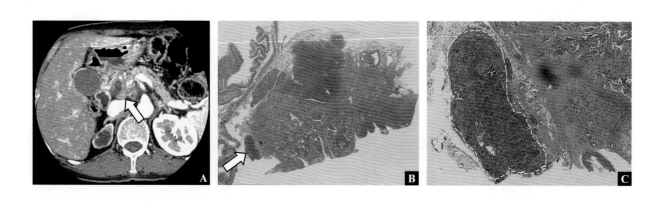

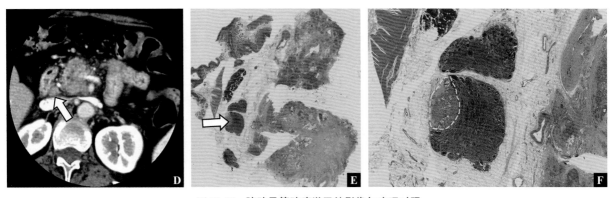

图 10-70　胰腺导管腺癌淋巴结影像与病理对照

A～C.胰十二指肠后组淋巴结阴性。A.横断面 CT 动脉晚期图像示胰头下方直径约 0.8 cm 的类圆形、边界光整、密度均匀、轻度强化小结节影(粗白箭);B.HE 染色大病理组织切片,胰头肿块和附近淋巴结(粗白箭);C.图 B 淋巴结放大,黄虚线圈出淋巴结,结内未见肿瘤细胞;D～F.胰十二指肠后组淋巴结阳性;D.横断面增强 CT 动脉晚期图像,胰头下方直径约 1.2 cm 的类圆形小结节稍低密度影(粗白箭);E.为 HE 染色大病理组织切片图,胰头肿块和附近淋巴结(粗白箭);F.为图 E 淋巴结放大,黄虚线圈出淋巴结内的肿瘤细胞

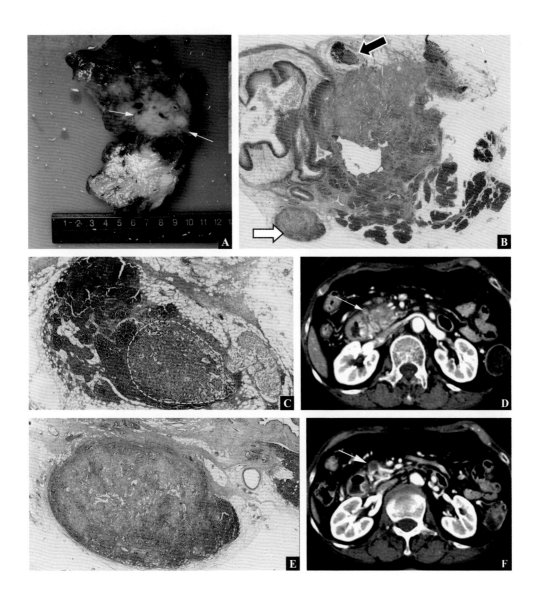

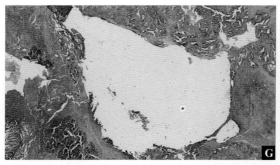
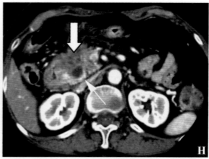

图 10-71　胰腺导管腺癌胰周淋巴结转移

A. 大体标本示胰头部灰白色质硬肿块,肿块旁见两枚白色圆形淋巴结(细黑箭);B. 为 HE 染色大组织切片示胰周两枚淋巴结(粗白箭和细白箭);C. 为图 B 粗黑箭所示淋巴结(胰十二指肠前组淋巴结),内见肿瘤细胞(黄虚线);D. 为图 C 对应的淋巴结影像,胰头前方低密度小结节影(细白箭);E. 为图 B 粗白箭所示淋巴结(胰十二指肠后组淋巴结),内见肿瘤细胞;F. 为图 E 对应的淋巴结影像,胰头下方低密度小结节影(细白箭);G. 为潴留囊肿;H. 为图 G 对应潴留囊肿影像(粗白箭),潴留囊肿位于胰腺内,呈边界清楚的水样低密度影(细白箭)

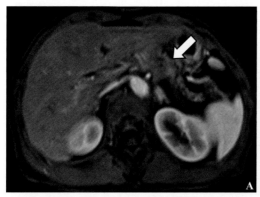
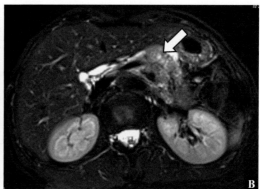

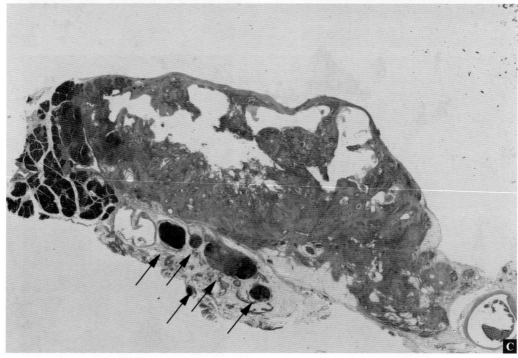

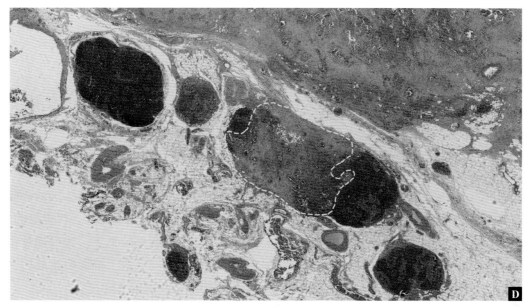

图 10-72　胰腺导管腺癌淋巴结影像与病理对照

A. 横断面 FS-T1WI 增强门脉期,胰体尾部低信号肿块;B. 横断面 FS-T2WI 示肿块呈稍高信号(粗白箭),周围可见高信号潴留囊肿,MRI 难以清楚显示体尾部胰周淋巴结;C. 为 HE 染色大组织切片,胰周 5 个淋巴结(细黑箭);D. 为图 C 淋巴结放大,5 个淋巴结中仅有一个有转移(黄虚线区)

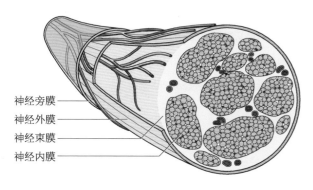

神经旁膜
神经外膜
神经束膜
神经内膜

图 10-73　神经解剖示意图

(八)胰周神经浸润评估

胰腺癌胰周神经浸润(perineural invasion,PNI)指肿瘤细胞包绕神经表面,侵犯神经外膜或进入神经束膜及以内,肿瘤细胞浸润神经鞘 3 层结构中的任意一层或肿瘤细胞包绕神经外周的 1/3,均为神经侵犯(图 10-73)。PNI 在胰腺癌的发生率高达 80%～100%,是胰腺癌患者的独立预后指标。近年来,虽然外科技术发展迅速,手术切除率显著提高,围手术期病死率和并发症显著降低,但胰腺癌患者的远期预后并无明显改善,肿瘤复发仍然为影响疗效的重要因素之一,镜下系膜环缘神经浸润阳性发生率高达 70%～100%,说明并未获得严格意义上

的 R_0 切除。影像学对于 PNI 的评估有一定难度,Dal Pozza 等 1985 年首次将 MDCT 运用于胰腺神经成像,此后也有不少学者对 PNI 影像学评估进行研究。

PNI 影像评估包括胰周 6 个神经丛,划分依据 JPS 胰周神经丛划分法(图 10-74):①胰头神经丛第一部(PLX-1,来自腹腔神经节至钩突内上侧);②胰头神经丛第二部(PLX-2,来自 SMA 丛至钩突内上侧);③肝十二指肠韧带内神经丛(PLX-hdl);④肠系膜上动脉周围神经丛(PLX-sma);⑤右侧腹腔结神经丛(Rcg);⑥左侧腹腔结神经丛(Lcg)。上述 6 个神经丛按 4 个主要路径评估(图 10-74):①PLX-1 路径:门静脉后方自胰头到腹腔神经节;②PLX-2 路径:自胰十二指肠上后动脉(PIPDA)到肠系膜神经节;③胃十二指肠动脉(GDA)路径:自 GDA 到肝总动脉(CHA),最后止于腹腔神经节;④肠系膜根部路径:小肠系膜或横结肠系膜。MSCT 是评估 PNI 最常用的方法,诊断的敏感度、特异度和准确率分别为 100%、83.3% 和 94.6%。这是因为胰周神经纤细,位置深在,走形不规则,只有通过薄层(1 mm)无间隔增强 CT 扫描和三维重建,才可提高显示率。PNI 在 MDCT 上较为有价值的

表现为：在 PNI 途径所伴行的血管周围脂肪组织间隙变窄或消失、伴有网状、束带状或不规则软组织（图 10-76～78）。相比 MDCT，MRI 对 PNI 的研究较少，Zuo 等根据 MRI 胰周脂肪信号的改变将 PNI 分为 3 级：①PNI 0：胰周脂肪间隙无变化；②PNI 1：胰周脂肪间隙变窄或胰周血管间隙消失（包括 CA、CHA、SMA、SMV、SA）；③PNI 2：胰周脂肪间隙消失，胰外神经走行区域见不规则软组织块影。Hayano 等将 DWI 应用于 PNI 的诊断，研究发现 PNI 的 ADC 值明显低于正常组织，它能较好地诊断 PNI。文献研究表明腹胰癌更易浸润 PLX-I、PLX-II 和 PLX-sma，背胰癌更易浸润 PLX-hdl 和 PLX-HCA，有 PNI 和/或十二指肠侵犯者生存期较无 PNI 和/

或十二指肠侵犯者明显缩短。

（九）胰周其他结构评估

1. 胰源性门脉高压（图 10-79）· 胰体尾癌可以压迫和（或）侵犯脾静脉，导致脾静脉压力增高，产生脾-门静脉侧支循环形成，脾静脉的属支有胃网膜左静脉和胃短静脉，分别汇集胃体左侧前后壁和胃底的血液，与脾脏的血液一起回流至脾静脉，故脾静脉阻塞只累及脾脏、胃底、部分胃体区的静脉回流，引起区域性门脉高压（图 10-80）。脾静脉和肠系膜上静脉通常在胰头颈部后方汇合为门静脉主干，因此胰头颈癌可累及肠系膜上静脉的血液回流，导致更为广泛的门脉高压（图 10-81、82）。

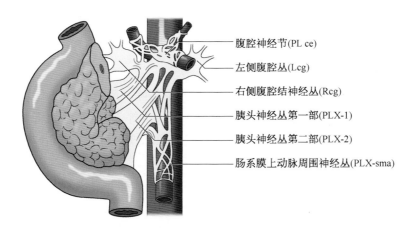

腹腔神经节(PL ce)
左侧腹腔丛(Lcg)
右侧腹腔结神经丛(Rcg)
胰头神经丛第一部(PLX-1)
胰头神经丛第二部(PLX-2)
肠系膜上动脉周围神经丛(PLX-sma)

图 10-74　日本胰腺病协会胰周神经丛分组

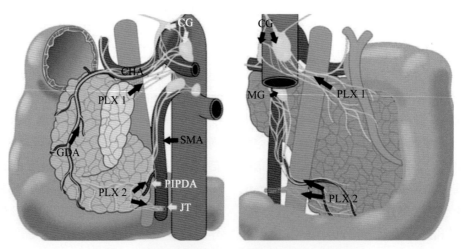

图 10-75　胰腺周围神经丛解剖和胰腺癌胰周神经浸润途径

CG：腹腔神经节；CHA 肝总动脉；GDA：胃十二指肠动脉；MG：肠系膜神经节；SMA：肠系膜上动脉；PLX1：胰头神经丛第一部；PLX2 胰头神经丛第二部分；PIPDA 十二指肠下后动脉；JT：空肠干

2. 脏器的侵犯和转移 · 当肿块体积过大，或者靠近周围某一脏器生长时，容易直接侵犯周围脏器。胰头部 PDAC 易侵犯十二指肠（图 10-83），胰体尾 PDAC 易侵犯左侧肾上腺（图 10-84、85）、脾脏、左侧肾脏（图 10-86）、胃（图 10-84）、结肠和输尿管等。肝脏为 PDAC 最常转移的脏器，影像表现为动脉期或门脉期的环形强化灶（图 10-87）。MDCT 的全容积扫描使转移灶检出率大大提高，动脉期及门脉双期扫描对 8～10 mm 的肝转移灶检出率为 75%，延迟扫描可进一步提高＜5 mm 转移灶的检出率。肝内小

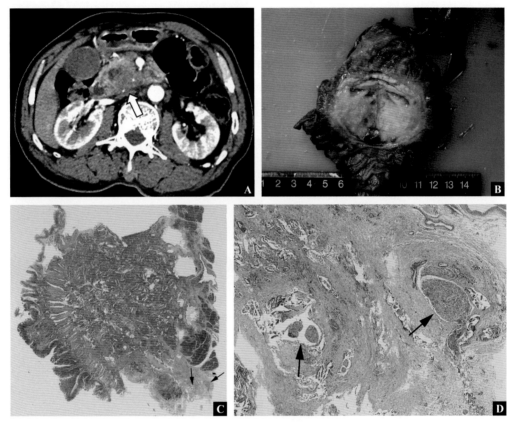

图 10-76　胰腺导管腺癌周围神经浸润

A. 横断面 CT 动脉晚期图像示钩突部可见一枚低密度肿块影（粗白箭），胰十二指肠下动脉自肿块内穿行；B. 大体标本胰头钩突部可见一枚灰白色肿块，胰管扩张；C. HE 染色大组织切片示胰头周围神经浸润（细黑箭）；D. 为图 C 黑箭放大，胰周神经周围肿瘤细胞浸润（细黑箭）

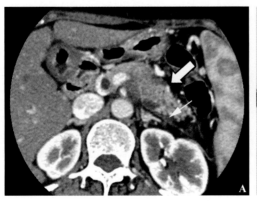

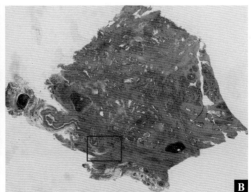

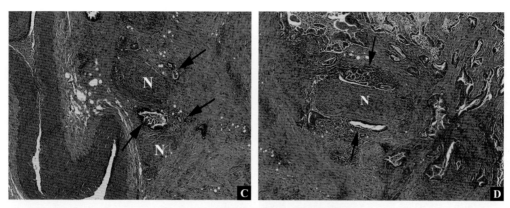

图 10-77　胰腺导管腺癌胰周神经浸润

A. 横断面增强 CT 动脉晚期图像,胰体尾部低密度弱强化肿块影(粗白箭),其背侧见条状较高密度影(细白箭);B. 为 HE 染色图像示胰头部肿块,C、D. 为图 B 红框放大,可见脾静脉周围大量肿瘤细胞侵犯神经(细黑箭示浸润神经的肿瘤细胞)

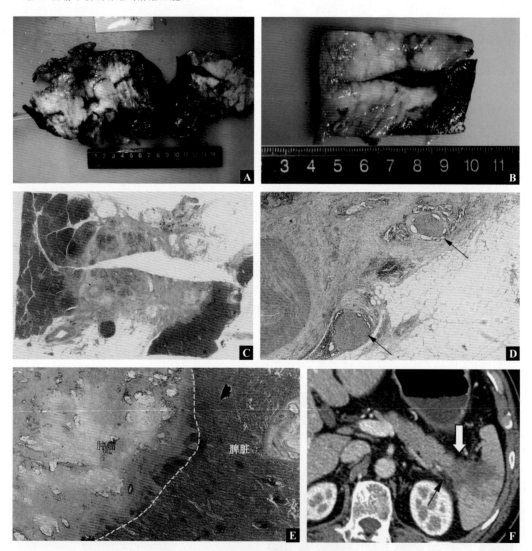

图 10-78　胰腺导管腺癌胰外局部侵犯和转移

A、B. 大体标本示胰体尾部一枚灰白色肿块,肿块侵犯邻近脾脏;C. 与图 B 对应的 HE 染色大组织切片;D. 肿瘤细胞浸润胰周神经(细黑箭);E. 肿瘤侵犯周围脾脏,黄虚线勾画出两者大致界线;F. 横断面 CT 动脉晚期图像示胰体尾近脾门一枚低密度肿块(粗白箭),肿块与脾脏分界不清,胰尾周围可见索条状低密度影(细白箭),为胰周神经浸润(对应图 D)

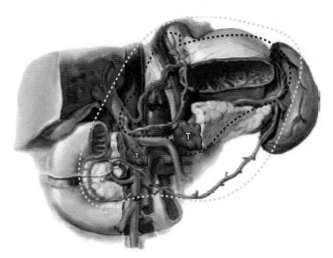

图 10-79　胰腺导管腺癌伴胰源性门脉高压示意图

红虚线为胰体尾癌导致门脉高压范围,黄虚线为胰颈癌导致门脉高压范围

注 T:肿瘤

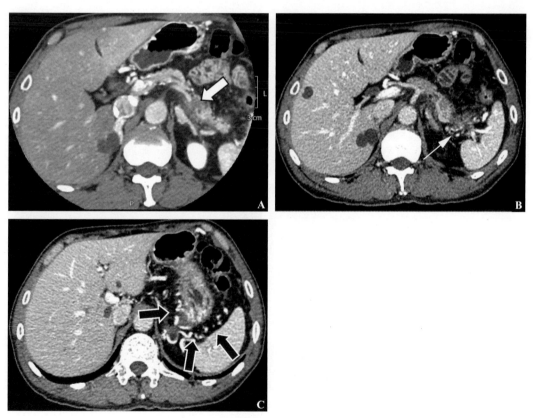

图 10-80　胰腺导管腺癌伴胰源性门脉高压

A、B.分别为横断面 CT 动脉晚期和门脉期图像,胰尾部边界不清楚的低密度弱强化肿块(粗白箭);肿块侵犯后方脾静脉(细白箭);C.门脉期图像显示胃小弯侧和胃底静脉增粗迁曲(粗黑箭)

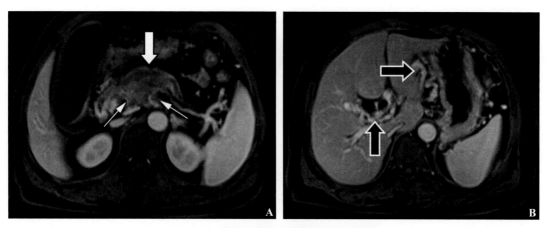

图 10-81　胰腺导管腺癌伴胰源性门脉高压

A. 横断面 FS-T1WI 增强门脉期图像，胰颈边界不清楚、不均匀强化的异常信号肿块（粗白箭），肿块侵犯后方脾静脉汇入门静脉区域（细白箭）；B. 横断面 FS-T1WI 增强门脉期图像，肝内门静脉分支和胃小弯侧静脉增粗迂曲（粗黑箭）

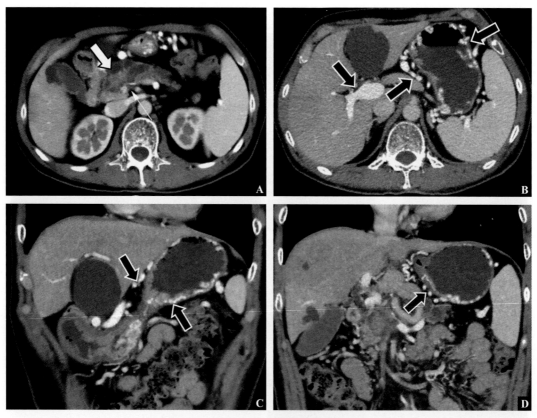

图 10-82　胰腺导管腺癌伴胰源性门脉高压

A. 横断面增强 CT 门脉期图像，胰头部边界不清楚、不均匀轻度强化的异常密度肿块（粗白箭），肿块侵犯后方脾静脉汇入门静脉区域（细白箭）；B～D. 分别为横断面和冠状面门脉期图像，肝内门静脉分支和胃大小弯、胃底静脉增粗迂曲（粗黑箭）

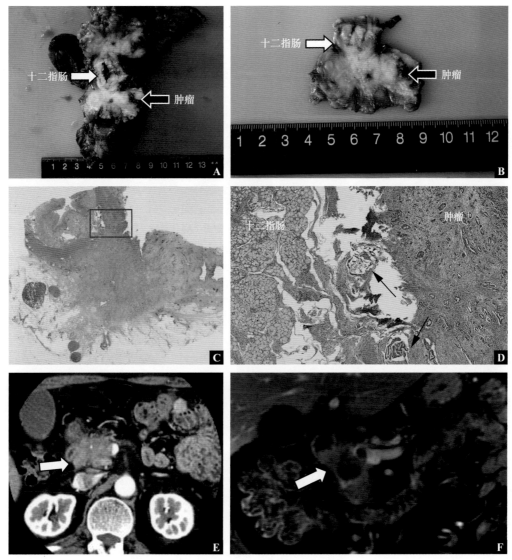

图 10-83　胰腺导管腺癌侵犯十二指肠

A、B. 大体标本示胰头部肿块侵犯十二指肠(粗白箭)；C. 为图 B 对应的 HE 染色大组织病理切片；D. 为图 C 红框放大,肿瘤侵犯十二指肠；E、F. 分别为横断面增强 CT 动脉晚期和冠状面门脉期图像,胰头部肿瘤与十二指肠分界不清(粗白箭)

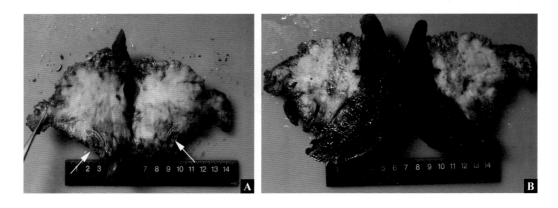

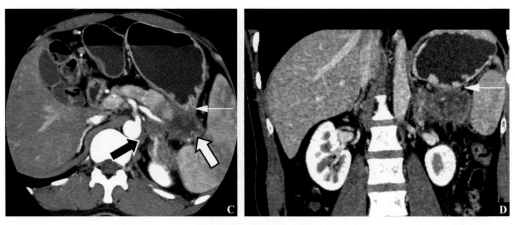

图 10-84　胰腺导管腺癌侵犯左侧肾上腺和胃壁

A、B. 大体标本示胰尾近脾门体积较大的灰白色肿块,肿块侵犯左侧肾上腺(细白箭),但与脾脏分界清楚;
C. 横断面增强 CT 动脉晚期图像,胰尾部边界不清的弱强化低密度肿块(粗白箭),肿块与左侧肾上腺分界不清,左侧肾上腺体积增大(粗黑箭),肿块与胃壁分界不清(细白箭);D. 冠状面 CT 门脉期图像示胰尾部肿块与胃壁分界不清(细白箭)

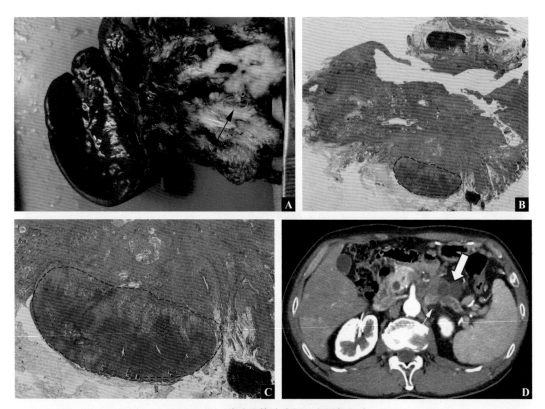

图 10-85　胰腺导管腺癌侵犯左侧肾上腺

A、B. 大体标本示胰尾较大的灰白色肿块,肿块侵犯左侧肾上腺(细黑箭);B. 为 HE 染色大组织切片示左侧肾上腺受侵(红虚线);C. 为图 B 受侵肾上腺放大;D. 横断面增强 CT 门脉期图像,胰尾部边界欠清的弱强化的低密度肿块(粗白箭)与左侧肾上腺分界不清(细白箭)

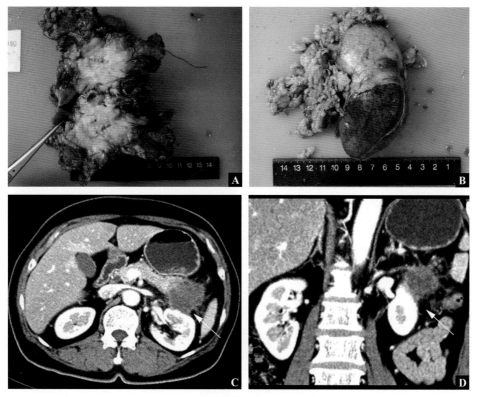

图 10-86 胰腺导管腺癌侵犯左侧肾脏

A. 大体标本示胰尾部边界不清楚的一枚灰白色肿块；B. 左肾脏切除标本一个，镜下证实左肾包膜受侵；C、D. 分别为横断面和冠状面增强 CT 门脉期图像，胰尾部肿块与左侧肾脏分界不清（细白箭）

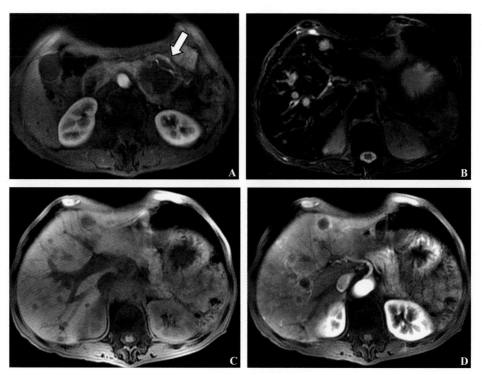

图 10-87 胰腺导管腺癌肝转移

A. 横断面 FS-T1WI 增强门脉期示胰体部无强化的低信号肿块（粗白箭）；B. 横断面 FS-T2WI 示肝脏多发圆形较高信号结节灶；C、D. 分别为横断面 FS-T1WI 平扫和增强后动脉期，肝脏多发低信号结节灶，增强后呈环形强化

的囊性转移灶与小囊肿非常相似,易造成漏诊或误诊,此时 MRI 的 DWI 检查诊断价值高。PDAC 的网膜转移通常表现为网膜和系膜粟粒样结节,腹膜不均匀增厚以及少量腹水均可提示 PDAC 种植或转移(图 10-88)。

(十) 特殊类型 PDAC

1. 外生型 PDAC · 当 PDAC 外生型生长时,影像上胰腺显示无明显异常,无肿块,仅表现为后腹膜围绕血管周围的肿块,缺少肿块与胰腺相连征象,此时易误诊为腹膜后来源的其他肿瘤,在影像诊时,需要通过多种重建技术并结合临床表现和实验室指标进行综合诊断(图 10-89)。

2. 炎症明显的 PDAC · 当 PDAC 阻塞主胰管,患者以急性胰腺炎为首发症状就诊时,影像上常表现为胰腺肿大、周围大量渗出,局部发生急性坏死、假性囊肿,甚至动脉瘤形成,这些表现往往掩盖肿瘤本身,易误诊为急性胰腺炎(图 10-90)。

3. 慢性胰腺炎癌变 · 慢性胰腺炎从增生到不典型增生再发展到胰腺癌需要一个较长的病理过程,由于慢性胰腺炎的基础,形成的胰腺癌肿块因广泛的胰腺实质钙化易导致被忽视或误诊。如下特征提示慢性肿块型胰腺炎恶变:①肿块逐渐增大,钙化移位;②胰管明显截断征;③周围血管和脏器受侵;④出现淋巴结肿大、肝脏转移;当然需要结合病史、化验指标、黄疸轻重、病史长短、腹痛与黄疸出现顺序,进行综合判断(图 10-91)。

4. 含有 PDAC 的混合癌 · 胰腺混合癌包括混合型导管-神经内分泌癌、混合型腺泡-神经内分泌癌、混合型腺泡-导管癌和混合型腺泡-导管-神经内分泌癌。肿瘤内部含有内、外分泌成分,每种成分比例不少于30%。当含有腺泡和(或)神经内分泌成分时,肿瘤会发生囊变,而且实性成分强化程度高,增加了混合癌的影像诊断难度,需要仔细甄别(图 10-92)。

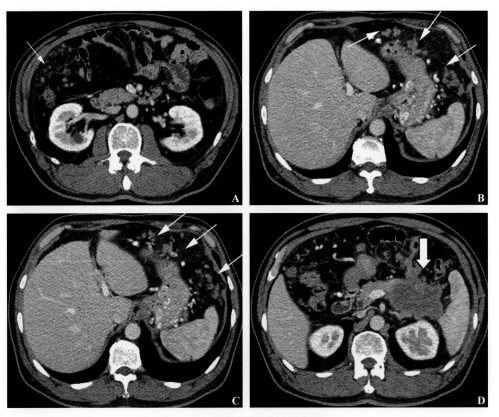

图 10-88 胰腺导管腺癌大网膜转移

患者开腹手术,网膜结节冰冻病理证实转移。A~C.横断面增强 CT 门脉期图像,大网膜多发结节(细白箭);D.横断面增强 CT 门脉期图像,胰尾部边界欠清的弱强化低密度巨大肿块(粗白箭)

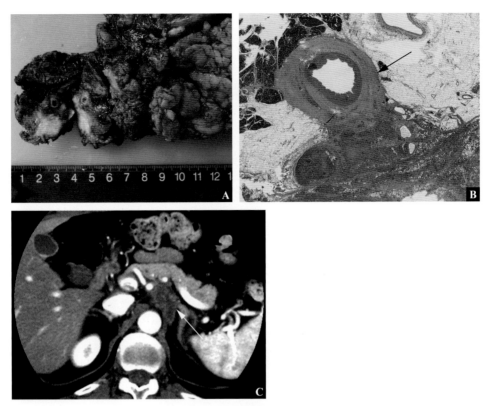

图 10-89　外生型胰腺导管腺

A、B. 分别为大体图和 HE 染色大组织切片，可见腹腔动脉干（细黑箭）周围大量肿瘤组织及肿瘤性间质；C. 横断面 CT 增强门脉期图像示紧邻胰体后方可见低密度软组织肿块影（细白箭），相邻胰腺显示无异常

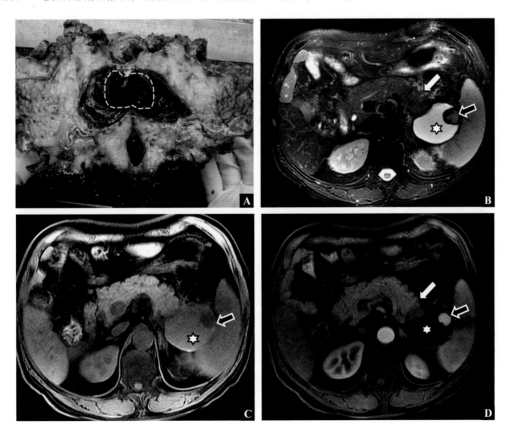

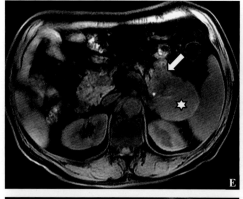
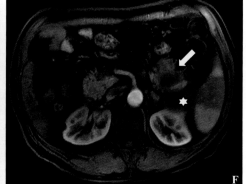
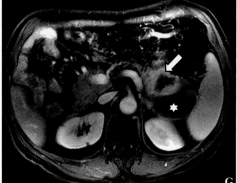

图 10-90　胰尾导管腺癌伴假性囊肿及动脉瘤

A. 大体标本示胰体尾近脾门一枚红色脾动脉瘤（红虚线），包裹在假性囊肿里（黄虚线），周围灰白色为肿瘤组织（蓝虚线）；B. 横断面 FS-T2WI 示胰尾部等高信号肿块（粗白箭），其旁可见高信号的假性囊肿（星号）和低信号的脾动脉瘤（粗黑箭）；C、D. 分别为横断面 FS-T1WI 平扫和增强门脉期图像，假性囊肿（星号）T1WI 上呈等信号，增强后无强化，假性动脉瘤（粗黑箭）呈低信号，增强后如血管样明显强化；E～G. 分别为横断面 FS-T1WI 平扫、增强后动脉期和延迟期，肿块（粗白箭）平扫呈低信号，增强后显著延迟强化，假性囊肿无强化（星号）

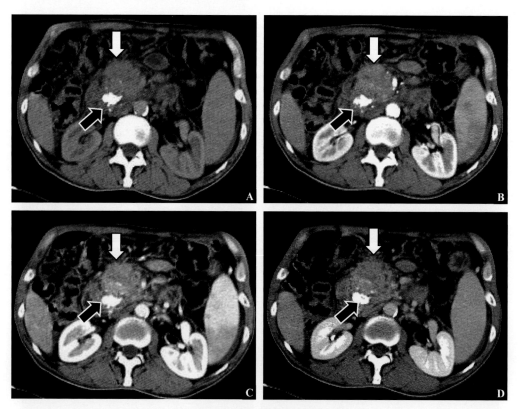

图 10-91　慢性胰腺炎癌变

男性，56 岁，慢性胰腺炎病史 7 年，病理证实胰头部肿块癌变。A. 横断 CT 平扫示胰头部低密度肿块（粗白箭），肿块内后部有高密度钙化，钙化的移位对比以往的影像才能明确（粗黑箭）；B～D. 分别为横断面增强 CT 动脉期、门脉期和延迟期图像，胰头部肿块于门脉期轻中度的强化（粗白箭）

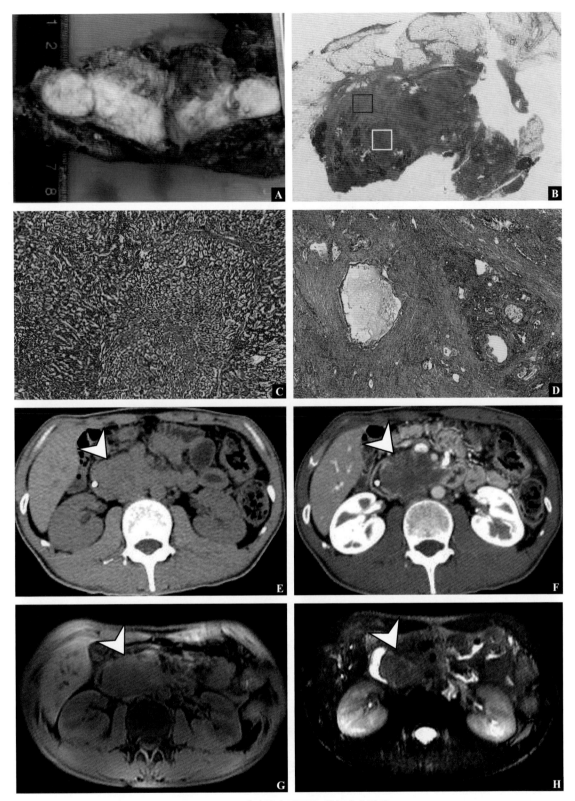

图 10-92　胰腺混合型导管-神经内分泌癌

A. 大体标本示胰头部质韧、鱼肉状、灰红色肿块；B. 为与图 A 对应的 HE 染色大组织病理切片；C. 为图 B 黄框放大，肿
块内有神经内分泌肿瘤细胞；D. 为图 B 红框放大，肿块内有导管腺癌成分；E、F. 横断面 CT 平扫和增强门脉期图像，
胰头部等密度肿块，增强后肿块内部轻微不均匀强化(白箭头)；G、H. 横断面 FS-T1WI 和 FS-T2WI，肿块 T1WI 上呈
等低信号，T2WI 上呈稍高信号(白箭头)

八、鉴别诊断

1. 肿块型胰腺炎·肿块型胰腺炎的肿块内部含有较多的纤维组织成分,而 PDAC 肿块内成分主要为肿瘤细胞和纤维组织成分,因此两者在平扫均呈低密度或 T1WI 上低信号、T2WI 上稍高信号,动态增强后可出现延迟强化(图 10-93～96)。因此该疾病一直是 PDAC 鉴诊断的突出难点。综合平扫、增强表现、MRI 的 DWI 信号及 ADC 值、胰胆管改变及临床检验资料,有助于提高鉴别诊断的准确性。

2. 神经内分泌肿瘤·分化较差的 G3 神经内分泌肿瘤(图 10-97、98)和肿瘤内纤维成分含量较多的神经内分泌肿瘤(第八章图 8-48～53),增强后强化不明显,易误诊为胰腺癌。此时,结合临床和实验室指标有助于鉴别诊断。

3. 自身免疫性胰腺炎·当自身免疫性胰腺炎表现为局部肿块时,缺少足够认识时,对部分病例易误诊为 PDAC,详见第六章。

4. 沟槽区胰腺癌·与沟槽区胰腺炎鉴别,详见第七章第一节。

5. 壶腹周围癌·壶腹周围胰头癌需要与壶腹癌、胆总管下段癌、壶腹周围十二指肠癌鉴别,详见第二十章。

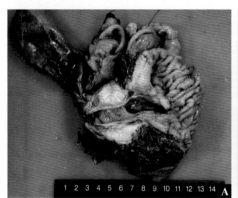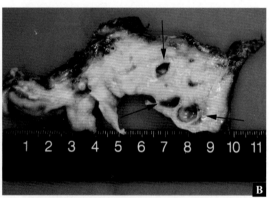

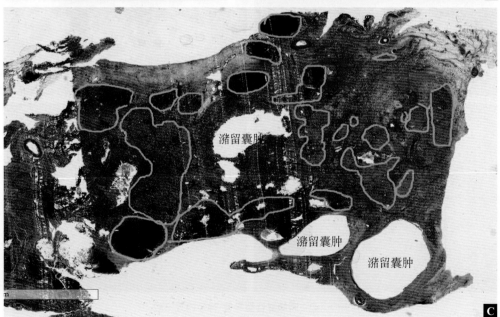

图 10-93 肿块型胰腺炎

A、B. 大体标本示胰头部灰白色、质硬肿块,肿块切面见多发潴留囊肿(细白箭);C. 为图 B 对应的 HE 染色大组织切片,示胰腺小叶明显萎缩(绿圈),间质纤维增生显著,并可见多发潴留囊肿

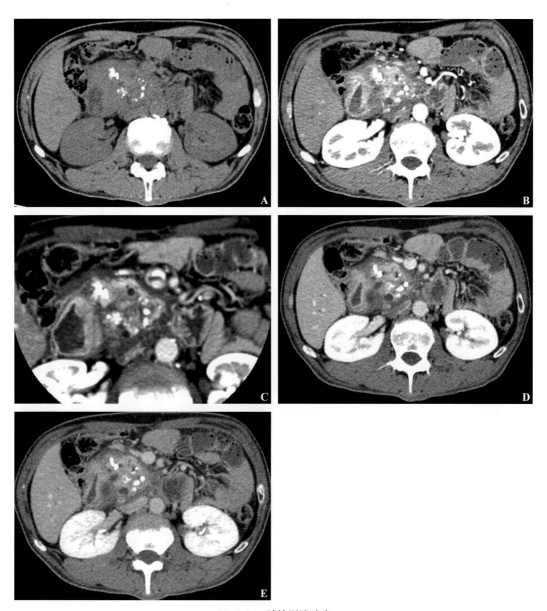

图 10-94　肿块型胰腺炎

与图 10-93 为同一患者,术前 CT。A. 横断面 CT 平扫示胰头部增大形成肿块,其内散在多发高密度钙化影;B~
E. 分别为横断面 CT 增强动脉早期、动脉晚期、门脉期和延迟期图像,胰头部肿块不均匀强化,其内可见多发低密
度囊肿影和高密度钙化影

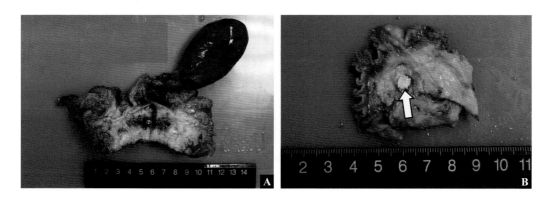

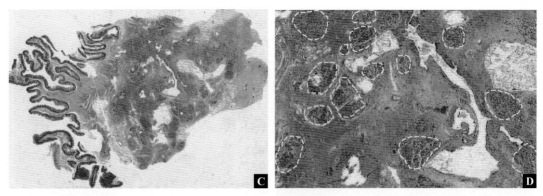

图 10-95　肿块型胰腺炎

A、B.大体标本示胰头部一枚灰白色、质硬肿块,主胰管内可见白色结石(粗白箭);C.为图 B 对应的 HE 染色
大组织切片示;D.胰腺小叶明显萎缩(黄圈),间质纤维增生显著

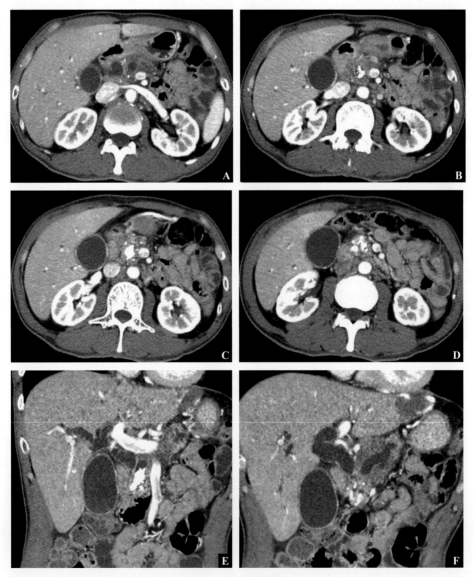

图 10-96　肿块型胰腺炎

与图 10-95 为同一患者,术前 CT。A～D.横断面 CT 增强门脉期连续 4 个层面图像,主胰管扩张,胰头
部形成肿块,其内可见多发大小不等的高密度结石影;E、F.冠状位 CT 门脉期重建图像,胰头平面胆
总管梗阻,上游肝内外胆管和胆囊显著扩张

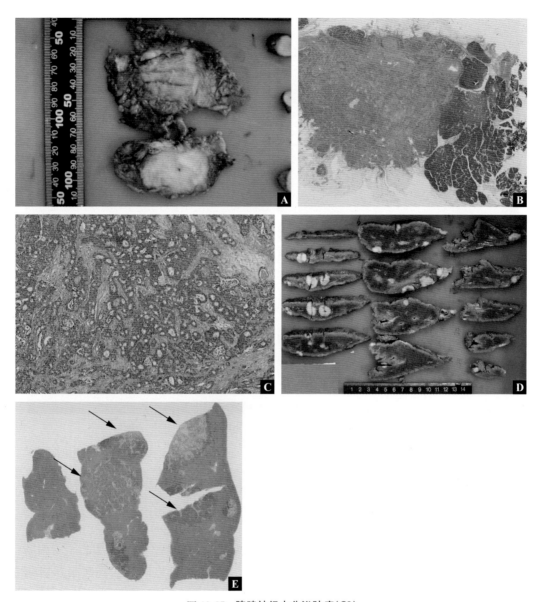

图 10-97　胰腺神经内分泌肿瘤（G3）

A. 大体标本示胰尾部灰白色境界清楚的肿块；B. 为 HE 染色大组织切片；C. 高倍镜下示分化较好的神经内分泌肿瘤细胞；D. 大体标本示肝脏多个灰白色结节；E. 为 HE 染色大组织切片，肝脏内多发转移灶（细黑箭）

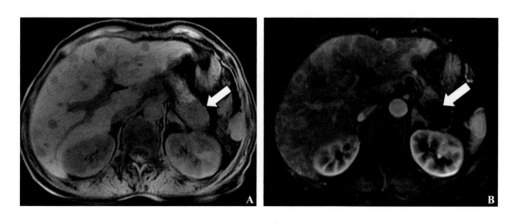

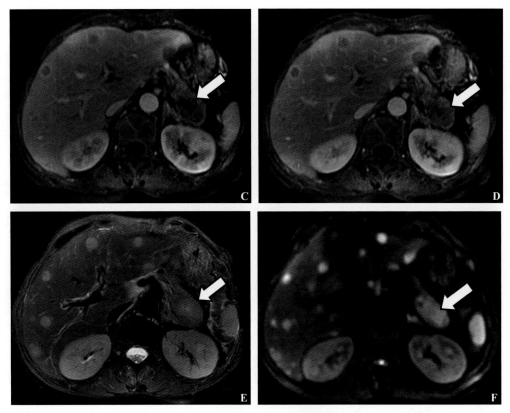

图 10-98　胰腺神经内分泌肿瘤(G3)

与图 10-97 为同一患者,术前 MRI。A. 横断面 FS-T1WI 示胰尾部边界清楚的低信号肿块(粗白箭),肝脏内多发大小不等的圆形低信号结节灶;B~D. 分别为 FS-T1WI 增强后动脉期、门脉期和延迟期图像,胰尾部肿块呈延迟轻度强化(粗白箭),肝脏内多发结节灶呈环形强化;E. 横断面 FS-T2WI 示胰尾部肿块呈稍高信号(粗白箭),肝脏多发结节呈较高信号;F. DWI(b＝500 s/mm²)示胰尾部肿块和肝脏多发结节灶呈高信号,扩散明显受限(粗白箭)

九、治疗

尽管 PDAC 容易转移或侵犯周围脏器,严格意义上 R0 切除率很低,但手术切除仍然是唯一可能治愈胰腺癌的手段,同时也是解除相关临床问题的有效方法,如梗阻性黄疸。近年来有不少关于胰腺癌的新辅助化疗的研究,结果表明术前新辅助化疗不仅有利于肿瘤降期,争取手术切除机会,而且有助于延长生存期,但 5 年生存期的根本性改善尚无明确结果。

1. 可切除性肿瘤手术选择

· 胰十二指肠切除术(pancreatoduodenectomy,PD)· 又称 Whipple 手术,是治疗胰头癌最经典术式。

· 保留幽门的胰十二指肠切除(pylorus-preserving pancreatoduodenectomy,PPPD)· 与经典的 PD 手术相比,它保留了全胃、幽门及十二指肠壶腹部,在幽门下 2～4 cm 切断十二指肠,在十二指肠水平部或升部之间或空肠起始部切断肛侧肠管,但胆管和胰腺的切除同 PD。该术式优点是保留了胃的储存功能,维持正常的消化道激素水平,减少手术创伤,但是术后易导致胃排空延迟。此外,还会导致手术切除不干净,达不到根治目的。

· 远端胰腺癌切除术(distal pancreatomy,DP)· 适用于胰体或尾部的胰腺癌,常联合脾脏切除。

· 全胰切除术(total pancreatomy,TD)· 适用于多发肿瘤、胰颈部肿瘤、全胰癌和全胰主胰管型胰腺导管内乳头状黏液性肿瘤(IPMN)。然而,全胰切除术一直存在争议,长期生存率不比 PD 好,且手术死亡率高。

· 扩大的胰十二指肠切除术(extended pancreatoduodenectomy,EPD)· 由于胰腺癌恶性度高,较易发生淋巴结转移和沿神经束膜转移,往往需要进行淋巴结清扫和后腹膜神经丛的切除。当肿瘤侵犯血管时，常联合侵犯的血管一并切除，详见第二十一章。

2. 不可切除的肿瘤 · 放化疗的疗效有限，有待研发新型的分子靶向和免疫治疗方法。

（1）化疗。

（2）放疗。

（3）介入治疗。

（4）分子靶向治疗。

（5）免疫治疗。

十、预后

恶性度高，预后差，五年生存率仍然不到 5%。

参 考 文 献

[1] 李兆申,陈汝福,胡先贵. 整合胰腺肿瘤学[M]. 上海：上海科学技术出版社,2015.
[2] Yoon SH, Lee JM, Cho JY, et al. Small (≤20 mm) pancreatic adenocarcinomas：analysis of enhancement patterns and secondary signs with multiphasic multidetector CT [J]. Radiology, 2011,259(2)：442-452.
[3] 国家标准化委员会. 胰腺癌诊断[M]. 北京：中国质监出版社,2011.
[4] Al-Hawary MM, Francis IR, Chari ST, et al. Pancreatic ductal adenocarcinoma radiology reporting template：consensus statement of the society of abdominal radiology and the american pancreatic association [J]. Gastroenterology, 2014,146(1)：291-304 e291.
[5] Al-Hawary MM, Francis IR, Chari ST, et al. Pancreatic ductal adenocarcinoma radiology reporting template：consensus statement of the Society of Abdominal Radiology and the American Pancreatic Association [J]. Radiology, 2014,270(1)：248-260.
[6] 张太平,曹喆,赵玉沛.《2015 年美国国立综合癌症网络胰腺癌临床实践指南(V2 版)》外科相关部分解读[J]. 临床肝胆病杂志,2015,(5)：654-656.
[7] 李晓青,钱家鸣.《2015 年美国国立综合癌症网络胰腺癌临床实践指南(V2 版)》更新要点及临床路径[J].临床肝胆病杂志,2015,(5)：649-653.
[8] 焦新元,任建林,陈汝福. 胰腺癌—新理论　新技术　新观点. 北京：人民军医出版社;2010.
[9] Isaji S, Kawarada Y, Uemoto S. Classification of pancreatic cancer：comparison of Japanese and UICC classifications [J]. Pancreas, 2004,28(3)：231-234.
[10] Harisinghani MG. Atlas of Lymph Node Anatomy [M]. New York：Springer, 2013.
[11] Liebig C, Ayala G, Wilks JA, et al. Perineural invasion in cancer：a review of the literature [J]. Cancer, 2009,115(15)：3379-3391.
[12] 胡先贵,金钢. 胰腺癌神经侵犯的机制、特点及手术方法[J]. 外科理论与实践,2009,14(5)：485-487.
[13] 程鹏,金钢,胡先贵,等. 胰腺癌神经丛微转移的双重免疫组化研究[J]. 中国普外基础与临床杂志,2010,17(10)：1067-1070.
[14] Rau BM, Moritz K, Schuschan S, et al. R1 resection in pancreatic cancer has significant impact on long-term outcome in standardized pathology modified for routine use [J]. Surgery, 2012,152(3 Suppl 1)：S103-111.
[15] 蒋奎荣,蔡宝宝,毅苗. 胰腺全系膜切除在胰头癌行胰十二指肠切除术中的应用及意义[J].肝胆外科杂志,2014,22(1)：12-15.
[16] Dal Pozzo G, Bozza A, Fargnoli R, et al. CT identification of coeliac ganglia [J]. Eur J Radiol, 1985,5(1)：24-26.
[17] Deshmukh SD, Willmann JK, Jeffrey RB. Pathways of extrapancreatic perineural invasion by pancreatic adenocarcinoma：evaluation with 3D volume-rendered MDCT imaging [J]. AJR Am J Roentgenol, 2010,194(3)：668-674.
[18] Mochizuki K, Gabata T, Kozaka K, et al. MDCT findings of extrapancreatic nerve plexus invasion by pancreas head carcinoma：correlation with en bloc pathological specimens and diagnostic accuracy [J]. Eur Radiol, 2010,20(7)：1757-1767.
[19] Zuo HD, Tang W, Zhang XM, et al. CT and MR imaging patterns for pancreatic carcinoma invading the extrapancreatic neural plexus (Part II)：Imaging of pancreatic carcinoma nerve invasion [J]. World J Radiol, 2012,4(1)：13-20.
[20] Hayano K, Miura F, Amano H, et al. Correlation of apparent diffusion coefficient measured by diffusion-weighted MRI and clinicopathologic features in pancreatic cancer patients [J]. J Hepatobiliary Pancreat Sci, 2013,20(2)：243-248.
[21] Wang X, Zhang H, Wang T, et al. The concept and controversy of retroperitoneal nerve dissection in pancreatic head carcinoma (Review) [J]. Int J Oncol, 2015,47(6)：2017-2027.
[22] Chang ST, Jeffrey RB, Patel BN, et al. Preoperative Multidetector CT Diagnosis of Extrapancreatic Perineural or Duodenal Invasion Is Associated with Reduced Postoperative Survival after Pancreaticoduodenectomy for Pancreatic Adenocarcinoma：Preliminary Experience and Implications for Patient Care [J]. Radiology, 2016,281(3)：816-825.
[23] 缪飞. 胰腺影像学[M]. 北京：人民卫生出版社,2015：233-273.
[24] Bosman FT, Carneiro F, Hruban R H, et al. World Health Organization Classification of Tumours. Pathology and Genetics of Tumours of the Digestive System. 4 ed [M]. Lyon：IARC Press, 2010.
[25] Ding Y, Zhou J, Sun H, et al. Contrast-enhanced multiphasic CT and MRI findings of adenosquamous carcinoma of the pancreas [J]. Clin Imaging, 2013,37(6)：1054-1060.

第十一章
胰腺导管腺癌变异类型

蒋慧　边云　陆建平

第一节　胰腺腺鳞癌

一、概述

1. 胰腺腺鳞癌（pancreatic adenosquamous carcinoma, PASC）·以腺癌和鳞癌混合为组织学特点的恶性肿瘤，鳞状细胞占比 30% 以上可诊断腺鳞癌。单纯的鳞癌罕见，多属于肺鳞癌的胰腺转移。

2. 病因·①鳞状上皮化生理论：胰腺导管上皮在慢性胰腺炎（CP）或肿瘤阻塞导致反复炎性刺激，导致鳞状上皮化生；②碰撞理论：腺癌和鳞癌碰巧同时发生，原始多能干细胞向腺上皮或鳞状上皮分化发展。

3. 其他·腺鳞癌占所有胰腺外分泌恶性肿瘤 1%～4%。真实发病率难以确定，全球共计报道约 700 例，大宗病例报道男女比例 1.5：1，平均发病年龄 62 岁。海军军医大学附属长海医院 2011—2018 年确诊 83 例，其中男性 57 例，女性 26 例，年龄 43～81 岁，平均年龄 62 岁。

二、临床表现

与 PDAC 类似。表现为腹痛、腰背痛、黄疸、体重下降、恶心等非特异临床症状。

三、实验室检查

与 PDAC 类似，CA19 - 9、CEA 可升高。

四、病理学表现

（一）大体表现

与普通胰腺导管腺癌相似，形成灰白、灰红色界限不清的结节（图 11-1A），肿瘤内可有出血坏死（图 11-1B）。但一般体积较大，平均直径 6 cm（2～25 cm）。

（二）组织学表现

显微镜下特征：含有数量不等的产黏液腺体和鳞状细胞癌成分，腺癌和鳞癌的比例不一，后者至少占肿瘤组织的 30%，并且可以存在小灶分化不良的细胞和梭形细胞（图 11-1C）。癌组织部分区域排列呈不规则腺管状、筛孔状，部分区域呈片块状、巢团状或条索状，瘤细胞为多边形或多角形，核圆形、卵圆形，异型明显，部分癌巢中有角化珠形成（图 11-2）。纯鳞状细胞癌罕见（图 11-3）。腺鳞癌转移至其他器官时可能只发现腺癌或鳞癌的成分。

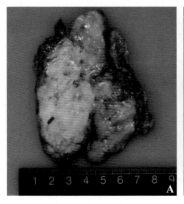
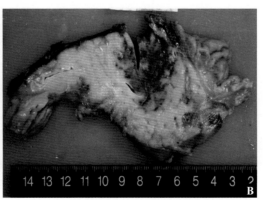

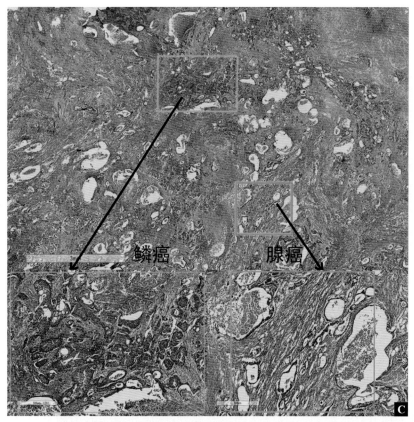

图 11-1　胰腺腺鳞癌病理学特征

A. 大体标本示肿块呈灰白、灰红色界限不清的结节；B. 大体标本示肿块出血坏死；C. 显微镜下见肿瘤由腺癌及鳞癌两种成分组成

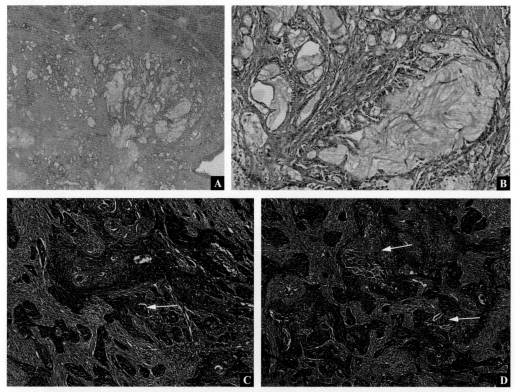

图 11-2　胰腺腺鳞癌

　　A. 低倍镜示肿瘤内大量产黏液的腺体；B. 高倍镜示导管上皮细胞腔内充满大量黏液；C、D. 高倍镜下示胰腺腺鳞癌形成的不同形态的角化珠（细白箭）

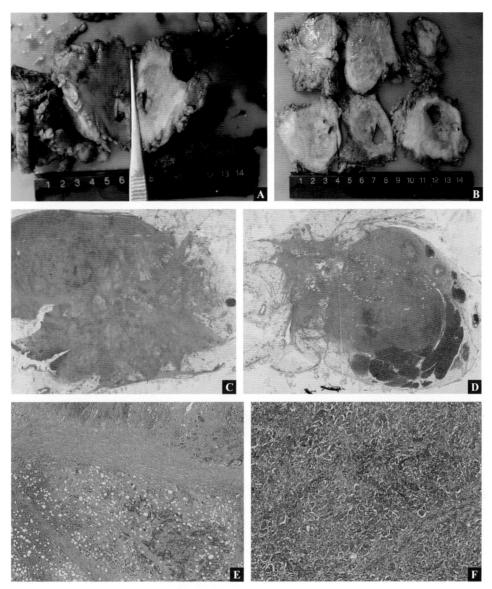

图 11-3 胰腺鳞状细胞癌(肿瘤内部全为鳞癌成分)

A、B. 大体标本示胰体尾部灰白色肿块(标本中空缺部分已被取材小切片);C、D. 为 HE 染色大病理组织切片,C 显示肿瘤坏死明显,D 显示部分区域,肿瘤细胞丰富,坏死较少;E. 为 C 的局部放大图显示肿瘤坏死明显,间质纤维增生,肿瘤浸润性生长累及周围胰腺;F. 为 D 的局部放大图,显示肿瘤细胞丰富与周围胰腺界限不清

五、免疫组化

鳞状上皮标记物 CK5/6、P63、P40 阳性表达(图 11-4,表 11-1)。

六、影像学表现与病理学相关性

1. 肿块的形态、大小、边界·PASC 与导管腺癌影像表现基本相似。肿块呈浸润性生长,影像表现为边界不清的类圆形肿块。位于胰头部肿块因为空间狭窄,容易导致梗阻性黄疸,发现时肿块均不大,

表 11-1 胰腺腺鳞癌免疫组化标记物及表达

抗　体	文　献
CK7	+
CK19	+
CEA	+
CA19 - 9	+
CK5/6	+
CK903	+
P63	+
P40	+

而位于胰体尾部肿块发现时普遍较大。

2. 肿块内部特征（图 11-5～17）· PASC 的鳞癌和腺癌比例不同，互相交织分布。影像学特征取决于肿瘤内部两者的比例、分布及其他病理表现。鳞癌多呈实性巢状排列，中央乏血供，易发生退行性变而出现坏死，因而在影像上表现为肿块内部坏死，CT 上呈低密度，T1WI 上呈低信号，T2WI 上呈高信号，增强后无强化。导管腺癌部分的导管上皮腔内充满黏液，易导致间质纤维化，因而在影像上表现为 CT 上低密度或 T1WI 上低信号，增强后强化不显著。上述鳞癌和腺癌特征的叠加，导致典型腺鳞癌影像上表现为 CT 上低密度，T1WI 上呈低信号，T2WI 上呈稍高信号。肿瘤中央由于纤维化或者坏死，导致无明显强化区，而肿瘤周边不均匀的残留肿瘤、炎症反应、纤维组织及正常胰腺组织，使肿块周围区域出现"印戒样"的环形强化，成为该肿瘤的影像学特征之一。

要点提示

▨ 胰腺腺鳞癌的临床和影像均与普通胰腺导管腺癌相似。

▨ 胰腺腺鳞癌镜下特征：鳞癌和腺癌比例不同，互相交织分布。

▨ 影像学特征取决于肿瘤内部两者的比例、分布及其他病理表现。

▨ 典型影像特征：肿瘤体积较导管腺癌较大；鳞癌成分较多者，内部易坏死；增强后可出现"印戒样"的环形强化。

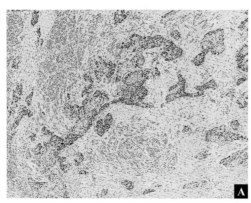
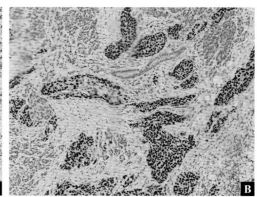

图 11-4 胰腺腺鳞癌

A. 免疫组化 P40 阳性表达；B. 免疫组化 P63 阳性表达

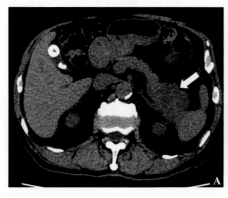
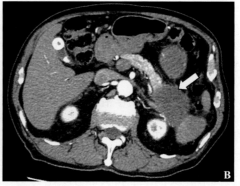

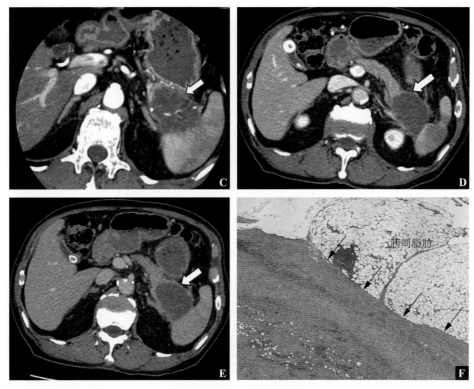

图 11-5　胰腺鳞状细胞癌

与图 11-3 为同一患者,术前 CT。A、B. 横断面 CT 平扫示胰尾部一枚边界欠清的低密度肿块(粗白箭);
B～E. 横断面 CT 增强动脉早期、动脉晚期、门脉期和延迟期图像,示胰尾部肿块强化不显著,周围可见
增强的环状影(粗白箭);F. 高倍镜示增强的环状影为纤维组织(细黑箭)

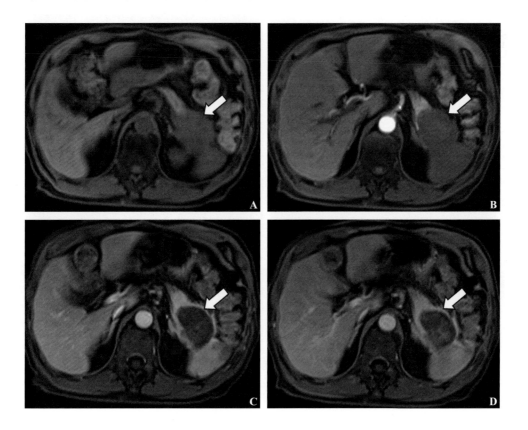

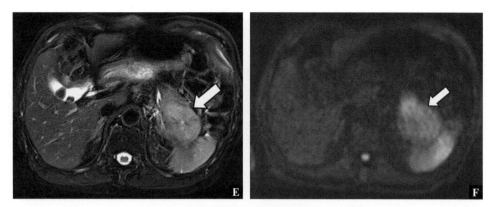

图 11-6　胰腺鳞状细胞癌

与图 11-3 为同一患者,术前 MRI。A. 横断面 FS-T1WI 示胰尾部一枚边界欠清的等低信号肿块；B～D. 横断面 FS-T1WI 增强后动脉期、门脉期和延迟期图像,示胰尾部肿块内部轻度延迟强化,边缘呈环状强化(粗白箭)；E. 横断面 FS-T2WI 示胰尾部肿块呈稍高信号(粗白箭)；F. 扩散加权成像(b＝800 s/mm²)胰尾部肿块明显扩散受限(粗白箭)

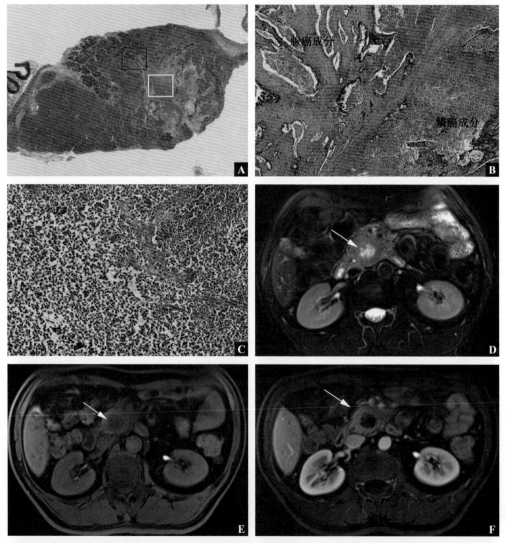

图 11-7　胰腺腺鳞癌

A～C. 腺鳞癌 HE 染色切片。A. 胰头部一枚肿块；B. 为图 A 红框放大,肿块由鳞癌和腺癌两种成分组成；C. 为图 A 黄框放大,中心坏死区；D. 横断面 FS-T2WI 胰头部类圆形、边界欠清的较高信号影,中央部坏死区呈高信号(细白箭)；E、F. 横断面 FS-T1WI 平扫和增强后实质期,肿块平扫呈低信号,中心坏死区呈更低信号,增强后边缘部的实性成分强化,使肿块呈"印戒样"环形强化(细白箭)

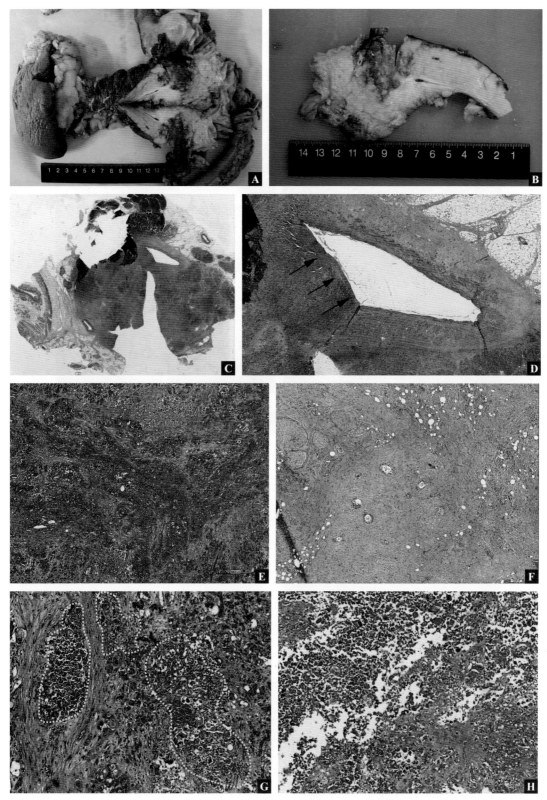

图 11-8　胰腺腺鳞癌

A、B. 全胰切除标本示胰颈部一枚肿块，肿块周围可见大片鲜红色出血区；C. 为图 B 对应的大组织切片；D. 门静脉受侵犯（细黑箭）；E. 高倍镜示肿瘤内鳞癌成分；F. 高倍镜示肿瘤内腺癌成分；G. 肿瘤内部出血（黄虚线）；H. 肿瘤局部坏死

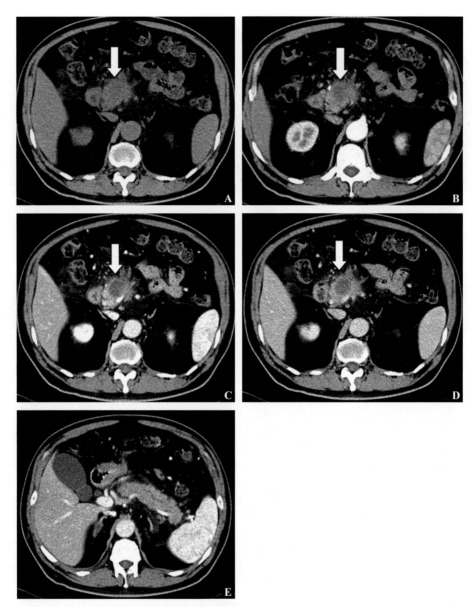

图 11-9 胰腺腺鳞癌

与图 11-8 为同一患者,术前 CT。A. 横断面 CT 平扫示胰头部等低密度肿块影(粗白箭);B~D. 分别为横断面 CT 增强后动脉期、门脉期和延迟期图像,胰头部肿块呈"印戒样"环形强化,中央部无明显强化(粗白箭);E. 横断面 CT 门脉期示胰体尾部周围索条影,轻度炎性改变,主胰管稍有扩张

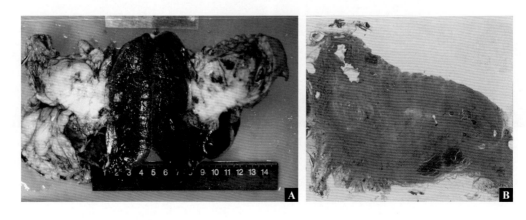

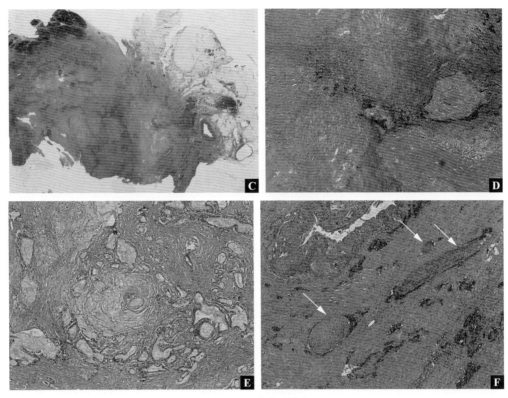

图 11-10　胰腺腺鳞癌

A. 大体标本示胰体尾紧邻脾脏一枚巨大灰白色肿块,肿块内部有坏死;B、C. 分别为 HE 染色不同层面大组织切片;D. 高倍镜示鳞癌周围大片间质纤维化;E. 高倍镜示导管腺癌成分,导管上皮腔内充满大量黏液;F. 胰腺内神经侵犯(细白箭)

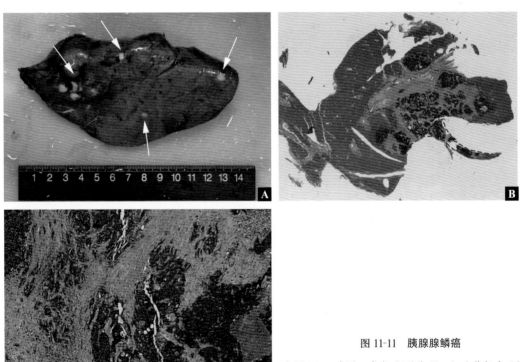

图 11-11　胰腺腺鳞癌

与图 11-10 为同一患者,肝脏病理。A. 大体标本示肝脏内多发灰白色转移结节(细白箭);B. 肝脏 HE 染色大组织切片,红虚线勾出肿瘤侵犯范围;C. 高倍镜下示肝脏转移灶主要是鳞状细胞癌

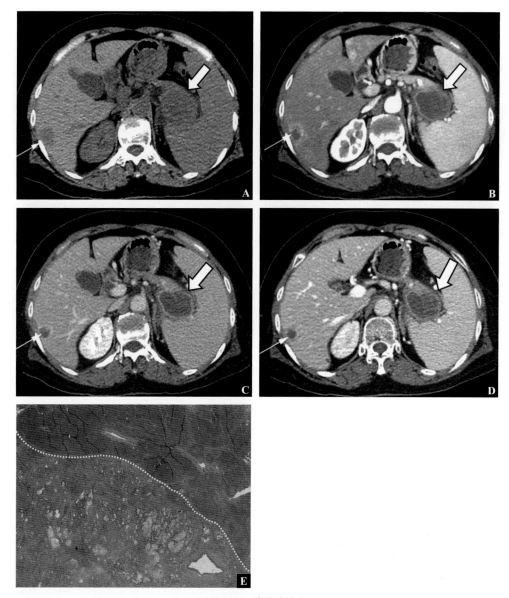

图 11-12 胰腺腺鳞癌

与图 11-10 为同一患者,术前 CT。A. 横断面 CT 平扫示胰尾部近脾门等低密度肿块影(粗白箭),肝右后叶类圆形低密度结节影(细白箭);B～D. 分别为横断面 CT 增强动脉期、门脉期和延迟期图像,胰尾部肿块呈"印戒样"环形强化,中央部无明显强化(粗白箭),肝右后叶结节影呈环形强化(细白箭);E. 镜下显示肿瘤边缘部为大量肿瘤细胞,黄虚线勾画出肿瘤与正常胰腺的界限

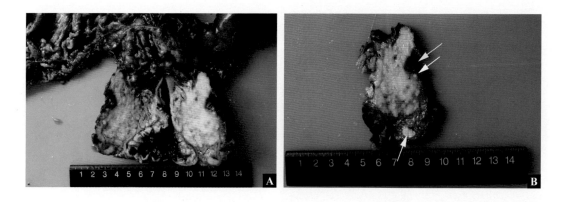

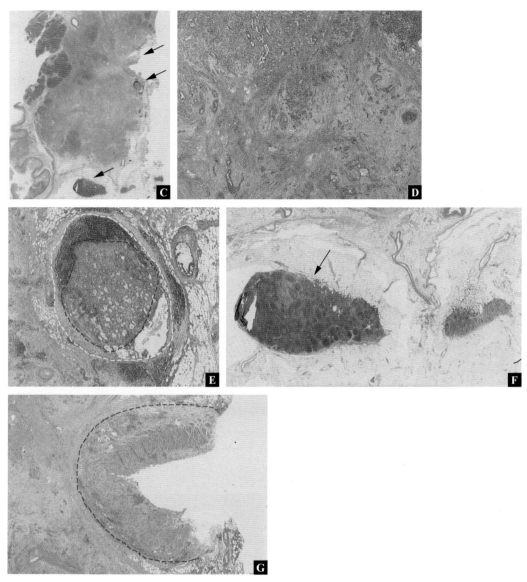

图 11-13　胰腺腺鳞癌

A、B. 大体标本示胰头部一枚灰白色肿块,边界不清,周围可见两枚灰白色淋巴结(细白箭),门静脉沟内见切除的门静脉(细黄箭);C. 为图 B 对应的 HE 染色大组织切片;D. 肿瘤内大量的鳞癌和腺癌成分;E. 门静脉旁淋巴结内见大量肿瘤细胞;F. 胰十二指肠下方淋巴结显示良好,未见肿瘤侵犯;G. 门静脉无肿瘤侵犯(红虚线勾画出门静脉)

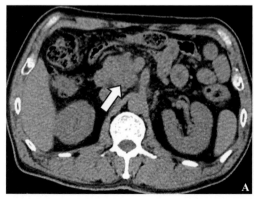

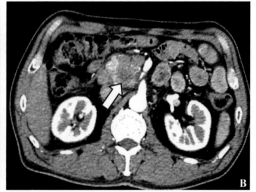

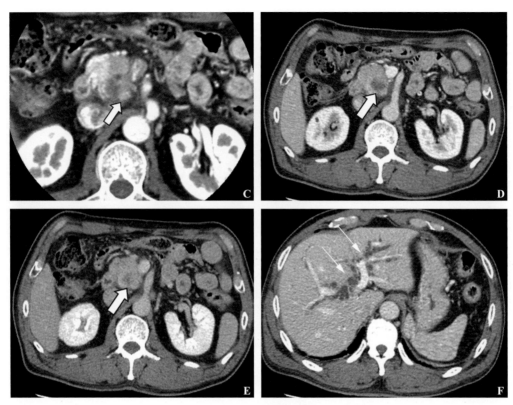

图 11-14 胰腺腺鳞癌

与图 11-13 为同一患者,术前 CT。A. 横断面 CT 平扫示胰头钩突部一枚等密度肿块影(粗白箭);B~D. 分别为横断面 CT 增强动脉早期、动脉晚期、门脉期和延迟期图像,胰头部肿块呈不均匀环形强化,中央区无明显强化(粗白箭);E. 门脉期图像示肿块边缘部强化影范围扩大;F. 门脉期图像示肝胆管显著扩张(细白箭)

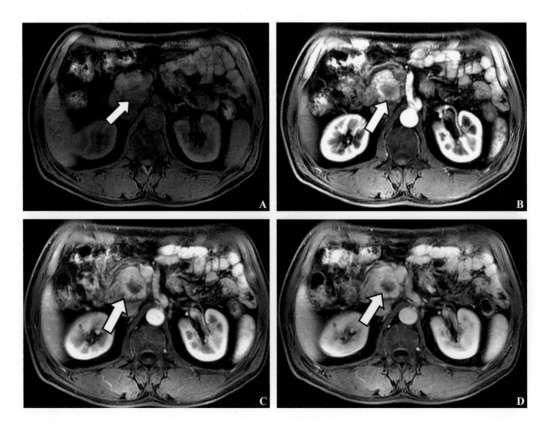

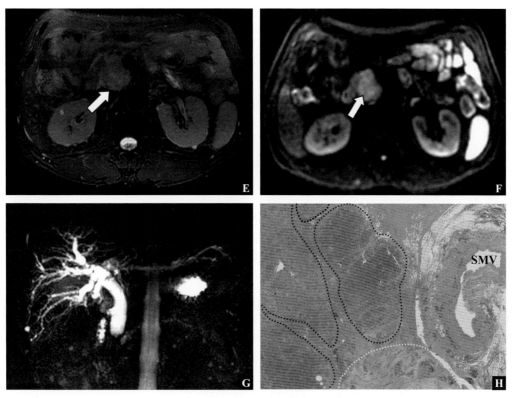

图 11-15　胰腺腺鳞癌

与图 11-13 为同一患者,术前 MRI。A. 横断面 FS-T1WI 示胰头钩突部见边界欠清的低信号肿块;B～D. 分别为横断面 FS-T1WI 增强后动脉期、门脉期和延迟期,钩突部肿块呈不均匀"印戒样"环状强化,中央区无显著强化(粗白箭);E. 横断面 FS-T2WI 示钩突部肿块呈稍高信号(粗白箭);F. 扩散加权成像(b=800 s/mm²)钩突部肿块明显扩散受限(粗白箭);G. 2D-MRCP 示肿块导致肝内外胆管显著扩张,轻度胰管扩张;H. 镜下示肠系膜上静脉显示良好,肿瘤周围大量正常胰腺组织(红虚线)、少许炎症细胞、纤维组织和少许肿瘤组织(黄虚线),即影像上的强化环为周围正常胰腺组织

注:SMV 肠系膜上静脉

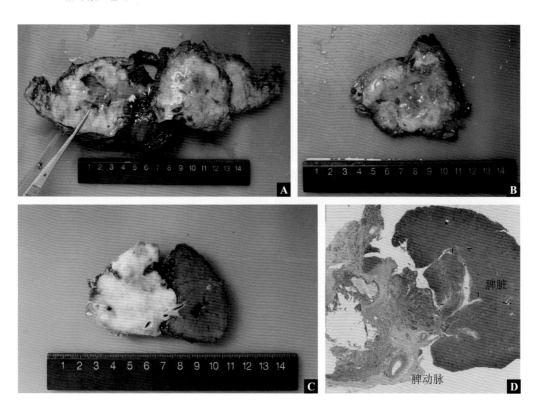

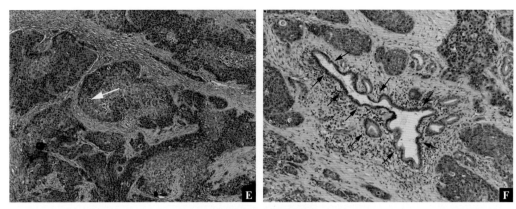

图 11-16　胰腺腺鳞癌

A～C. 大体标本示胰体尾部一枚灰白色巨大肿块,肿块边界不清,内部有囊变;D. 为图 C 对应的 HE 染色大组织切片,示肿瘤紧邻脾门;E. 高倍镜示肿瘤内大量鳞癌成分,有典型的鳞癌角化珠(细白箭)形成;F. 高倍镜示鳞癌围绕正常胰腺导管(细黑箭)

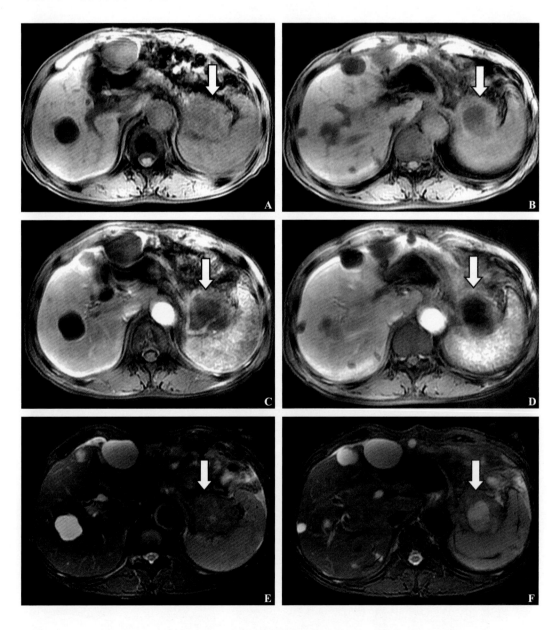

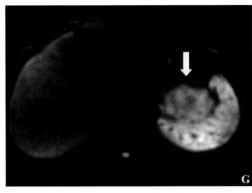
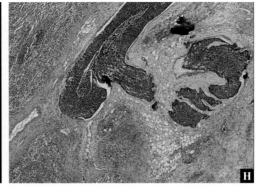

图 11-17　胰腺腺鳞癌

与图 11-16 为同一患者，术前 MRI。A、B. 横断面 FS-T1WI 示胰尾部边界欠清的等低信号肿块；C、D. 横断面 FS-T1WI 门脉期图像示肿块"印戒样"环状强化（粗白箭）；E、F. 横断面 FS-T2WI 示胰尾部肿块呈稍高信号（粗白箭），中央坏死区呈液体状高信号（细粗箭）；G. 扩散加权成像（b=800 s/mm²）肿块明显扩散受限（粗白箭）；H. 镜下见肿瘤与脾脏紧邻，但尚未侵及脾脏实质

七、治疗

以手术切除为主。

八、预后

PASC 较导管腺癌预后差，鳞癌成分越多，术后

越易复发转移，预后越差，手术切除后患者中位生存期平均为 7～11 个月。

第二节　胰腺黏液性非囊性癌

一、概述

· 胰腺黏液性非囊性癌（mucinous non-cystic carcinoma of pancreas，MNAC）· 又称胰腺胶样癌（colloid carcinoma of the pancreas），是指基质内黏液池中漂浮着散在的、成束的、成条或单个癌细胞，一般黏液癌成分占 80% 以上，常与肠型胰腺导管内乳头状黏液性肿瘤（intraductal papillary mucinous neoplasm，IPMN）相关。

· 2010 年 WHO 将其归为胰腺导管腺癌（pancreatic ductal adenocarcinoma，PDAC）· 变异类型之一，起源于胰腺导管上皮，占胰腺外分泌肿瘤的 1%～3%。

（3）无明显性别倾向，男性发病率约 55%，发病年龄约 59～69 岁。我院自 2011 年至 2018 年病理

确诊 15 例，男性 12 例，女性 5 例，发病年龄 39～66 岁，平均年龄 52 岁。

二、临床表现

腹胀、腹痛、腹部不适、体重下降、黄疸、糖尿病等非特异临床症状。

三、实验室检查

CA125、CA19-9 不同程度升高。

四、病理学表现

（一）大体表现

单纯的 MNAC 肿块体积较大、边界较清楚，无分叶，无包膜，肉眼观呈乳白色"奶酪"或"凝胶"样改变，其间有散在钙化（图 11-18A）。肿瘤转移至淋巴

时的大体表现也呈胶冻样(图 11-18E)。

(二)组织学表现

镜下见 MNAC 界限较清楚的黏液池呈结节样分布,大部分黏液池结节内呈分隔状,结节周围有纤维间质包裹,黏液池内可见异型上皮细胞或腺体,细胞呈立方状或印戒样细胞,呈簇状或散在分布于黏液湖中为特征,肿瘤内也可存在普通的管状腺癌成分,但黏液癌成分至少占肿瘤的 80%(图 11-18B～D)。由于 MNAC 的黏液结节周围有纤维组织包裹,所以一般能保留在病理切片上,而黏液性囊腺癌和导管内乳头状瘤的黏液在制片中黏液通常会丢失。肿瘤转移至淋巴结时镜下见淋巴结结构消失,由黏液湖及漂浮其中的肿瘤细胞取代(图 11-18F)。

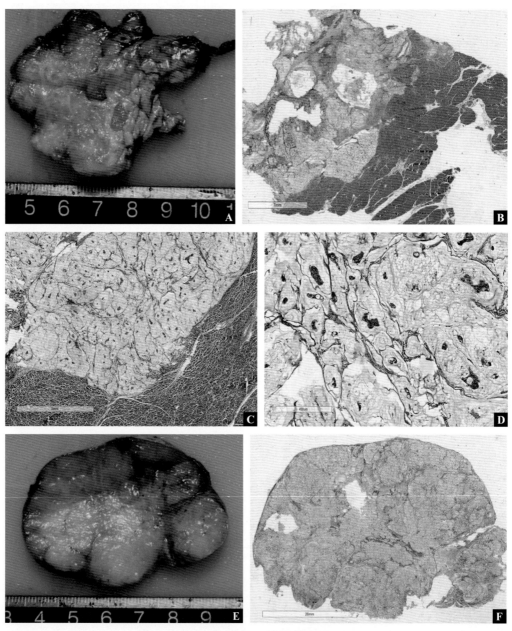

图 11-18 胰腺黏液性非囊性癌

A. 大体标本示肿瘤呈黏冻样;B. 低倍镜示肿瘤内黏液丰富;C、D. 高倍镜示癌性上皮细胞漂浮于细胞外黏液湖中;E. 肿瘤转移至淋巴结,可见增大的淋巴结也呈胶冻样;F. 显微镜下淋巴结结构消失,由黏液湖及漂浮其中的肿瘤细胞取代

五、免疫组化

阳性表达：CDX2、MUC2、CK20、CEA 和 CA19 - 9(表 11-2)。

表 11-2 胰腺黏液性非囊性癌免疫组化标记物及表达

抗　体	文　献
MUC1	−
MUC2	+
CDX - 2	+
CK7	+
CK20	+或−
CEA	+
pVHL	
S100P	+
IMP - 3	+
Maspin	+

MNAC 的 MUC1 不表达，这一点有别于 PDAC，也因此这两种癌的生物学行为完全不同。

六、影像学表现与病理学相关性

病理上 IPMN 恶变有两种方向，一种恶变为 PDAC，一种恶变为 MNAC。我们的研究发现独立存在的 MNAC 少见，基本都与肠型 IPMN 伴行，海军军医大学附属长海医院确诊的 10 例黏液性非囊性癌中，8 例与肠型 IPMN 并存。影像学较易诊断 IPMN 以及是否发生恶变，但是无法判断 IPMN 恶变的方向。

MNAC 表现为囊性为主的肿块，囊壁不规则增厚，囊腔内可见粗细不均的实性成分和纤维分隔，增厚的囊壁、囊腔内分隔和实性成分在 T1WI 上呈等信号，T2WI 上呈稍高信号，增强后明显强化，弥散加权明显受限(图 11-19、20)。MNAC 在 CT 上囊内成分的显示不如 MRI 理想，但对钙化的显示具有优势(图 11-21～23，第 17 章图 17-36～40)。

要点提示

▪ 胰腺黏液性非囊性癌(MNAC)又称胰腺胶样癌，基本都与肠型 IPMN 伴行。

▪ MNAC 由于其内大量胶冻状黏液，较易出现钙化，CT 对钙化诊断有优势。

▪ 影像上较易诊断 IPMN，但其伴发的 MNAC 无法诊断。

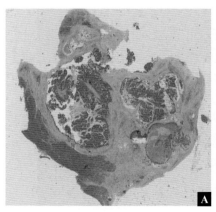

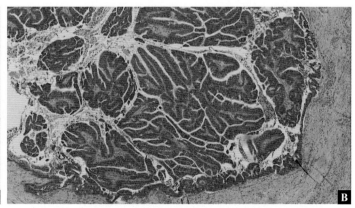

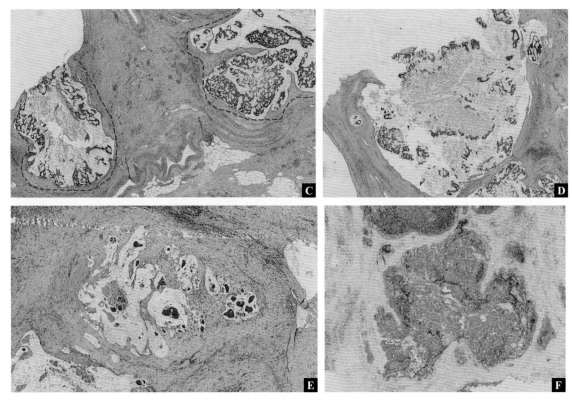

图 11-19　胰腺黏液性非囊性癌

A、B. 镜下示胰腺导管内多发乳头形成；C. 低倍镜示两个黏液池(红虚线)被纤维结缔组织分隔；D. 低倍镜示黏液池中较多的异性细胞和大量黏液；E. 黏液池内漂浮着肿瘤细胞；F. 免疫组化 MUC1 阴性表达(图中褐色为背景黏液成分非特异染色)

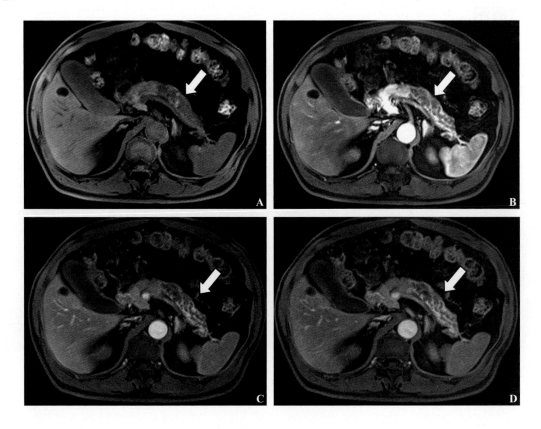

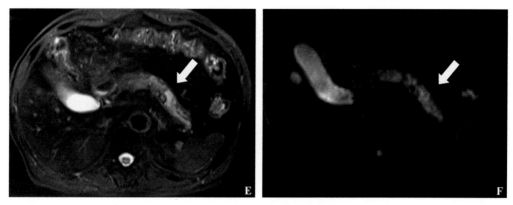

图 11-20　胰腺黏液性非囊性癌

与图 11-19 为同一患者,术前 MRI。A. 横断面 FS-T1WI 示胰体尾部主胰管显著扩张,其内呈低信号,但信号不均匀,似乎可见稍高信号结节影(粗白箭);B～D. 横断面 FS-T1WI 增强动脉期、门脉期和延迟期图像,扩张的主胰管内多发不规则强化结节(粗白箭);E. 横断面 FS-T2WI 示扩张的主胰管内有多发小结节(粗白箭);F. 扩散加权成像(b＝800 s/mm²)示胰体尾部明显扩散受限(粗白箭)

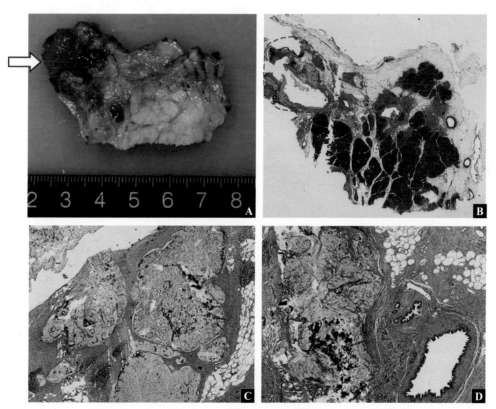

图 11-21　胰腺黏液性非囊性癌

A. 大体标本示肿瘤呈黏冻样(粗白箭);B. 低倍镜示肿瘤内黏液丰富(红虚线);C、D. 高倍镜示黏液池内漂浮着肿瘤细胞

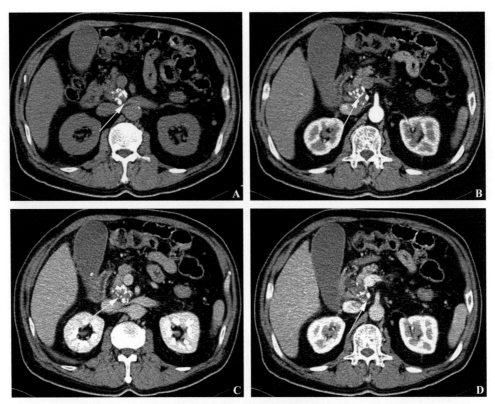

图 11-22　胰腺黏液性非囊性癌

与图 11-21 为同一患者,术前 CT。A. 横断面 CT 平扫示胰头钩突部一枚低密度肿块,其内散在多发高密度钙化影(细白箭);B~D. 分别为横断面 CT 增强动脉期、门脉期和延迟期图像,钩突部肿块无明显强化(细白箭)

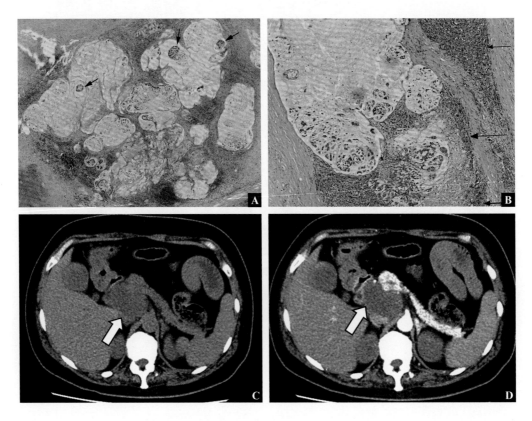

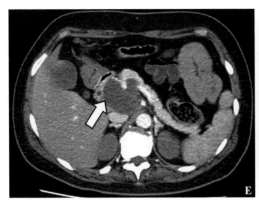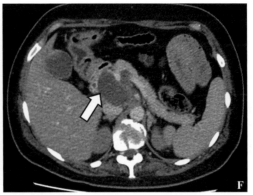

图 11-23　胰腺黏液性非囊性癌

A. 低倍镜示肿瘤内黏液丰富,肿瘤细胞呈簇状散在分布于黏液池中(细黑箭);B. 周围可见少部导管腺癌成分(细黑箭);C. 横断面 CT 平扫示胰头部(十二指肠内侧)稍低密度类圆形肿块(粗白箭);D～F. 分别为横断面 CT 增强动脉期、门脉期和延迟期图像,部肿块基本无强化,形成囊样改变(粗白箭)

七、鉴别诊断

慢性胰腺炎:部分 MNAC 尤其是 IPMN 伴发的 MNAC 通常表现为胰管扩张,扩张胰管内可见结石,周围胰腺实质萎缩,易误诊为慢性胰腺炎,此时需要结合临床病史和 CA19－9 指标做出诊断。

八、治疗

手术切除。

九、预后

预后明显好于普通 PDAC,5 年生存率为 57％(PDAC 仅 5％);即使淋巴结转移、神经侵犯仍可长期生存。

第三节　肝样腺癌

一、概述

1. 胰腺肝样腺癌（hepatoid carcinoma of the pancreas）· 是一种具有肝细胞癌样分化特征的一种罕见的原发性胰腺上皮源性癌。肿瘤表现明显肝细胞分化,可以是单一成分组成,也可以与导管腺癌、腺泡细胞癌或神经内分泌癌混合组成。血清 α-AFP 增高是诊断该病重要线索。

2. 分类· 根据肿瘤成分不同,可分为单纯肝样腺癌或混合型癌(肝样腺癌-导管腺癌、肝样腺癌-腺泡细胞癌和肝样腺癌-神经内分泌癌),其中最常见的为肝样腺癌-神经内分泌癌,约占 22.7％。

3. 其他· 胰腺肝样腺癌极为罕见,1987 年由

Hruban 等人首次报道原发于胰腺的肝样腺癌,目前全球报道约 23 例。女性 16 人,男性 7 人。发病年龄 21～80 岁,平均年龄 56 岁。

二、临床表现

腹痛、黄疸、恶心、呕吐等,无特异性,近一半患者并无临床症状。

三、实验室检查

60％患者出现血清 α-AFP 增高。

四、病理学表现

肿瘤无部位倾向性,平均直径约 6.0 cm(0.5～

11 cm)。大体上肿瘤呈界限较清楚的灰白色结节，质地中等。镜下的肿瘤细胞为大的多边形细胞，胞质丰富、嗜酸性，排列成梁索或腺泡状结构，其间被血窦分隔，类似于肝细胞癌。在诊断胰腺肝样腺癌时，需要先排除肝细胞癌的胰腺转移灶或异位肝组织产生的肝细胞癌，肝细胞癌胰腺转移的发生远多于前者。

五、免疫组化

肿瘤大部表达 AFP，但 AFP 也可在没有肝样分化特征的胰母细胞瘤、腺泡细胞癌、神经内分泌肿瘤和导管腺癌中表达。肝特异性抗原 1（Hep Par 1）对肝样腺癌诊断具有更高的特异性（图 11-24D）。此外，CEA、CD10 在鉴别诊断中也有一定帮助（表 11-3）。

表 11-3　胰腺肝样腺癌免疫组化标记物及表达

抗　体	文　献
Hep Par 1	＋
Polyclonal CEA	＋
CD10	＋
AFP	＋或－
CK7	＋或－

六、影像学表现

目前报道极少。根据文献报道，肝样腺癌可表现为局部结节、肿块、或胰腺内散在大小不等的不规则状低密度影；增强后均匀或不均匀持续强化；主胰管扩张不明显（图 11-24）。

要点提示

- 胰腺肝样腺癌：是一种具有肝细胞癌样分化特征的一种罕见的原发性胰腺上皮源性癌，极为罕见。
- 血清 α-AFP 增高是诊断该病重要线索。
- 分类：单纯肝样腺癌或混合型癌，其中最常见的为肝样腺癌-神经内分泌癌。
- 镜下类似肝细胞癌，主要与肝细胞癌胰腺转移鉴别。

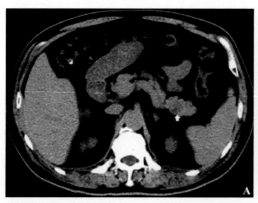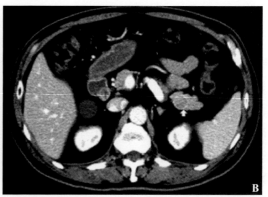

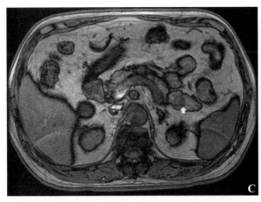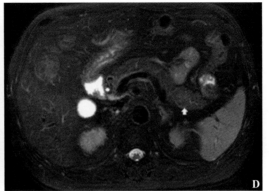

图 11-24　肝样腺癌

A、B.分别为横断面 CT 平扫和动脉期增强图像示胰尾部可见一枚边界清楚的低密度肿块影,增强后呈环形强化(粗白箭);C、D.分别为 T1WI 水脂分离相和 FS-T2WI 示胰尾部肿块 T1WI 呈低信号,T2WI 呈等高信号(粗白箭)

七、鉴别诊断

诊断时需要与肝细胞癌胰腺转移灶鉴别。

八、治疗

手术切除。

九、预后

患者 1 年生存率 71.1%,5 年生存率 40.4%,中位生存期为 13 个月。

第四节　髓样癌

一、概述

髓样癌(medullary carcinoma)是一种分化差的恶性上皮性肿瘤,属于 PDAC 一种罕见变异类型。

胰腺可以是偶发或发生于 Lynch 综合征患者,文献报道,胰腺髓样癌患者较导管腺癌更常有癌家族史,在年龄、性别上与导管腺癌相似。

二、临床表现

临床以食欲不振、腹痛腹胀、黄疸等非特异症状为主。

三、病理学表现

大体上肿瘤界限相对清楚,因间质不像导管腺癌那样增生,因此质地较软(图 11-25A)。镜下肿瘤呈膨胀性生长(图 11-25B),分化差的瘤细胞呈合体样生长(图 11-25C、D),一些病例中存在有 CD3 阳性的淋巴细胞浸润(图 11-26),结缔组织间质很少。癌细胞常呈圆形、胞质丰富,核多形性,核分裂多见,偶见非典型巨细胞。大多数髓样癌具有微卫星不稳定 MSI(+)及 B-raf 基因突变,而无 K-ras 基因突变。

四、免疫组化

胰腺髓样癌的淋巴细胞可以表达 CD3,肿瘤细胞可出现 MLH1、MLH2、MSH6、PMS2 的表达缺失,E-cadherin 可阳性表达(图 11-27 和表 11-4)。

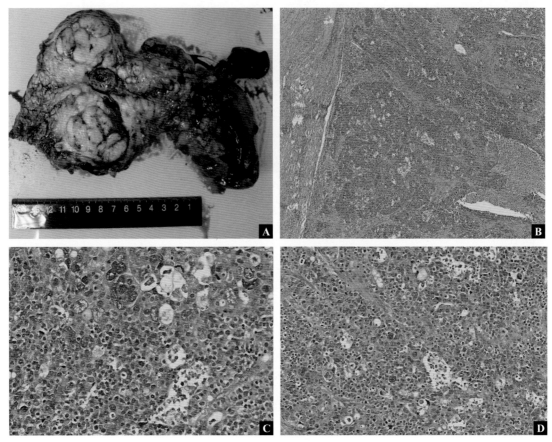

图 11-25　胰腺髓样癌

A. 大体上见肿瘤形成界限相对清楚的结节,质地软,切面灰白灰红色,有灶性出血坏死;B. 显微镜下见肿瘤呈膨胀性生长,与周围组织界限尚清;C、D. 分化差的瘤细胞呈合体样生长,伴有淋巴细胞浸润,结缔组织间质很少

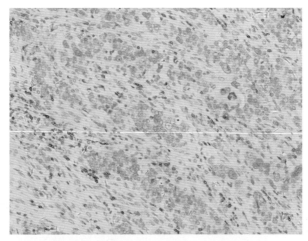

图 11-26　胰腺髓样癌免疫组化 CD3 阳性表达

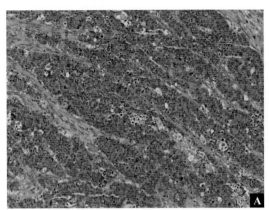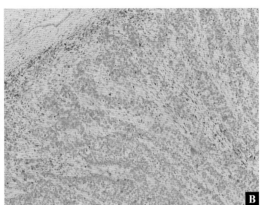

图 11-27　胰腺髓样癌

A. 高倍镜示瘤细胞呈合体样生长,间质反应少;B. 免疫组化示 CD3 阳性淋巴细胞浸润

表 11-4　胰腺髓样癌免疫组化标记物及表达

抗　体	文　献
CK7	＋
CK20	－
CEA	＋或－
CA19-9	＋或－
CD3	＋或－
MLH1	＋或－
MLH2	＋或－
MSH6	＋或－
PMS2	＋或－
E-cadherin	＋

五、影像学表现

胰腺髓样癌在影像上表现为低密度肿块,MRI 上表现为 T1W 低信号,T2W 高信号,增强后动脉期强化不显著,可有延迟强化。影像上与 PDAC 表现极为类似,术前很难明确诊断(图 11-28、29)。

六、治疗

手术切除。对 5-氟尿嘧啶治疗不敏感。

七、预后

胰腺髓样癌的预后好于胰腺导管腺癌。

要点提示

■ 胰腺髓样癌患者较导管腺癌更常有癌家族史。

■ 肿瘤间质少,质地较软,呈膨胀性生长,分化差的瘤细胞呈合体样生长。

■ 大多数髓样癌具有微卫星不稳定 MSI(＋)及 *B-raf* 基因突变,而无 *K-ras* 基因突变。

■ 影像上与 PDAC 极为类似,术前很难明确诊断。

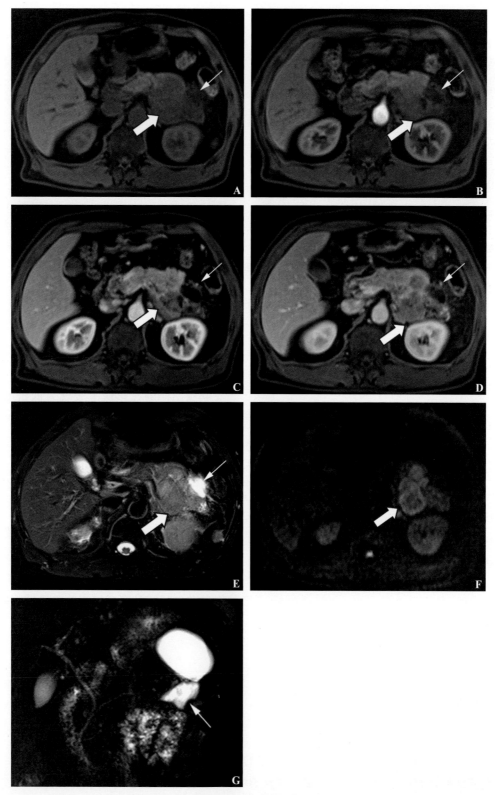

图 11-28 胰腺髓样癌

与图 11-27 为同一患者,术前 MRI。A. 横断面 FS-T1WI 示胰尾部一枚低信号肿块(粗白箭),肿块体积较大,边界较清,其右上可见更低信号液体影(细白箭);B~D. 分别为横断面 FS-T1WI 增强后动脉期、门脉期和延迟期图像,肿块呈渐进性轻度强化(粗白箭),囊变区无强化(细白箭);E. 横断面 FS-T2WI 示胰尾部肿块呈稍高信号(粗白箭),右上可见高信号囊变区(细白箭);F. 扩散加权成像(b=800 s/mm²)肿块明显扩散受限(粗白箭);G. 二维 MRCP 示胰尾部肿块囊变区呈高信号(细白箭)

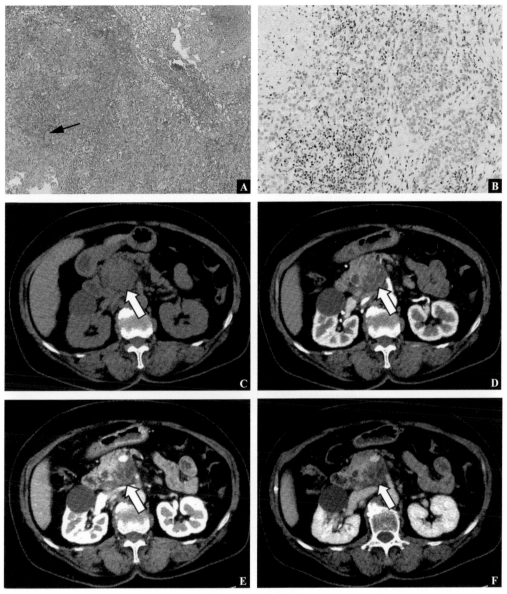

图 11-29 胰腺髓样癌

A. HE 染色示肿瘤分化差,间质纤维少,可见灶性坏死,少数肿瘤细胞呈合体样生长(细黑箭);B. 免疫组化显示肿瘤细胞 MSH6 失表达;C. 横断面 CT 平扫示胰头钩突部边界欠清的低密度肿块(粗白箭);D~F. 分别为横断面 CT 增强动脉期、门脉期和延迟期图像,钩突部肿块轻度延迟强化(粗白箭)

第五节 印戒细胞癌

一、概述

胰腺原发印戒细胞癌(signet ring cell carcinoma, SSRC)罕见,属于胰腺导管腺癌罕见变异类型之一。

Mausam Patel 等检索了美国 SEER 数据库自 1997 年 1 月至 2013 年 12 月的 497 例 SSRC 患者,研究表明该病发病年龄为 18~97 岁,平均年龄 68 岁;无明显性别优势,男女发病比例约 1.2:1;患者 5 年总生存期(OS)和术后生存期(DSS)分别为 4% 和 5%(表 11-5)。

表 11-5 胰腺原发印戒细胞癌特征

年龄	例数(%)	分级	例数(%)
平均年龄	66.6(11.9)	高分化	1(0.2)
中位年龄	68(1897)	中分化	28(5.6)
诊断时间		低分化	211(42.5)
1985~1999	79(15.9)	未分化	16(3.2)
2000~2013	418(84.1)	不明	241(48.5)
种族		SEER 分级	
白种人	411(82.7)	局灶	15(3.0)
黑种人	52(10.5)	区域	137(27.6)
其他种族人	30(6.0)	远处	345(69.4)
不明	4(0.8)	治疗	
性别		未治疗	362(72.8)
男性	271(54.5)	放疗	47(9.5)
女性	226(45.5)	手术	54(10.9)
发生部位		手术辅以放疗	34(6.8)
胰头	247(49.7)		
胰体	47(9.5)		
胰尾	60(12.1)		
主胰管	2(0.4)		
多发	31(6.2)		
胰腺(未具体分类)	110(22.1)		

注：本表格源自 Patel M, et al. American journal of clinical oncology，2018

二、临床表现

恶心、呕吐、腹痛、黄疸等非特异性症状。

三、病理学表现

肿瘤大多发生于胰头的实质内，有发生于胰管内的报道。镜下肿瘤细胞呈片状弥漫分布，排列不规则，几乎全部由胞质内充满黏液的印戒细胞构成，细胞核位于细胞一侧。预后极差。在诊断该病前必须排除胃肠道等原发肿瘤转移到胰腺的可能。

四、免疫组化

胰腺印戒细胞癌免疫组化表达见表 11-6。

表 11-6 胰腺印戒细胞癌免疫组化标记物及表达

抗　体	文　献
CK7	＋
CK20	＋或－
CEA	＋
MOC-31	＋
CDX-2	＋或－
CA19-9	＋或－

五、影像学表现

胰腺印戒细胞癌与导管腺癌影像学表现相仿，表现为边界欠清的低密度或 T1WI 上低信号，T2WI 上稍高信号肿块，增强后强化不显著。

六、治疗

Mausam Patel 等研究表明放射治疗 5 年总生存期和无病生存期分别为 59.2% 和 58.9%，手术切除 5 年总生存期和无病生存期分别为 36.0% 和 35.5%，而两者合并 5 年总生存期和无病生存期分别为 29.5% 和 28.6%。由此可见胰腺原发性 SSRC 的放射治疗应为首选治疗手段。

七、预后

与胰腺导管腺癌类似，5 年总生存期和术后生存期分别为 4% 和 5%。

要点提示

■ 胰腺原发印戒细胞癌极罕见。
■ 镜下特征：肿瘤几乎全部由胞质内充满黏液的印戒细胞构成。
■ 在诊断该病前必须排除胃肠道等原发肿瘤转移到胰腺的可能。
■ 预后极差。

第六节　未分化（间变性）癌

一、概述

胰腺未分化（间变性）癌（undifferentiated or anaplastic carcinoma）为 PDAC 罕见变异类型之一，占胰腺肿瘤的 2%～7%，生长速度快，预后差。该病也被称为巨细胞癌、多形性大细胞癌及肉瘤样癌。

男性多于女性。平均发病年龄 60 岁。

二、临床表现

腹痛、腰背部疼痛、黄疸、体重下降等临床非特异症状。

三、病理学表现

一般肿瘤位于胰体尾部，通常体积较大，质软、坏死、囊变为该病的主要特征，巨细胞集中区域易发生出血。镜下可由多种分化不良的细胞组成，如单核多形大细胞、梭形细胞和巨细胞，偶可见单核巨细胞。肿瘤细胞黏附性差，纤维间质稀疏。通常包括小灶性的不典型腺样成分。在几乎所有的病例中，均可见高级别的核分裂以及神经周围、淋巴和血管的浸润（图 11-30）。

四、免疫组化

大多数肿瘤细胞均表达细胞角蛋白，通常波形蛋白阳性（表 11-7）。

表 11-7　胰腺未分化（间变性）癌免疫组化标记物及表达

抗　体	文　献
CK7	＋或－
CK19	＋或－
CEA	＋或－
MUC1	＋或－
CA19-9	＋或－
Vimentin	＋或－
CK20	－
E-cadherin	－
MSI markers	＋

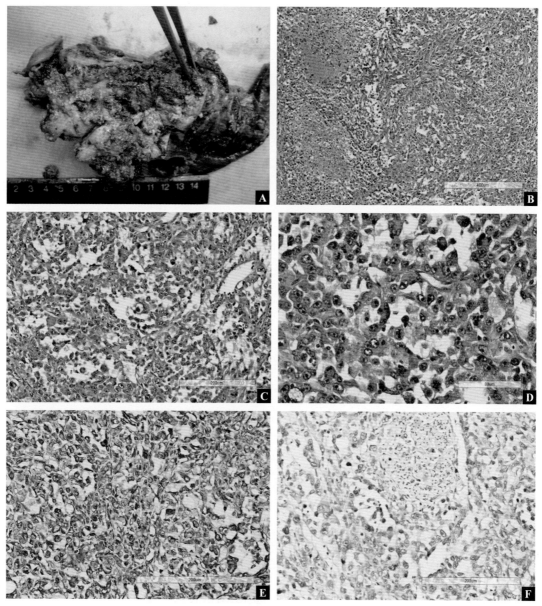

图 11-30　未分化(间变性)癌

A. 大体上见肿瘤呈浸润性生长,出血坏死明显;B、C. 显微镜下见肿瘤主要由大的嗜酸性多形细胞和卵圆形、梭形细
胞构成,肿瘤细胞粘附性差,纤维间质少,可见坏死;D. 肿瘤细胞核级别高,核仁明显,核分裂易见,见巨核细胞;
E. 免疫组化显示肿瘤细胞 CK8/18 阳性表达;F. 免疫组化显示肿瘤细胞 Vimentin 阳性表达

五、影像学表现

　　未分化(间变性)癌在 CT 上常表现为实性或囊
实性肿块,边界尚清,包膜完整,内可见分隔;MRI 上
则表现为边界清楚的混杂信号影,若瘤内发生出血,
则 T1WI 上呈高信号;动脉期和胰腺实质期肿块实
性部分强化,囊性部分无明显强化(图 11-31)。

六、治疗

手术切除。

七、预后

预后极差,中位生存期仅 5 个月。

要点提示

- 胰腺未分化（间变性）癌又被称为巨细胞癌、多形性大细胞癌及肉瘤样癌。
- 肿瘤体积较大，质软、坏死、囊变为该病的主要特征，巨细胞集中区域易发生出血。
- 若瘤内发生出血，则 T1WI 上呈高信号；动脉期和胰腺实质期肿块实性部分强化，囊性部分无明显强化
- 预后极差。

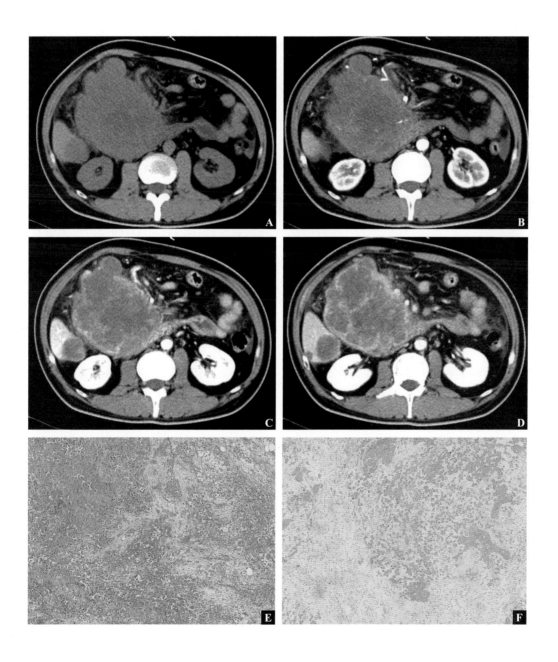

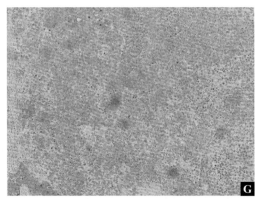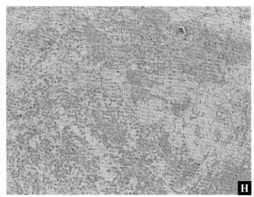

图 11-31 未分化(间变性)癌

A~D. 横断面 CT 平扫和增强后三期图像,胰头部分叶状、体积巨大的低密度肿块,肿块与周围组织分界欠清,增强后肿块内部呈条片状渐进性强化;E. 高倍镜示肿瘤由大的嗜酸性多形细胞和卵圆形细胞构成,核仁清楚,肿瘤细胞黏附性差;F. 显示肿瘤细胞 CAM5.2 阳性;G. 显示肿瘤细胞 CK8/18 阳性;H. 显示肿瘤细胞 Vimentin 阳性

第七节 伴破骨样巨细胞的胰腺未分化癌

一、概述

伴破骨样巨细胞的胰腺未分化癌(undifferentiated carcinoma with osteoclast like giant cells, UC-OGC)是一种恶性肿瘤,占胰腺恶性肿瘤不足 1%,属于胰腺导管腺癌罕见变异类型之一。

1954 年由 Sommers and Meissner 首次描述为"不同寻常的胰腺癌",1968 年 Rosai 描述为"类似骨巨细胞瘤样胰腺癌",直到 2010 年世界卫生组织(WHO)统一将其命名为伴破骨样巨细胞的胰腺未分化癌。目前全球报道不足 100 例。发病年龄 32~93 岁,平均年龄 62 岁。男女比例 2:1。

二、临床表现

腹痛、腹胀、腹部包块、体重减轻、黄疸等非特异性症状。

三、病理学表现

肿瘤体积通常较大,直径 3.5~14.0 cm;可发生于胰腺任何部位,以体尾部多见。肿瘤边界清楚,实性或囊实性(图 11-32A),肿瘤内可见骨样、软骨样结构或片状坏死、出血、囊性变等表现。大多数肿瘤会像骨巨细胞瘤样具有侵袭性而侵犯邻近组织,但淋巴结转移少见。镜下主要有两类细胞,一类为卵圆形或梭形的单核肿瘤细胞,另一类为散布于单核细胞间的破骨细胞样巨细胞(osteoclast like giant cells),呈多边形,含多个核,通常大于 20 个(图 11-32B~E)。注意:不能将该病与胰腺未分化(间变)癌混淆,前者的巨细胞没有细胞异型性,是非瘤性的,而后者的瘤样巨细胞表现出显著的核多形性。部分肿瘤可以伴随普通的导管腺癌、导管内乳头状黏液性肿瘤、黏液性囊性肿瘤或恶性间质瘤同时发生。

四、免疫组化

大部分肿瘤表达 Vimentin,部分表达 Keratin,有些表达 P53;破骨细胞样巨细胞和单核细胞还可表达 CD68 和 Vimentin,而不表达 Keratin 和 P53(图 11-32F~H)。这些免疫组化特征表明了多形性单核细胞是肿瘤细胞,而破骨细胞样巨细胞是反应性非

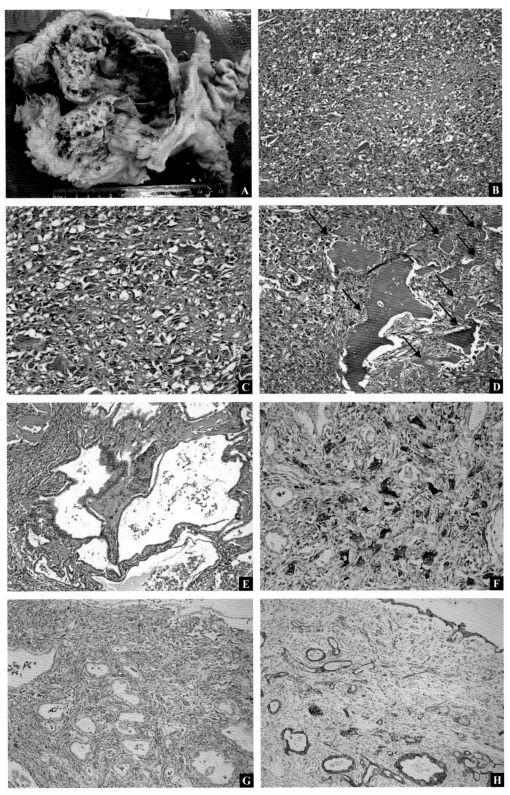

图 11-32　胰腺伴破骨样巨细胞未分化癌

A. 大体上肿瘤体积较大,切面可见出血坏死囊性变明显,局部质地较硬,伴钙化及骨化;B、C. 显微镜下主要有两类细胞,一类为卵圆形或梭形的单核肿瘤细胞;C. 另一类为散布于单核细胞间的破骨细胞样巨细胞;D. 间质可见骨化(细黑箭);E. 伴随普通的导管腺癌;F. 免疫组化显示破骨样巨细胞 CD68 阳性表达;G. 梭形细胞 Vimentin 阳性表达;H. 分化相对较好的导管腺癌成分 CK-pan 阳性表达

肿瘤细胞。

五、影像学表现

伴破骨样巨细胞的胰腺未分化癌影像学表现与胰腺导管腺癌极为相似，表现为边界欠清的肿块，CT 呈低密度，MRI 上 T1W 低信号，T2W 高信号，增强后强化不显著。肿瘤的骨样、软骨样结构在 CT 显示为高密度影，而肿瘤内的片状出血在 MRI 上 T1W 高信号，囊性变在 MRI 上 T1W 高或者低信号，T2W 高信号（图 11-33、34）。

要点提示

- 伴破骨样巨细胞的胰腺未分化癌是胰腺导管腺癌的一种罕见变异类型。
- 肿瘤体积通常较大，肿瘤内可见骨样、软骨样结构或片状坏死、出血、囊性变等表现。
- 镜下主要有两类细胞，单核肿瘤细胞和破骨细胞样巨细胞。
- 影像特征表现：肿瘤的骨样、软骨样结构在 CT 显示为高密度影，而肿瘤内的片状出血在 MR T1WI 上呈高信号，囊性变在 MR T1WI 上呈高或者低信号，T2WI 上高信号。

六、治疗

手术切除。

七、预后

有些肿瘤可以发现与黏液性囊性肿瘤、导管腺癌甚至间变性癌并发，其预后与并发肿瘤的恶性程度相关。单纯的伴破骨样巨细胞的胰腺未分化癌预后好于普通导管腺癌。

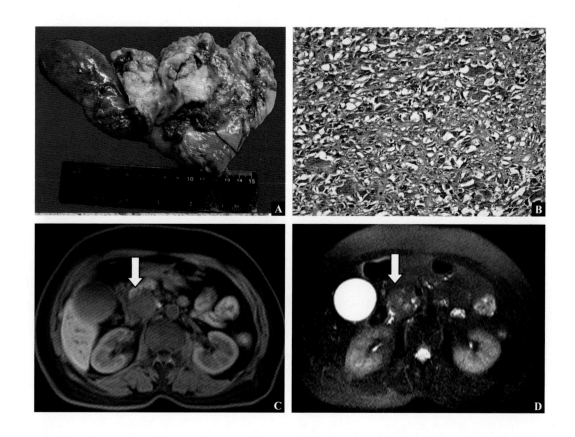

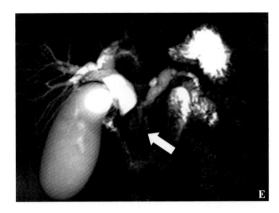

图 11-33　伴破骨样巨细胞的胰腺未分化癌

A. 大体标本示胰腺钩突部一枚灰白色肿块；B. 显微镜下主要有两类细胞，一类为卵圆形或梭形的单核肿瘤细胞，一类为多核巨细胞；C. 横断面 FS-T1WI 示胰头钩突部一枚边界较清楚的低信号肿块（粗白箭）；D. 横断面 FS-T2WI 示肿块呈稍高信号（粗白箭）；E. 2D-MRCP 示钩突部肿块（粗白箭）导致肝内外胆管和上游主胰管显著扩张

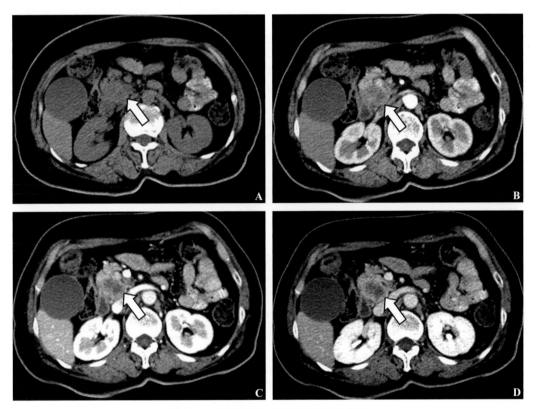

图 11-34　伴破骨样巨细胞的胰腺未分化癌

与图 11-33 为同一患者，术前 CT。A. 横断面 CT 平扫示胰头钩突部可见一枚边界欠清的等密度肿块（粗白箭）；B～D. 分别为横断面 CT 增强动脉期、门脉期和延迟期，钩突部肿块无明显强化（粗白箭）

参 考 文 献

[1] Bosman FT, Carneiro, F, Hruban, R H, et al. World Health Organization Classification of Tumours. Pathology and Genetics of Tumours of the Digestive System. , 4 ed [M]. Lyon: IARC Press, 2010: 280-370.

[2] Liu C, Karam R, Zhou Y, et al. The UPF1 RNA surveillance gene is commonly mutated in pancreatic adenosquamous carcinoma [J]. Nat Med, 2014, 20(6): 596-598.

[3] Campbell F, Verbeke, Caroline S. Pathology of the pancreas: A Practical Approach [M]. London: Springer-Verlag London, 2013, 112-151.

[4] Ding Y, Zhou J, Sun H, et al. Contrast-enhanced multiphasic CT and MRI findings of adenosquamous carcinoma of the pancreas [J]. Clin Imaging, 2013, 37(6): 1054-1060.

[5] Campbell F, Verbeke CS. Pathology of the Pancreas: A Practical Approach [M]. London: Springer-Verlag, 2013: 139.

[6] 缪飞. 胰腺影像学[M]. 北京: 人民卫生出版社, 2015: 233-273.

[7] Wild AT, Dholakia AS, Fan KY, et al. Efficacy of platinum chemotherapy agents in the adjuvant setting for adenosquamous carcinoma of the pancreas [J]. J Gastrointest Oncol, 2015, 6(2): 115-125.

［8］ Ohkawa S, Ohike N. The clinico-pathological character of pancreatic adenosquamous carcinoma [J]. Nihon Rinsho, 2015,73 Suppl 3: 186-189.

［9］ Komatsu H, Egawa S, Motoi F, et al. Clinicopathological features and surgical outcomes of adenosquamous carcinoma of the pancreas: a retrospective analysis of patients with resectable stage tumors [J]. Surg Today, 2015,45(3): 297-304.

［10］ Ito M, Asano Y, Horiguchi A. Adenosquamous cell carcinoma of the pancreas [J]. Nihon Rinsho, 2015,73 Suppl 3: 758-762.

［11］ Elias A, Chatzizacharias NA, Xanthis A, et al. Salvage pancreaticoduodenectomy after complete response to chemoradiotherapy for a previously unresectable pancreatic adenosquamous carcinoma: a case report [J]. Medicine (Baltimore), 2015,94(6): e499.

［12］ Lu BC, Wang C, Yu JH, et al. A huge adenosquamous carcinoma of the pancreas with sarcomatoid change: an unusual case report [J]. World J Gastroenterol, 2014,20(43): 16381-16386.

［13］ Liu C, Karam E, Zhou Y, et al. The UPF1 RNA surveillance gene is commonly mutated in pancreatic adenosquamous carcinoma [J]. Nat Med, 2014,20(6): 596-598.

［14］ Imaoka H, Shimizu Y, Mizuno N, et al. Ring-enhancement pattern on contrast-enhanced CT predicts adenosquamous carcinoma of the pancreas: a matched case-control study [J]. Pancreatology, 2014,14(3): 221-226.

［15］ Imaoka H, Shimizu Y, Mizuno N, et al. Clinical characteristics of adenosquamous carcinoma of the pancreas: a matched case-control study [J]. Pancreas, 2014,43(2): 287-290.

［16］ Yin Q, Wang C, Wu Z, et al. Adenosquamous carcinoma of the pancreas: multidetector-row computed tomographic manifestations and tumor characteristics [J]. J Comput Assist Tomogr, 2013,37(2): 125-133.

［17］ Simone CG, Zuluaga Toro T, Chan E, et al. Characteristics and outcomes of adenosquamous carcinoma of the pancreas [J]. Gastrointest Cancer Res, 2013,6(3): 75-79.

［18］ Matsubayashi H, Matsunaga K, Uesaka K, et al. Pancreatic adenosquamous carcinoma with 7-year survival: a case report and literature review [J]. J Dig Dis, 2013,14(4): 207-210.

［19］ Ding Y, Zhou J, Sun H, et al. Contrast-enhanced multiphasic CT and MRI findings of adenosquamous carcinoma of the pancreas [J]. Clin Imaging, 2013,37(6): 1054-1060.

［20］ He JJ, Ding KF, Zheng L, et al. Adenosquamous carcinoma of the uncinate process of the pancreas with synchronous gastrointestinal stromal tumor of the stomach: Case report and review of the literature [J]. Oncol Lett, 2012,4(6): 1191-1194.

［21］ Boyd CA, Benarroch-Gampel J, Sheffield KM, et al. 415 patients with adenosquamous carcinoma of the pancreas: a population-based analysis of prognosis and survival [J]. J Surg Res, 2012,174(1): 12-19.

［22］ Na YJ, Shim KN, Cho MS, et al. Primary adenosquamous cell carcinoma of the pancreas: a case report with a review of the Korean literature [J]. Korean J Intern Med, 2011,26(3): 348-351.

［23］ Voong KR, Davison J, Pawlik TM, et al. Resected pancreatic adenosquamous carcinoma: clinicopathologic review and evaluation of adjuvant chemotherapy and radiation in 38 patients [J]. Hum Pathol, 2010,41(1): 113-122.

［24］ Skafida E, Grammatoglou X, Glava C, et al. Adenosquamous carcinoma of the pancreas: a case report [J]. Cases J, 2010,3: 41.

［25］ Hsu JT, Yeh CN, Chen YR, et al. Adenosquamous carcinoma of the pancreas [J]. Digestion, 2005,72(2-3): 104-108.

［26］ 宋彬,刘晓彬,马洪运,等. 胰腺腺鳞癌 80 例临床诊治分析. 中华外科杂志,2014,52(9): 658-661.

［27］ 马洪运,沈力,王卓众,等. 胰腺腺鳞癌 71 例的临床病理学分析. 中华胰腺病杂志,2014,15(1): 34-38.

［28］ Ogawa H, Itoh S, Ikeda M, et al. Intraductal papillary mucinous neoplasm of the pancreas: assessment of the likelihood of invasiveness with multisection CT [J]. Radiology, 2008,248: 876-886.

［29］ 张倩倩,黄勇,申洪明. 胰腺导管内乳头状黏液性肿瘤的影像学进展[J]. 实用放射学杂志,2013,29: 1523-1526.

［30］ Gao Y, Zhu YY, Yuan Z. Colloid (mucinous non-cystic) carcinoma of the pancreas: A case report [J]. Oncology Letters, 2015,10(5): 3195-3198.

［31］ Rubio-Perez I, Martin-Perez E, Sanchez-Urdazpal L, et al. Colloid carcinoma of the pancreas: a distinct pancreatic neoplasm with good prognosis. Report of a case [J]. Jop, 2012,13(2): 219-221.

［32］ Plerhoples TA, Ahdoot M, DiMaio MA, et al. Colloid carcinoma of the pancreas [J]. Dig Dis Sci, 2011,56(5): 1295-1298.

［33］ Liszka L, Zielinska-Pajak E, Pajak J, et al. Colloid carcinoma of the pancreas: review of selected pathological and clinical aspects [J]. Pathology, 2008,40(7): 655-663.

［34］ Jung JY, Song MH, Park YS, et al. [A case of mucinous noncystic carcinoma of the pancreas][J]. The Korean Journal of Gastroenterology, 2008,51(3): 204-208.

［35］ Parwani AV, Ali SZ, Pathologic quiz case: a 52-year-old woman with jaundice and history of necrotizing pancreatitis. Primary colloid carcinoma of the pancreas [J]. Archives of Pathology & Laboratory Medicine, 2005,129(2): 255-256.

［36］ Adsay NV, Pierson C, Sarkar F, et al. Colloid (mucinous noncystic) carcinoma of the pancreas [J]. The American Journal of Surgical Pathology, 2001,25(1): 26-42.

［37］ Stamatova D, Theilmann L, Spiegelberg C. A hepatoid carcinoma of the pancreatic head [J]. Surgical Case Reports, 2016,2(1): 78.

［38］ Chang JM, Katariya NN, Lam-Himlin DM, et al. Hepatoid Carcinoma of the Pancreas: Case Report, Next-Generation Tumor Profiling, and Literature Review [J]. Case reports in gastroenterology, 2016,10(3): 605-612.

［39］ Zhu X, Yong H, Zhang L, et al. Pure alpha-fetoprotein-producing neuroendocrine carcinoma of the pancreas: a case report [J]. BMC gastroenterology, 2015,15: 16.

［40］ Vanoli A, Argenti F, Vinci A, et al. Hepatoid carcinoma of the pancreas with lymphoid stroma: first description of the clinical, morphological, immunohistochemical, and molecular characteristics of an unusual pancreatic carcinoma [J]. Virchows Arch, 2015,467(2): 237-245.

［41］ Kuo PC, Chen SC, Shyr YM, et al. Hepatoid carcinoma of the pancreas [J]. World Journal of Surgical Oncology, 2015,13: 185.

［42］ Antonini F, Angelelli L, Rubini C, et al. Endoscopic ultrasound diagnosis of a primary hepatoid carcinoma of the pancreas [J]. Endoscopy, 2015, 47: E367-368.

［43］ Steen S, Wolin E, Geller SA, et al. Primary hepatocellular carcinoma ("hepatoid" carcinoma) of the pancreas: a case report and review of the literature [J]. Clinical case reports, 2013,1(2): 66-71.

［44］ Petrelli F, Ghilardi M, Colombo S, et al. A rare case of metastatic pancreatic hepatoid carcinoma treated with sorafenib [J]. Journal of gastrointestinal cancer, 2012,43(1): 97-102.

［45］ Kelly PJ, Spence R, Dasari BV, et al. Primary hepatocellular carcinoma of the pancreas: a case report and review of the heterogeneous group of pancreatic hepatoid carcinomas [J]. Histopathology, 2012,60(6): 1012-1015.

［46］ Kai K, Nakamura J, Ide T, et al. Hepatoid carcinoma of the pancreas penetrating into the gastric cavity: a case report and literature review [J]. Pathology international, 2012,62(7): 485-490.

［47］ Jung JY, Kim YJ, Kim HM, et al. Hepatoid carcinoma of the pancreas combined with neuroendocrine carcinoma [J]. Gut and liver, 2010,4(1): 98-102.

［48］ Liu CZ, Hu SY, Wang L, et al. Hepatoid carcinoma of the pancreas: a case report [J]. Chinese medical journal, 2007,120(20): 1850-1852.

［49］ Hameed O, Xu H, Saddeghi S, et al. Hepatoid carcinoma of the pancreas: a case report and literature review of a heterogeneous group of tumors [J]. The American Journal of Surgical Pathology, 2007,31(1): 146-152.

［50］ Radojkovic M, Ilic D, Ilic I. Primary signet ring cell carcinoma of the pancreas with a good response to chemotherapy: case report and literature review [J]. Tumori, 2017,103(Suppl. 1): e50-e52.

［51］ Karaahmet F, Basar O, Coban S, et al. Signet Ring Cell Carcinoma of Both Colon and Pancreas [J]. Journal of gastrointestinal cancer, 2015,46 (4): 445-446.

［52］ Marcy M, Chetaille B, Charafe-Jauffret E, et al. [Signet ring cell carcinoma of the pancreas: a case report][J]. Annales de pathologie, 2002,22 (4): 314-316.

［53］ Radojkovic M, Ilic D, Ilic I Primary signet ring cell carcinoma of the pancreas with a good response to chemotherapy: case report and literature review ［J］. Tumori, 2017,103(Suppl. 1): e50-e52.

［54］ Karaahmet F, Basar O, Coban S, et al. Signet Ring Cell Carcinoma of Both Colon and Pancreas ［J］. Journal of gastrointestinal cancer, 2015,46 (4): 445-446.

［55］ Marcy M, Chetaille B, Charafe-Jauffret E, et al. Signet ring cell carcinoma of the pancreas: a case report ［J］. Annales de pathologie, 2002,22(4): 314-316.

［56］ Sakhi R, Hamza A, Khurram MS, et al. Undifferentiated carcinoma of the pancreas with osteoclast-like giant cells reported in an asymptomatic patient: a rare case and literature review ［J］. Autopsy & case reports, 2017,7(4): 51-57.

［57］ Reid MD, Muraki T, HooKim K, et al. Cytologic features and clinical implications of undifferentiated carcinoma with osteoclastic giant cells of the pancreas: An analysis of 15 cases ［J］. Cancer Cytopathology, 2017,125(7): 563-575.

［58］ Luchini C, Pea A, Lionheart G, et al. Pancreatic undifferentiated carcinoma with osteoclast-like giant cells is genetically similar to, but clinically distinct from, conventional ductal adenocarcinoma ［J］. The Journal of Pathology, 2017,243(2): 148-154.

［59］ Yang KY, Choi JI, Choi MH, et al. Magnetic resonance imaging findings of undifferentiated carcinoma with osteoclast-like giant cells of pancreas ［J］. Clinical Imaging, 2016,40(1): 148-151.

［60］ Saito H, Kashiyama H, Murohashi T, et al. Case of Six-Year Disease-Free Survival with Undifferentiated Carcinoma of the Pancreas ［J］. Case Reports in Gastroenterology, 2016,10(2): 472-478.

［61］ Muraki T, Reid MD, Basturk O, et al. Undifferentiated Carcinoma With Osteoclastic Giant Cells of the Pancreas: Clinicopathologic Analysis of 38 Cases Highlights a More Protracted Clinical Course Than Currently Appreciated ［J］. The American Journal of Surgical Pathology, 2016,40(9): 1203-1216.

［62］ Matsuo H, Ikoma H, Morimura R, et al. A Case Report of an Undifferentiated Pancreatic Carcinoma Diagnosed as a Solid Pseudopapillary Neoplasm before Surgery ［J］. Cancer & Chemotherapy, 2016,43(12): 2350-2352.

［63］ Georgiou G, Balasi E, Siozopoulou V, et al. Undifferentiated carcinoma of the head of pancreas with osteoclast-like giant cells presenting as a symptomatic cystic mass, following acute pancreatitis: Case report and review of the literature ［J］. International Journal of Surgery Case Reports, 2016,19: 106-108.

［64］ Chang X, Li J, Jiang Y, et al. Intraductal papillary mucinous neoplasm of pancreas: analysis of the clinicopathologic features and prognosis ［J］. Zhonghua Bing Li Xue Za Zhi, 2016,45(3): 159-164.

［65］ Aldaoud N, Joudeh A, Al-Momen S, et al. Anaplastic Carcinoma Arising in a Mucinous Cystic Neoplasm Masquerading as Pancreatic Pseudocyst ［J］. Diagnostic Cytopathology, 2016,44(6): 538-542.

［66］ Sah SK, Li Y, Li Y. Undifferentiated carcinoma of the pancreas with osteoclast-like giant cells: a rare case report and review of the literature ［J］. Int J Clin Exp Pathol, 2015,8(9): 11785-11791.

［67］ Gulati A, Kaushal V, Gupta N. Undifferentiated carcinoma of pancreas with osteoclast-like giant cells mimicking a pseudopancreatic cyst ［J］. Journal of Cancer Research and Therapeutics, 2015,11(4): 1046.

［68］ Chiarelli M, Guttadauro A, Gerosa M, et al. An indeterminate mucin-producing cystic neoplasm containing an undifferentiated carcinoma with osteoclast-like giant cells: a case report of a rare association of pancreatic tumors ［J］. BMC Gastroenterology, 2015,15: 161.

第十二章
胰母细胞瘤

张霆霆　蒋慧　边云　陆建平

一、概述

胰母细胞瘤（pancreatoblastoma，PBL）是胰腺少见的恶性上皮性肿瘤，又称为儿童型或婴儿型胰腺癌，由于该肿瘤来源于多方向分化潜能的干细胞，特征与人胚胎第 8 周的胰腺组织相似，所以命名为胰母细胞瘤，1977 年 Horie 首次报道。先天性胰母细胞瘤可合并 Beckwith-Wiedemann 综合征（BWS）或家族性多发性腺瘤性息肉病（familial adenomatous polyposis，FAP）。

该病占胰腺上皮类肿瘤 0.5%。男女发病比例为 1.3：1。大多数发生于 10 岁以下儿童，平均年龄 4 岁；成人罕见，发病年龄在 18～78 岁，发病率大约 0.004/100 000。

根据其起源有两种亚型，一种由腹侧胰腺原始基分化而来，位于胰头部，边界完整，预后良好；另一种由背侧胰腺原始基分化而来，位于胰体尾，边界不清，预后不好。

二、临床表现

无特异性，腹痛最常见（44%），可扪及腹部包块。体重减轻、黄疸、腹胀、腹泻、黑便、脾大。

三、实验室检查

20% 患者血清 AFP 升高，CA125 和 CEA 也可升高。

四、病理学表现

（一）大体表现

可发生于胰腺任何部位。多数为单发实性肿块，通常体积较大，直径 1.5～20 cm，平均直径 11 cm。大体表现为界限清楚、分叶状、质地软、有纤维分隔的肿块，坏死可以十分显著，偶尔肿瘤呈囊性，这些表现几乎都发生于 Beckwith-Wiedeman 综合征的患者。

（二）组织学表现

镜下肿瘤主要有两种成分，上皮成分和间质成分。上皮细胞排列成边界清楚的岛状，并被纤维间质分隔，低倍镜下呈"地图样"外观。多角状肿瘤细胞巢构成的实性区，与具有极向的肿瘤细胞围绕小腔隙排列形成明显腺泡分化区交替出现（图 12-1A）。罕见病例中可出现大腺腔。肿瘤细胞核异型性少。鳞状细胞巢（鳞状小体）是胰母细胞瘤形态学特征之一，可以呈上皮样细胞岛，也可以是漩涡状梭形细胞巢或角化的鳞状细胞岛（图 12-1B）。部分病例，尤其是儿童病例，间质比细胞丰富，罕见情况下可见异源性间质成分，如肿瘤性骨或软骨组织。

五、免疫组化

90% 以上的胰母细胞瘤有腺泡分化，因此淀粉酶消化后 PAS 染色阳性，胰酶免疫组化标记（包括胰蛋白酶、糜蛋白酶、脂酶及 α1 抗胰蛋白酶）阳性。2/3 病例至少可见神经内分泌标记局灶性阳性，如 CgA、Syn、NSE 阳性。半数病例表达导管分化，如 CEA 及细胞角蛋白（表 12-1）需要注意的是，胰母细胞瘤中"鳞状成分"通常缺乏经典的鳞状细胞的免疫标记表达，如 CK5、CK6、CK14、CK17，而会表达 EMA、CK8、CK18、CK19，CK7 阴性表达。少数病例也可表达高分子角蛋白（图 12-1C）。此外，血清 AFP 升高的病例免疫组化 AFP 可阳性。

胰母细胞瘤最常见的遗传学改变则是 11p 的 LOH，这也是肾和肝母细胞瘤等胚胎性肿瘤的常见改变，50%～80% 的胰母细胞瘤存在 β-catenin/APC 信号通路的改变，导致 β-catenin 在核内聚集（图 12-1D），而不存在 K-ras 和 p53 突变。

表 12-1 胰母细胞瘤疫组化标记物及表达

抗体	腺泡	内分泌细胞	导管
CK7	+	−	+
CK19	+	−	+
CAM5.2	+	+	+
Typsin	+	−	−
NSE	−	+	−
Synaptophysin	−	+	−
Chromogranin	−	+	−
CEA	−	−	+
TAG72(B72.3)	−	−	+

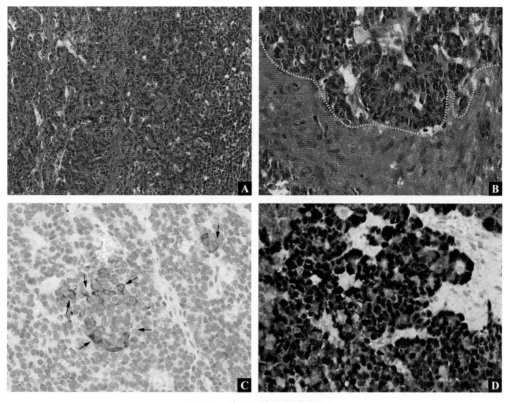

图 12-1　胰母细胞组织学特征

A. 肿瘤向腺泡细胞分化；B. 局部可见非角化性鳞状细胞巢形成（黄虚线）；C. 鳞状细胞巢部分肿瘤细胞表达 CK5
阳性（细黑箭）；D. 部分肿瘤细胞表达 β-catenin，细胞核阳性（上海交通大学附属新华医院病理科王立峰教授提供）

六、影像学表现与病理学相关性

1. 外观·肿瘤体积较大，平均直径 11 cm（1.5～20 cm），分叶状，有完整或不完整的包膜。影像上表现为体积较大、分叶状肿块，肿块巨大时，导致肿瘤的来源判断困难（图 12-3）。

2. 肿瘤内部特征·因肿块较大内部异质性明显。超声图像表现为混杂的低回声肿块。CT 上肿块呈等密度，液化、坏死呈低密度，钙化灶呈高密度（图 12-2、3）。T1WI 上肿块信号呈低至中等信号，T2WI 上呈较高信号，若肿瘤内部液化、坏死则 T2WI 上呈更高信号（图 12-4）。当肿块内出血时，表现为 T1WI 上高信号区。CT 显示肿瘤钙化较好，MRI 显示肿瘤坏死、出血成分较好。增强后因肿瘤纤维血管间质成分，所以肿块明显强化。胰母细胞瘤坏死囊变明显时可表现为多房囊性肿块，T2WI 表现为多个高信号囊腔和低信号实性成分和分隔，增强后实性成分和分隔明显强化。

3. 胰胆管改变·肿块与胰管不相通，上游胰管可轻度扩张（图 12-3D，12-4A、B）。

4. 其他改变·肿块常常侵及周围血管和脏器（十二指肠、脾脏、肾脏等）。肝脏为最常转移脏器，此外还可转移到肺、脑、骨和后腹膜淋巴结。

七、鉴别诊断

胰母细胞瘤较胰腺其他肿瘤相对罕见，10 岁以下儿童胰腺占位应首先考虑此病，但成人术前正确诊断较为困难。

- 肿块巨大时需要鉴别其组织来源。
- 胰母细胞瘤需要与腺泡细胞癌相鉴别。
- 巨大的胰母细胞瘤需要与肝母细胞瘤、神经母细胞瘤、Wilms 瘤及淋巴瘤相鉴别。

八、治疗

可切除的肿瘤疗效较好。

肿瘤过大，手术不可切除患者可进行化疗后争取再次手术机会，顺铂、依托泊苷、环磷酰胺和长春新碱等化疗药物对 PBL 具有一定效果。

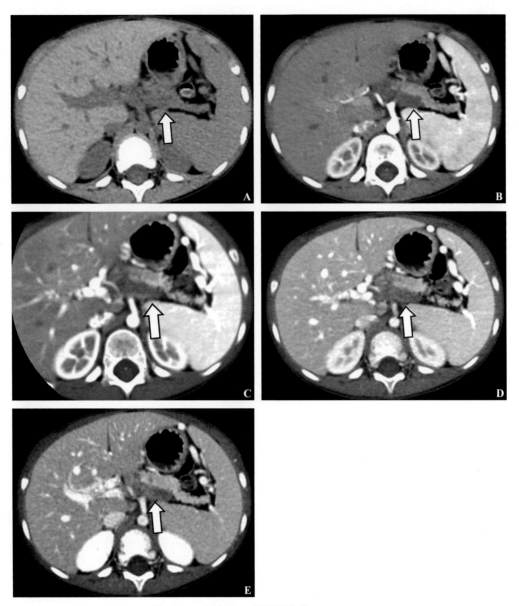

图 12-2　胰母细胞瘤

女性,6 岁,穿刺证实为胰母细胞瘤,肿瘤由腹侧胰腺原始基分化而来,位于胰头部,预后良好。A. 横断面 CT 平扫示胰体尾后腹膜侧条状稍低密度肿块影(粗白箭);B～E. 分别为横断面 CT 增强动脉早期、动脉晚期、门脉期、延迟期图像,显示肿块无明显强化(粗白箭)

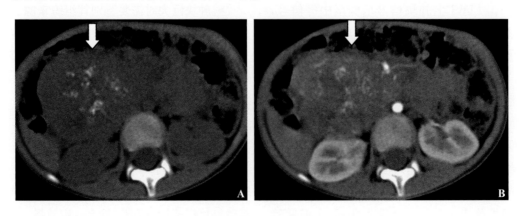

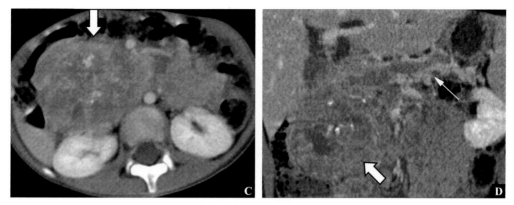

图 12-3 胰母细胞瘤

男性,4岁,发作性腹痛3月余,肿瘤由腹侧胰腺原始基分化而来,位于胰头部,预后良好。A. CT平扫示胰头部巨大的稍低密度肿块影(粗白箭),密度不均,内部散在斑片状钙化灶;B、C. 分别为横断面CT增强动脉期和静脉期图像,可见肿块不均匀强化(粗白箭);D. 冠状面曲面重建图像示胰头部肿块(粗白箭),胰体尾部胰管及胆总管明显扩张(细白箭)

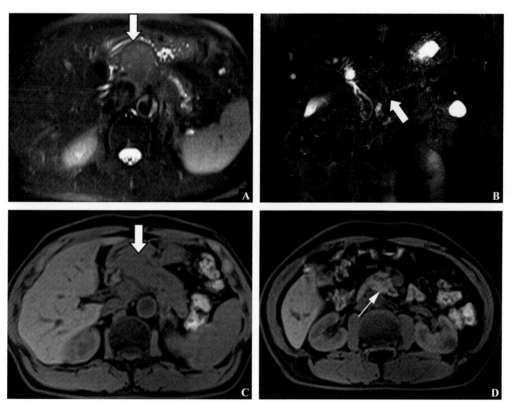

图 12-4 胰母细胞瘤

男性,65岁,上腹疼痛1年,背侧胰腺原始基分化而来,位于胰体尾,预后差。A. 横断面FS-T2WI示胰体部一枚类圆形等信号肿块(粗白箭);B. 2D-MRCP,肝内外胆管无明显扩张,上游主胰管轻度扩张;C、D. 横断面FS-T1WI示胰体部肿块呈低信号(粗白箭),但胰头及钩突显示无异常(细白箭)

九、预后

该肿瘤易复发和转移,初诊70%病例发生转移。能够手术切除的患者5年生存期为65%,完全切除后的肿瘤有18%的患者平均20个月后局部复发,26%患者同时发生转移。成人的预后比儿童更差。

要点提示

- 10 岁以下儿童常见。
- 胰腺巨大肿块，肿块内可出血、钙化。
- 镜下出现特征性鳞状小体。
- 手术切除效果好，成人型预后较儿童差。

参 考 文 献

[1] Salman B, Brat G, Yoon YS, et al. The diagnosis and surgical treatment of pancreatoblastoma in adults：a case series and review of the literature [J]. J Gastrointest Surg, 2013,17(12)：2153-2161.

[2] Horie A, Yano Y, Kotoo Y, et al. Morphogenesis of pancreatoblastoma, infantile carcinoma of the pancreas：report of two cases [J]. Cancer, 1977,39(1)：247-254.

[3] Kohda E, Iseki M, Ikawa H, et al. Pancreatoblastoma. Three original cases and review of the literature [J]. Acta Radiol, 2000,41(4)：334-337.

[4] Palmucci S, Uccello A, Leone G, et al. Rare pancreatic neoplasm：MDCT and MRI features of a typical solid pseudopapillary tumor [J]. J Radiol Case Rep, 2012,6(1)：17-24.

[5] Bosman FT, Carneiro, F, Hruban, R. H. , et al. World Health Organization Classification of Tumours. Pathology and Genetics of Tumours of the Digestive System. , 4 ed [M]. Lyon：IARC Press, 2010：280-370.

[6] Argon A, Celik A, Oniz H, et al. Pancreatoblastoma, a Rare Childhood Tumor：A Case Report [J]. Turk Patoloji Derg, 2017,33(2)：164-167.

[7] Campbell F, Verbeke, Caroline S. pathology of the pancreas：A Practical Approach [M]. London：Springer-Verlag London, 2013：112-151.

[8] Zouros E, Manatakis DK, Delis SG, et al. Adult pancreatoblastoma：A case report and review of the literature [J]. Oncol Lett, 2015,9(5)：2293-2298.

[9] Bergstraesser E, Ohnacker H, Stamm B, et al. Pancreatoblastoma in childhood：the role of alpha-fetoprotein [J]. Med Pediatr Oncol, 1998,30 (2)：126-127.

[10] Klimstra DS. AFIP Atlas of tumor pathology：tumors of the pancreas. Vol fourth series. Fascicle 6 ed. Washington, DC：American Registry of Pathology, 2007.

[11] Goldstein NS, Bassi D. Cytokeratins 7, 17, and 20 reactivity in pancreatic and ampulla of Vater adenocarcinomas. Percentage of positivity and distribution is affected by the cut-point threshold [J]. Am J Clin Pathol, 2001,115(5)：695-702.

[12] Chu P, Wu E, Weiss LM. Cytokeratin 7 and cytokeratin 20 expression in epithelial neoplasms：a survey of 435 cases [J]. Mod Pathol, 2000,13 (9)：962-972.

[13] Klimstra DS, Wenig BM, Adair CF, et al. Pancreatoblastoma. A clinicopathologic study and review of the literature [J]. Am J Surg Pathol, 1995,19(12)：1371-1389.

[14] Abraham SC, Wu TT, Klimstra DS, et al. Distinctive molecular genetic alterations in sporadic and familial adenomatous polyposis-associated pancreatoblastomas：frequent alterations in the APC/beta-catenin pathway and chromosome 11p [J]. Am J Pathol, 2001,159(5)：1619-1627.

[15] Kerr NJ, Chun YH, Yun K, et al. Pancreatoblastoma is associated with chromosome 11p loss of heterozygosity and IGF2 overexpression [J]. Med Pediatr Oncol, 2002,39(1)：52-54.

[16] Tanaka Y, Kato K, Notohara K, et al. Significance of aberrant (cytoplasmic/nuclear) expression of beta-catenin in pancreatoblastoma [J]. J Pathol, 2003,199(2)：185-190.

[17] Omiyale AO. Clinicopathological review of pancreatoblastoma in adults [J]. Gland Surg, 2015,4(4)：322-328.

[18] Charlton-Ouw KM, Kaiser CL, Tong GX, et al. Revisiting metastatic adult pancreatoblastoma. A case and review of the literature [J]. JOP, 2008,9(6)：733-738.

[19] Zhang D, Tang N, Liu Y, et al. Pancreatoblastoma in an adult [J]. Indian J Pathol Microbiol, 2015,58(1)：93-95.

[20] Ozcan HN, Oguz B, Sen HS, et al. Imaging features of primary malignant pancreatic tumors in children [J]. AJR Am J Roentgenol, 2014,203 (3)：662-667.

[21] 张安安. 儿童胰母细胞瘤 14 例临床分析[J]. 中华儿科杂志,2016,(1)：47-51.

第十三章
胰腺腺泡细胞癌

蒋慧　边云　陆建平

一、概述

1. 定义· 胰腺腺泡细胞癌(acinar cell carcinoma, ACC)是一种少见的恶性上皮性肿瘤,大小相对一致的肿瘤细胞可以排列成腺泡状结构,分化较好并分泌胰酶,也可排列成实性巢状,分化较差。

2. 发病机制· 尚不明了。有文献报道腺泡细胞癌可发生于 Lynch 综合征或家族性腺瘤性息肉病患者。研究表明腺泡细胞癌起源于胰腺腺泡细胞和终末分支胰管。

3. 发病率· 占所有成人胰腺外分泌肿瘤约 1%～2%,占所有儿童胰腺外分泌肿瘤约 15%。

4. 性别· 男性多见,男女比例约 3.6：1。

5. 年龄· 多数发生在成年人,发病年龄为 10～87 岁,平均年龄 58 岁,儿童占所有胰腺腺泡细胞癌约 6%,发病年龄为 8～15 岁。

二、临床表现

1. 特异临床症状· 约 15% 的患者有多关节痛-多关节炎、散发性脂肪坏死灶(皮下为主),外周血嗜酸性粒细胞增多。

2. 其他非特异症状· 腹痛、恶性、呕吐、黄疸和体重减轻等。

三、实验室检查

血清脂肪酶升高和(或)淀粉酶、外周血嗜酸性粒细胞增多。

27% 患者 AFP 升高。

CA19 - 9 很少升高。

四、病理学表现

(一) 大体表现

肿瘤通常较大,平均直径 10 cm(范围 2～30 cm);多数单发,偶尔为多结节;边界清楚,呈膨胀性生长而非浸润性不规则边缘。结节质地软而均匀,切面呈灰白或棕红色,分叶状,可见坏死或囊性变区域(图 13-1A～F)。肿瘤可发生于胰腺各个部位,偶可见在导管内生长。肿瘤增大可侵犯邻近组织,如十二指肠、脾或大血管(图 13-1G)。部分形成囊状,称

之为腺泡细胞囊腺癌。

(二) 组织学特征

肿瘤细胞被纤维条索分割成大结节状,缺乏导管腺癌特征性的癌性间质反应。坏死可见,甚至出现广泛凝固性坏死。肿瘤细胞团中具有丰富的纤细微血管,细胞排列方式多样,梁索状、腺泡状、腺样、实性或脑回状。在生长模式中腺泡背靠背,围绕中心空腔可见簇状锥体细胞。瘤细胞胞质中等,核位于基底。如果腺腔扩大则可变成腺样。在实性生长模式中细胞呈实性片状分布,胞质中等或较少,细胞巢之间由少量纤维血管间质分隔。在梁状生长模式中细胞呈交错的带状或索条状,每种形态均可见至少两排细胞。脑回状生长模式罕见,与胰腺神经内分泌肿瘤相似(图 13-2、3)。

肿瘤细胞胞质少至中等量,双嗜性或嗜酸性,因具有酶原颗粒而呈颗粒状,多数病例仅见细小的胞质颗粒(图 13-4A)。核圆形或卵圆形,相对一致,但核可出现异型,不同病例异型性程度不一,核分裂象数目变化也较大;核仁明显且位于中央(图 13-4C、D),核仁偶尔不显示。肿瘤侵犯血管较常见(图 13-4E、F),但侵犯周围神经相对少见(图 13-4F)。

腺泡细胞癌的变异亚型如下。

1. 导管内结节及乳头状变异· 有研究报道腺泡细胞癌除了实性区域还可见胰腺导管的扩张,镜下显示肿瘤细胞呈结节状(实性或腺泡样)生长模式,并延伸至导管且在导管内形成肉眼可见的息肉样突起。另有病例显示导管内乳头样或乳头囊状生长模式,乳头含有纤维血管轴心。这两种变异亚型易误认为 IPMN,但肿瘤细胞特征性形态及免疫组化指标可以明确区分。

2. 囊状变异(腺泡细胞囊腺癌)· 腺泡细胞癌的罕见表现在大体切面上形成囊腔(非退变),称之腺泡细胞囊腺癌。肿瘤体积巨大(平均 24 cm),多房性,外周可见假包膜形成,大体上肿瘤似浆液性微囊型腺瘤。囊内可含呈同心圆状薄层嗜酸性物质,囊壁内衬肿瘤细胞,与普通腺泡细胞癌的瘤细胞相似。临床生物学行为也与普通型腺泡细胞癌相似。

3. 混合性腺泡细胞癌· 腺泡细胞癌可以含有向

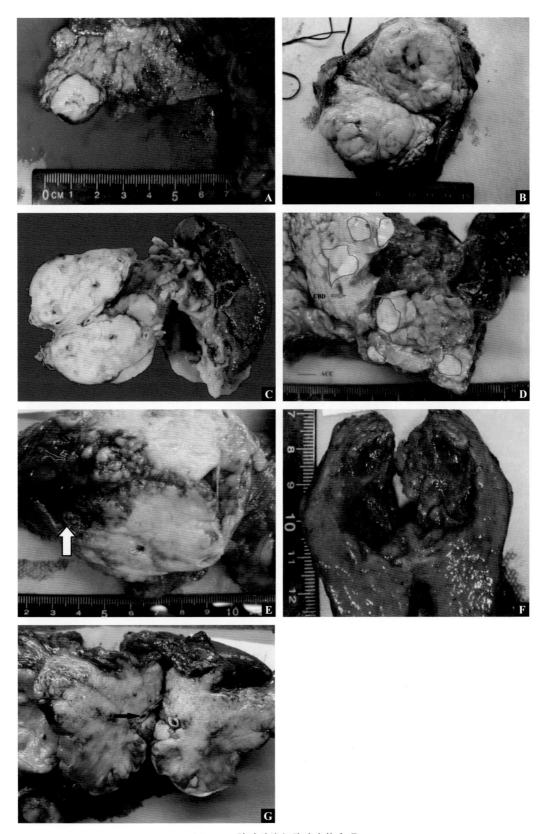

图 13-1 胰腺腺泡细胞癌大体表现

A. 肿瘤体积较小,约 2 cm;B、C. 肿瘤体积较大;D. 肿瘤呈多结节;A～D. 边界较清楚,呈膨胀性生长,切面呈灰白或黄色;E. 肿瘤内发生坏死;F. 肿瘤内可见囊变(粗白箭);G. 肿瘤侵犯临近组织,包绕周围大血管(细黑箭)

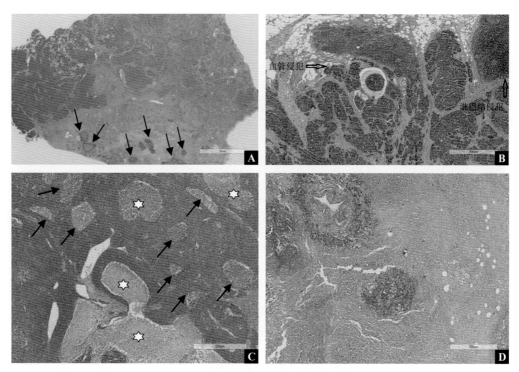

图 13-2 胰腺腺泡细胞癌组织学表现

A.低倍镜下见肿瘤细胞被纤维条索分割成大结节状,结节大小不一(细黑箭),缺乏导管腺癌特征性的癌性间质反应,肿瘤与周围组织界限尚清;B.侵犯胰周脂肪组织及血管、淋巴结;C.肿瘤内小片状坏死(星号和细黑箭);D.肿瘤内大片状坏死

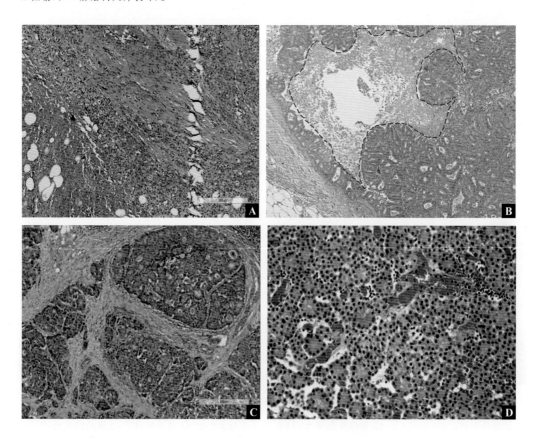

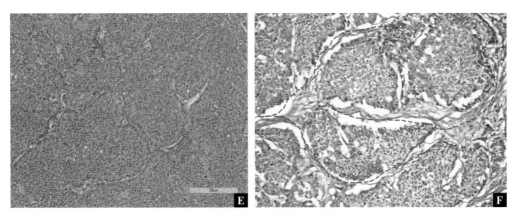

图 13-3 胰腺腺泡细胞癌组织学表现

肿瘤细胞排列方式。A. 梁索状,该型肿瘤相对分化较差,细胞条索宽窄不一;B. 腺样,肿瘤细胞排列呈腺管状,可见明显的管腔及坏死(红虚线);C. 腺泡状,肿瘤背对背生长的腺泡形成腺泡样结构;D. 腺泡之间有丰富的小血管,该型细胞异型相对较少;E、F. 实性巢状,细胞巢被纤细纤维分隔

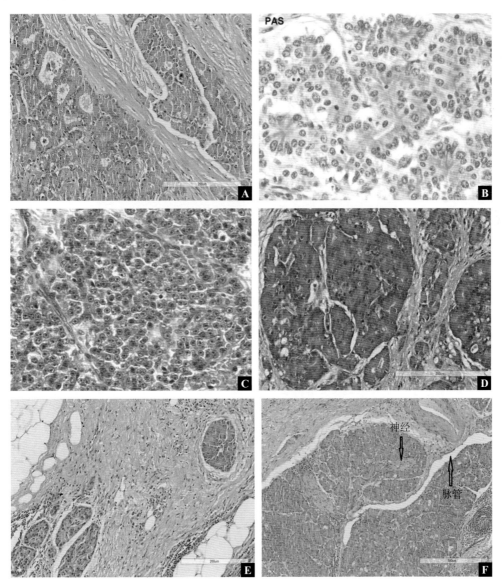

图 13-4 胰腺腺泡细胞癌组织学表现

A. 肿瘤细胞相对一致,无明显多形性,胞质少至中等量,有酶原颗粒;B. 糖原(PAS)染色阳性显示胞质富有糖原;C. 核仁明显位于中央;D. 细胞核仁在同一病例有差异表现,部分细胞核仁清晰,部分不清;E. 肿瘤侵犯血管,可见脉管瘤栓;F. 肿瘤侵犯血管壁,并侵犯周围神经(黑箭)

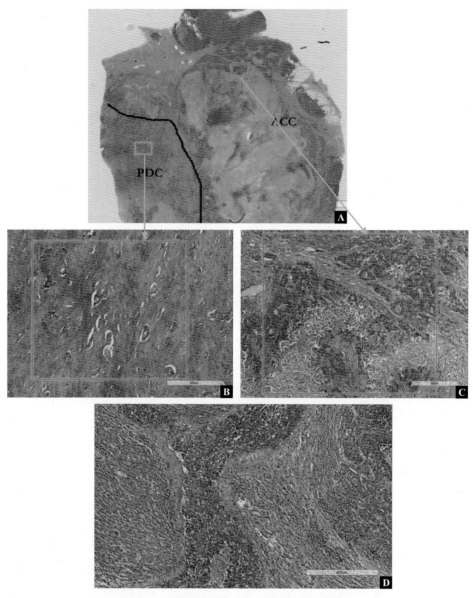

图 13-5　胰腺混合性腺泡-导管癌组织学表现

A～C.低倍镜下见两种肿瘤之间有相对的界限,导管腺癌相对纤维间质丰富,而腺泡细胞癌间质反应不明显,可见广泛的坏死；D.肝脏转移灶以某一成分为主,该例转移性肿瘤成分为腺泡细胞癌

注 ACC：腺泡细胞癌；PDC：导管腺癌

导管及内分泌分化的成分,但只能通过免疫组化鉴别。当每种成分超过肿瘤的 30% 时,即可称为混合性腺泡-导管癌(图 13-5)或混合性腺泡-神经内分泌癌。极个别肿瘤中同时出现这三种成分(每种＞30%),称为混合性腺泡-神经内分泌-导管癌。

五、免疫组化

　　腺泡分化特征是分泌胰酶,因此腺泡细胞癌的胰蛋白酶(图 13-6A)、脂肪酶、糜蛋白酶免疫标记阳性。BCL-10 在 86% 左右的病例中能检测到(图 13-6B)。此外,腺泡细胞癌还可显示 α1 抗胰蛋白酶(图 13-6C)、AE1/AE3、CAM5.2(图 13-6D)、CK8、CK18 免疫标记阳性。Ki－67 增殖活性较高,平均约为 30%(图 13-6E、F)。在腺泡细胞癌中散在分布的内分泌细胞或形成小灶性内分泌细胞结节,可表达 CgA 及 Syn,如果＞30%的肿瘤细胞显示神经内分泌分化,应归类于混合性腺泡-神经内分泌癌。胰腺腺泡细胞癌免疫组化表达见表 13-1。

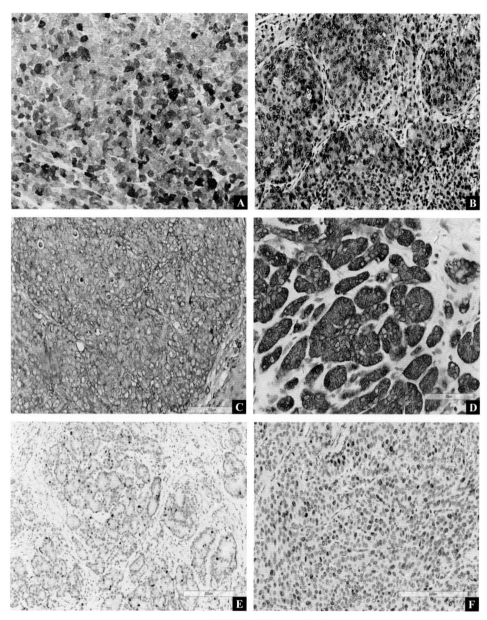

图 13-6　胰腺腺泡细胞癌免疫组化

A. 免疫组化胰蛋白酶(trypsin)阳性；B. 免疫组化 BCL-10 阳性；C. 免疫组化 α1 抗胰蛋白酶(α1-ACT)阳性；D. 免疫组化 CAM5.2 阳性；E. 免疫组化 Ki-67 约 10%，高分化，增殖活性相对较低；F. 免疫组化 Ki-67 约 70%，低分化，增殖活性较高

表 13-1　胰腺腺泡细胞癌疫组化标记物及表达

抗　体	文　献	抗　体	文　献
CK7	−或局灶性＋	CK19	−或局灶性＋
Mesothelin	−	CK20	−
Trypsin	＋	CEA	＋或−
S100P	−	MOC-31	＋或−
Glypican-3	＋或−	Beta-catenin	膜＋或膜和核均＋
Bcl-10	＋	pVHL	−
Carboxyl ester lipase (CEL)	＋	Vimentin	＋或−
AE1/AE3	＋		

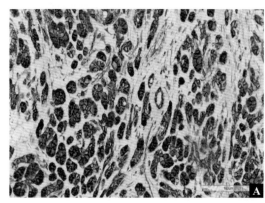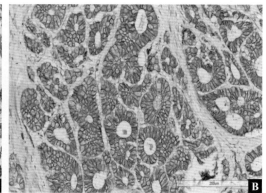

图 13-7　胰腺腺泡细胞癌免疫组化

A. APC/β-catenin 信号通路异常,表现为 β-catenin 呈核弥漫性或斑片状阳性表达；B. β-catenin 免疫组化正常膜表达

腺泡细胞癌与导管腺癌相比,很少有 *K-ras*、*p53*、*p16* 和 *DPC4* 基因异常；半数病例染色体 11p 存在杂合性缺失(LOH),25% 有 APC/β-catenin 信号通路异常,表现为 *β-catenin* 基因突变活化,免疫组化呈核弥漫性或斑片状阳性表达(图 13-7)。

六、影像学表现与病理学相关性

(一)外观

肿瘤发生于胰腺任何部分,分叶状外观；以单发为主,偶见多灶生长,而影像学不足以检出,难以达到病理显示肿块的数目(图 13-8)。镜下显示肿瘤与周围胰腺分界不清,但随肿瘤生长,瘤周受压迫萎缩的组织及反应性增生的纤维胶原逐渐形成假包膜,使肿瘤与周围胰腺组织分界清楚。影像学上通常表现为单个、独立、分叶状肿块。当假包膜形成后,肿块与周围胰腺组织或脏器分界清楚,而纤维假包膜在影像上表现为 CT 低密度,MR T1WI 上低信号,T2WI 上稍高信号,增强后有强化,然而大部分肿瘤的包膜由于较薄或不完整很难在影像上清晰显示(图 13-9、10)。

(二)肿块内部特征

1. 实性成分·肿瘤细胞被纤维条索分割成大结节状,缺乏导管腺癌内部特征性的癌性间质反应。影像上表现为 CT 呈等低密度,T1WI 上呈低至稍高信号、T2WI 上呈较高信号。比较胰腺导管腺癌,腺泡细胞癌 CT 平扫的密度和 T1WI 上的信号均要稍高于前者。

2. 囊变·肿瘤体积较大时内部易有囊变,坏死囊变区表现为 CT 更低密度,T1 更低信号,T2WI 上液体高信号(图 13-11～16)。

3. 出血·少部分腺泡细胞癌内部血管破裂可致出血,出血 MRI 显示更有优势,表现为 T1WI 上高信号、T2WI 上低信号(图 13-17、18)。

4. 钙化·有部分文献报道肿瘤内可出现钙化,海军军医大学附属长海医院经病理确诊并具有影像学资料的胰腺腺泡细胞癌(32 例)中,均无肿瘤内钙化。

5. 增强表现·肿瘤的强化方式和程度取决于肿瘤实质和间质内的血管,当具有丰富的微血管,影像增强后肿瘤可出现不同程度的强化,强化的峰值通常在门脉期或延迟期,而坏死囊变部分无强化(图 13-19～22)。

(三)胰胆管改变

腺泡细胞癌起源于胰腺腺泡细胞和终末分支胰管,与起源于主胰管或一、二级分支胰管的导管腺癌不同,很少侵犯主胰管或较大分支胰管,所以胰(胆)管扩张程度不明显,引发阻塞性胰腺炎的概率也远小于导管腺癌(图 13-8、10、18、23)。Kitagami 等对日本 115 例胰腺腺泡细胞癌研究表明,腺泡细胞癌导致主胰管扩张的比例占 29.2%,而胰腺导管腺癌主胰管扩张的发生率为 65.7%。

(四)周围组织改变

当肿瘤侵犯周围血管时,影像表现为肿块与周

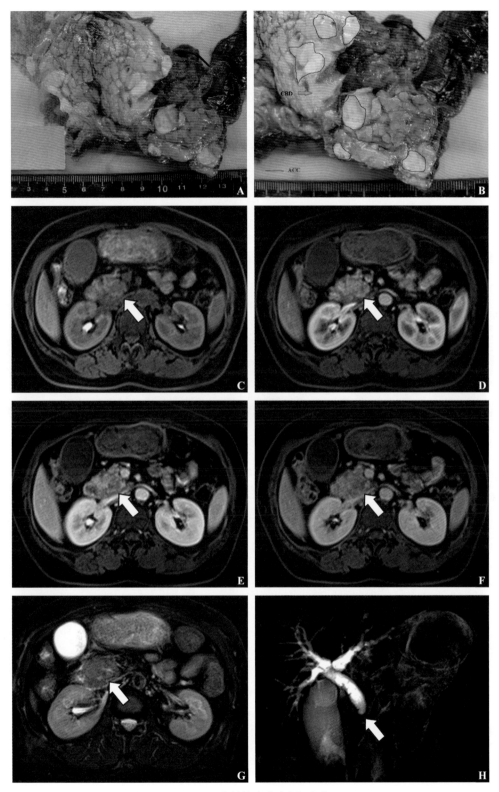

图 13-8 多灶性胰腺腺泡细胞癌

A、B. 大体标本示胰头钩突部灰白色多灶性肿块；C～H. 为该患者术前 MRI，影像上难以分辨出多灶性特征；
C. 横断面 FS-T1WI 示胰头钩突部边界欠清的低信号结节影（粗白箭）；D～F. 分别为横断面 FS-T1WI 动脉期、
门脉期和延迟期图像，示钩突部肿块轻度强化（粗白箭）；G. 横断面 FS-T2WI 示钩突部肿块呈稍高信号（粗白
箭）；H. 二维 MRCP 示胆总管胰头段梗阻，肝内外胆管明显扩张（粗白箭），主胰管无明显扩张
注 CBD：胆总管；ACC：腺泡细胞癌

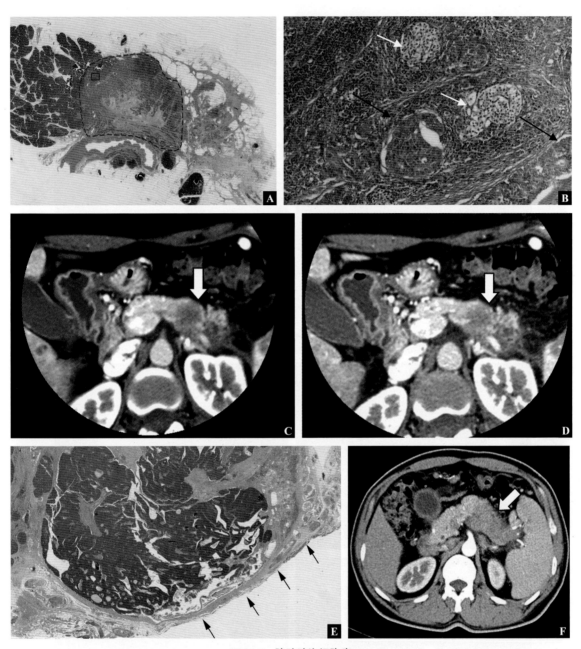

图 13-9　胰腺腺泡细胞癌

A～D. 为同一患者的病理和影像图像。A. 为 HE 染色大病理组织切片,红虚线勾画出肿瘤组织；B. 为图 A 红框放大示肿瘤周围无明显包膜形成,肿瘤与正常胰腺组织分界不清；C、D. 横断面 CT 扫描动脉晚期图像,示肿块呈低密度,与周围正常胰腺组织分界欠清,主胰管轻度扩张(粗白箭)；E、F. 另一患者的病理和增强 CT 图像；E. 肿瘤周围可见纤维假包膜形成(细黑箭)；F. 横断面 CT 增强门脉期图像示肿块呈低密度,与周围正常胰腺组织分界尚清,但很难分辨出病理中假包膜结构(粗白箭)

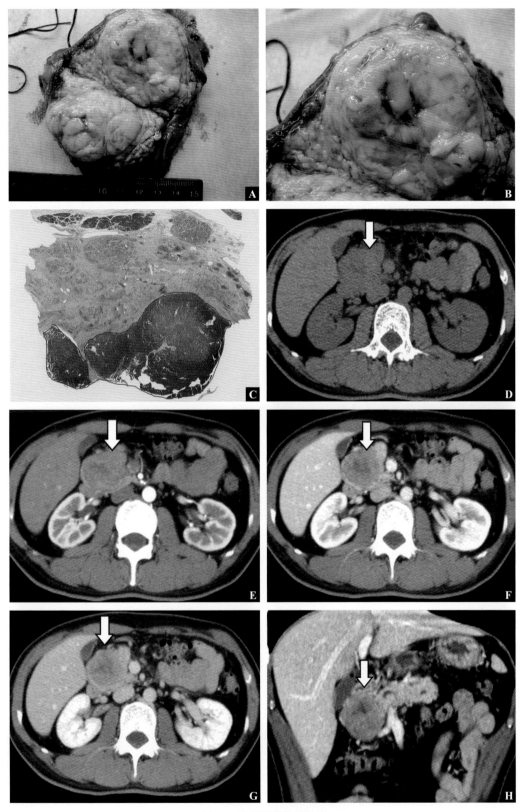

图 13-10　胰腺腺泡细胞癌

A、B.大体标本示胰头部一枚灰白色分叶状肿块,肿块边界清楚,可见较薄的假包膜;C.低倍镜下显示肿物界限相对
清楚(红线勾画),肿瘤间质少;D.横断面 CT 平扫示类圆形、边界较清楚的低密度肿块(粗白箭);E～H.分别为横断
面 CT 增强动脉期、门脉期、延迟期和冠状面门脉期图像,显示肿块呈轻度渐进延迟强化,假包膜轻度强化,较肿瘤组
织强化明显(粗白箭),上游主胰管轻度扩张

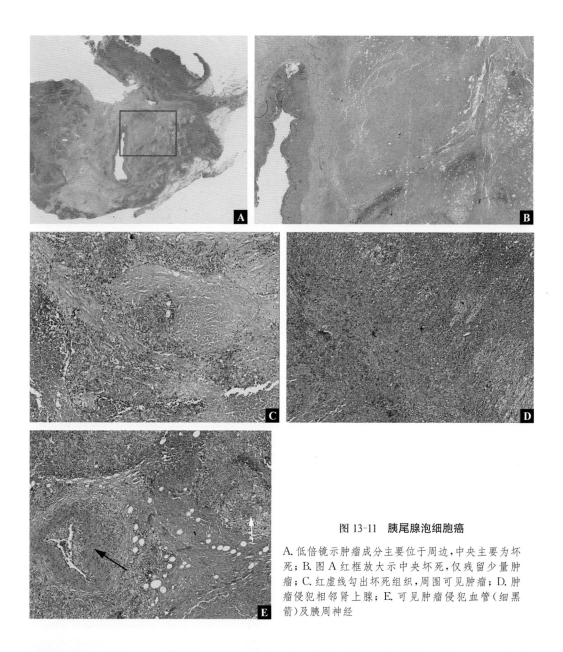

图 13-11　胰尾腺泡细胞癌

A. 低倍镜示肿瘤成分主要位于周边,中央主要为坏
死;B. 图 A 红框放大示中央坏死,仅残留少量肿
瘤;C. 红虚线勾出坏死组织,周围可见肿瘤;D. 肿
瘤侵犯相邻肾上腺;E. 可见肿瘤侵犯血管(细黑
箭)及胰周神经

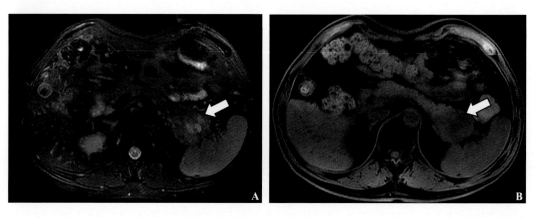

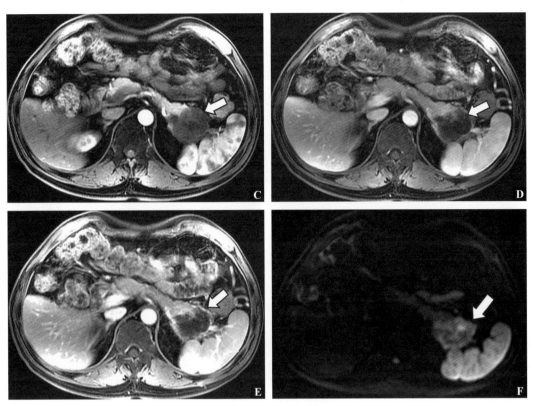

图 13-12　胰尾腺泡细胞癌

与图 13-11 为同一患者,术前 MRI。A. 横断面 FS-T2WI 胰尾部类圆形、边界欠清的稍高信号肿块,内部见更高信号坏死影(粗白箭);B. 横断面 FS-T1WI 示肿块稍低信号,坏死区呈更低信号(粗白箭);C~E. 分别为横断面 FS-T1WI 增强动脉期、门脉期、延迟期图像,肿块内部索条状轻度强化,似有强化的假包膜(粗白箭);F. 扩散加权成像(b=1 000 s/mm²)示肿块不均匀扩散受限(粗白箭)

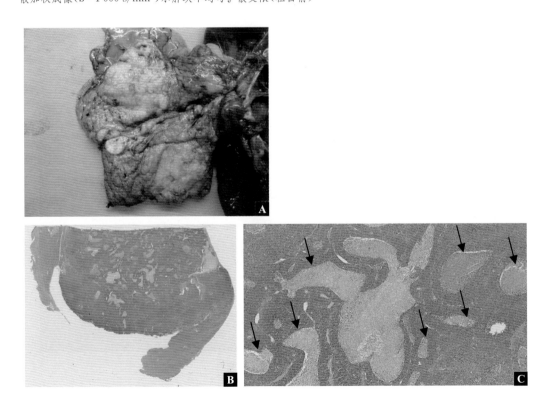

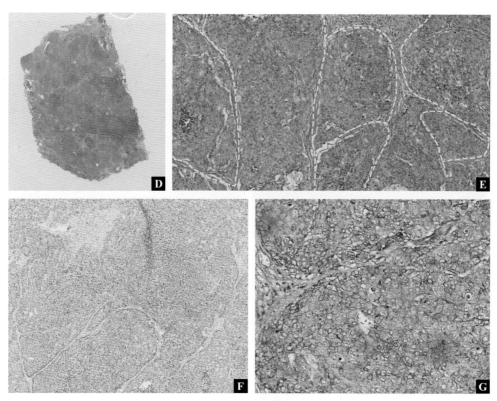

图 13-13　胰腺腺泡细胞癌

女性,24 岁,2 个月前无明显诱因腹痛,伴有恶心,淀粉酶 700 U/L,AFP 41.07 ng/ml。A. 大体标本示胰体尾一枚边界较清楚的灰白色肿物;B、C. 肿瘤内部多发坏死灶(细黑箭);D、E. 实体肿瘤被纤维组织分割成多个结节状(黄虚线);F. 免疫组化 Ki-67 为 40%;G. 免疫组化 α_1 抗胰蛋白酶(α_1 - ACT)阳性表达

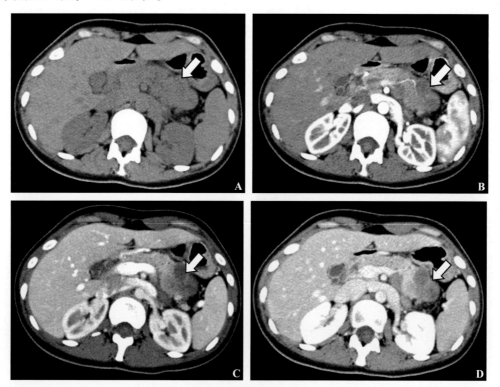

图 13-14　胰腺腺泡细胞癌

与图 13-13 为同一患者,术前 CT。A. 横断面 CT 平扫示胰尾部一枚分叶状、边界欠清楚的等密度肿块(粗白箭);B~D. 分别为横断面CT 增强动脉期、门脉期、延迟期图像,肿块呈轻度不均匀延迟强化(粗白箭),有多结节融合特征

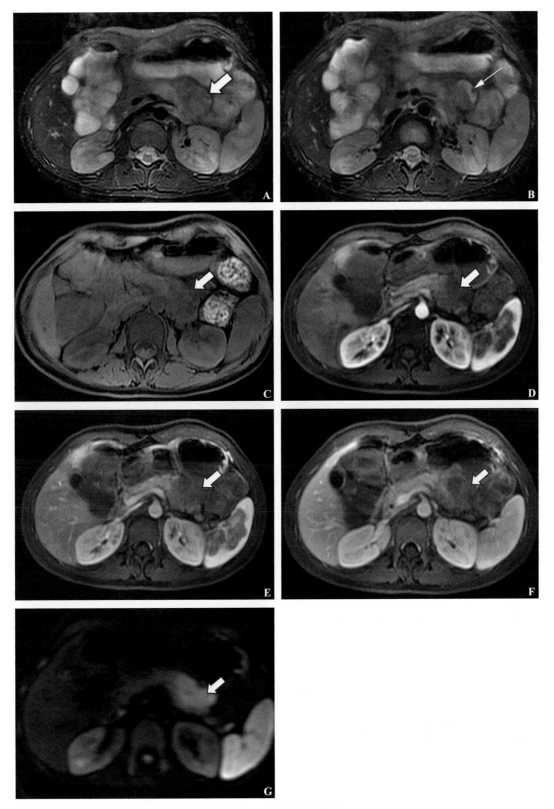

图 13-15　胰腺腺泡细胞癌

与图 13-13 为同一患者,术前 MRI。A、B. 横断面 FS-T2WI 示胰尾部一枚类圆形、边界较清楚的等低信号肿块(粗白箭),坏死区呈较高信号区(细白箭);C. 横断面 FS-T1WI 示肿块稍低信号(粗白箭);D~F. 分别为横断面 FS-T1WI 增强动脉期、门脉期、延迟期图像,胰尾部肿块轻度不均匀强化(粗白箭);G. 扩散加权成像(b=1 000 s/mm²)示胰尾部肿块明显扩散受限(粗白箭)

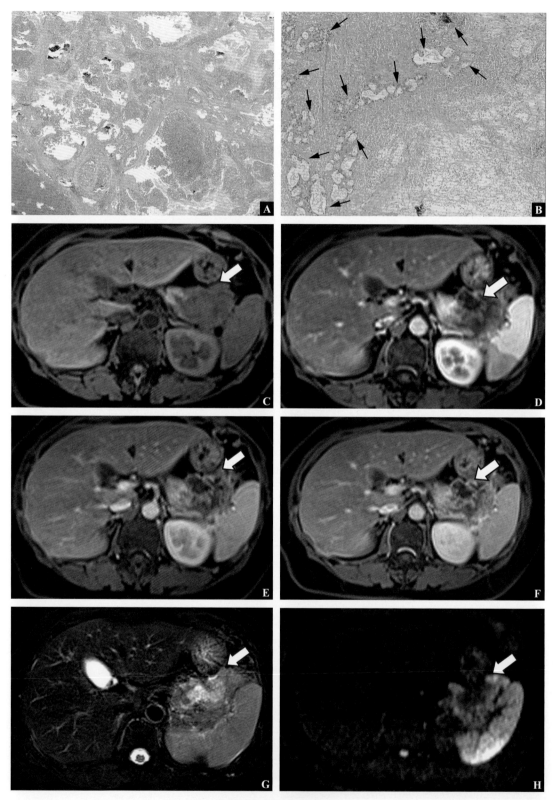

图 13-16　胰腺腺泡细胞癌

A. HE 染色示实体肿瘤被纤维组织分割成多个结节状；B. HE 染色示肿瘤内部发生坏死,坏死区域仅可见少许肿瘤细胞(细黑箭)；C. 横断面 FS-T1WI 示胰尾部形状不规则、边界尚清的低信号肿块(粗白箭)；D~F. 分别为横断面 FS-T1WI 动脉期、门脉期和延迟期图像,示胰尾部肿块呈渐进性强化(粗白箭)；G. 横断面 FS-T2WI 示胰尾部肿块呈高信号,其内可见更高信号囊变影(粗白箭)；H. 扩散加权成像(b＝1 000 s/mm²)示胰尾部肿块部分明显扩散受限(粗白箭)

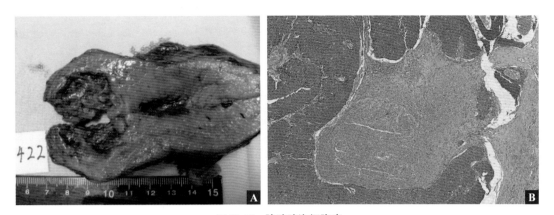

图 13-17　胰腺腺泡细胞癌

A. 大体标本示肿块内部囊变明显,并伴有出血;B. 高倍镜示肿瘤内部大片出血

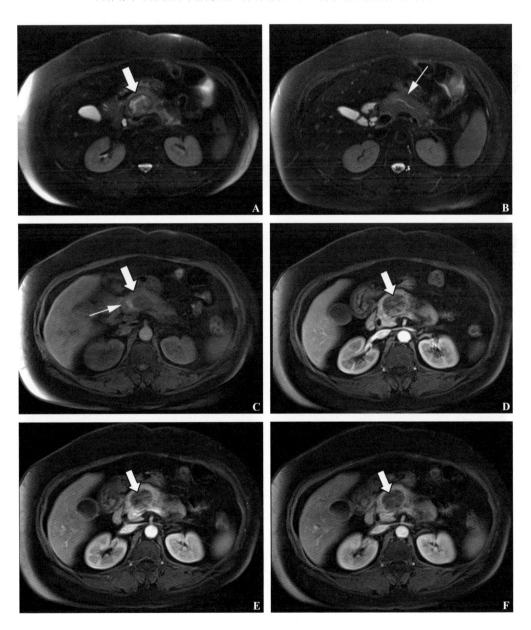

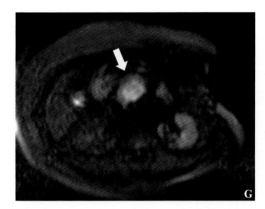

图 13-18　胰腺腺泡细胞癌

与图 13-17 为同一患者,术前 MRI。A、B. 为横断面 FS-T2WI,示胰颈部边界较清的低信号肿块(粗白箭),内部片状高信号影,体尾部无明显萎缩,上游主胰管无明显扩张(白细箭);C. 横断面 FS-T1WI,肿块呈低信号(粗白箭),边缘部可见小片状较高信号出血灶(白细箭);D~F. 横断面 FS-T1WI 增强动脉期、门脉期、静脉期图像,肿块实性成分呈渐进性强化,边缘似有假包膜强化(粗白箭);G. 扩散加权成像(b=500 s/mm²)示胰头部肿块明显扩散受限(粗白箭)

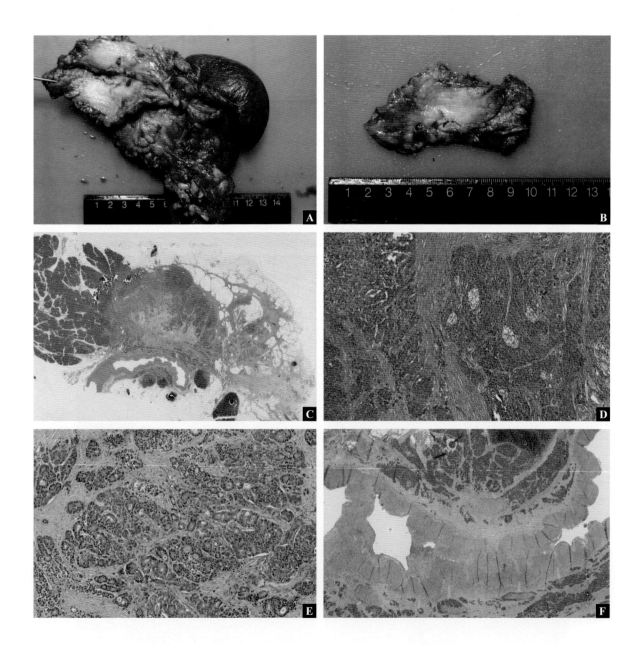

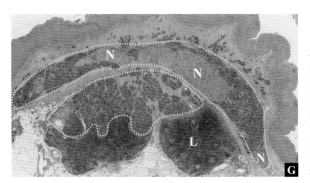

图 13-19　胰腺腺泡细胞癌

A、B. 大体标本示胰体尾类圆形边界尚清的结节,切面灰白色,实性;C. 为图 B 对应的 HE 染色大病理组织切片,肿瘤(右侧大部区域)与周围正常胰腺有一相对界限;D. 高倍镜下见肿瘤局部浸润性生长累及周围正常胰腺;E. 肿瘤细胞排列成特征性腺泡样结构;F. 肿瘤包绕大血管生长,并有神经侵犯(绿箭),并可见脉管内瘤栓(红箭);G. 肿瘤侵犯血管周围淋巴结和神经,黄虚线画出肿瘤细胞

注:N:神经;L:淋巴结

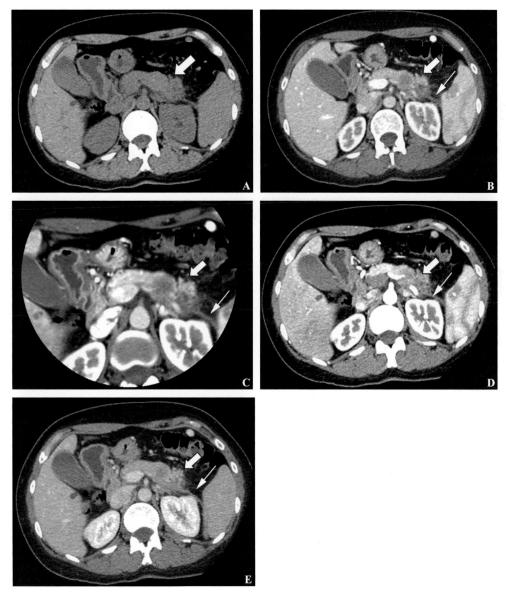

图 13-20　胰腺腺泡细胞癌

与图 13-19 为同一患者,术前 CT。A. 横断面 CT 平扫示胰体尾部一枚不规则、边界较清楚的低密度肿块,内见点状高密度钙化影(粗白箭);B~E. 分别为横断面 CT 增强动脉早期、动脉晚期、门脉期、延迟期图像,肿块呈轻度渐进性延迟强化(粗白箭),肿块侵犯脾动、静脉,周围条索状影为受侵犯的胰周神经丛(细白箭)

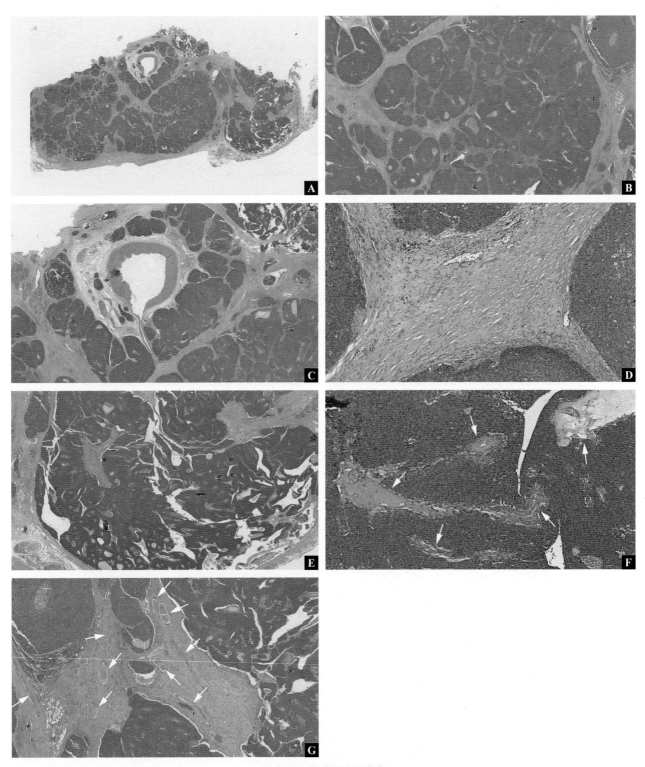

图 13-21　胰腺腺泡细胞癌

A、B. 肿瘤呈实性巢状生长模式，细胞巢之间有少量纤维血管间质分隔；C. 肿瘤细胞围绕脾动脉生长，但未侵犯脾动脉；D. 肿瘤间质主要是胶原纤维；E. 肿瘤实质和肿瘤间质内有较多的扩张血管（细白箭）；F. 高倍镜示肿瘤实质内扩张的血管（细白箭）；G. 低倍镜示肿瘤间质内扩张的血管（细白箭）

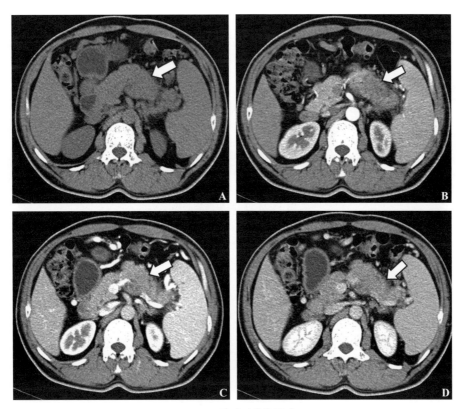

图 13-22　胰腺腺泡细胞癌

与图 13-21 为同一患者,术前 CT。A. 为横断面 CT 平扫示体尾部一枚类圆形、边界欠清楚的等低密度肿块(粗白箭);B~D. 分别为横断面 CT 增强动脉期、门脉期、延迟期图像,肿块呈轻度渐进性延迟强化(粗白箭)

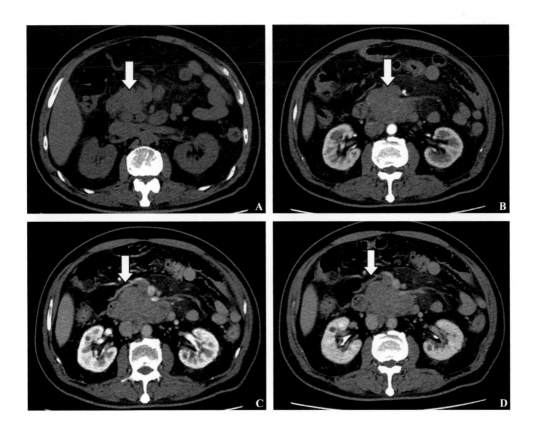

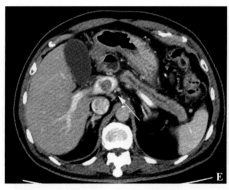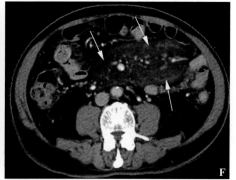

图 13-23　胰腺腺泡细胞癌

A. 横断面 CT 平扫示胰头部一枚类圆形、边界欠清楚的略低密度肿块（粗白箭）；B~D. 分别为增强后横断面动脉期、门脉期、延迟期图像，肿块呈轻度渐进延迟强化（粗白箭）；E、F. 横断面 CT 增强门脉期图像示门静脉内见低密度充盈缺损影（细白箭），胰体尾轻度萎缩，主胰管轻度扩张，肠系膜脂肪层内呈云雾状改变（细白箭）

围血管分界不清。侵犯胰周神经时，影像上表现为胰周神经走行区域索条状影，密度和信号与肿瘤相似（图 13-19~22）。当肿瘤侵犯系膜静脉或腔静脉，可形成静脉内癌栓，影像表现为静脉内充盈缺损影（图 13-23）。

（五）混合癌

包括混合型腺泡-导管癌、混合型腺泡-神经内分泌癌和混合型腺泡-神经内分泌-导管癌。影像学表现取决于肿瘤内各个成分所占比例，在术前明确诊断混合癌难度较大。

要点提示

- 胰腺腺泡细胞癌是可分泌胰酶的胰腺外分泌肿瘤。
- 影像学特征：肿瘤分叶状、单发、边界较清楚、延迟强化、上游胰管扩张不显著为特征。
- 瘤内可出血、囊变和钙化。
- 临床特异性症状：少数患者出现多关节痛-多关节炎、散发性脂肪坏死灶，外周血嗜酸性粒细胞增多，AFP 升高。
- CA19-9 很少升高。

七、鉴别诊断

1. 胰腺导管腺癌　胰腺导管腺癌体积一般较小，平均直径 2~3 cm，易导致上游胰（胆）管扩张，无包膜，肿块边界不清晰，呈浸润性生长，易侵犯血管，淋巴结转移常见。患者 CA19-9 升高概率大，伴有阻塞性胰腺炎，血淀粉酶会升高。

2. 胰腺实性假乳头状肿瘤　好发于青年女性，大多为囊实性病灶，其囊性部分出血特征显著。

3. 胰腺神经内分泌肿瘤　实性成分，富含血供，增强后动脉期即可出现显著强化，程度高于正常胰腺组织。

八、治疗

一旦明确诊断选择外科手术切除为主。

九、预后

虽然胰腺腺泡细胞癌为恶性肿瘤，但预后明显好于胰腺导管腺癌,五年生存率约 25%～50%。肿瘤预后主要取决于它的分期,无淋巴结转移和远处转移患者明显预后较好。脂肪酶分泌过多的患者发生肝转移,预后较差。

参 考 文 献

[1] Lowery MA, Klimstra DS, Shia J, et al. Acinar cell carcinoma of the pancreas: new genetic and treatment insights into a rare malignancy [J]. Oncologist, 2011,16(12): 1714-1720.

[2] La Rosa S, Adsay V, Albarello L, et al. Clinicopathologic study of 62 acinar cell carcinomas of the pancreas: insights into the morphology and immunophenotype and search for prognostic markers [J]. Am J Surg Pathol, 2012,36(12): 1782-95.

[3] Colombo P, Arizzi C, Roncalli M. Acinar cell cystadenocarcinoma of the pancreas: report of rare case and review of the literature [J]. Hum Pathol, 2004,35(12): 1568-1571.

[4] Schmidt CM, Matos JM, Bentrem DJ, et al. Acinar cell carcinoma of the pancreas in the United States: prognostic factors and comparison to ductal adenocarcinoma [J]. J Gastrointest Surg, 2008,12(12): 2078-2086.

[5] Goldstein NS, Bassi D. Cytokeratins 7, 17, and 20 reactivity in pancreatic and ampulla of Vater adenocarcinomas. Percentage of positivity and distribution is affected by the cut-point threshold [J]. Am J Clin Pathol. 2001;115(5): 695-702.

[6] Chu P, Wu E, Weiss LM. Cytokeratin 7 and cytokeratin 20 expression in epithelial neoplasms: a survey of 435 cases [J]. Mod Pathol, 2000,13(9): 962-972.

[7] McCarthy DM, Maitra A, Argani P, et al. Novel markers of pancreatic adenocarcinoma in fine-needle aspiration: mesothelin and prostate stem cell antigen labeling increases accuracy in cytologically borderline cases [J]. Appl Immunohistochem Mol Morphol, 2003,11(3): 238-243.

[8] Ordonez NG. Application of mesothelin immunostaining in tumor diagnosis [J]. Am J Surg Pathol, 2003,27(11): 1418-1428.

[9] Hassan R, Laszik ZG, Lerner M, et al. Mesothelin is overexpressed in pancreaticobiliary adenocarcinomas but not in normal pancreas and chronic pancreatitis [J]. Am J Clin Pathol, 2005,124(6): 838-845.

[10] 2Frierson Jr HF, Moskaluk CA, Powell SM, et al. Large-scale molecular and tissue microarray analysis of mesothelin expression in common human carcinomas [J]. Hum Pathol. 2003;34(6): 605-609.

[11] Lin F, Shi J, Liu H, et al. Diagnostic utility of S100P and von Hippel-Lindau gene product (pVHL) in pancreatic adenocarcinoma-with implication of their roles in early tumorigenesis [J]. Am J Surg Pathol, 2008,32(1): 78-91.

[12] Abraham SC, Klimstra DS, Wilentz RE, et al. Solidpseudopapillary tumors of the pancreas are genetically distinct from pancreatic ductal adenocarcinomas and almost always harbor beta-catenin mutations [J]. Am J Pathol, 2002,160(4): 1361-1369.

[13] Tanaka Y, Kato K, Notohara K, et al. Frequent beta-catenin mutation and cytoplasmic/nuclear accumulation in pancreatic solidpseudopapillary neoplasm [J]. Cancer Res, 2001,61(23): 8401-8404.

[14] Abraham SC, Wu TT, Hruban RH, et al. Genetic and immunohistochemical analysis of pancreatic acinar cell carcinoma: frequent allelic loss on chromosome 11p and alterations in the APC/betacatenin pathway [J]. Am J Pathol, 2002,160(3): 953-962.

[15] Hosoda W, Sasaki E, Murakami Y, et al. BCL 10 as a useful marker for pancreatic acinar cell carcinoma, especially using endoscopic ultrasound cytology specimens [J]. Pathol Int, 2013,63(3): 176-182.

[16] La Rosa S, Adsay V, Albarello L, et al. Clinicopathologic study of 62 acinar cell carcinomas of the pancreas: insights into the morphology and immunophenotype and search for prognostic markers [J]. Am J Surg Pathol, 2012,36(12): 1782-1795.

[17] Mounajjed T, Zhang L, Wu TT. Glypican-3 expression in gastrointestinal and pancreatic epithelial neoplasms [J]. Hum Pathol, 2013,44(4): 542-50.

[18] 许舒航,杨秋霞,吕衍春,等.胰腺腺泡细胞癌的 CT、MRI 表现特征[J].中华放射学杂志,2015,49(11):848-853.

第十四章
胰腺实性-假乳头状肿瘤

蒋慧　边云　陆建平　邵成伟

一、概述

1. 定义 · 胰腺实性-假乳头状肿瘤（solid-pseudopapillary neoplasms，SPNs）是一种低度恶性肿瘤，常见于年轻女性。细胞来源不明，形态上由较为一致的肿瘤细胞组成，形成实性及假乳头状结构，常伴出血-囊性变，不同程度表达上皮、间质及内分泌成分。

2. 发病机制 · 机制不明。有研究认为 SPNs 并非胰腺组织来源，可能来源于胚胎发生过程中的生殖脊卵巢始基相关细胞，该学说解释了 SPNs 好发于女性的原因。另有研究认为 SPNs 与 β-catenin 异常表达并激活 Wnt 信号转导通路，导致相关基因的表达异常，E-cadherin 和 β-catenin 在免疫组化染色中核定位信号的缺失，是 SPNs 发生的重要环节。

3. 组织来源 · 关于 SPNs 的组织起源一直备受争议，世界卫生组织（WHO）于 2000 年将其定位为胰腺外分泌肿瘤。随着大量电镜及免疫组化等研究进展，发现该肿瘤细胞具有多方向分化的潜能，即 SPNs 具有内分泌和外分泌细胞的双重分化特征，因此有观点提出 SPNs 起源于胰腺胚胎多能干细胞。该病占所有胰腺肿瘤 0.9%～2.7%，占所有胰腺囊性肿瘤约 5%。

4. 性别 · 女孩或年轻女性多见（90%）。

5. 年龄 · 发病年龄 7 岁～79 岁，平均年龄 28 岁。

二、临床表现

多数无临床症状，因影像检查偶然发现。

当肿瘤侵犯周围组织结构时会有隐痛，当瘤内出血会产生类似急腹症的症状。

少数有腹胀、恶心、呕吐，或触及腹部包块。

黄疸少见，多由胰头肿块压迫胆管所致。

三、实验室检查

血清标志物阴性。

囊液检查为稀薄，非黏液，透明至淡棕色。

四、病理学表现

（一）大体表现

多为分界清楚的肿块，常单发，也有多中心肿瘤的报道。发生于胰腺任何部位，表现为有包膜并向周围推挤的边缘外观；少数无包膜，与相邻胰腺界限不清，甚至侵犯相邻脏器如十二指肠及脾脏（图 14-1、2）。有个例报道肿瘤位于肠系膜等胰腺外组织，推测可能来源于异位胰腺。肿瘤直径一般较大，平均 9.3 cm（0.5～25 cm）。体积较小的肿瘤可呈完全实性，切面黄褐色，质地较软，也可有囊性变。体积较大的肿瘤均伴有不同程度囊性变，切面呈红褐色，多质脆、较软，出血坏死明显。部分肿瘤内部有明显的纤维化和囊变区，囊不规则，内含碎屑。极端囊变者很像假性囊肿，仅在周边见少量残留的肿瘤细胞（图 14-1C、D）。

（二）组织学表现

肿瘤在低倍镜下界限尚清（图 14-3A、B），高倍镜下常可见向包膜、周围胰腺或十二指肠浸润（图 14-3C），但这种包膜及相邻结构的浸润与预后无显著相关性。SPNs 的实性巢由形态较一致、黏附性差的肿瘤细胞形成，其间有丰富的小血管（图 14-3D、E）。细胞围绕小血管周围形成所谓的假乳头状排列（图 14-3F、14-4A），远离血管的细胞容易退变。瘤细胞核比较一致，常有纵沟。胞质中等、嗜酸性（图 14-4B），典型的瘤细胞质内或胞外可见嗜酸性透明小体，这些小体 D-PAS 阳性，免疫组化 α_1-antitrypsin（α_1-AT）、α1-antichymotrypsin（α_1-ACT）阳性。肿瘤间质常有不同程度的透明变（图 14-4C）、黏液变（图 14-4D）。退行性改变包括出血及囊性变，可见胆固醇裂隙形成、异物巨细胞反应及灶性钙化（图 14-4E、14-5A）。梗死也是常见表现（图 14-5B），但并非是肿瘤真性坏死。少见情况下，肿瘤可侵犯相邻脏器如十二指肠、脾脏、肾上腺（图 14-5C～E），并可见神经侵犯、脉管内瘤栓、淋巴结转移，甚至可转移至肝脏（图 14-5F～H）。

五、免疫组化

SPNs 肿瘤细胞可表达 Vimentin、NSE、CD10、CD56，淋巴细胞增强子结合因子 1（LEF1）核阳性，β-catentin 特异性核浆阳性（图 14-6）。因 β-catentin 在正常组织和肿瘤组织中同时会出现膜、浆阳性表达，

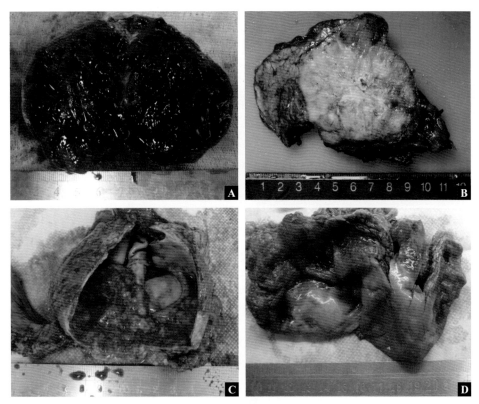

图 14-1　胰腺实性-假乳头状肿瘤大体表现

A. 肿瘤内部以出血为主,肿瘤成分不明显;B. 体积较大的肿瘤也呈完全实性;C. 肿瘤内部出现明显的纤维分隔和囊性变,内含不规则碎屑;D. 肿瘤内部完全囊变,与假性囊肿相似,仅在周边见少量残留的肿瘤组织

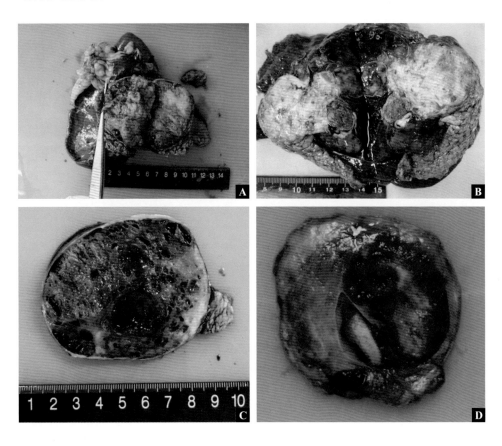

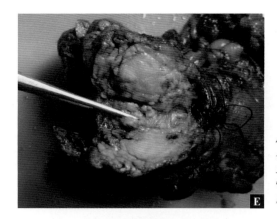

图 14-2 胰腺实性-假乳头状肿瘤大体表现

A.肿块分界清楚,有完整包膜;B.肿块与相邻胰腺界限不清,侵犯相邻脾脏;C.肿瘤体积较大,内部血坏死明显,切面红褐色;D.肿瘤内部出血坏死囊性变;E.体积较小的肿瘤完全实性,切面黄褐色,质地较软

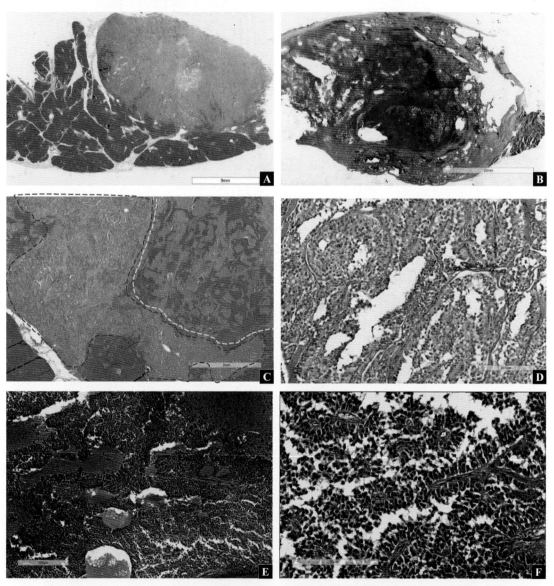

图 14-3 胰腺实性-假乳头状肿瘤组织学表现

A.肿瘤呈实性,边界清楚;B.肿瘤内部明显出血坏死,边界清楚;C.高倍镜下见肿瘤细胞向包膜、周围胰腺浸润,红虚线画出肿瘤,黄虚线勾画的部分见肿瘤组织明显向正常胰腺浸润;D、E.肿瘤内部形态较一致、黏附性差的肿瘤细胞形成的实性巢,其间有丰富的血管;F.远离血管的细胞出现退变,肿瘤细胞围绕小血管形成假乳头状排列

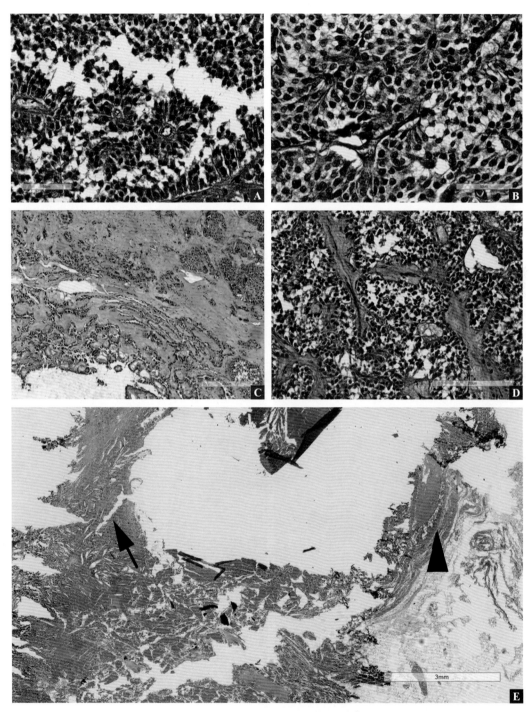

图 14-4 胰腺实性-假乳头状肿瘤组织学表现

A. 远离血管的肿瘤细胞出现退变,而围绕小血管周围的肿瘤细胞形成所谓的假乳头状排列;B. 瘤细胞核比较一致,常有纵沟,胞质中等、嗜酸性;C. 肿瘤间质出现不同程度的透明变;D. 肿瘤间质出现黏液变;E. 肿瘤内可见出血坏死、囊性变,仅于囊壁残留少量肿瘤细胞(黑箭头),并可见胆固醇裂隙形成(黑箭)。

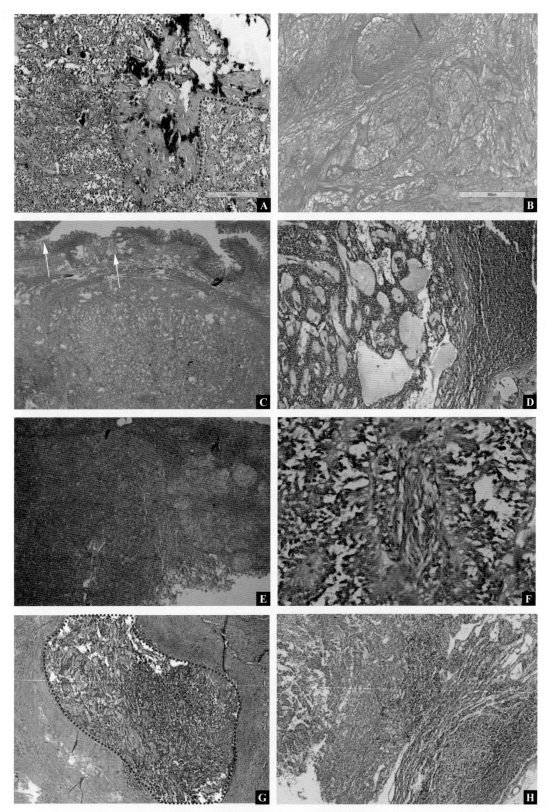

图 14-5　胰腺实性-假乳头状肿瘤组织学表现

A. 肿瘤内见灶性钙化及梗死（红虚线）；B. 梗死灶内仅见残留肿瘤细胞；C. 肿瘤侵犯十二指肠（细白箭）；D. 肿瘤侵犯脾脏；E. 肿瘤侵犯肾上腺；F. 肿瘤侵犯神经；G. 脉管内瘤栓；H. 淋巴结转移

且极少数 SPNs 肿瘤呈浆阳性表达为主,此时会与胰腺神经内分泌肿瘤较难区别,对诊断有一定的干扰。LEF1 在正常胰腺组织中阴性表达,而肿瘤组织明确的核阳性(图 14-7),因此在 SPNs 的定性诊断中,LEF1 要优于 β-catentin。由于肿瘤孕激素受体常呈阳性,故有研究推测 SPNs 来源于胚胎早期附着于胰腺的生殖脊/卵巢始基细胞。部分病例还可表达 syn、AE1/AE3、CAM5.2,通常不表达 CK7、CK19。SPNs 增殖活性较低,Ki-67 呈低表达(表 14-1)。

表 14-1　胰腺实性-假乳头状肿瘤免疫组化标记物及表达

抗　体	文　献	抗　体	文　献
LEF1	核＋	α₁ antitrypsin	＋
β-catentin	核及膜阳性	CD56	＋
E-cadherin	－	NSE	＋或－
chromogranin	－	synaptophysin	＋或－
CD10	＋	claudin 5	膜＋
AE1/AE3	局灶性＋或－	claudin 7	－或局灶性胞质＋
CK7	－	progesterone receptors (PR)	＋或－
Vimentin	＋	estrogen receptors (ER)	－
trypsin	＋	CD99	＋(胞质点状)

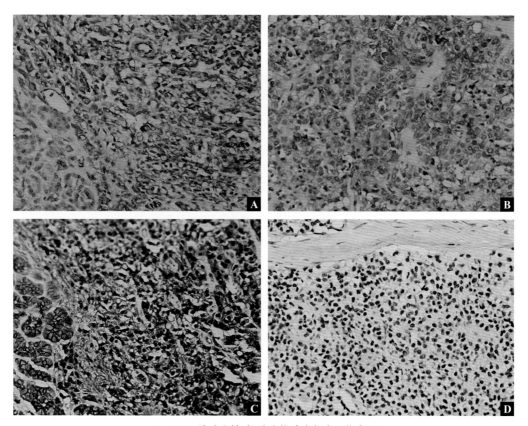

图 14-6　胰腺实性-假乳头状肿瘤免疫组化表现

A. 免疫组化 Vimentin 阳性；B. 免疫组化 NSE 阳性；C. 免疫组化 β-catentin 核浆阳性；D. 免疫组化 LEF1 核阳性

正常胰腺　　　　　　　　　　　　　　　　　SPN

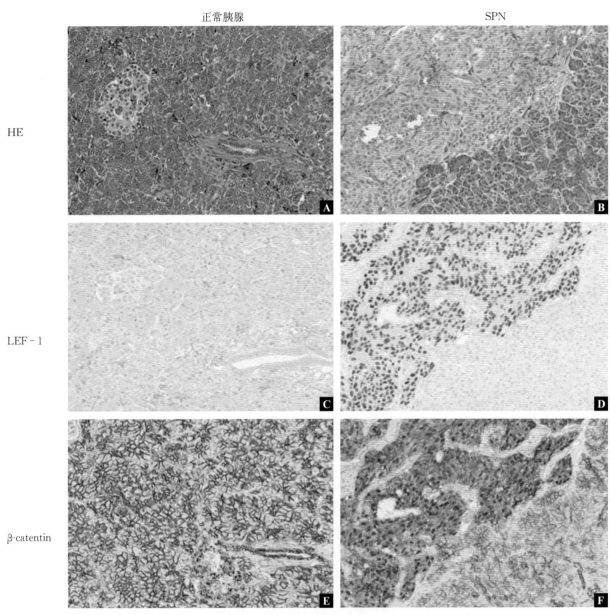

图 14-7　胰腺实性-假乳头状肿瘤免疫组化表现

A. 正常胰腺组织 HE 染色；B. SPN HE 染色；C. 正常胰腺组织不表达 LEF-1；D. SPN 核阳性表达 LEF-1；E. 正常胰腺组织核与膜均阳性表达 β-catentin；F. SPN 核浆阳性表达 β-catentin。由图 C～F 可见免疫组化 LEF1 判读比 β-catentin 直观容易，并可避免周围正常胰腺组织及肿瘤组织浆表达对判读的干扰

六、影像学表现与病理学相关性

影像与病理特征对照

1. 外观 · SPNs 可发生于胰腺任何部分，单发多见，多中心少见，呈类圆形，体积较大（平均直径 9.3 cm），在影像上表现为边界清楚的单个孤立肿块。肿块的影像边界通常清楚，而镜下肿瘤与正常胰腺组织交织，也常见肿瘤组织周边有正常的腺泡和胰岛围绕，即使影像与病理的不匹配，也与预后无相关（图 14-8、9）。肿瘤具有厚薄不均、完整或大部完整的纤维假包膜，部分病例可见包膜钙化，纤维假包膜在 CT 上等或低密度，T1WI 上呈等或低信号，T2WI 上呈低信号，增强后轻度强化（图 14-10～16）。

2. 肿块内部 · SPNs 切面可呈纯实性、纯囊性和囊实混合性肿块。影像上肿块内部的密度或信号

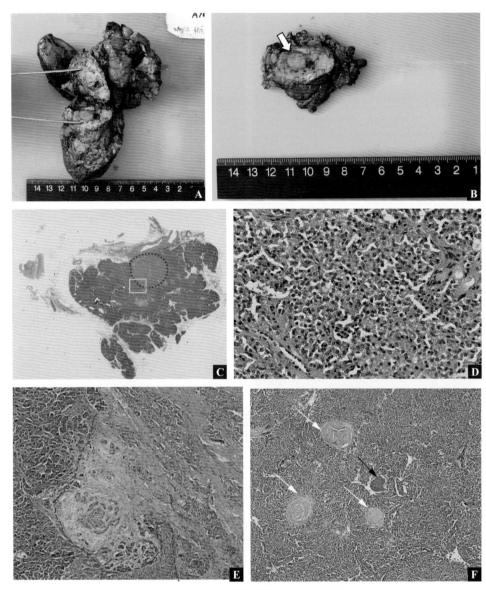

图 14-8　纯实性胰腺实性-假乳头状肿瘤

男性,36 岁,2 个月前体检发现胰头占位,无腹痛、黄疸。A、B. 大体病理示胰头部界限清楚的实性结节(粗白箭);C. 低倍镜下也可见界限清楚的实性结节;D. 肿瘤细胞大小一致并密集分布(红虚线);E. 为图 C 黄框放大,见肿瘤与正常胰腺组织交织(红虚线);F. 肿瘤内部见少量间质胶原化(细白箭)和局灶出血(细黑箭)

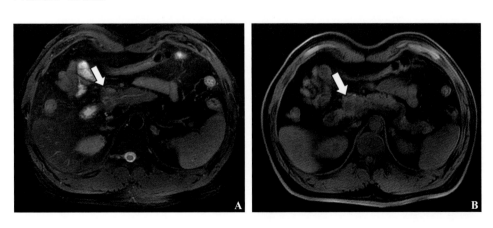

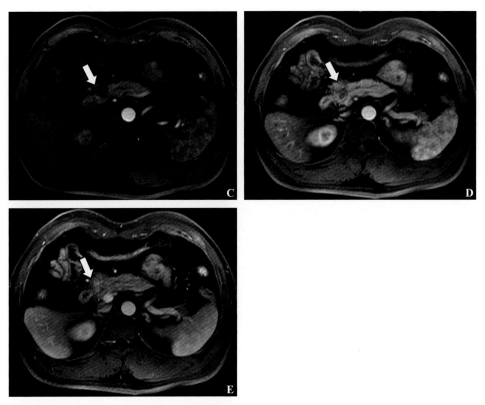

图 14-9　纯实性胰腺实性-假乳头状肿瘤

与图 14-8 为同一患者,术前 MRI。A. 横断面 FS-T2WI 示胰头类圆形、边界较清楚的稍高信号肿块(白粗箭);B~E. 横断面 FS-T1WI 平扫、动脉期、门脉期和延迟期增强图像,示肿块平扫呈稍低信号,动态增强后肿块呈渐进性延迟强化(白粗箭),肿块与周围组织分界尚清楚,未见明显包膜结构,难以显示高倍镜下肿瘤与正常组织交织表现

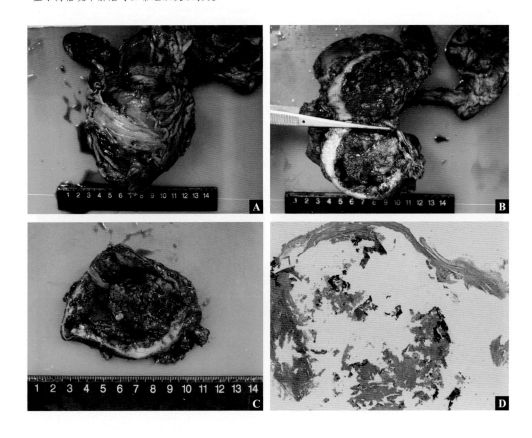

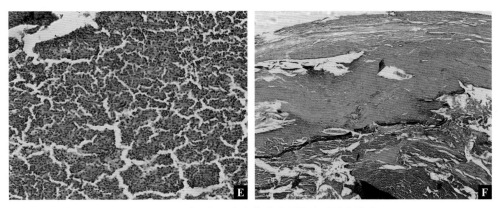

图 14-10　以出血坏死为主的胰腺实性-假乳头状肿瘤

女性,23 岁,1 个月前无明显诱因腹泻,伴有消瘦但无腹痛。A. 大体标本示胰头部紧邻十二指肠结节状肿块;B、C. 切面显示肿块内部囊实性,见明显出血坏死;D. 与图 C 对应的 HE 染色大切片;E. 肿瘤细胞;F. 肿瘤纤维包膜

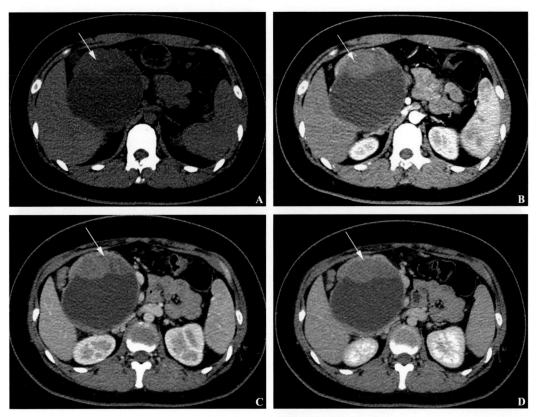

图 14-11　以出血坏死为主胰腺实性-假乳头状肿瘤

与图 14-10 为同一患者,术前 CT。A. CT 平扫示胰头部体积较大、类圆形、边界较清楚的低密度肿块,肿块边缘可见包膜影,其内囊性部分体积较大,位于下部,实性部分较少,位于上部(细白箭);B~D. 分别为横断面 CT 增强动脉期、门脉期、延迟期图像,显示肿块包膜和实性成分呈轻度强化(细白箭)

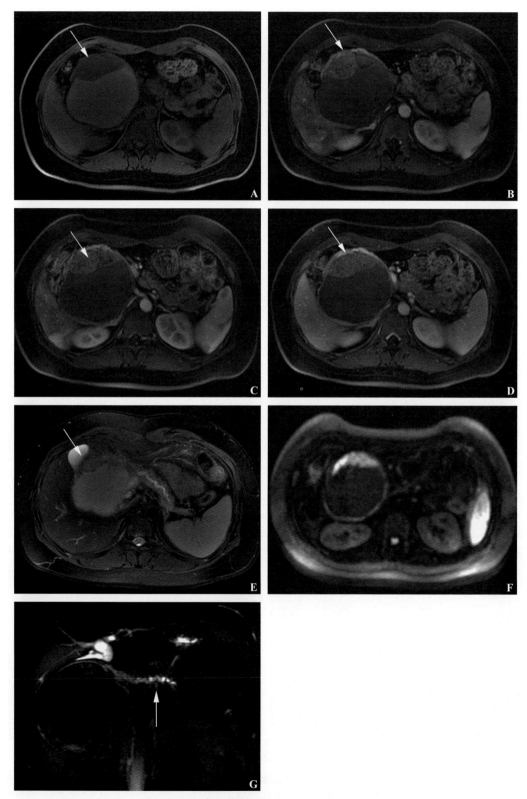

图 14-12　以出血坏死为主胰腺实性-假乳头状肿瘤

与图 14-11 为同一患者,术前 MRI。A. 横断面 FS-T1WI 示胰头类圆形、边界较清楚的混杂信号肿块,肿块边缘包
膜呈低信号,囊性成分呈高信号,残留的实性成分呈等信号(细白箭);B～D. 分别为横断面 FS-T1WI 增强动脉
期、门脉期和延迟期图像,显示肿块包膜和实性成分呈轻度强化(细白箭);E. 横断面 FS-T2WI 上肿块包膜呈低信
号,其内囊性成分呈高信号,实性成分呈等信号(细白箭);F. DWI(b＝1 000 s/mm²)示肿块包膜和实性成分明显
扩散受限;G. 二维 MRCP 示肿块上游主胰管扩张(细白箭)

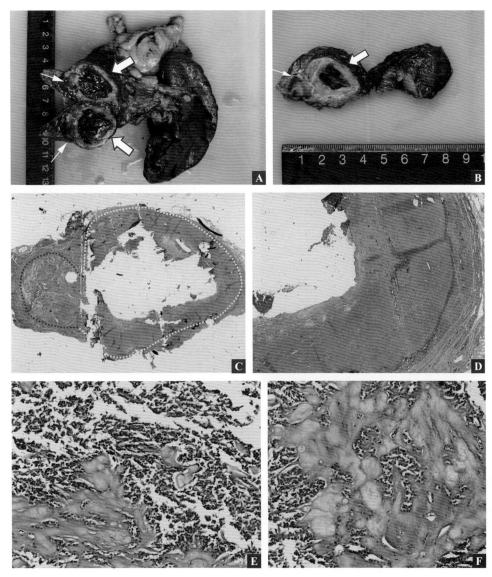

图 14-13　出血、钙化的胰腺实性-假乳头状肿瘤

女性,14 岁,体检发现胰尾占位。A、B. 大体标本示胰尾部肿块,肿块周围可见较厚并且钙化的纤维假包膜。肿块分大小两个结节,大结节呈囊性(粗白箭),囊内充满红色凝固的血液,小结节(细白箭)切面呈灰红,实性;C. 镜下见囊性的大结节(囊内血性液体已丢失,黄虚线标记)和实性的小结节(红虚线标记),并行排列;D. 大结节周围较厚的纤维假包膜;E、F. 小结节内肿瘤细胞和间质,肿瘤细胞大小相对一致,小而圆,肿瘤间质透明变

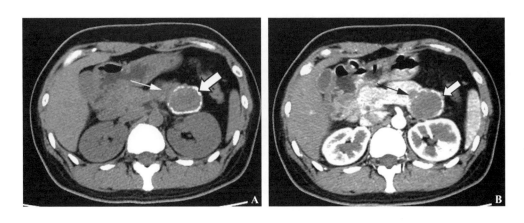

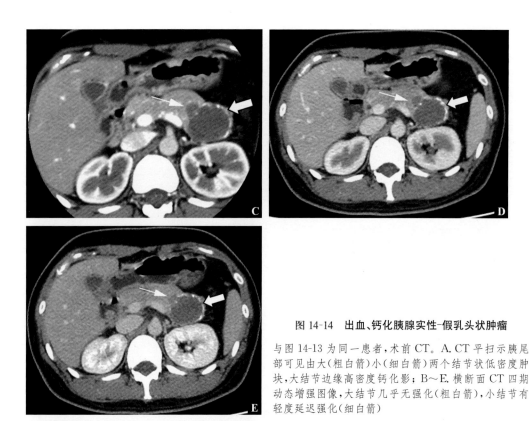

图 14-14 出血、钙化胰腺实性-假乳头状肿瘤

与图 14-13 为同一患者,术前 CT。A. CT 平扫示胰尾部可见由大(粗白箭)小(细白箭)两个结节状低密度肿块,大结节边缘高密度钙化影;B~E. 横断面 CT 四期动态增强图像,大结节几乎无强化(粗白箭),小结节有轻度延迟强化(细白箭)

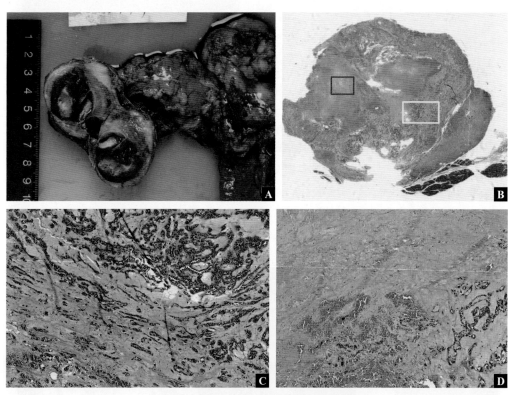

图 14-15 囊实混合性胰腺实性-假乳头状肿瘤

男性,38 岁,体检发现胰体占位。A. 大体标本示肿块切面呈囊实性,实性成分主要位于周边,出血坏死区位于中央;B. 肿块边缘的实性肿瘤见间质胶原变,肿瘤中央部分主要为出血坏死区;C. 为 B 图黄框放大,为肿瘤组织及间质的胶原变;D. 为图 B 红框放大部分,明显的出血坏死

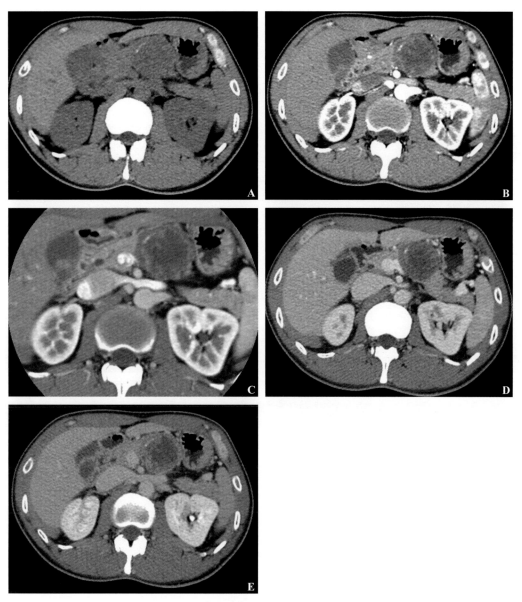

图 14-16　囊实混合性胰腺实性-假乳头状肿瘤

与图 14-15 为同一患者,术前 CT。A. 横断面 CT 平扫示胰体部类圆形、边界较清楚的低密度肿块,其内可见细条状高密度钙化影;B～E. 分别为横断面 CT 增强动脉早期、动脉晚期、门脉期、延迟期动态增强图像,可见肿块周围实性成分渐进性强化,中央部分无明显强化

完全取决于囊实成分的比例、分布,以及肿块内部有无出血和钙化。

·**实性成分**·由肿瘤细胞和间质组成。瘤细胞为小而一致的圆形细胞,间质内血管丰富,管壁可见透明变性。实性区 CT 上呈等低密度,T1WI 上呈相对低信号,T2WI 上呈稍高信号。增强后实性区的强化程度和方式取决于间质是否胶原化及间质血管的数目和面积。当间质无明显胶原化和血管较丰富时,肿块增强后表现为动脉期轻度强化,延迟后渐进

性充填强化,强化程度低于周围正常胰腺实质(图 14-17～22)。当间质透明变明显,间质血管闭合状态时,影像上肿块常常强化不明显,仅表现为在延迟期的轻度强化(图 14-23～31)。

·**囊变和出血**·黏性较差的细胞尤其发生在远离血管的细胞逐渐脱落,离开薄壁血管,使得肿瘤变得质脆,实性成分变得松散。质脆松散的肿瘤往往体积较大,影像上虽然肿块仍为实性,但实性成分常密度或信号不均匀,内部发生不同程度的少量出血,

增强后呈延迟强化(图 14-32~36)。随着肿瘤细胞大量脱落,脆弱、薄壁的血管因缺乏有力的支架结构,肿瘤内易发生出血,因此在影像上肿瘤囊性部分更多以出血为主要表现。MRI 对诊断出血具有优势,表现为 T1WI 上高信号,T2WI 上呈均匀或不均匀的低信号,CT 表现为较高密度(图 14-37~49)。

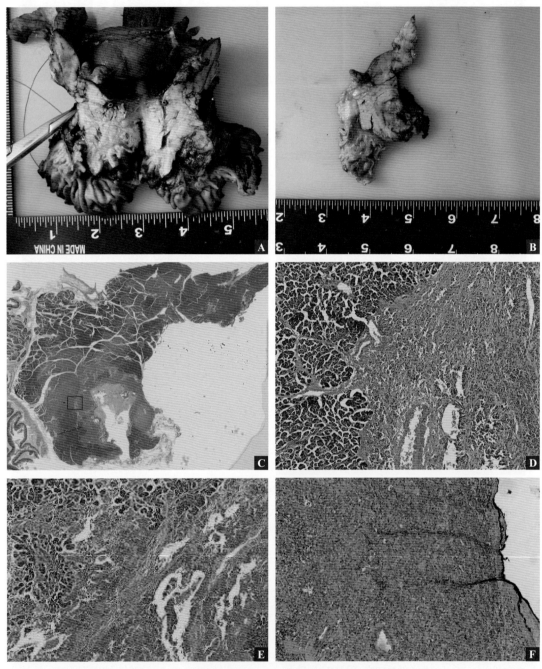

图 14-17 纯实性成分胰腺实性胰腺实性-假乳头状肿瘤

女性,35 岁,2 个月前影像检查发现胰头占位。A、B. 大体标本示胰头钩突部实性肿块;C. 为 HE 染色图像,钩突部边界尚清的肿块;D、E. 为图 C 红框放大,镜下见肿瘤边界欠清,肿瘤与正常胰腺组织交织的肿瘤细胞;F. 显示钩突部切缘阳性,<0.1 cm

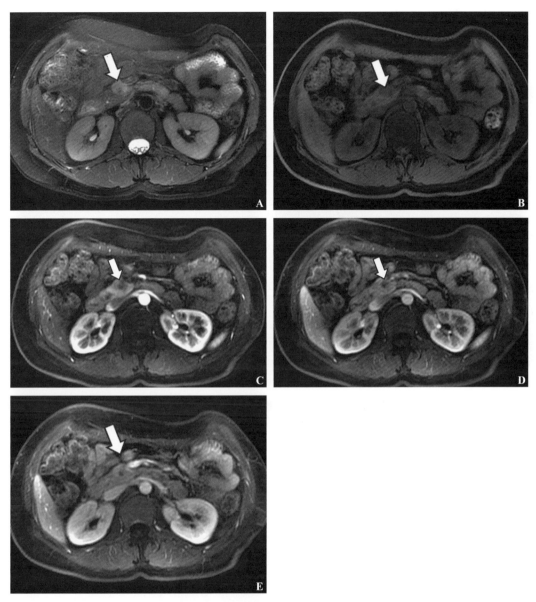

图 14-18 纯实性胰腺实性-假乳头状肿瘤

与图 14-17 为同一患者,术前 MRI。A. 横断面 FS-T2WI 胰头部类圆形、边界较清楚的稍高信号肿块(粗白箭); B~E. 横断面 FS-T1WI 平扫、动脉期、门脉期和延迟期增强图像,显示肿块平扫呈低信号,动态增强后肿块呈渐进性延迟强化,肿块内见点状无信号的钙化影(粗白箭)

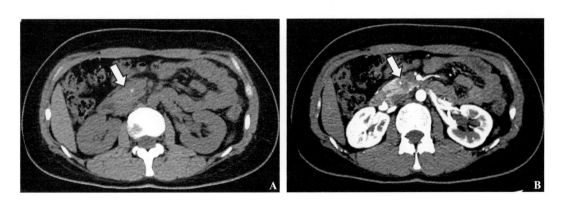

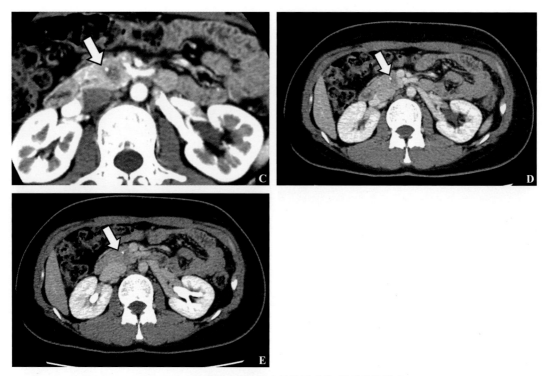

图 14-19　纯实性成分胰腺实性胰腺实性-假乳头状肿瘤

与图 14-17 为同一患者,术前 CT。A. 横断面 CT 平扫示胰头类圆形、边界欠清楚的等密度肿块,其内点状高密度钙化(粗白箭);B～E. 分别为横断面 CT 增强动脉早期、动脉晚期、门脉期、延迟期图像,肿块呈轻度渐进性延迟强化(粗白箭)

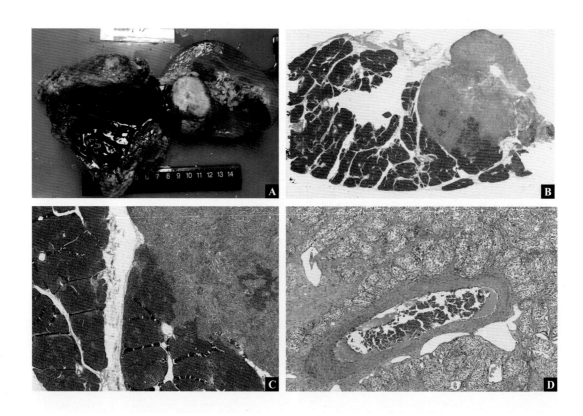

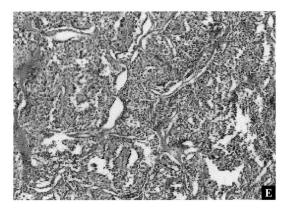

图 14-20 纯实性胰腺实性-假乳头状肿瘤

男性,38 岁,5 个月前体检发现胰体尾占位,在外院行穿刺,半月前进食后上腹部腹胀不适。A. 大体标本示胰尾灰白色实性肿块,旁边为一较大囊腔,其内充满浓稠血液(穿刺所致假性囊肿);B. 肿块边界尚清;C. 高倍镜下肿瘤边界欠清,肿瘤细胞与正常胰腺组织交织;D. 高倍镜下瘤细胞呈巢团状分布,其间少量纤维组织分隔,包绕血管生长;E. 高倍镜示肿瘤细胞多角形,大小相对一致,胞质嗜酸性,肿瘤巢内可见丰富的小血管

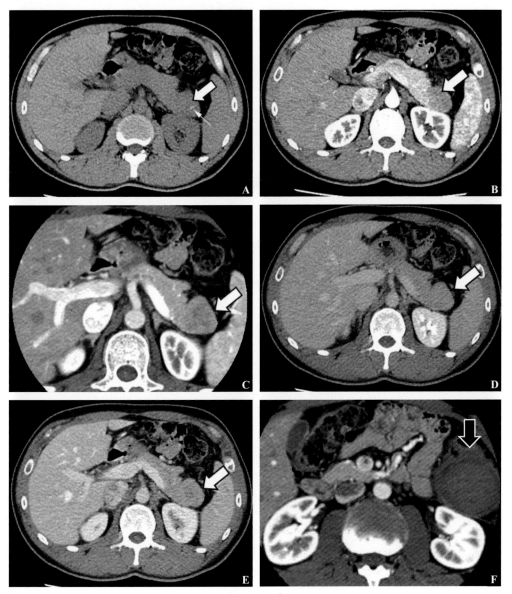

图 14-21 纯实性胰腺实性-假乳头状肿瘤 CT

与图 14-20 为同一患者。A. 横断面 CT 平扫示胰尾部一枚类圆形、边界较清楚的低密度肿块(粗白箭),其内点片状稍高密度钙化影(细白箭);B~E. 分别为横断面 CT 增强动脉早期、动脉晚期、门脉期、延迟期图像,肿块呈轻度渐进性强化(粗白箭);F. 横断面 CT 动脉晚期示胰尾部可见圆形厚壁囊性低密度影(穿刺所致的假性囊肿)(粗黑箭)

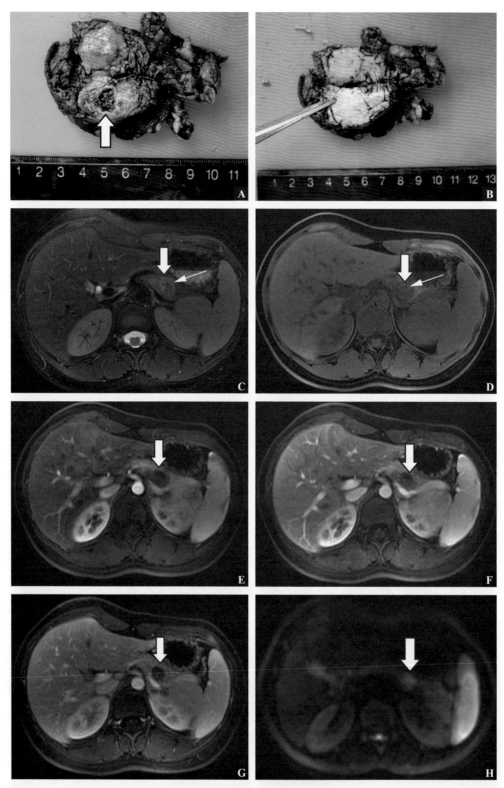

图14-22 胰腺实性-假乳头状肿瘤

女性,27岁,阵发性恶心、呕吐20天,伴有腰背部疼痛,无腹胀、腹痛、腹泻及黄染。A、B.大体切面示肿瘤基本呈实性,局部少量出血(粗白箭);C~H.术前MRI;C.横断面FS-T2WI图像示胰体部类圆形、边界尚清的稍高信号肿块影(粗白箭);D.横断面FS-T1WI图像示肿块呈低信号(粗白箭),肿块内部钙化于T1WI、T2WI均无信号(细白箭);E~G.分别为横断面FS-T1WI增强动脉期、门脉期和延迟期图像,示肿块动态增强后呈渐进性延迟强化(粗白箭);H.DWI(b=1 000 s/mm^2)示肿块弥散受限(粗白箭)

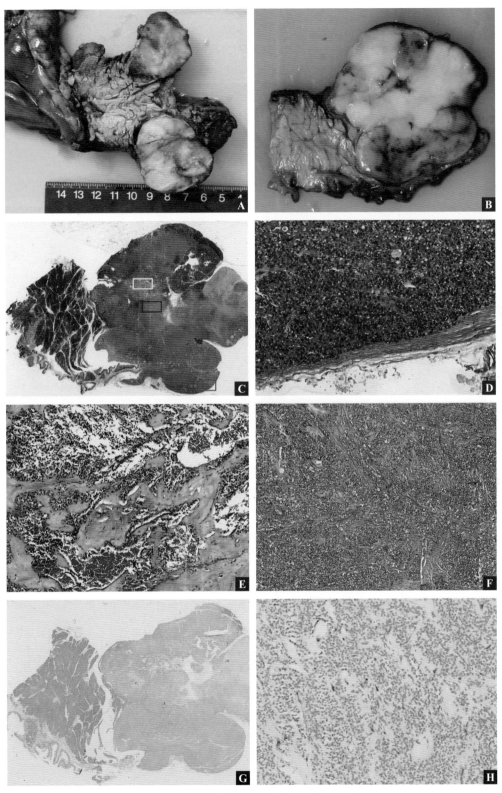

图 14-23　纯实性胰腺实性-假乳头状肿瘤

男性，55 岁，因外伤检查发现胰头占位。A. 大体示胰头部包膜完整的纯实性灰白色肿块；C. 为图 B 对应的 HE 图片，肿瘤边界清楚、分叶状肿块；D. 为图 C 红框对应部分，肿瘤周围纤维包膜；E. 为图 C 黄框对应部分，肿瘤内部出血，肿瘤细胞稀疏、肿瘤间质透明变；F. 为图 C 蓝框对应部分，肿瘤内部大量的大小均一的小圆性细胞，肿瘤间质透明变；G. 免疫组化 CD34 染色组织大切片；H. 高倍镜示肿瘤内血管，管腔面积较小

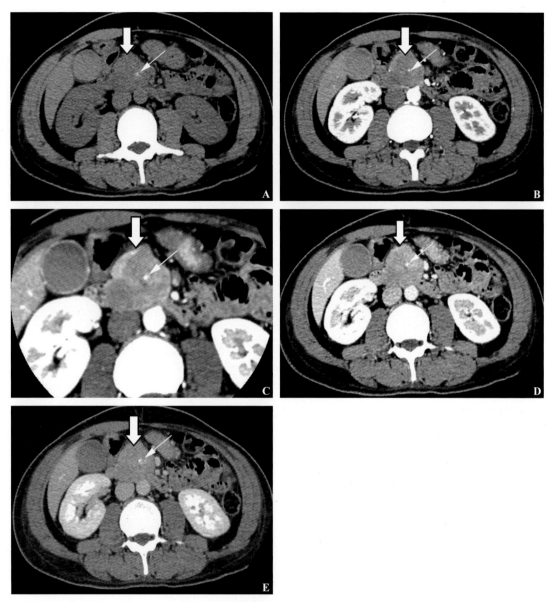

图 14-24　纯实性胰腺实性-假乳头状肿瘤

与图 14-23 为同一患者,术前 CT。A. 横断面 CT 平扫示胰头部类圆形、边界较清楚的低密度肿块(粗白箭),内见点状高密度钙化影(细白箭);B～E. 分别为横断面 CT 增强动脉早期、动脉晚期、门脉期、延迟期图像,肿块呈轻度渐进性延迟强化(粗白箭),内部可见点状高密度钙化影(细白箭)

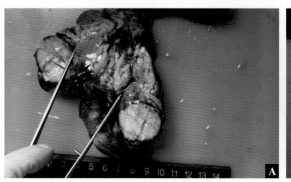

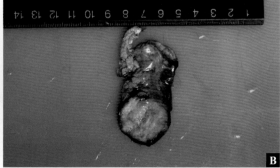

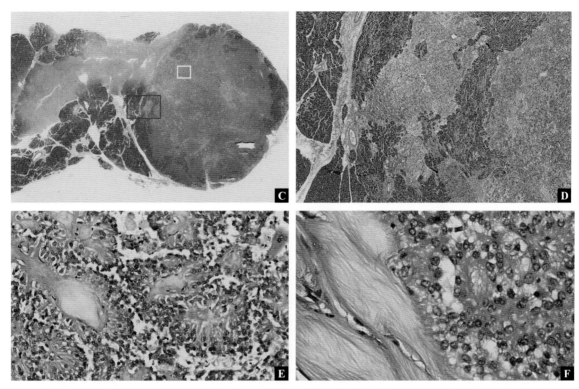

图 14-25 纯实性胰腺实性-假乳头状肿瘤

女性,24 岁,体检发现胰头占位。A、B.为大体标本示胰腺钩突部边界清楚的圆形、灰白色结节;C.为低倍镜下显示实性结节;D.为 C 图红框放大,显示肿瘤与周围正常胰腺交错;E.为 C 图黄框放大,显示肿瘤形成假乳头状结构,肿瘤细胞黏附性差;F.示局部间质胶原变

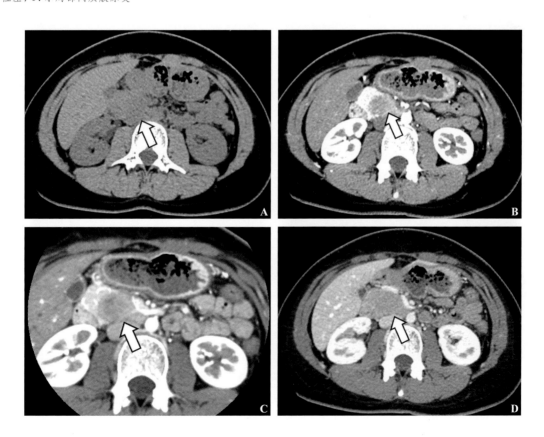

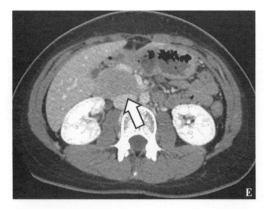

图 14-26 纯实性胰腺实性-假乳头状肿瘤

与图 14-25 为同一患者,术前 CT。A. CT 平扫示胰头钩突部
等密度肿块(粗白箭);B～E. 分别为横断面增强 CT 动脉早
期、动脉晚期、门脉期、延迟期图像,肿块呈轻度渐进性延迟强
化(粗白箭)

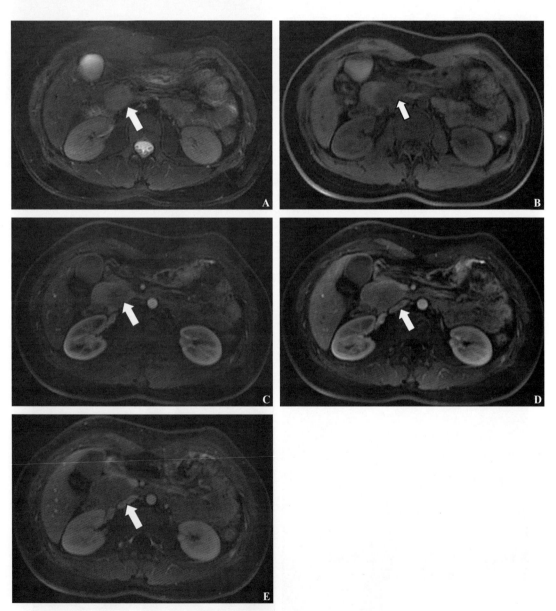

图 14-27 纯实性成分胰腺实性胰腺实性-假乳头状肿瘤

与图 14-25 为同一患者,术前 MRI。A. 横断面 FS-T2WI 示胰头类圆形、边界较清楚的稍高信号肿块(粗白箭);B. 横
断面 FS-T1WI 平扫示肿块呈低信号(粗白箭);C～E. 横断面 FS-T1WI 增强动脉期、门脉期和延迟期图像,动态增强
后肿块呈渐进性延迟强化(粗白箭)

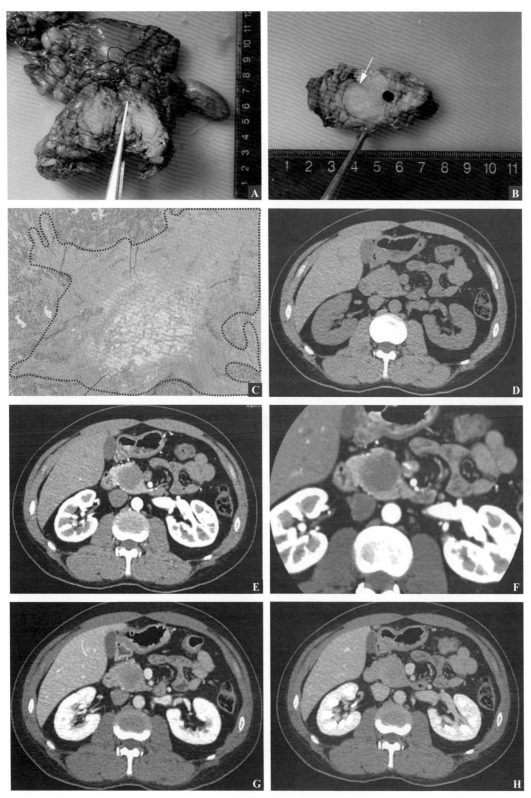

图 14-28　胰腺实性-假乳头状肿瘤

男性,37 岁,体检发现胰头部占位。A、B. 为大体切面示胰头部黄色肿块,质韧,可见明显扩张的主胰管;C. 高倍镜下示肿块内部大量间质纤维化(红虚线),纤维化间质内散在少许肿瘤细胞;D~H. 为术前 CT 图像,D. 横断面CT 平扫示胰头稍增大,肿块呈等密度,显示欠清;E~H. 分别为横断面 CT 增强动脉早期、动脉晚期、门脉期、延迟期图像,肿块在动脉早期和晚期显示最清楚,呈相对低密度、轻度渐进性延迟强化

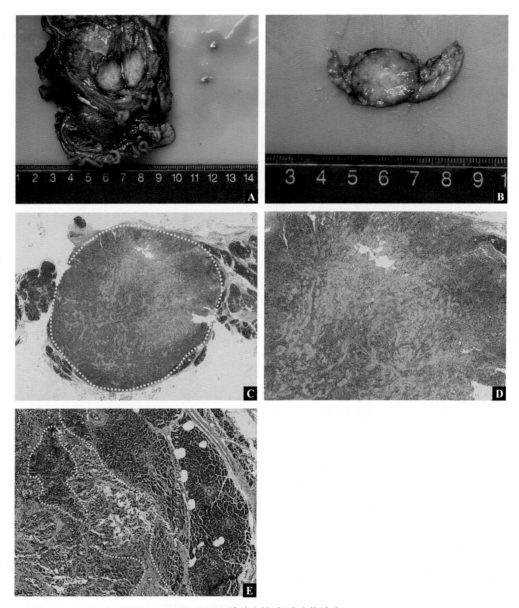

图 14-29 胰腺实性-假乳头状肿瘤

女性,39岁,1个月前体检发现胰头占位。A、B.大体切面示胰头部结节状肿块,灰白色,实性;C.为图B对应的 HE 大组织切片,黄虚线勾画出肿瘤大致轮廓;D.肿瘤内部大片间质胶原化;E.肿瘤组织与正常胰腺组织相互交织(黄虚线勾画出胰腺小叶)

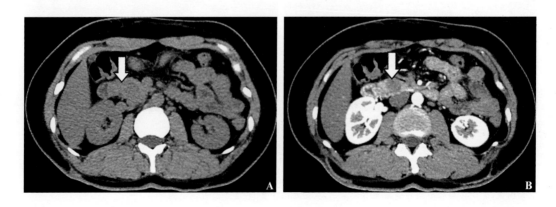

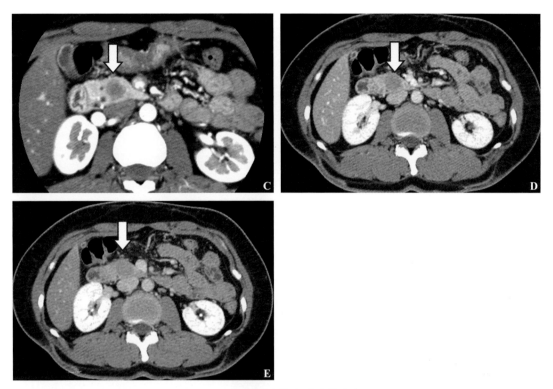

图 14-30　胰腺实性-假乳头状肿瘤

与图 14-29 为同一患者,术前 CT。A. 横断面 CT 平扫示钩突部类圆形稍低密度肿块(粗白箭);B~E. 分别为横断面 CT 增强动脉早期、动脉晚期、门脉期、延迟期图像,在动脉早期和晚期病灶显示最清楚,呈相对低密度,门脉期和延迟期轻度渐进性强化(粗白箭)

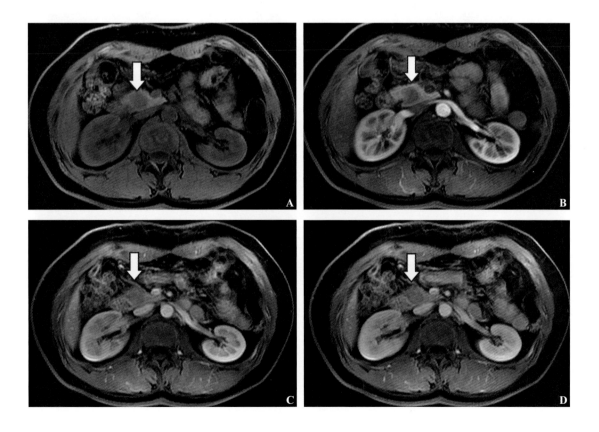

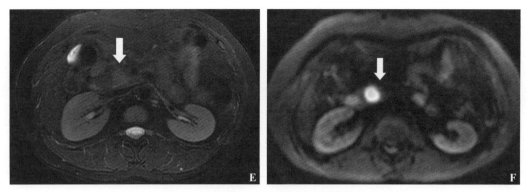

图 14-31　胰腺实性胰腺实性-假乳头状肿瘤

与图 14-29 为同一患者,术前 MRI。A. 横断面 FS-T1WI 示钩突部低信号肿块,边界较清楚(粗白箭);B~D. 分别为横断面 FS-T1WI 增强动脉期、门脉期和延迟期图像,显示胰头部肿块呈渐进性强化(粗白箭);E. 横断面 FS-T2WI 示钩突部肿块呈稍高信号(粗白箭);F. DWI(b=1 000 s/mm²)钩突部肿块弥散明显受限(粗白箭)

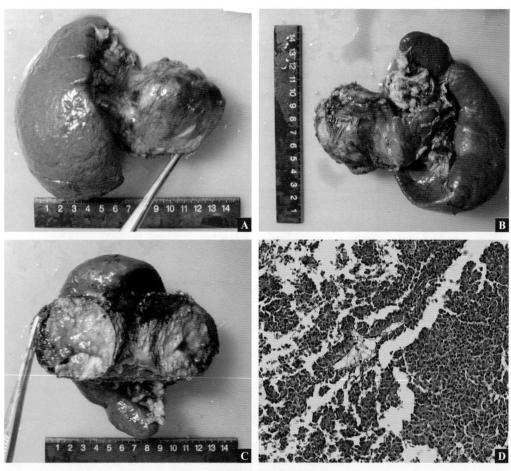

图 14-32　胰腺实性-假乳头状肿瘤

女性,31 岁,2 个月前体检 B 超发现胰尾占位。A~C. 大体标本示胰尾体积较大、具有包膜的肿块,肿块切面呈实性,质软并且松脆;D. 高倍镜示肿瘤由大量黏附力较弱的肿瘤细胞构成

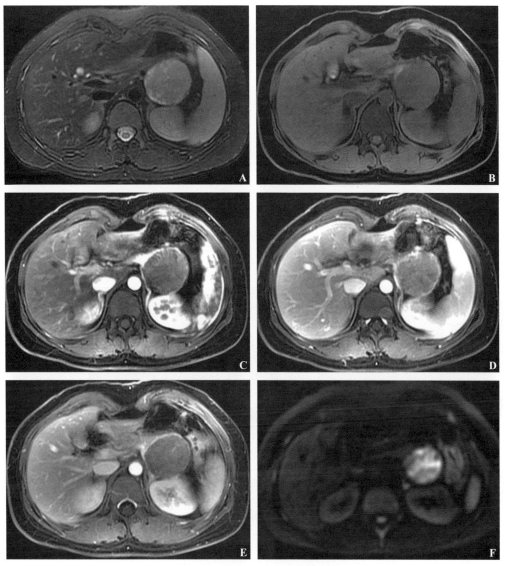

图 14-33　胰腺实性-假乳头状肿瘤

与图 14-32 为同一患者，术前 MRI。A. 横断面 FS-T2WI 示胰尾部类圆形、边界较清楚的稍高信号肿块，其内部可见斑点片状高信号影；B. 横断面 FS-T1WI 示胰尾部肿块呈低信号；C～F. 横断面 FS-T1WI 增强动脉期、门脉期和延迟期图像，显示肿块呈渐进性延迟强化；F. DWI(b＝1 000 s/mm^2)示肿块内大部分组织扩散受限

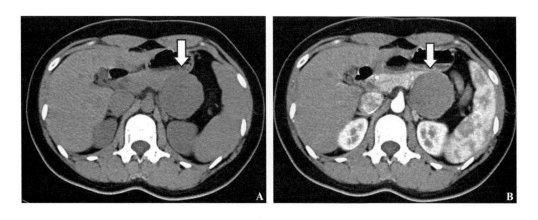

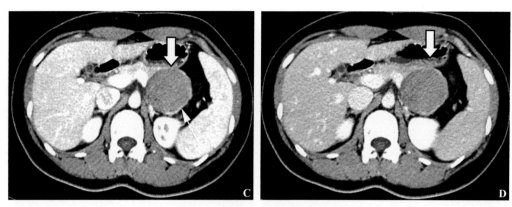

图 14-34　胰腺实性-假乳头状肿瘤

与图 14-32 为同一患者,术前 CT。A. 横断面 CT 平扫示胰尾部类圆形、边界较清楚的稍低密度肿块(粗白箭);B~D. 分别为横断面 CT 增强动脉期、门脉期、延迟期图像,显示肿块呈轻度渐进性强化,肿块包膜在门脉期明显强化(细白箭)

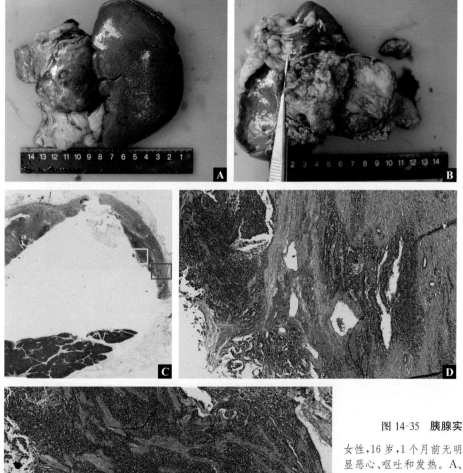

图 14-35　胰腺实性-假乳头状肿瘤

女性,16 岁,1 个月前无明显诱因出现上腹痛,无明显恶心、呕吐和发热。A、B. 大体标本示胰尾近脾门部体积较大的实性肿块,切面呈黄白色,质软;C. 为 HE 染色图像,肿块内部肿瘤组织在制片过程中大部分脱落,肿瘤周边部仍可见残存的肿瘤组织;D. 为图 C 红框放大,镜下肿瘤边界欠清;E. 为图 C 黄框放大,大量形态一致、小而圆的肿瘤细胞,瘤内少量间质纤维,部分区域肿瘤细胞黏附力差,排列疏松(星号)

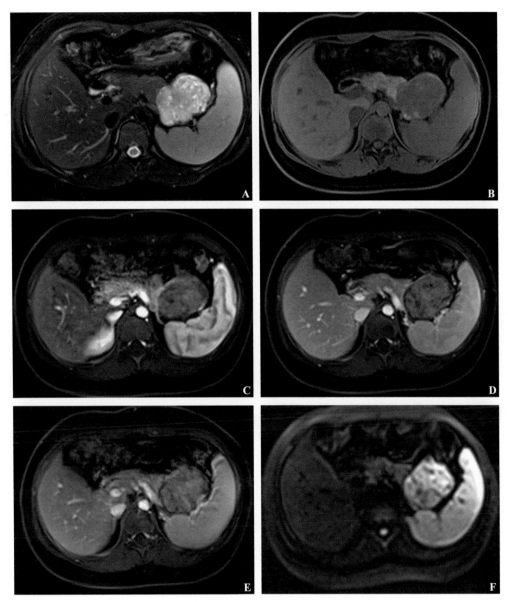

图 14-36　胰腺实性-假乳头状肿瘤

与图 14-35 为同一患者,术前 CT。A. 横断面 FS-T2WI 示胰尾近脾门体积较大的高信号肿块影,内部信号欠均匀;B. 横断面 FS-T1WI 示肿块呈低信号;C～E. 分别为横断面 FS-T1WI 增强动脉期、门脉期和延迟期图像,显示肿块呈渐进性强化;F. DWI(b=1 000 s/mm²),肿块内部弥散明显受限

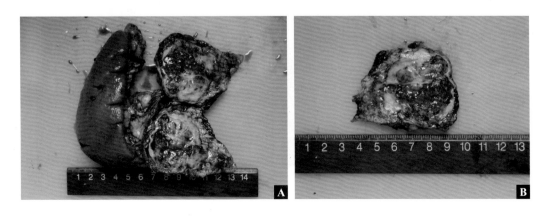

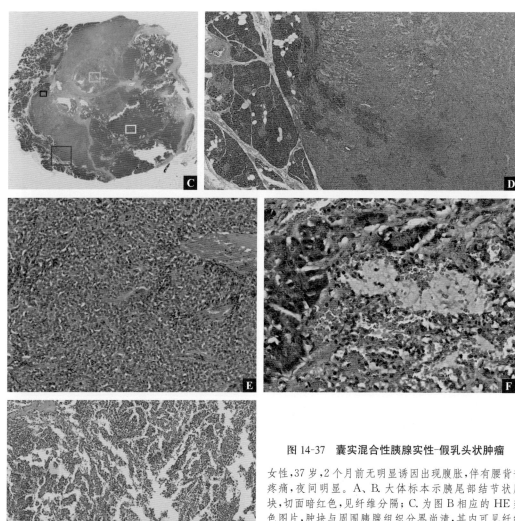

图 14-37　囊实混合性胰腺实性-假乳头状肿瘤

女性,37 岁,2 个月前无明显诱因出现腹胀,伴有腰背部疼痛,夜间明显。A、B. 大体标本示胰尾部结节状肿块,切面暗红色,见纤维分隔;C. 为图 B 相应的 HE 染色图片,肿块与周围胰腺组织分界尚清,其内可见纤维分隔;D. 为图 C 红框放大示肿瘤与周围正常胰腺相互交织;E. 为图 C 黄框放大,可见大量小圆形肿瘤细胞,其内血管丰富;F. 为图 C 蓝框放大,局部间质黏液变;G. 为图 C 绿框放大,肿瘤细胞稀疏,黏附力差,围绕间质血管形成假乳头状样

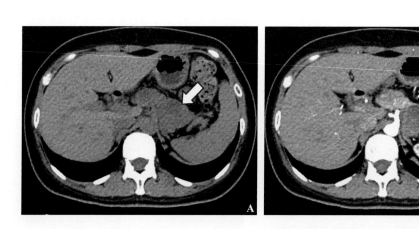

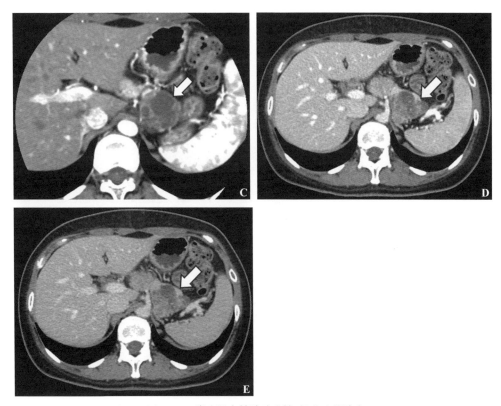

图 14-38 囊实混合性胰腺实性-假乳头状肿瘤

与图 14-37 为同一患者,术前 CT。A. 横断面 CT 平扫示胰尾部类圆形、边界较清楚的低密度肿块,其内密度不均匀(粗白箭);B~E. 分别为横断面 CT 增强动脉早期、动脉晚期、门脉期、延迟期动态增强图像,显示肿块实性成分呈渐进性强化,囊性成分无明显强化(粗白箭)

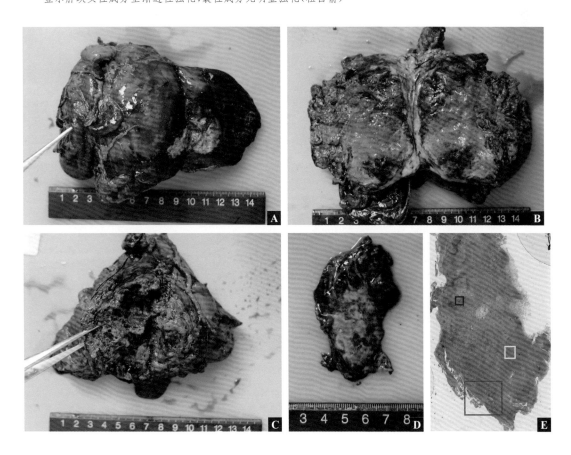

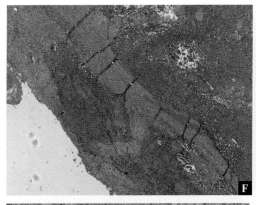
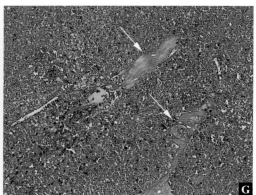

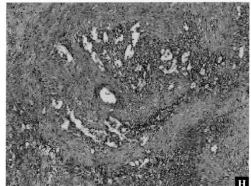

图 14-39　胰腺实性-假乳头状肿瘤

女性,15 岁,2 个月前无明显诱因出现上腹部不适,呈阵发性,伴有餐后加剧。A~D.大体标本示胰头部巨大肿块,界限尚清,切面灰红色,出血坏死明显;E.图 D 对应的 HE 染色图片,可见肿块内部实性肿瘤区及出血区;F.为图 E 红框放大,出血明显,局部间质增生明显,在出血区及间质纤维周围见残存灶性分布的肿瘤组织;G.为图 E 黄框放大部分,可见肿瘤内部片状出血,可见少量胶原化间质(细白箭);H.为图 E 蓝框放大部分,示较多粘附力较差的退行性变的肿瘤细胞

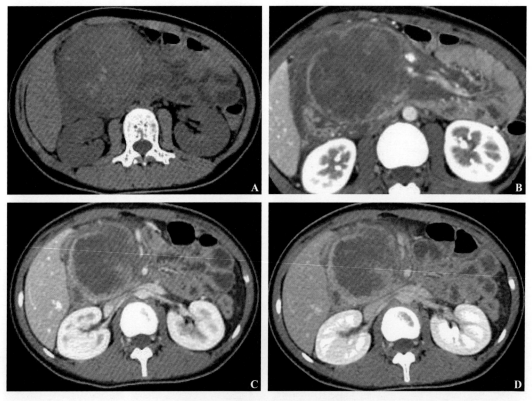

图 14-40　胰腺实性-假乳头状肿瘤

与图 14-39 为同一患者,术前 CT。A.横断面 CT 平扫图像示胰头部包膜不完整的低密度肿块,内部密度不均匀,见斑片状高密度出血影,周围包膜呈低密度;B~D.分别为横断面 CT 增强动脉期、门脉期和延迟期增强图像,显示肿块包膜和内部少许实性成分呈斑片状延迟强化,囊性成分无强化

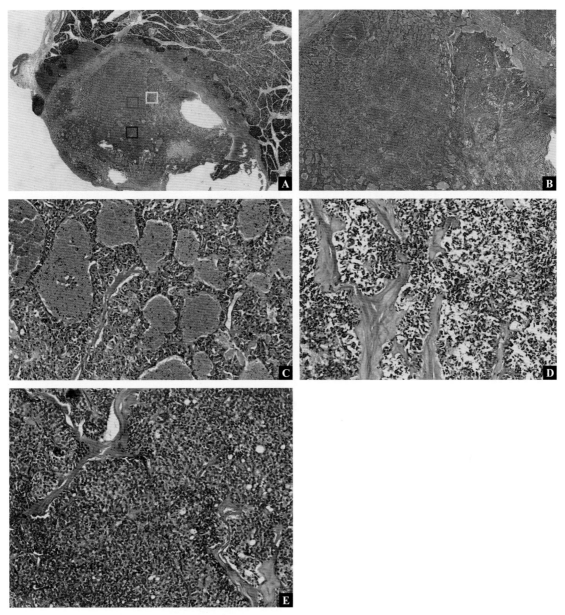

图 14-41　囊实混合性胰腺实性-假乳头状肿瘤

女性,30岁,体检发现胰头占位。A. 肿瘤内部出血明显,呈囊实性;B. 肿瘤内部出血区域和肿瘤区域;C. 为图 A 红框放大,大小一致、小圆形肿瘤细胞围绕血管形成乳头状结构,周围见多灶出血;D. 为图 A 黄框放大,出血区附近的肿瘤疏松,细胞黏附性差,肿瘤间质透明变性;E. 为图 A 蓝框放大,可见肿瘤细胞排列密集

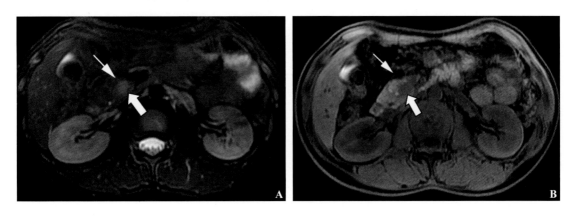

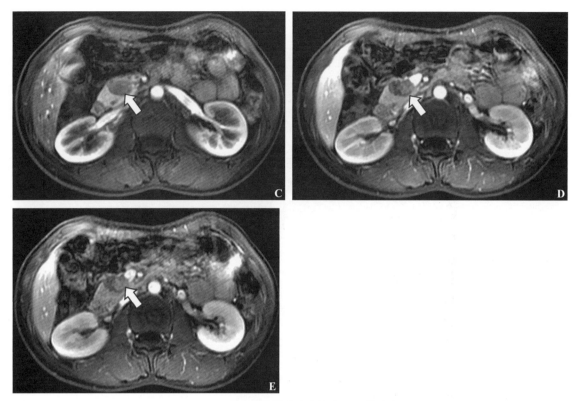

图 14-42　囊实混合性胰腺实性-假乳头状肿瘤

与图 14-41 为同一患者,术前 MRI。A. 横断面 FS-T2WI；FS-T1WI；C～E. 分别为横断面 FS-T1WI 增强动脉期、胰腺实质期和延迟期图像,显示胰头部边界尚清的肿块(粗白箭)。肿块左侧的出血部分,在 T2WI 上呈较低信号,在 T1WI 上呈稍高信号,增强后无明显强化(细白箭);肿块右侧实性部分,在 T2WI 上呈较高信号,T1WI 上呈稍低信号,增强后呈渐进性强化(粗白箭)

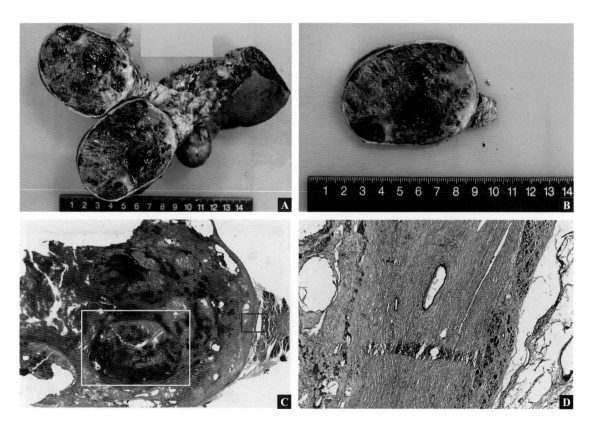

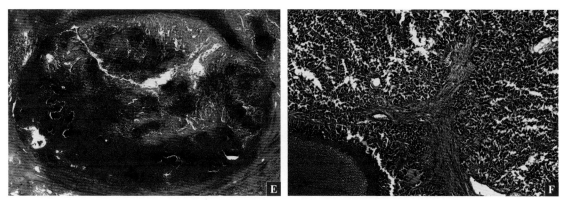

图 14-43　出血为主胰腺实性-假乳头状肿瘤

女性,14 岁,无明显诱因突发左上腹剧烈疼痛,持续性。A、B. 大体标本示胰体尾部包膜完整、囊实性肿块,切面灰红色,肿块内部大量出血坏死;C. 为图 B 相应的 HE 镜下图像,可见肿瘤与周围胰腺界限清楚,肿瘤内部出血坏死明显;D. 为图 C 红框放大图,显示肿瘤与周围正常胰腺间厚的纤维包膜;E. 为图 C 黄框放大图,显示肿瘤内部出血明显;F. 为图 C 蓝框放大图,显示肿瘤细胞形成假乳头样结构,其间可见少量间质纤维

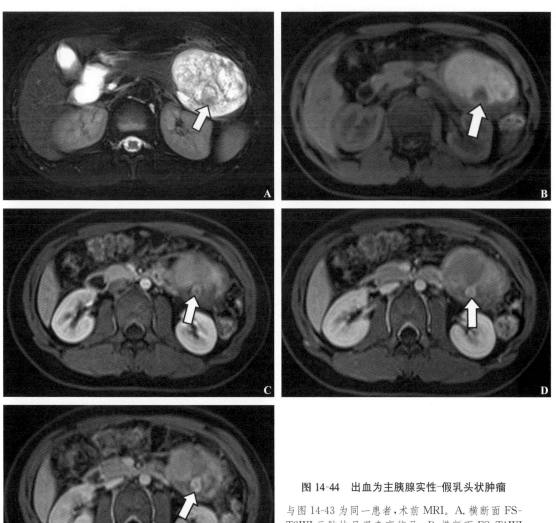

图 14-44　出血为主胰腺实性-假乳头状肿瘤

与图 14-43 为同一患者,术前 MRI。A. 横断面 FS-T2WI 示肿块呈混杂高信号;B. 横断面 FS-T1WI 平扫示肿块呈混杂高信号为出血部分,实性成分呈低信号(粗白箭);C~E. 分别为横断面 FS-T1WI 增强动脉期、门脉期和延迟期图像,肿块实性部分呈渐近性强化(粗白箭),出血部分无强化

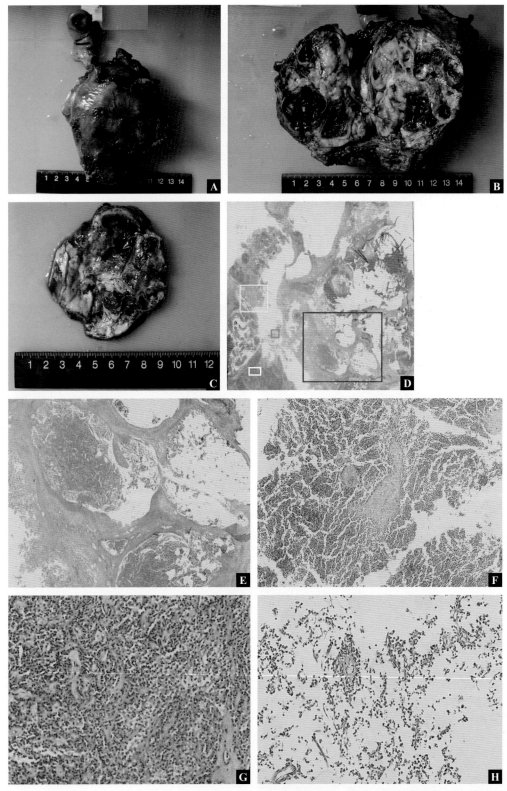

图 14-45 出血为主胰腺实性-假乳头状肿瘤

女性,28岁,2年前无明显诱因出现上腹部疼痛,伴腹胀。A～C.示胰头部巨大结节状肿物,切面灰白灰红色,局部可见出血坏死;D.为图C相应的HE,肿瘤出血坏死明显;E.为图D红框放大部分,示肿瘤出血坏死囊性变区域;F～H.分别对应图D黄框、白框和蓝框放大部分,显示肿瘤区域形成假乳头状结构,间质血管丰富,可见胶原变,肿瘤细胞黏附性差

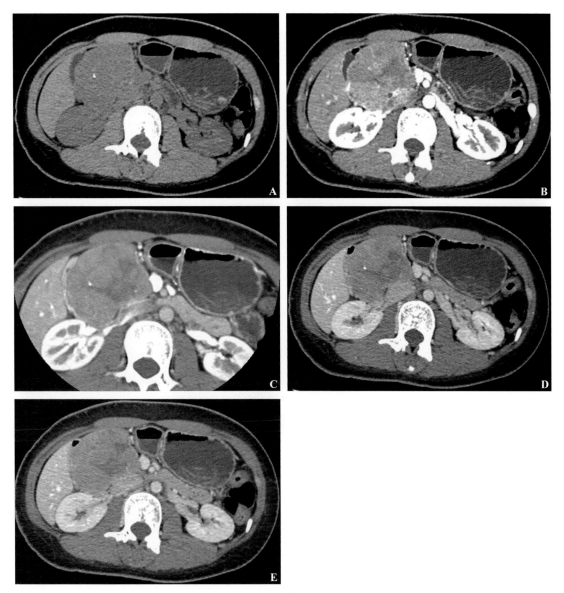

图 14-46 出血为主胰腺实性-假乳头状肿瘤

与图 14-45 为同一患者,术前 CT。A. 横断面 CT 平扫示胰头部类圆形、边界较清楚的低密度肿块,其内可见点状高密度钙化影;B～E. 分别为横断面 CT 增强动脉早期、动脉晚期、门脉期、延迟期图像,示肿块实性成分呈轻度渐进性延迟强化

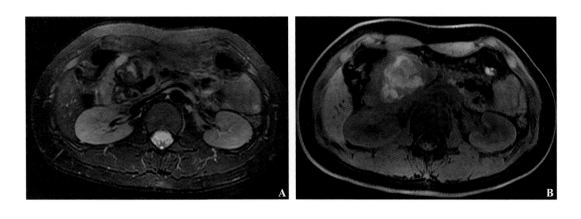

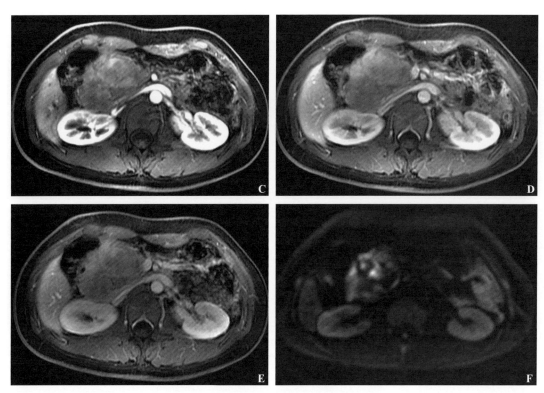

图 14-47　以出血为主胰腺实性-假乳头状肿瘤

与图 14-45 为同一患者,术前 MRI。A. FS-T2WI 示胰头类圆形、边界较清楚的高低混杂信号肿块;B. 横断面
FS-T1WI 示肿块周边部呈低信号,中央呈大片高信号,为肿瘤内部出血;C~E. 分别为横断面 FS-T1WI 增强动脉
期、胰腺实质期和延迟期图像,显示肿块实性成分呈渐进性延迟强化;F. DWI(b=1 000 s/mm²)示肿瘤实性成分
明显扩散受限

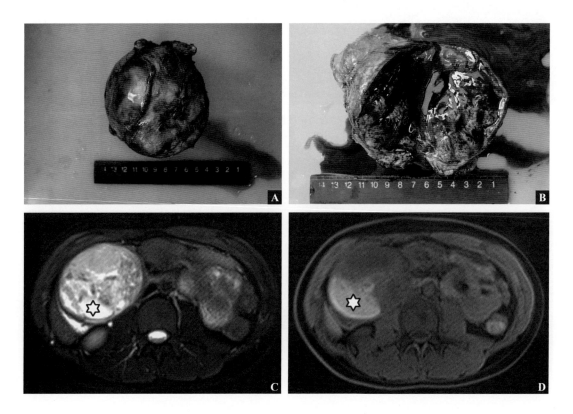

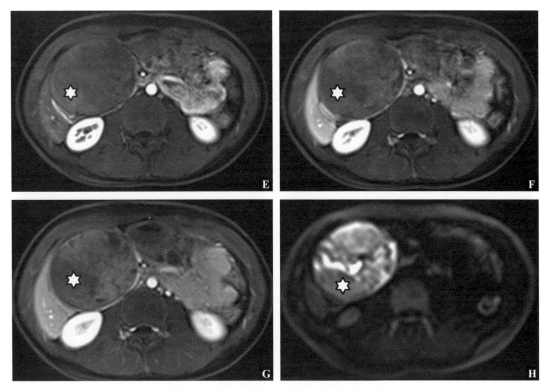

图 14-48　出血为主的胰腺实性-假乳头状肿瘤

女性,14 岁,恶心 1 个月,呕吐 5 天,伴有阵发性腹痛,以早晨明显,与进食无关,可自行缓解。A. 大体标本示界限清楚的肿块;B. 大体标本切面呈囊实性,可见出血坏死;C～H. 术前 MRI 图像;C. 横断面 FS-T2WI 示胰头一枚类圆形、边界较清楚的高信号影,肿块内部信号混杂;D. 横断面 FS-T1WI 示肿块内部部分呈高信号(星号),为出血所致,部分呈低信号;E～G. 分别为横断面 FS-T1WI 增强动脉期、门脉期和延迟期图像,示肿块实性部分呈渐进性延迟强化,出血部分无强化(星号);H. DWI(b=1 000 s/mm²)示实性成分明显扩散受限

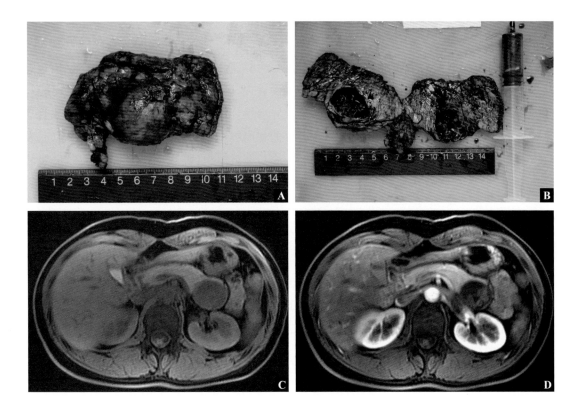

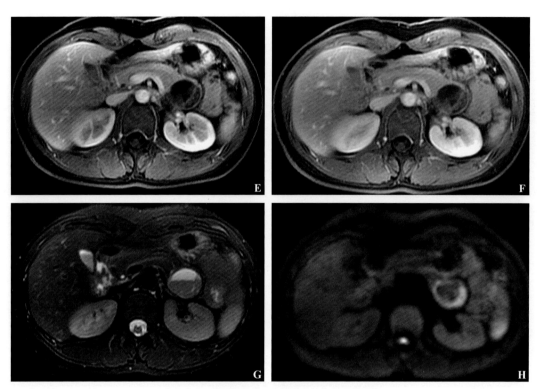

图 14-49　囊实混合性胰腺实性-假乳头状肿瘤

女性,33 岁,体检发现胰尾占位。A. 大体标本显示界限清楚的结节状肿块;B. 切面示肿块呈囊性,内含大量血性液体(针筒抽出的为囊内血性液体);C. 横断面 FS-T1WI 示胰尾部类圆形、边界清楚的低信号肿块影,肿块内信号欠均匀;D～F. 分别为横断面 FS-T1WI 动脉期、门脉期和延迟期图像,显示增强后实性成分呈轻度渐进性强化;G. 横断面 FS-T2WI 示囊性成分呈高信号,实性成分呈等信号,并可见液平面;H. DWI(b=1 000 s/mm²)示实性成分明显扩散受限

·钙化·为 SPNs 退变的特征之一,当肿瘤间质胶原变显著,可出现灶性钙化(图 14-50)。CT 发现钙化十分敏感,表现为肿瘤内部高密度影,钙化形态不一,可呈点状(图 14-19、24、46)也可呈团片状(图 14-51)。常表现为 T1WI 和 T2WI 上低信号(图 14-52)。

3. 胰胆管改变·肿块与胰管不相通,即便肿块很大也极少引起胰胆管梗阻及扩张,当胰头部肿瘤直径>5.4 cm 时,约 4% 的患者发生胆管梗阻上游扩张(图 14-12)。

4. 恶性改变·约 5%～15% 病例出现恶性侵袭性表现,肿瘤细胞形态不规则,出现核分裂象,胞质异型性,或者肿瘤突破包膜,浸润周围血管、神经、脏器和周围组织,甚至转移至肝脏。影像上表现为肿块与邻近组织、脏器及血管界面不清,肝脏转移灶与胰腺病灶特点相似(图 14-53～56)。

要点提示

- 胰腺实性-假乳头状肿瘤好发生于年轻女性。
- 肿块内易出血,表现为 T1WI 上高信号,T2WI 上呈低信号。
- 肿块内部或包膜可见钙化,CT 上呈高密度。
- 增强后实性成分呈渐进性轻度强化。
- 极少发生胰胆管梗阻扩张和脏器转移。

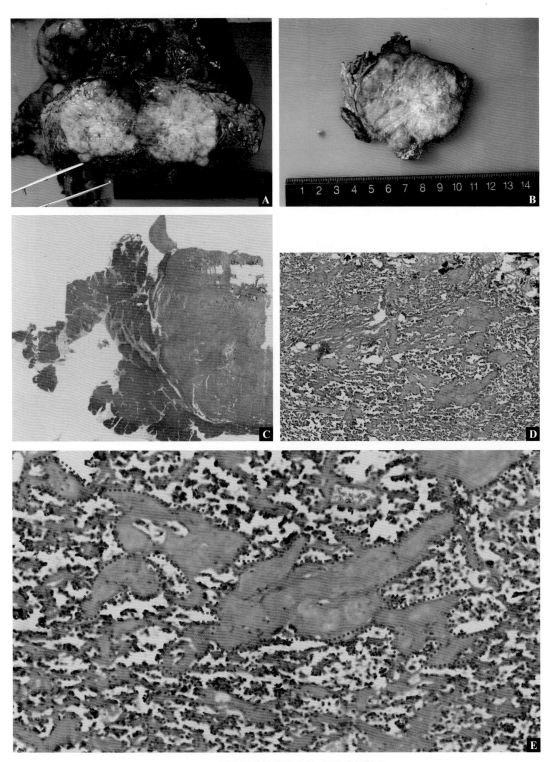

图 14-50　钙化明显的胰腺实性-假乳头状肿瘤

A、B. 大体标本示胰体尾部界限清楚肿块,切面呈实性、灰白色,中心部分可见钙化;C. 组织标本见肿瘤边界尚清;
D. 肿瘤内有大量黏附较弱的肿瘤细胞;E. 肿瘤间质胶原化显著,红虚线勾画出胶原化间质

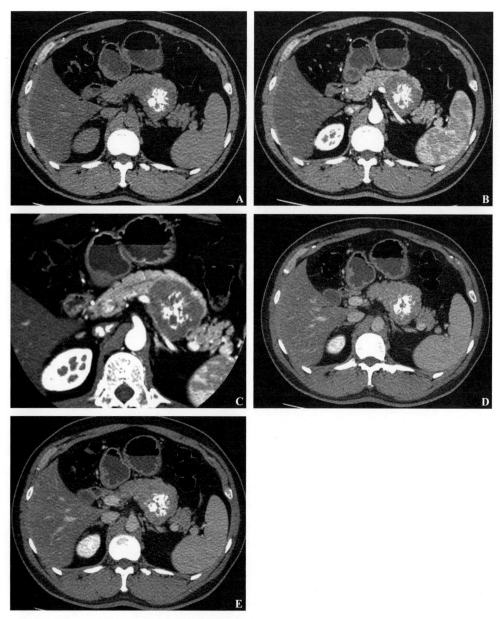

图 14-51　以钙化为主胰腺实性-假乳头状肿瘤

与图 14-50 为同一患者,术前 CT。A. 横断面 CT 平扫示胰尾部边界尚清、稍低密度肿块影,肿块中心可见大面积高密度钙化影;B～E. 分别为横断面 CT 动脉早期、动脉晚期、门脉期和延迟期图像,可见肿块包膜和实性成分呈渐近性强化

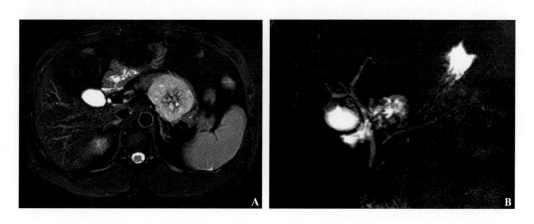

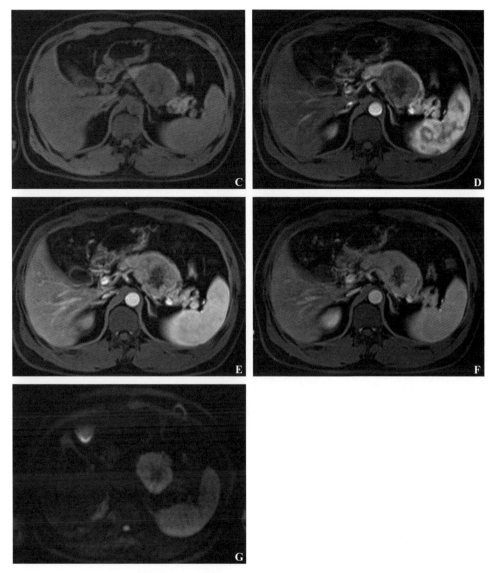

图 14-52　以钙化为主胰腺实性-假乳头状肿瘤

与图 14-50 为同一患者,术前 MRI。A. 横断面 FS-T2WI,胰体尾部边界清楚、较高信号肿块,肿块中心钙化呈低信号;B. 2D-MRCP 图像,胰胆管显示无明显扩张;C. 横断面 FS-T1WI 示肿块呈低信号,中心钙化呈更低信号;D~F. 分别为横断面 FS-T1WI 增强动脉期、门脉期和延迟期图像,显示包膜和实性成分呈渐进性强化,钙化无强化;G. DWI(b=1 000 s/mm²)示肿块实性部分明显弥散受限

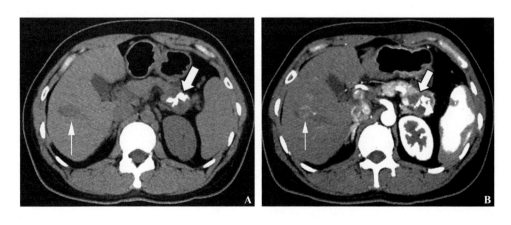

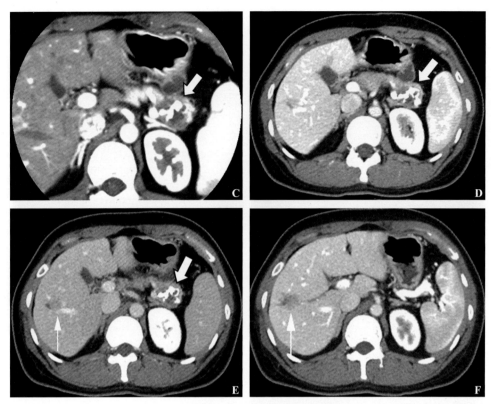

图 14-53 胰腺实性-假乳头状肿瘤伴肝转移

A. 横断面 CT 平扫示胰尾部边界尚清、稍低密度肿块影（粗白箭），中心可见不规则粗分支状钙化影，肝右叶可见一枚低密度结节影（细白箭）；B～E. 分别为横断面 CT 增强动脉早期、动脉晚期、门脉期和延迟期图像，示肿块周围实性成分呈渐进性强化，动脉期早期和延迟期肿瘤同层面图像示肝右叶低密度结节灶动脉期强化，延迟后对比剂退出（细白箭）；F. 横断面 CT 门脉期图像示肝右叶低密度结节影（细白箭）

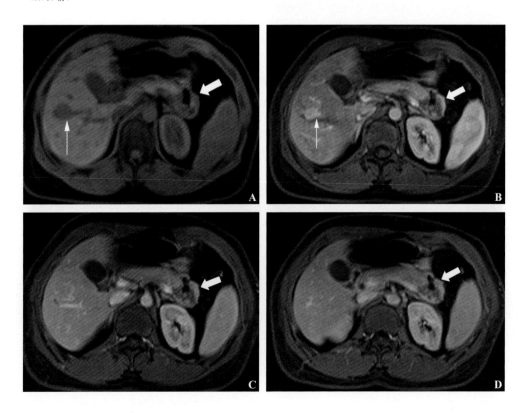

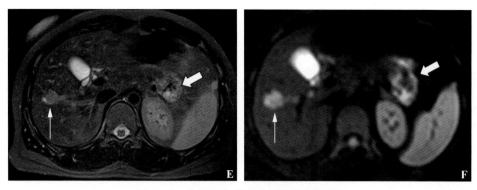

图 14-54　胰腺实性-假乳头状肿瘤伴肝转移

与图 14-53 为同一患者,MRI。A. 横断面 FS-T1WI 示肿块呈低信号,中心钙化呈无信号(粗白箭),肝右叶可见低信号结节(细白箭);B～D. 分别为横断面 FS-T1WI 增强动脉期、门脉期和延迟期图像,显示胰尾部肿块实性成分呈渐进性强化,钙化区无强化(粗白箭),肝右叶结节灶动脉期强化(细白箭);E. 横断面 FS-T2WI,胰体尾部边界清楚、较高信号肿块,钙化区呈低信号(粗白箭),肝右叶病灶呈稍高信号(细白箭);F. DWI(b=800 s/mm²)示肿块实性成分(粗白箭)和肝右叶病灶(细白箭)明显弥散受限

图 14-55　胰腺实性-假乳头状肿瘤肝转移

女性,55 岁,体检发现胰尾部巨大占位,手术证实为胰腺实性-假乳头状肿瘤。A. 横断面 FS-T1WI 示胰尾部一枚巨大肿块,呈混杂较高信号,其内侧壁(细白箭)可见等信号影;B～D. 横断面 FS-T1WI 增强动脉期、门脉期和延迟期图像,显示肿块内侧壁实性部分明显渐进性强化(细白箭);E. 横断面 FS-T2WI 示肿块信号混杂,内侧壁实性成分呈较高信号,囊性成分呈更高信号,囊实交界区可见低信号分隔;F. DWI(b=1 000 s/mm²)示肿块实性部分明显弥散受限

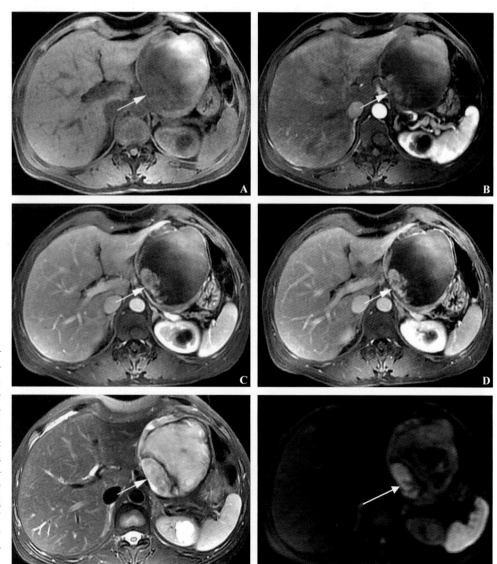

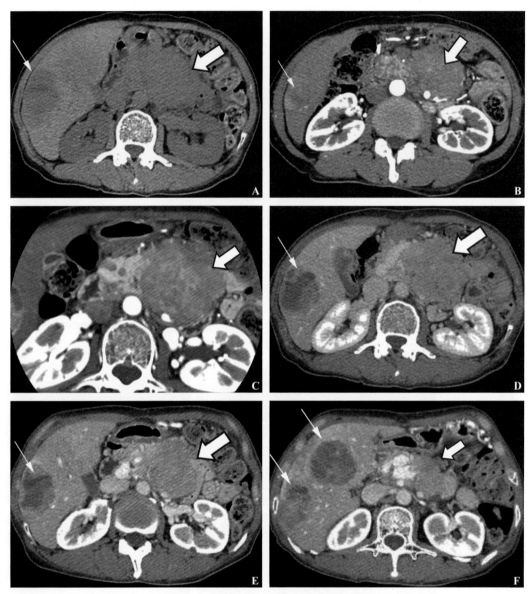

图 14-56　胰腺实性-假乳头状肿瘤肝转移

与图 14-55 为同一患者,7 年后 CT 复查。A.横断面 CT 平扫图示胰尾部肿块复发(粗白箭),另见肝右叶(细白箭)低密度肿块,肿块边界较清楚;B~E.分别为横断面 CT 增强动脉早期、动脉晚期、门脉期和延迟期图像,显示胰尾部(粗白箭)和肝右叶(细白箭)肿块不均匀强化,动脉晚期为甚;F.横断面 CT 门脉期图像示肝右叶可见两枚不均匀强化的肿块(细白箭)

七、鉴别诊断

SPNs 易与胰腺神经内分泌肿瘤和腺泡细胞癌混淆。

当 SPNs 完全囊变并伴有囊壁钙化,易与假性囊肿混淆。

八、治疗和预后

影像诊断高度怀疑 SPNs,均应选择外科手术切除,约 85% 患者可以治愈。

[1] Bosman FT, Carneiro F, Hruban RH, et al. WHO classification of tumours of the digestive system [M]. Lyon: IARC, 2010: 280.

［ 2 ］ Daum O, Sima R, Mukensnabl P, et al. Pigmented solid-pseudopapillary neoplasm of the pancreas［J］. Pathol Int, 2005,55：280-284.

［ 3 ］ Chen C, Jing W, Gulati P, et al. Melanocytic differentiation in a solid pseudopapillary tumor of the pancreas［J］. J Gastroenterol, 2004,39：579-583.

［ 4 ］ Albores-Saavedra J, Simpson KW. The clear cell variant of solid pseudopapillary tumor of the pancreas: a previously unrecognized pancreatic neoplasm［J］. Am J Surg Pathol, 2006,30：1237-1242.

［ 5 ］ Tang LH, Aydin H, Brennan MF, et al. Clinically aggressive solid pseudopapillary tumors of the pancreas: a report of two cases with components of undifferentiated carcinoma and a comparative clinicopathologic analysis of 34 conventional cases［J］. Am J SurgPathol, 2005,29：512-519.

［ 6 ］ Meriden Z, Shi C, Edil BH, et al. Hyaline globules in neuroendocrine and solid-pseudopapillaryneoplasms of the pancreas: a clue to the diagnosis［J］. Am J Surg Pathol, 2011,35：981-988.

［ 7 ］ Gomez P, Yorke R, Ayala AG, et al. Solid-pseudopapillary neoplasm of pancreas with long delayed liver metastasis［J］. Ann Diagn Pathol, 2012, 16：380-384.

［ 8 ］ Chu PG, Weiss LM. Modern immunohistochemistry［M］. New York: Cambridge University Press, 2009.

［ 9 ］ Notohara K, Hamazaki S, Tsukayama C, et al. Solidpseudopapillary tumor of the pancreas: immunohistochemical localization of neuroendocrine markers and CD10［J］. Am J Surg Pathol, 2000,24(10)：1361-1371.

［10］ Abraham SC, Klimstra DS, Wilentz RE, et al. Solidpseudopapillary tumors of the pancreas are genetically distinct from pancreatic ductal adenocarcinomas and almost always harbor beta-catenin mutations. Am J Pathol, 2002,160(4)：1361-1369.

［11］ Tanaka Y, Kato K, Notohara K, et al. Frequent beta-catenin mutation and cytoplasmic/nuclear accumulation in pancreatic solidpseudopapillary neoplasm［J］. Cancer Res, 2001,61(23)：8401-8404.

［12］ Audard V, Cavard C, Richa H, et al. Impaired E-cadherin expression and glutamine synthetase overexpression in solid pseudopapillary neoplasm of the pancreas［J］. Pancreas, 2008,36(1)：80-83.

［13］ Chetty R, Serra S. Membrane loss and aberrant nuclear localization of E-cadherin are consistent features of solid pseudopapillary tumour of the pancreas. An immunohistochemical study using two antibodies recognizing different domains of the E-cadherin molecule［J］. Histopathology, 2008,52(3)：325-330.

［14］ El-Bahrawy MA, Rowan A, Horncastle D, et al. E-cadherin/catenin complex status in solid pseudopapillary tumor of the pancreas［J］. Am J Surg Pathol, 2008,32(1)：1-7.

［15］ Comper F, Antonello D, Beghelli S, et al. Expression pattern of claudins 5 and 7 distinguishes solid-pseudopapillary from pancreatoblastoma, acinar cell and endocrine tumors of the pancreas［J］. Am J Surg Pathol, 2009,33(5)：768-774.

［16］ Pettinato G, Manivel JC, Ravetto C, et al. Papillary cystic tumor of the pancreas. A clinicopathologic study of 20 cases with cytologic, immunohistochemical, ultrastructural, and flow cytometric observations, and a review of the literature［J］. Am J Clin Pathol, 1992,98(5)：478-488.

［17］ Barat M, Dohan A, Dautry R, et al. Solid pseudopapillary adenocarcinoma of the pancreas: CT presentation of a rare malignant variant［J］. Diagn Interv Imaging, 2017,98(11)：823-824.

［18］ Jutric Z, Rozenfeld Y, Grendar J, et al. Analysis of 340 Patients with Solid Pseudopapillary Tumors of the Pancreas: A Closer Look at Patients with Metastatic Disease［J］. Annals of surgical oncology, 2017,24(7)：2015-2022.

［19］ Lubezky N, Papoulas M, Lessing Y, et al. Solid pseudopapillary neoplasm of the pancreas: Management and long-term outcome［J］. Eur J Surg Oncol, 2017,43(6)：1056-1060.

［20］ Marchegiani G, Andrianello S, Massignani M, et al. Solid pseudopapillary tumors of the pancreas: Specific pathological features predict the likelihood of postoperative recurrence［J］. J Surg Oncol, 2016,114(5)：597-601.

第十五章
胰腺浆液性囊性肿瘤

蒋慧　边云　陆建平

一、概述

1. 定义·胰腺浆液囊性肿瘤（serous cystic neoplasm，SCN）是一种囊性上皮性肿瘤，内衬富含糖原的导管型上皮，产生类似于血清的水样液体。绝大多数为良性病变（浆液性囊腺瘤，serous cystadenoma），罕见恶性的浆液性囊腺癌。

2. 发病率·占所有胰腺肿瘤 1%～2%，占胰腺囊性肿瘤 32%～39%，病因不明。

3. 性别·女性易发（67～80%）。

4. 年龄·发病年龄 20 岁～91 岁，平均年龄 60 岁。

5. 位置·胰腺任何部位，更多见于胰体尾部。

6. 大小·直径 2～25 cm，平均直径 6 cm。

二、分类

六种类型：①微囊型（microsystic type），即经典型；②巨囊型（macrosystic type）；③实性（solid）；④von Hippel-Lindau 相关型（VHL-associasted type）；⑤混合型浆液-神经内分泌肿瘤（mixed serous neuroendocrine neoplasm）；⑥浆液性囊腺癌（serous cystadenocarcinoma）。

三、临床表现

一般无症状，多数为影像检查时偶然发现。

可发生 von Hippel-Lindau 综合征相关症状。

当 SCN 体积较大时，可有腹部不适或非特异性腹痛。

四、实验室检查

血清标志物阴性。

囊液：稀薄，非黏液，透明至淡棕色。

五、病理学表现

（一）大体表现

大体标本切面显示为微囊型、巨囊型和实性，其中微囊型为最常见亚型。微囊型者分界清楚，直径 1～25 cm，平均 10 cm；切面呈蜂窝状，由多个或无数的 1～2 mm 的小囊构成（图 15-1A～C）；纤维间隔可形成特征性的中心瘢痕（图 15-1D），偶尔有钙化；囊内容物为透明液体，无或极少黏液。巨囊型肿瘤由单

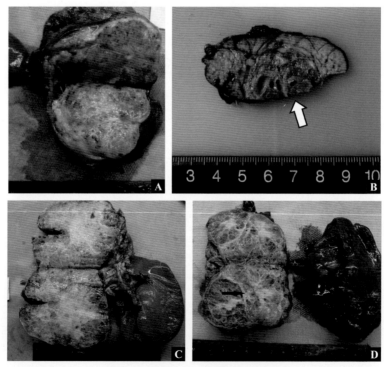

图 15-1　胰腺浆液性囊腺瘤大体表现

A. 微囊型 SCN 切面呈蜂窝状，有无数 1～2 mm 的小囊形成；B. 体积较小的微囊型 SCN 切面（粗白箭）；C. 微囊型 SCN 直径达 10 cm；D. 微囊型 SCN 切面示特征性的中心瘢痕，瘢痕钙化（细黑箭），囊内含有透明液体

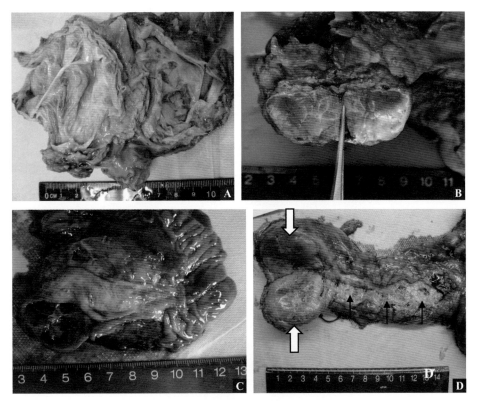

图 15-2 胰腺浆液性囊腺瘤大体表现

A. 巨囊型 SCN 由单个或数个大囊构成,囊壁局部纤维增厚,可见宽粗纤维分隔;B. 实性 SCN 切面呈实性,无微囊;C. 胰头 SCN 包绕胆总管生长;D. 肿瘤(粗白箭)包绕压迫胰管导致上游胰管扩张(细黑箭),胰腺萎缩

个或数个大囊构成(图 15-2A),切面见单个或数个囊腔,囊腔直径 1～2 cm,也有报道囊直径达 8 cm,囊腔排列不规则,缺少中央星状瘢痕,囊壁局部纤维增厚,有时可见粗宽的纤维分隔。大体标本切面上呈实性无微囊,则称为实性浆液性囊腺瘤(图 15-2B)。当浆液性囊腺瘤位于胰头,偶尔会包绕胆总管生长(图 15-2C),或包绕压迫胰管导致上游胰管扩张,胰腺萎缩(图 15-2D)。

（二）组织学表现

各种类型浆液性囊腺瘤镜下细胞形态相似。肿瘤界限清楚,囊腔可大可小,少囊或多囊形成(图 15-3),部分囊腔内可见淡粉染浆液性物质(图 15-3D),肉眼所见的中央瘢痕及放射状间隔由透明变的胶原形成,瘢痕处可发生钙化(图 15-4A)。囊壁通常由单层立方上皮衬覆,有时可呈复层(图 15-4B),上皮细胞胞质透明,富含糖原,中央为圆形或卵圆形核,核仁不清楚,胞质可出现嗜酸性或颗粒状(图 15-4C、

D)。部分 SCN 上皮平坦、胞质较少并可在囊内形成微乳头(图 15-4E);部分 SCN 囊大,间质纤维增生胶原变,上皮脱落消失,易误认为假性囊肿(图 15-4F)。上皮下的间质主要为纤维组织,并可胶原变(图 15-4G),上皮下间质内可形成显著的毛细血管网(图 15-4H)。实性浆液性囊腺瘤显示肿瘤由相同的细胞构成但排列成实性(图 15-5A、B)。少见情况下可出现肿瘤包绕神经(图 15-5C)、腺泡(图 15-5D)或导管(图 15-5E、F)。

六、特殊染色和免疫组化

肿瘤细胞含有丰富的糖原,PAS 染色阳性(图 15-6),这种染色对淀粉酶敏感。肿瘤细胞上皮标记阳性,如 AE1/AE3、CAM5.2(图 15-7A)、EMA、CK7、CK8、CK18、CK19。偶尔可表达 CA19－9、B72.3、MUC1、MUC6 及 α-inhibin。但 CEA、胰蛋白酶、CgA、Syn(图 15-7B)、S－100、desmin、vimentin、Ⅷ因子相关抗原及 actin 均为阴性(表 15-1)。

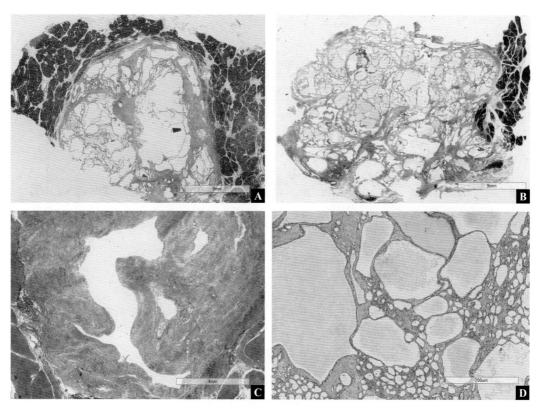

图 15-3　胰腺浆液性囊腺瘤镜下表现

A、B. 肿瘤界限清楚,众多微囊形成,中央可见星状瘢痕;C. 巨囊型囊腔大,囊壁厚;D. 同一肿瘤囊腔大小不一,部分囊腔内可见淡粉染浆液性物质

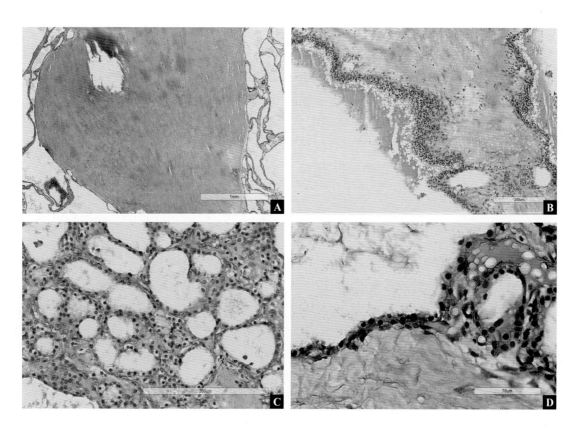

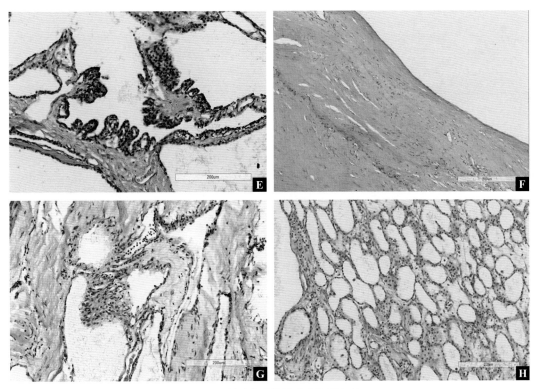

图 15-4 胰腺浆液性囊腺瘤镜下表现

A. 中央瘢痕及放射状间隔由透明变的胶原形成；B. 囊壁内衬上皮有时可见呈复层；C、D. 上皮细胞胞质透明，富含糖原，中央为圆形卵圆形核，核仁不清楚；E. 部分 SCN 上皮平坦胞质变少并可在囊内形成微乳头；F. 部分 SCN 间质纤维增生胶原变，上皮脱落消失；G. 上皮下间质主要为纤维组织，出现胶原变；H. 上皮下间质内形成显著的毛细血管网

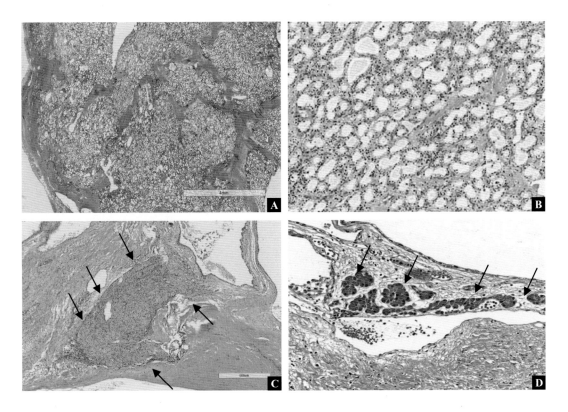

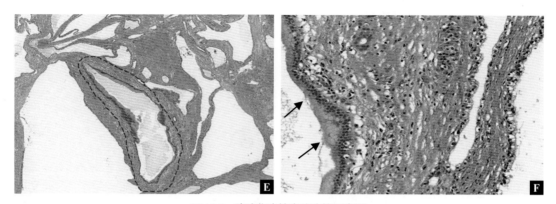

图 15-5 胰腺浆液性囊腺瘤镜下表现

A、B. 实性胰腺浆液性囊腺瘤见肿瘤由相同的细胞构成但排列成实性；C. 肿瘤包绕神经（细黑箭）；D. 肿瘤包绕腺泡（细黑箭）；E、F. 肿瘤包绕导管，导管上皮可呈上皮内瘤变表现（红框和细黑箭），PanIN-1A

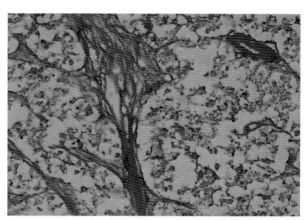

图 15-6 胰腺浆液性囊腺瘤 PAS 染色阳性

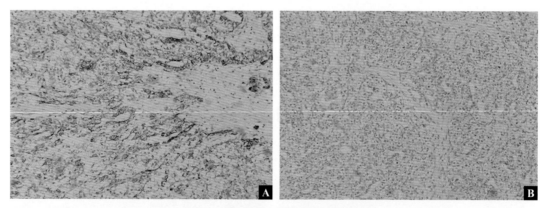

图 15-7 胰腺浆液性囊腺瘤免疫组化染色

A. 免疫组化 CAM5.2 染色阳性；B. 免疫组化 syn 染色阴性

表 15-1 胰腺浆液性囊腺瘤免疫组化标记物及表达

抗　体	文　献
pVHL	＋
MUC6	＋或－
α-Inhibin	＋
NSE	＋
CK7	＋
CK20	＋或－
S100P	－或＋
Synaptophysin	＋或－
CD56	＋或－
Chromogranin	－
TAG 72(B72.3)	－
CEA	－
CA19‑9	－或＋
MOC‑31	＋
PAS	＋
Mucicarmine	－

七、影像学表现与病理学相关性

（一）微囊型浆液性囊腺瘤（图 15-8～13）

1. 外观 • 微囊型 SCN 可发生于胰腺任何部分,更多见于胰腺体尾部,呈单个、边界清楚的肿块,周围的胰腺表现正常。大部分肿块无纤维包膜,小部分肿块周围有完整或不完整的纤维假包膜。影像上表现为单个、独立、边界清楚的肿块,纤维包膜在平扫 CT 上低密度,T1WI 上呈低信号,T2WI 上呈稍高信号,增强后有强化(图 15-10、11)。

2. 囊 • 典型的 SCN 切面呈"海绵"样外观,其内有多个微囊;微囊壁薄而细,囊腔内充满清亮的液体或少量血性液体。CT 平扫难以显示薄而细的囊壁,囊壁 T2WI 上呈低信号,T1WI 上呈等或稍高信号,增强后可明显强化。清亮的囊液在 CT 上呈低密度,T1WI 上呈低信号,T2WI 上呈高信号;若囊内出血,则 T1WI 上可呈高信号(图 15-13)。由于囊液在 T2WI 和 MRCP 上呈高信号,因此 MRI 的这两个序列对诊断该病具有重要作用。

3. 肿块内间质 • 囊之间有纤维分隔,这些纤维分隔通常汇聚一起并与中央的纤维瘢痕相连,形成放射状特征,部分病灶中央纤维瘢痕出现钙化(图 15-10),为 SCN 特征性表现。上皮下间质内显著的毛细血管网,为 SCN 增强后强化的病理基础。影像上灰白色纤维瘢痕和囊间的纤维分隔 CT 上呈低密度,T1WI 上呈低信号,T2WI 上呈稍高信号,增强后明显强化(图 15-8～13)。微囊型 SCN 间质血管丰富,所以增强后明显强化,易与胰腺神经内分泌肿瘤混淆(图 15-10、11),但 T2WI 显示囊液特征有助于鉴别定性诊断。

4. 胰胆管改变 • 肿块与胰管不相通,也极少引起胰胆管扩张,但不等于没有。确实在大宗病例中,仍能发现肿块压迫邻近主胰管,导致上游胰管扩张(图 15-15)。

（二）SCN 变异类型

1. 实性 • 该类型由 Perez-Ordonez B 等首次报道。肉眼观缺乏囊性外观,呈边界清楚的灰白色实性肿块,大小约为 2～4 cm;该型也可与典型的 SCN 混合出现,部分呈微囊样,部分呈实性外观。肿瘤在镜下由紧密排列的胰腺腺泡组成,内衬典型的浆液细胞上皮,其间有胶原纤维分隔。由于细胞排列紧密和胶原纤维成分使得该型 SCN 影像上表现相似于胰腺实性肿瘤,CT 平扫上呈低密度,T1WI 上呈低信号,T2WI 上呈稍高信号,增强后明显强化(图 15-14、15)。

2. 巨囊型 • 肿块由单个或多个大囊组成,由于包膜不完整,囊肿可延伸至邻近胰腺实质内,其边界不清,囊液既可以是清亮水样液体,也可以为血性或棕褐色。肿块切面呈少囊,甚至仅一个囊,囊直径在 2～15 cm 不等,囊内无特征性的中央瘢痕和钙化灶。镜下囊壁内衬富含糖原的单层立方上皮细胞,与微囊型 SCN 相比,扁平上皮细胞显得更加呈球形,核更大。影像上表现为边界清楚的类圆形、分叶或不分叶囊,平扫 CT 上低密度,T1WI 上呈低信号,T2WI 上呈高信号,囊腔内若为血性液体则 T1WI 上呈稍高或高信号(图 15-16)。

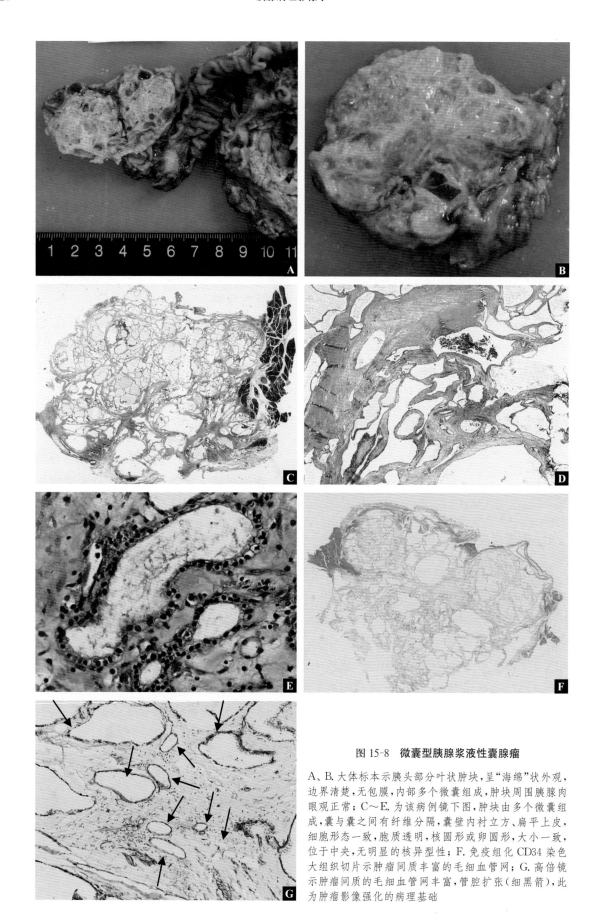

图 15-8　微囊型胰腺浆液性囊腺瘤

A、B. 大体标本示胰头部分叶状肿块,呈"海绵"状外观,边界清楚,无包膜,内部多个微囊组成,肿块周围胰腺肉眼观正常;C~E. 为该病例镜下图,肿块由多个微囊组成,囊与囊之间有纤维分隔,囊壁内衬立方、扁平上皮,细胞形态一致,胞质透明,核圆形或卵圆形,大小一致,位于中央,无明显的核异型性;F. 免疫组化 CD34 染色大组织切片示肿瘤间质丰富的毛细血管网;G. 高倍镜示肿瘤间质的毛细血管网丰富,管腔扩张(细黑箭),此为肿瘤影像强化的病理基础

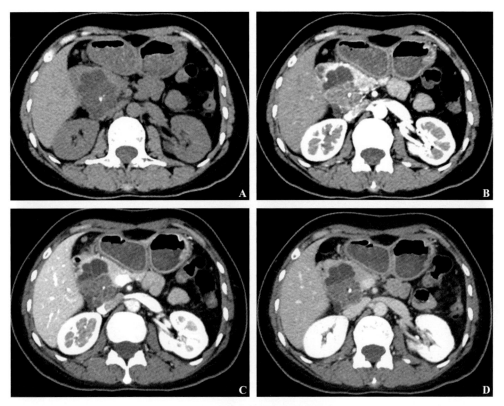

图 15-9 微囊型胰腺浆液性囊腺瘤

与图 15-8 为同一患者,术前 CT。A. 横断面 CT 平扫示胰头部见边界清楚、分叶状、多囊型低密灶,内见稍高密度分隔和点状钙化影;B~D. 分别为横断面 CT 增强动脉期、门脉期和延迟期图像,示胰头部肿块内分隔强化明显

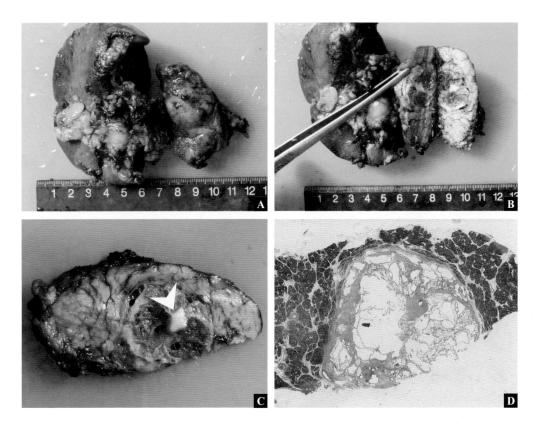

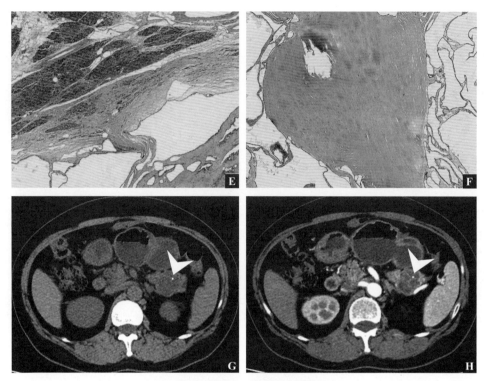

图 15-10　微囊型胰腺浆液性囊腺瘤

A～C. 大体标本示胰尾部边界清楚、包膜完整的囊性肿块,肿块由多个微或小囊组成,囊之间的纤维间隔向中央聚集形成中央区纤维瘢痕并且钙化(白箭头),周围胰腺正常;D. 为与大体标本 C 完全对应的镜下图,边界清楚,纤维囊壁完整,肿块由多个微或小囊组成,囊之间的纤维间隔向中央聚集成中央瘢痕,周围胰腺实质正常;E. 肿块的纤维囊壁;F. 中央纤维瘢痕放大图;G、H. 分别为横断面 CT 平扫和增强门脉期图像,示胰尾部边界清楚、呈分叶状低密度肿块影,肿块中心高密度点状钙化影(白箭头),增强后向中心聚集的纤维分隔明显强化

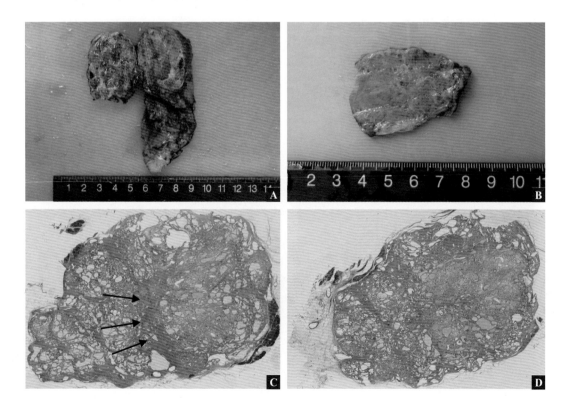

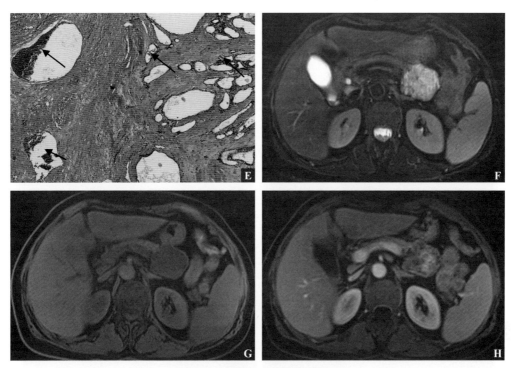

图 15-11　微囊型胰腺浆液性囊腺瘤

A、B. 大体标本显示肿块呈"海绵"样外观、微囊改变,肿块边界清楚、分叶状,包膜不完整,周围胰腺正常;C、D. 镜下可见肿块由多个微小囊组成,囊之间有较厚的纤维间隔,中央纤维瘢痕形成(黑箭);E. 高倍镜下见肿块间质内丰富的血管;F. 横断面 FS-T2WI 示胰尾部可见边界清楚,呈分叶状高信号肿块影,接近水样信号,内部有低信号分隔;G、H. 分别为横断面 FS-T1WI 平扫和增强门脉期图像,肿块呈边界清楚的低信号,增强后肿块中心部瘢痕及纤维分隔明显强化

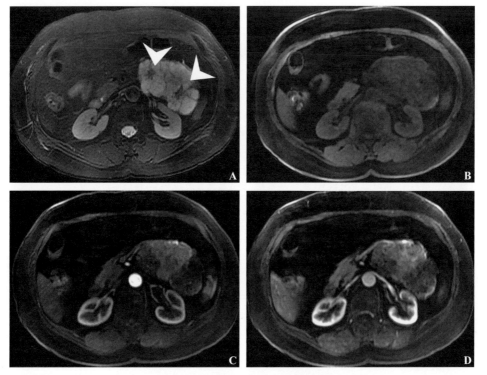

图 15-12　微囊型胰腺浆液性囊腺瘤

A. 横断面 FS-T2WI 示胰尾部边界清楚、分叶状高信号肿块影,内部见低信号分隔,中央可见两处低信号影为中央星状瘢痕(白箭头);B. 横断面 FS-T1WI 示肿块不均匀的较高信号;C、D. 横断面 FS-T1WI 增强动脉期和门脉期图像,显示肿块明显不均匀延迟强化

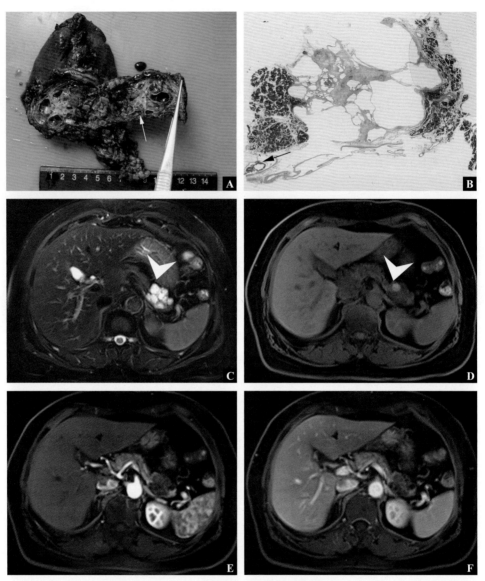

图 15-13 微囊型胰腺浆液性囊腺瘤

A. 大体标本示肿块边界清楚、分叶状,未见明确包膜,由数个大小不等的囊腔组成,其中一个囊腔内可见出血(白箭);B. 低倍镜示肿块由数个大小不等囊组成,囊之间见纤维间隔,其中一个囊腔内见大量红细胞(黑箭);C. 横断面 FS-T2WI 示边界清楚、分叶状高信号肿块影,接近水样信号,肿块内部有低信号分隔(白箭头);D. 横断面 FS-T1WI 示肿块呈低信号,局部囊腔内高信号出血影(白箭头);E、F. 分别为横断面 FS-T1WI 增强动脉期和门脉期图像,肿块内部纤维分隔延迟强化

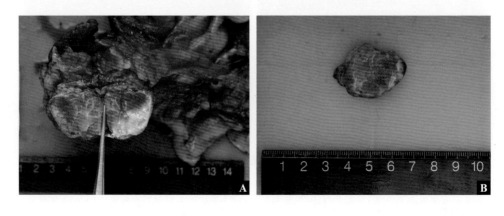

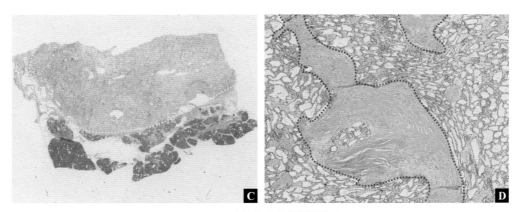

图 15-14 实性胰腺浆液性囊腺瘤

A、B. 大体标本示胰颈部一枚灰红色实性肿块,其内可见白色纤维分隔;C、D. 镜下见肿块周围可见纤维假包膜;肿瘤内部由多个微小囊和多发粗大的纤维分隔组成,黄虚线勾画出肿瘤与周围正常胰腺的边界,红虚线勾画出肿块内部粗大的纤维分隔

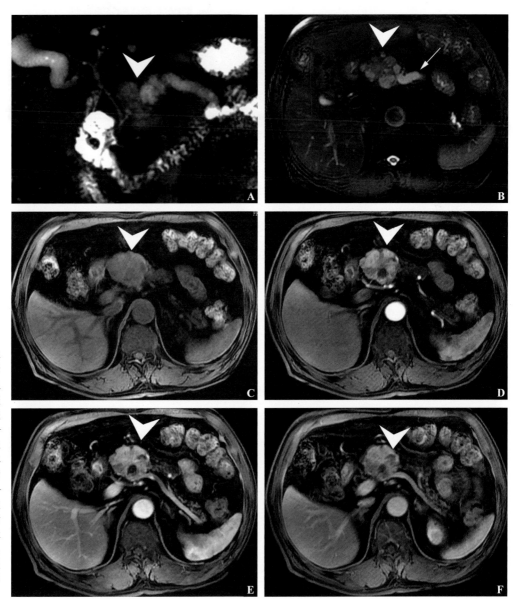

图 15-15 实性胰腺浆液性囊腺瘤

与图 15-14 为同一患者,术前 MRI。A. 2D-MRCP 示胰体部肿块(白箭头)压迫主胰管致上游胰体尾主胰管和分支胰管明显扩张,胰腺萎缩;B. 横断面 FS-T2WI 示胰体部以实性为主的混合肿块(白箭头),胰体尾萎缩,主胰管和分支胰管明显扩张;C. 横断面 FS-T1WI 示肿块呈不均匀的较高信号(白箭头);D~F. 横断面 FS-T1WI 增强动脉期、门脉期和延迟期图像,肿块增强后实性部分明显强化(白箭头),少许囊性部分无强化

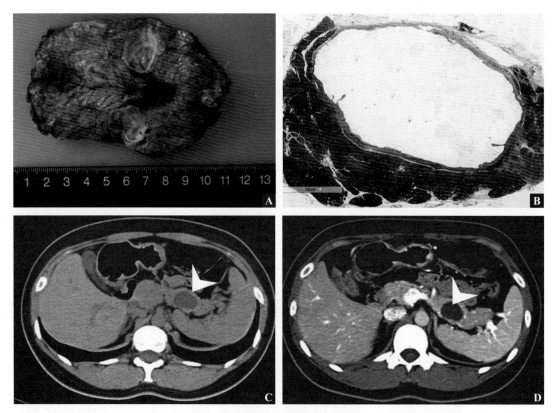

图 15-16　单囊型胰腺浆液性囊腺瘤

A、B. 分别为单囊型 SCN 大体标本和镜下图,单囊组成,囊腔内壁光整,内无分隔和中央瘢痕;C、D. 分别为横断面 CT 平扫和增强门脉期图像,胰尾部单囊低密度肿块,肿块边界清楚,其内密度均匀,未见分隔(白箭头)

3. von Hippel-Lindau 相关型 · 该型 SCN 特征是多个同时存在,囊实混合型。SCN 可部分或广泛波及整个胰腺,这部分病人还可同时并发神经内分泌瘤 1、2 级(图 15-17~20)。

4. 混合型浆液-神经内分泌肿瘤 · 非常罕见,神经内分泌肿瘤可以与 SCN 分别独立存在,也可混合于同一个肿块中。10%~17% 的 VHL 患者合并神经内分泌肿瘤,其中 70% 患者表现为神经内分泌-微囊腺瘤(图 15-17~20)。

5. 浆液性囊腺癌 · 罕见,Compagno 等于 1978 年首次报道,目前全球报道不足 30 例。2010 年 WHO 将恶性 SCN 定义为:出现同时或异时的远处转移(包括肝脏、腹膜及淋巴结)。原发及转移灶的组织学形态与浆液性囊腺瘤相似(图 15-21~24),有学者提出这可能是同时出现的多灶性病变而非真性转移。

要点提示

- 典型影像特征:分叶状、多囊、囊分隔,中心瘢痕呈"日光放射状",部分中心瘢痕钙化。
- 海绵状团块内丰富的纤维基质,致使病灶呈实性改变假象。
- 巨囊掩盖微囊导致误诊。

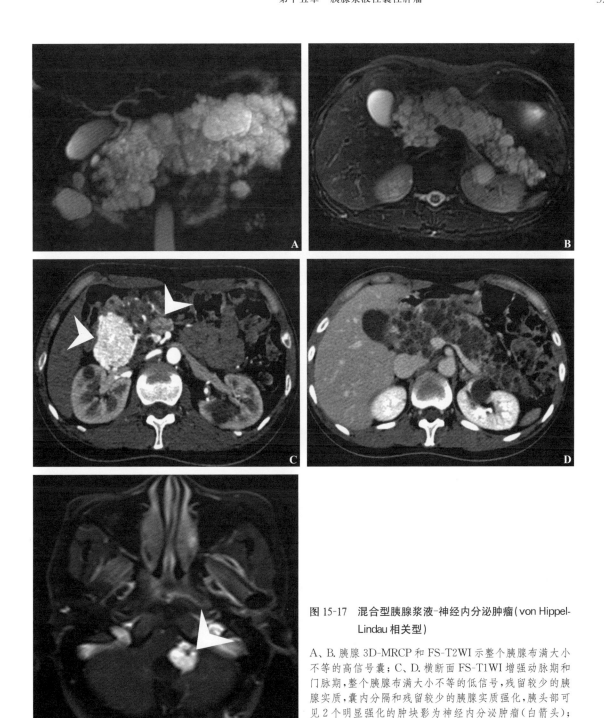

图 15-17　混合型胰腺浆液-神经内分泌肿瘤（von Hippel-
　　　　　Lindau 相关型）

A、B. 胰腺 3D-MRCP 和 FS-T2WI 示整个胰腺布满大小
不等的高信号囊；C、D. 横断面 FS-T1WI 增强动脉期和
门脉期,整个胰腺布满大小不等的低信号,残留较少的胰
腺实质,囊内分隔和残留较少的胰腺实质强化,胰头部可
见 2 个明显强化的肿块影为神经内分泌肿瘤（白箭头）；
E. 头部增强横断面 FS-T1WI,左侧小脑半球可见一枚明
显强化的肿块影为小脑血管母细胞瘤（白箭头）

八、鉴别诊断

　　需与胰腺其他囊性肿瘤或肿瘤样病变鉴别,如
胰腺黏液性囊性肿瘤、胰腺假性囊肿及呈囊性表现
的胰腺神经内分泌肿瘤。

　　实性 SCN 需要与神经内分泌肿瘤鉴别。

九、治疗和预后

　　1. 无症状患者·观察。

　　2. 有症状患者·手术切除治疗。

　　SCN 生长缓慢,大部分良性,即使是浆液性囊腺
癌,预后也较好。

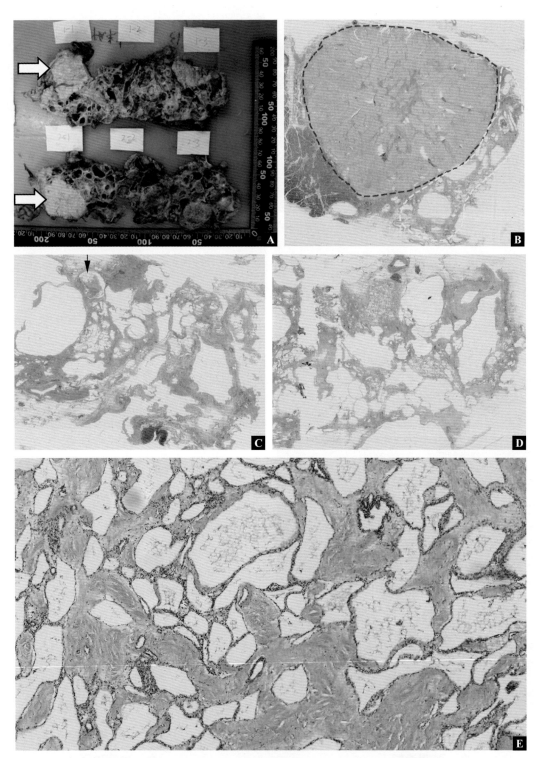

图 15-18　混合型胰腺浆液-神经内分泌肿瘤(von Hippel-Lindau 相关型)

A. 大体标本示胰头部黄色肿块(粗白箭),胰颈、体、尾呈多囊改变;B. 低倍镜下见胰头部肿块为神经内分泌肿瘤(红虚线),肿块左侧可见多囊改变的浆液性囊腺瘤(黄虚线);C、D. 分别为多个大小不等的囊组成的浆液性囊腺瘤,局部囊腔内可见出血(细黑箭);E. 高倍镜见囊腔内衬层立方上皮,上皮下间质主要为纤维组织,部分胶原变

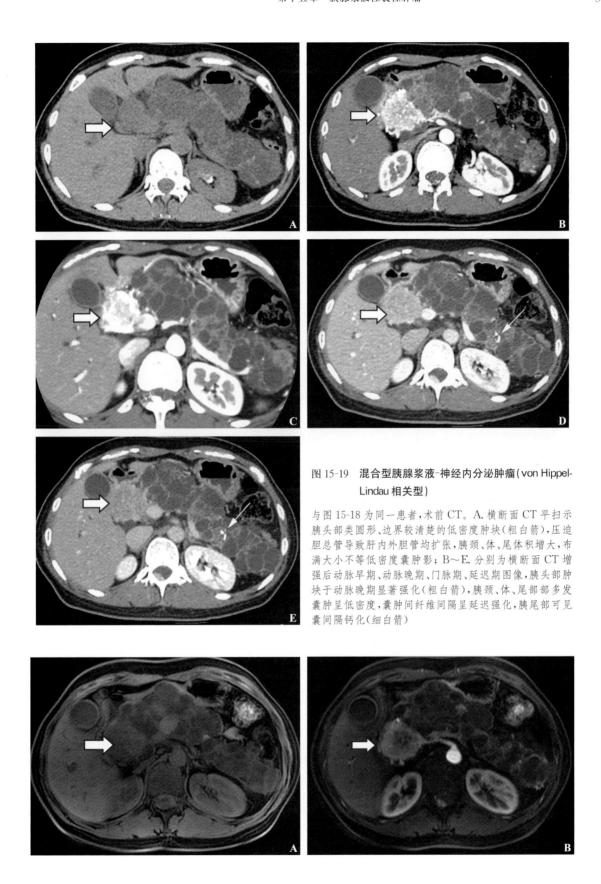

图 15-19　混合型胰腺浆液-神经内分泌肿瘤（von Hippel-
　　　　　Lindau 相关型）

与图 15-18 为同一患者，术前 CT。A. 横断面 CT 平扫示
胰头部类圆形、边界较清楚的低密度肿块（粗白箭），压迫
胆总管导致肝内外胆管均扩张，胰颈、体、尾体积增大，布
满大小不等低密度囊肿影；B～E. 分别为横断面 CT 增
强后动脉早期、动脉晚期、门脉期、延迟期图像，胰头部肿
块于动脉晚期显著强化（粗白箭），胰颈、体、尾部多发
囊肿呈低密度，囊肿间纤维间隔呈延迟强化，胰尾部可见
囊间隔钙化（细白箭）

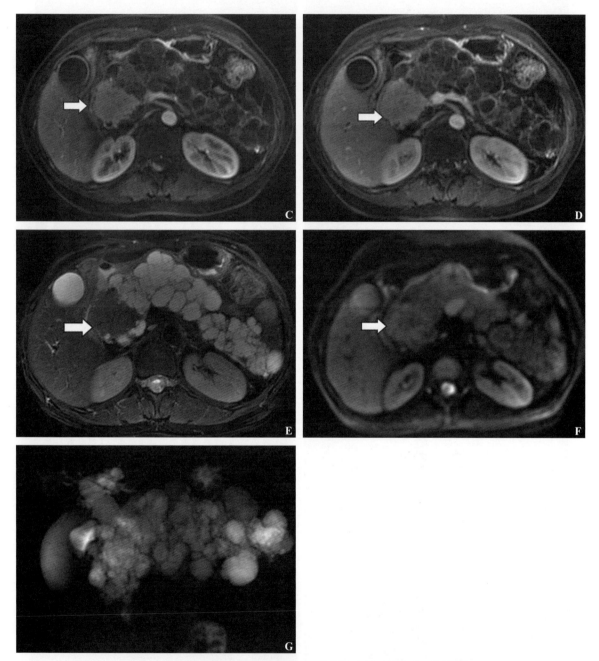

图 15-20　混合型胰腺浆液-神经内分泌肿瘤（von Hippel-Lindau 相关型）

与图 15-18 为同一患者，术前 MRI。A. 横断面 FS-T1WI 示胰头部等信号肿块影（粗白箭），压迫胆总管导致肝内外胆管均扩张，胰颈、体、尾体积增大，布满大小不等的低信号影，局部信号稍高；B～D. 分别为横断面 FS-T1WI 增强动脉期、门脉期和延迟期图像，胰头部肿块动脉期明显强化（粗白箭），体尾部多囊间分隔呈延迟强化；E. 横断面 FS-T2WI 示胰头部肿块呈低信号（粗白箭），胰颈、体、尾部多囊病灶呈高信号，囊间分隔呈低信号；F. DWI（b＝800 s/mm²）示胰头部肿块弥散明显受限（粗白箭），胰颈、体、尾轻度受限；G. 2D-MRCP 示整个胰腺布满大小不等的高信号囊肿影

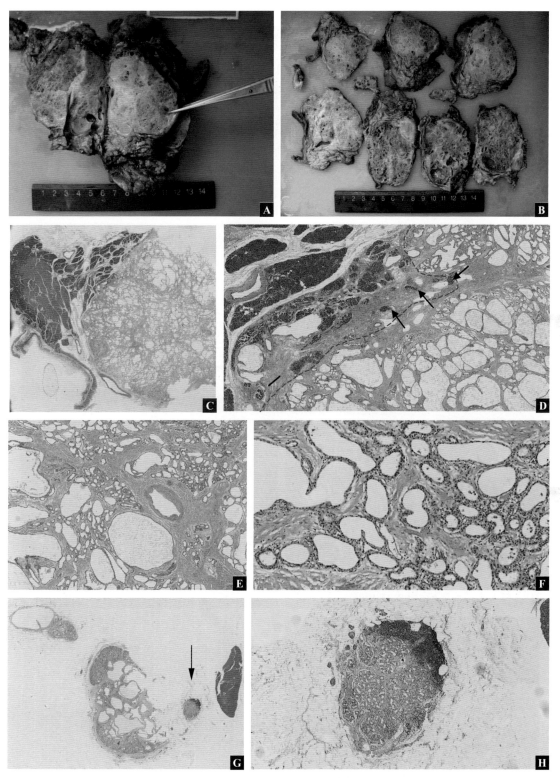

图 15-21　胰腺浆液性囊腺癌

A、B.大体标本示胰体尾部海绵状外观的灰白色较大肿块；C.病理组织大切片示肿瘤呈多个大小不等的囊组成；
D.高倍镜示肿瘤与正常胰腺组织分界尚清（红虚线），周围正常胰腺组织腺泡明显萎缩（细黑箭）；E、F.分别为低倍
镜和高倍镜示囊腔内衬立方上皮，上皮下间质主要为纤维组织；G.淋巴结 HE 染色图片示肿瘤侵犯胰周淋巴结（细
黑箭）；H.受侵犯淋巴结高倍镜放大示大量呈微囊排列的浆液性立方上皮细胞和纤维间质

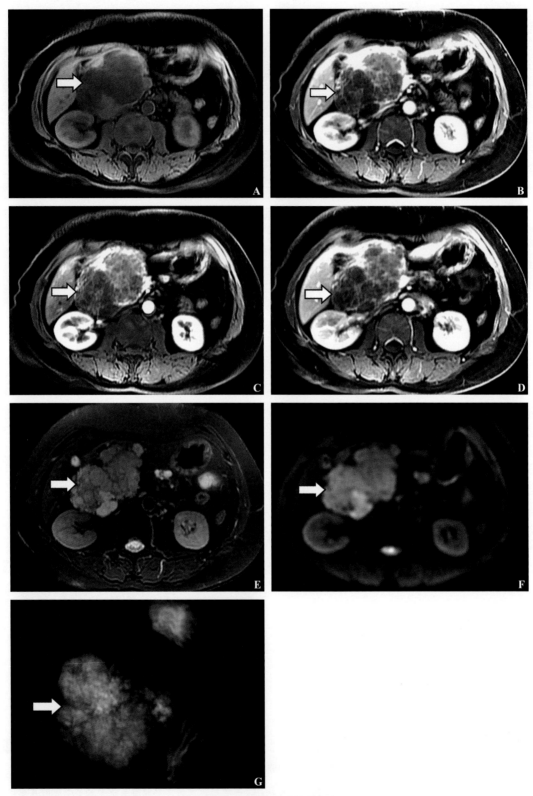

图 15-22　胰腺浆液性囊腺癌

与图 15-21 为同一患者,术前 MRI。A. 横断面 FS-T1WI 示胰头部体积巨大的低信号肿块影(粗白箭);B～D. 分别为横断面 FS-T1WI 增强后动脉期、门脉期和延迟期图像,显示肿块内纤维分隔明显强化(粗白箭);E. 横断面 FS-T2WI 示肿块呈高信号,囊间纤维分隔呈低信号(粗白箭);F. DWI(b＝800 s/mm^2)示胰头部肿块弥散明显受限(粗白箭);G. 2D-MRCP 示整个胰头部病灶呈蜂窝状多囊改变(粗白箭)

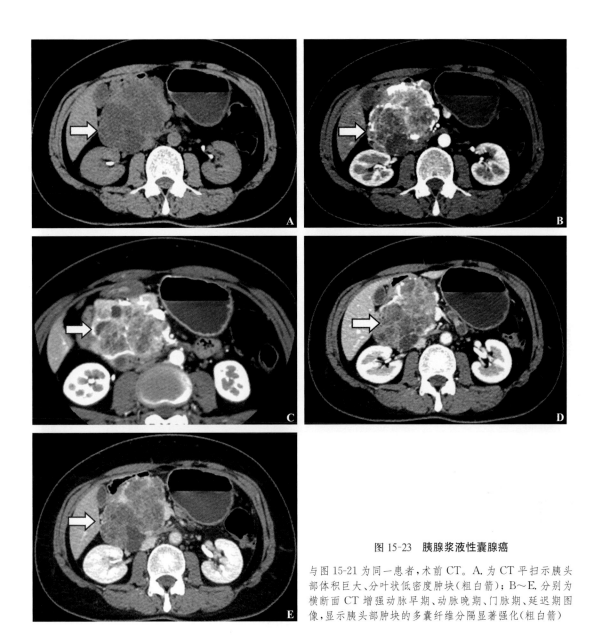

图 15-23　胰腺浆液性囊腺癌

与图 15-21 为同一患者，术前 CT。A. 为 CT 平扫示胰头部体积巨大、分叶状低密度肿块（粗白箭）；B~E. 分别为横断面 CT 增强动脉早期、动脉晚期、门脉期、延迟期图像，显示胰头部肿块的多囊纤维分隔显著强化（粗白箭）

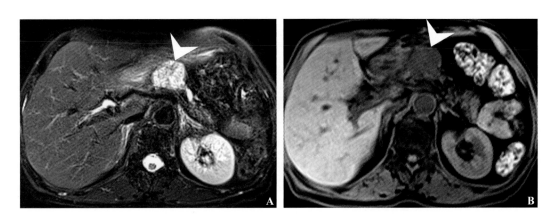

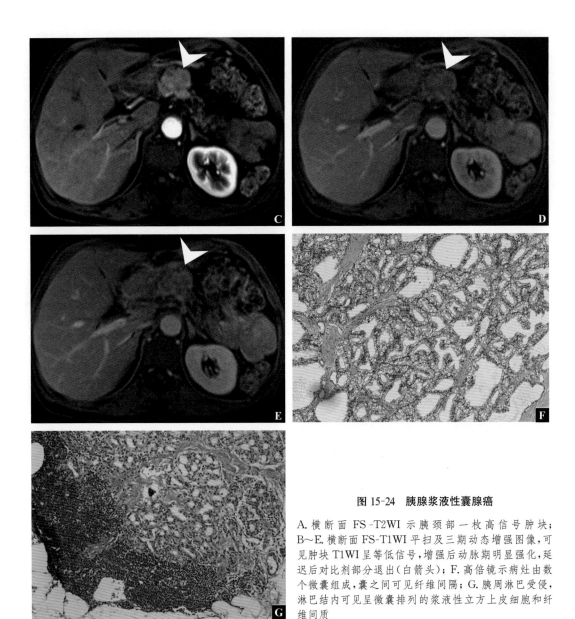

图 15-24 胰腺浆液性囊腺癌

A. 横断面 FS-T2WI 示胰颈部一枚高信号肿块；B~E. 横断面 FS-T1WI 平扫及三期动态增强图像，可见肿块 T1WI 呈等低信号，增强后动脉期明显强化，延迟后对比剂部分退出（白箭头）；F. 高倍镜示病灶由数个微囊组成，囊之间可见纤维间隔；G. 胰周淋巴受侵，淋巴结内可见呈微囊排列的浆液性立方上皮细胞和纤维间质

参 考 文 献

[1] Bosman FT, Carneiro F, Hruban R H, et al. World Health Organization Classification of Tumours. Pathology and Genetics of Tumours of the Digestive System. , 4 ed [M]. Lyon: IARC Press, 2010: 296-300.

[2] Campbell F, Verbeke, Caroline S. Pathology of the pancreas: A Practical Approach. London: Springer-Verlag London, 2013.

[3] Colonna J, Plaza JA, Frankel WL, et al. Serous cystadenoma of the pancreas: clinical and pathological features in 33 patients [J]. Pancreatology, 2008,8(2): 135-141.

[4] Kosmahl M, Pauser U, Peters K, et al. Cystic neoplasms of the pancreas and tumor-like lesions with cystic features: a review of 418 cases and a classification proposal [J]. Virchows Arch, 2004,445(2): 168-178.

[5] Yoon WJ, Lee JK, Lee KH, et al. Cystic neoplasms of the exocrine pancreas: an update of a nationwide survey in Korea [J]. Pancreas, 2008,37 (3): 254-258.

[6] Galanis C, Zamani A, Cameron JL, et al. Resected serous cystic neoplasms of the pancreas: a review of 158 patients with recommendations for treatment [J]. J Gastrointest Surg, 2007,11(7): 820-826.

[7] 中华医学会外科学分会胰腺外科学组. 胰腺囊性疾病诊治指南(2015 版)[J]. 临床肝胆病杂志,2015,31(9): 1375-1378.

[8] Javier Casillas, Alexander O. Quiroz, et al. Multidisciplinary Teaching Atlas of the Pancreas: Radiological, Surgical, and Pathological Correlations [M]. New York: Springer, 2016: 241-258.

[9] George H. Sakorafas VS, Michael G. Sarr Pancreatic Cystic Neoplasms-From Imaging to Differential Diagnosis and Management [M]. Mailand: Springer, 2015,16-23.

[10] Perez-Ordonez B, Naseem A, Lieberman PH, et al. Solid serous adenoma of the pancreas. The solid variant of serous cystadenoma? [J]. Am J Surg Pathol, 1996,20(11): 1401-1405.

[11] Yasuda A, Sawai H, Ochi N, et al. Solid variant of serous cystadenoma of the pancreas [J]. Arch Med Sci, 2011,7(2): 353-355.

[12] George DH, Murphy F, Michalski R, et al. Serous cystadenocarcinoma of the pancreas: a new entity? [J]. Am J Surg Pathol, 1989,13(1): 61-66.

[13] Huh J, Byun JH, Hong SM, et al. Malignant pancreatic serous cystic neoplasms: systematic review with a new case [J]. BMC Gastroenterol, 2016,16(1): 97.

第十六章
胰腺黏液性囊性肿瘤

边云　蒋慧　陆建平　邵成伟

一、概述

1. 定义 · 胰腺黏液性囊性肿瘤（mucinous cystic neoplasm，MCN）为囊性上皮性肿瘤，几乎均发生于成年女性，内衬产黏液的上皮细胞，并由卵巢样间质支撑，通常与胰管系统不相通。

2. 发病机制 · 胰腺胚胎发生过程中异位的卵巢间质，沿胆道树或腹膜后释放激素及生长因子，引起附近上皮增生及囊性肿瘤形成，由此可解释 MCN 好发成年女性。胚胎发育的第 4、5 周，左侧性腺始基与胰腺背侧始基相邻，因而 MCN 好发于胰体尾部。目前尚无证据提示 MCN 的发生与环境因素或遗传性综合征相关。虽然 WHO 将卵巢样间质作为诊断 MCN 的必备条件，但也发现男性患者或伴有浸润性癌的 MCN，则可能缺少卵巢样间质，这部分病例的本质究竟是产黏液的胰腺癌？它们与成年女性的 MCN 伴浸润癌有何不同？仍无明确结论。当卵巢样间质仅存于囊壁的极小部分，病理切片检查时可能漏检。因此，将卵巢样间质作为诊断 MCN 的唯一必要条件仍有争议，有待进一步研究。

3. 发病率 · MCN 占所有胰腺手术切除囊性病变不到 10%。

4. 性别 · 女性好发，男女比例约 1：20。

5. 年龄 · 发病年龄 14 岁~95 岁，平均年龄 40~50 岁，MCN 伴浸润癌患者的年龄比非侵袭性患者大 5~10 岁。

二、分类

按照上皮异型程度分四种类型：①MCN 伴轻度异型增生（MCN with low-grade dysplasia）；②MCN 伴中度异型增生（MCN with intermediate-grade dysplasia）；③MCN 伴重度异型增生（MCN with high-grade dysplasia）；④MCN 伴浸润性癌（MCN with an associated invasive carcinoma）。

三、临床表现

1. 肿瘤≤3 cm · 一般无症状，偶然发现。

2. 肿瘤＞3 cm · 腹部不适、疼痛、恶心或呕吐，腹部扪及包块等。

四、实验室检查

血清标志物阴性。

囊液：黏稠，透明至淡棕色。

囊液癌胚抗原（CEA）升高是最明确的标志。

五、病理学表现

（一）大体表现

胰体尾部最多见（＞95%）。通常为单发囊性肿块（图 16-1A），但内部可呈单房囊（图 16-1B、C）或多房囊（图 16-1D、E），或在大房囊壁上有小子囊（图 16-1F、G）。病灶大小不一，直径 2~35 cm，平均直径 6~10 cm。囊内含黏稠的黏液（图 16-1C），少数可见出血（图 16-2A）、水样液体（图 16-2B）或坏死碎屑（图 16-2C）。囊内壁通常光滑，当出现乳头时务必多点取材，以明确有无重度异型增生区域。囊灶与胰管不相通。伴有浸润性癌的病灶体积更大，囊壁较厚，多房结构（图 16-2D），囊内有乳头样突起及壁结节形成，切面呈灰白色、质稍硬（图 16-2E），有时肉眼即可见明确侵犯胰腺及相邻结构。浸润程度≤5 mm 时只能借助显微镜观察。伴发淋巴结转移罕见。

（二）组织学表现

镜下见肿瘤呈囊性，单房或多房（图 16-3A、B），囊内衬上皮一般为高柱状黏液上皮，形态类似胃型上皮（图 16-3C），当肠型分化时可见杯状细胞（图 16-3D）甚至潘氏细胞（图 16-3E）。罕见情况下出现鳞状上皮化生。偶尔有内分泌细胞出现于上皮间（免疫组化 syn 提示上皮内有内分泌细胞，图 16-3F），在重度异型增生病灶中数量更多。大囊病灶的上皮细胞可以局部或大片消失，此时充分取材很重要。同一肿瘤的不同区域上皮细胞异型程度可有差异，诊断时以最严重区域为准。上皮下间质为细胞丰富的卵巢样间质（图 16-4A），细胞梭形，核狭长，胞质较少。间质可出现黄素化（上皮样细胞，胞质透亮或嗜酸），更多见于低级别者。卵巢样间质可以包绕正常腺泡、胰岛、导管（图 16-4B）及神经（图 16-4C），肿瘤性上皮也可内陷入卵巢样间质中（图 16-4D）。在较大肿瘤，间质可以退变或硬化、钙化甚至骨化，仅残

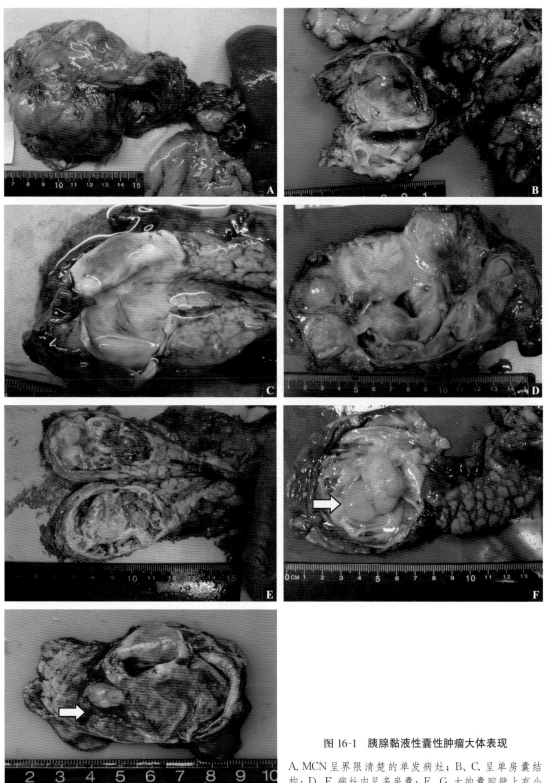

图 16-1 胰腺黏液性囊性肿瘤大体表现

A. MCN 呈界限清楚的单发病灶；B、C. 呈单房囊结构；D、E. 病灶内呈多房囊；F、G. 大的囊腔壁上有小的薄壁子囊（粗白箭）

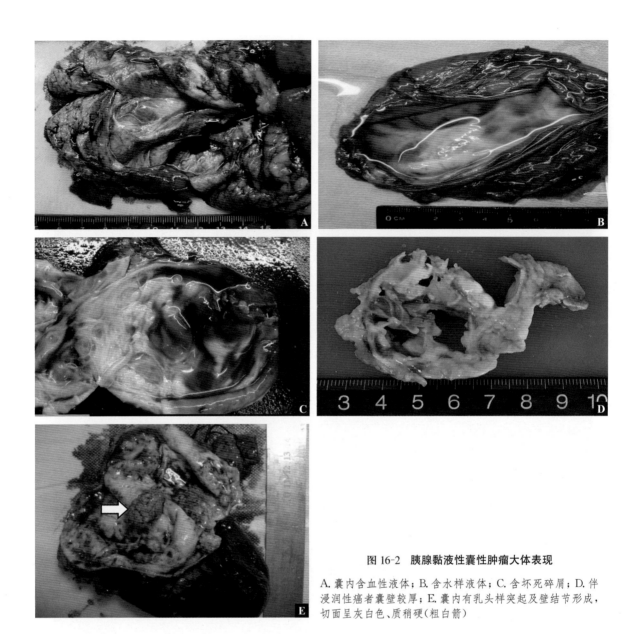

图 16-2 胰腺黏液性囊性肿瘤大体表现

A. 囊内含血性液体；B. 含水样液体；C. 含坏死碎屑；D. 伴浸润性癌者囊壁较厚；E. 囊内有乳头样突起及壁结节形成，切面呈灰白色、质稍硬（粗白箭）

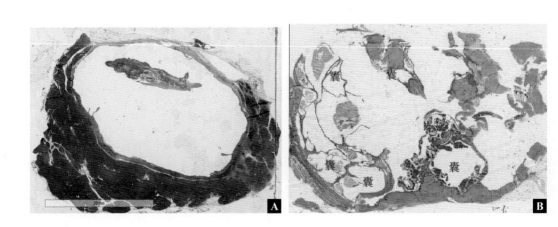

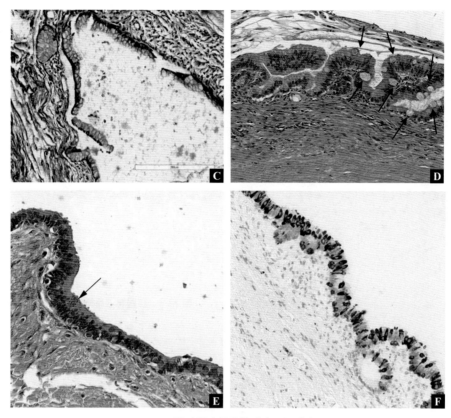

图 16-3 胰腺黏液性囊性肿瘤组织学表现

A. 镜下见肿瘤呈单囊结构；B. 镜下肿瘤呈多房结构；C. 内衬高柱状黏液上皮细胞；D. 出现肠型分化并可见杯状细胞（细黑箭）；E. 极少数可见潘氏细胞（细黑箭）；F. 免疫组化 syn 提示上皮层内有内分泌细胞

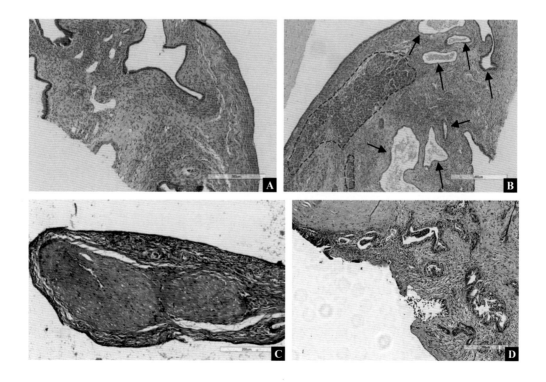

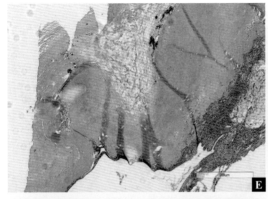

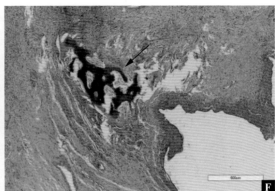

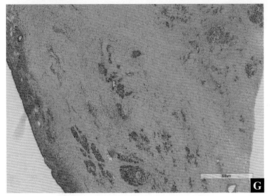

图 16-4　胰腺黏液性囊性肿瘤组织学表现

A. 上皮下为细胞丰富卵巢样间质,细胞梭形,核狭长,胞质较少;B. 卵巢样间质包绕正常腺泡、胰岛、导管(细黑箭);C. 卵巢样间质包绕神经;D. 肿瘤性上皮内陷入卵巢样间质;E、F. 较大的肿瘤中,间质可以硬化、钙化甚至骨化(细黑箭);G. 相邻胰腺通常会出现纤维化及萎缩

留灶性卵巢样间质(图 16-4E、F)。在囊壁与相邻胰腺之间有一层较厚的胶原纤维,可伴有灶性钙化。相邻胰腺会出现纤维化及萎缩(图 16-4G)。

1. MCN 伴低级别异型增生(图 16-5A) · 内衬上皮高柱状,核位于基底,异型较轻,无核分裂,无乳头形成。

2. MCN 伴中级别异型增生(图 16-5B) · 轻至中度的细胞异型,常形成乳头,核呈假复层,偶尔见核分裂。

3. MCN 伴高级别异型增生(图 16-5C) · 明显的细胞异型及结构异常,乳头形成并形成分支及出芽,核复层并有多形性及非典型性,核仁明显,常有核分裂。

4. MCN 伴浸润性癌(图 16-5D) · 约 12% ～ 20% 的 MCN 伴浸润癌,可以是局灶的较小浸润(浸润深度≤5 mm),也可是广泛浸润。结缔组织增生明显的间质可用来鉴别究竟是浸润性癌还是包绕入囊壁的非肿瘤性腺体。因为"微浸润"在不同研究中的定义存在差异,目前国际公认取消"微浸润"这一诊断术语,建议在 TNM 分期中将 T1 期(浸润深度≤2 cm)进行细分,分为 T1a(浸润深度≤0.5 cm),

T1b(0.5 cm＜浸润深度＜1 cm),T1c(1 cm≤浸润深度≤2 cm)。浸润性癌的成分通常表现为普通的导管腺癌,也可以是导管腺癌的变异亚型,如未分化癌、伴破骨样巨细胞的未分化癌、腺鳞癌等。相应的浸润性癌要有相应的级别的描述,诊断中需明确标注浸润癌的类型及分级(图 16-6)。

(三) MCN 的少见变异类型

1. MCN 累及主胰管 · 个例报道 MCN 累及整个主胰管,在主胰管内出现黏液过多,乳头样新生物,这些表现与 IPMN 的临床、影像及病理特征均有重叠。但在肿瘤上皮下层具有丰富的卵巢样间质,因此而确诊为 MCN 累及主胰管。

2. MCN 伴间质增生 · 表现为卵巢样间质成为主要成分,超过上皮成分而使肿瘤大体上呈实性,镜下见丰富的卵巢样间质包绕一个小囊,囊内衬黏液上皮。

3. MCN 伴间质肉瘤分化 · 有文献报道 MCN 的间质出现肉瘤样分化,表现为细胞丰富的梭形细胞肉瘤,核异型,大量核分裂,侵犯血管,其中肉瘤成分可发生转移。伴随的上皮成分可以是良性也可以是恶性。

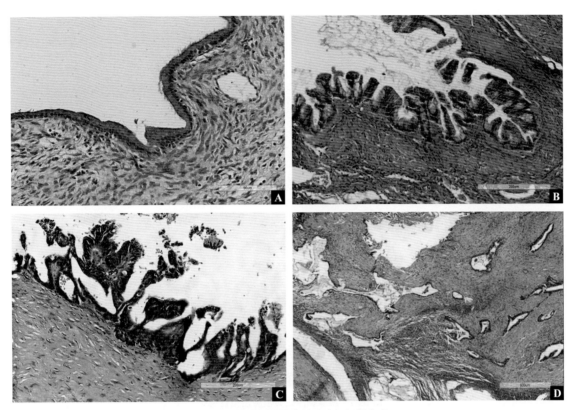

图 16-5　胰腺黏液性囊性肿瘤组织学表现

根据内衬上皮异型程度不同分为：A. 低级别异型增生；B. 中级别异型增生；C. 高级别异型增生；D. MCN 伴浸润性癌，而浸润性腺体可见间质反应，腺体不规则，可成角

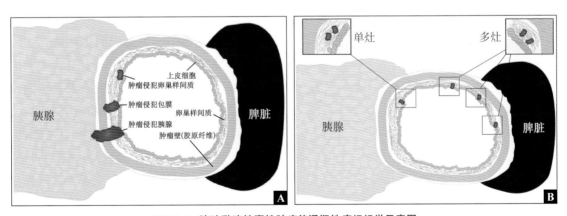

图 16-6　胰腺黏液性囊性肿瘤伴浸润性癌组织学示意图

A. MCN 伴浸润癌的不同程度；B. MCN 伴微浸润（仅浸润至卵巢样间质）（源自：Lewis GH, et al. Am J Surg Pathol, 2013,37(4)：601 - 605.）

六、免疫组化

上皮细胞可表达 CK7、CK8、CK18、CK19、CEA 和 CA19 - 9、MUC5AC、EMA；MUC2 及 CDX2 仅在杯状细胞阳性；上皮层内的内分泌细胞可以表达 CgA、syn。卵巢样间质可表达 Vimentin、SMA、ER(30％)、PR(60％～90％)，CD10(在正常卵巢间质中不表达)也可阳性，黄素化细胞可以表达 α-inhibin 及 calretinin。免疫组化并非是诊断 MCN 所必需，但 PR 表达有助于明确散在的卵巢样间质细胞(图 16-7，表 16-1)。

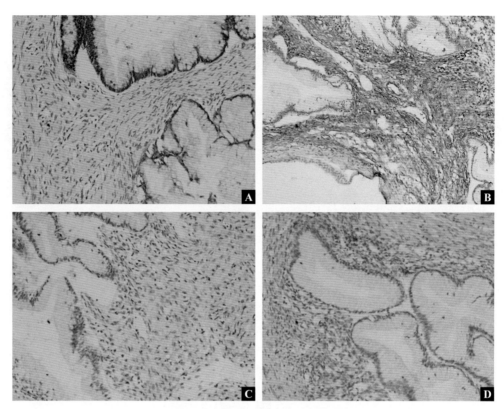

图 16-7　胰腺黏液性囊性肿瘤免疫组化

A. 上皮细胞表达 CK19；B. 卵巢样间质表达 Vimentin；C. 卵巢样间质表达 PR；D. 黄素化细胞表达 α-inhibin

表 16-1　胰腺黏液性囊性肿瘤免疫组化标记物及表达

抗　体	文　献
CK7	＋
S100P	＋
pVHL	－
CD10	＋
Estrogen receptor（ER）	＋
Inhibin-alpha	＋或－
Progesterone receptor（PR）	＋或－
CK20	－或＋
CAM5.2	＋
CEA	＋
CA19-9	＋
CDX-2	＋或－
MUC1	－
MUC2	－或＋
MUC5AC	＋
MUC6	－
DPC4/SMAD4	＋

七、影像学表现与病理学相关性

1. 外观 · MCN 多见于胰体尾部，大小约 2～35 cm 不等，平均直径 6～10 cm，单发、类圆形，无分叶，切面单房或多房结构。肿块表面光滑，囊壁厚薄较均匀，为不同厚度的纤维囊壁，常有钙化。肿块边界清楚，周围胰腺基本正常。影像上肿块表现为单发、独立、边界清楚的肿块，纤维包膜在 CT 平扫上呈稍低密度，部分病例可见到囊壁蛋壳样钙化；包膜在 T1WI 上呈稍低信号，T2WI 上呈稍高信号，增强后延迟强化。

2. 囊肿 · 囊肿有两种类型，一种是多囊腔（常见），一种是单囊腔。镜下 MCN 显示两种明显成分：囊内层和外层，内层为不同分化程度的肿瘤细胞，外层为卵巢样间质。囊腔内液体为黏稠的黏液、出血、水样液体或坏死碎屑。

影像上，囊肿的密度或信号取决于囊液成分。黏稠囊液在超声上表现呈不均匀低回声，CT 上表现为不均匀低密度，MR 表现为 T1WI 上信号多变，

T2WI 上高信号。子囊囊壁、囊内分隔和附壁小结节因为囊腔内液体的不均匀,在 CT 平扫和增强上不容易显示,而囊液在 T2WI 上呈高信号,对比突出显示子囊囊壁、分隔和附壁结节呈相对低信号,在增强 T1WI 上子囊囊壁、囊内分隔和附壁小结节因含有血管(CD34 染色可见)而强化,而囊液不强化,因此 MRI 对 MCN 诊断价值优于 CT(图 16-8~17)。

恶性 MCN(图 16-18~22):在 MCN 伴重度异型增生和伴浸润性癌的病例,肿块体积一般较大,多囊腔,壁厚,囊壁有结节和乳头状赘生。影像上出现下列征象往往提示恶性可能大:①囊内实性成分增多;②有明显强化的壁结节;③囊壁不规则增厚,大囊附近现多个子囊;④肿瘤直径≥3 cm;⑤胰周局部淋巴结增大,肝内转移灶和肿块周围血管侵犯。

3. 胰胆管改变 个例报道 MCN 累及整个主胰管,然而,大部分肿块与胰管不相通,也很少引起胰胆管扩张。

诊断要点

- 女性、胰体尾部多见。
- 多囊型结构常见;巨囊并囊内多个子囊,囊壁增厚并可见蛋壳样钙化。
- 镜下:典型双层结构,囊内层为上皮,外层为卵巢样间质。

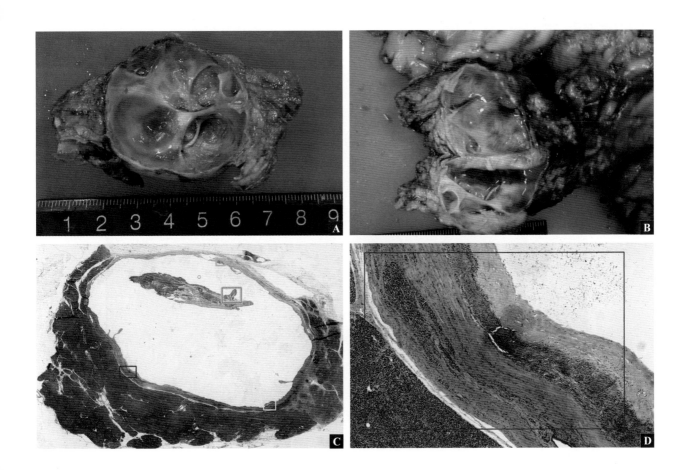

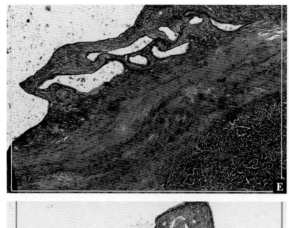

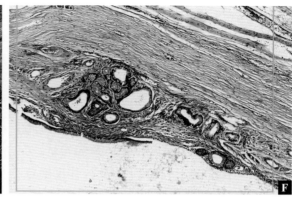

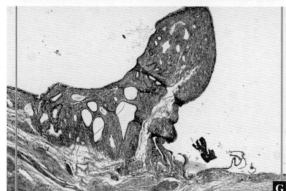

图 16-8　单囊结构的胰腺黏液性囊性肿瘤

女性,53 岁,1 个月前体检发现胰体尾占位。A、B. 大体标本切面示胰尾部囊性肿块;C. HE 染色大病理图片示边界清楚的囊性肿块;D. 为图 C 红框放大,显示部分囊壁内衬上皮丢失,卵巢样间质不明显,囊壁与周围正常胰腺间有较厚的纤维间隔;E. 图 C 黄框放大示囊壁内衬上皮丢失,卵巢样间质可见,并见少数轻度异型的腺体内陷,囊壁与胰腺间见较厚的纤维间隔;F. 图 C 绿框放大,可见双层结构,囊壁内衬轻度异型的黏液上皮,上皮下见较厚的卵巢样间质,其内可见内陷的轻度异型黏液性腺体;G. 图 C 蓝框放大,显示大囊中间的分隔镜下依旧可见典型的双层结构,表面衬黏液上皮,上皮下为较厚的卵巢样间质

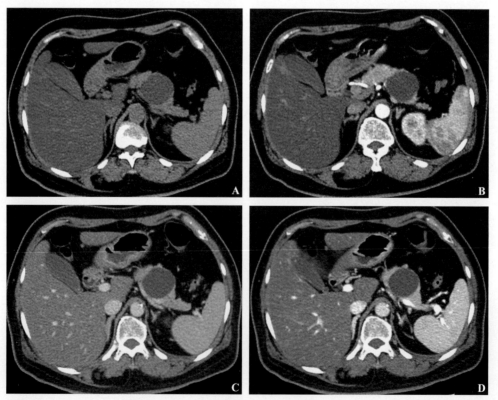

图 16-9　单囊性胰腺黏液性囊性肿瘤

与图 16-8 为同一患者,术前 CT。A. 横断面 CT 平扫示胰体部类圆形、边界清楚的水样低密度影;
B~D. 分别为横断面 CT 增强动脉期、门脉期、延迟期图像,囊性肿块及包膜无明显强化

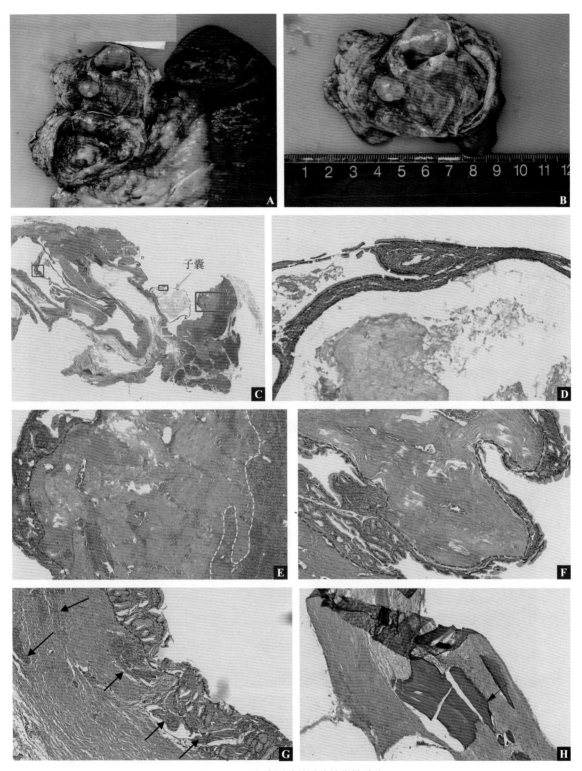

图 16-10　多囊型胰腺黏液性囊性肿瘤

女性,45 岁,1 个月前体检发现胰体尾占位。A、B. 大体标本切面示胰尾部囊性肿块,囊壁上子囊形成;C. 为相应的 HE 染色大病理图像,肿瘤呈多囊结构,囊壁间可见厚纤维分隔,局部子囊形成(绿色箭头示);D. 图 C 红框放大,镜下示子囊壁的特征双层结构;E. 图 C 橙框放大,镜下示囊壁内衬单层黏液上皮,上皮下卵巢样间质,并见轻度异型的腺体内陷,囊壁与胰腺间可见较厚的纤维间隔,大部胶原变(红虚线分出经典双层结构及胶原化囊壁,黄虚线分出胶原化囊壁及周围正常胰腺);F. 图 C 蓝框放大,可见典型的双层结构(红虚线右下),囊壁胶原化;G. 图 C 黄框放大,典型的双层结构(红虚线右侧),并可见囊壁灶性出血(细黑箭);H. 图 C 紫框放大,见囊壁钙化(黑箭)

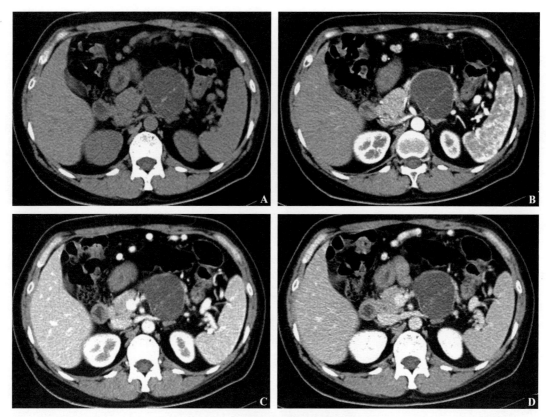

图 16-11　多囊型胰腺黏液性囊性肿瘤

与图 16-10 为同一患者,术前 CT。A. 横断面 CT 平扫示胰体部类圆形、边界清楚的低密度肿块,其内可见较高密度的钙化分隔;B~D. 横断面 CT 增强动脉期、门脉期和延迟期图像,示囊肿部分无明显强化,包膜及分隔似有轻度强化

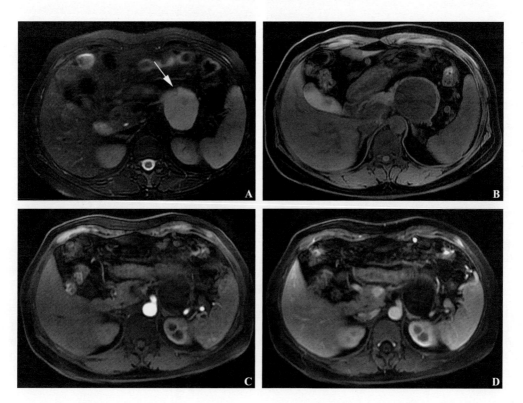

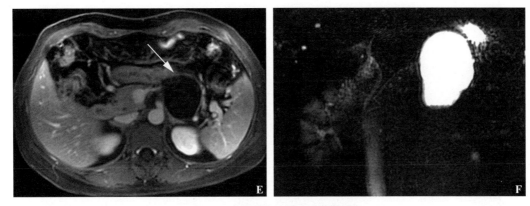

图 16-12　多囊型胰腺黏液性囊性肿瘤

与图 16-10 为同一患者,术前 MRI。A. 横断面 FS-T2WI 显示胰尾部类圆形、边界较清楚的高信号肿块,上部可见较小子囊,子囊囊壁呈低信号(细白箭);B~E. 横断面 FS-T1WI 平扫、增强动脉期、门脉期和延迟期,平扫呈低信号,囊壁较厚欠均匀,动态增强后囊壁逐渐明显强化,囊腔无强化;F. 2D-MRCP 示胰腺体尾部高信号囊肿影,与主胰管不相通,主胰管和肝内外胆管未见明显扩张

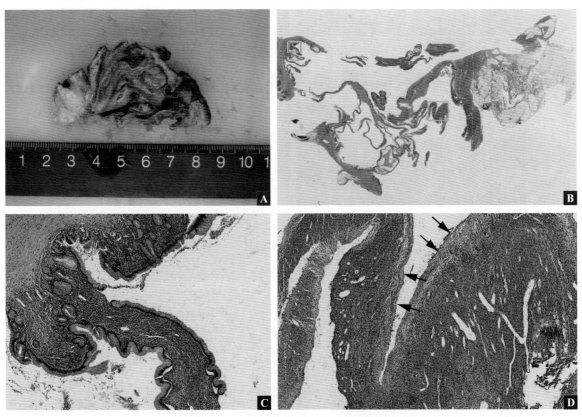

图 16-13　多囊型胰腺黏液性囊性肿瘤

女性,46 岁,5 个月前无诱因上腹痛,口服胃药后可缓解,2 个月前再次出现持续性上腹剧痛,向腰背部放射,血淀粉酶 361 U/L。A. 大体标本示胰体尾部多囊性肿块;B. 为 HE 染色大病理图片,边界尚清的多囊性肿块;C. 图 B 黄框放大,囊壁内衬单层黏液上皮,上皮下卵巢样间质,并可见内陷的黏液腺体;D. 图 B 绿框放大,部分区域囊壁内衬上皮缺失(细黑箭),残留上皮下卵巢样间质

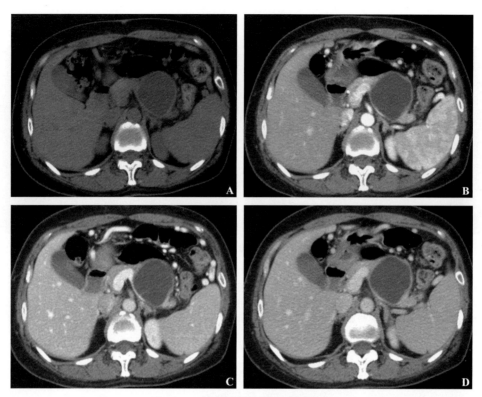

图 16-14 多囊型胰腺黏液性囊性肿瘤

与图 16-13 为同一患者,术前 CT,多囊特征显示欠佳。A. 横断面 CT 平扫示胰尾部类圆形、边界较清楚的水样低密度肿块；B~D. 横断面 CT 增强动脉期、门脉期和延迟期图像,囊肿包膜强化,囊内部无强化

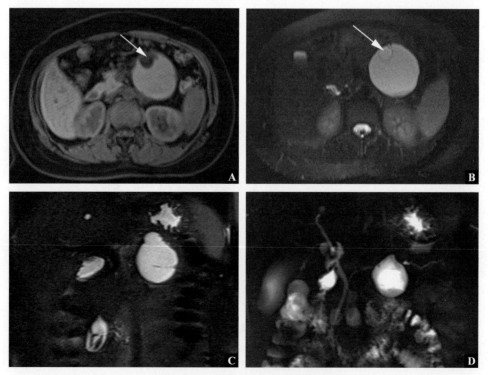

图 16-15 多囊型胰腺黏液性囊性肿瘤

与图 16-13 为同一患者,术前 MRI,显示囊壁、分隔和子囊优于 CT。A. 横断面 FS-T1WI 示胰尾类圆形、边界较清的较高信号肿块,肿块上部有一低信号的子囊(细白箭)；B. 横断面 FS-T2WI 示囊液呈明显高信号,低信号的子囊囊壁清晰勾画子囊特征(细白箭)；C. 冠状面 FS-T2WI 示肿块呈明显高信号,内见低信号分隔；D. 2D-MRCP 示胰腺体尾部高信号囊肿影,与主胰管不相通,主胰管和肝内外胆管未见明显扩张

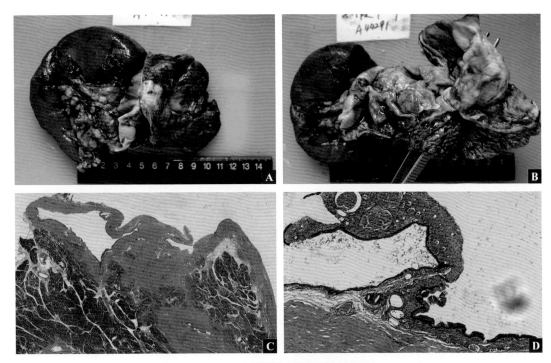

图 16-16　多囊型胰腺黏液性囊性肿瘤

女性,36 岁,1 年前脐周隐痛,反复发作,近来出现腰背部酸痛。A、B. 大体标本示胰尾部囊性肿块,其内囊液流失;C. 低倍镜下示肿块与周围胰腺之间有厚的纤维间隔,囊内壁部分上皮脱落,部分上皮存在;D. 高倍镜下示典型的黏液性囊性肿瘤,囊壁内衬黏液柱状上皮,上皮下卵巢样间质

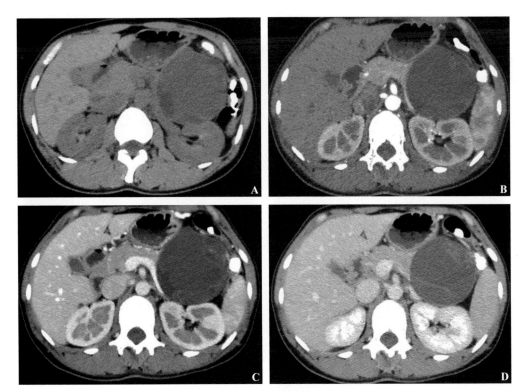

图 16-17　多囊型胰腺黏液性囊性肿瘤

与图 16-16 为同一患者,术前 CT。A. 横断面 CT 平扫示胰尾部类圆形、边界较清楚的低密度肿块影,肿块周围囊壁菲薄呈稍高密度,肿块内部密度欠均匀,似可见稍高密度囊壁;B~D. 横断面 CT 增强动脉期、门脉期和延迟期图像,显示囊壁和内部子囊囊壁轻度强化

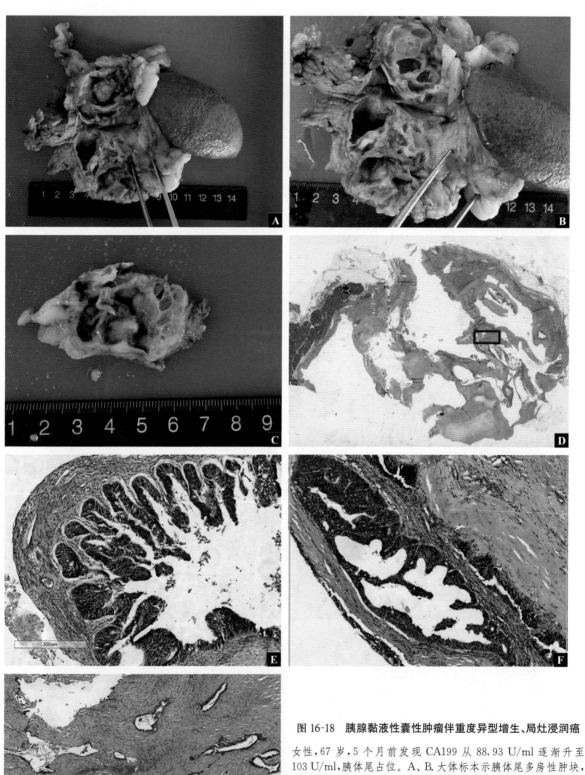

图 16-18　胰腺黏液性囊性肿瘤伴重度异型增生、局灶浸润癌

女性,67 岁,5 个月前发现 CA199 从 88.93 U/ml 逐渐升至
103 U/ml,胰体尾占位。A、B. 大体标本示胰体尾多房性肿块,
局部见壁结节形成;C. 多房囊结构,局部囊壁增厚质地变硬;
D. 为 C 图对应的 HE 大病理图片;E. 图 D 黄框放大,可见囊壁
内衬上皮黏液消失,细胞呈中度异型增生,上皮下卵巢样间质;
F. 图 D 绿框放大,上皮异型更明显,呈重度异型增生;G. 图 D
红框放大,局部肿瘤出现间质浸润

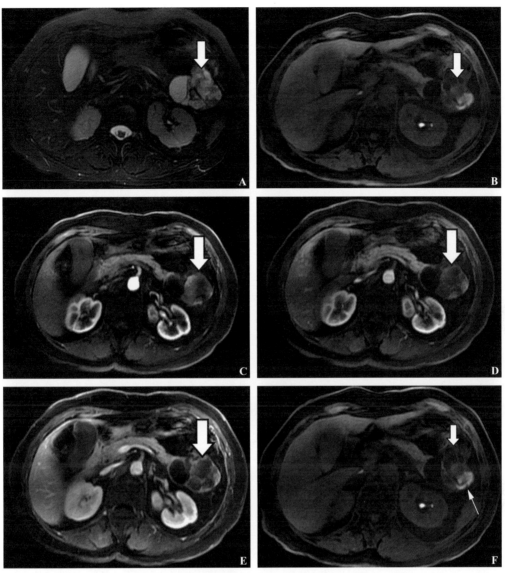

图 16-19 胰腺黏液性囊性肿瘤伴重度不典型增生、局灶浸润癌

与图 16-18 为同一患者，术前 MRI。A. 横断面 FS-T2WI 示胰尾类圆形、边界较清楚的高信号肿块，肿块内部信号不均匀，左半部分（粗白箭）可见低信号实性成分和分隔；B. 横断面 FS-T1WI 平扫示肿块呈高低混杂信号（粗白箭）；C～E. 横断面 FS-T1WI 增强动脉期、门脉期和延迟期图像，肿块内部分隔和实性成分强化（粗白箭），F. 扩散加权成像（b＝1 000 s/mm²）示肿块（粗白箭）内实性成分扩散明显受限（细白箭）

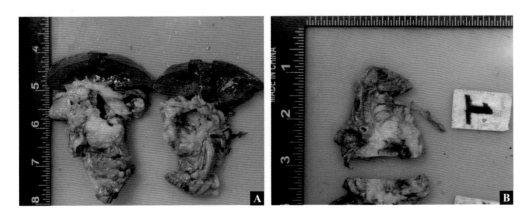

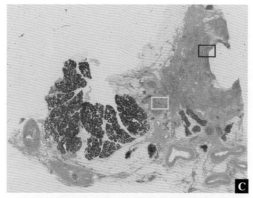

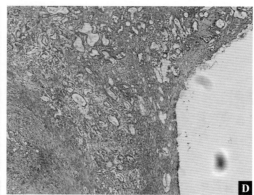

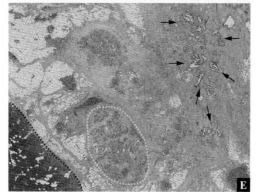

图 16-20 胰腺黏液性囊性肿瘤伴浸润癌

女性,70岁,3个月前无明显诱因出现左上腹痛,发现 CA199>1 200 U/ml。A、B. 大体标本示胰体尾单房性肿块,局部囊壁增厚,与周围胰腺实质分界不清,周围胰腺呈灰白色肿块;C. 为图 B 对应的组织病理切片;D. 为 C 图红框放大部分,可见上皮下卵巢样间质内呈浸润性生长的肿瘤;E. 为图 C 黄框放大,肿瘤边缘可见胰腺小叶的萎缩(黄虚线),大量炎性细胞浸润,间质内大量肿瘤细胞(细黑箭)

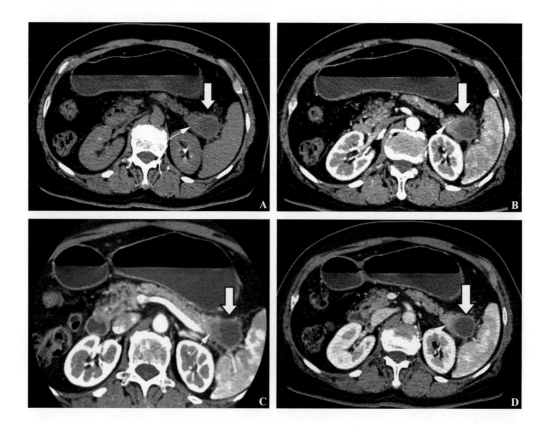

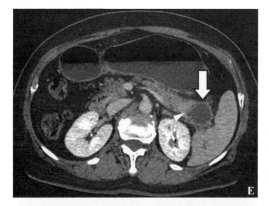

图 16-21　胰腺黏液性囊性肿瘤伴浸润癌

与图 16-20 为同一患者,术前 CT。A. 横断面 CT 平扫示胰尾部类圆形低密度肿块影(粗白箭),周围可见条索状渗出影;B～E. 横断面 CT 增强动脉早期、动脉晚期、门脉期和延迟期图像,肿块(粗白箭)中心无明显强化,肿块右侧局部增厚,可见软组织稍低密度影(细白箭),与周围胰腺分界不清(此实变区即对应肿块癌变区域)

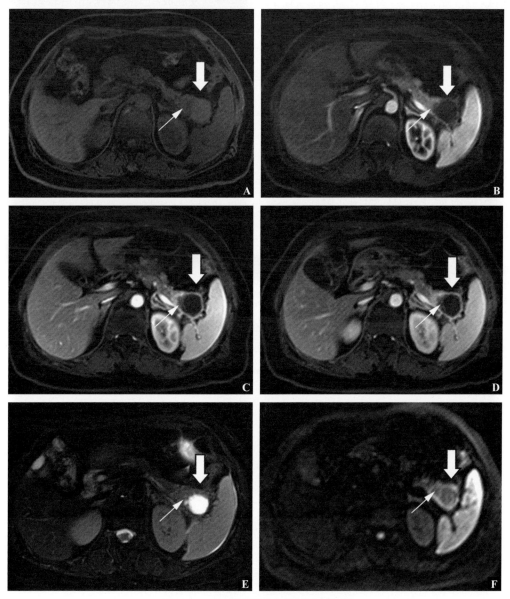

图 16-22　胰腺黏液性囊性肿瘤伴浸润癌

与图 16-20 为同一患者,术前 MRI。A. 横断面 FS-T1WI 平扫示胰尾类圆形、边界较清楚的高信号肿块(粗白箭),右侧胰腺实质呈稍低信号(细白箭);B～D. 横断面 FS-T1WI 增强动脉期、门脉期和延迟期图像,肿块(粗白箭)内部囊性成分无明显强化,右侧实性成分呈延迟强化(细白箭)(此实变区即对应肿块癌变区域);E. 横断面 FS-T2WI 示胰尾部肿块呈高信号(粗白箭),右侧胰腺实质呈稍高信号(细白箭);F. 扩散加权成像(b=1 000 s/mm²)示肿块(粗白箭)内实性成分扩散受限(细白箭)

八、鉴别诊断

单囊型 MCN 需要与胰腺浆液性囊腺瘤和假性囊肿相鉴别。

MCN 囊腔内有出血坏死时，需与囊性神经内分泌肿瘤和实性假乳头状瘤鉴别。

九、治疗和预后

生长缓慢，但为癌前病变，所以一经确诊，宜手术切除。

1. 腹腔镜切除术 · 肿瘤体积较小（<5 cm），与周围胰腺组织分界清楚，可采用腹腔镜肿瘤切除，但必须保持肿瘤完整取出，否则易引起医源性肿瘤播散。

2. 胰体尾切除术 · MCN 通常位于胰体尾，因此常采用胰体尾切除术。术中是否进行淋巴结清扫仍有争议。

MCN 在尚未发展为浸润癌前手术切除可以治愈，一旦发展成相关浸润癌，预后较差，5 年生存率为 33%～56%。

参 考 文 献

[1] Del Chiaro M, Verbeke C, Salvia R, et al. European experts consensus statement on cystic tumours of the pancreas [J]. Dig Liver Dis, 2013,45: 703-711.
[2] Goh BK, Tan YM, Chung YF, et al. A review of mucinous cystic neoplasms of the pancreas defined by ovarian-type stroma: clinicopathological features of 344 patients [J]. World J Surg, 2006,30: 2236-2245.
[3] Suzuki Y, Atomi Y, Sugiyama M, et al. Cystic neoplasm of the pancreas: a Japanese multiinstitutional study of intraductal papillary mucinous tumor and mucinous cystic tumor [J]. Pancreas, 2004,28: 241-246.
[4] Shimizu Y, Yasui K, Yamao K, et al. Possible oncogenesis of mucinous cystic tumors of the pancreas lacking ovarian-like stroma [J]. Pancreatology, 2002,2: 413-420.
[5] Thompson LD, Becker RC, Przygodzki RM, et al. Mucinous cystic neoplasm (mucinous cystadenocarcinoma of low-grade malignant potential) of the pancreas: a clinicopathologic study of 130 cases [J]. Am J Surg Pathol, 1999,23: 1-16.
[6] Baker ML, Seeley ES, Pai R, et al. Invasive mucinous cystic neoplasms of the pancreas [J]. Exp Mol Pathol, 2012,93: 345-349.
[7] Tanaka M, Fernandez-del Castillo C, Adsay V, et al. International consensus guidelines 2012 for the management of IPMN and MCN of the pancreas [J]. Pancreatology, 2012,12: 183-197.
[8] Masia R, Mino-Kenudson M, Warshaw AL, et al. Pancreatic mucinous cystic neoplasm of the main pancreatic duct [J]. Arch Pathol Lab Med, 2011,135: 264-267.
[9] Handra-Luca A, Couvelard A, Sauvanet A, et al. Mucinous cystadenoma with mesenchymal over-growth: a new variant among pancreatic mucinous cystadenomas? [J]. Virchows Arch, 2004,445: 203-235.
[10] Wenig BM, Albores-Saavedra J, Buetow PC, et al. Pancreatic mucinous cystic neoplasm with sarcomatous stroma: a report of three cases [J]. Am J Surg Pathol, 1997,21: 70-80.
[11] Lewis GH, Wang H, Bellizzi AM, et al. Prognosis of minimally invasive carcinoma arising in mucinous cystic neoplasms of the pancreas [J]. Am J Surg Pathol, 2013.
[12] Hruban RH PM, Klimstra DS. AFIP Atlas of tumor pathology: tumors of the pancreas. Vol fourth series (ed 6) [M]. Washington, DC: American Registry of Pathology, 2007,37: 601-605.
[13] PG C, LM W. Modern immunohistochemistry [M]. New York: Cambridge University Press, 2009.
[14] Inui K, Nakazawa S, Yoshino J, et al. Mucin-producing tumor of the pancreas — intraluminal ultrasonography [J]. Hepatogastroenterology, 1998,45: 1996-2000.
[15] Stark A, Donahue TR, Reber HA, et al. Pancreatic Cyst Disease: A Review [J]. JAMA, 2016,315: 1882-1893.

第十七章
胰腺导管内乳头状黏液性肿瘤

边云　蒋慧　陆建平　王莉

一、概述

1. 定义 · 胰腺导管内乳头状黏液性肿瘤（intraductal papillary mucinous neoplasm，IPMN）是胰腺导管上皮来源的肿瘤，起源于主胰管或其分支胰管的一种产黏液的、以乳头状生长为特征的肿瘤。乳头上皮成分、分泌黏液的程度、导管扩张的程度、上皮内瘤变及浸润的程度在各病例之间存在较大差异。

2. 发病率 · 约占所有胰腺外分泌肿瘤 3%，占所有胰腺囊性肿瘤 20% 左右。

3. 病因 · 原因不明。吸烟、P-J 综合征、家族性腺瘤性息肉病（familial adenomatous polyposis，FAP）、家族性胰腺癌可能与该病的发生有一定相关。

4. 性别 · 男多于女，男女比例约 1.5∶1。

5. 年龄 · 发病年龄 30～94 岁，平均年龄 66 岁。

二、分类

IPMN 根据累及部位、上皮发育程度、被覆上皮类型，有三种分类。影像分类通常根据累及部位进行分类（表 17-1）。

表 17-1　IPMN 分类

1. 根据累及部位分类
主胰管型（main-duct type）：主胰管全程或局段扩张，直径＞5 mm，排除其他原因引起的梗阻。
分支胰管型（branch-duct type）：分支胰管囊状扩张，直径＞5 mm，并与主胰管交通。
混合型（mixed-duct type）：同时具备上述两型特征
2. 根据上皮发育程度分类
IPMN 伴轻度异型增生（IPMN with low-grade dysplasia）
IPMN 伴中度异型增生（IPMN with intermediate-grade dysplasia）
IPMN 伴重度异型增生（IPMN with high-grade dysplasia）
IPMN 伴浸润性癌（IPMN with an associated invasive carcinoma）
3. 根据被覆上皮的形态分类
肠型（intestinal-type）
胰胆管型（pancreatobiliarytype）
胃型（gastric-type）
嗜酸细胞型（oncocytic-type epithelium）

三、临床表现

通常无症状，偶然发现。

· **腹痛** · 出现在继发的急性胰腺炎发作期。

· **黄疸、腹泻** · 15%～20% 患者，预示 IPMN 恶变（分别为 8 倍和 5 倍）。

· **糖尿病** · 新近发作或加重提示恶变（3 倍）。

四、实验室检查

（1）实验室检查阴性。

（2）腹痛发作时淀粉酶或脂肪酶升高。

（3）囊液分析：CEA＞192 ng/ml（高敏感性和特异性），有助于区分黏液性和非黏液性囊性病变。

五、病理学表现

（一）大体表现

肿瘤可起源胰腺导管的任何部位，分支胰管型 IPMN 好发于钩突，主胰管型 IPMN 累及全程或局段主胰管，并产生大量稠厚的黏液充满管腔，导管腔内有乳头形成（图 17-1），十二指肠镜检查时可见从壶腹部、十二指肠大乳头或副乳头处黏液溢出（图 17-2）。IPMN 病灶大小 2～25 cm，平均 6 cm，可单发，也可多中心发生，严重者累及整个胰管系统，并伴有明显的胰管扩张（图 17-3）。偶见非浸润性 IPMN

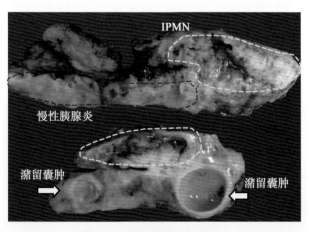

图 17-1　IPMN 导管内大体特征

扩张的导管内见灰白色乳头状突起充满导管（黄虚线圈）；因黏液阻塞导致上游胰腺组织发生慢性梗阻性胰腺炎（红虚线圈）及潴留囊肿（白箭）

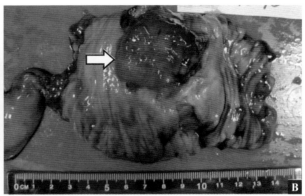

图 17-2 主胰管型 IPMN 累及十二指肠

A、B. 大体标本十二指肠切面显示有黏液从乳头处溢出（粗白箭）

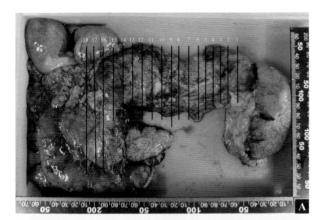

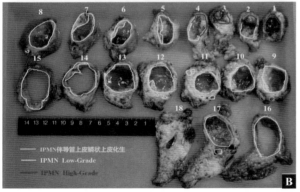

图 17-3 主胰管型 IPMN 大体表现

主胰管型 IPMN 累及全程主胰管。A. 全胰切除标本显示胰腺肿胀，呈腊肠样；B. 沿主胰管垂直连续切面显示主胰管明显扩张，其内充满较透明的黏液，胰尾部导管腔内明显乳头形成，并以上皮重度异型增生为主（红虚线勾划）

根据累及部位分为主胰管型、分支导管型及混合导管型。

1. 主胰管型（图 17-3）·主胰管扩张，其内充满黏液，导管腔内乳头形成。主胰管型 IPMN 可延伸至壶腹部，并可累及主胰管全长。因 IPMN 局部黏液阻塞导致上游胰腺组织发生慢性梗阻性胰腺炎及潴留囊肿，潴留囊肿的形成会误导为分支型 IPMN 或混合型 IPMN。IPMN 相邻的胰腺实质伴有一定程度慢性炎症及腺体的萎缩。

2. 分支导管型（图 17-4）·大体标本切面上分支导管扩张呈葡萄簇样改变。单囊、单个多房囊或是一簇囊。扩张的导管内有黏稠的黏液，并有乳头样凸起。与主胰管型 IPMN 不同的是周围相邻胰腺一般是正常所见。

3. 混合导管型（图 17-5）·肿瘤同时累及主胰管及分支胰管，导管均有扩张并充满黏液。

4. 嗜酸细胞型（图 17-6）·属于 IPMN 特殊类型，与其他类型 IPMN 不同，大体标本切面上管腔内充满实性、易碎的乳头状结节，易误认为导管内肿瘤。

5. IPMN 伴浸润性癌（图 17-7）·约 35% 的 IPMN 存在局灶浸润性癌，肉眼见囊壁不规则增厚，相邻胰腺内有不规则灰白色实性区域（导管腺癌）或质软的黏液样肿块（胶样癌）。较小的浸润性癌只能在显微镜下显示。

与十二指肠和胃之间形成瘘道。大体标本检查时需明确 IPMN 的位置，即累及主胰管还是分支胰管，并

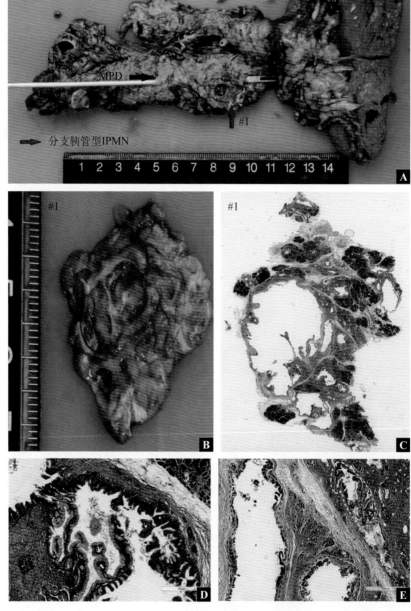

图 17-4　分支胰管型 IPMN 病理学表现

A、B. 大体标本见分支导管多房囊状囊灶(红箭),扩张的导管内可见黏液,周围胰腺基本正常,分叶状结构存在;C. 对应 B 图的病理大组织切片;D. 镜下见不同管径的导管扩张,内衬高柱状上皮,形成乳头;E. 同一导管病灶的不同程度上皮异型增生,红虚线区示上皮中度异型增生,黄虚线区示上皮轻度异型增生

注:MPD 主胰管

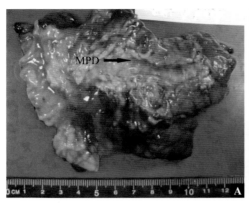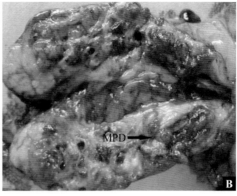

图 17-5 混合型 IPMN 大体表现

A. 主胰管及分支胰管扩张,其内可见黏液(黑箭);B. 主胰管及分支胰管扩张,其内充满黏冻样物及乳头(黑箭)(MPD:主胰管)

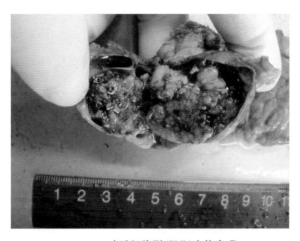

图 17-6 嗜酸细胞型 IPMN 大体表现

大体标本切面见扩大的管腔呈囊状,其内充满灰白、灰红色
乳头状结节,实性并易碎

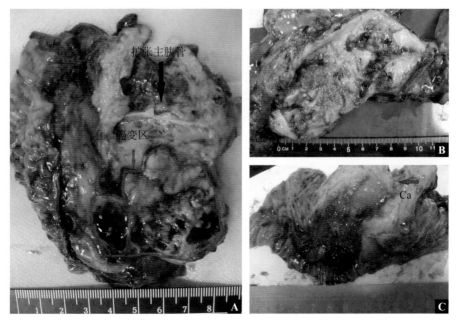

图 17-7 IPMN 伴浸润癌大体表现

A、B. 大体标本切面示扩张的胰管囊壁不规则增厚,管壁可见充满乳头状物,可见黏液分泌;周
围胰腺分叶状结构消失,被不规则灰白色实性区域取代(癌变区);C. 主胰管型 IPMN 并累及
十二指肠乳头,胰管内充满黏冻样物,周围胰腺质地变硬,呈灰白色

（二）组织学表现

IPMN 内衬高柱状上皮，多数形成高大型乳头，纤维血管是其轴心（图 17-8A）。但也有乳头较小并缺乏纤维血管轴心，被覆扁平上皮（图 17-8B）。IPMN 累及邻近小导管时易误诊为 PanIN（图 17-8C）。发生 IPMN 区域的导管可出现破裂，导致腔内黏液渗出到周围间质，引起炎症反应，外渗的黏液需要与浸润性胶样癌相鉴别（图 17-8D）。IPMN 的细胞分型依据是占优势的细胞类型；IPMN 的增生分级必须全面仔细评估，以异型增生最严重的区域进行分级。

1. 细胞亚型·分为四型。①胃型：占 35%，细胞形态与胃的陷窝上皮相似，核为单层，位于基底，胞质顶端富含黏液。上皮细胞之间可见散在分布的杯状细胞（图 17-9A）。②肠型：占 50%，形态与肠道的绒毛状腺瘤相似。通常乳头较长，呈绒毛状，核长形，依据异型增生的程度可有不同程度的假复层及细胞内黏液，上皮之间有大量杯状细胞，也可见潘氏细胞及内分泌细胞（图 17-9B）。③胰胆管型：占 10%，此型乳头分支更为复杂，常为多分支状乳头、微乳头，甚至出现筛状排列。细胞核圆形，多为单层，但可有不同程度的异型性，甚至出现极性紊乱，核仁明显（图 17-9C）。④嗜酸细胞型：占 5%，由假复层嗜酸性上皮组成，核圆形，可见核仁，胞质内含有淡粉色颗粒，比潘氏细胞内的颗粒细多得多，杯状细胞常混杂在嗜酸性细胞中。通常形成复杂的分支乳头状、实性巢状、筛状结构（图 17-9D）。部分区域的上皮平坦，无复杂乳头状结构。该型 IPMN 因表现为实性并充满管腔，与导管内肿瘤鉴别困难。

同一病例 IPMN 中可出现各种细胞亚型的混合，分型时以优势细胞确定其亚型。各细胞亚型除形态学差异外（表 17-2），免疫组化黏蛋白的表达也不同（见表 17-3）。不同细胞亚型的异型增生程度也有差异，胃型 IPMN 一般为轻度异型增生；肠型则倾向中至重度异型增生；胰胆管型及嗜酸细胞型通常为重度异型增生。

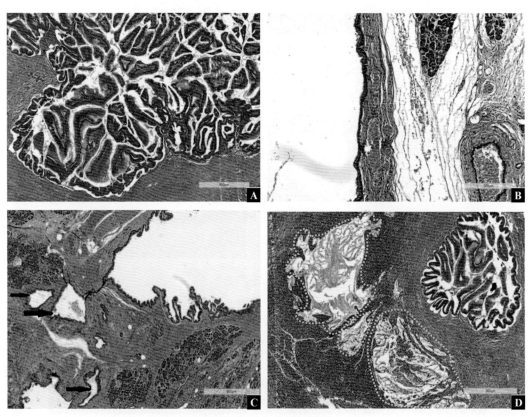

图 17-8　IPMN 组织学表现

A. 凸向管腔形成大量乳头；B. 也可平坦状单层上皮；C. 可累及邻近小导管（黑箭）；D. 导管破裂，腔内黏液渗出到周围间质（黄虚线区），伴有炎症反应

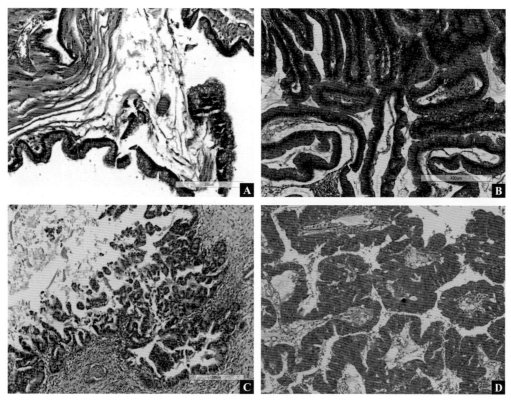

图 17-9　IPMN 的各种细胞亚型

A. 胃型；B. 肠型；C. 胰胆管型；D. 嗜酸细胞型

表 17-2　IPMN 各种细胞亚型及 ITPN 鉴别

	胃型	肠型	胰胆管型	嗜酸细胞型	ITPN
发病部位	BD＞MD	MD＞BD	BD＞MD	BD＞MD	BD＞MD
上皮生长方式	平坦或乳头样	指状绒毛长乳头	复杂乳头	实性生长	实性生长
上皮异型性	LGD/IGD	IGD/HGD	HGD	HGD	HGD
伴发浸润性癌概率	15％	30％～60％	60％～75％	25％	40％
伴发浸润性癌类型	普通导管腺癌	胶样癌或普通导管腺癌	普通导管腺癌	嗜酸细胞型或普通导管腺癌	普通导管腺癌

注：BD：分支胰管；MD：主胰管；LGD：低级别异型；IGD：中级别异型；HGD：高级别异型；ITPN：管内乳头状；IPMN：导管内乳头状黏液性肿瘤

2. 上皮异型程度分级 · IPMN 的上皮的异型增生程度可分为轻度、中度和重度异型增生，主要依据是组织结构及细胞异型性，单一 IPMN 病例出现不同程度异型增生时，分级以最重程度为准。从轻度到中度、重度异型增生再到浸润性癌，通常需要经过数年时间，但病程长短、病灶大小并非与异型增生程度或浸润癌直线相关，尚无 IPMN 自然史研究报道，但非常有意义。

· 轻度异型增生（图 17-10A）· 内衬单层、相对一致的柱状上皮，核位于基底，异型程度较轻，无核分裂。上皮可以平坦或形成含纤维血管轴心的乳头。

· 中度异型增生（图 17-10B）· 核相对拥挤，失去极性，有核多形性，偶见核分裂。可形成含纤维血管轴心的乳头。

· 重度异型增生（图 17-10C）· 以形成复杂的乳头结构为特征，表现为筛状结构、分支或出芽的乳头结构。细胞极性完全消失，明显多形性及非典型性，常有核分裂象。偶见上皮平坦无乳头。

· IPMN 伴浸润性癌（图 17-11）· 从微小浸润

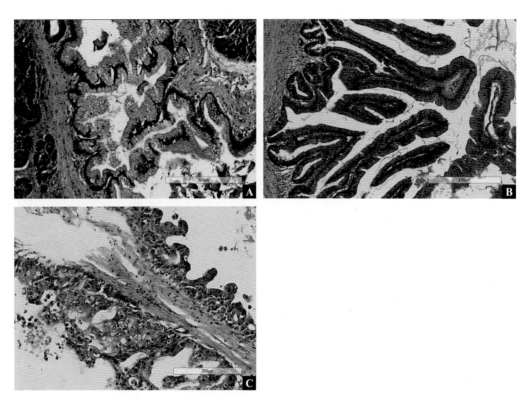

图 17-10　IPMN 上皮异型程度分级

A. 轻度；B. 中度；C. 重度，异型增生

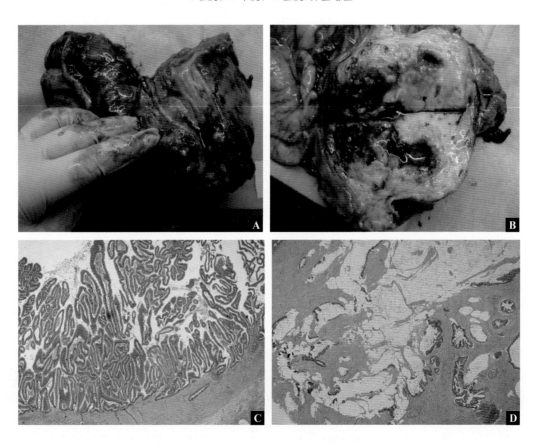

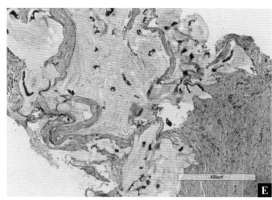
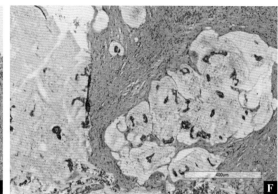

图 17-11　IPMN 伴浸润性癌病理学表现

胰头部 IPMN 伴浸润性癌,浸润性癌成分为黏液性非囊性癌(胶样癌)。A.十二指肠胰头切除标本,沿胆总管方向切开,可见周边分支胰管扩张,其内充满黏液及乳头;B.垂直胆总管切开,切面呈囊实性,囊性区明显乳头形成,实性区呈灰白色,质地稍硬;C.囊性区镜下见导管上皮突向腔内乳头样增生,细胞轻至中度异型;D.实性区镜下见大片黏液湖形成,肿瘤性腺体在周边呈浸润性生长;E、F.实性区镜下可见肿瘤细胞漂浮于黏液湖中

(浸润深度≤5 mm),到多灶浸润或明显浸润,程度各不相同。由于"微浸润"定义在不同研究之间存在差异,目前国际共识取消"微浸润"这一病理诊断术语。而建议在 TNM 分期中将 T1 期(浸润深度≤2 cm)进一步细分,T1a 浸润深度≤0.5 cm,T1b 为 0.5 cm<浸润深度<1 cm,T1c 为 1 cm≤浸润深度≤2 cm。IPMN 发展而来的浸润性癌有几种方向:普通的导管腺癌、胶样癌、嗜酸性细胞癌等。四种亚型的 IPMN 均可进展为普通型导管腺癌,但胶样癌只有肠型 IPMN 进展而成,嗜酸性细胞癌只有嗜酸细胞型 IPMN 进展而来(表 17-3)。在病理诊断中,对伴发的浸润性癌需要详细描述、标注浸润性癌的类型及分级。两种情况需要关注:同一病例 IPMN 进展可以形成单灶或多灶浸润性癌;IPMN 可同时伴发胰腺导管腺癌,而非 IPMN 进展结果。

六、免疫组化

IPMN 通常表达 AE1/AE3、CAM5.2、CK7、CK8、CK18、CK19,大部分还可表达 CEA、CA19-9。肠型 IPMN 通常阳性表达 MUC2、CDX-2 和 CK20,胃型 IPMN 通常阳性表达 MUC5 和 MUC6,胰胆管型 IPMN 通常阳性表达 MUC1,但 MUC2 和 CDX-2 不表达,所有类型 IPMN 均表达 S100P,不表达 pVHL。MUC6 通常在上皮基底层表达,突入

腔内的囊性乳头不表达。DPC4/SMAD4 表达情况目前缺乏文献报道。IPMN 免疫组化标记物及表达见表 17-3。

表 17-3　IPMN 免疫组化标记物及表达

抗体	文献	GML 数据(N= 18)
CK7	＋	100%(18/18)
S100P	＋	18/18(100%)
pVHL	－	0(0/18)
Maspin	＋	ND
CK19	＋	75%(12/16)
CK20	－或＋	62.5%(10/16)
CDX-2	＋或－	37.5%(6/16)
CEA	＋	100%(18/18)
CA19-9	＋或－	62.5%(10/16)
MUC1	V	50%(9/18)
MUC2	V	44%(8/18)
MUC5AC	＋	100%(18/18)
MUC6	ND	78%(14/18)
DPC4/smad4	＋	100%(18/18)

注:GML:Geisinger Medical Laboratories,Geisinger 医学实验室;N:例数;－:阳性表达<5%,＋:阳性表达>70%,＋或－:50%<阳性表达<70%,－或＋阳性表达<50%,V:可变,数据不一致;ND:数据不可获得

七、影像学表现与病理学相关性

（一）分支胰管型（图 17-12～24）

1. 部位、数量·可发生于胰腺任何部分，更多见于钩突部，表现为单个或多个分支胰管的囊状扩张。影像上表现为囊性肿块与主胰管相通，为单个或多个沿着主胰管分布的小囊，或呈簇状分布。

2. 囊肿·分叶状，具有典型的葡萄串状外观，可突出于胰腺实质，周围胰腺实质一般正常。囊腔内充满黏液，内表面光滑，部分病例可见到附壁微小结节。影像上表现为"小叶状"或"葡萄串状"影。目前的成像技术难以区分囊内的黏液和胰液，囊液在 CT 上呈水样低密度，囊内实性成分呈稍低密度，囊壁及微小乳头结节很难清楚显示。MRI 上显示囊灶良好，囊液呈典型的水样信号（T1WI 上低信号，T2WI 上高信号），在高质量的 T2WI 上可以显示低信号囊壁、乳头结节和实性成分，增强后囊液无强化，而囊壁和囊腔内实性成分有不同程度强化。分支型 IPMN 的诊断要点是：扩张的囊状分支胰管与主胰管相通，该征象在 MSCT 上沿主胰管曲面重建的图像或者 MRCP 图像上显示最佳，有助于确立诊断，但不是全部病例都能在影像上显示相通关系。

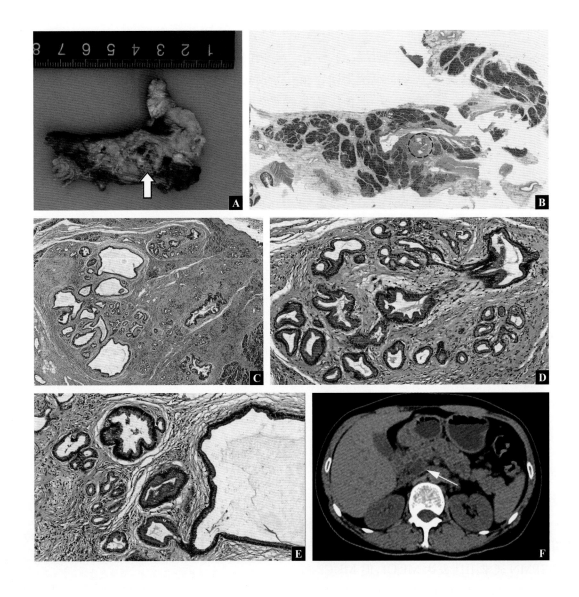

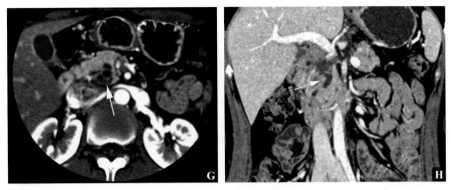

图 17-12 分支胰管型 IPMN

A. 大体标本示胰腺钩突部蜂窝状多囊病灶（粗白箭），分界清楚，周围胰腺正常，小叶结构清晰；
B. 为图 A 对应的 HE 染色大切片，钩突部可见多发分支胰管扩张（红圈）；C～E. 为图 B 红圈放大，分支胰管扩张，导管上皮低级别异型增生；F. 横断面 CT 平扫示钩突部小囊状低密度影（细白箭）；G. 横断面 CT 增强动脉晚期，多发小囊状病灶在周围强化的胰腺实质对比下显示更加清楚（细白箭）；H. 冠状面增强 CT 图像示病灶与主胰管相通（细白箭）

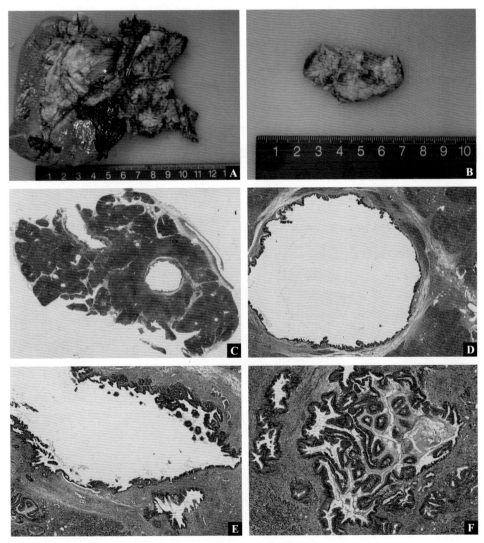

图 17-13 分支胰管型 IPMN

A、B. 大体标本切面显示胰尾部两个囊性灶，内壁光滑，内容物已流失；C. 为 B 图相应的 HE 切片，低倍镜下可见两个扩张明显的大导管；D、E. 显示导管上皮增生，局部呈乳头状；F. 高倍镜显示上皮低级别异型增生，可见乳头形成，导管腔内见黏液分泌

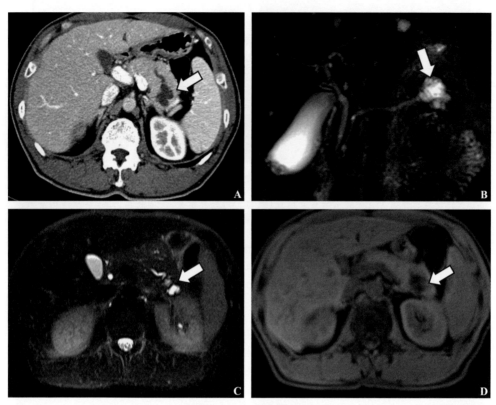

图 17-14 分支胰管型 IPMN

与图 7-13 为同一患者，术前影像。A. 横断面 CT 增强门脉期示胰尾部呈"葡萄串"样囊状扩张的低密度病灶，并且与主胰管相通(粗白箭)；B. 2D-MRCP 示胰尾部与主胰管相通的高信号囊状病灶影(粗白箭)，其下游主胰管全程轻度扩张；C、D. 分别为横断面 FS-T2WI 和 FS-T1WI，显示胰尾部病灶的水样信号 T2WI 上呈高信号，T1WI 上呈低信号(粗白箭)

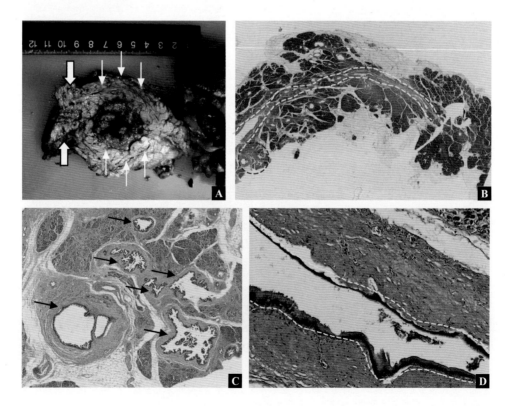

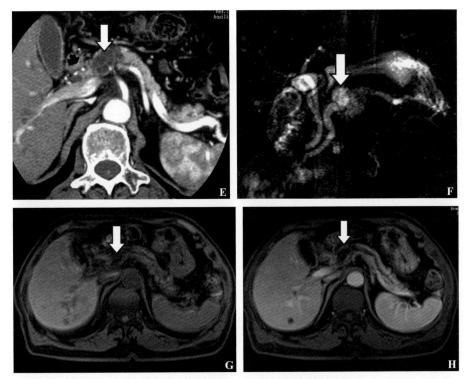

图 17-15　分支胰管型 IPMN,伴有主胰管扩张

A. 大体标本示紧邻胰腺切缘处囊状扩张病灶(粗白箭),上游主胰管轻度扩张(细白箭);B. 为图A 相应的 HE 大病理切片,主胰管轻度扩张(黄虚线),主胰管附近多发分支胰管呈囊状扩张(红虚线);C. 图 B 红虚线放大,病灶区多发分支胰管扩张,上皮轻至中度异型增生;D. 图 B 黄虚线放大,主胰管上皮轻度异型增生;E. 横断面 CT 增强动脉晚期,胰颈部多囊低密度灶(粗白箭);F. 2D-MRCP 示胰颈部与主胰管相通的多囊病灶,全程主胰管轻度扩张(粗白箭);G、H. 分别为横断面 FS-T1WI 平扫和门脉期图像,胰颈部病灶与主胰管相通并呈低信号

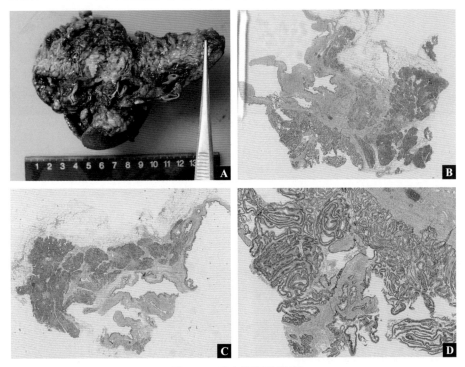

图 17-16　分支胰管型 IPMN

A. 大体标本示胰尾部多房性囊性肿块,其内可见明显乳头样凸起;B、C. 低倍镜下显示分支胰管扩张;D. 导管上皮增生,局部呈乳头样,上皮轻至中度异型增生

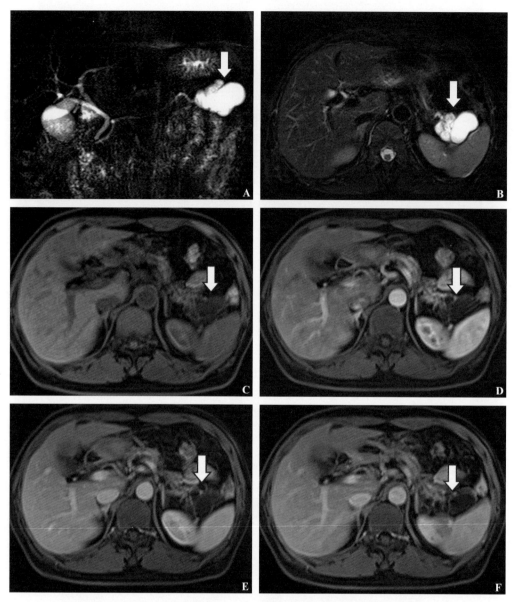

图 17-17 分支胰管型 IPMN

与图 7-16 为同一患者,术前 MRI。A. 2D-MRCP 示胰尾部分叶状多房囊性高信号病灶,与主胰管相通(粗白箭);B、C. 横断面 FS-T2WI 和 FS-T1WI 示囊性成分呈典型水样信号,乳头成分在 T2WI 上相对高信号,T1WI 上相对低信号(粗白箭);D～F. 分别为横断面 FS-T1WI 增强动脉期、门脉期和延迟期图像,示囊性部分无强化,其内分隔强化(粗白箭)

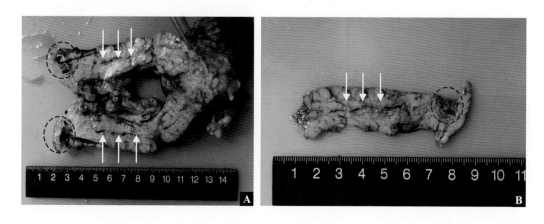

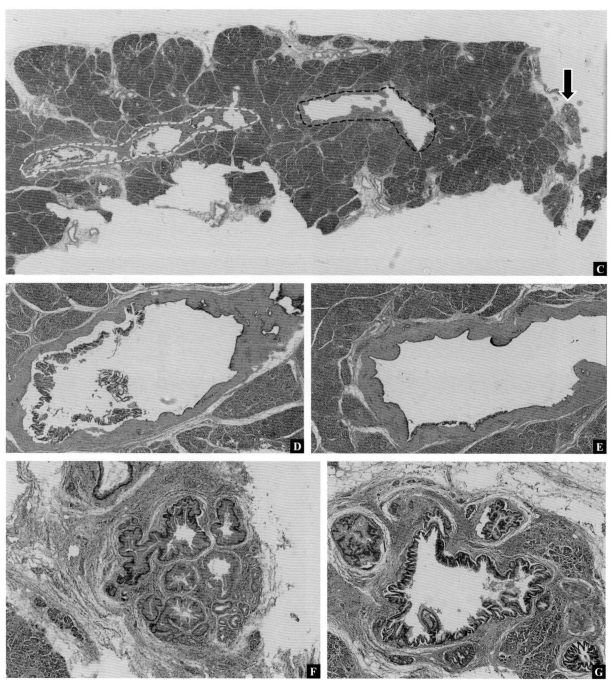

图 17-18　混合胰管型 IPMN

A、B. 大体标本示胰体部囊性病灶(红圈圈出),标本上游主胰管扩张(细白箭);C. 为图 B 对应 HE 染色大病理切片,黄虚线和红虚线区为主胰管,右侧粗黑箭示胰颈部分支胰管病变,左侧粗黑箭示主胰管周围分支胰管病变;D、E. 分别黄虚线和红虚线对应的主胰管放大图,黄虚线区主胰管腔扩张,导管上皮增生呈乳头状,部分脱落于管腔,红虚线区主胰管腔扩张,局部导管上皮轻至中度异型增生;F. 为图 C 右侧粗黑箭所示病灶;G. 为图 C 左侧粗黑箭所示病灶,均可见分支胰管导管上皮低级别异型增生(胃型),局部呈乳头状结构

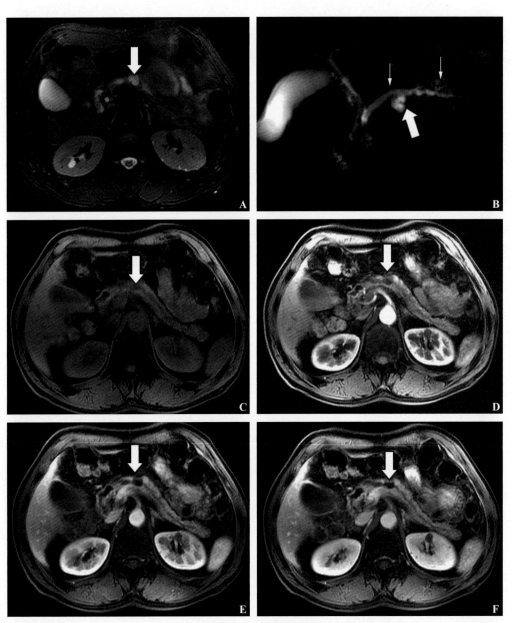

图 17-19 混合胰管型 IPMN

与图 17-18 为同一患者,术前 MRI。A. 横断面 FS-T2WI 示胰体部与主胰管相通的小囊状高信号影(粗白箭);B. 2D-MRCP 示与主胰管相通的囊性高信号病灶(粗白箭),上下游主胰管和分支胰管不同程度扩张(细白箭);C. 横断面 FS-T1WI 示病灶呈低信号,胰体尾部相对萎缩;D~F. 分别为 FS-T1WI 增强动脉期、门脉期和延迟期图像,病灶内部无明显强化,在强化的胰腺实质对比下显示更加清楚(粗白箭)

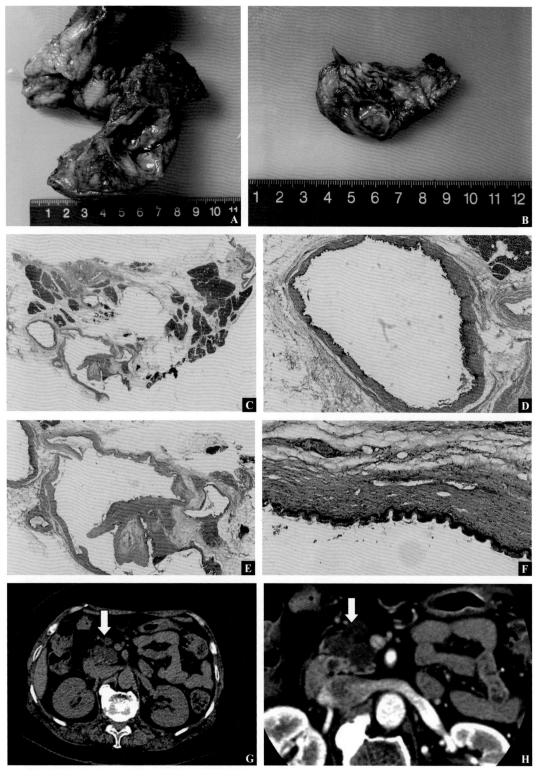

图 17-20　分支胰管型 IPMN

A、B. 大体标本示胰头部囊性病灶,囊内壁光滑,内容物已流失;C. 为图 B 对应的 HE 染色大病理切片;D、E. 镜下示分支胰管呈囊状扩张,上皮局部呈乳头样增生;F. 高倍镜示导管上皮呈胃型,轻度异型;G、H. 分别为横断面 CT 平扫和动脉晚期图像,胰头部可见一枚分叶状囊性低密度影(粗白箭)

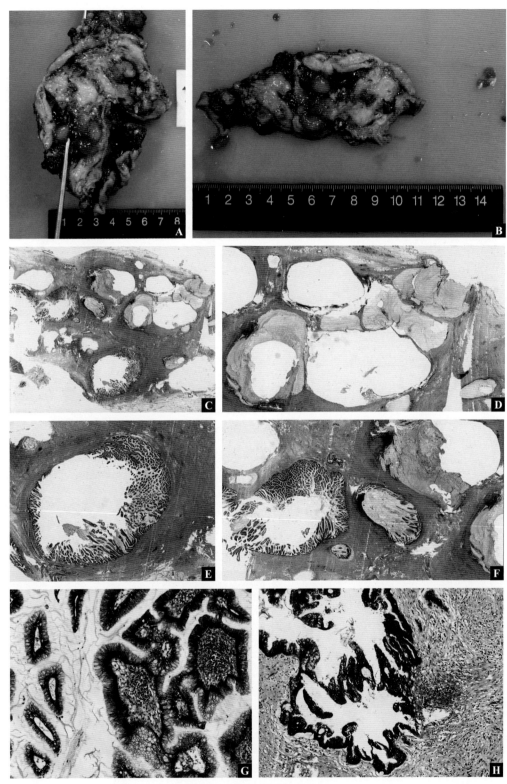

图 17-21　分支胰管型 IPMN

A、B. 大体标本示胰头部灰红色囊性肿块,其内富含胶冻状黏稠的黏液;C. 为图 B 对应的 HE 染色大病理切片;D～F. 镜下示病灶内为多发分支胰管扩张,部分分支胰管内充满黏液,上皮部分脱落消失,部分呈乳头样增生;G. 高倍镜见导管上皮呈乳头样增生(肠型),大部区域轻至中度异型增生;H. 显示局灶重度异型增生

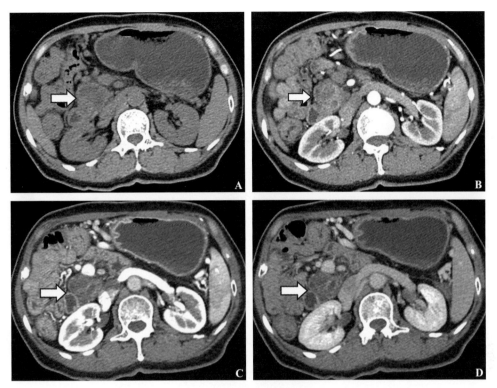

图 17-22　分支胰管型 IPMN

与图 17-21 为同一患者,术前 CT。A. 横断面 CT 平扫示钩突部分支胰管扩张,呈低密度多囊肿块(粗白箭);B~D. 分别为横断面 CT 增强动脉期、门脉期、延迟期图像,示钩突部肿块内部不均匀强化(粗白箭)

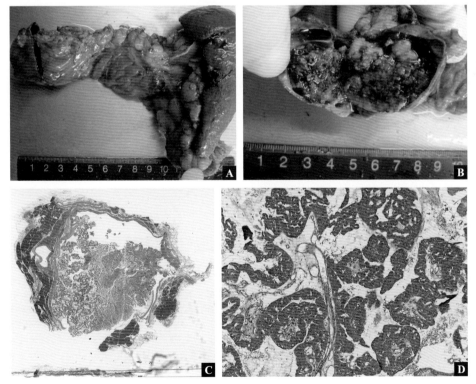

图 17-23　分支胰管型 IPMN(嗜酸细胞型)

A、B. 显示胰体部一结节肿物,切面管腔内充满灰白灰红色实性、易碎的乳头状结节,未见黏液分泌;C. 低倍镜下见导管上皮乳头样增生,充满管腔;D. 高倍镜下见显示细胞嗜酸性,呈重度异型增生

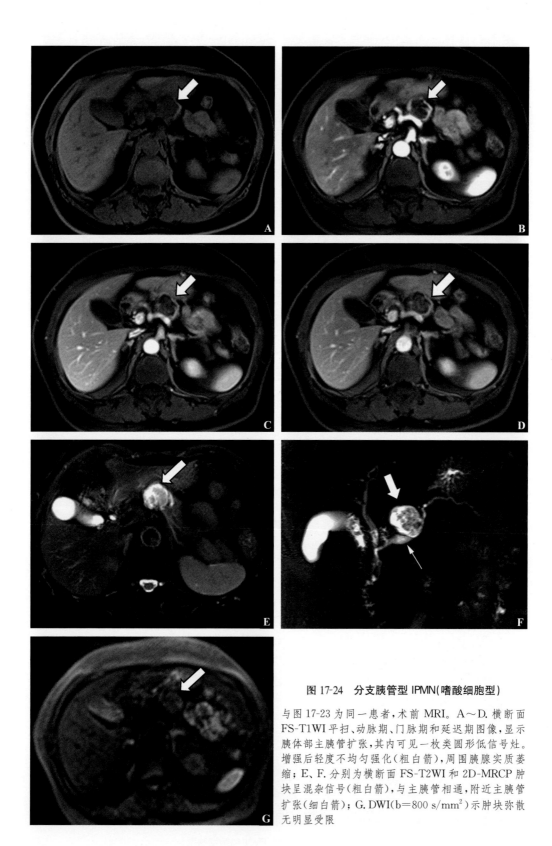

图 17-24　分支胰管型 IPMN（嗜酸细胞型）

与图 17-23 为同一患者，术前 MRI。A～D. 横断面
FS-T1WI 平扫、动脉期、门脉期和延迟期图像，显示
胰体部主胰管扩张，其内可见一枚类圆形低信号灶。
增强后轻度不均匀强化（粗白箭），周围胰腺实质萎
缩；E、F. 分别为横断面 FS-T2WI 和 2D-MRCP 肿
块呈混杂信号（粗白箭），与主胰管相通，附近主胰管
扩张（细白箭）；G. DWI（b＝800 s/mm²）示肿块弥散
无明显受限

（二）主胰管型及混合型 IPMN（图 17-25～33）

主胰管弥漫性或节段性扩张，其内充满黏液，通常能观察到乳头状赘生物和实性结节。影像上表现为主胰管全程或局段扩张，管壁不规则增厚，部分可见突向腔内的乳头等实性成分。增厚的主胰管壁和向腔内突出的实性成分 CT 上呈相对低密度，T1WI 上呈稍低信号，T2WI 上呈稍高信号，增强后呈中等或弱强化。部分病例在扩张的主胰管内有高密度结石，同时周围胰腺实质明显萎缩，易误诊为经典的慢性胰腺炎。主胰管型 IPMN 黏液阻塞，可导致上游胰腺组织发生慢性梗阻性胰腺炎及潴留囊肿（图 17-29、30），需要仔细甄别这些潴留囊肿，避免误诊为分支型 IPMN 或混合型 IPMN。当病变累及主乳头或副乳头时，可以显示外翻增大的乳头，甚至十二指肠腔扩大，但不能显示黏液溢入十二指肠。

混合型 IPMN（图 17-28～33）兼具分支型和主胰管型双重影像特征，但在生物学行为上与主胰管型基本一致。注意：当分支胰管型 IPMN 分泌的黏液进入主胰管导致主胰管扩张，勿误认为混合型 IPMN。

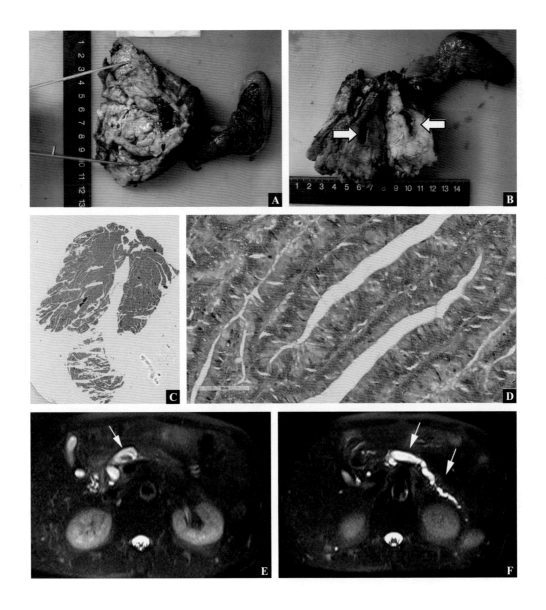

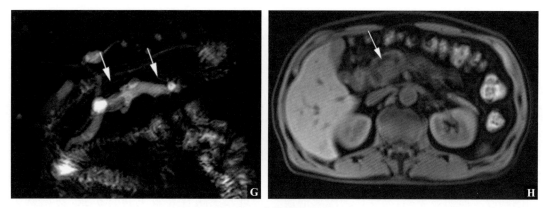

图 17-25　主胰管型 IPMN

A、B. 病理大体标本示主胰管明显扩张(粗白箭);C. 低倍镜下显示主胰管内的一枚乳头样结节;D. 高倍镜下见导管上皮乳头样增生,中度异型增生(肠型);E、F. 横断面 FS-T2WI 示胰体尾部主胰管和分支胰管明显扩张,管腔内黏液呈高信号(细白箭);G. 2D-MRCP 示主胰管全程显著扩张(细白箭);H. 横断面 FS-T1WI 示扩张的胰头部主胰管内有等信号结节(细白箭)

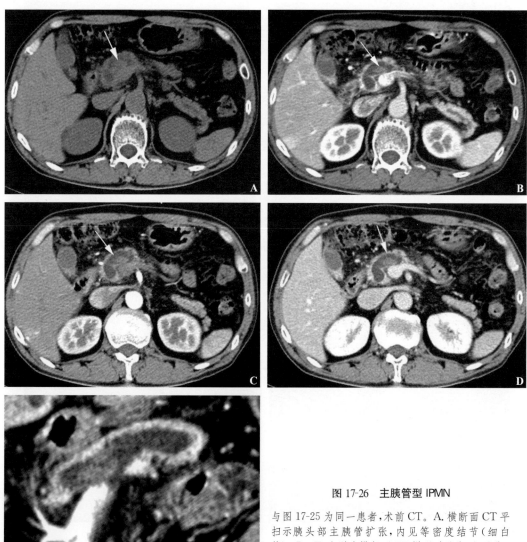

图 17-26　主胰管型 IPMN

与图 17-25 为同一患者,术前 CT。A. 横断面 CT 平扫示胰头部主胰管扩张,内见等密度结节(细白箭);B～E. 分别为横断面 CT 增强动脉期、门脉期、延迟期及门脉期冠状面图像,显示扩张的主胰管内实性结节轻度强化(细白箭)

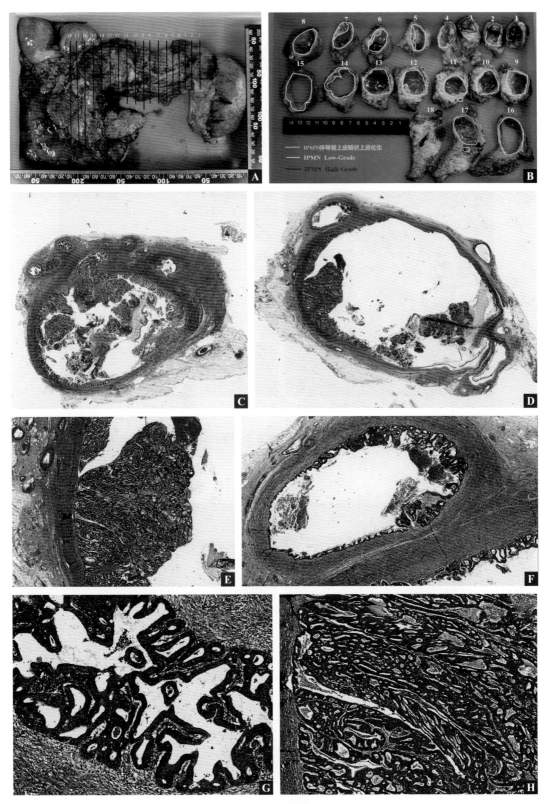

图 17-27　主胰管型 IPMN

A、B. 全胰切除标本示主胰管显著扩张,主胰管内充满透明胶冻状黏液,部分区域可见乳头样隆起,B 图做了镜下病理大体还原图,可以清晰地显示各个部位导管上皮异型的程度及病变范围;C、D. 为垂直主胰管部分层面(1、2)HE 染色大切片,可见主胰管腔内多发乳头形成,并累及附近分支胰管;E、F. 为图 C 局部放大,主胰管多发乳头形成,可见筛孔样结构;H、G. 高倍镜下见上皮呈中至重度异型增生(肠型)

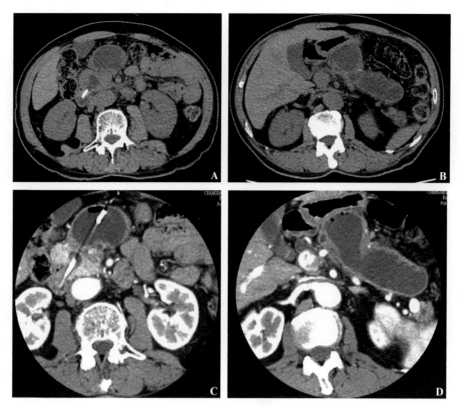

图 17-28 主胰管型 IPMN

与图 17-27 为同一患者,术前 CT。A、B. 横断面 CT 平扫图像;C、D. 横断面动脉晚期图像,可见主胰管全程极度扩张,其内充满低密度的黏液,胰腺实质萎缩,胰头部主胰管和十二指肠壶腹部可见引流管影

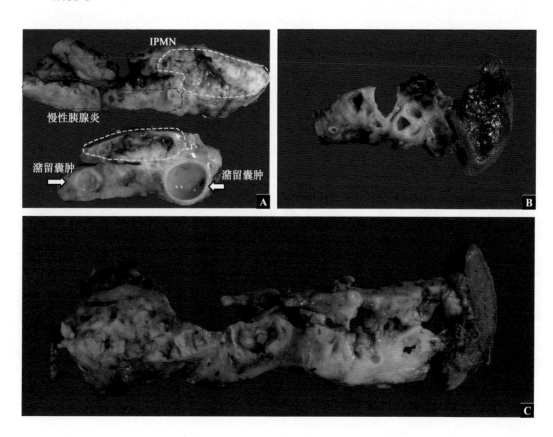

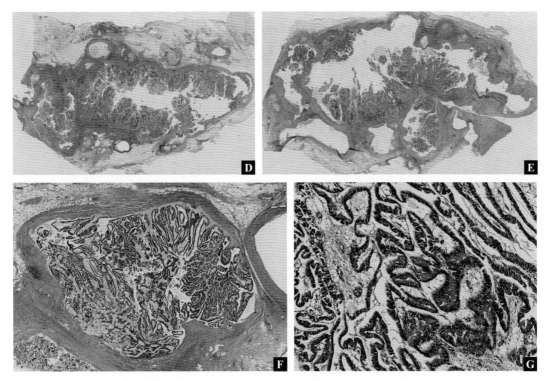

图 17-29　混合型 IPMN

A~C. 全胰标本示主胰管全程扩张,分支胰管呈囊状扩张,A 图内黄虚线显示导管内乳头样肿物充满管腔,红虚线显示周围慢性胰腺炎改变,另见潴留囊肿形成;D~F. 为平行胰管不同切面的 HE 染色大病理切片,显示囊腔内多发乳头形成,并可见黏液分泌;G. 高倍镜下显示上皮呈中度异型增生

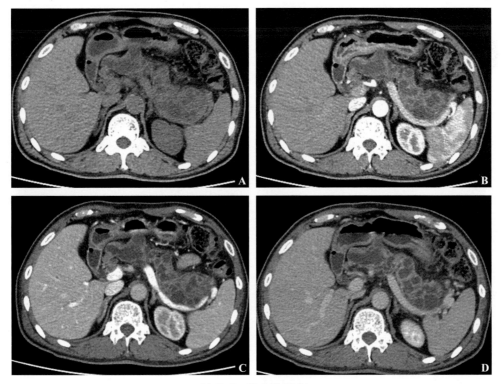

图 17-30　混合型 IPMN

与图 17-29 为同一患者,术前 CT。A、B. 横断面 CT 平扫;C、D. 横断面 CT 增强门脉期图像,胰管全程多发囊状扩张,其内充满低密度黏液,内部可见分隔和乳头强化,胰腺实质萎缩

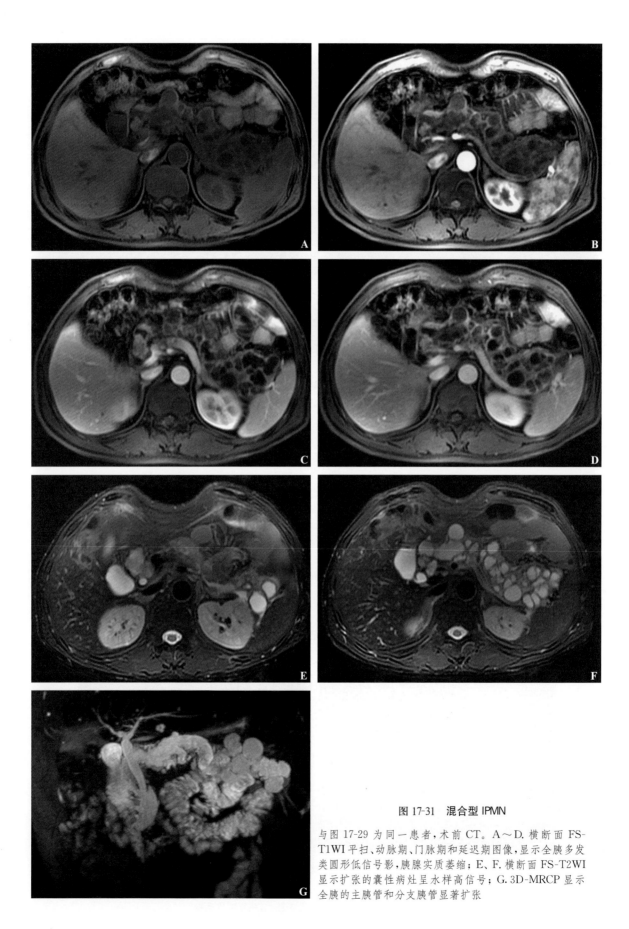

图 17-31　混合型 IPMN

与图 17-29 为同一患者,术前 CT。A～D. 横断面 FS-
T1WI 平扫、动脉期、门脉期和延迟期图像,显示全胰多发
类圆形低信号影,胰腺实质萎缩; E、F. 横断面 FS-T2WI
显示扩张的囊性病灶呈水样高信号; G. 3D-MRCP 显示
全胰的主胰管和分支胰管显著扩张

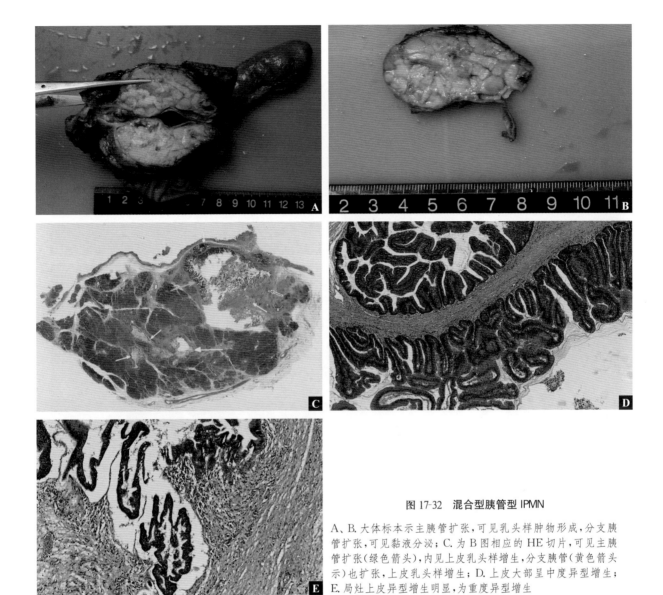

图 17-32　混合型胰管型 IPMN

A、B. 大体标本示主胰管扩张,可见乳头样肿物形成,分支胰管扩张,可见黏液分泌;C. 为 B 图相应的 HE 切片,可见主胰管扩张(绿色箭头),内见上皮乳头样增生,分支胰管(黄色箭头示)也扩张,上皮乳头样增生;D. 上皮大部呈中度异型增生;E. 局灶上皮异型增生明显,为重度异型增生

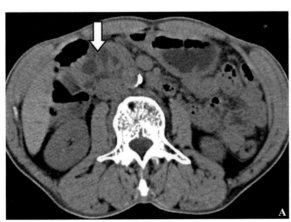

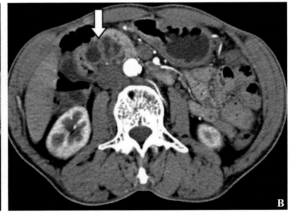

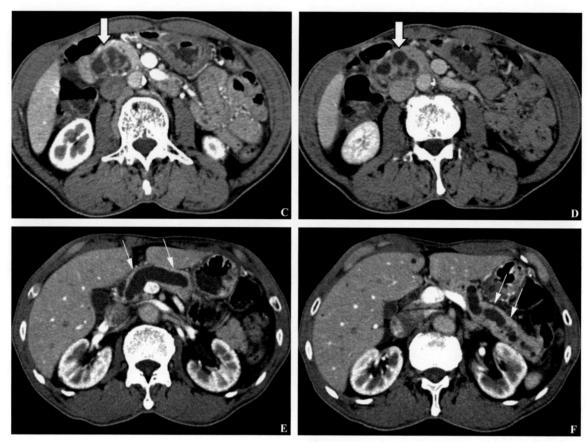

图 17-33　混合型胰管型 IPMN

与图 17-32 为同一患者，术前 CT。A. 横断面 CT 平扫示胰头部分支胰管扩张，呈多发小囊状，囊内可见稍高密度的实性结节和增厚的分隔（粗白箭）；B~D. 横断面 CT 增强动脉期、门脉期和延迟期图像，肿块内部强化的实性结节影和增厚的分隔（粗白箭）；E、F. 分别为横断面 CT 增强门脉期，胰颈、体尾部上游全称主胰管明显扩张（细白箭），主胰管内充满黏液

（三）IPMN 恶变（图 17-34~40）

主胰管型和混合型较分支胰管型 IPMN 更易恶变（恶变率 30%~50% vs 24%）。病理上表现为囊壁不规则增厚，腔内充满胶状基质团块和乳头状赘生物，并伴有局部炎症。当影像上出现伴发胰腺炎、MPD 直径≥15 mm、壁结节和钙化，提示主胰管型 IPMN 恶变；当囊腔≥3 cm，囊壁增厚，有壁结节和胰管扩张直径≥10 mm，提示分支胰管型 IPMN 有恶变倾向。

要点提示

- ■ 囊性肿块与主胰管相通是诊断 IPMN 可靠的指征。
- ■ 部分假性囊肿、潴留囊肿也与主胰管相通，需要临床和其他影像征象帮助鉴别。
- ■ 主胰管 IPMN 易恶变，当伴发胰腺炎、MPD 直径＞15 mm、壁结节和钙化、明显实性肿块时，提示恶变可能。

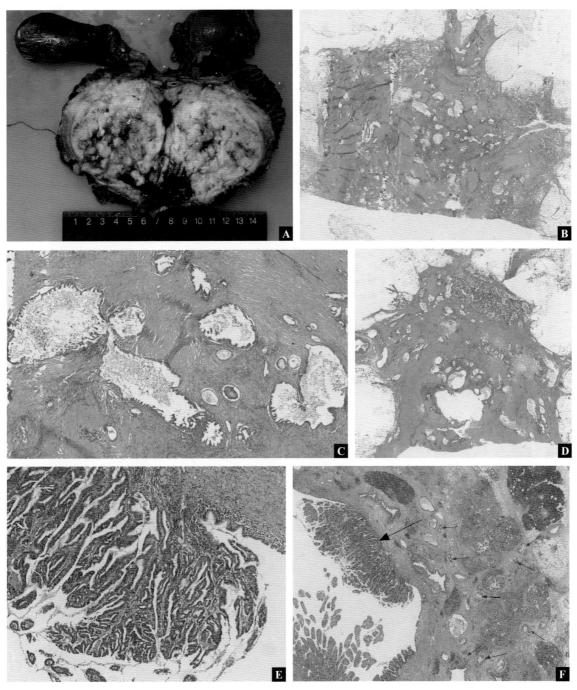

图 17-34 主胰管型 IPMN 伴浸润癌(浸润成分为导管腺癌)

A. 大体标本示胰头部体积增大,可见囊实混合、实性为主的灰白灰红色肿块;B、C. 示病灶内大量肿瘤细胞浸润间质;D. 肿块另一层面;E. 显示主胰管型 IPMN(细黑箭)及周围浸润性癌成分(细红箭);F. 显示主胰管内上皮乳头样增生(细黑箭),细胞中至重复异型增生(细红箭)

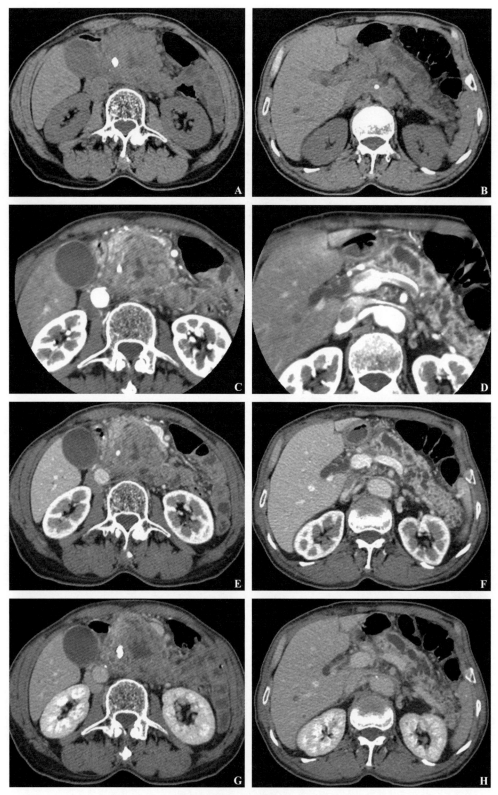

图 17-35　主胰管型 IPMN 伴浸润癌(浸润成分为导管腺癌)

与图 17-34 为同一患者,术前 CT。A、B. 横断面 CT 平扫示胰头部囊实混合、实性为主的等低密度肿块,
肿块内部可见高密度钙化影,胰体尾主胰管明显扩张,胰腺实质相对萎缩;C、D. 横断面 CT 增强动脉期;
E、F. 门脉期;G、H. 延迟期,增强后显示胰头部肿块呈不均匀强化,动脉期显著,与十二指肠和肝总动脉
分界欠清,并推压周围的门静脉和肠系膜动静脉,胰体尾部主胰管显著扩张,在周围强化的胰腺实质衬托
下肿块显示更加清楚

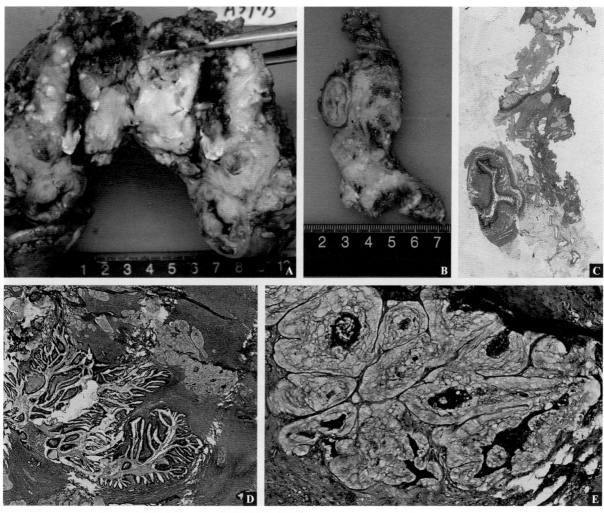

图 17-36　主胰管型 IPMN 伴浸润癌(浸润成分为胶样癌)

A、B. 大体标本示胰头部"奶酪样"白色肿块,其内可见钙化灶;C. 为图 B 对应的 HE 染色大组织病理切片;D. 可见导管上皮增生形成乳头样结构,周围可见间质浸润(胶样癌);E. 高倍镜下胶样癌部分见黏液湖形成,其内漂浮着肿瘤性腺体

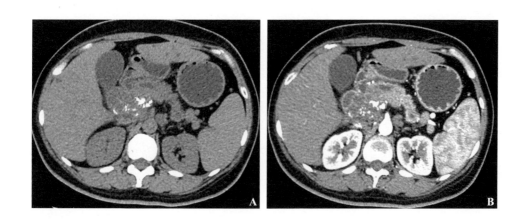

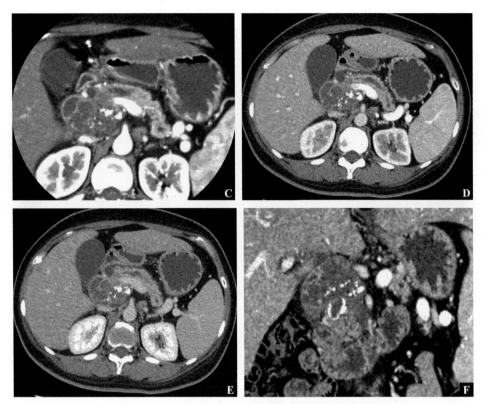

图 17-37　主胰管型 IPMN 伴浸润癌（浸润成分为胶样癌）

与图 17-36 为同一患者,术前 CT。A.横断面 CT 平扫示胰头部见一枚低密度肿块,肿块内多发散在高密度钙化影(易误诊为慢性胰腺炎);B~F.分别为横断面 CT 增强动脉早期、动脉晚期、门脉期、延迟期和门脉期冠状面重建图像,显示胰头部肿块强化不显著,上游主胰管中度扩张

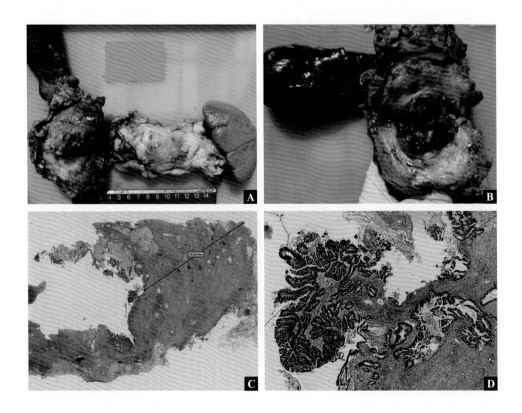

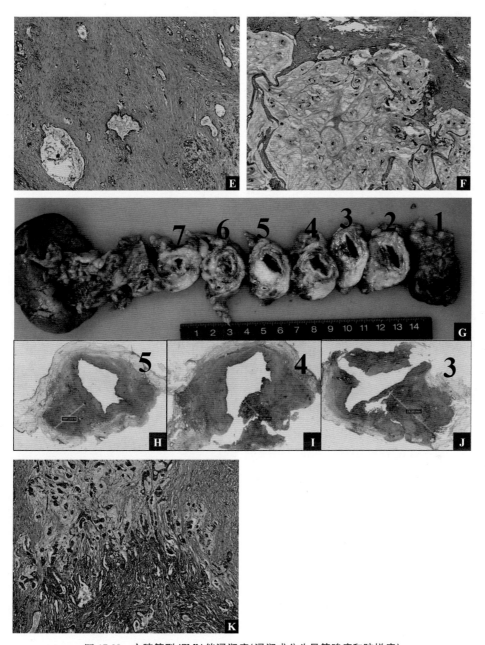

图 17-38　主胰管型 IPMN 伴浸润癌(浸润成分为导管腺癌和胶样癌)

A. 为全胰切除标本,胰头增大,体尾呈腊肠样肿大;B. 示胰头部主胰管扩张,其内充满黏液及乳头样物;C. 为胰头部局部层面大切片,低倍镜见导管上皮乳头样增生伴浸润生长,浸润癌成分为胶样癌＋导管腺癌,浸润深度为 14.33 mm;D. 显示高倍镜下导管上皮乳头样增生伴间质浸润;E. 显示浸润癌成分部分为导管腺癌;F. 显示浸润癌成分部分为胶样癌,可见黏液湖形成,其内漂浮着肿瘤性腺体;G. 显示胰体尾部主胰管扩张,管壁增厚呈灰白色,胰腺分叶状结构消失;镜下见 3、4、5 号组织大切片均可见浸润癌,并以 3 号浸润深度最深(14.20 mm);K. 高倍镜显示浸润癌为导管腺癌及胶样癌

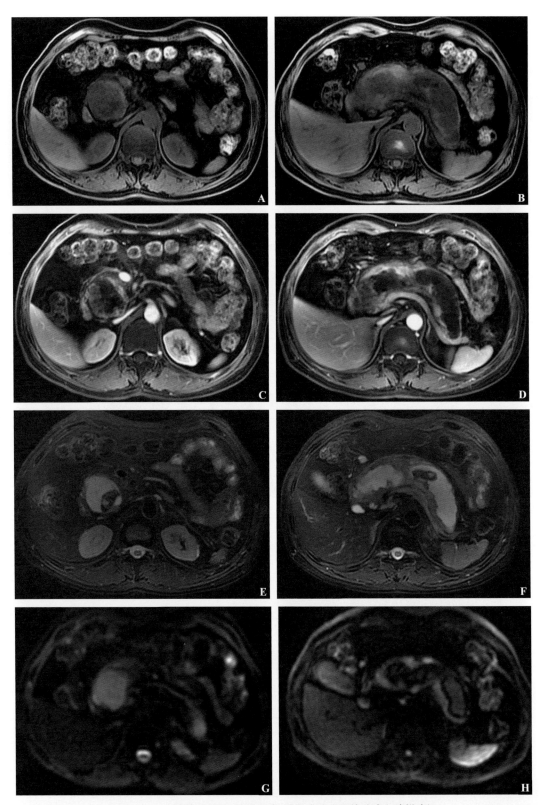

图 17-39　主胰管型 IPMN 伴浸润癌（浸润成分为导管腺癌和胶样癌）

与图 17-38 为同一患者，术前 MRI。A、B. 横断面 FS-T1WI 示主胰管全程极度扩张，内部信号不均匀，胰腺实质明显萎缩；C、D. 横断面 FS-T1WI 增强门脉期示主胰管壁不规则增厚，可见多发强化的壁结节；E、F. 横断面 FS-T2WI 示极度扩张的主胰管内充盈高信号黏液，其内可见多枚低信号充盈缺损的结石影；G、H. DWI（b＝1 000 s/mm²）示不规则增厚的主胰管壁弥散受限

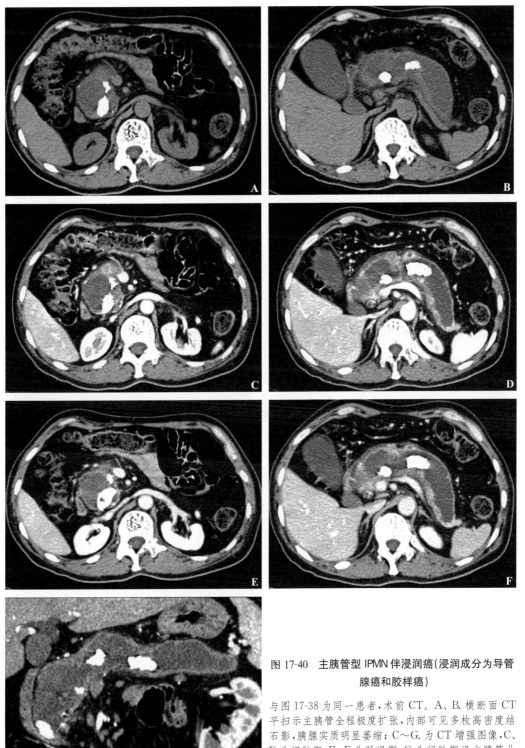

图 17-40　主胰管型 IPMN 伴浸润癌(浸润成分为导管
腺癌和胶样癌)

与图 17-38 为同一患者,术前 CT。A、B. 横断面 CT
平扫示主胰管全程极度扩张,内部可见多枚高密度结
石影,胰腺实质明显萎缩;C~G. 为 CT 增强图像,C、
D 为门脉期,E、F 为延迟期,G 为门脉期沿主胰管曲
面重建图像,主胰管壁明显不规则增厚,并可见多个
壁结节形成

八、鉴别诊断

分支胰管型 IPMN 需要与假性囊肿或潴留囊肿鉴别。

当主胰管型 IPMN 表现为主胰管扩张、胰腺实质萎缩和钙化、胰管内结石时需要与慢性胰腺炎鉴别。

部分分支胰管型 IPMN 与主胰管间关系不明确,易与其他囊性肿瘤混淆。

IPMN 伴发明显的局限性胰腺炎,易误诊为肿块性胰腺炎。

九、治疗与随访

1. 主胰管型 IPMN·因具有较高的恶变概率,均建议手术治疗。主胰管型及混合型 IPMN,由于肿瘤在胰管内纵向生长,为保证肿瘤的完整切除,需要在术中常规快速冰冻病理证实切缘阴性(亦有国外文献认为保证切缘低或中度异型增生即可)。若存在以下情况,则需扩大切除范围甚至切除整个胰腺:①切缘阳性;②切缘显示中高度异型性增生;③术中快速冰冻病理无法明确仍需进一步检测。

2. 分支胰管型 IPMN·由于不侵犯主胰管且恶变潜能相对较低,因此,最大径<3 cm 者可随访观察。但具有以下恶变高危因素时,需积极手术处理:①肿瘤最大径>3 cm;②有壁结节;③主胰管扩张>10 mm;④胰液细胞学检查发现高度异型细胞;⑤引起相关症状;⑥肿瘤快速生长>2 mm/年;⑦实验室检查结果显示 CA19-9 水平高于正常值。主胰管扩张直径 5~9 mm 的患者如合并其他危险因素,根据情况亦可采用手术治疗。对于存在其他脏器功能严重不良的高危、高龄患者,若仅仅存在肿瘤最大径>3 cm 一项高危因素,可继续随访观察,但随访频率需相应增加。

非浸润性 IPMN 患者,建议术后每年两次病史及体检、CT 或 MRI(MRCP)随访。如出现症状、体征、影像学或细胞学阳性结果,则缩短随访时间。浸润性 IPMN 患者术后,建议遵照胰腺导管腺癌随访要求。

十、预后

IPMN 为癌前病变,非浸润型 IPMN 较伴发浸润癌者一般年轻 3~5 年,说明从非浸润型 IPMN 发展到相关浸润癌需要较长的一段时间。因此,早诊早治疗意义重大。

参 考 文 献

[1] Hruban RH, Pitman MB, Klimstra DS. AFIP Atlas of tumorpathology: tumors of the pancreas. Vol fourth series. Fascicle 6 ed [M]. Washington, DC: American Registry of Pathology, 2007.

[2] Chu PG, Weiss LM. Modern immunohistochemistry [M]. New York: Cambridge University Press, 2009.

[3] Luttges J, Zamboni G, Longnecker D, et al. The immunohistochemical mucin expression pattern distinguishes different types of intraductal papillary mucinous neoplasms of the pancreas and determines their relationship to mucinous noncystic carcinoma and ductal adenocarcinoma [J]. Am J Surg Pathol, 2001,25(7): 942-948.

[4] Kashima K, Ohike N, Mukai S, et al. Expression of the tumor suppressor gene maspin and its significance in intraductal papillary mucinous neoplasms of the pancreas [J]. Hepatobiliary Pancreat Dis Int, 2008,7(1): 86-90.

[5] Ueda M, Miura Y, Kunihiro O, et al. MUC1 overexpression is the most reliable marker of invasive carcinoma in intraductal papillary mucinous tumor (IPMT)[J]. Hepatogastroenterology, 2005,52(62): 398-403.

[6] Handra-Luca A, Flejou JF, Rufat P, et al. Human pancreatic mucinous cystadenoma is characterized by distinct mucin, cytokeratin and CD10 expression compared with intraductal papillary mucinous adenoma [J]. Histopathology, 2006,48(7): 813-821.

第十八章
胰腺导管内管状乳头状肿瘤

史张　边云　蒋慧　陆建平　金钢

胰腺最常见的导管内肿瘤是导管内乳头状黏液性肿瘤（IPMN），根据导管上皮细胞的异型性及细胞黏液等特点有明确的分类和分型。随着对疾病研究的深入，日本病理学家发现有一些胰腺导管内肿瘤产生的黏液很少，与产生丰富黏液的 IPMN 不同，并有着自己独特的形态学特征，因此于 1996 年将其单独提出。2009 年该肿瘤被正式命名为胰腺导管内管状乳头状肿瘤（intraductal tubulopapillary neoplasm，ITPN），并在 2010 年消化系统肿瘤 WHO 分类中作为导管内乳头状肿瘤的一种类型与 IPMN 并列推出。

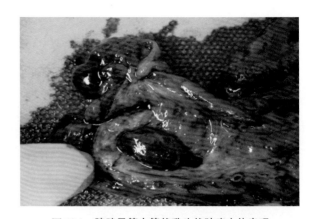

图 18-1　胰腺导管内管状乳头状肿瘤大体表现

大体标本见导管明显扩张，导管内可见息肉样肿块，实性，未见明显黏液

一、概述

1. 胰腺导管内管状乳头状肿瘤（ITPN）·是导管内生长并大体可见的上皮性肿瘤，有小管状结构伴上皮重度不典型增生，无黏液过度分泌。如伴有浸润性癌则命名为导管内管状乳头状肿瘤伴浸润性癌。

2. 发病率·该病占所有胰腺外分泌肿瘤不到 1％，占导管内肿瘤约 3％。

3. 性别·无性别差异。

4. 年龄·35～80 岁，较 IPMN 平均年龄约小 10 岁。

二、临床表现

一般无症状，偶然发现。

腹痛、腹泻、黄疸极少见。

糖尿病。

三、实验室检查

实验室检查阴性。

淀粉酶或脂肪酶升高：腹痛发作。

四、病理学表现

（一）大体表现

可发生在胰腺任何部位，50％位于胰头，15％位于胰体尾，35％累及全胰。肿瘤局限在胰腺导管内，直径 1.1～17.5 cm，平均直径 6 cm，胰腺导管明显扩张，导管内可见乳头状及息肉样肿块，通常呈实性，无明显黏液，周围胰腺可以萎缩或硬化（图 18-1、图 18-2A、B）。

（二）组织学特征（图 18-2C～H、图 18-3）

镜下 ITPN 病变形态相对一致，同一病例各区域之间病理改变基本相同。扩张的导管内见小管状腺体或小的腺泡样腺体背靠背密集排列，偶可见乳头结构，部分在扩张的大胰管内呈筛状。黏液很少或缺乏。部分肿瘤结节堵塞管腔，形成周围包绕纤维间质的边界清楚的细胞巢。腺体上皮细胞立方状，胞质嗜酸性，核圆形、卵圆形，重度异型性，核分裂象易见。有时管腔内息肉样肿瘤结节之间可见局灶坏死，或纤维组织增生，偶尔可见粉刺癌样坏死。大约 40％的病例可伴发浸润性癌，通常为灶性，呈管型。

五、免疫组化

CK7、CK19 阳性提示导管上皮分化，MUC6 和 MUC1 可部分阳性，MUC2 及 MUC5AC 阴性，Ki-67 阳性指数较高（表 18-1）。

六、影像学表现与病理学相关性

1. 外观·由于 ITPN 好发于主胰管，并且伴有周围胰腺实质萎缩与硬化，因此影像表现为主胰管显著扩张，周围胰腺实质明显萎缩，胰腺实质在 CT 平扫和 MR T1WI 上均有不同程度密度或信号减低（图 18-4）。

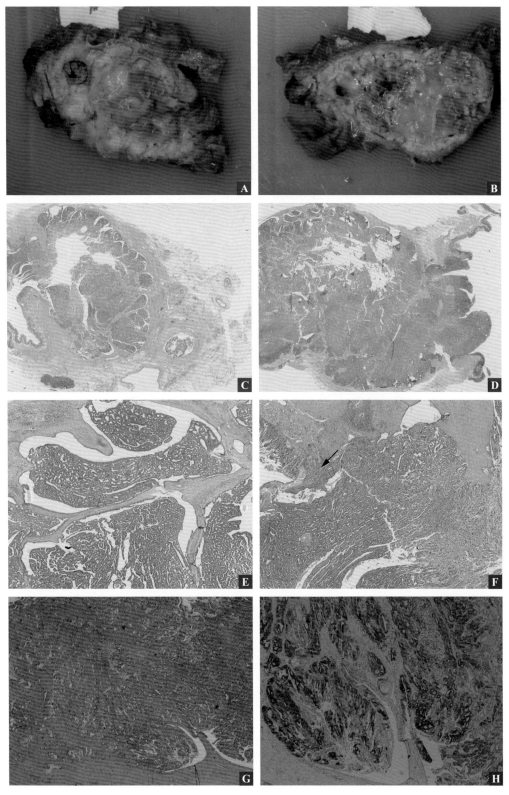

图 18-2　胰腺导管内管状乳头状肿瘤

A、B. 大体标本显示胰头部主胰管及分支胰管扩张,其内充满乳头样肿物,主胰管内肿块上行生长至十二指肠乳头,周围胰腺萎缩,分叶状结构消失;C、D. 为相应的 HE 染色大组织切片,低倍镜下示导管扩张,导管上皮增生充满管腔,未见黏液分泌;E. 高倍镜下显示腺体呈背靠背或筛孔状;F. 主胰管内肿块上行生长通过壶腹部累及十二指肠乳头并在十二指肠乳头表面形成隆起(细黑箭);G. 高倍镜下显示局部肿瘤浸润性生长;H. 免疫组化 MUC6 阳性表达

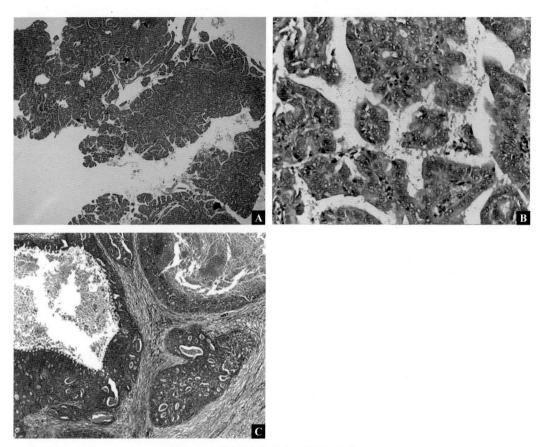

图 18-3 胰腺导管内管状乳头状肿组织学表现

A. 镜下见在扩张的导管内有小管状腺体或小的腺泡样腺体背靠背密集排列；B. 偶可见乳头结构；C. 粉刺癌样坏死

表 18-1 胰腺导管内管状乳头状瘤免疫组化标记物及表达

抗　体	文　献	抗　体	文　献
CK7	＋	MUC6	＋
CK20	－	MUC1	－或＋
CK19	＋	MUC2	－
CEA	＋	Ki - 67	Low
CA19 - 9	＋	Mucicarmin	＋
MUC5AC	－		

注：－：阳性表达＜5％，＋：阳性表达＞70％，＋或－：50％＜阳性表达＜70％，－或＋阳性表达＜50％，Low：低表达

2. 肿瘤·大体观肿瘤呈实性、多结节状或息肉状，几乎无黏液分泌。在 CT 表现为低密度，MR T2WI 上呈低信号，T1WI 上呈高信号，增强后轻强化（图 18-2，图 18-4，图 18-5）。

3. 胰胆管改变·肿块位于胰管内，主胰管或分支胰管的扩张。

要点提示

■ ITPN 为实性、产黏液少或者几乎不产黏液的导管内肿瘤。

■ 镜下主要表现为呈小管状腺体或小的腺泡样腺体的肿瘤细胞背靠背密集排列。

■ ITPN 与 IPMN 影像鉴别较难。

■ 影像学诊断价值在于术前明确病灶并能够监测其恶变。

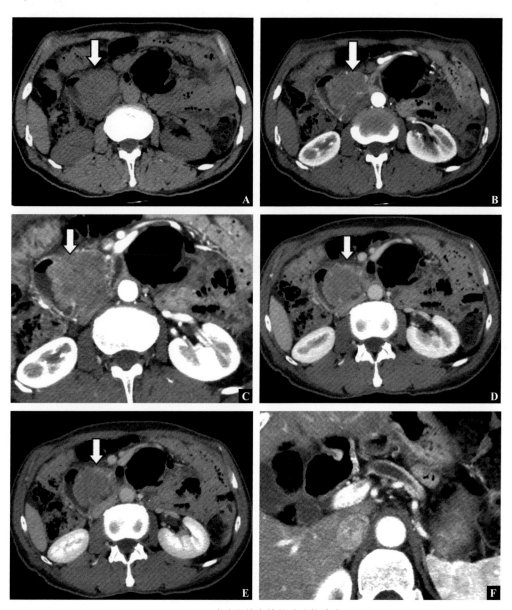

图 18-4　胰腺导管内管状乳头状肿瘤

与图 18-2 为同一患者,术前 CT。A. 横断面 CT 平扫示胰头部主胰管极度扩张,其内可见低密度肿块,肿块自十二指肠壶腹部凸入十二指肠腔(粗白箭);B~E. 分别为横断面 CT 增强动脉早期、动脉晚期、门脉期和延迟期图像,主胰管腔内肿块呈轻度较均匀强化(粗白箭);F. 横断面 CT 增强动脉晚期图像示胰体尾明显萎缩,体尾部主胰管明显扩张

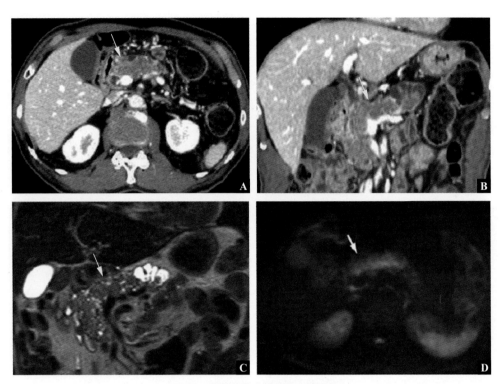

图 18-5 胰腺导管内管状乳头状肿瘤

A、B. 分别为横断面和冠状面门脉期图像示胰体部主胰管显著扩张,其内可见低密度的实性软组织成分(细白箭);C.冠状面 T2WI 示胰体部扩张的主胰管内充满低信号的实性肿块影(细白箭);D. 扩散加权成像示胰体部主胰管内肿块扩散受限(细白箭)

源自 Fujimoto Y, et al. Oncol Lett, 2017,14(1): 153-158

七、治疗

手术切除。

八、预后

ITPN 相对惰性生长,5 年生存率较高,约 1/3 患者有复发、淋巴结和肝脏转移,但患者生存期超过 2 年。

参 考 文 献

[1] Basturk O, Adsay V, Askan G, et al. Intraductal Tubulopapillary Neoplasm of the Pancreas: A Clinicopathologic and Immunohistochemical Analysis of 33 Cases [J]. Am J Surg Pathol, 2017,41(3): 313-325.

[2] Fujimoto Y, Tomimaru Y, Tamura H, et al. Pancreatic intraductal tubulopapillary neoplasm with associated invasive cancer successfully treated by total pancreatectomy: A case report [J]. Oncol Lett, 2017,14(1): 153-158.

[3] Kuscher S, Steinle H, Soleiman A, et al. Intraductal tubulopapillary neoplasm (ITPN) of the pancreas associated with an invasive component: a case report with review of the literature [J]. World J Surg Oncol, 2017,15(1): 203.

[4] Maghrebi H, Makni A, Rhaeim R, et al. Intraductal Tubulopapillary Neoplasm: A New Entity in the Spectrum of Pancreatic Intraductal Neoplasms [J]. J Clin Diagn Res, 2017,11(9): PD14-PD16.

[5] Nakanuma Y, Uesaka K, Miyayama S, et al. Intraductal neoplasms of the bile duct. A new challenge to biliary tract tumor pathology [J]. Histol Histopathol, 2017,32(10): 1001-1015.

[6] Yoshida Y, Endo T, Tanaka E, et al. Oncocytic Type Intraductal Papillary Mucinous Neoplasm of the Pancreas with Unusually Low Mucin Production Mimicking Intraductal Tubulopapillary Neoplasm: A Report of a Case Diagnosed by a Preoperative Endoscopic Biopsy [J]. Intern Med, 2017,56(23): 3183-3188.

[7] Date K, Okabayashi T, Shima Y, et al. Clinicopathological features and surgical outcomes of intraductal tubulopapillary neoplasm of the pancreas: a systematic review [J]. Langenbecks Arch Surg, 2016,401(4): 439-447.

[8] Reid MD, Lewis MM, Willingham FF, et al. The Evolving Role of Pathology in New Developments, Classification, Terminology, and Diagnosis of Pancreatobiliary Neoplasms [J]. Arch Pathol Lab Med, 2017,141(3): 366-380.

[9] 常晓燕,卢朝辉,李星奇,等.胰腺导管内管状乳头状肿瘤的临床病理学分析[J].中华病理学杂志,2013,4(42): 248-251.

[10] 陈颖,陈星晔,朱明华.胰腺导管内管状乳头状肿瘤三例临床病理学特征[J].中华胰腺病杂志,2014,5(14): 316-320.

第十九章
胰腺少见疾病

方旭　高绥之　邓露露　刘艳芳　塔娜　高依莎　张淋淋　叶小龙　郭世伟　蒋慧　边云　何妙侠　陆建平

第一节 胰腺脂肪瘤

一、概述

1. 胰腺脂肪瘤(pancreatic lipoma, PL) · 是分化成熟脂肪细胞组成的良性肿瘤,Bigard 等于 1989 年首次报道。

2. 发病机制 · 发生于胰头的脂肪瘤可能来源于胚胎发育过程中腹胰和背胰融合时陷入的腹膜后或肠系膜脂肪,胰体尾部的脂肪瘤目前发病机制不明。

无性别和年龄差异。

二、临床表现

胰腺脂肪瘤罕见,起病隐匿,多因其他原因检查或体检时偶然发现,无特异临床症状。

三、病理学表现

(一)大体表现

胰腺脂肪瘤大体上界限清楚,灰黄色,质软,有包膜,周围的胰腺实质正常,直径 0.4～30 cm 不等,可发生于胰腺任何部位(图 19-1)。

(二)组织学表现

胰腺脂肪瘤主要由成熟的脂肪细胞组成,其间可见薄的纤维间隔及小血管。如果血管比例较多并成为肿瘤的主要成分则可诊断为血管脂肪瘤(图 19-2)。

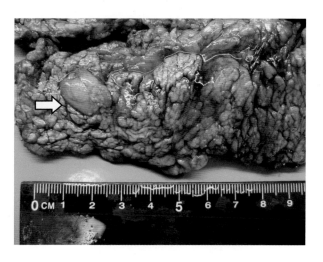

图 19-1 胰腺脂肪瘤大体表现

大体标本示肿块界限清楚,淡黄色,质软,有包膜(粗白箭)

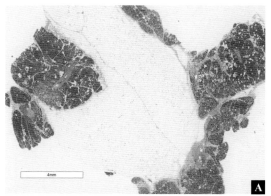
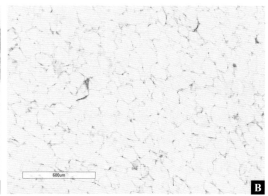

图 19-2 胰腺脂肪瘤组织学表现

A. 镜下见肿物与周围胰腺界限清楚,内部见薄的纤维间隔;B. 肿瘤由分化成熟的脂肪细胞组成

四、影像学表现与病理学相关性

胰腺脂肪瘤的主要成分是分化成熟的脂肪细胞。因此影像上表现具有脂肪组织特征,类圆形、边界清楚肿块。CT平扫时病灶呈均匀低密度脂肪影,

CT值约−30 Hu。MRI非压脂序列T1WI和T2WI上均呈高信号,脂肪抑制序列T1WI、T2WI上脂肪信号被抑制,肿块呈低信号,增强后肿块无强化(图19-3)。

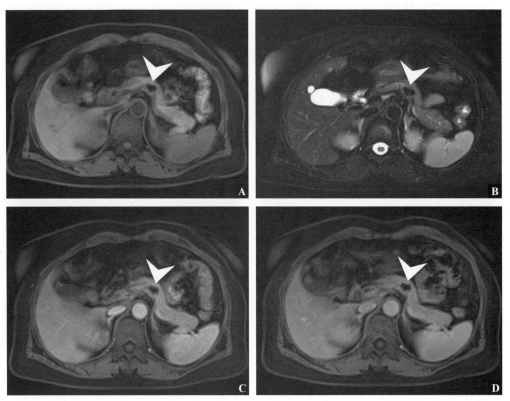

图19-3　胰腺脂肪瘤MRI表现

女性58岁,体检发现胰腺肿块。A、B.横断面脂肪抑制T1WI、T2WI示胰体部肿块均呈低信号,信号均匀,边界清晰(白箭头);C、D.横断面FS-T1WI门脉期和延迟期示肿块无强化(白箭头)

要点提示

- 胰腺边缘清晰的肿块,密度或信号均匀。
- 病灶CT值在−30 Hu以下。
- MRI脂肪抑制前、后序列的比较有助于诊断。

五、鉴别诊断

肥胖或高龄相关的胰腺脂肪替代、主胰管阻塞导致的胰腺脂肪替代、囊性纤维化患者的胰腺脂肪替代,要比脂肪瘤更常见,但脂肪组织内可见胰腺成分,脂肪与周围胰腺间缺少清楚的界限。

脂肪瘤样假性肥大:临床多见于外分泌功能不全者,影像表现为胰腺显著增大伴有脂肪浸润。

六、治疗和预后

无症状无需治疗；当压迫邻近组织引起症状，可行手术切除。

良性肿瘤，预后良好。

第二节　胰腺脂肪瘤样假性肥大

一、概述

1. 胰腺脂肪瘤样假性肥大（lipomatous pseudo-hypertrophy of the pancreas）·1974 年 Siegler 等将该病定义为胰腺内由于显著的脂肪组织增多而使胰腺体积增大，组织学表现为胰腺外分泌部腺泡组织被脂肪组织取代，而胰腺导管和胰岛保存完好。

2. 发病机制·不明，目前大多数观点支持肝损害、先天性异常、胆道阻塞、病毒感染及代谢异常等原因。

该病在 1931 年由 Hantelman 首次报道，目前全世界报道 30 例左右，发病年龄：9 个月～80 岁，男性 18 例，女性 13 例。由于本病罕见，仍缺乏流行病学资料。

二、临床表现

外分泌功能缺失症状。

无特异性临床表现，体检时偶尔发现。

患者通常缺少高脂血症、糖尿病及胰腺炎症状。

三、病理学表现

（一）大体表现

以全胰受累最为多见，病变处胰腺切面淡黄色、分叶状，质软（图 19-4A，图 19-5A、B，图 19-6A）。

（二）组织学表现

胰腺外分泌腺泡成分缺失，被弥漫增生的脂肪组织取代，脂肪组织内见相对保存完好的胰腺导管及胰岛，无炎细胞浸润和导管上皮异型增生（图 19-4B，图 19-5C、D，图 19-6B、C）。

四、免疫组化

残留胰岛细胞 CgA 等神经内分泌标记物阳性，而胰腺导管及分支上皮细胞 CK19 等上皮标记物阳性。

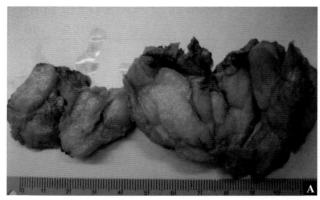
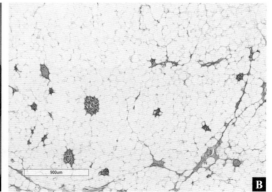

图 19-4　胰腺脂肪瘤样假性肥大病理学表现

A. 大体标本示胰腺体积弥漫增大，被脂肪组织取代，切面淡黄色、分叶状、质地软；B. 镜下见胰腺外分泌腺泡成分缺失，被弥漫增生的脂肪组织取代，脂肪组织内见相对保存完好胰岛

五、影像学表现与病理学相关性

该病特征是正常胰腺组织被成熟脂肪组织替代，

影像上表现正常胰腺组织缺失，走形区域为脂肪组织替代，由于不是真性肿瘤，而缺乏完整的轮廓，影像上较易漏诊、误诊；增强后呈网络状改变（图19-6～8）。

要点提示

- 正常胰腺组织被脂肪组织替代。
- 正常胰腺腺泡组织缺失，增强后脂肪组织内网络状影。

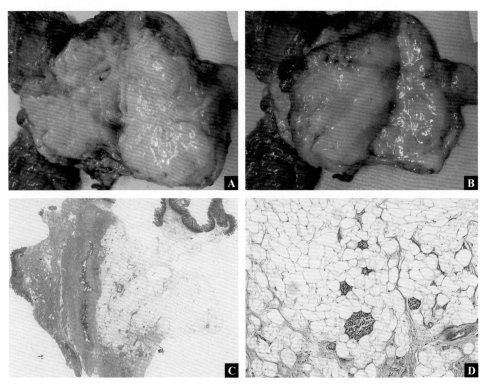

图19-5　胰腺脂肪瘤样假性肥大病理学表现

男性，53岁，中上腹痛半月余。A、B.大体标本示胰头区呈淡黄色质软肿块；C.低倍镜下见胰腺外分泌部缺失，被弥漫增生的脂肪组织所取代；D.高倍镜下见相对保存完好的胰岛

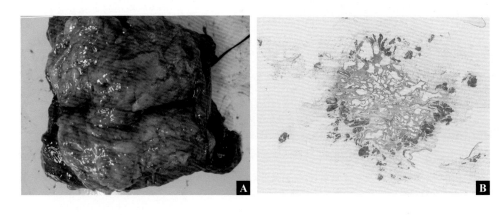

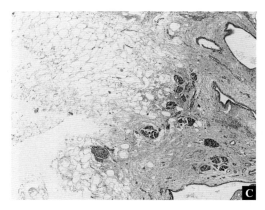

图 19-6 胰腺脂肪瘤样假性肥大(伴胰头浆液性囊腺瘤)病理学表现

女性,62 岁,无明显诱因出现右上腹不适,伴反酸、呃逆。A.大体标本示胰头体积增大,切面呈黄色、质软,局部可见微囊性病变;B.低倍镜示中央可见浆液性囊腺瘤,周边胰腺实质大部萎缩,被脂肪所取代;C.高倍镜下示保存完好的胰岛

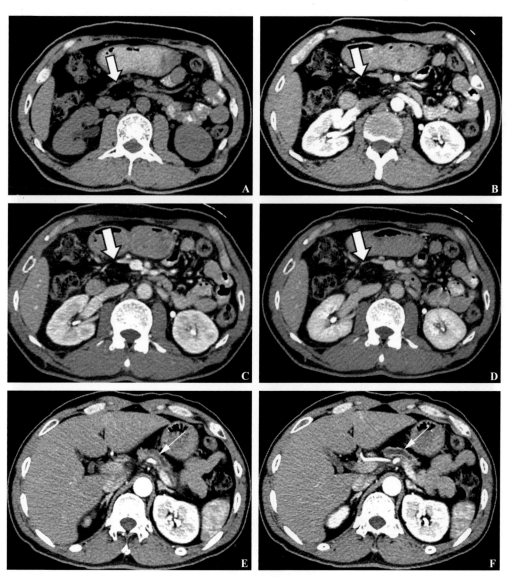

图 19-7 胰腺脂肪瘤样假性肥大

A.横断面 CT 扫描示胰头部局限性、边界清楚的低密度肿块,CT 值为−30 Hu(粗白箭);B~D.分别为横断面 CT 增强动脉期、门脉期和延迟期图像,显示胰头部低密度肿块无明显强化(粗白箭),内部少许网络状影;E、F.横断面 CT 增强门脉期图像,显示胰体部主胰管扩张,胰腺实质显著萎缩(细白箭)

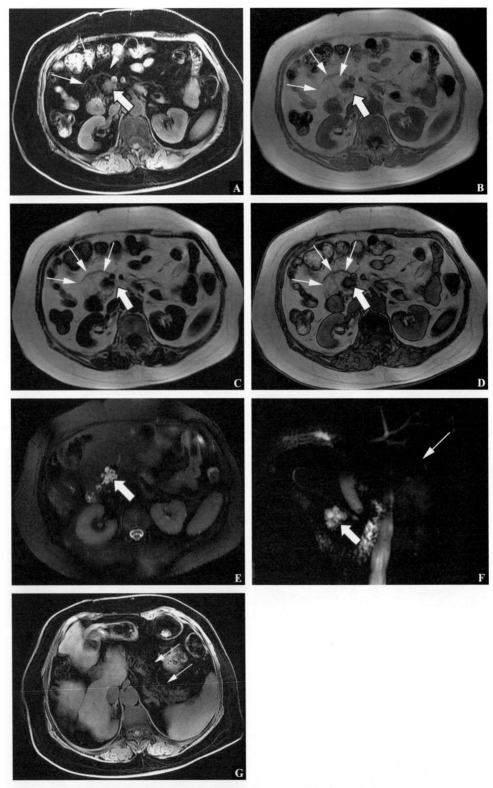

图 19-8　胰腺脂肪瘤样假性肥大(伴胰头浆液性囊腺瘤)MRI 表现

与图 19-6 为同一患者,术前 MRI。A～D. 分别为 MRI 的水相、脂相、同相和反相四相位图像,显示胰头部肿块,水相呈低信号,其余相位呈高信号(细白箭),同时胰头有等低信号、分叶状小肿块(粗白箭);E. 横断面 FS-T2WI,胰头区 T1WI 上高信号肿块(脂肪)被抑制,而分叶状肿块呈明显高信号(浆液性囊腺瘤)(粗白箭);F. 二维 MRCP,胰头部分叶状高信号肿块与主胰管不相通(粗白箭),胰头平面以上胆总管扩张,而主胰管无明显扩张(细白箭);G. 横断面 FS-T1WI 示胰体尾胰腺实质信号减低,呈雪花样改变,脂肪组织信号被抑制(细白箭)

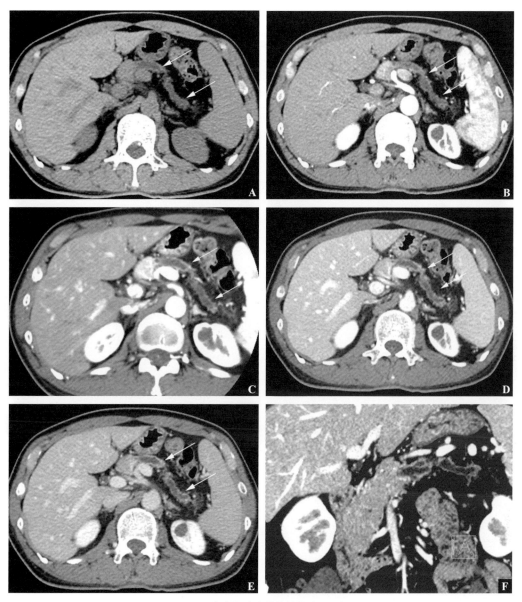

图 19-9　胰腺脂肪瘤样假性肥大 CT 表现

男性,49 岁,上腹不适 7 年余。A. 横断面 CT 平扫示胰体尾实质部分明显萎缩,仅存主胰管扩张,胰头颈体积较大,显示无异常(细白箭);B~E. 分别为横断面增强 CT 动脉早期、动脉晚期、门脉期和延迟期图像,显示胰体尾实质明显萎缩,主胰管扩张,胰头颈部显示无异常,此时特别需要与体积较小的胰腺导管上皮癌梗阻胰管引起上游胰管扩张(细白箭);F. 门脉期沿主胰管走形曲面重建图像示胰头体积较大,强化良好

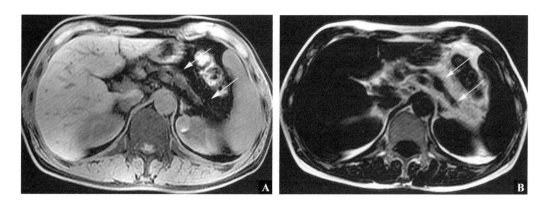

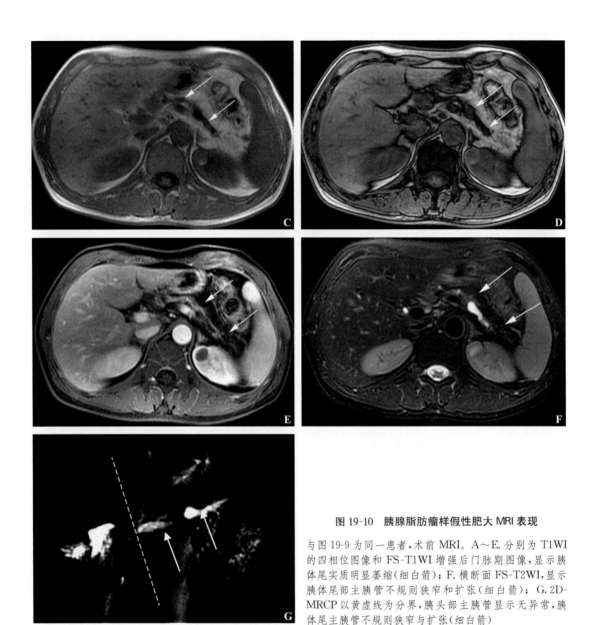

图 19-10　胰腺脂肪瘤样假性肥大 MRI 表现

与图 19-9 为同一患者，术前 MRI。A～E. 分别为 T1WI 的四相位图像和 FS-T1WI 增强后门脉期图像，显示胰体尾实质明显萎缩（细白箭）；F. 横断面 FS-T2WI，显示胰体尾部主胰管不规则狭窄和扩张（细白箭）；G. 2D-MRCP 以黄虚线为分界，胰头部主胰管显示无异常，胰体尾主胰管不规则狭窄与扩张（细白箭）

六、鉴别诊断

· 胰腺脂肪过多症或脂肪浸润·常由高脂血症或糖尿病引起，局部区域被脂肪组织所取代。

· 脂肪瘤·脂肪瘤界限清楚，内部缺少胰腺全部成分，与周围胰腺之间有薄层纤维结缔组织膜。

局限性胰腺脂肪瘤样假性肥大，尤其是发生在胰体尾部，胰腺实质萎缩胰管有扩张，而胰头颈部形态密度无异常，需要排除胰腺癌。

七、治疗和预后

补充消化酶治疗外分泌功能缺失。良性病变，预后良好。

第三节　胰腺淋巴管瘤

一、概述

1. 胰腺淋巴管瘤（pancreatic hemolymphangioma） ·是一种起源于间叶组织罕见的良性肿瘤，其机制可能是部分淋巴组织与主淋巴管缺乏沟通所致囊性扩张，多为先天性。该病极其罕见，1966 年由 Couinaud 首次报道。截至 2017 年国内外文献报道仅 12 例，其中男性 2 例，女性 8 例，平均年龄 50 岁，范围 2～61 岁。

2. 分类 ·根据组织结构不同可分为海绵状淋巴管瘤、囊性淋巴管瘤、局限型淋巴管瘤和获得性渐进性淋巴管瘤。

二、临床表现

早期无症状，肿块较大时可出现腹部肿块及肿块对周围脏器的压迫症状。

三、病理学表现

（一）大体表现

胰腺淋巴管瘤可发生于胰腺任何部位，胰头部多见。瘤体通常较大，平均直径 13 cm（2～15 cm），单发，呈多囊性，切面可见大小不一的囊腔形成（图 19-11A）或呈蜂窝状（图 19-11B），囊腔之间由薄层纤维分隔，囊内壁光滑，囊内含淡黄色或乳糜样液体。

（二）组织学表现

淋巴管瘤由大小不等的腔隙组成（图 19-12A、B），内衬单层扁平内皮细胞，腔内充满富含蛋白液体（淋巴液）、淋巴细胞，偶见红细胞（图 19-12C）。大腔隙周围常有不完整的平滑肌（图 19-12D）。腔隙之间有胶原纤维分隔，可见灶性淋巴细胞聚集（图 19-12E、F）。

四、影像学表现与病理学相关性

胰腺淋巴管瘤因海绵状或囊状扩张的淋巴管组成，腔内充满淋巴液，因此在影像上表现为蜂窝状、多囊状的肿块。CT 因蛋白质含量不同而密度不等，T1WI 上呈低信号，T2WI 上呈明显高信号，囊壁薄，边界清晰，囊与囊之间有多发分隔，囊壁可见钙化，增强后囊壁及分隔可见轻度强化，囊性成分无强化（图 19-13～16）。

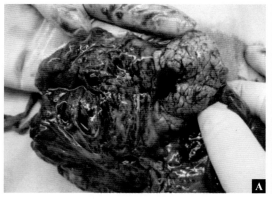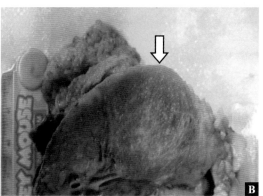

图 19-11　胰腺淋巴管瘤大体表现

A. 大体标本示胰头部单发肿块，切面呈多囊性，由大小不一的囊腔构成，累及十二指肠；B. 大体标本示肿块切面呈蜂窝状（粗白箭）

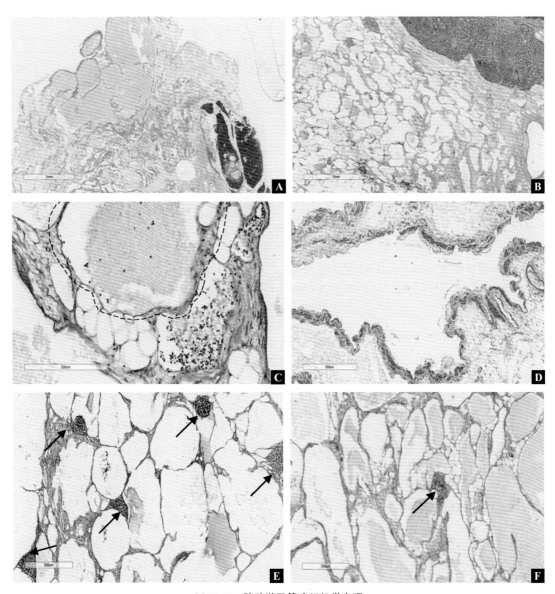

图 19-12　胰腺淋巴管瘤组织学表现

A、B. 镜下见肿瘤由大小不等的腔隙组成；C. 囊腔内充满蛋白性液体（红虚线勾画出囊腔），还有淋巴细胞及少量红细胞；D. 大腔隙周围有不完整的平滑肌；E、F. 腔隙间隔由胶原纤维组成，见灶性淋巴细胞聚集（细黑箭）

要点提示

- 淋巴管瘤好发于胰头颈部，发病罕见。
- 良性肿瘤，但呈匍匐生长。
- 典型影像学表现为蜂窝状、多囊状肿块，囊壁及分隔可有强化。

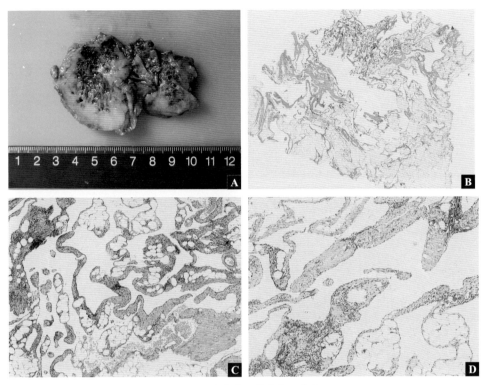

图 19-13　胰腺淋巴管瘤病理学表现

女性 67 岁,腹痛。A. 大体标本示肿块呈蜂窝状改变；B. 低倍镜下见肿物呈多囊性；C. 高倍镜下囊腔内可见充满红细胞,囊壁周围可见灶性淋巴细胞浸润；D. 免疫组化 D2-40 阳性

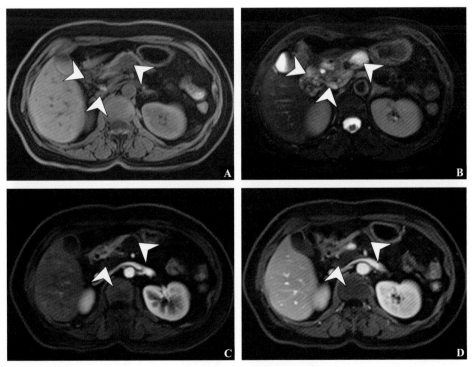

图 19-14　胰腺淋巴管瘤 MRI 表现

与图 19-13 为同一患者,术前 MRI。A、B. 胰腺 MRI 脂肪抑制 T1WI、T2WI 显示病灶呈蜂窝状 T1WI 上低信号、T2WI 上高信号(白箭头)；C、D. 增强后动脉期和静脉期图像示囊性成分无强化(白箭头)

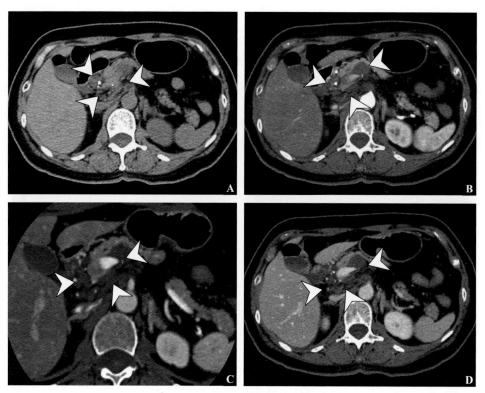

图 19-15 胰腺淋巴管瘤 CT 表现

与图 19-13 为同一患者,术前 CT。A.横断面 CT 平扫示胰头颈部蜂窝状、多囊状低密度影(白箭头),伴点状钙化灶;B~D.CT 增强后动脉期早期、动脉晚期和门脉期图像,胰头颈部肿块的囊壁、分隔轻度强化,囊性成分无明显强化(白箭头)

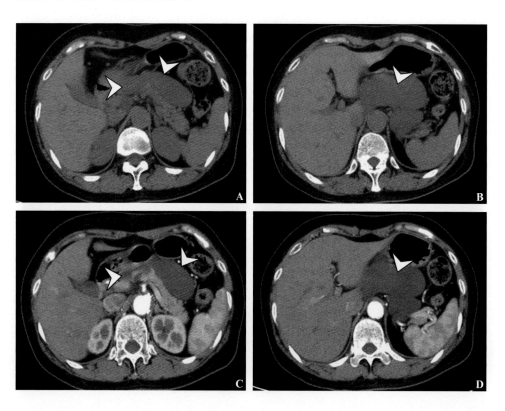

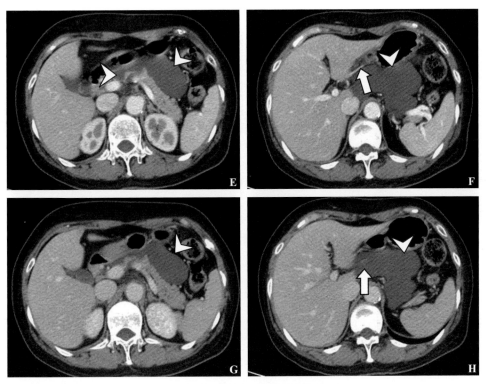

图 19-16　胰腺淋巴管瘤 CT 表现

女性 53 岁,体检发现腹腔占位,术后病理证实胰腺淋巴管瘤。A、B. 横断面 CT 平扫图像示胰颈部周围、胰腺上方见多发囊状水样密度病灶,边界清晰,形态不规则(白箭头);C~H. 横断面 CT 动脉期、静脉期、延迟期图像示胰颈部周围、胰腺上方病灶无强化(白箭头),内部见少许分隔轻度强化(粗白箭)

五、鉴别诊断

胰腺囊肿、淋巴管囊肿、胰腺浆液性囊腺瘤。

六、治疗和预后

肿块较大时可手术切除。良性肿瘤,预后良好。

第四节　胰腺海绵状血管瘤

一、概述

胰腺海绵状血管瘤(pancreatic hemangioma,PH)是一种罕见的良性肿瘤,是由海绵状或囊状扩张的血管组成。至今国内外文献报道的 PH 仅有 20 例,占所有胰腺肿瘤<0.1%。而海绵状血管瘤主要好发于头颈面部、肌肉、骨骼、肝脏等部位,胰腺 PH 与其他部位的海绵状血管瘤的影像学表现大多相似,但并非典型,诊断不易。女性易发(男女比例约1:3),发病年龄 18~79 岁。

二、临床表现

一般无症状,偶然发现。

当肿瘤达到一定大小时,可引起腹痛、腹胀、压迫胆管引起黄疸、破裂出血等。

肿瘤可破入胰管或邻近的十二指肠内,引起消化道出血。

三、病理学表现

(一)大体表现

大多单发,呈多囊性,切面可见大小不一的囊腔

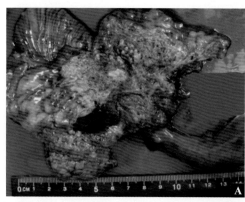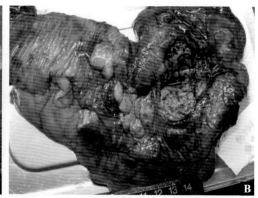

图 19-17　胰腺海绵状血管瘤大体表现

A. 单发的多囊性肿物,与周围胰腺界限不清;B. 胰头的海绵状血管瘤累及十二指肠

形成,囊内含暗红色液体(图 19-17A),胰头的血管瘤可累及十二指肠从而引起消化道出血(图 19-17B)。

(二)组织学表现

发生于胰腺的血管瘤多数是海绵状血管瘤,形态学与发生于其他部位的海绵状血管瘤相似,主要由扩张的薄壁大血管组成(图 19-18A),管壁为扁平的内皮细胞,管腔内充满血液(图 19-18B)。

四、免疫组化

内皮细胞表达 CD31、CD34 及 F8。

五、影像学表现与病理学相关性

CT 及 MRI 表现与其他部位血管瘤相似。CT 平扫上呈低密度肿块,MR T1WI 上与肝脏、脾脏呈等信号,T2WI 上呈较高信号,边界清楚;如伴有出血,出血在 CT 平扫上呈斑片状稍高密度,MR T1WI 上呈稍高信号。CT 及 MRI 增强后由于对比剂快速进入海绵状血管内,表现为明显的高密度及高信号强化,与主动脉密度及信号相似,且在延迟期逐渐充填,保持稍高密度及信号的强化,呈"快进慢出"的表现。腔隙之间的结缔组织和囊变区由于无血供,故无明显强化。当肿瘤较大时,相比小的血管瘤缺少供血血管,故增强后强化不明显或呈轻度强化。血供较少时会发生坏死囊变,囊变区增强后无强化。囊内可见液液平面,可能是肿瘤内部出血与囊变液化的分层表现(图 19-19～21)。肿瘤与胰管不相通,很少引起胰胆管扩张。

要点提示

- 胰腺海绵状血管瘤女性较男性多见。
- 典型表现为增强后与主动脉密度及信号相似,延迟期逐渐充填并持续强化,呈"快进慢出"征象。
- 肿瘤较大时,可出现囊变、"液液平面"。

六、鉴别诊断

· **胰腺囊性肿瘤或肿瘤样病变** · 淋巴管瘤、浆液性囊腺瘤、黏液性囊腺瘤、假性囊肿。

· **胰腺囊实性肿瘤** · 神经内分泌肿瘤、实性假乳头状肿瘤。

胰腺血管瘤可以与淋巴瘤混合存在,称为血管淋巴管瘤(图 19-22、23)。

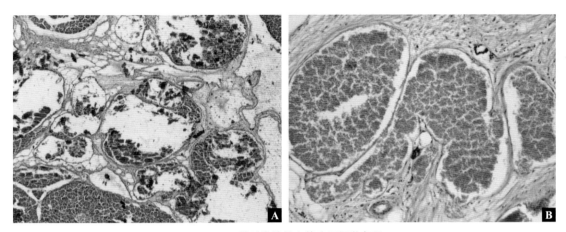

图 19-18　胰腺海绵状血管瘤组织学表现

A.镜下见由扩张的薄壁大血管组成；B.管壁为扁平的内皮细胞，管腔内充满血液

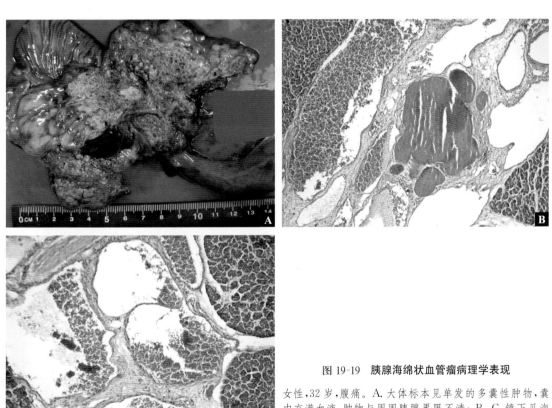

图 19-19　胰腺海绵状血管瘤病理学表现

女性,32 岁,腹痛。A.大体标本见单发的多囊性肿物,囊内充满血液,肿物与周围胰腺界限不清；B、C.镜下见海绵状血管瘤镜下见由扩张的薄壁大血管组成,管壁为扁平的内皮细胞,管腔内充满血液

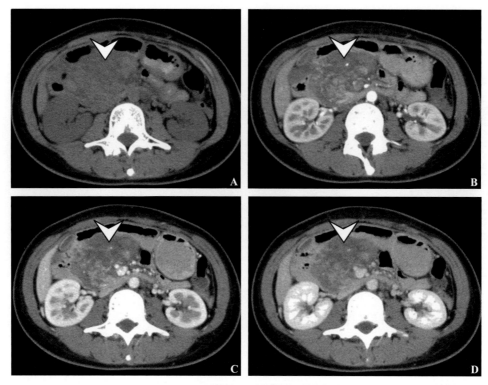

图 19-20 胰腺海绵状血管瘤 CT 表现

与图 19-19 为同一患者,术前 CT。A~D. 横断面 CT 平扫、动脉期、门脉期、延迟期图像,示胰头部可见大片团块状低密度肿块,密度不均匀,边界不清,动脉期肿块明显不均匀雪花状强化,门脉及延迟期呈持续强化,内部囊变部分无明显强化(白箭头)

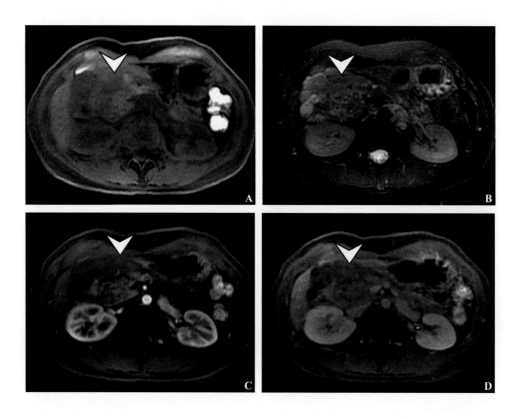

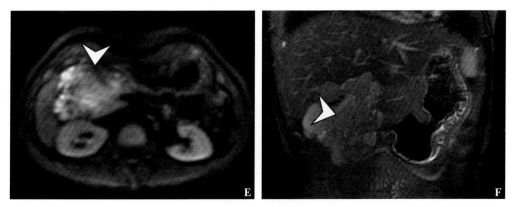

图 19-21　胰腺海绵状血管瘤 MRI 表现

与图 19-19 为同一患者，术前 MRI。A～D. 胰腺横断面脂肪抑制 T1WI、T2WI 示胰头部肿块呈 T1WI 等低信号，T2WI 呈混杂高信号，边界不清（白箭头）；C～D. 胰腺横断面增强动脉期及静脉期图像示胰头肿块明显不均匀强化，且持续强化（白箭头）；E. DWI（b＝800 s/mm²）示胰头部肿块明显弥散受限呈高信号；F. 胰腺冠状位脂肪抑制 T2WI 示肿块呈混杂高信号（白箭头）

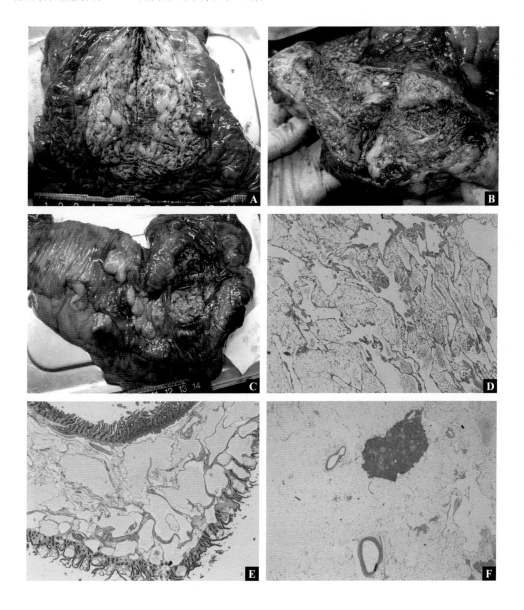

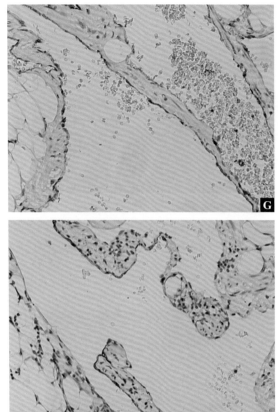
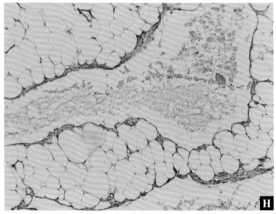
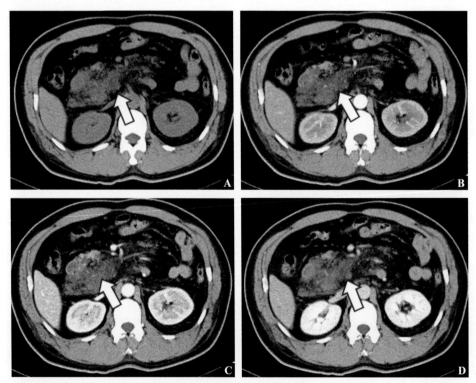

图 19-22 胰腺血管淋巴管瘤伴脂肪瘤样假性肥大病理学表现

男性,53 岁,病理证实为胰、十二指肠脉管瘤(含淋巴管和毛细血管瘤伴脂肪瘤样假性肥大)。A、B. 大体标本示胰头部体积增大,切面呈灰红色、蜂窝状改变,周围胰腺分叶状结构消失,被脂肪组织所取代;C. 显示肿物累及十二指肠,并于十二指肠形成乳头样隆起;D. 镜下见肿物呈多囊性,囊内可见充满血液,部分管壁周围可见淋巴细胞;周围未见正常胰腺为脂肪组织所取代;E. 显示肿物成多囊性,囊内充满淋巴液,肿物累及十二指肠;F. 显示胰腺萎缩,仅残留少量腺泡及胰岛;G~I. 分别为免疫组化显示 CD31 阳性、CD34 阳性、D2-40 阳性

图 19-23 胰腺血管淋巴管瘤伴脂肪瘤样假性肥大 CT 表现

与图 19-22 为同一患者,术前 CT。A~D. 分别为横断面 CT 平扫、动脉期、门脉期和延迟期图像,显示胰头、十二指肠降段内侧可见大片不均匀、低密度软组织影,增强后无明显强化(粗白箭)

时可考虑手术切除。良性肿瘤,预后良好。

七、治疗和预后

一般只需定期随访复查,肿瘤较大有压迫症状

第五节　胰腺平滑肌肉瘤

一、概述

胰腺原发性平滑肌肉瘤(leiomyosarcoma)是原发于胰腺的最常见的肉瘤,占胰腺恶性肿瘤 1%。由交织条索状排列的梭形瘤细胞组成,瘤细胞清晰显示平滑肌分化。胰腺平滑肌肉瘤可能来源于胰腺血管或胰管平滑肌,也可能来源于未分化的间叶组织,其确切的组织学来源尚无定论。

胰腺原发性平滑肌肉瘤具有高侵袭性,通常侵犯相邻器官,并通过血路转移至肝脏。淋巴结转移罕见。诊断胰腺原发平滑肌肉瘤需要排除邻近器官平滑肌肉瘤胰腺转移及浸润。

胰腺原发性平滑肌肉瘤由 Ross 等于 1951 年首次报道,目前全球报道约 70 例。发病年龄 15~85岁,平均年龄 55 岁,男女发病率几乎相同。

二、临床表现

常见表现有腹部肿块、腹痛、体重减轻。黄疸、贫血、胃肠道出血和呕吐也有报道。

三、病理学表现

(一)大体表现

胰腺原发性平滑肌肉瘤可发生于胰腺任何部位,以体尾部多见,且可累及整个胰腺。胰腺平滑肌肉瘤在诊断时通常很大,平均直径 10.7 cm(1~30 cm)。肿瘤切面呈灰白色,鱼肉状(图 19-24),部分肿瘤切面灰白色旋涡状或编织状。肿瘤可伴出血坏死及囊性变。文献报道约有半数的胰腺平滑肌肉瘤有囊性变,尤其肿块较大者比例更高,这可能是肿瘤迅速增大发生退行性变或肿瘤坏死所致。

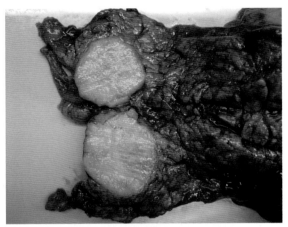

图 19-24　胰腺平滑肌肉瘤大体表现

大体标本见肿物结节状,切面灰白色,鱼肉样

(二)组织学表现

组织学上,原发于胰腺的平滑肌肉瘤与发生于其他部位的平滑肌肉瘤相似。镜下肿瘤细胞有丝分裂像常见,每 10 个高倍视野中有丝分裂象超过 5个,或虽只有 0~1 个但有广泛转移或复发者要考虑为肉瘤(图 19-25)。

四、免疫组化

肿瘤细胞弥漫强阳性表达 SMA 及 calponin,大部分病例表达 desmin,而 CD117 阴性(图 19-26)。

五、影像学表现与病理学相关性

肿瘤在影像上表现为边界清楚的实性肿块,CT呈低密度,MR T1WI 上呈低信号,T2WI 上呈稍高信号,增强后可以不同程度强化。但随着肿瘤体积大,瘤体内常伴出血、坏死和囊性变,MR T1WI 对瘤内出血较为敏感,表现为 T1WI 上高信号,而囊变 MRI 上表现为 T1W 低信号,T2W 高信号(图 19-27)。

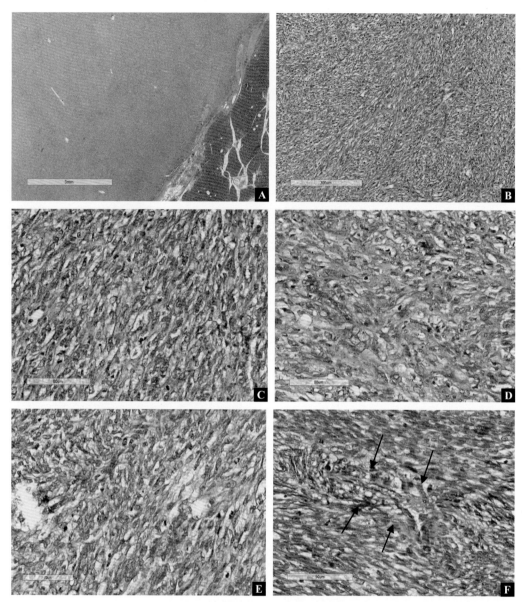

图 19-25　胰腺平滑肌肉瘤组织学表现

A. 镜下见肿块与周围胰腺界限尚清；B. 肿瘤由平行或交织排列的嗜伊红色梭形细胞组成；C. 瘤细胞核居中，两端平钝；D. 有时可见巨核多核细胞；E. 核分裂象常见（绿色箭头）；F. 瘤细胞围绕血管生长（黑箭）

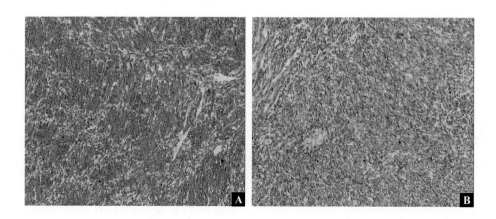

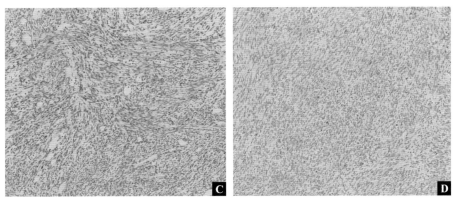

图 19-26　胰腺平滑肌肉瘤免疫组化

A. 弥漫强阳性表达 SMA；B. 弥漫强阳性表达 calponin；C. 大部分病例表达 desmin；D. 不表达 CD117

胰腺原发性平滑肌肉瘤也可能来源于胰管平滑肌，Nicole 等于 2010 年报道了该病发生于胰管，但仅表现为胰体尾肿块，无其他影像特异性表现。

要点提示

▧ 胰腺原发性平滑肌肉瘤可以发生于胰腺实质也可发生于胰管。

▧ 高度侵袭，但淋巴结转移少见。

▧ 影像上肿瘤呈实性，内部可以出现坏死囊变和出血。

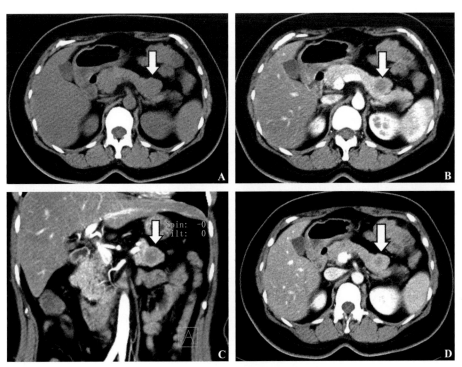

图 19-27　胰腺平滑肌肉瘤 CT 表现

与图 19-24 为同一患者，术前 CT。A. 横断面 CT 平扫示胰体尾部稍低密度肿块影（粗白箭）；B～D. 分别为 CT 横断面和增强后冠状面门脉期、横断面静脉期图像，胰体尾部肿块边界清楚，边缘部呈延迟强化（粗白箭）

六、鉴别诊断

鉴别诊断主要包括胰腺导管腺癌、胃肠道间质瘤，癌肉瘤及其他类型肉瘤（包括纤维肉瘤、脂肪肉瘤、恶性周围神经鞘膜瘤及血管肉瘤）。

七、治疗和预后

首选手术切除，研究表明 PLMS 极少发生淋巴结转移，这一特点表明 PLMS 根治性切除中扩大淋巴结清扫并不重要。然而，多数情况下患者就诊时肿瘤已经发生邻近组织侵犯或远处转移，对原发肿瘤行部分切除的减瘤术对患者预后是否获益目前尚不清楚。放化疗对胰腺平滑肌肉瘤效果几乎无效。

PLMS 中位生存时间为 48 个月，总体 1、3 和 5 年生存率分别为 66.6%、51.2% 和 29.3%，总体预后好于胰腺导管腺癌。

第六节　胰腺侵袭性纤维瘤病

一、概述

侵袭性纤维瘤病（aggressive fibromatosis，AF）是一类良性的但具有局部侵袭能力的纤维母细胞/肌纤维母细胞性肿瘤，又称为硬纤维瘤、韧带样纤维瘤病和韧带样瘤（desmoid tumors），通常发生于深部软组织，起源于肌肉、筋膜和腱膜，是一种少见的交界性软组织肿瘤，有共同的组织学特点，呈侵袭性生长及局部易复发特点，但不发生远处转移。

侵袭性纤维瘤病不属于纤维瘤，来源于纤维结缔组织，介于纤维瘤与纤维肉瘤之间交界性软组织肿瘤，是分化好的纤维母细胞肿瘤。

发病机制不明，可能与下列因素有关：①遗传因素：肠系膜纤维瘤病常常与 Gardner 综合征并存，Gardner 综合征为一种常染色体显性遗传病，特点为家族性腺瘤性息肉病合并软组织肿瘤、骨髓瘤；②以手术、创伤和服用激素等为诱因。

原发于胰腺的 AF 非常罕见，占所有 AF 的大约 5%。目前文献报道 10 例，男女各 5 例，发病年龄在 37～70 岁，平均年龄 52 岁。

分类有三种类型：①腹外型：约占 50%～60%，头颈、躯干、四肢；②腹壁型：约占 25%，腹直肌鞘内；③腹内和肠系膜型：约占 15%，多发生于肠系膜，常伴发 Gardner 综合征。

二、临床表现

无特异性症状。

三、病理学表现

（一）大体表现

已有报道的 10 例胰腺纤维瘤病，2 例位于胰头，8 例位于胰体尾。肿瘤直径在 3～20 cm。肿瘤可以呈囊实性或实性（图 19-28A），由于浸润生长，多数边界不清，实性病变质地较硬，切面粗糙、苍白色，有螺旋状纤维纹理，像瘢痕；囊性剖面呈多囊状，有分隔，囊壁厚。

（二）组织学表现

病变没有明确界限，常浸润周围胰腺。主要由增生的、不同形态的梭形、细长、肥胖的纤维母细胞、肌纤维母细胞及多少不等的胶原纤维组成（图 19-28B、C）。

四、免疫组化

两种细胞都表达 Vimentin，而纤维母细胞不同程度表达 SMA（图 19-28D、E）。

五、影像学表现与病理学相关性

实性胰腺侵袭性纤维瘤病 CT 平扫呈低密度或等密度软组织肿块，形态不规则，与正常胰腺组织分

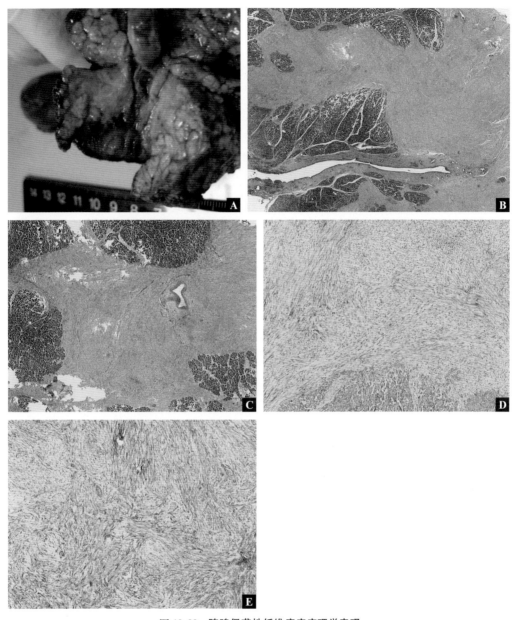

图 19-28　胰腺侵袭性纤维瘤病病理学表现

男性，15 岁，黄疸。A. 大体标本示肿瘤呈灰黄色，境界不清；B、C. 镜下显示肿物主要由增生的梭形细胞组成，间质可见胶原变；D. 肿瘤细胞 Vimentin 阳性表达；E. 肿瘤细胞 SMA 阳性表达

界不清。MRI 表现 T1W 低信号，T2W 高信号，其中纤维细胞和胶原纤维为主的成分，T1WI、T2WI 上均呈稍低信号（图 19-29）。CT 和 MRI 增强后动脉期呈轻度强化，门脉期及静脉期持续强化，主要机制为周围富含小血管、黏液成分、胶原间质增生。纤维组织质地较硬，胰头部肿瘤易压迫胆总管致肝内外胆管扩张。

囊实性改变的胰腺侵袭性纤维瘤病影像上表现为囊性肿块，内部可见多个分隔，增强后分隔强化，与胰腺黏液性囊性肿瘤和胰腺实性假乳头状肿瘤表现相似。

要点提示

- 良恶性交界性肿瘤，有侵袭性，但无转移。
- 影像学诊断难度大，需依靠病理。
- 浸润性生长，病灶边界不清晰。

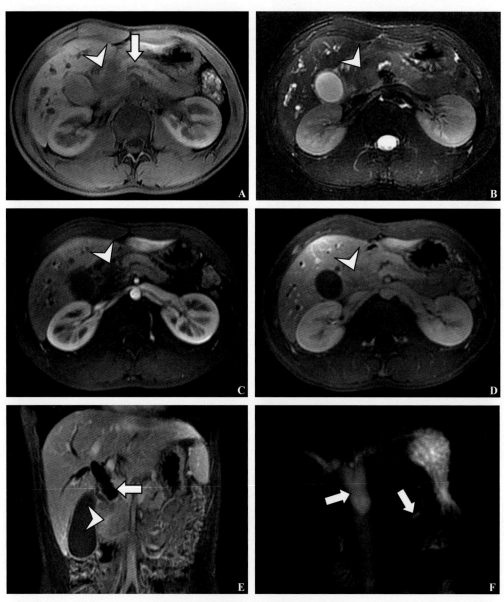

图 19-29　胰腺侵袭性纤维瘤病 MRI 表现

与图 19-28 为同一患者，术前 MRI。A、B. 横断面 FS-T1WI、FS-T2WI 示胰头部肿块 T1WI 呈低信号，T2WI 上呈等高信号（白箭头），边界不清晰，上游胰管轻度扩张（粗白箭）；C、D. 横断面的 FS-T1WI 动脉期和门脉期示病灶动脉期轻度强化，较正常胰腺组织强化程度低，门脉期持续渐进性强化（白箭头）；E、F. 分别为冠状面门脉期和二维 MRCP 示胰头部肿块压迫胆总管下段（粗白箭），致肝内外胆管显著扩张，上游主胰管轻度扩张（粗白箭）

六、鉴别诊断

实性改变的胰腺侵袭性纤维瘤病需要与肿块型胰腺炎、胰腺癌鉴别;囊性改变的胰腺侵袭性纤维瘤病需要与胰腺黏液性囊性肿瘤和胰腺实性假乳头状肿瘤鉴别。

本病极为罕见,术前诊断困难。

七、治疗和预后

手术切除。良恶性交界性肿瘤,有复发可能,但一般无远处转移,预后好。

第七节　胰腺孤立性纤维性肿瘤

一、概述

胰腺孤立性纤维性肿瘤(solitary fibrous tumor,SFT)起源于 CD34 阳性树突状间充质细胞,该细胞具有成纤维细胞/肌纤维母细胞性分化的潜能,以良性居多,10%～15% 为恶性,其恶性型即为恶性孤立性纤维性肿瘤。树突状间质细胞弥漫分布于人体的结缔组织中。SFT 多发生于胸膜,胸膜外脏器少见,而原发于胰腺的 SFT 更属罕见。

至目前为止,文献报道的 SFT 共 18 例,发病年龄在 24～77 岁,平均年龄 55 岁;男性 6 例,女性 12 例;其中 15 例因肿瘤在影像上明显强化,术前均误诊为胰腺神经内分泌肿瘤。

二、临床表现

多为生长缓慢的无痛性肿块,常为偶然发现,极少数患者出现腹痛。

三、病理学表现

(一)大体表现

目前报道的 18 例 SFT 中发生于胰头有 8 例,胰体有 10 例。大体标本切面表现为界限清楚的肿块,直径 1～25 cm,平均 5～8 cm,部分病例有纤维性假包膜(图 19-30)。

(二)组织学表现

肿块界限清楚,有纤维性假包膜(图 19-31A),由交替分布的细胞丰富区和细胞稀疏区组成(图 19-31B),细胞丰富区瘤细胞短梭形或卵圆形(图 19-31C),细胞稀疏区瘤细胞呈纤细的梭形(图 19-31D)。组织学形态多样,细胞排列杂乱,可呈编织状、不规则索状、漩涡状、血管外皮瘤样(图 19-31E)、短席纹状(图 19-31F)和束状。恶性的诊断标准为:细胞生长活跃、分布密集;细胞多形性;核分裂象多见,>4 个/10HPF;肿瘤性坏死。

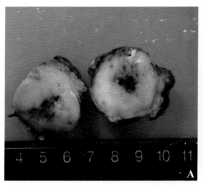
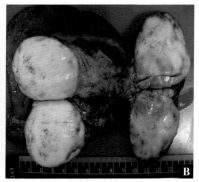

图 19-30　胰腺孤立性纤维性肿瘤大体表现

大体标本示肿块与周围胰腺界限清楚,呈圆形或类圆形,切面灰白色,质韧而富有弹性

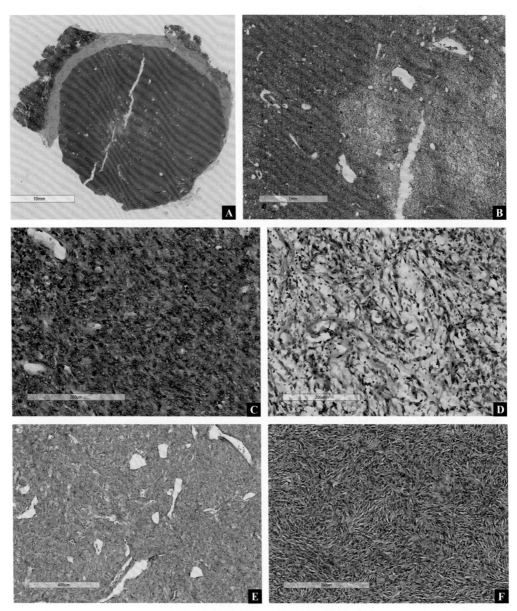

图 19-31　胰腺孤立性纤维性肿瘤组织学表现

A. 肿块界限清楚,有纤维性假包膜;B. 由交替分布的细胞丰富区和细胞稀疏区组成;C. 细胞丰富区瘤细胞短梭形或卵圆形;D. 细胞稀疏区瘤细胞呈纤细的梭形;E. 肿瘤细胞可排列成血管外皮瘤样;F. 肿瘤细胞可排列成席纹状

四、免疫组化

梭形细胞表达 CD34,CD99、Bcl - 2 和 STAT 6,灶性或弱阳性表达 actins 和 desmin,但不表达 S - 100 和 CK(图 19-32)。

五、影像学表现与病理学相关性

肿瘤在影像上表现为类圆形肿块,CT 为低密度,MR T1WI 上呈低信号,T2WI 上呈稍高信号,增强后动脉期明显强化,延迟后对比剂部分退出(图 19-33～35),该特点极易误诊为胰腺神经内分泌肿瘤。

要点提示

▣ 起源于 CD34 阳性树突状间充质细胞。

▣ 影像上肿瘤显著强化,易误诊为胰腺神经内分泌肿瘤。

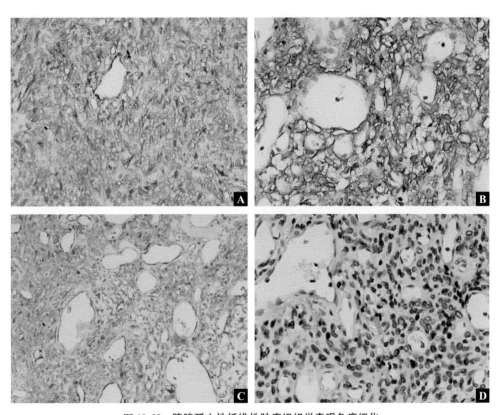

图 19-32 胰腺孤立性纤维性肿瘤组织学表现免疫组化

A～D. 分别为免疫组化 CD34、CD99、Bcl－2、STAT6 阳性表达

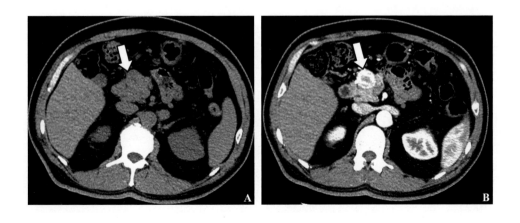

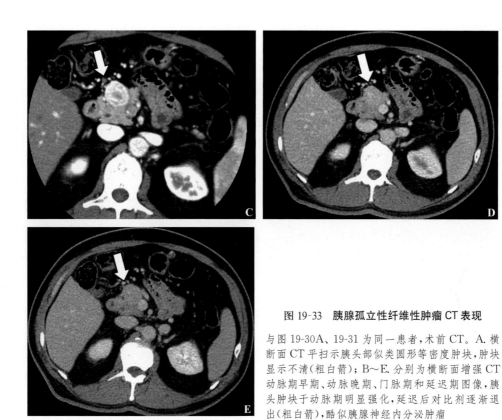

图 19-33 胰腺孤立性纤维性肿瘤 CT 表现

与图 19-30A、19-31 为同一患者,术前 CT。A. 横断面 CT 平扫示胰头部似类圆形等密度肿块,肿块显示不清(粗白箭);B~E.分别为横断面增强 CT 动脉期早期、动脉晚期、门脉期和延迟期图像,胰头肿块于动脉期明显强化,延迟后对比剂逐渐退出(粗白箭),酷似胰腺神经内分泌肿瘤

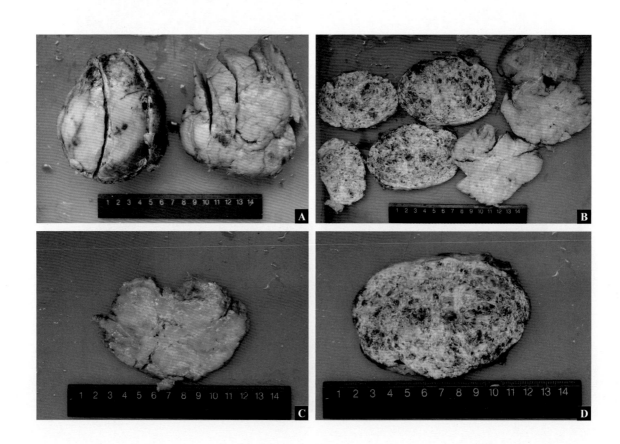

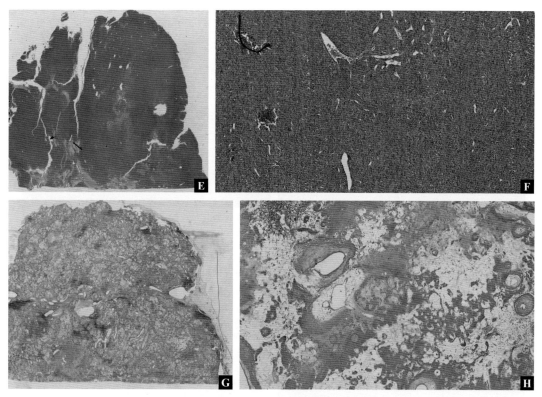

图 19-34　胰腺孤立性纤维性肿瘤病理学表现

女性,54 岁,1 个月前无明显诱因出现腹痛,伴有腹胀,无腹泻。A～D. 大体标本示两枚肿块,肿块周围均可见纤维假包膜,一枚肿块质韧,如鱼肉样(C),另一枚肿块质地坚硬,呈蜂窝样(D);E、F. 为图 C 对应的 HE 染色切片示肿瘤细胞丰富,高倍镜见细胞瘤细胞短梭形;G、H. 为图 D 对应的 HE 染色切片示肿瘤细胞稀疏呈纤细梭形,并且含有较多粗大的血管

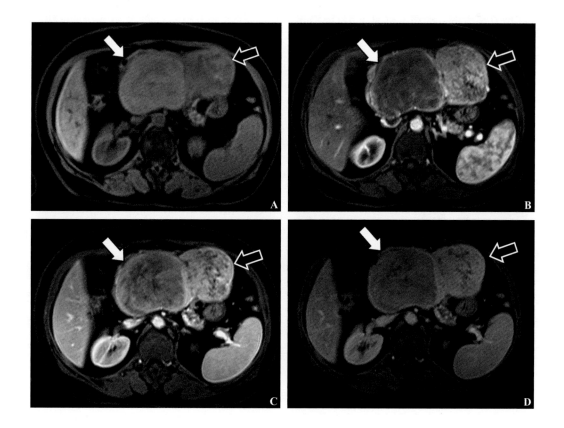

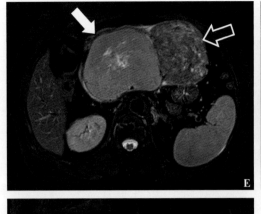
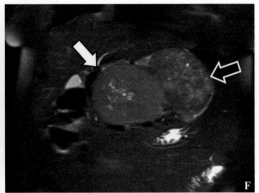
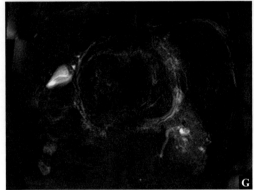

图 19-35　胰腺孤立性纤维性肿瘤 MRI 表现

与图 19-34 为同一患者,术前 MRI。A. 横断面 FS-T1WI 示胰体尾可见两枚高信号肿块影,右侧肿块(粗白箭)较左侧肿块(粗黑箭)信号稍高;B～D. 横断面 FS-T1WI 增强后动脉期、门脉期和延迟期,示右侧肿块呈轻度延迟强化(粗白箭),左侧肿块在动脉期显著强化;E、F. 分别为横断面和冠状面 FS-T2WI 胰体尾部右侧肿块呈等信号(粗白箭),左侧肿块呈稍低不均匀信号;G. 2D-MRCP 示主胰管相对变细(细白箭)

六、鉴别诊断

胰腺神经内分泌肿瘤:影像上较难鉴别,但胰腺神经内分泌肿瘤在临床上发病率远高于胰腺孤立性纤维性肿瘤。术前穿刺有助于确诊。

七、治疗和预后

外科手术切除。因为 SFT 罕见,还无明确的预后资料,但目前报道的 18 例患者中,最长存活时间为 88 个月,最短为 0.1 个月。

第八节　胰腺神经鞘瘤

一、概述

胰腺神经鞘瘤(pancreatic schwannoma, PS)是一种有包膜的良性神经鞘膜瘤,瘤细胞在免疫表型和超微结构上具有施万细胞的形态特征。

胰腺神经鞘瘤可发生于人体任何部位,常见部位有头部、颈部、脊髓、躯干、四肢,发生于胰腺罕见,起源于支配胰腺的自主性交感神经或副交感神经纤维。

目前文献报道大约 68 例,发病年龄 20～87 岁,平均年龄 56 岁;男女比例 15:19。

二、临床表现

已有报道的 68 例胰腺神经鞘瘤中,23 例无症状,34 例以腹痛就诊,其余临床症状包括体重减轻、恶心、呕吐、消化不良、后背痛、体部肿块、贫血、黑便和黄疸。

三、病理学表现

（一）大体表现

发生胰腺任何部位，胰头相对多见，直径范围从1～33 cm。肿瘤可位于胰腺周围（图 19-36A）及胰腺大血管周围（图 19-36B），也可位于胰腺实质内，被胰腺组织包绕（图 19-36C）。肿瘤通常单发，圆形至卵圆形，包膜完整，切面浅黄色（图 19-36B）或灰白色（图 19-36C），半透明，有光泽。肿瘤内部可伴出血坏死及囊性变（图 19-36A、C）。

（二）组织学表现

显微镜下显示典型的 A 区（束状区）及 B 区（网状区）（图 19-37A）。束状区由短束状平行排列的施万细胞组成，细胞核呈梭形（图 19-37B）。网状区由排列疏松、零乱的施万细胞组成，可有微囊形成，并见大而不规则的血管（图 19-37C）。肿瘤可伴有囊性变（图 19-37D）。

四、免疫组化

瘤细胞 S‐100 弥漫阳性，阳性定位于核及胞质（图 19-38A）。SOX-10 也呈核阳性。此外还可表达Vimentin（图 19-38B）、CD57、PGP9.5。

五、影像学表现与病理学相关性

胰腺神经鞘瘤术前正确诊断有一定困难，已有报道的 68 例病例，术前有影像学资料 44 例，正确诊断的有 9 例，不正确的有 35 例，基本被诊断为胰腺囊性肿瘤，如胰腺浆液性囊腺瘤和黏液性囊性肿瘤。仔细对照病理和影像，能发现与病理高度相关的影像学特征（图 19-39～40）。

1. Antoni A 区为主型·由丰富且结构规则的梭形细胞构成，网状血管成分较多。因此，CT 平扫呈低密度，MR T1WI 上呈低信号、T2WI 上呈高信号，增强后显著强化。

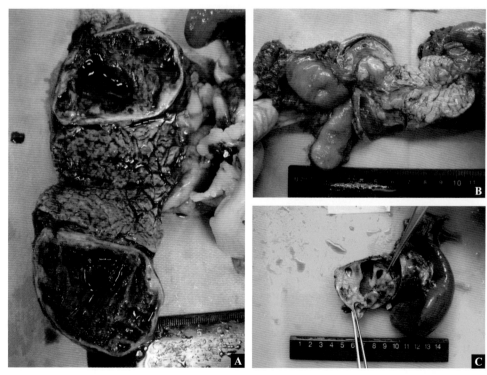

图 19-36　胰腺神经鞘瘤大体表现

A. 肿瘤大部位于胰腺周围，内部出血；B. 肿瘤紧邻胰腺，位于胰腺大血管周围，切面可为实性浅黄色；
C. 肿瘤位于胰腺实质内，被胰腺组织包绕，内部发生囊性变

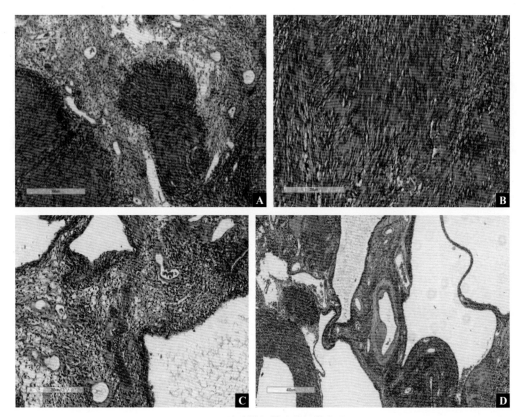

图 19-37　胰腺神经鞘瘤组织学表现

A. 镜下见典型的 A 区及 B 区；B. 束状区（A 区）由短束状平行排列的施万细胞组成；C. 网状区（B 区）由排列疏松、零乱的施万细胞组成，有微囊形成，见大而不规则的血管；D. 肿瘤伴有囊性变

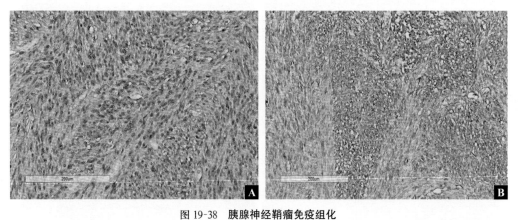

图 19-38　胰腺神经鞘瘤免疫组化

免疫组化显示肿瘤可表达。A. S-100；B. Vimentin

2. Antoni B 区为主型·细胞排列稀疏，以退行性改变为主，肿瘤更多表现为囊变。因此这部分在影像上往往以囊性表现为主。

3. 肿瘤包膜为纤维包膜·CT 呈低密度，MR T1WI 上呈低信号，T2WI 上呈稍高信号，增强后延迟强化。

4. 胰胆管改变·肿瘤与胰管不相通，也很少引起胰胆管扩张。

此外，文献报道中胰腺神经鞘瘤还可出现钙化，部分恶性胰腺神经鞘瘤还可表现为边界不清楚。

要点提示

▪ 肿瘤在影像上表现为实性、囊性或囊实性改变,实性成分对应镜下的 Antoni A 区,囊性成分对应镜下 Antoni B 区。

▪ 存在恶性神经鞘瘤,影像表现为边界不清、侵犯周围血管和脏器。

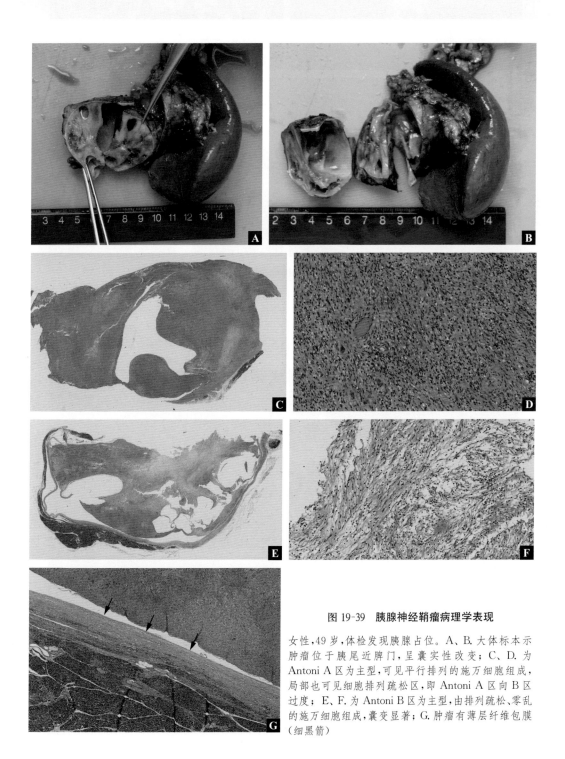

图 19-39　胰腺神经鞘瘤病理学表现

女性,49 岁,体检发现胰腺占位。A、B. 大体标本示肿瘤位于胰尾近脾门,呈囊实性改变;C、D. 为 Antoni A 区为主型,可见平行排列的施万细胞组成,局部也可见细胞排列疏松区,即 Antoni A 区向 B 区过度;E、F. 为 Antoni B 区为主型,由排列疏松、零乱的施万细胞组成,囊变显著;G. 肿瘤有薄层纤维包膜(细黑箭)

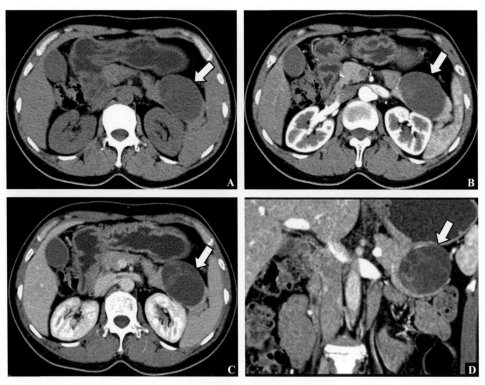

图 19-40　胰腺神经鞘瘤 CT 表现

与图 19-39 为同一患者,术前 CT。A.横断面 CT 平扫示胰尾部一枚边界清楚、包膜完整的低密度肿块(粗白箭),内部似可见稍高密度分隔影;B~D.分别为横断面 CT 平扫、动脉期、门脉期和冠状面门脉期图像,肿块呈囊实性,边界清楚(粗白箭),肿块内可见分隔,增强后分隔明显强化,内部囊性部分无强化

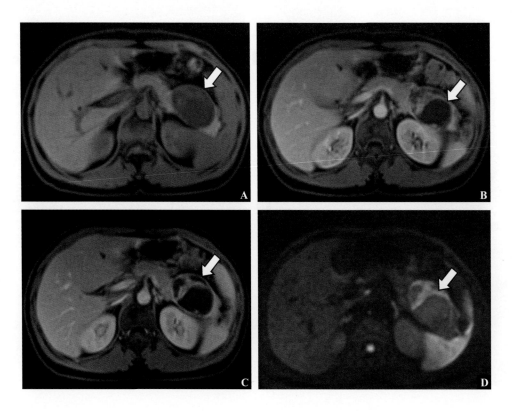

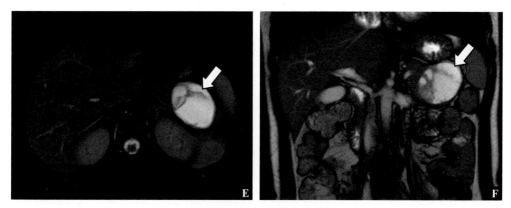

图 19-41　胰腺神经鞘瘤 MRI 表现

与图 19-39 为同一患者,术前 MRI。A. 横断面 FS-T1WI 示胰尾部边界清楚、包膜完整的低信号肿块(粗白箭);
B、C. 分别为增强后 FS-T1WI 门脉期和延迟期图像,肿块包膜和内部分隔明显强化;D. DWI(b=800 s/mm²)
示胰尾部肿块内部分隔明显扩散受限;E、F. 分别为横断面和冠状面 T2WI 示胰尾部肿块呈高信号,内部分隔
呈低信号(粗白箭)

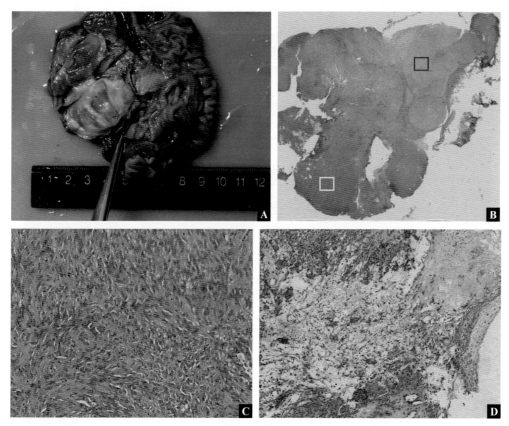

图 19-42　胰腺神经鞘瘤病理学表现

男性 45 岁,体检发现胰腺占位。A. 大体标本示胰头囊实性肿块;B. 为 HE 染色大组织切片示肿块由
Antoni A 区和 Antoni B 区构成;C. 为 Antoni A 区为主型,可见平行排列的施万细胞组成;D. 为 Antoni B
区为主型,由排列疏松、零乱的施万细胞组成

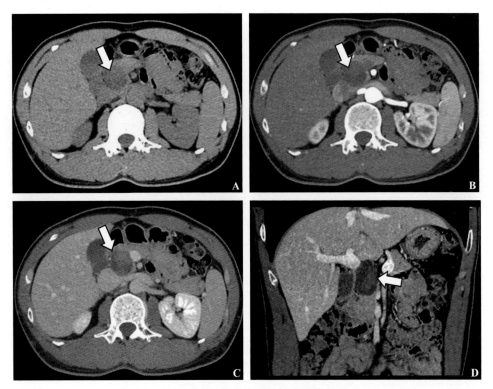

图 19-43　胰腺神经鞘瘤 CT 表现

与图 19-42 为同一患者,术前 CT。A. 横断面 CT 平扫示胰头钩突部边界清楚的低密度肿块(粗白箭);B~
D. 分别为横断面 CT 增强动脉期、门脉期和冠状位门脉期图像,钩突部肿块内部实性成分呈渐进强化(粗白箭)

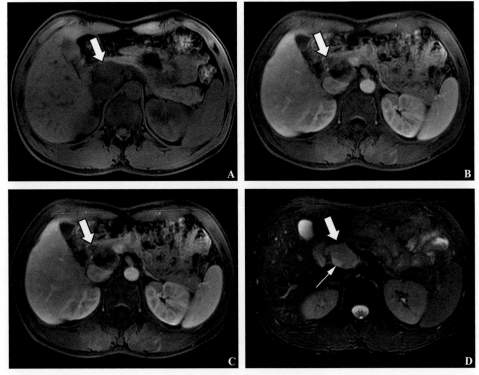

图 19-44　胰腺神经鞘瘤 MRI 表现

与图 19-42 为同一患者,术前 MRI。A、B. 横断面 FS-T1WI 平扫示胰头钩突部一枚类圆形、边界清楚的低信号
肿块(粗白箭);B、C. 横断面 FS-T1WI 增强动脉期和门脉期图像,肿块内实性成分逐渐强化(粗白箭);D. 横断
面 FS-T2W 示钩突部肿块呈稍高信号(粗白箭),其内可见更高信号的囊变区(细白箭)

六、鉴别诊断

1. 胰腺囊性肿瘤或肿瘤样病变 · 浆液性囊腺瘤、黏液性囊性肿瘤、假性囊肿。

2. 胰腺囊实性肿瘤 · 神经内分泌肿瘤、实性假乳头状肿瘤。

七、治疗和预后

如果术前能确诊,良性肿瘤可随访观察,肿块较大时可行手术切除。预后较好,生存期为 3～65 个月。

第九节　胰腺成熟性畸胎瘤

一、概述

畸胎瘤(teratoma)是一种生殖源性肿瘤,根据病理学可以分为成熟型畸胎瘤、未成熟型畸胎瘤和单胚层或高度分化的畸胎瘤。成熟型是分化良好的良性畸胎瘤,大多数呈囊性,含有至少 2 个或 3 个胚层组织成分,如仅向外胚层(皮肤和皮肤附属器结构)的分化,囊腔内衬表皮及皮肤附件者,又称为皮样囊肿(dermoid cyst)。最好发于卵巢,发生于胰腺的成熟性畸胎瘤(pancreatic mature teratoma,PMT)极其罕见。

1918 年 Kerr 首次报道,目前文献报道约 33 例,其中男性 20 例,女性 13 例,发病年龄 4 个月～74 岁,平均年龄 37 岁。

二、临床表现

无特异性症状,33 例文献报道的患者中以腹痛为首发症状的有 16 例,恶心呕吐者 4 例,便秘、腰背痛、黄疸、发热各 1 例,触及肿物者 2 例,其余均为体检时发现。

三、病理学表现

(一)大体表现

已报道的 33 例胰腺畸胎瘤中发生于胰头 10 例,胰颈 3 例,胰体尾者 20 例。直径约 2～6 cm。肿瘤大体呈圆形、卵圆形。包膜光滑、较薄。多数单房。未离体时肿瘤呈液体状,有波动感,瘤内液体呈乳糜样;离体后肿瘤逐渐变为半固体状态,其内可混有浅黄色或黑色长短不一的毛发。

(二)镜下表现

瘤内具有外胚叶组织即表皮、毛发、脂腺结构、汗腺和神经组织。有文献报道胰腺成熟畸胎瘤中含有中胚叶结构(平滑肌、骨、软骨和脂肪组织),但含有内胚叶结构(呼吸、胃肠系统和甲状腺组织)畸胎瘤尚无报道。

四、影像学表现与病理学相关性

胰腺成熟性畸胎瘤的影像学表现取决于病灶内所含不同组织成分,在影像上可区分脂质、囊液、钙化、牙齿等成分。脂质在 CT 平扫上呈低密度,CT 值约－30 HU 以下,MR T1WI、T2WI 上均呈高信号,脂肪抑制序列呈低信号;囊液在 CT 平扫上呈水样低密度,MR T1WI 上低信号、T2WI 上高信号;钙化和牙齿在 CT 平扫上均呈高密度,MR T1WI、T2WI 上均呈低信号。当囊腔内液体含较多脂质时,CT 平扫表现为密度更低的脂质漂浮于囊腔液体上方,可形成脂质-液体平面。当囊腔内不含脂质、钙化、牙齿时,仅含囊液成分,单纯从影像学难以与其他囊性肿块鉴别。

要点提示

■ 成熟性畸胎瘤好发于卵巢,胰腺极其罕见。

■ 囊腔内含有脂质、钙化、牙齿、毛发是其特征性表现,有其相应的影像学特征。

■ 成熟性囊性畸胎瘤术前易误诊为胰腺其他囊性占位

五、鉴别诊断

胰腺囊性畸胎瘤需要与胰腺囊性和囊实性肿瘤鉴别,尤其是淋巴上皮囊肿,胰内副脾所致的表皮样囊肿相鉴别。肿瘤内的脂肪成分和软骨有助于该病诊断。

六、治疗和预后

可行手术切除。由于这类囊性肿瘤并未发现恶性潜能,因而在充分评估肿瘤性质的情况下选择密切随访观察也是可行的。

良性肿瘤,预后良好。

第十节　胰腺血管周上皮样细胞肿瘤

一、概述

胰腺血管周上皮样细胞肿瘤(perivascular epithelioid cell tumor of the pancreas,PEComa):具有血管周上皮样细胞分化的特点,即上皮样细胞围绕血管呈放射状排列并特异性表达黑色素细胞和平滑肌细胞标记物。

目前 PEComa 家族成员包括血管平滑肌脂肪瘤、上皮样血管平滑肌脂肪瘤、肺和肺外透明细胞瘤、淋巴管平滑肌瘤病、肝镰状韧带/圆韧带透明细胞及黑色素细胞性肿瘤。

发病机制不明。PEComas 发生于胰腺十分罕见,Zamboni 等于 1996 年首次报道,目前文献报道约 24 例,男性 3 例,未报道性别 1 例,女性 20 例;年龄 17~74 岁,平均年龄 52 岁。

二、临床表现

部分病例临床无症状,因体检偶然发现,还有部分患者表现为腹痛、腹胀、食欲减退,黄疸、贫血等非特异临床症状。

三、病理学表现

(一)大体表现

目前文献报道的 24 例 PEComa,15 例位于胰头,9 例位于胰体尾;大小约 0.12~11.5 cm。大体上肿瘤呈类圆形,边界清楚,包膜完整,切面呈灰白、灰红色,半透明,质地中等(图 19-45)。肿瘤内可以出现坏死、出血和脂肪成分。

(二)组织学表现

肿瘤与周围胰腺组织界限清楚(图 19-46A),富含厚壁及薄壁血管,上皮样细胞或梭形细胞在血管周围呈巢状、片状排列(图 19-46B),局部围绕厚壁血管现象不明显,呈片巢状分布(图 19-46C);瘤细胞体积大,呈圆形或多边形,胞质丰富,透亮或颗粒状,淡嗜酸性;瘤细胞核小,轻度异型,居中或偏位,呈圆形、卵圆形,染色质细腻,核仁不明显,核分裂象少见,坏死不多见(图 19-46D)。

四、免疫组化

瘤细胞表达 SMA(图 19-47A)、HMB45(图 19-47B)、MART1(图 19-47C)和 VI，Ki - 67 阳性率一般不超过 5%，p53、NSE、CgA、PR 和 CA19 - 9 均阴性。

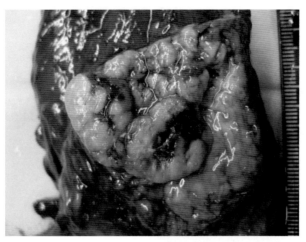

图 19-45　胰腺血管周上皮样细胞肿瘤大体表现

大体标本见肿瘤界限清楚，切面灰白色，该患者术前做过穿刺，局部可见出血坏死

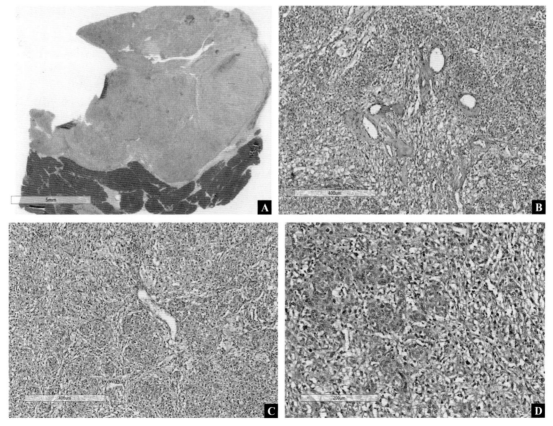

图 19-46　胰腺血管周上皮样细胞肿瘤组织学表现

A. 肿瘤界限清楚；B. 肿瘤围绕厚壁血管生长；C. 呈片巢状分布；D. 瘤细胞体积大，圆形或多边形，胞质丰富，透亮或颗粒状，细胞核小，呈圆形、卵圆形，染色质细腻，核仁不明显，核分裂象少见，坏死少见

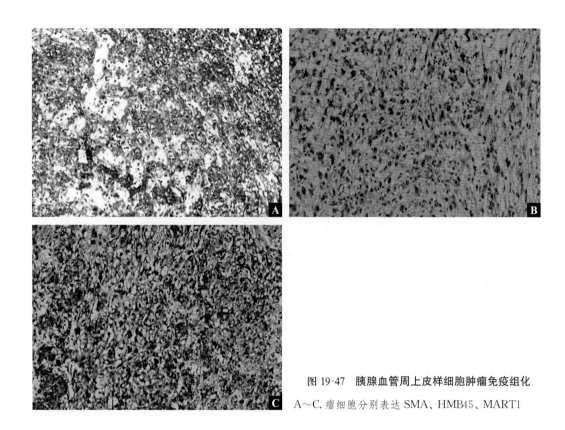

图 19-47 胰腺血管周上皮样细胞肿瘤免疫组化

A~C.瘤细胞分别表达 SMA、HMB45、MART1

五、影像学表现与病理学相关性

PEComa 在影像上表现为边界清楚的肿块,CT 呈等或低密度,MR T1WI 上呈低信号,T2WI 上呈稍高信号,增强后在动脉期或门脉期出现轻度强化,延迟期对比剂退出(图 19-48、49)。文献报道的病例中更多表现为非均匀强化,可能与肿瘤内含有脂肪成分相关。而海军军医大学附属长海医院这例患者强化比较均匀。此外,影像上还可见到肿块内部的坏死和出血,此时 MRI 出现特征性的液体信号和出血信号。

六、鉴别诊断

影像上很难将其与胰腺其他实性肿瘤进行鉴别,术前需要穿刺确诊。

七、治疗和预后

手术切除。

目前文献报道的 24 例 PEComa 生存期为 3~144 个月,其中有 2 例发生肝转移。

要点提示

- PEComa 具有血管周上皮样细胞分化的特点。
- 术前影像诊断困难。

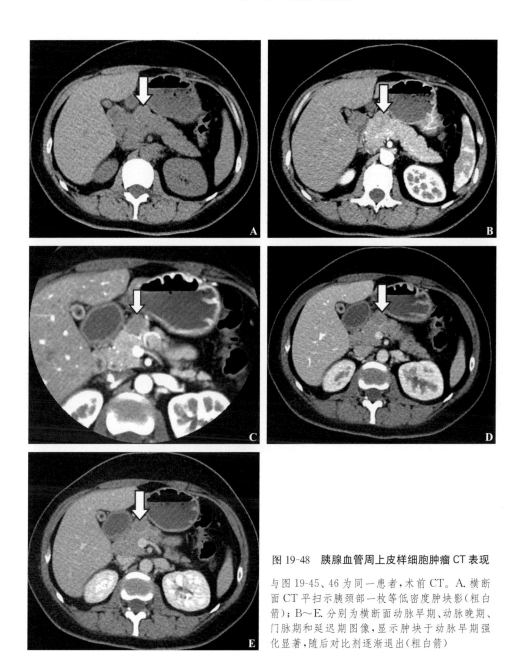

图 19-48 胰腺血管周上皮样细胞肿瘤 CT 表现

与图 19-45、46 为同一患者,术前 CT。A. 横断面 CT 平扫示胰颈部一枚等低密度肿块影(粗白箭);B~E. 分别为横断面动脉早期、动脉晚期、门脉期和延迟期图像,显示肿块于动脉早期强化显著,随后对比剂逐渐退出(粗白箭)

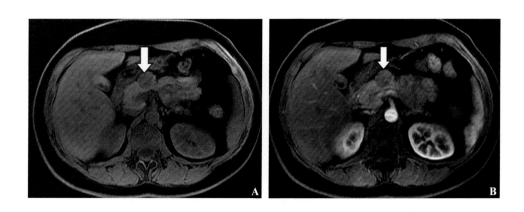

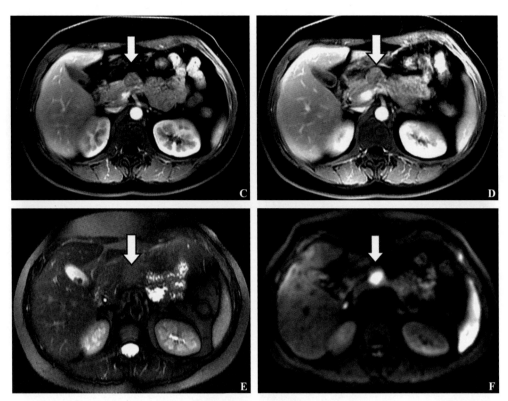

图 19-49　胰腺血管周上皮样细胞肿瘤 MRI 表现

与图 19-45、46 为同一患者,术前 MRI。A. 横断面 FS-T1WI 示胰颈部边界清楚的低信号肿块(粗白箭);
B~D. 分别为横断面增强后 FS-T1WI 动脉期、门脉期和延迟期图像,肿块轻度强化(粗白箭);E. 横断面
FS-T2WI 示胰颈部肿块呈稍高信号(粗白箭);F. DWI(b=800 s/mm²)示肿块明显扩散明显受限

第十一节　胰腺错构瘤

一、概述

胰腺错构瘤(pancreatic hamartoma)是一种良性病变,而非真性肿瘤,由于胰腺正常成分腺泡、导管和内分泌细胞的错误排列而形成的类似肿瘤的肿瘤样病变。

病因未明,Noltenius 等发现 1 例胰腺错构瘤患者可能与酒精性慢性胰腺炎相关。

错构瘤可发生于人体各个部位,以肺、心脏、肾脏、脾脏等部位多见,而发生在胰腺极为罕见,胰腺错构瘤在胰腺各类肿瘤中占＜1%。1977 年 Anthony 等首次报道胰腺错构瘤,到目前为止文献报道不足 30 例。发病年龄在 34~78 岁,平均年龄 50.4 岁,男女性别无显著差异(1.4/1.0)

二、临床表现

患者通常无任何临床症状,一般在体检或无意检查中发现。

三、病理学表现

(一)大体表现

胰腺错构瘤可发生于胰腺任何部位,以胰头部报道较多;病变大小差异较大,在 0.9~19 cm 范围不等,平均大小 4.4 cm。大体呈界限清楚的结节,灰白色,质地较软(图 19-50)。

(二)组织学表现

镜下见结节界限清楚(图 19-51A),主要结构为:

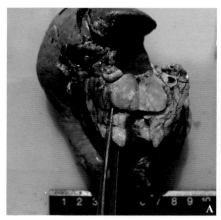 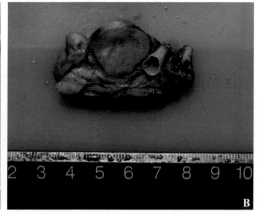

图 19-50　胰腺错构瘤大体表现

大体标本可见胰腺内界限清楚的结节,切面灰白色

外分泌(腺泡及导管)及内分泌组织(胰岛),随机分布于丰富的纤维组织或少细胞性间质中,可以出现某一成分为主(图 19-51B~E),其间还可以见到平滑肌、脂肪组织等间叶成分(图 19-51F)。大体上肿块为实性、囊实性,囊性成分主要为扩张的导管内衬立方或扁平的导管上皮(图 19-51G)。囊性成分既可以为错构瘤的主要成分,也可以是次要成分。

四、免疫组化

腺泡细胞和导管上皮细胞类标记物均为阳性(CAM5.2,AE1/AE3、EMA),腺泡细胞阳性表达胰蛋白酶和糜蛋白酶,间质可阳性表达 CD34 和 CD117,不表达 S-100、a-SMA、bcl-2 和 desmin。

五、影像学表现与病理学相关性

肿块在影像上表现为边界清楚、包膜完整肿块,可呈实性或囊实性。实性成分内含有大量纤维成分,在 CT 平扫呈低密度,MR T1WI 上呈低信号,T2WI 上呈高信号,增强后病灶逐渐强化,延迟后显著强化,病变几乎不引起主胰管的扩张和狭窄(图 19-52)。病变内含有错排的腺泡、导管和内分泌成分,这些成分增强后均有一定程度强化,加上纤维成分延迟强化,因此在延迟期整个肿块强化显著。在 PET(positron emission tomography)上,病灶对 FDG 不摄取。

要点提示

- 胰腺错构瘤是一种良性病变,并非真性肿瘤,是由于胰腺正常成分错误排列而形成的肿瘤样病变。
- 影像表现为包膜完整的实性或囊实性肿块,增强后延迟强化。

六、鉴别诊断

由于大部分患者临床症状缺乏特异性,影像上出现延迟显著强化,常与胰腺神经内分泌肿瘤混淆。

七、治疗和预后

由于影像上常与胰腺神经内分泌肿瘤混淆,多数病例一旦检出均选择手术切除,预后好。

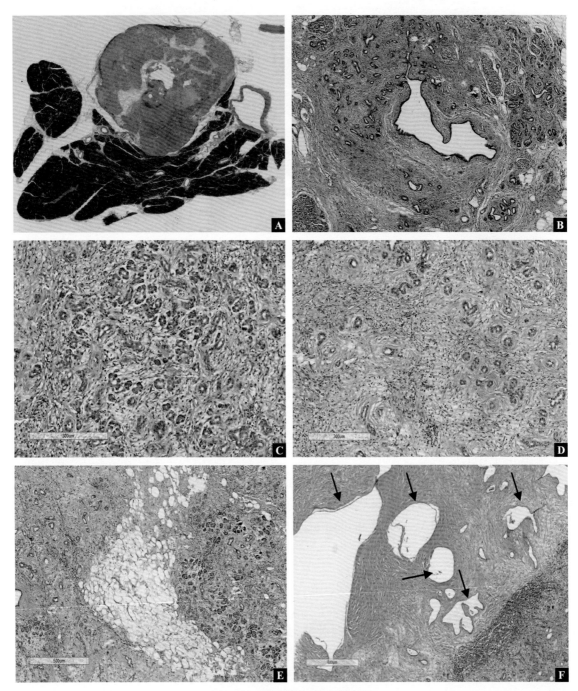

图 19-51　胰腺错构瘤组织学表现

A. 肿块与周围正常胰腺界限清楚；B. 高倍镜下见胰腺导管及腺泡随机杂乱分布；C. 局部为导管与胰岛的混合；D. 局部以导管为主；E. 局部以腺泡为主；F. 其间可见脂肪等间叶组织；G. 部分导管可以扩张呈囊状（细黑箭）

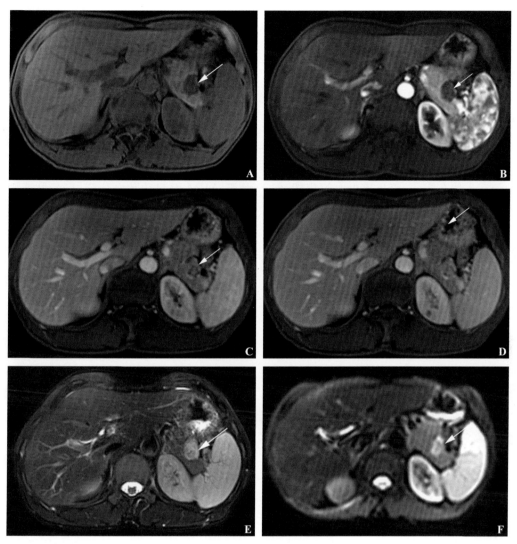

图 19-52 胰腺错构瘤 MRI 表现

与图 19-50、51 为同一患者,术前 MRI。A. 横断面 FS-T1WI 示胰尾部一枚边界清楚的类圆形低信号肿块(细白箭);B~D. 分别为 FS-T1WI 增强后动脉期、门脉期和延迟期图像,病灶呈渐近性强化,延迟期呈等信号(细白箭);E. 横断面 FS-T2WI 示肿块呈高信号(细白箭);F. DWI(b=1 000 s/mm^2)示肿块明显扩散受限(细白箭)

第十二节　胰腺动静脉畸形

一、概述

胰腺动静脉畸形(arteriovenous malformation, AVM)是正常黏膜和黏膜下静脉出现畸形以及毛细血管发生扩张性病变,导致动脉血液过量回流入门静脉系统,大多由先天因素所致。

胰腺 AVM 是一类非常罕见的血管畸形疾病,在消化道 AVM 中所占比例<5%,据目前国内外文献报道,总病例数<100 例;85%~88%的胰腺 AVM 病人为男性,77%~78%为亚洲人群,发病年龄为 7 个月至 75 岁,中位发病年龄为 50~51 岁。

目前的研究认为,约 90%的胰腺 AVM 病例为先天性,来源于胚胎时期异常发育的动静脉丛,且有可能与遗传性出血性毛细血管扩张症(osler weber rendu disease, OWRD)有关(占 10%~30%),其特征是常染色体显性遗传,有腹腔内出血、皮肤毛细血管扩张、反复性鼻出血的家族史；OWRD 将导致小动脉-毛细血管结合处的括约肌调节功能障碍，使动脉血过量涌入毛细血管和小静脉，最终引起动静脉分流。获得性胰腺 AVM 仅占 10%，可能的原因有胰腺炎、肿瘤、创伤等。

二、临床表现

绝大部分病人伴有腹痛、消化道出血等症状，但少部分病人没有任何临床表现。虽然胰腺 AVM 发病率较低，但其伴有反复发生的临床症状，可能造成不良预后，需要得到足够重视。

三、病理学表现

（一）大体表现

胰腺 AVM 最常见发病部位为胰头，约占 60%，其次为胰体和胰尾，仅有 7%～12% 的病例累及全胰。AVM 病灶大小不等，直径为 3.1 cm（0.9～9.7 cm）。大体表现为胰腺内多发蜂窝状血管（图 19-53A）。

（二）组织学表现

镜下主要表现为多发管腔不规则的动静脉交错分布于胰腺组织内，血管管腔闭塞，或可见血栓，血管周围可见出血，还可见成簇分布的厚壁血管（图

19-55B）。周围胰腺腺泡萎缩，胰管扩张，胰管内可见出血，甚至结石形成（图 19-53C、D）。

四、影像学表现与病理学相关性

1. 超声·超声可观察到高回声肿块或囊性肿块，但诊断特异度较低；而彩色多普勒超声则能观察到混杂的血管形成的特异性"马赛克征"，而且由于胰腺 AVM 引起动脉血分流，肝静脉或脾静脉内存在跳动的血流波形。内镜超声检查中可更清楚地观察到这种多血管影的"马赛克征"（图 19-54）。

2. CT 与 MRI·平扫 CT 较难发现病变，MRI 平扫 T1WI 和 T2WI 上可见血管流空信号，增强后无论 CT 还是 MRI 均可见胰腺内多个如"蚯蚓状""簇状"迂曲的高密度或高信号血管影，由于动静脉分流，在动脉期即有较早的肝门静脉甚至脾静脉显影（图 19-55、56、57A～E）。CT 和 MRI 作为无创方法在诊断胰腺 AVM 中具有重要的价值，但其并非金标准。

3. 数字减影血管造影（digital subtraction angiography, DSA）·能明确胰腺 AVM 具体的畸形情况，是诊断金标准，并且可以对确诊患者行介入性治疗（图 19-57F）。胰腺 AVM 表现为脾动脉、胃十二指肠动脉或胰腺小动脉来源的扩张扭曲的畸形血管；复杂的胰腺内血管网所致的短暂、高密度的血管

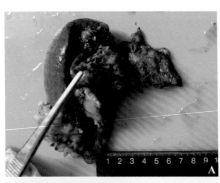
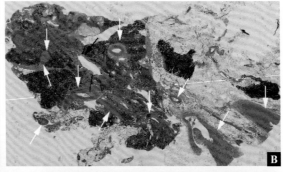
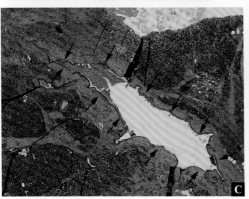
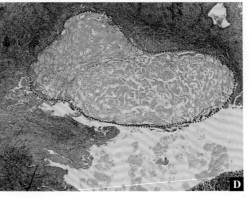

图 19-53　胰腺动静脉畸形病理学表现

A. 大体标本可见胰体尾胰腺小叶分叶状结构存在，其内可见多发蜂窝状血管；B. HE 染色大组织切片可见多发管腔不规则的动静脉交错分布于胰腺组织内（细白箭），部分血管管腔闭塞，部分管腔内可见血栓，局部血管周围可见出血，周围胰腺腺泡萎缩；C. 胰管扩张，其内可见出血（细黑箭）；D. 胰管内结石形成（红虚线）

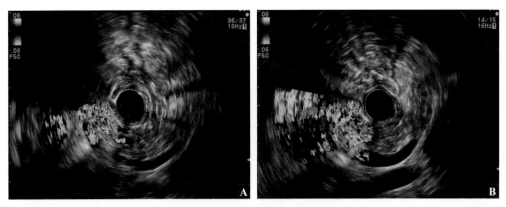

图 19-54 胰腺动静脉畸形 EUS 表现

A、B.超声内镜清楚显示"马赛克征",显示胰头颈部见大量蜂窝状血管影,提示胰腺动静脉畸形

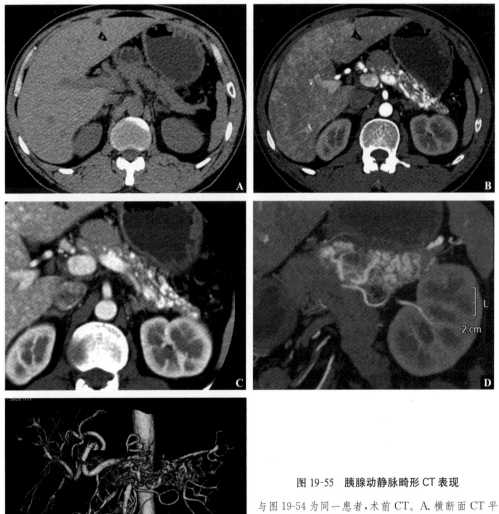

图 19-55 胰腺动静脉畸形 CT 表现

与图 19-54 为同一患者,术前 CT。A.横断面 CT 平扫示胰腺体积萎缩;B、C.分别为横断面 CT 增强动脉早期和晚期图像,示胰体尾多发迂曲扩张、明显强化的畸形血管团;D、E.分别为厚层最大密度投影和容积重建图像,可见胰体尾大量迂曲扩张的血管团,并可见于动脉期早显肝静脉、门静脉和脾静脉

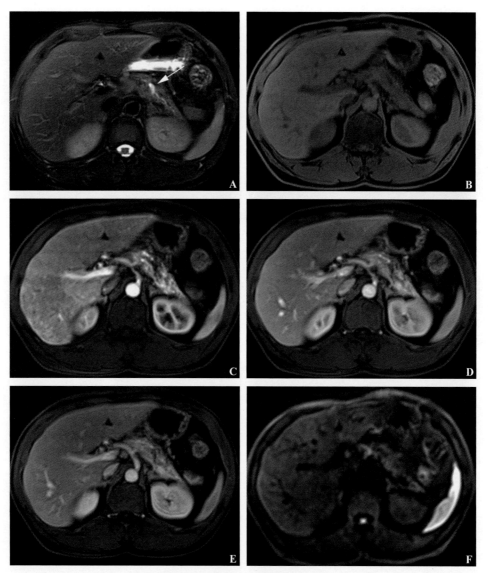

图 19-56 胰腺动静脉畸形 MRI 表现

与图 19-53 为同一患者，术前 MRI。A、B.分别为横断面 FS-T2WI 和 FS-T1WI，胰体尾萎缩，主胰管轻度扩张（细白箭），胰腺实质信号 T2WI 上稍高，T1WI 上稍低，其内可见多发血管流空信号；C~E.分别为横断面 FS-T1WI 动脉期、门脉期和延迟期图像，可见胰体尾大量迂曲扩张的血管团；F.DWI（b= 1 000 s/mm²）胰体尾弥散无明显受限

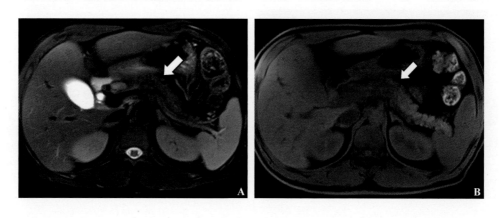

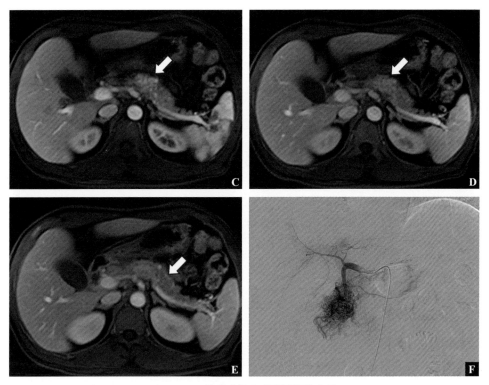

图 19-57　胰腺动静脉畸形影像学表现

与图 19-54 为同一患者。A、B. 分别为横断面 FS-T2WI 和 FS-T1WI,胰体部亦可见多发血管流空信号(粗白箭);C～E. 分别为横断面 FS-T1WI 动脉期、门脉期和延迟期图像,可见胰体部畸形血管呈"簇状"迂曲扩张(粗白箭);F. DSA 显示胰体部可见动静脉相交通的畸形血管团

要点提示

▨ 胰腺 AVM 以消化道出血最常见。

▨ DSA:可以明确畸形血管,是诊断胰腺 AVM 金标准。

▨ 超声:典型"马赛克征"。

▨ MRI:平扫 T1WI、T2WI 可见血管流空信号,增强后畸形血管显著强化,门脉系统于动脉期早显。

影;动脉期回流静脉如肝门静脉的显影;胰腺高密度血管影迅速消失。

五、鉴别诊断

需要鉴别区分胰腺炎及其他类型的多血管病灶,如神经内分泌肿瘤、浆液性囊腺瘤、囊腺癌、血管肉瘤和某些转移灶(尤其是来源于肾脏透明细胞癌)等。

六、治疗和预后

1. 手术治疗·根据文献报道,有 54%～57% 的

胰腺 AVM 病人最终接受了手术治疗,手术是目前治疗胰腺 AVM 最常用、最有效的方式。手术对于没有门静脉高压并发症的病人效果良好,而且可以有效解决胰腺 AVM 病人反复发作的上消化道出血问题。当患者出现门静脉高压甚至上消化道出血,此时即使完全切除病灶或完全阻断门静脉-动脉分流,治疗效果也不甚理想。此外,对于某些病例,术中出血风险高,手术难度增加,并不能采取手术,应考虑非手术治疗。

2. 非手术治疗·包括动脉栓塞术(transarterial

embolization，TAE）、体外放疗、术中高剂量照射、经颈静脉肝内门体分流术（transjugular intrahepatic portosystemic shunt，TIPS）等，可作为手术的替代治疗或者术前的辅助治疗方式。其中，TAE 在非手术治疗方式中使用最频繁，只接受 TAE 治疗的病人约占 7.2%。对于胰腺 AVM，TAE 通常使用的栓剂有氰基丙烯酸正丁酯、乙烯-乙烯醇共聚物等，这些液体栓剂可以栓塞更末端的血管结构，效果优于金属螺圈和明胶海绵，而且已得到成功应用。但是，胰腺 AVM 不易完全进行栓塞，而且易形成新的侧支血管，导致复发，TAE 术后出血复发率仍高达 18%～37%。所以部分病人在症状复发后仍需要采取手术治疗。

第十三节　胰腺胃肠道间质瘤

一、概述

胃肠道间质瘤（gastrointestinal stromal tumor，GIST）是消化道最常见的间叶源性肿瘤，主要发生于胃肠道，发生于胃肠道以外称为胃肠道外间质瘤（extra-gastrointestinal stromal tumors，EGIST），可发生于肠系膜、网膜和腹膜后，原发于胰腺的 EGIST 罕见。

关于 EGIST 的起源有争议。有研究认为 GIST 源于卡加尔（Cajal）细胞分化，胰腺内也分布有 Cajal 细胞，因此原发于胰腺的胃肠道间质瘤也是存在的。另有研究认为并无胃肠道外间质瘤说法，均起源于胃肠道，只是多器官生长，胃肠道以外的病灶失去了和胃肠道之间的联系。

EGIST 占所有报道的 GIST 的 5%～10%，原发于胰腺的 EGIST 目前文献报道约 30 例，占所有 EGIST 的 5%。

二、临床表现

临床症状取决于位于胰腺部位和肿瘤大小，但仍缺乏特异性，多为腹痛、腹胀、贫血、消瘦、黄疸等。

三、病理学表现

（一）大体表现

肿瘤多见于胰头，约 2～10 cm。肿瘤通常边界清楚，外观呈结节状或多结节状，切面呈灰白或灰红色，质嫩、细腻，可有出血、囊变或坏死等继发性改变。胰腺的胃肠道间质瘤一般是原发于胃及十二指肠的 GIST 累及胰腺（图 19-58），独立的胰腺内肿瘤罕见。

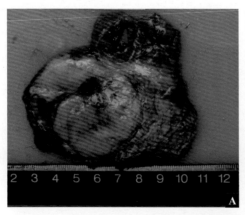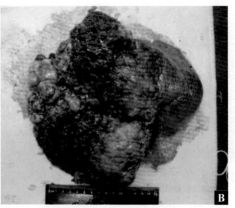

图 19-58　胰腺胃肠道间质瘤大体表现

A. 十二指肠间质瘤累及胰腺；B. 胰尾部胃肠道间质瘤，网膜上见多发结节并与胃黏膜粘连

（二）**组织学表现**

　　肿瘤与周围胰腺可以是边界相对清楚（图 19-59A）也可以呈浸润性生长。瘤细胞主要呈梭形（图 19-59B），也有上皮样，或者两种形态细胞以不同的比例混合。此外，少数病例显示多形性。瘤细胞排列方式多样，呈交织的短条束状（图 19-59C）或旋涡状排列（图 19-59D），或长条束状或鱼骨样排列（图 19-59E），甚至器官样、栅栏样、假菊形团样结构。肿瘤间质含纤细的胶原纤维，并可出现玻璃样变。少数病例间质内出现黏液样变（图 19-59C）甚至钙化及出血坏死囊性变（图 19-59F）。

四、免疫组化

　　肿瘤细胞 CD117、DOG1、CD34 阳性（图 19-60）。

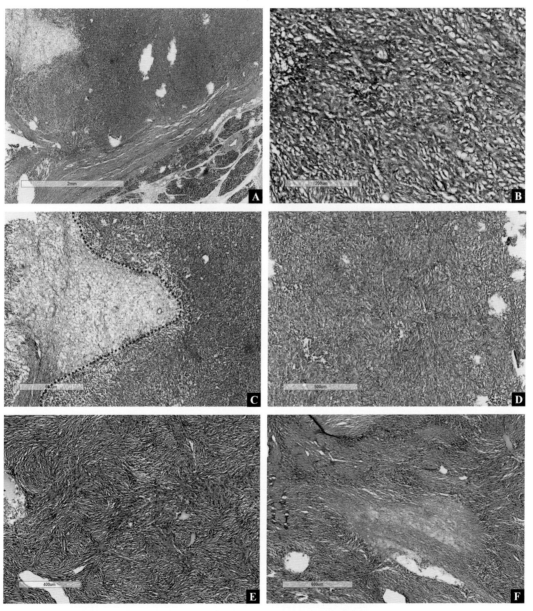

图 19-59　胰腺胃肠道间质瘤组织学表现

A. 镜下见肿瘤与周围胰腺边界相对清楚；B. 肿瘤细胞主要由梭形细胞组成；C. 肿瘤细胞排列呈短束状，间质内有黏液变性（红虚线）；D. 肿瘤细胞呈漩涡样；E. 肿瘤细胞呈长条束样；F. 肿瘤内伴有坏死

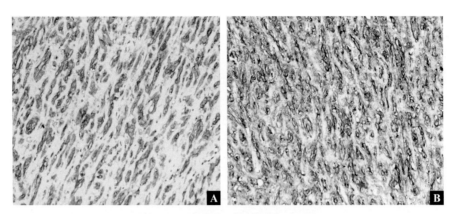

图 19-60 胰腺胃肠道间质瘤免疫组化

A、B. 免疫组化 CD117、DOG1 阳性表达

五、影像学表现与病理学相关性

胰腺胃肠道间质瘤与普通的胃肠道间质瘤影像学表现相似。体积较大，与周围胰腺分界可清可不清。平扫 CT 呈相对低密度，MR T1WI 上呈低信号，T2WI 上呈高信号，肿块内密度或信号可以均匀或不均匀（图 19-61～63）。肿块内出血在 T1WI 上呈高信号，钙化灶 CT 上为高密度影。增强后肿块不均匀明显强化，强化峰值时相在动脉期、门脉期或延迟期，坏死区域无强化。

当肿块直径大于 5 cm、边界模糊、分叶状、不均匀强化，伴有淋巴结转移和周围血管、脏器侵犯时，提示为恶性胃肠道间质瘤。

要点提示

- 胰腺胃肠道间质瘤属于胃肠道外间质瘤之一，罕见。
- 影像表现与普通胃肠道间质瘤相似。
- 肿瘤细胞 CD117、DOG1、CD34 阳性为其特征。

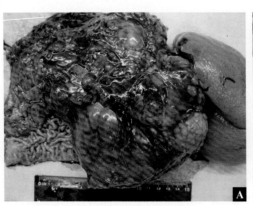
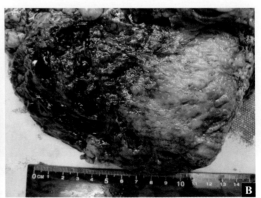

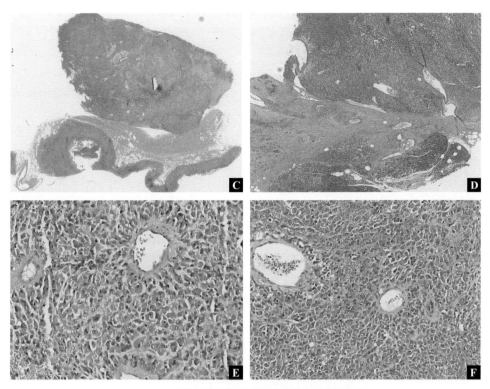

图 19-61 胰腺胃肠道间质瘤(高危型)病理学表现

女性,48 岁,3 个月前无明显诱因出现上腹部隐痛,左上腹为著。A、B.大体标本示胰体尾部巨大灰红色肿块,内部囊性变和出血;C.低倍镜下见肿物由胃壁浆膜往外生长,间质血管丰富,出血明显;D.可见肿瘤侵犯胰腺;E、F.高倍镜下见肿瘤细胞大,类圆形,不规则形,胞质丰富,核大,核仁清楚

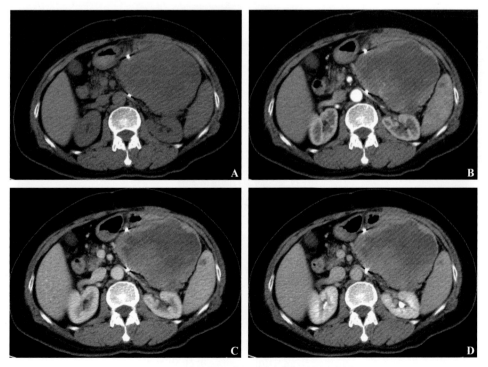

图 19-62 胰腺胃肠道间质瘤(高危型)CT 表现

与图 19-63 为同一患者,术前 CT。A.横断面 CT 平扫示边界清楚的巨大低密度肿块;B~D.分别为横断面 CT 增强动脉期、门脉期和延迟期图像,胰体部肿块不均匀渐进强化,延迟期强化显著

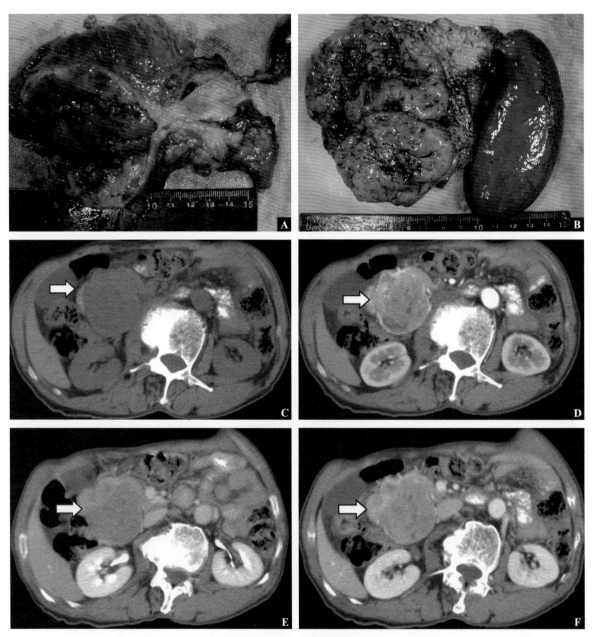

图 19-63　胰腺胃肠道间质瘤

女性,65 岁,1 个月前无明显诱因出现乏力,面色苍白。A、B. 大体标本示胰头部体积较大、鱼肉状质韧的灰红色肿物;C. 横断面 CT 平扫示胰头部边界清楚的低密度肿块(粗白箭);D~F. 分别为横断面增强 CT 动脉期、门脉期和延迟期图像,肿块在动脉期明显不均匀强化,延迟后对比剂部分退出(粗白箭)

六、鉴别诊断

胰腺 GIST 的鉴别诊断主要包括神经内分泌肿瘤、平滑肌肉瘤、神经鞘瘤、孤立性纤维性肿瘤。相应免疫组化指标有助于准确鉴别。实性错构瘤中间质细胞免疫组化指标 CD117、CD34 及 BCL-2 可以阳性,但错构瘤中与间质混杂的通常还有外分泌及内分泌组织,该特点能将 GIST 明确鉴别。

七、治疗和预后

手术切除。肿瘤过大时可以采用新辅助化疗降期后再择期手术。

5 年无病生存期(DFS)为 66.1%。

第十四节　胰腺原发性淋巴瘤

一、概述

2010 年世界卫生组织（WHO）将胰腺原发性淋巴瘤（primary pancreatic lymphoma，PPL）定义为源于胰腺并局限在胰腺的结外淋巴瘤，可有邻近淋巴结受累及远处累及，但原发灶必须位于胰腺，治疗手段也主要针对胰腺部位。

发病机制不明。可能与基因突变、病毒及其他病原体感染、放射线、化学药物、免疫抑制剂使用及合并自身免疫病等有关。

原发性胰腺淋巴瘤极其罕见，约占结外淋巴瘤的 1%，约占胰腺肿瘤的 0.5%。男性稍多于女性，男性发病率大约 58%。发病年龄 15～85 岁，以 70 岁以上男性多见。

分型为霍奇金淋巴瘤（Hodgkin lymphoma，HL）和非霍奇金淋巴瘤（non-Hodgkin lymphoma，NHL），以 NHL 多见，NHL 中以弥漫性大 B 细胞淋巴瘤最多见，约占 56%。文献报道的其他类型淋巴瘤有小淋巴细胞性淋巴瘤、外周 T 细胞淋巴瘤、滤泡性淋巴瘤、黏膜相关组织边缘区淋巴瘤和伯基特淋巴瘤等。

二、临床表现

全身症状有腰背部疼痛、体重下降、黄疸、恶性、呕吐、发热和乏力。

临床症状缺乏特异性，与胰腺癌非常类似。

三、实验室检查

1. 血液学·10%～20% 可有贫血，部分患者可有白细胞计数、血小板增多，血沉增快，个别患者可有类白血病反应，中性粒细胞明显增多。

2. 乳酸脱氢酶·升高，与肿瘤负荷相关。

3. 单克隆免疫球蛋白·在部分 B 细胞 NHL 患者的血清中可以检测到。

四、病理学表现

（一）大体表现

可发生在胰腺任何部位，由于胰头有更多的淋巴组织，胰头部大约占 60%。肿瘤直径 2.4～13.9 cm，平均直径 7.9 cm。与其他部位淋巴瘤一样，大体切面上呈粉红或粉白色，质地嫩，鱼肉状（图 19-66），与周围组织界限通常不清（图 19-64A），少部分形成境界相对清楚的肿块（图 19-64B）。

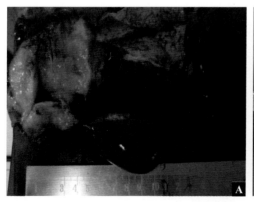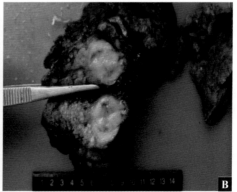

图 19-64　胰腺原发性淋巴瘤大体表现

肿块切面粉白色，鱼肉状肿块（A）与周围胰腺界限不清；肿块（B）与周围胰腺界限清楚

（二）组织学特征

胰腺原发性淋巴瘤多为 B 细胞表型。淋巴瘤的各种细胞形态均可出现，包括低级别小细胞性淋巴瘤、滤泡性淋巴瘤、低级别 MALT 淋巴瘤以及大 B 细胞淋巴瘤。胰腺 T 细胞淋巴瘤罕见。胰腺原发性淋巴瘤组织学形态与好发部位的淋巴瘤形态略有差异。

五、免疫组化

非霍奇金淋巴瘤一般选用以下抗体染色：CD19、CD20、CD79α、CD3、CD5、TdT、CD43。其中弥漫性大 B 细胞淋巴瘤：CD19、CD20、CD79α、PAX5、CD43、CD30、MUM1、Bcl-2、Bcl-6、Ki-67。小 B 细胞淋巴瘤：CD5、CD10、CD20、CD23、CD43、CD79α、CyclinD1、TdT。滤泡性淋巴瘤：CD19、CD20、CD79α、CD10、Bcl-2、Bcl-6、Ki-67 等。MALT 淋巴瘤：CD20、CD79α、CD43、CD5、CD23、CD10、Bcl-2、Ki-67 等。

六、影像学表现与病理学相关性

原发性胰腺淋巴瘤影像上有两种形式：肿块型（图 19-65～70）和弥漫浸润型（图 19-71），肿块型相对多见。

1. 大小、形态、边界·80％以上胰腺原发性淋巴瘤体积均较大，肿块型部分界限不清，部分形成纤维假包膜后界限清楚，弥漫型均与胰腺界限不清。

2. 肿瘤内部特征·原发性淋巴瘤起源于胰腺间质，以单一细胞为主的堆积生长，病变内血管少。因此，肿瘤在影像上的密度或信号均匀，CT 平扫呈低密度或等密度，MR T1WI 上呈低或等信号，T2WI 上呈稍高信号，DWI 明显弥散受限呈高信号，增强后均匀、延迟、轻度强化。肿块易包绕邻近大血管（腹腔干、肝动脉、肠系膜上动脉及其分支等），并可见形态正常的血管分支穿行其中，呈"血管漂浮征"（图 19-73）。部分患者伴胰腺周围淋巴结肿大，当肾静脉水平以下腹膜后淋巴结肿大时则高度提示 PPL。未进行治疗的 PPL，其内不会出现钙化和坏死。

弥漫浸润型者常表现为胰腺局部体积的弥漫型增大，易与急性胰腺炎混淆。

3. 胰胆管改变·肿块与胰管不相通，当肿块压迫胰管可引起上游胰管轻度扩张（图 19-66G、19-71）。

胰腺原发性淋巴瘤免疫表型特征与发生于其他部位的淋巴瘤相似。所选用的抗体组合包括明确肿瘤细胞起源、类型确定、肿瘤增殖活性等，如 B 细胞标记包括 CD19、CD20、CD79α、PAX5、OCT、BOB1 等，生发中心标记包括 CD10、BCL6、HGAL、LMO$_2$ 等，T 细胞标记包括 CD2、CD3、CD4、CD5、CD7、CD5 等，滤泡树突细胞标记包括 CD21、CD23、CD35。BCL2 在区分滤泡反应性增生和滤泡性淋巴瘤时帮助较大。CD38、CD138、MUM1 主要用于判断浆细胞或浆细胞分化。MUM1 在区分生发中心型或非生发中心型大 B 细胞淋巴瘤方面具有重要的价值。BCL2、BCL6 和 C-Myc 主要用于双表达和三表达淋巴瘤的判断。CyclinD1 和 SOX11 主要用于诊断套细胞淋巴瘤。Ki-67 主要用于判断肿瘤细胞增殖活性，在帮助确定肿瘤的惰性与侵袭性方面具有重要价值。

要点提示

- 影像上表现为两种形式：肿块型和弥漫浸润型，以肿块型多见。
- 肿块均匀呈轻度延迟强化。
- 上游主胰管轻度扩张。
- 血管漂浮征。

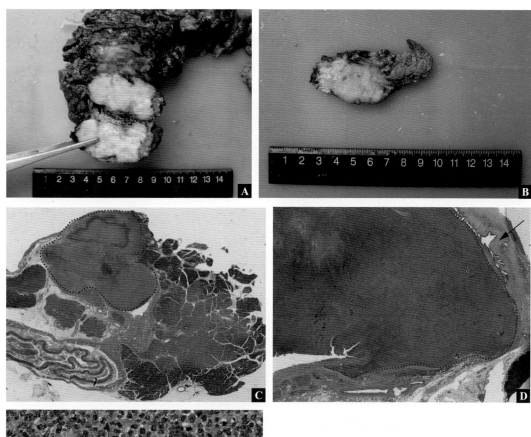

图 19-65　胰腺原发性淋巴瘤(弥漫大 B 细胞型)病理学表现

男性,65 岁,腹痛,病理诊断胰腺原发性淋巴瘤。A、B. 大体标本示胰头部灰白灰黄色实性、质韧肿块,与周围胰腺分界清楚;C. 为 HE 染色大组织病理切片,红虚线勾画出肿瘤组织;D. 低倍镜示肿瘤周围形成纤维假包膜(红虚线勾画出肿瘤,虚线以外为纤维包膜),周围胰腺组织受压推移(细黑箭);E. 高倍镜见肿瘤由大量弥漫片状分布的圆形、卵圆形肿瘤细胞组成,细胞异型明显

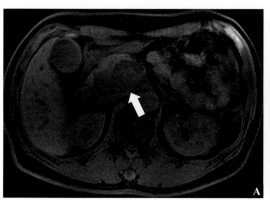

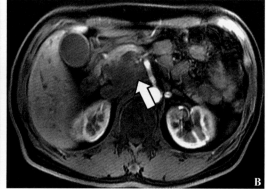

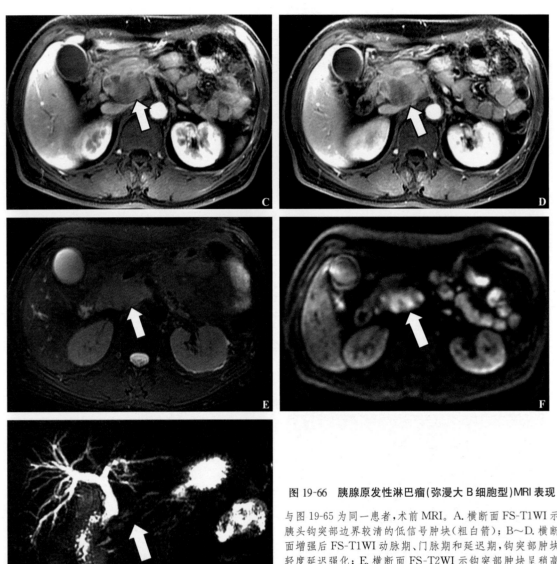

图 19-66　胰腺原发性淋巴瘤(弥漫大 B 细胞型)MRI 表现

与图 19-65 为同一患者,术前 MRI。A. 横断面 FS-T1WI 示胰头钩突部边界较清的低信号肿块(粗白箭);B~D. 横断面增强后 FS-T1WI 动脉期、门脉期和延迟期,钩突部肿块轻度延迟强化;E. 横断面 FS-T2WI 示钩突部肿块呈稍高信号(粗白箭);F. DWI(b=800 s/mm²)示肿块明显扩散受限;G. 二维 MRCP 示肿块压迫使局部主胰管狭窄(粗白箭),压迫胆总管使肝内外胆管明显扩张

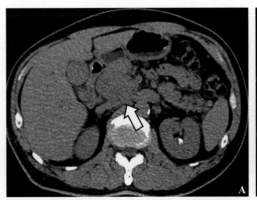

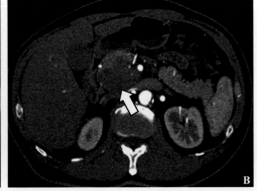

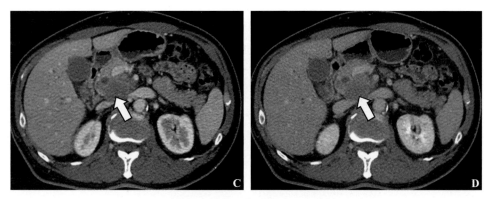

图 19-67　胰腺原发性淋巴瘤(弥漫大 B 细胞型)CT 表现

与图 19-65 为同一患者,术前 CT。A. 横断面 CT 平扫示胰头部等密度肿块影,密度均匀(粗白箭);B～D. 横断面 CT 增强后动脉期、门脉期、延迟期图像,肿块轻度、均匀、延迟强化(粗白箭)

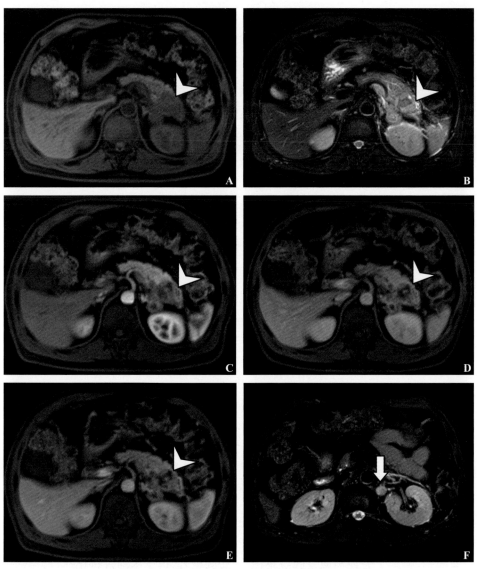

图 19-68　胰腺原发性淋巴瘤(弥漫大 B 细胞型)MRI 表现

男性,72 岁,腹痛,病理证实为胰腺原发性淋巴瘤。A、B. 横断面 FS-T1WI、FS-T2WI 示胰尾部胰尾部肿块, T1WI 上呈低信号,T2WI 上混杂高信号,形态不规则(箭头);C～E. 横断面增强后 FS-T1WI 动脉期、门脉期、延迟期图像,肿块不均匀延迟强化(箭头);F. 横断面 FS-T2WI 示腹膜后(左肾前内缘)肿大淋巴结影(粗白箭)

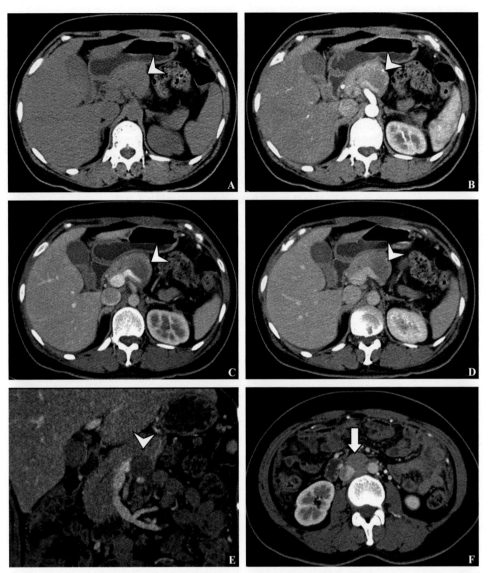

图 19-69　胰腺原发性淋巴瘤(弥漫大 B 细胞型)CT 表现

女性,39 岁,腹痛,病理证实为胰腺原发性淋巴瘤。A. 横断面 CT 平扫示胰体部等密度肿块,密度均匀,边界模糊(白箭头);B~D. 横断面 CT 增强动脉期、门脉期、延迟期图像,肿块轻度均匀强化,且持续强化(白箭头);E. 冠状面 CT 增强静脉期图像,显示胰体部肿块未累及胰管,胰管不扩张;F. 腹膜后横断面 CT 增强静脉期,腹膜后(肾静脉水平下方)明显肿大淋巴结影(粗白箭)

七、鉴别诊断

1. 胰腺癌·肿块体积较小,常引起上游主胰管的显著扩张,增强后无明为强化。临床上常出现腹痛、黄疸、CA19‑9 的升高。

2. 胰腺继发性淋巴瘤·一般有原发部位淋巴瘤病史,但肿瘤浸润胰腺,胰腺上表现与原发胰腺淋巴瘤相似(图 19‑72、73)。

八、治疗和预后

目前关于胰腺原发性淋巴瘤的治疗存在较多争议。

(1) 有研究认为手术切除辅以化疗期治愈率高于单纯化疗。

(2) 对于肿瘤体积较大,并且胰周淋巴结广泛浸润的患者,可于术前进行化疗,再择期进行手术。

(3) 该病较胰腺癌预后好,生存期 2~6.5 年,最长报道约 18 年。

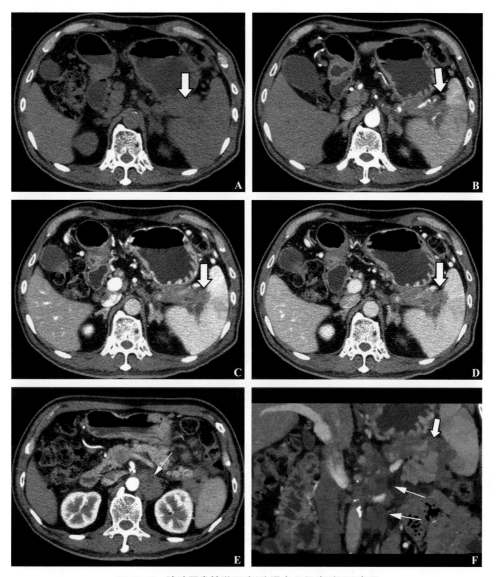

图 19-70 胰腺原发性淋巴瘤(弥漫大 B 细胞型)CT 表现

男性,70 岁,腹痛,病理证实为胰腺原发性淋巴瘤。A. 横断面 CT 平扫示胰尾部等密度肿块,密度均匀,边界模糊,与脾脏分界不清(粗白箭);B~D. 横断面 CT 增强动脉期、门脉期、延迟期图像,胰尾部肿块轻度均匀强化,且持续渐进强化(粗白箭);E、F. 分别为横断面 CT 增强横断面动脉期和冠状面门脉期,显示腹膜后多个明显肿大且融合的淋巴结影(细白箭)

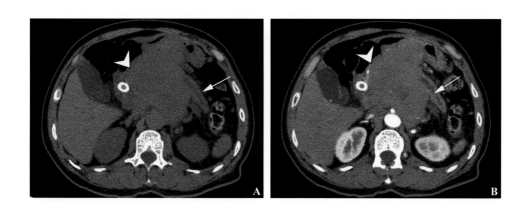

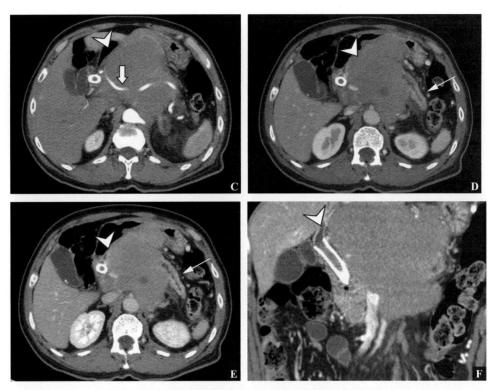

图 19-71　胰腺原发性淋巴瘤(弥漫大 B 细胞型)CT 表现

男性,57 岁,腹痛伴黄疸,病理证实为胰腺原发性淋巴瘤。A. 横断面 CT 平扫示胰腺颈体部巨大等密度肿块影,密度均匀,形态不规则,边界不清楚(白箭头),胰尾部胰腺稍有萎缩,上游主胰管轻度扩张(细白箭),胰头部胆总管支架植入术后;B、C. 横断面 CT 增强动脉期,D、E. 横断面 CT 增强门脉期图像,肿块(白箭头)轻度、延迟、均匀强化,累及腹腔动脉干、肝总动脉、脾动脉(粗白箭);F. 冠状面 CT 门脉期图像,显示胰腺肿块向周围扩张生长,挤压邻近器官(白箭头)

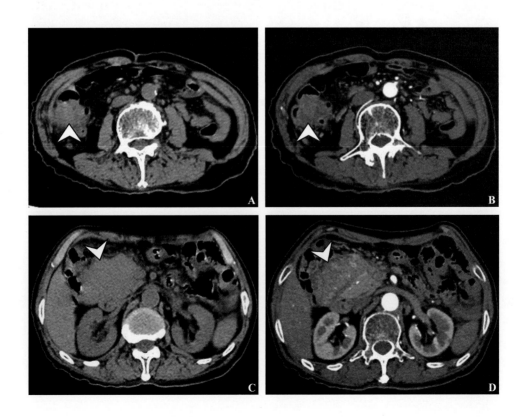

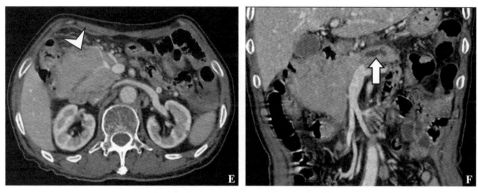

图 19-72　胰腺继发性淋巴瘤(回盲部淋巴瘤,MALT 边缘区 B 细胞型)CT 表现

男性,78 岁,腹痛,病理证实为胰腺继发性淋巴瘤。A、B.横断面 CT 平扫和增强动脉期图像,显示回盲部肿块,形态不规则,增强后轻度强化(白箭头);C～E.横断面 CT 平扫、动脉期、门脉期图像,胰头部等密度肿块,形态不规则,动脉期强化,门脉期持续强化且密度均匀(白箭头);F.冠状面 CT 门脉期图像示肿块挤压胰管导致胰管轻度扩张(粗白箭)

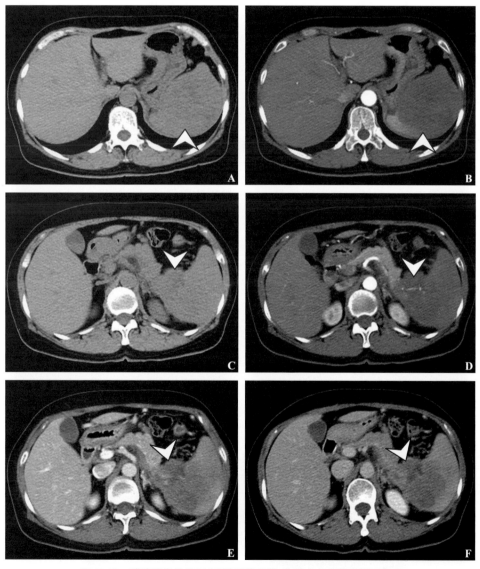

图 19-73　胰腺继发性淋巴瘤(脾脏淋巴瘤,弥漫大 B 细胞型)CT 表现

女性,59 岁,腹痛,病理证实为胰腺继发性淋巴瘤。A、B.横断面 CT 平扫和动脉期图像示脾脏肿块,边界模糊,增强后轻度强化(白箭头);C～F.横断面 CT 平扫和增强动脉期、门脉期、延迟期图像,胰尾部等密度肿块,与脾脏肿块相连,形态不规则,增强后肿块呈延迟轻度强化(白箭头)

第十五节　胰腺转移瘤

一、概述

胰腺转移瘤(pancreatic metastases，PM)相对少见,占胰腺恶性肿瘤的 2%～5%。多在体检中偶然发现或在原发肿瘤复查随访中发现。预后与原发性肿瘤的病理类型相关。多继发于肾癌、肺癌、乳腺癌、结直肠癌、黑色素瘤等,最常见于肾癌和肺癌。其中肾癌的胰腺转移发生时间平均 10 年左右。无性别差异。中老年人,好发 50～70 岁。分型有单发型、多发型、弥漫型,以单发型多见,约占胰腺转移瘤的 50%～73%。

二、临床表现

大多数无明显临床症状。有部分患者可出现腹痛、黄疸、体重减轻等表现。与胰腺癌不同的是,大部分胰腺转移瘤患者 CA19-9 不升高。

三、影像学表现与病理学相关性

胰腺转移瘤的影像学表现取决于原发肿瘤的影像学特征。

单发型或多发型胰腺转移瘤影像表现为类圆形结节,平扫时 CT 表现低密度,MR T1WI 上低信号,T2WI 上等或高信号,少数伴有囊变和钙化。增强后,视原发肿瘤而表现不同。海军军医大学附属长海医院胰腺转移瘤中以肾脏透明细胞癌胰腺转移居多,影像表现特征为动脉期显著强化,部分转移瘤体积较大,中心发生坏死而表现为环形显著强化(图19-74～81)。肺癌转移至胰腺增强后强化不显著(图 19-82)。

胰胆管改变:肿块与胰管不相通,当肿块增大并挤压胰胆管可引起扩张。

要点提示

- 中老年人,且有原发性肿瘤基础。
- 影像特征和原发性肿瘤相似。

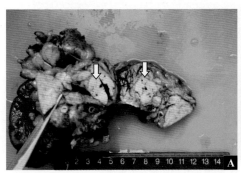
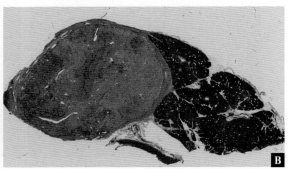

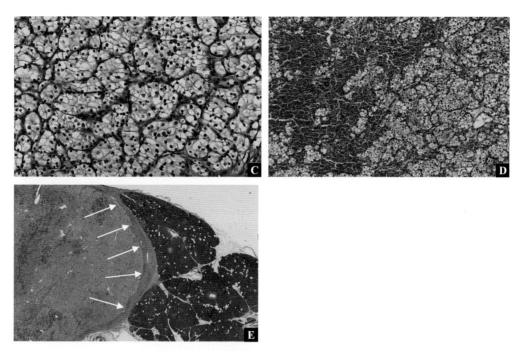

图 19-74 肾透明细胞癌胰腺转移病理学表现

女性,66 岁,肾脏透明细胞癌术后体检发现胰腺占位。A. 大体标本示胰体边界清楚的黄色肿块(粗白箭);
B. HE 染色大组织病理切片示胰体部类圆形、边界清楚、有包膜的肿块;C. 高倍镜示肿瘤细胞呈腺泡状排
列,胞质透亮,与肾透明细胞癌细胞形态一致;D. 高倍镜示肿瘤内出血;E. 低倍镜示肿瘤具有完整包膜,与
正常胰腺分界非常清楚(细白箭)

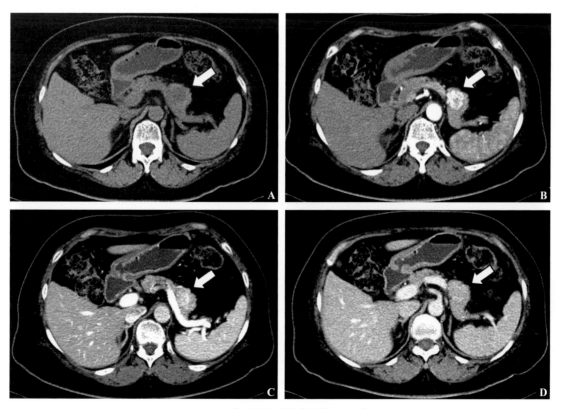

图 19-75 肾透明细胞癌胰腺转移 CT 表现

与图 19-74 为同一患者,术前 CT。A. 横断面 CT 平扫示胰尾部边界清楚的低密度肿块(粗白箭);B~D. 分别为横断面
CT 增强动脉期、门脉期和静脉期图像,肿块动脉期显著强化,延迟后对比剂基本退出(粗白箭)

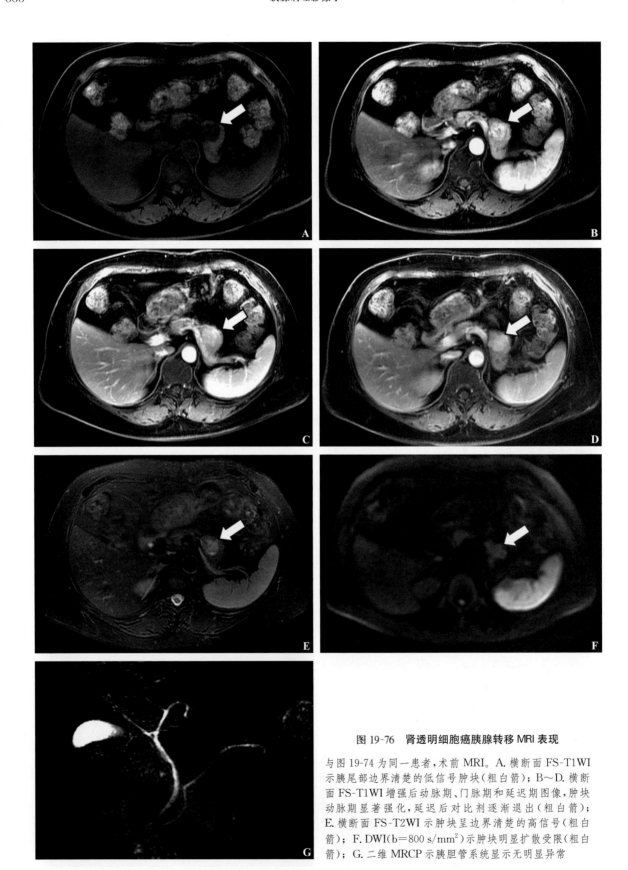

图 19-76　肾透明细胞癌胰腺转移 MRI 表现

与图 19-74 为同一患者,术前 MRI。A. 横断面 FS-T1WI
示胰尾部边界清楚的低信号肿块(粗白箭);B~D. 横断
面 FS-T1WI 增强后动脉期、门脉期和延迟期图像,肿块
动脉期显著强化,延迟后对比剂逐渐退出(粗白箭);
E. 横断面 FS-T2WI 示肿块呈边界清楚的高信号(粗白
箭);F. DWI(b=800 s/mm²)示肿块明显扩散受限(粗白
箭);G. 二维 MRCP 示胰胆管系统显示无明显异常

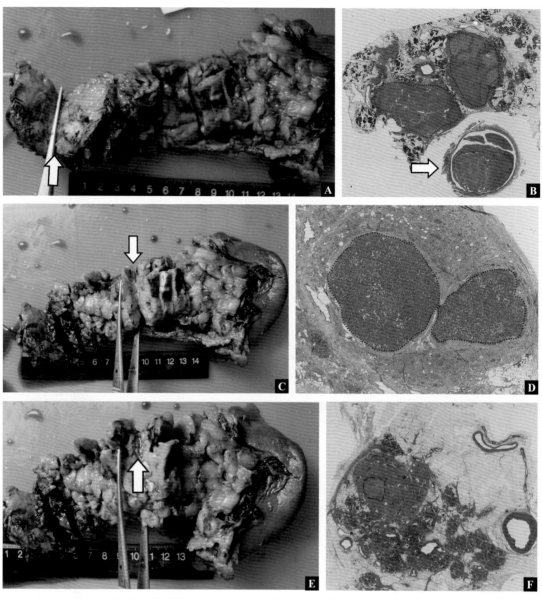

图 19-77　肾透明细胞癌胰腺转移(合并胰腺神经内分泌肿瘤)病理学表现

女性,66 岁,体检发现胰腺占位。A、C、D. 大体标本分别显示位于胰颈、胰体和胰尾的三个结节灶,均呈灰红色,质韧,边界清(粗白箭);B、D、F. 分别为胰颈、胰体和胰尾结节灶对应的大病理组织切片,红虚线勾画出肿瘤,B. 镜下为透明细胞癌,可见脉管内癌栓(粗白箭);D. 镜下为神经内分泌肿瘤;F. 镜下为透明细胞癌

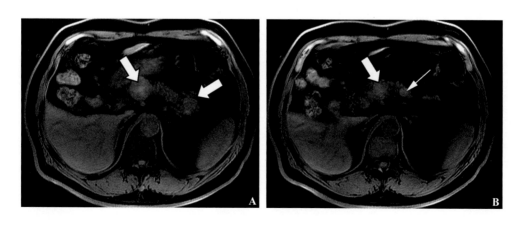

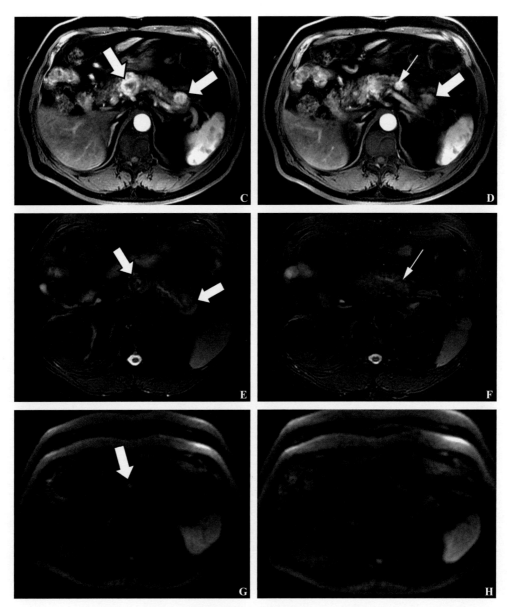

图 19-78 肾透明细胞癌胰腺转移(合并胰腺神经内分泌肿瘤)MRI 表现

与图 19-77 为同一患者,术前 MRI。A、B. 横断面 FS-T1WI 示胰颈、体及胰尾各有一枚类圆形稍高信号结节影(白箭),大小不等;C、D. 横断面 FS-T1WI 增强后动脉期,3 个结节灶均显著强化,胰颈和胰尾部结节强化欠均匀(粗白箭),胰体部肿块强化均匀(细白箭);E、F. 横断面 FS-T2WI 示 3 个病灶均呈稍高信号,其中胰颈部和胰尾部肿块中心可见更高信号(粗白箭);G、H. DWI(b=800 s/mm²)示 3 个病灶均无明显扩散受限(粗白箭)

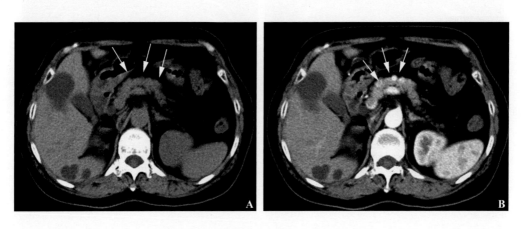

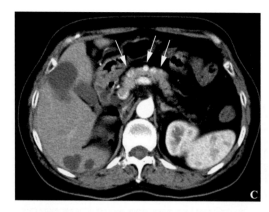

图 19-79　肾透明细胞癌胰腺转移 CT 表现

女性,66 岁,右肾透明细胞癌术后 7 年,术后体检发现胰腺占位。A. 横断面 CT 平扫图像示胰腺密度尚均匀,胰体部似可见低密度多发小结节影(细白箭);B~C. 横断面 CT 增强动脉期及门脉期图像,显示多枚明显强化小结节影,边界清晰,且持续强化(箭头)

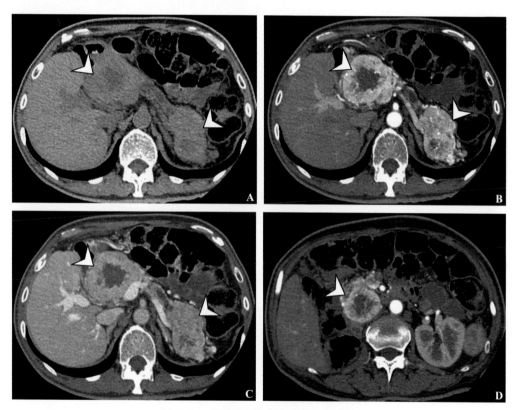

图 19-80　肾透明细胞癌胰腺转移 CT 表现

男性,66 岁,右肾透明细胞癌术后 7 年,脂肪泻。A. 横断面 CT 平扫示胰腺头部、尾部多发肿块影,形态不规则,密度不均匀,中心呈稍低密度影(箭头);B~D. 横断面 CT 增强动脉期及门脉期图像,显示肿块呈富血供表现,明显不均匀强化,中心为无强化坏死区(箭头)

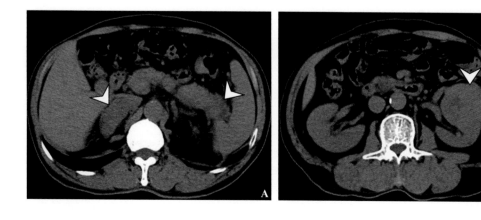

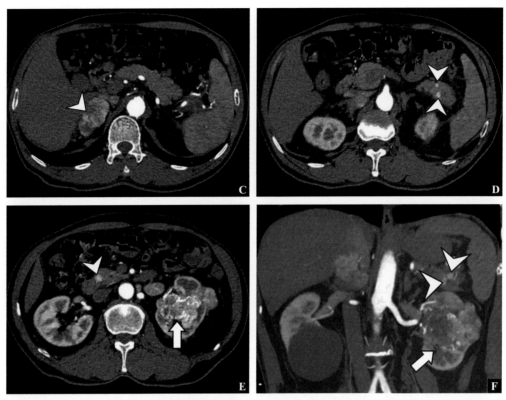

图 19-81　肾透明细胞癌胰腺、右肾上腺多发转移 CT 表现

男性,73 岁,体检发现左肾占位,术后证实左肾透明细胞癌伴做肾上腺和胰腺转移。A、B.胰腺横断面 CT 平扫示胰尾部肿块、右肾上腺肿块、左肾肿块,形态均不规则(白箭头);C.横断面 CT 增强动脉期图像,右肾上腺肿块呈富血供表现,明显不均匀强化(白箭头),为胰腺神经内分泌肿瘤;D、E.横断面增强动脉期,显示胰尾部、头部分别见多枚强化小结节影(白箭头),与左肾肿块强化方式一致(粗白箭),为肾脏透明细胞癌转移;F.冠状面 CT 增强动脉期图像示左肾肿块不均匀强化(粗白箭)和胰尾部明显强化小结节影(白箭头)

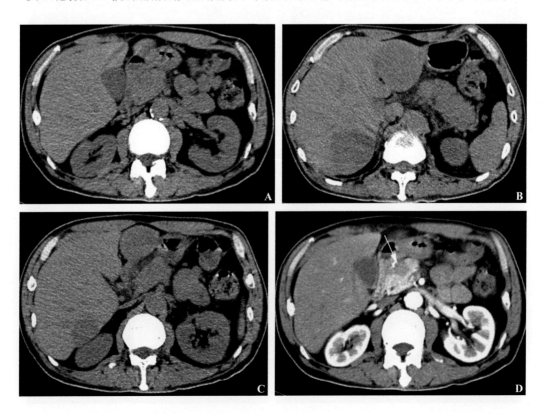

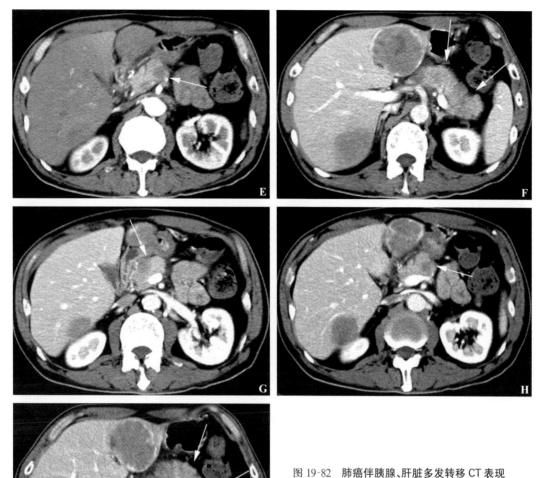

图 19-82　肺癌伴胰腺、肝脏多发转移 CT 表现

男性,56 岁,腹痛,确诊肺癌 3 个月。A~C. 横断面 CT 平扫示胰腺肿胀,密度尚均匀,肝脏左叶、右叶分别见低密度肿块影;D~F. 横断面 CT 增强动脉期图像示胰腺多发低密度肿块,与强化明显的胰腺实质对比明显(细白箭);G~I. 横断面 CT 增强门脉期,随着胰腺实质逐渐强化,肿块相对动脉期显示欠清(细白箭)

四、鉴别诊断

（1）单发型胰腺转移瘤需与胰腺癌鉴别,如原发肿瘤是肾透明细胞癌,需与胰腺神经内分泌瘤鉴别。

（2）多发型胰腺转移瘤需与多发性神经内分泌肿瘤 1 型鉴别。

（3）弥漫型胰腺转移瘤需与急性胰腺炎鉴别。

五、治疗和预后

胰腺转移瘤是否采用手术治疗尚有争议,只有

当原发肿瘤得到控制的前提下,胰腺转移瘤的手术切除才有意义。

有研究认为对胰腺转移瘤患者推荐采用分期手术切除,并辅以系统化疗的综合治疗。手术应以切缘阴性和淋巴结清扫为目标,同时又要尽可能地保留胰腺内外分泌功能,尽量避免全胰腺切除手术。

预后：取决于原发恶性肿瘤预后,肾透明细胞癌胰腺转移瘤的预后好于其他肿瘤。

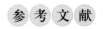

参 考 文 献

[1] Bigard MA, Boissel P, Regent D, et al. Intrapancreatic lipoma. First case in the literature [J]. Gastroenterol Clin Biol, 1989,13(5): 505-507.

[2] Butler JR, Fohtung TM, Sandrasegaran K, et al. The natural history of pancreatic lipoma: Does it need observation. Pancreatology [J], 2016,16(1): 95-98.

[3] Kawahata S, Kawakami H, Kubota Y. A case of pancreatic lipoma with morphological change during long-term follow-up [J]. Pancreas, 2017,46(8): e66-e67.

[4] Tanaka M, Ushiku T, Ikemura M, et al. Pancreatic lipomatous hamartoma: a hitherto unrecognized variant [J]. The American journal of surgical pathology, 2018,42(7): 891-897.

[5] Baleato-Gonzalez S, Vieira Leite C, Garcia-Figueiras R. The morphological and functional diagnosis of a rare entity: lipomatous pseudohypertrophy of the pancreas [J]. Revista espanola de enfermedades digestivas: organo oficial de la Sociedad Espanola de Patologia Digestiva, 2018,110(3): 207.

[6] Masuda A, Tanaka H, Ikegawa T, et al. A case of lipomatous pseudohypertrophy of the pancreas diagnosed by EUS-FNA [J]. Clinical journal of gastroenterology, 2012,5(4): 282-286.

[7] Izumi S, Nakamura S, Tokumo M, et al. A minute pancreatic ductal adenocarcinoma with lipomatous pseudohypertrophy of the pancreas [J]. Jop, 2011,12(5): 464-468.

[8] Yasuda M, Niina Y, Uchida M, et al. A case of lipomatous pseudohypertrophy of the pancreas diagnosed by typical imaging [J]. Jop, 2010,11(4): 385-388.

[9] Shimada M, Shibahara K, Kitamura H, et al. Lipomatous pseudohypertrophy of the pancreas taking the form of huge massive lesion of the pancreatic head [J]. Case reports in gastroenterology, 2010,4(3): 457-464.

[10] Altinel D, Basturk O, Sarmiento JM, et al. Lipomatous pseudohypertrophy of the pancreas: a clinicopathologically distinct entity [J]. Pancreas, 2010,39(3): 392-397.

[11] Kuroda N, Okada M, Toi M, et al. Lipomatous pseudohypertrophy of the pancreas: further evidence of advanced hepatic lesion as the pathogenesis [J]. Pathology international, 2003,53(2): 98-101.

[12] Nakamura M, Katada N, Sakakibara A, et al. Huge lipomatous pseudohypertrophy of the pancreas [J]. The American journal of gastroenterology, 1979,72(2): 171-174.

[13] Beresford OD, Owen TK. Lipomatous pseudohypertrophy of the pancreas [J]. Journal of clinical pathology, 1957,10(1): 63-66.

[14] Robson HN, Scott GB. Lipomatous pseudohypertrophy of the pancreas [J]. Gastroenterology, 1953,23(1): 74-81.

[15] Pan L, Jian-bo G, Jianrong PT. CT findings and clinical features of pancreatic hemolymphangioma: a case report and review of the literature [J]. Medicine, 2015,94(3): e437.

[16] Figueroa RM, Lopez GJ, Servin TE, et al. Pancreatic hemolymphangioma [J]. Jop, 2014,15(4): 399-402.

[17] Dong F, Zheng Y, Wu JJ, et al. Hemolymphangioma: a rare differential diagnosis of cystic-solid or cystic tumors of the pancreas [J]. World J Gastroenterol, 2013,19(22): 3520-3523.

[18] Suh CH, Keraliya A, Shinagare AB, et al. Multidetector computed tomography features of pancreatic metastases from leiomyosarcoma: Experience at a tertiary cancer center [J]. World J Radiol, 2016,8(3): 316-321.

[19] Soreide JA, Undersrud ES, Al-Saiddi MS, et al. Primary Leiomyosarcoma of the Pancreas-a Case Report and a Comprehensive Review [J]. Journal of gastrointestinal cancer, 2016,47(4): 358-365.

[20] Rou WS, Ju JS, Kang SH, et al. A case of gastric leiomyosarcoma with multiple metastases [J]. The Korean Journal of Gastroenterology, 2015, 65(2): 112-117.

[21] Milanetto AC, Lico V, Blandamura S, et al. Primary leiomyosarcoma of the pancreas: report of a case treated by local excision and review of the literature [J]. Surgical Case Reports, 2015,1(1): 98.

[22] Xu J, Zhang T, Wang T, et al. Clinical characteristics and prognosis of primary leiomyosarcoma of the pancreas: a systematic review [J]. World Journal of Surgical Oncology, 2013,11: 290.

[23] Ogura T, Masuda D, Kurisu Y, et al. Multiple metastatic leiomyosarcoma of the pancreas: a first case report and review of the literature [J]. Internal Medicine, 2013,52(5): 561-566.

[24] Ait Laalim S, Hijri FZ, Kamaoui I, et al. Leiomyosarcoma of the pancreas: a tumor with poor prognosis — clinical case and review of the literature [J]. The Pan African Medical Journal, 2012,12: 71.

[25] Izumi H, Okada K, Imaizumi T, et al. Leiomyosarcoma of the pancreas: report of a case [J]. Surgery Today, 2011,41(11): 1556-1561.

[26] Hur YH, Kim HH, Park EK, et al. Primary leiomyosarcoma of the pancreas [J]. Journal of the Korean Surgical Society, 2011,81: S69-73.

[27] Zhang H, Jensen MH, Farnell MB, et al. Primary leiomyosarcoma of the pancreas: study of 9 cases and review of literature [J]. The American Journal of Surgical Pathology, 2010,34(12): 1849-1856.

[28] Riddle ND, Quigley BC, Browarsky I, et al. Leiomyosarcoma arising in the pancreatic duct: a case report and review of the current literature [J]. Case Reports in Medicine, 2010,10: 252364.

[29] Clemente G, Giordano M, De Rose AM, et al. Image of the month. Metastasis from leiomyosarcoma in the head of the pancreas [J]. Archives of surgery (Chicago, Ill. : 1960), 2010,145(8): 793-794.

[30] Rifki Jai S, Bensardi F, Hizaz A, et al. Primary leiomyosarcoma of the pancreas [J]. Journal de Chirurgie, 2009,146(2): 195-198.

[31] Muhammad SU, Azam F, Zuzana S. Primary pancreatic leiomyosarcoma: a case report [J]. Cases Journal, 2008,1(1): 280.

[32] Deveaux PG, Aranha GV, Yong S. Leiomyosarcoma of the pancreas [J]. HPB, 2001,3(2): 175-177.

[33] 李秋婷,黄月容,康举龄. 胰头部韧带样型纤维瘤误诊为胰腺癌1例[J]. 中国普通外科杂志,2015,24(3): 455-456.

[34] 杨君,郭大鹏. CT对纤维瘤病的诊断价值分析[J]. 现代养生,2014,0(16): 68-69.

[35] 梁汉欢,张洪,彭可雨. CT动态增强扫描对腹部侵袭性纤维瘤病的诊断价值[J]. 中国临床医学影像杂志,2014,25(5): 357-360.

[36] 喻思思,龚良庚,汪庆余. 胰腺韧带样纤维瘤病1例[J]. 中国医学影像技术,2013,29(1): 5-5.

[37] 王耀,唐少珊,富崴. 胰腺韧带样纤维瘤病1例[J]. 中国医学影像技术,2010(9): 1737.

[38] 陈景熙,陈福真,李滨,等. 胰腺侵袭性纤维瘤的诊断和治疗策略(附3例报告)[J]. 中国临床医学,2010,17(4): 517-519.

[39] Mizuno M, Kawaguchi Y, Kawanishi A, et al. An Intra-abdominal desmoid tumor, embedded in the pancreas, preoperatively diagnosed as an extragastric growing gastrointestinal stromal tumor [J]. Case Reports in Oncology, 2017,10(1): 301-307.

[40] Slowik-Moczydlowska Z, Rogulski R, Piotrowska A, et al. Desmoid tumor of the pancreas: a case report [J]. Journal of Medical Case Reports, 2015,9: 104.

[41] Gerleman R, Mortensen MB, Detlefsen S. Desmoid tumor of the pancreas: case report and review of a rare entity [J]. International Journal of Surgical Pathology, 2015,23(7): 579-584.

[42] Xu B, Zhu LH, Wu JG, et al. Pancreatic solid cystic desmoid tumor: case report and literature review [J]. World J Gastroenterol, 2013,19(46): 8793-8798.

[43] Sheng Q, Xu W, Liu J, et al. Pancreatic solitary fibrous tumor in a toddler managed by pancreaticoduodenectomy: a case report and review of the literature [J]. OncoTargets and Therapy, 2017,10: 1853-1858.

[44] Oana S, Matsuda N, Sibata S, et al. A case of a "wandering" mobile solitary fibrous tumor occurring in the pancreas [J]. Clinical Journal of Gastroenterology, 2017,10(6): 535-540.

[45] D'Amico FE, Ruffolo C, Romano M, et al. Rare neoplasm mimicking neuroendocrine pancreatic tumor: a case report of solitary fibrous tumor with review of the literature [J]. Anticancer Research, 2017,37(6): 3093-3097.

[46] Spasevska L, Janevska V, Janevski V, et al. Solitary Fibrous Tumor of the Pancreas：A Case Report and Review of the Literature [J]. Prilozi, 2016,37(2-3)：115-120.

[47] Paramythiotis D, Kofina K, Bangeas P, et al. Solitary fibrous tumor of the pancreas：Case report and review of the literature [J]. World Journal of Gastrointestinal Surgery, 2016,8(6)：461-466.

[48] Murakami K, Nakamura Y, Felizola SJ, et al. Pancreatic solitary fibrous tumor causing ectopic adrenocorticotropic hormone syndrome [J]. Molecular and Cellular Endocrinology, 2016,436：268-273.

[49] Estrella JS, Wang H, Bhosale PR, et al. Malignant Solitary Fibrous Tumor of the Pancreas [J]. Pancreas, 2015,44(6)：988-994.

[50] Baxter AR, Newman E, Hajdu CH. Solitary fibrous tumor of the pancreas [J]. Journal of Surgical Case Reports, 2015,2015(12)：144.

[51] Chen JW, Lu T, Liu HB, et al. A solitary fibrous tumor in the pancreas [J]. Chinese Medical Journal, 2013,126(7)：1388-1389：144.

[52] Tasdemir A, Soyuer I, Yurci A, et al. A huge solitary fibrous tumor localized in the pancreas：a young women [J]. Jop, 2012,13(3)：304-307.

[53] Sugawara Y, Sakai S, Aono S, et al. Solitary fibrous tumor of the pancreas [J]. Jpn J Radiol, 2010,28(6)：479-482.

[54] Ishiwatari H, Hayashi T, Yoshida M, et al. [A case of solitary fibrous tumor of the pancreas][J]. The Japanese Journal of Gastro-enterology, 2009,106(7)：1078-1085.

[55] Chetty R, Jain R, Serra S. Solitary fibrous tumor of the pancreas [J]. Annals of Diagnostic Pathology, 2009,13(5)：339-343.

[56] Kwon HJ, Byun JH, Kang J, et al. Solitary fibrous tumor of the pancreas：imaging findings [J]. Korean J Radiol, 2008,9 Suppl：S48-51.

[57] 韩洁,吕珂,姜玉新.胰腺神经鞘瘤超声误诊一例[J].中华医学超声杂志（电子版）,2017(06)：477-478.

[58] 赵秀丽,岳春丽,陈志晔.胰腺神经鞘瘤1例MRI表现[J].中国医学影像学杂志,2016(09)：676.

[59] 李宁,翁杰锋,张强,等.胰腺神经鞘瘤临床诊治分析[J].广州医药,2016(04)：21-24.

[60] 张娟,李培岭,翟昭华.胰腺神经鞘瘤1例报告并文献复习[J].中国临床医学影像杂志,2015(01)：70-71.

[61] 沈勤,王также芬,余波,等.胰腺微囊/网状型神经鞘瘤临床病理特征[J].诊断病理学杂志,2014(11)：689-692.

[62] 杜名,辛军.胰腺神经鞘瘤1例报道及文献回顾[J].中国临床医学影像杂志,2013(05)：375-376.

[63] 周进学,史云菊,韩风,等.胰腺神经鞘瘤1例报道并文献分析[J].中国普通外科杂志,2012(09)：1140-1143.

[64] 李新星,郑维慧,戴南六,等.胰腺神经鞘瘤50例[J].世界华人消化杂志,2007(25)：2741-2746.

[65] Watanabe T, Araki K, Ishii N, et al. A surgically resected pancreatic schwannoma with obstructive jaundice with special reference to differential diagnosis from other cystic lesions in the pancreas [J]. Case Reports in Gastroenterology, 2018,12(1)：85-91.

[66] Xu SY, Wu YS, Li JH, et al. Successful treatment of a pancreatic schwannoma by spleen-preserving distal pancreatectomy [J]. World J Gastroenterol, 2017,23(20)：3744-3751.

[67] Sung S, Rao R, Sharaiha RZ, et al. Fine-Needle Aspiration Cytology of Pancreatic Schwannoma [J]. Diagnostic Cytopathology, 2017,45(7)：668-670.

[68] Ma Y, Shen B, Jia Y, et al. Pancreatic schwannoma：a case report and an updated 40-year review of the literature yielding 68 cases [J]. BMC Cancer, 2017,17(1)：853.

[69] Egami T, Yamada T, Matsuura T, et al. Pancreatic schwannoma revealed contrast by contrast-enhanced ultrasonography：a case report [J]. The Japanese Journal of Gastro-enterology, 2017,114(5)：881-888.

[70] Xu SY, Sun K, Owusu-Ansah KG, et al. Central pancreatectomy for pancreatic schwannoma：A case report and literature review [J]. World J Gastroenterol, 2016,22(37)：8439-8446.

[71] Mourra N, Calvo J, Arrive L. Incidental Finding of Cystic Pancreatic Schwannoma Mimicking a Neuroendocrine Tumor [J]. AIMM, 2016,24(2)：149-150.

[72] Ercan M, Aziret M, Bal A, et al. Pancreatic schwannoma：A rare case and a brief literature review [J]. International Journal of Surgery Case Reports, 2016,22：101-104.

[73] Crino SF, Bernardoni L, Manfrin E, et al. Endoscopic ultrasound features of pancreatic schwannoma [J]. Endoscopic Ultrasound, 2016,5(6)：396-398.

[74] Duma N, Ramirez DC, Young G, et al. Enlarging Pancreatic Schwannoma：A Case Report and Review of the Literature [J]. Clinics and Practice, 2015,5(4)：793.

[75] Ohbatake Y, Makino I, Kitagawa H, et al. A case of pancreatic schwannoma — The features in imaging studies compared with its pathological findings：Report of a case [J]. Clinical Journal of Gastroenterology, 2014,7(3)：265-270.

[76] Ciledag N, Arda K, Aksoy M. Pancreatic schwannoma：A case report and review of the literature [J]. Oncology Letters, 2014,8(6)：2741-2743.

[77] Poosawang W, Kiatkungwankai P. Pancreatic schwannoma：A case report and review of literature [J]. Chotmaihet Thangphaet, 2013,96(1)：112-116.

[78] Moriya T, Kimura W, Hirai I, et al. Pancreatic schwannoma：Case report and an updated 30-year review of the literature yielding 47 cases [J]. World J Gastroenterol, 2012,18(13)：1538-1544.

[79] Kinhal VA, Ravishankar TH, Melapure AI, et al. Pancreatic schwannoma：Report of a case and review of literature [J]. The Indian Journal of Surgery, 2010,72(Suppl 1)：296-298.

[80] Dorsey F, Taggart MW, Fisher WE. Image of the month. Pancreatic schwannoma [J]. Archives of Surgery, 2010,145(9)：913-914.

[81] Li Z, Ke N, Liu X, et al. Mature cystic teratoma of the pancreas with 30 years of clinical course：A case report [J]. Medicine, 2018, 97(15)：e0405.

[82] Chakaravarty KD, Venkata CD, Manicketh I, et al. Mature Cystic Teratoma of the Pancreas [J]. ACG Case Reports Journal, 2016,3(2)：80-81.

[83] Ahmed A, Peng L, Agrawal D Mature cystic teratoma of the pancreas：Role of endoscopic ultrasound [J]. Pancreatology, 2015,15(4)：445-448.

[84] Wang Y, Jin S, Wang W, et al. Childhood cystic teratoma of the pancreas：clinical presentation, evaluation and management [J]. Pancreatology, 2014,14(4)：312-315.

[85] Lane J, Vance A, Finelli D, et al. Dermoid cyst of the pancreas：a case report with literature review [J]. Journal of Radiology Case Reports, 2012,6(12)：17-25.

[86] 胡昊,何天霖,程鹏,等.胰腺成熟型囊性畸胎瘤一例并文献回顾[J].中华胰腺病杂志,2017,17(5)：338-339.

[87] 王彤,张军.胰腺成熟型畸胎瘤1例[J].中国临床医学影像杂志,2015,26(11)：835-836.

[88] 李艳姿,杨勤玲,马清涌,等.幼小胰腺恶性畸胎瘤1例分析[J].中国误诊学杂志,2007,7(4)：856-857.

[89] 李峰.胰腺囊性畸胎瘤误诊1例[J].中国社区医师：医学专业,2005,7(1)：50-51.

[90] Zizzo M, Ugoletti L, Tumiati D, et al. Primary pancreatic perivascular epithelioid cell tumor (PEComa)：A surgical enigma. A systematic review of the literature [J]. Pancreatology, 2018,18(3)：238-245.

[91] Collins K, Buckley T, Anderson K, et al. Perivascular Epithelioid Cell Tumor (PEComa) of Pancreas Diagnosed Preoperatively by Endoscopic Ultrasound-Guided Fine-Needle Aspiration：A Case Report and Review of Literature [J]. Diagnostic Cytopathology, 2017,45(1)：59-65.

[92] Mizuuchi Y, Nishihara K, Hayashi A, et al. Perivascular epithelial cell tumor (PEComa) of the pancreas：a case report and review of previous literatures [J]. Surgical Case Reports, 2016,2(1)：59.

[93] Manning MA, Srivastava A, Paal EE, et al. Nonepithelial Neoplasms of the Pancreas：Radiologic-Pathologic Correlation, Part 1 — Benign Tumors：From the Radiologic Pathology Archives [J]. Radiographics：a review publication of the Radiological Society of North America, Inc, 2016,36(1)：123-141.

[94] Kiriyama Y, Tsukamoto T, Mizoguchi Y, et al. Intrahepatic peribiliary perivascular epithelioid cell tumor (PEComa) associated with heterotopic pancreas：A case report [J]. Diagnostic Pathology, 2016,11(1)：81.

[95] Jiang H, Ta N, Huang XY, et al. Pancreatic perivascular epithelioid cell tumor：A case report with clinicopathological features and a literature review [J]. World J Gastroenterol, 2016,22(13)：3693-3700.

[96] Okuwaki K, Kida M, Masutani H, et al. A resected perivascular epithelioid cell tumor (PEComa) of the pancreas diagnosed using endoscopic ultrasound-guided fine-needle aspiration [J]. Internal Medicine, 2013,52(18)：2061-2066.

[97] Mourra N, Lazure T, Colas C, et al. Perivascular epithelioid cell tumor：the first malignant case report in the pancreas [J]. AIMM, 2013,21(3)：e1-4.

[98] Hirabayashi K, Nakamura N, Kajiwara H, et al. Perivascular epithelioid cell tumor (PEComa) of the pancreas: immunoelectron microscopy and review of the literature [J]. Pathology International, 2009,59(9): 650-655.

[99] Perigny M, Larochelle O, Hammel P, et al. [Pancreatic perivascular epithelioid cell tumor (PEComa)][J]. Annales de Pathologie, 2008,28(2): 138-142.

[100] Birkhaeuser F, Ackermann C, Flueckiger T, et al. First description of a PEComa (perivascular epithelioid cell tumor) of the colon: report of a case and review of the literature [J]. Diseases of the Colon and Rectum, 2004,47(10): 1734-1737.

[101] Raman SP, Hruban RH, Cameron JL, et al. Pancreatic imaging mimics: part 2, pancreatic neuroendocrine tumors and their mimics [J]. AJR, 2012,199(2): 309-318.

[102] Kim HH, Cho CK, Hur YH, et al. Pancreatic hamartoma diagnosed after surgical resection [J]. J Korean Surg Soc, 2012,83(5): 330-334.

[103] Heald B, Burke CA, Kalady M, et al. ACG guidelines on management of pTEN-hamartoma tumor syndrome: does the evidence support so much so young? [J]. Am J Gastroenterol, 2015,110(12): 1733-1734.

[104] Anthony PP, Faber RG, Russell RC. Pseudotumours of the pancreas [J]. Br Med J, 1977,1(6064): 814.

[105] Burt TB, Condon VR, Matlak ME. Fetal pancreatic hamartoma [J]. Pediatr Radiol, 1983,13(5): 287-289.

[106] Kawakami F, Shimizu M, Yamaguchi H, et al. Multiple solid pancreatic hamartomas: A case report and review of the literature [J]. World J Gastrointest Oncol, 2012,4(9): 202-206.

[107] Zhang J, Wang H, Tang X, et al. Pancreatic hamartoma, a rare benign disease of the pancreas: A case report [J]. Oncol Lett, 2016,11(6): 3925-3928.

[108] Inoue H, Tameda M, Yamada R, et al. Pancreatic hamartoma: a rare cause of obstructive jaundice [J]. Endoscopy, 2014,46 Suppl 1 UCTN: E157-158.

[109] Matsushita D, Kurahara H, Mataki Y, et al. Pancreatic hamartoma: a case report and literature review [J]. BMC Gastroenterol, 2016,16: 3.

[110] Pauser U, da Silva MT, Placke J, et al. Cellular hamartoma resembling gastrointestinal stromal tumor: a solid tumor of the pancreas expressing c-kit (CD117) [J]. Mod Pathol, 2005,18(9): 1211-1216.

[111] Nagata S, Yamaguchi K, Inoue T, et al. Solid pancreatic hamartoma [J]. Pathol Int, 2007,57(5): 276-280.

[112] Song KB, Kim SC, Park JB, et al. Surgical outcomes of pancreatic arteriovenous malformation in a single center and review of literature [J]. Pancreas, 2012,41(3): 388-396.

[113] Rezende MB, Bramhall S, Hayes T, et al. Pancreatic arteriovenous malformation [J]. Digestive Surgery, 2003,20(1): 65-69.

[114] Hansen W, Maximin S, Shriki JE, et al. Multimodality imaging of pancreatic arteriovenous malformation [J]. Current Problems in Diagnostic Radiology, 2015,44(1): 105-109.

[115] Abe T, Suzuki N, Haga J, et al. Arteriovenous malformation of the pancreas: a case report [J]. Surgical Case Reports, 2016,2(1): 6.

[116] Sato K, Monden K, Ueki T, et al. A case of pancreatic arteriovenous malformation identified by investigating the cause of upper abdominal pain associated with acute pancreatitis [J]. The Japanese Journal of Gastro-enterology, 2016,113(7): 1223-1229.

[117] Tatsuta T, Endo T, Watanabe K, et al. A successful case of transcatheter arterial embolization with n-butyl-2-cyanoacrylate for pancreatic arteriovenous malformation [J]. Internal Medicine, 2014,53(23): 2683-2687.

[118] Nikolaidou O, Xinou E, Papakotoulas P, et al. Pancreatic arteriovenous malformation mimicking pancreatic neoplasm: a systematic multimodality diagnostic approach and treatment [J]. Radiology Case Reports, 2018,13(2): 305-309.

[119] Zyromski NJ, Vieira C, Stecker M, et al. Improved outcomes in postoperative and pancreatitis-related visceral pseudoaneurysms [J]. Journal of Gastrointestinal Surgery, 2007,11(1): 50-55.

[120] Vasile D, Iancu G, Iancu RC, et al. Duodenal gastrointestinal stromal tumor presenting as pancreatic head mass — a case report [J]. Romanian Journal of Morphology and Embryology, 2017,58(1): 255-259.

[121] Liu Z, Tian Y, Xu G, et al. Pancreatic Gastrointestinal Stromal Tumor: Clinicopathologic Features and Prognosis [J]. Journal of Clinical Gastroenterology, 2017,51(9): 850-856.

[122] Kwon HJ Extra-gastrointestinal stromal tumor of the pancreas: report of a case [J]. Annals of Hepato-biliary-pancreatic Surgery, 2017,21(4): 237-242.

[123] Elgeidie A, El-Magd EA, El-Maaty SRA, et al. Pancreatic gastrointestinal stromal tumor: A case report [J]. International Journal of Surgery Case Reports, 2016,29: 67-70.

[124] Swalchick W, Shamekh R, Bui MM. Is DOG1 Immunoreactivity Specific to Gastrointestinal Stromal Tumor? [J]. Cancer control: journal of the Moffitt Cancer Center, 2015,22(4): 498-504.

[125] Stauffer JA, Asbun HJ Rare. Tumors and Lesions of the Pancreas [J]. The Surgical clinics of North America, 2018,98(1): 169-188.

[126] Rodriguez-Infante A, Fernandez-Martinez D, Iglesias-Garcia E, et al. Primary pancreatic lymphoma as a cause of obstructive jaundice [J]. Revista de Gastroenterologia de Mexico, 2018,84(1): 114-115.

[127] Konjeti VR, Hefferman GM, Paluri S, et al. Primary Pancreatic Burkitt's Lymphoma: A Case Report and Review of the Literature [J]. Case Reports in Gastrointestinal Medicine, 2018,2018: 5952315.

[128] Boninsegna E, Zamboni GA, Facchinelli D, et al. CT imaging of primary pancreatic lymphoma: experience from three referral centres for pancreatic diseases [J]. Insights Into Imaging, 2018,9(1): 17-24.

[129] Zheng SM, Zhou DJ, Chen YH, et al. Pancreatic T/histiocyte-rich large B-cell lymphoma: A case report and review of literature [J]. World J Gastroenterol, 2017,23(24): 4467-4472.

[130] Yu L, Chen Y, Xing L Primary pancreatic lymphoma: two case reports and a literature review [J]. OncoTargets and Therapy, 2017,10: 1687-1694.

[131] Sadaf S, Loya A, Akhtar N, et al. Role of endoscopic ultrasound-guided-fine needle aspiration biopsy in the diagnosis of lymphoma of the pancreas: A clinicopathological study of nine cases [J]. Cytopathology, 2017,28(6): 536-541.

[132] Rad N, Khafaf A, Mohammad Alizadeh AH. Primary pancreatic lymphoma: what we need to know [J]. Journal of Gastrointestinal Oncology, 2017,8(4): 749-757.

[133] Shnitser A, Halegoua-DeMarzio D, Loren DE. Primary Pancreatic Lymphoma Presenting as Acute Pancreatitis [J]. Gastroenterology & Hepatology, 2016,12(7): 456-458.

[134] Rad N, Heidarnezhad A, Soheili S, et al. A Man with Pancreatic Head Mass Lesion on Endoscopic Ultrasound and Granuloma on Cytopathology [J]. Case Reports in Gastroenterology, 2016,10(3): 760-768.

[135] Madhawi R, Kaur J, Nath D, et al. Primary Pancreatic lymphoma — a rare entity [J]. Tropical Gastroenterology, 2016,37(1): 53-54.

[136] Anand D, Lall C, Bhosale P, et al. Current update on primary pancreatic lymphoma [J]. Abdom Radiol (NY), 2016,41(2): 347-355.

[137] Sadot E, Yahalom J, Do RK, et al. Clinical features and outcome of primary pancreatic lymphoma [J]. Annals of Surgical Oncology, 2015,22 (4): 1176-1184.

[138] Baysal B, Kayar Y, Ince AT, et al. Primary pancreatic lymphoma: A rare cause of pancreatic mass [J]. Oncology Letters, 2015,10(3): 1701-1703.

[139] Johnson EA, Benson ME, Guda N, et al. Differentiating primary pancreatic lymphoma from adenocarcinoma using endoscopic ultrasound characteristics and flow cytometry: A case-control study [J]. Endoscopic Ultrasound, 2014,3(4): 221-225.

[140] Wallace D, Dang N, Dhawan M, et al. Diagnosis of a patient with primary pancreatic lymphoma [J]. Gastroenterology & Hepatology, 2012,8 (12): 850-852.

[141] Klein KA, Stephens DH, Welch TJ. CT characteristics of metastatic disease of the pancreas. Radiographics, 1998,18(2): 369-378.

[142] Ballarin R, Spaggiari M, Cautero N, et al. Pancreatic metastases from renal cell carcinoma: the state of the art [J]. World J Gastroenterol, 2011,17(43): 4747-4756.

[143] 饶圣祥,曾蒙苏,程伟中,等. 胰腺转移瘤的 MDCT 表现及其特征分析[J]. 中华胰腺病杂志,2009,9(4): 235-237.

第二十章
壶腹周围癌

曹凯　钱煜平　丁桂龄　边云　蒋慧　陆建平　郑建明

一、概述

1. 壶腹周围癌(periampullary tumor) · 又称胰胆管十二指肠连接区(pancreaticobiliary ductal and duodenal union，PDDU)癌,是该区域恶性上皮肿瘤的总称(图 20-1),它们可能来源于 Vater 壶腹部、胰头部胆总管或胰管上皮,也可能来源于十二指肠乳头及周围(以乳头开口为中心,直径 2 cm 的区域)黏膜。该区域解剖结构细微,毗邻关系紧密,尽管肿瘤的来源和组织类型不一样,预后也存在一定差异,但却有着相似的临床表现、影像学表现和手术治疗方法,甚至在手术过程中也难以将它们精确判别,因此,在临床上采纳了实用命名:称之为壶腹周围癌。其发病率位列消化系统肿瘤第 6 位或者第 7 位。

2. 发病率 · 发病年龄 40～70 岁,平均年龄 55 岁,男女发病率 2：1。

3. 病因 · 病因不明,可能与家族性腺瘤性息肉病(familial adenomatous polyposis)有关,与饮食、酗酒、环境、胆道结石和慢性炎症等因素相关,也可由良性肿瘤恶变而来。

4. 分类 · 分为胰头癌(pancreatic head cancer)、壶腹癌(ampullary cancer)、壶腹周围十二指肠癌(periampullary duodenal cancer)、胆总管下段癌(lower common bile duct cancer)。

二、命名与解剖

"壶腹"(ampullary)源自拉丁语,意为两根导管汇合后形成的膨大似烧瓶样的结构。1720 年 Vater 描述十二指肠乳头内的膨大区,即胆胰壶腹,1742 年 Santorini 描述副胰管结构,1887 年 Ruggero Oddi 提出十二指肠乳头括约肌(sphincter of oddi，SO)的概念。"壶腹"这个术语的使用一直存在争议,因为胰胆管远端并不总是汇合,即使汇合也不总是膨大。据文献报道,胰胆管远端移行主要有以下三种方式(图 20-2):最常见(60%)的是汇合成一段长为 1～8 mm 的共同管;其次(38%)为胰胆管互相平行,间有隔膜不汇合,最终十二指肠壁内的共同开口包含胆总管与主胰管两种导管结构,形似双管猎枪;最少见(2%)的是胆总管与主胰管分别独立开口于十二指肠壁,这部分解释了壶腹区的占位病变,在影像上并不总是出现典型"双管征"的原因。

三、临床表现

1. 黄疸 · 壶腹周围癌的共同特点是在肿瘤较小时即可引起梗阻性黄疸。

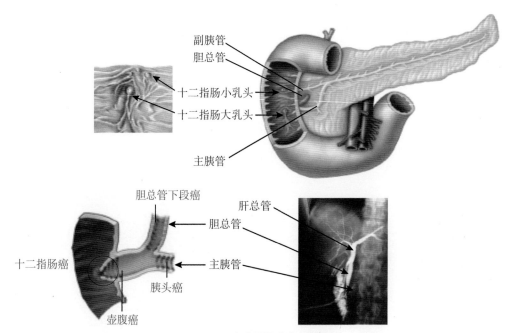

图 20-1 壶腹周围癌发生部位

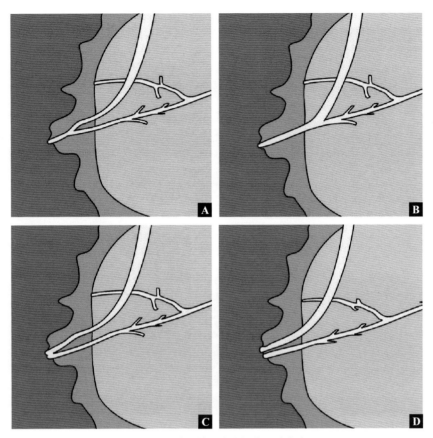

图 20-2　胰胆管汇合移行的三种方式

A、B. 胰胆管汇合成一段长为 1~8mm 的共同管，此类型最常见；C. 胰胆管互相平行，间有隔膜不汇合，最终十二指肠壁内的共同开口包含胆总管与主胰管两种导管结构（形似双管猎枪）；D. 胆总管与主胰管分别独立开口于十二指肠壁，最少见

2. 腹痛 · 75% 病例出现中上腹痛，并且为首发症状。部分早期患者因胆总管不全梗阻或因胰液排泄受阻，导致管腔内压力增高致剑突下钝痛并放射至背部，常于进食后、傍晚或夜间加重。

3. 间接性寒战、发热 · 肿瘤破溃、胆汁淤积和胆道感染引起。

4. 消化道症状 · 食欲不振、腹胀、消化不良、腹泻或脂肪泻、体重下降。

5. 肝、胆囊增大 · 为胆管、胆汁淤滞所致。

四、实验室检查

1. 粪便和尿液 · 85%~100% 患者粪便隐血试验阳性，多有轻度贫血，尿胆红素阳性，尿胆原阴性。

2. 血液学 · 血清胆红素升高，碱性磷酸酶、γ-谷氨酰转肽酶升高，CA19-9、CA125 升高。

3. 十二指肠引流液 · 血性或暗红色液体，隐血试验阳性。

五、病理学表现

壶腹周围癌这个术语可能有助于临床判断，但定义不够精准，应避免在病理报告中使用。严格区分壶腹周围各种起源的癌十分重要，其意义主要有：首先是临床证据表明不同起源的癌其预后不同；其次是不同起源肿瘤的辅助化疗药物也各不相同；此外，不同起源肿瘤的 TN 分期标准相差较大，判断肿瘤的起源有助于 TN 的精准分期。

1. 壶腹癌

· 大体特征 · 70% 的壶腹癌为肠型，30% 的壶腹癌为胰胆管组织类型。肠型壶腹癌常呈外生性（隆起型）生长，而胰胆管型以浸润性生长为主（图 20-3A）。

· 组织学特征 · 镜下将 Vater 壶腹浸润性腺癌

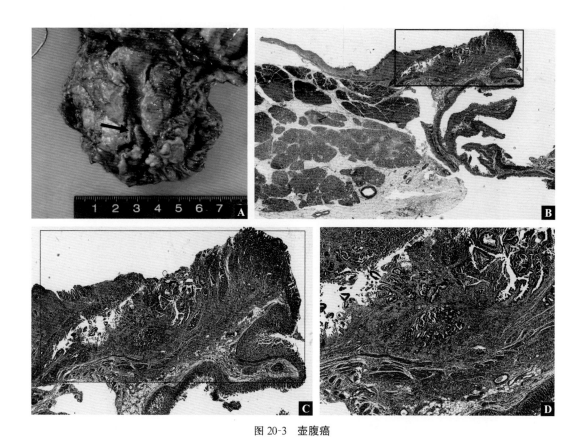

图 20-3　壶腹癌

A. 显示乳头壶腹部肿瘤(细黑箭)；B. 肿块位于壶腹部(黑框)；C、D. 为黑框局部放大图,镜下见壶腹部上皮异型增生呈腺管样筛孔状,见浸润性生长,最深浸润深度为 2.740 mm,肿瘤局限于 Vater 壶腹部,分期 T1a。

分为肠型和胰胆管型。肠型癌腺体密集,呈假复层排列,细胞呈柱状,核卵圆形或杆状；胰胆管型癌(图 20-3B～D)由单一的或呈分支状腺体组成,管腔常扩张,上皮呈单层或立方状,核圆,异型性明显。与胰腺导管腺癌一样容易侵袭神经束,且多呈围管性生长。

2. 壶腹周围十二指肠癌

·**大体特征**·十二指肠腺癌大体形态可分为息肉型、溃疡型和弥漫浸润型。其中息肉型最多见,约占 60%,溃疡型次之。息肉状质地柔软,大的呈菜花状,也可能来自腺瘤性息肉或绒毛状腺瘤恶变。肿瘤周围呈堤状隆起,较硬,当浸润性生长时,可阻塞十二指肠导致十二指肠腔狭窄和梗阻(图 20-4)。

·**组织学特征**·同其他部位消化腺癌一样,十二指肠腺癌也分腺癌、黏液腺癌、印戒细胞癌、小细胞癌、鳞状细胞癌、腺鳞癌、髓样癌和未分化癌。

3. 胆总管下段癌

·**大体特征**·肉眼观呈息肉样或浅表生长,但大多数是结节状或硬化型,伴有胆管壁的深度浸润。大体上可分为：①管壁浸润型又称硬化型,此型最多见,受累的管壁增厚,可致管腔变小或狭窄,进而发生梗阻,肉眼上很难明确肿瘤真正的边界；②结节型：较管壁浸润型少见(图 20-5)；③息肉样-乳头状型(polypoid-papillary type)：最少见,此型肿瘤呈乳头样、菜花样或息肉状向胆管腔内生长,故又称管内型；此型可将胆管腔完全阻塞,癌组织除向管腔内生长外,亦可进一步向管壁浸润生长(较少)；④弥漫浸润型：此型常沿胆管腔壁弥漫播散性生长。

根据癌细胞的类型、分化程度及癌组织生长方式。胆管癌还可分为以下类型。①乳头状腺癌：除个别管壁浸润外,几乎均为腔内乳头状型；②管状腺癌：胆管癌中最多见,占 2/3 以上,见于任何部位,癌组织在管壁内浸润生长,环绕整个管壁,浸润的癌组

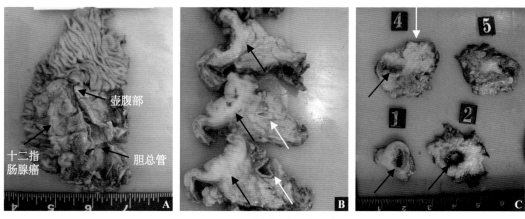

图 20-4 壶腹周围十二指肠癌

A. 显示十二指肠粘膜面隆起性肿物,与十二指肠乳头部有一定距离;B. 显示肿物(细黑箭)与胆总管(细白箭)的关系;C. 显示十二指肠壁环形增厚(细黑箭),肿瘤(细黑箭)呈浸润性生长并累及相邻胰腺(细白箭)

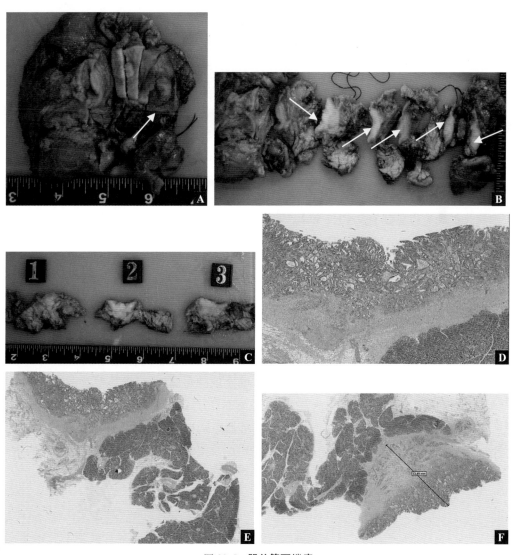

图 20-5 胆总管下端癌

A. 显示胆总管下段管壁增厚,局部粘膜隆起(细白箭);B、C. 显示胆总管切面管壁增厚为肿瘤所取代(细白箭),与周围胰腺组织界限尚清;D、E. 镜下显示肿瘤呈腺管样、筛孔状排列;F. 最深浸润深度为 11.93 mm,分期为 T2

织呈大小不等、形状不规则的腺体结构,有时可呈大囊腔;③低分化腺癌:分化差的腺癌,癌组织呈条索状或片状实性结构,在管壁内弥漫浸润生长;④未分化癌;⑤印戒细胞癌;⑥鳞状细胞癌;⑦腺鳞癌等。

· 组织学特征 · 绝大多数胆管癌是高分化、分泌黏液的腺癌。表面的乳头状可见于胆管较远端的区域。有时整个肿瘤是高分化乳头状腺癌伴微小浸润或没有浸润。同一肿瘤腺体中的细胞不均一性,核质比例增加,核仁明显,间质及周围神经侵犯,以及肿瘤性腺体周围富于细胞的间质呈同心圆排列,是最重要的鉴别诊断特征。

六、免疫组化

作为肠道特异性转录因子,CDX2 常表达于肠上皮及相应肿瘤,而 Villin 一般只表达于具有纹状缘的细胞中,尤其胃肠道,联合标记 CDX2 与 Villin,若两者均阴性,可排除肿瘤的肠道起源。CK7 是碱性角蛋白,在胆胰管上皮及肿瘤中有较高的阳性率;CK20 属于酸性角蛋白,在 CK 家族中发现最晚。大部分胰胆管型腺癌中 CK7 阳性,CK20 阴性,大部分肠型腺癌中 CK20 阳性,1/2 病例 CK7 阳性。大部分胰腺导管腺癌迁徙到壶腹黏膜表达 CK7 和 MUC-1,而肠上皮标志物 CK20、MUC-2 和 CDX2 均阴性。分化差的胰腺导管腺癌中 Vimentin 阳性率较高并与患者预后不良相关。鉴别诊断壶腹癌及壶腹周围癌需联合标记多个抗体(表 20-1~3)。

表 20-1　壶腹癌肠型免疫组化标记物及表达

抗　体	文　献
CK7	一或＋
CK20	＋
CDX-2	＋
Hep Par-1	＋
Villin	＋
MUC2	＋
CK17	一
MUC1	一
MUC5AC	一

表 20-2　壶腹癌肠型与胰胆管型免疫组化标记物及表达

抗体	胰胆管型	肠型
MUC1	＋	一
MUC2	一	＋
CK20	一	＋
CDX2	一	＋
Hep Par-1	一	＋
CK17	＋	一
CK7	＋或一	一或＋
S100P	＋	ND
MUC5AC	＋	一
Villin	V	＋

表 20-3　壶腹腺癌与胰腺癌免疫组化标记物及表达

抗体	壶腹癌肠型	壶腹癌胰胆管型	胰腺导管腺癌
CK7	＋	＋	＋
CK20	＋	一	一或＋
CDX-2	＋	一	一
Mesothelin	ND	ND	＋
IMP-3	ND	ND	＋
Hep Par-1	＋	一	一
MUC1	一	＋	＋
MUC2	＋	一	一

七、影像学表现与病理学相关性

对于壶腹周围癌,如能早期检出、诊断、治疗,可以明显提高患者的生存率及生存期。因此,术前精确定位肿瘤部位、组织类型及浸润范围,对治疗策略及手术方式的选择具有重要的指导意义。因狭小的壶腹及周围部解剖涉及胆管、胰管、肠管等,准确的定位及定性与分期不仅是影像诊断的重点,也是难点所在。

1. 壶腹癌

· 壶腹部小结节(图 20-6) · 影像上表现为壶腹口的小结节影,横断面上显示十二指肠腔的充盈缺损。高分辨薄层 CT 成像是关键,平扫呈低密度,增强后通常在动脉晚期有较明显的强化,冠状或曲面重建的图像通常能发现结节近端的胰管或胆管轻、中度以上的扩张。MRI 上 T1W 呈低信号，T2W 呈稍高信号，因层厚限制，直接显示小结节可能有一定难度，但因梗阻扩张的胰、胆管对比，有助于结节的寻找及诊断。

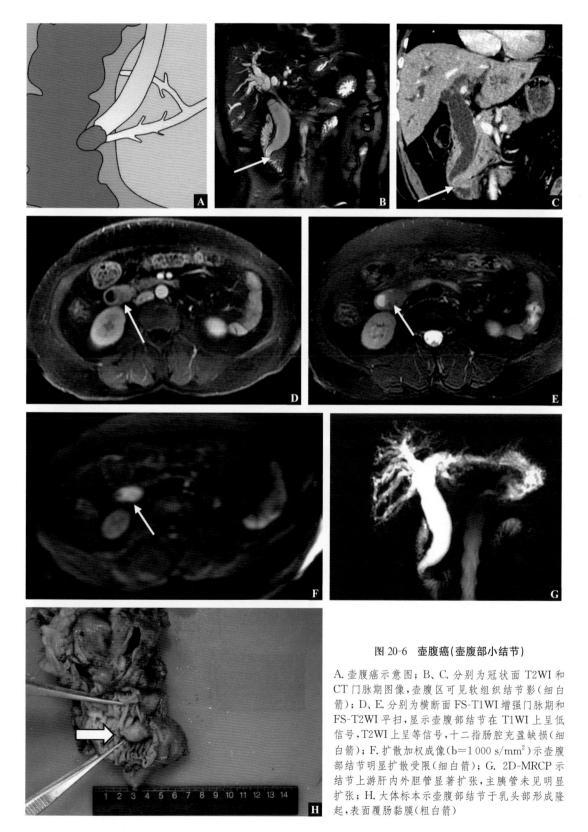

图 20-6 壶腹癌（壶腹部小结节）

A. 壶腹癌示意图；B、C. 分别为冠状面 T2WI 和 CT 门脉期图像，壶腹区可见软组织结节影（细白箭）；D、E. 分别为横断面 FS-T1WI 增强门脉期和 FS-T2WI 平扫，显示壶腹部结节在 T1WI 上呈低信号，T2WI 上呈等信号，十二指肠腔充盈缺损（细白箭）；F. 扩散加权成像（b=1 000 s/mm²）示壶腹部结节明显扩散受限（细白箭）；G. 2D-MRCP 示结节上游肝内外胆管显著扩张，主胰管未见明显扩张；H. 大体标本示壶腹部结节于乳头部形成隆起，表面覆肠黏膜（粗白箭）

·壶腹部的结节沿着胆总管和主胰管管壁浸润生长（图 20-7）·此时影像特征表现是壶腹部胆总管和主胰管汇合处狭窄，上游胰胆管扩张，出现典型的双管征。

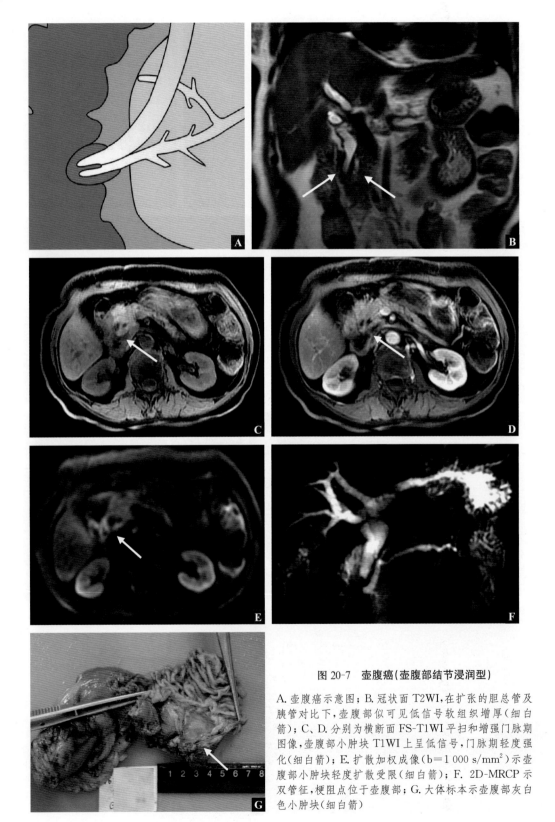

图 20-7 壶腹癌（壶腹部结节浸润型）

A.壶腹癌示意图；B.冠状面 T2WI，在扩张的胆总管及胰管对比下，壶腹部似可见低信号软组织增厚（细白箭）；C、D.分别为横断面 FS-T1WI 平扫和增强门脉期图像，壶腹部小肿块 T1WI 上呈低信号，门脉期轻度强化（细白箭）；E.扩散加权成像（b＝1 000 s/mm²）示壶腹部小肿块轻度扩散受限（细白箭）；F. 2D-MRCP 示双管征，梗阻点位于壶腹部；G.大体标本示壶腹部灰白色小肿块（细白箭）

2. 壶腹周围十二指肠癌

·息肉型（图 20-8）·影像表现为十二指肠腔内凸起的肿块影，肠腔充盈缺损。

·溃疡型（图 20-9、10）·表现为十二指肠腔内凸起的肿块影，肠腔充盈缺损，病变范围较广，表面溃疡不易显示。

·狭窄型（图 20-11）·影像上表现为肠壁不规则增厚和肠腔狭窄。

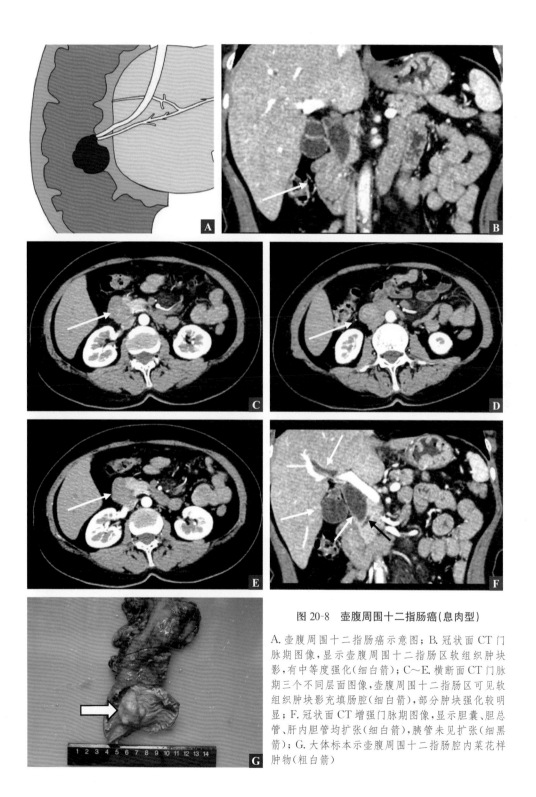

图 20-8 壶腹周围十二指肠癌（息肉型）

A. 壶腹周围十二指肠癌示意图；B. 冠状面 CT 门脉期图像，显示壶腹周围十二指肠区软组织肿块影，有中等度强化（细白箭）；C～E. 横断面 CT 门脉期三个不同层面图像，壶腹周围十二指肠区可见软组织肿块影充填肠腔（细白箭），部分肿块强化较明显；F. 冠状面 CT 增强门脉期图像，显示胆囊、胆总管、肝内胆管均扩张（细白箭），胰管未见扩张（细黑箭）；G. 大体标本示壶腹周围十二指肠腔内菜花样肿物（粗白箭）

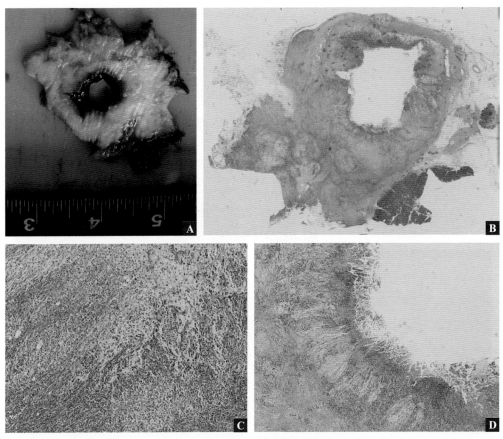

图 20-9　壶腹周围十二指肠癌（溃疡型）

A. 大体示十二指肠环形增厚，管腔变小，并于黏膜面形成溃疡；B. 为相应的大切片 HE 染色；C. 高倍镜下显示十二指肠黏膜面溃疡形成；D. 高倍镜下显示肿瘤细胞分化差，部分呈印戒样

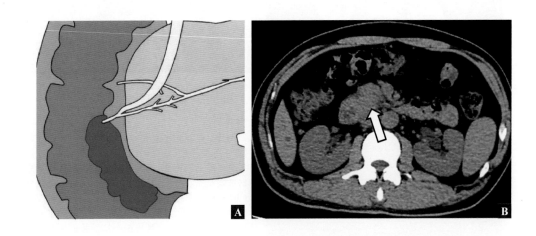

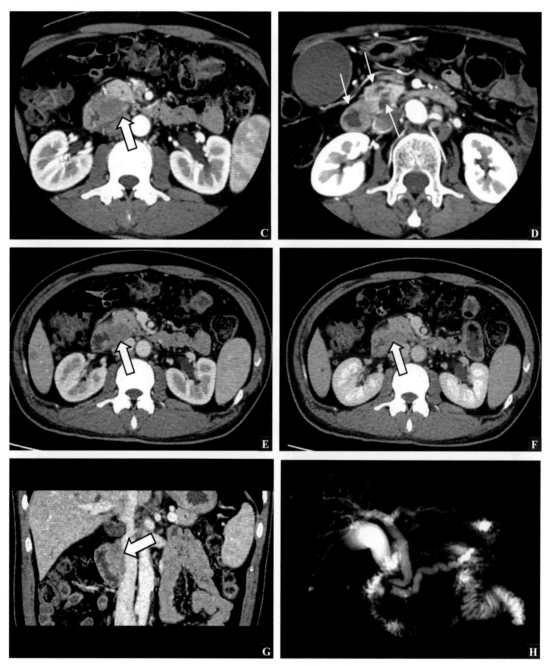

图 20-10　壶腹周围十二指肠癌(溃疡型)

同图 20-9 患者,术前影像 CT 及 MRI。A. 壶腹下周围十二指肠癌示意图;B. 横断面 CT 平扫示壶腹周围十二指肠内侧壁增厚(粗白箭);C、D. 横断面 CT 动脉晚期;E、F. 横断面 CT 增强门脉期和延迟期,显示壶腹下十二指肠内侧壁软组织肿块,相对增强胰腺弱强化(粗白箭);图 D 显示十二指肠内侧壁增厚,胆总管和主胰管扩张(细白箭);G. 冠状面 CT 门脉期图像显示壶腹周围十二指肠降段内侧软组织肿块清晰(粗白箭);H. 2D-MRCP 示典型双管征,壶腹下十二指肠充盈缺损

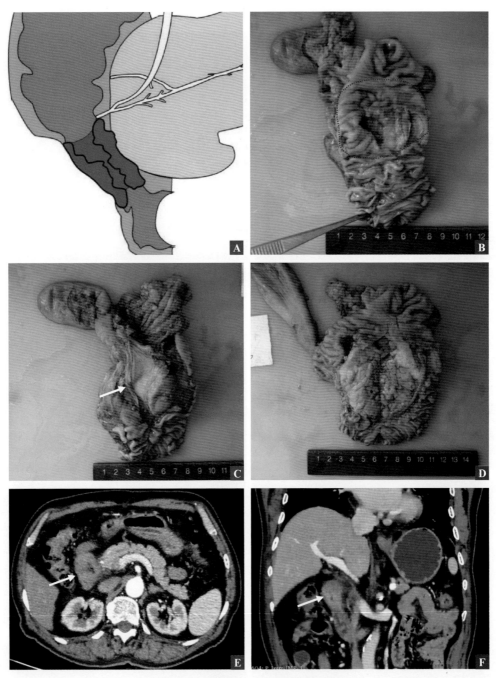

图 20-11　壶腹周围十二指肠癌(狭窄型)

A. 壶腹周围十二指肠癌示意图；B~D. 大体标本示壶腹下十二指肠壁明显增厚(红虚线)，肠腔狭窄，胆总管显示无异常；胰头显示无异常，小叶结构存在，此外胰头部有一枚小的多房样浆液性囊性肿瘤；E、F. 分别为横断面 CT 增强动脉期和冠状面门脉期图像，壶腹周围十二指肠腔狭窄，管壁明显增厚(细白箭)

　　壶腹周围十二指肠癌的肿块累及壶腹口时，可引起胆总管或者主胰管或者两者均扩张(图 20-6、7)，否则两者可表现正常(图 20-12)。

　　3. 胆总管下段癌·影像学表现为如下两种

形式：

　　·管壁浸润型(图 20-12)·肿瘤沿着胆总管下段环形浸润生长，导致胆总管下段狭窄。影像表现为胆总管下段突然截断，上游胆总管和肝内胆管极度扩张,该类型常见。

·腔内充盈缺损型(图 20-13)·胆总管腔内凸起的小肿块。影像上表现为胆总管腔内充盈缺损,其上游胆总管和肝内胆管极度扩张。

胆总管下段癌易引起胆道梗阻,所以早期即可产生阻塞性黄疸症状,因此肿块一般较早即被发现,几乎很少发展到累及胰管,影像上通常表现为胆道系统的显著扩张,极少显示主胰管的扩张。

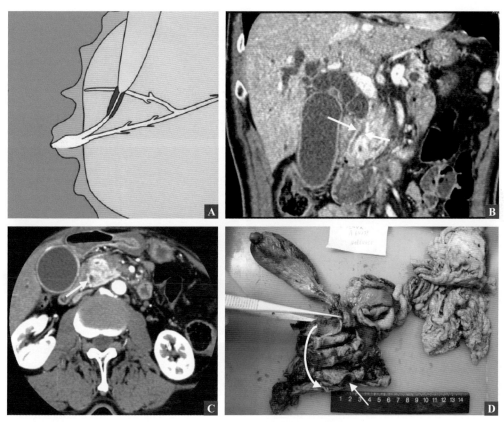

图 20-12　胆总管下段癌(管壁浸润型)

A. 胆总管下段癌示意图;B. 冠状面 CT 门脉期图像,显示胆总管下段突然变细(细白箭),其上游肝内外胆管显著扩张;C. 横断面 CT 增强动脉晚期图像,显示狭窄平面的胆总管管壁增厚(细白箭),胰腺实质显示无异常,所示胆囊极度扩张;D. 大体标本示胆总管上段显著扩张,下段明显狭窄,白色弯箭为胆总管走形,细白箭示狭窄段胆总管

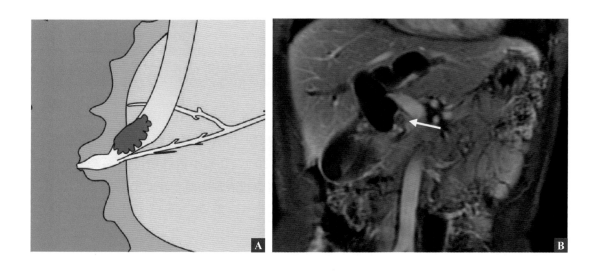

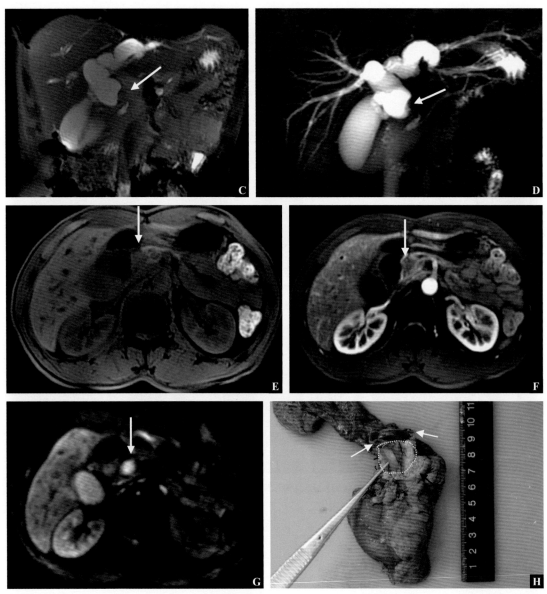

图 20-13　胆总管下段癌侵犯胰腺（腔内充盈缺损型）

A. 胆总管下段癌示意图；B、C. 分别为冠状面增强 FS-T1WI 门脉期和平扫 FS-T2WI，胆总管下段内可见等信号软组织结节影（细白箭），上游肝内外胆管极度扩张；D. 2D-MRCP 示胆总管下段截断（细白箭），上游肝内外胆管极度扩张，胰管显示无异常；E、F. 分别为横断面 FS-T1WI 平扫和增强动脉期，结节轻度强化，累及胰头部（细白箭）；G. 扩散加权成像（b＝1 000 s/mm²）示结节明显扩散受限；H. 大体标本示胆总管下段（细白箭）灰白色软组织影（黄虚线），侵犯周围胰腺组织（细黑箭）

4. 胰头癌·胰头癌的影像表现详见第十章。胰头癌常累及胆总管和胰管，引起两者梗阻扩张，依据肿块位置和大小的不同，可以出现胆总管扩张而胰管正常（图 20-14、15）；或者胆总管正常而胰管显著扩张（图 20-16）；两者均累及则出现典型"双管征"（图 20-17、18）；少数肿瘤可以不累及胆总管和胰管或者仅仅表现为两者轻度扩张（图 20-19）。

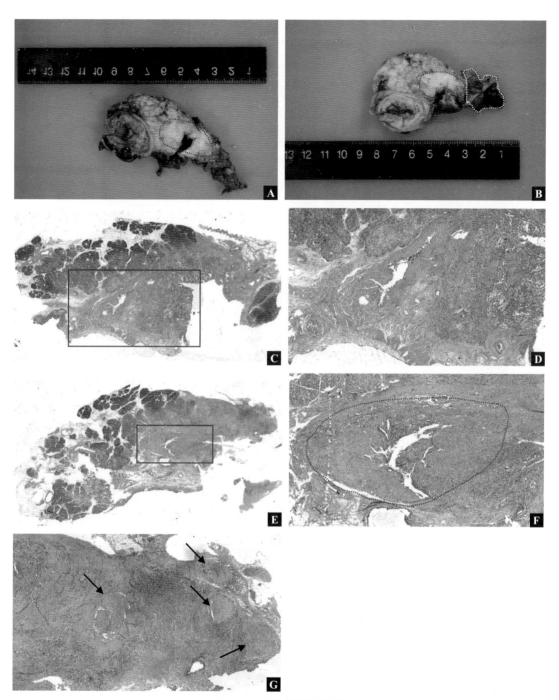

图 20-14　胰头癌侵犯胆总管

A、B. 大体标本示胰头钩突部可见一枚边界不清的灰白色肿块(红虚线)；C. 为图 A 对应的 HE 染色大组织切片；
D. 为图 C 红框放大示钩突部大量肿瘤细胞,周围十二指肠无明显受侵；E. 为图 B 对应的 HE 染色大组织切片；
F. 为图 E 红框放大示肿瘤侵犯胆总管(红虚线)；G. 为图 B 黄框对应的 HE 图片示肿瘤浸润胰周神经(细黑箭)

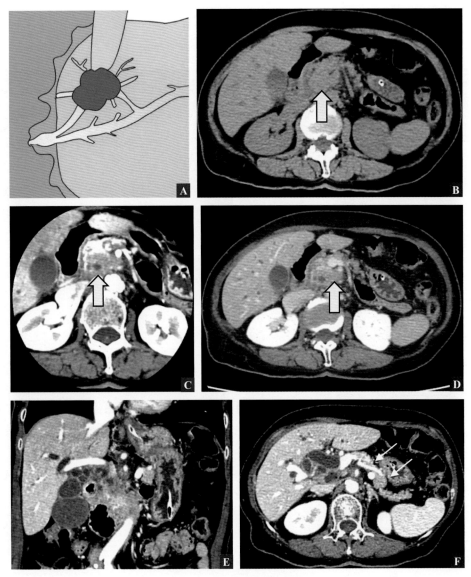

图 20-15　胰头癌侵犯胆总管

同图 20-14 患者,术前 CT。A.胰头癌侵犯胆总管示意图;B.横断面 CT 平扫示胰头钩突部等密度软组织块影(粗白箭);C~E.分别为横断面 CT 增强动脉晚期、门脉期和冠状面门脉期图像,钩突部低密度肿块(粗白箭),并轻度延迟强化,肿块侵犯胆总管致胆总管突然中断,上游肝内外胆管显著扩张;F.横断面 CT 增强门脉期图像示胰体尾显示无异常,主胰管无扩张(细白箭)

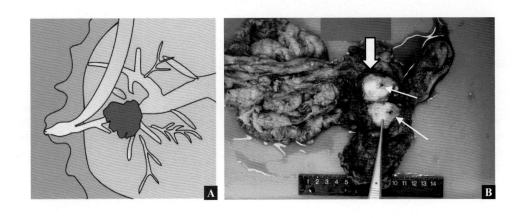

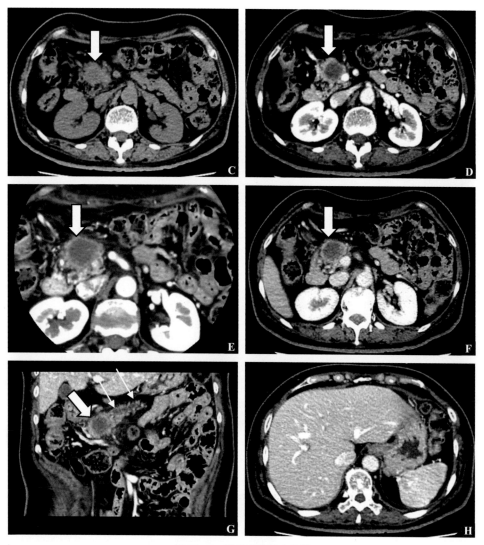

图 20-16 胰头癌侵犯主胰管

A. 胰头癌侵犯主胰管示意图；B. 大体标本示胰头部苍白色肿块（粗白箭）；C~F. 分别为横断面 CT 平扫、动脉早期、动脉晚期、门脉期图像，胰头边界不清的低密度软组织肿块，增强后无明显强化（粗白箭）；G. 门脉期冠状面重建图像示胰头部低密度肿块（粗白箭），上游胰管显著扩张（细白箭）；H. 横断面 CT 增强门脉期显示肝内胆管无扩张

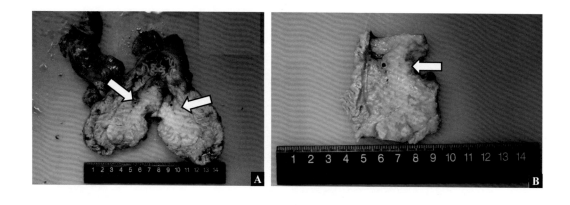

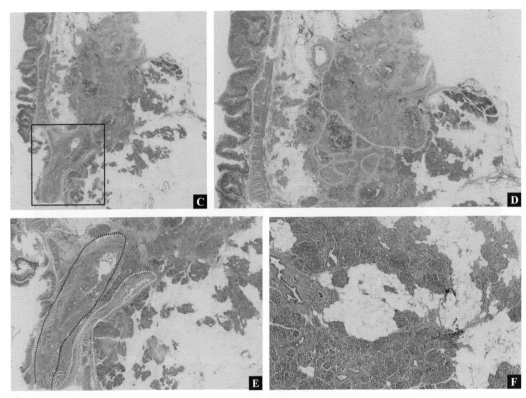

图 20-17　胰头癌压迫胆总管和主胰管

A、B. 大体标本示胰头钩突部可见一枚边界不清的灰白色肿块（粗白箭）；C. 为图 B 对应的 HE 染色大组织切片；D. 勾画出肿瘤（黄虚线）和周围正常胰腺小叶的关系（绿虚线勾画出部分胰腺小叶）；E. 为图 C 红框放大，壶腹部显示良好，红虚线和黄虚线分别勾画出主胰管和胆总管汇合处；F. 正常的胰腺小叶显著脂肪浸润

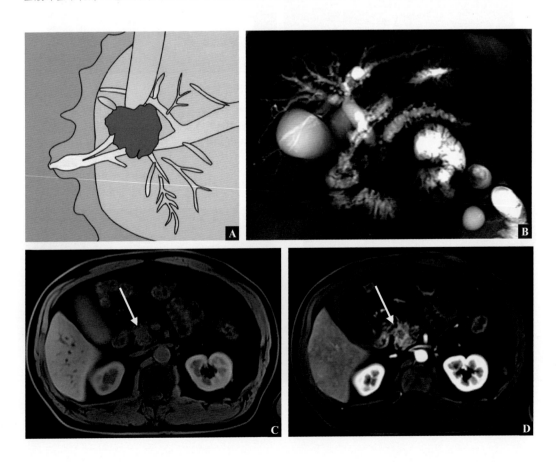

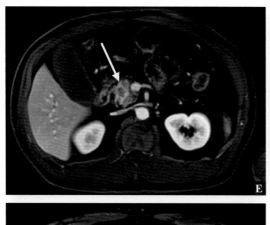

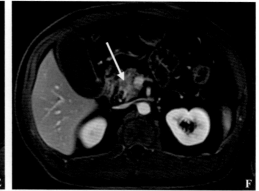

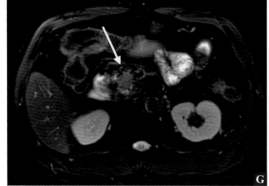

图 20-18 胰头癌压迫胆总管和主胰管

同图 20-17 患者,术前 MRI。A. 胰头癌侵犯胆总管、主胰管示意图;B. 2D-MRCP 示典型双管征,肝内外胆管、主胰管、分支胰管极度扩张;C~F. 分别为横断面 FS-T1WI 平扫、动脉期、门脉期、延迟期图像,胰头边界欠清的等密度小结节影,增强后无明显强化,在周围强化的胰腺实质衬托下显示清楚(细白箭);G. 横断面 FS-T2WI 示肿块呈稍高信号(细白箭)

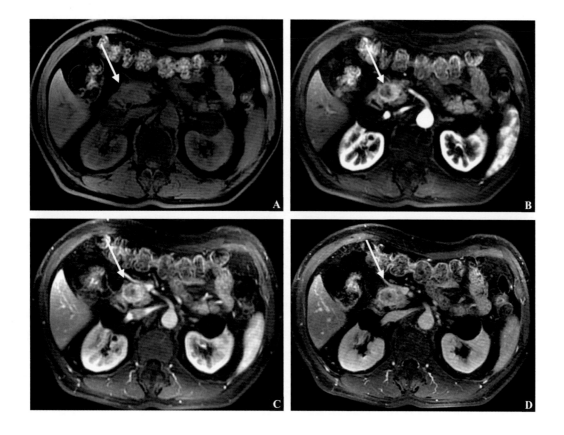

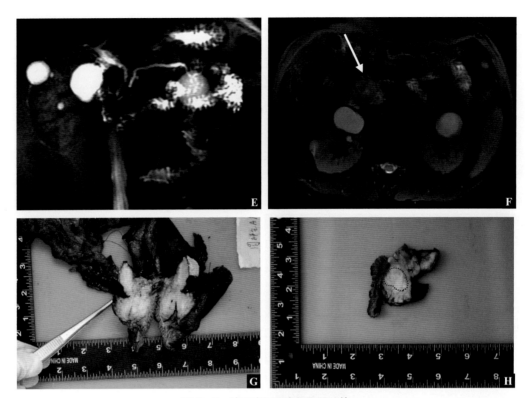

图 20-19 胰头癌无明显侵及胆总管

A～D. 分别为横断面 FS-T1WI 平扫、动脉期、门脉期、延迟期图像,胰头部边界欠清的等信号肿块,增强后呈低信号并延迟轻度强化(细白箭),在周围强化的胰腺实质对比下显示清楚;E. 2D-MRCP 示胆总管、肝内外胆管无明显扩张,结节上游的主胰管张力增高,轻度扩张;F. 横断面 FS-T2WI 示胰头部肿块呈稍高信号(细白箭);G、H. 大体标本示胰头边界不清的苍白色肿物(红虚线)

要点提示

- 壶腹周围癌的定义基于临床实用性,涵盖了病理学上的胰腺导管腺癌、壶腹癌、壶腹周围十二指肠癌、胆总管下段癌,其中以胰头导管腺癌最多见
- 胰胆管远端移行汇合有以下三种方式:汇合成一段长为 1～8mm 的共同管(60%);胰胆管互相平行,间有隔膜不汇合(38%);胆总管与主胰管分别独立开口于十二指肠壁(2%)
- 结合壶腹周围肿块的大小和位置,肿块与十二指肠、胰头和胆总管的关系,胰、胆管扩张程度及梗阻点的形态等,影像学多数能作出精确的定位,并预测其相关的病理组织类型

八、鉴别诊断

多种影像技术的飞速发展,使得壶腹周围癌的精确定位、定性诊断和鉴别诊断有了明显的提高。但少数病例的诊断依然困难,尤其是肿瘤体积较大,十二指肠、胰管、胆管三者同时累及时,明确的肿瘤起源定位更困难。如果结合肿块的大小和位置,肿块与十二指肠、胰头和胆总管的关系,胰胆管扩张的选择和扩张程度,胰胆管梗阻点的形态,再结合患者临床症状、实验室检查结果,有助于提高诊断的准确率。此外,联合应用多种影像技术、改善成像质量,也是显示细节、提高定位、定性诊断的关键。

九、治疗

壶腹周围癌的不同组织起源和预后有差异,但该区域的治疗均首选胰十二指肠切除术。

十、预后

壶腹部癌 5 年生存率约为 36.8％,胆管下段癌 5 年生存率为 23％～27.3％,胰头癌的 5 年生存率只有 5％左右。

参 考 文 献

[1] Al-Hawary MM, Kaza RK, Francis IR Optimal Imaging Modalities for the Diagnosis and Staging of Periampullary Masses[J]. Surg Oncol Clin N Am, 2016,25(2): 239-253.

[2] Jang SK, Kim JH, Joo I, et al. Differential diagnosis of pancreatic cancer from other solid tumours arising from the periampullary area on MDCT [J]. Eur Radiol, 2015,25(10): 2880-2888.

[3] Kim JH, Kim MJ, Chung JJ, et al. Differential diagnosis of periampullary carcinomas at MR imaging[J]. Radiographics, 2002,22(6): 1335-1352.

[4] Nikolaidis P, Hammond NA, Day K, et al. Imaging features of benign and malignant ampullary and periampullary lesions[J]. Radiographics, 2014,34(3): 624-641.

[5] Sanchez-Garcia J, Candanedo-Gonzalez F, Felix-Felix AK, et al. Retrospective cohort of pancreatic and Vater ampullary adenocarcinoma from a reference center in Mexico[J]. Ann Med Surg (Lond), 2018,30: 7-12.

[6] Sugita R, Furuta A, Ito K, et al. Periampullary tumors: high-spatial-resolution MR imaging and histopathologic findings in ampullary region specimens[J]. Radiology, 2004,231(3): 767-774.

[7] Wang FB, Ni JM, Zhang ZY, et al. Differential diagnosis of periampullary carcinomas: comparison of CT with negative-contrast CT cholangiopancreatography versus MRI with MR cholangiopancreatography[J]. Abdom Imaging, 2014,39(3): 506-517.

[8] Hruban RH, Pitman MB, Klimstra DS. AFIP Atlas of tumor pathology: tumors of the pancreas. Vol fourth series. Fascicle 6 ed. Washington, DC: American Registry of Pathology, 2007.

[9] Chu PG, Weiss LM. Modern immunohistochemistry. New York: Cambridge University Press, 2009.

[10] Chu PG, Schwarz RE, Lau SK, et al. Immunohistochemical staining in the diagnosis of pancreatobiliary and ampulla of Vater adenocarcinoma: application of CDX2, CK17, MUC1, and MUC2. Am J Surg Pathol, 2005,29(3): 359-367.

[11] Lin F, Shi J, Liu H, et al. Diagnostic utility of S100P and von Hippel-Lindau gene product (pVHL) in pancreatic adenocarcinoma-with implication of their roles in early tumorigenesis. Am J Surg Pathol, 2008,32(1): 78-91.

[12] Higgins JP, Kaygusuz G, Wang L, et al. Placental S100 (S100P) and GATA3: markers for transitional epithelium and urothelial carcinoma discovered by complementary DNA microarray. Am J Surg Pathol, 2007,31(5): 673-680.

[13] Zhou H, Schaefer N, Wolff M, et al. Carcinoma of the ampulla of Vater: comparative histologic/immunohistochemical classification and follow-up. Am J Surg Pathol, 2004,28(7): 875-882.

[14] Schirmacher P, Buchler MW. Ampullary adenocarcinoma—differentiation matters. BMC Cancer, 2008,8: 251.

第二十一章
胰腺术后影像学评价

曹凯 边云 郭世伟 陆建平 金钢

一、概述

胰腺术后影像学评价是了解患者术后疗效及相关并发症的重要手段。然而,全面充分的胰腺术后影像评价必须以理解掌握胰腺外科手术方式及过程为基础。本章节首先介绍胰腺手术方式,再从胰腺术后常见影像学表现、术后并发症和术后肿瘤复发三方面,阐述胰腺术后影像学评价内容。

二、胰腺手术方式及过程

胰腺肿瘤切除手术方式包括胰十二指肠切除术(pancreatoduodenectomy,PD)、保留幽门的胰十二指肠切除术(pylorus-preserving pancreaticoduodenectomy,PPPD)、胰体尾切除术(distal pancreatectomy,DP)、胰腺中段切除术(central pancreatectomy,CP)和全胰切除术(total pancreatectomy,TP)。

1. 胰十二指肠切除术· 整个手术过程包括探查、分离、切断胃、切断胰腺肿块、切断肝总胆管、切除胰头部(包括肿块)、重建消化道(胰肠吻合、胃肠吻合、胆肠吻合)(图21-1)、关腹。消化道重建按照重建的顺序分为三种方式:Whipple法(胆肠、胰肠、胃肠);Child法(胰肠、胆肠、胃肠);Cattle法(胃肠、胰肠、胆肠)。

2. 胰体尾切除术· 手术过程包括探查、分离(脾脏、胰体尾)、结扎切断脾动静脉、切除胰体尾和脾、残端缝合、关腹。

3. 胰腺中段切除· 手术过程包括探查、分离血管、分离胰头侧胰腺、分离切断脾动静脉、切除节段胰腺、残端与空肠吻合、关腹。

4. 全胰切除· 手术过程包括探查、分离(脾脏、胰体尾)、切断胃和十二指肠、切除胆囊和切断胆总管、分离结扎胃十二指肠动脉、切除胰腺钩突、胆管空肠吻合、胃空肠吻合、关腹。

5. 联合血管切除术· 即联合肝总动脉、腹腔动脉干(CA)、肠系膜上动脉(SMA)、肠系膜上静脉(SMV)或门静脉(PV)切除术。血管重建包括直接缝合、侧壁缝补、血管端端吻合和自体静脉移植(图21-2)。以胰体尾切除术为例,整个手术过程包括探查、分离、切除侵犯血管(如腹腔动脉干、门静脉和肝总动脉)、血管重建、结扎切断脾动静脉、切除胰体尾和脾、残端缝合、关腹。

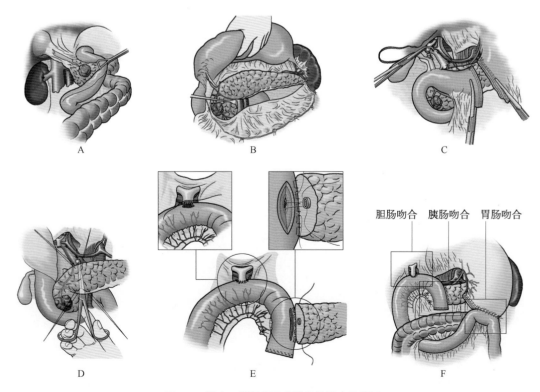

图 21-1 胰十二指肠切除术消化道重建示意图

A、B. 分离;C. 切断胆管、切断胃;D. 切断胰腺,切除肿瘤;E. 消化道重建;F. 消化道重建完成

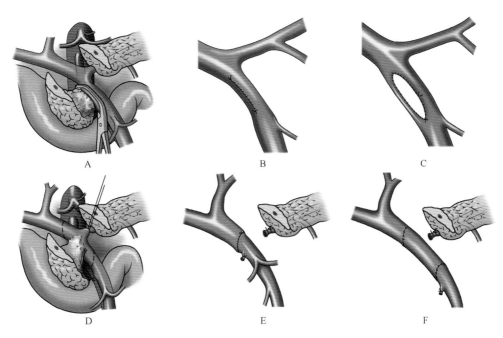

图 21-2　门静脉手术切除和重建步骤

A. 侧壁切除；B. 直接缝合；C. 侧壁修补段；D. 切除血管；E. 端端吻合；F. 自体静脉移植

6. 胰腺癌淋巴结清扫

·胰腺的淋巴回流途径（图 21-3）·胰头前方的淋巴结主要沿胰十二指肠前动脉分布,回流途径向上沿着胃十二指肠动脉至肝固有动脉周围,再注入腹腔干淋巴结,部分也可沿着肝十二指肠韧带回流至肝门区淋巴结；向下注入肠系膜上动脉周围的淋巴结。Deki 等认为除了以上的两条路径外,胰头前方中部的淋巴在汇合了幽门下淋巴结的淋巴管后,沿着胃结肠干（Henle 干）经肠系膜上静脉表面汇入肠系膜上动脉根部淋巴管。

胰头后方的淋巴结即胰十二指肠后淋巴结,其淋巴回流向左注入腹腔干周围、肠系膜上动脉根部淋巴结,少数可以直接注入主动脉腔静脉间淋巴结。部分胰头后上方的淋巴管可与肝十二指肠韧带淋巴结相交通。钩突的淋巴经过肠系膜上动脉根部周围到达主动脉腔静脉间淋巴结。也可直接汇入主动脉腔静脉间淋巴结。

胰颈体部淋巴回流向上汇入肝固有动脉、胃左动脉以及腹腔干周围的淋巴结,向下注入肠系膜上动脉周围淋巴结。

胰体尾的淋巴回流途径有两条：一条沿着脾静脉周围流向腹腔干周围淋巴结,另一条沿着胰体尾下缘到达肠系膜静脉周围,并于结肠中动脉及肠系膜根部淋巴结相汇合,同时胰尾的淋巴管还可以与脾门淋巴结相联系,并沿着胃短动脉与胃的淋巴管相交通。

由此可见,胰腺的淋巴回流是区域性的,某一个区域可通过几条途径回流,某一条途径也可收集整个区域的淋巴,肿瘤细胞可随淋巴液向多个方向转移,因此胰腺淋巴回流途径也可以看成是胰腺癌的淋巴转移途径。临床上以此为依据,对胰周淋巴结进行分站,进而对胰腺癌的淋巴清扫范围作出规定。

·JPS 的胰周淋巴结的分站分组与 AJCC 的病理分期·淋巴转移是胰腺癌早期转移的主要途径,研究根治性手术标本的淋巴结后发现,胰头癌和胰体尾癌的淋巴结转移阳性分别为 $56\%\sim78.6\%$ 和 $47\%\sim83\%$,即使肿瘤直径<2.0 cm,出现区域淋巴结转移的概率仍高达 50%,而根治性手术切除,是目前胰腺癌患者获得长期生存唯一可能的机会,而术后病理淋巴结转移与否是影响预后的重要因素。日本胰腺病学会（JPS）将胰周淋巴结分为三站 18 组（表 21-1 和第 10 章）。美国癌症联盟（AJCC）第八版对第七版中"N1"的笼统表述进行了分层和细化,并且强调了 N2 期的意义及其对患者预后的影响（表 21-2）。

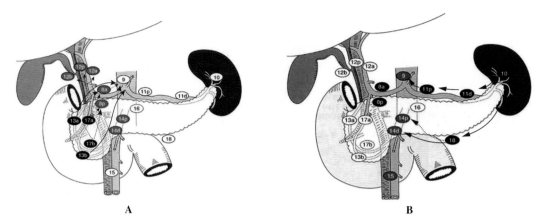

图 21-3　胰腺淋巴回流路径

A. 胰头淋巴回流路径；B. 胰体尾淋巴回流路径

表 21-1　JPS 胰周淋巴结分站分组及相应的手术切除方式

组别	全胰切除	胰十二指肠切除	胰体尾切除
第一站	8a、8p、10、11p、13a、13b、17a、17b、18	8a、8p、13a、13b、17a、17b	10、11p、11d、18
第一站	5、6、7、9、12a、12b、12p、14p、14d	5、6、12a、12b、12p、14p、14d	7、8a、8p、9、14p、14d
第一站	1、2、3、4、16a2、16b1	1、2、3、4、7、9、10、11p、11d、15、16a2、16b1、18	4、5、12a、12b、12p、13a、13b、15、17a、17b、16a2、16b1

注：8 肝固有动脉周围组(8a 肝总动脉前上组,8p 肝总动脉后组)、9 腹腔干周围组、10 脾门组、11 脾动脉周围组(11p 脾动脉近端,11d 脾动脉远端)、12 肝十二指肠韧带组(12a 沿肝动脉,12p 沿门静脉,12b 沿胆管)、13 胰十二指肠后组(13a 壶腹部以上,13b 壶腹部以下)、14 肠系膜上动脉周围组(14d 肠系膜上动脉远端,14p 肠系膜上动脉近端)、15 结肠中动脉周围、16 腹主动脉旁组(16a2 腹腔干上缘至左肾静脉下缘,16b1 左肾静脉下缘至肠系膜下动脉上缘,16b2 肠系膜下动脉上缘至髂总动脉分叉处)、17 胰十二指肠前组(17a 胰头上前表面淋巴结,17b 胰头下前表面淋巴结)、18 胰体尾下缘组

表 21-2　AJCC 第七、八版肿瘤 N 分期比较

第七版分期		第八版分期	
N 分类	分类标准	N 分类	分类标准
N0	无区域淋巴结转移	N0	无区域淋巴结转移
N1	有区域淋巴结转移	N1	区域淋巴结转移 1~3
		N2	区域淋巴结转移 ≥4

·胰头癌淋巴结清扫步骤(13a，13b，17a，17b，6,8a，8p，12a，12p，14p，14d)手术清扫步骤·首先打开胃结肠韧带游离结肠肝曲，以 Kocher 手法游离胰头及十二指肠，此时将 13 组淋巴结一并清扫。显露出下腔静脉并继续以此层面游离胰头的后面直至腹主动脉左缘，打开 Triez 韧带，游离空肠第一段。接着行肝十二指肠韧带清扫 12 组淋巴结，逆切胆囊，胆囊管平面切断胆总管，更好地显露术野，切断

时注意不要损伤右肝动脉，胃右动脉及胃十二指肠动脉分别予以夹闭后切断。逐一骨骼化肝固有动脉、门静脉，即清扫 12a 组、12b 组淋巴结。切断胃十二指肠动脉，清扫 6 组、5 组淋巴结。将胃向上提起，游离出胰腺上下缘，并在胰腺下缘游离出肠系膜上静脉，为切断胰腺做好准备。在切断胰腺及空肠后，处理肠系膜上静脉后方分支，进一步游离钩突，此时可以将肠系膜上动脉牵拉至门静脉右侧，从右侧清扫 14 组淋巴结，清扫时必须注意辨认，以免误伤肠系膜上动脉。将胰头完全游离，清扫结束。通过胰上间隙清扫 8、9 组淋巴结至腹腔干根部。门静脉被浸润时，如肿瘤未侵及肝固有动脉及肠系膜上动脉，原则上仍可切除。术前血管 CT 重建明确受侵范围，切断胰腺后，于胰腺上下缘分别阻断门静脉，脾静脉汇入处切断，远端截断，不必重建，清扫 14 组淋巴结

后再进行门静脉重建

·胰体尾癌的淋巴结清扫（8a，8p，10，11p，11d，18，7，9，14p，14d，15）清扫手术步骤·首先打开胃结肠韧带，切断脾胃韧带，以双极电凝和超声刀处理胃短血管，游离脾脏上极，操作时尽可能贴近胃壁，以清扫10组淋巴结。将胃大弯向上提起游离胰腺上缘，找到并分离出胃左动脉，双道结扎后切断，同时清扫7组淋巴结。进一步打开小网膜囊后，在胰腺上缘显露出肝总动脉，清扫8组淋巴结，骨骼化动脉后，可在肝总动脉与胃十二指肠动脉的夹角处游离出门静脉前壁。

打开横结肠系膜，游离胰腺下缘，显露出肠系膜上动脉，如结肠中动脉靠近肿瘤浸润部，可予以夹闭后切断，并清扫15组淋巴结。进一步游离胰腺缘至脾静脉水平，此时肠系膜上动脉可完全显露，清扫14组淋巴结后继续向远端分离，显露左肾及左肾上腺静脉，此时如有需要也可进一步清扫16b组淋巴结。打开脾脏结肠韧带后，沿左肾静脉向左切断左肾前筋膜，清扫18组淋巴结，断胰腺前的准备工作即告完成。

分别切断胰腺颈部及脾静脉近端予以结扎，将胰尾端提起后显露出腹腔干及肠系膜上动脉根部进一步清扫14组、9组淋巴结后可清晰显露腹主动脉前壁。此时，如有需要可行6a组清扫，沿腹腔动脉干根部游离显露出脾动脉，予以切断结扎，清扫11组淋巴结。自左侧膈肌前方向左侧移向后方脂肪组织完全切除，将胰体尾及脾完整切除，如肿瘤浸润左肾上腺需结扎左肾上腺静脉后向左肾上腺合并切除。

7. 胰腺癌神经切除·胰腺癌确诊时约50％～90％的肿瘤已发生转移，除通过血液循环向远处如肺部转移、淋巴结转移外，腹腔神经丛侵犯转移发生率也高达70％，最好发的部位是脾神经丛，另外约20％的患者有腹腔干和肠系膜上动脉周围神经丛侵犯。腹腔干和肠系膜上动脉等部位覆盖了丰富的神经丛，腹腔丛是最大的内脏神经丛，沿着腹腔神经丛播散转移是胰腺癌细胞侵犯转移的另一条重要途径，同样也是手术肿瘤残留和术后复发的重要原因。胰腺癌向神经丛侵犯转移的病理机制是：癌细胞突

破胰腺包膜后沿着神经纤维束的神经纤维鞘浸润播散。一旦突破神经束膜就可在膜外形成转移病灶。

由于胰腺癌有多个浸润转移途径和转移的高发生率，因此，实施胰腺癌的根治性胰十二指肠切除术，要求切除胰腺周围沿动脉血管周围分布的神经丛和其他软组织，即胰周区域的神经纤维的全部切除，也就是所谓的血管骨骼化（skeletonization of the vasculature）。由此产生了"钩突优先入路"、"悬吊法动脉优先入路"等一系列术式。近年来，在类比全直肠系膜切除（total mesorectal excision，TME）的基础上，产生了胰腺癌的全系膜切除（total mesopancreas excision，TMpE）这一概念，使人们更加深入地认识R0切除的含义。Gockel认为胰头部存在类似于直肠系膜的结构，该结构是一层覆盖于胰头背面的白色、质韧、类似于脂肪样的组织，称之为"胰腺系膜"。这层组织牢固而富有血管，自胰头后表面延伸至肠系膜上静脉和肠系膜上动脉后方，内含淋巴、神经及纤维结缔组织。在切除的胰腺及胰腺系膜标本上，神经丛自胰头后方至胰腺系膜形成一个完整的周围神经平面，免疫组化结果显示淋巴管位于胰腺和胰腺系膜之间，紧邻神经丛。基于胰腺系膜的概念，Adham等定义了"胰腺系膜三角区"（mesopancreas triangle）作为胰后组织清扫的区域，此区域的前界是SMV和门静脉的后壁，后界位于CA和SMA根部之间的主动脉前壁，内界是CA右缘和SMA（图21-4）。完整的TMpE手术应当包括对胰腺系膜三角区内的淋巴结、脂肪、神经、血管等组织的清扫并做到相关血管的骨骼化。2010年Dumitrascu等报道14例胰头癌患者行TMpE手术切除，R0切除率为93％，而常规胰十二指肠切除术R0切除率仅60％。Adham等报道的52例胰头癌患者行TMpE手术切除，42例获得R0手术切除。Kawabata等在TMpE的基础上提出了"胰十二指肠系膜"的概念，即胰十二指肠下后动脉供血的十二指肠第三、四部分系膜，以及由SMA第一空肠支供血的近端空肠系膜在SMA后方形成的系膜，使得R0切除率从标准手术的60％提高到93％。然而，对于TMpE的研究基本都是回顾性研究，还缺乏大样本前瞻性和随机对照研究，因此它的远期临床疗效仍

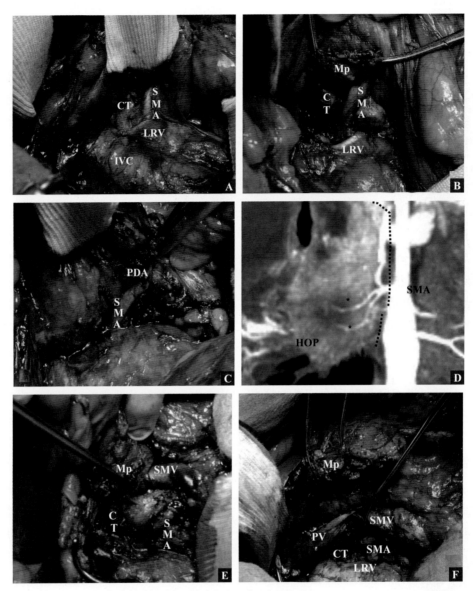

图 21-4　胰腺系膜三角区定义

系膜三角区的前界是 SMV 和门静脉的后壁,后界位于 CA 和 SMA 根部之间的主动脉前壁,内界是 CA 右缘和
SMA。CA:腹腔动脉干;CHD:胆总管;HOP:胰头;IVC:上腔静脉;LRV:左肾静脉;Mp:胰腺系膜;
PDA:胰十二指肠动脉;PV:门静脉;SMA 肠系膜上动脉;SMV:肠系膜上静脉(源自 Adham M, et al. Eur J
Surg Oncol,2012,38:340-345)

不确定。

虽然切除后腹膜神经组织可以降低术后复发,但同时也存在一些问题:①目前还没有任何一种手段可以在术前准确诊断胰周神经侵犯(PNI),即使在术中也很难确定 PNI 的范围;②完全切除腹腔神经丛会引起顽固性腹泻和营养不良等并发症;③后腹膜神经丛位置深在,手术视野和手术可操作空间狭小,手术难度大。

三、术后影像学表现

(一)解剖结构的改变

胰腺术后的解剖结构改变主要有:部分脏器的缺如和消化道重建。不同的手术方式影像表现各异(图 21-5~9)。

1. 胰十二指肠切除术 · 影像表现为胆囊、十二指肠、胰头缺如。并可见胰肠吻合、胃肠吻合和胆肠吻合。

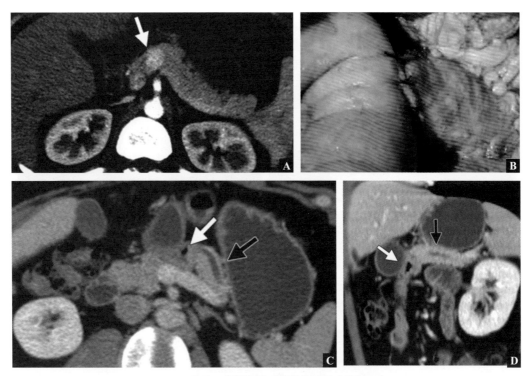

图 21-5 胰十二指肠切除手术消化道重建胰肠吻合

A. 横断面 CT 门脉期图像示胰颈部异常强化的高密度结节灶；B. 患者接受胰十二指肠切除术，术中的胰肠吻合；C、D. 分别为横断面和冠状面门脉期图像，术后残端胰腺（粗黑箭）和十二指肠吻合（粗白箭）（源自 Yamauchi FI，et al. Radiographics，2012,32(3)：743-764)

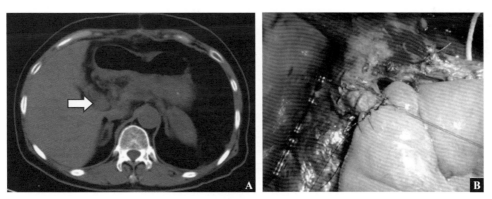

图 21-6 胰十二指肠切除手术——胆肠吻合

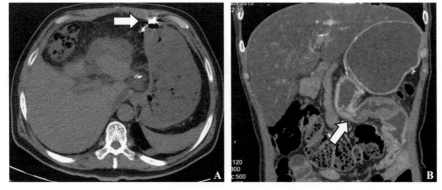

图 21-7 胰十二指肠切除手术——胃肠吻合

（源自 Yamauchi FI，et al. Radiographics，2012,32(3)：743-764)

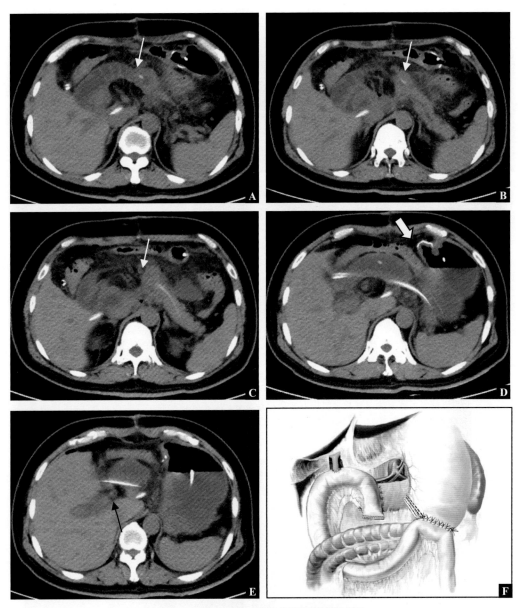

图 21-8　胰十二指肠切除术后解剖结构改变

患者因胰头癌行胰十二指肠切除，术后 2 周横断面 CT 平扫。A～C.胰肠吻合，残留胰体尾内可见稍高密度胰管支撑管（细白箭）；D.胃肠吻合（粗白箭）；E.胆肠吻合（细黑箭）；F.胰十二指肠切除术后消化道重建示意图

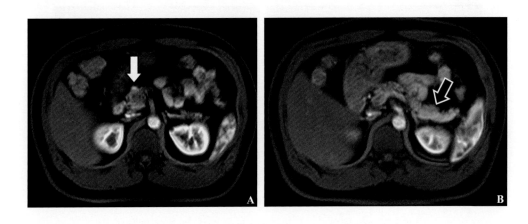

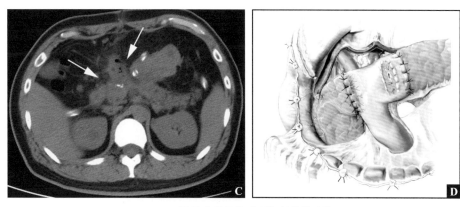

图 21-9　胰腺中段切除术后解剖结构改变

患者因胰头部微小神经内分泌肿瘤行胰腺中段切除术,术后 1 周复查。A、B. 横断面 FS-T1WI 动脉期可见残存的胰头部(粗白箭)和胰体尾部(粗黑箭)于门脉期显著强化;C. 胰腺中段切除,小肠与两侧胰腺吻合,吻合口良好(细白箭);D. 胰腺中段切除示意图

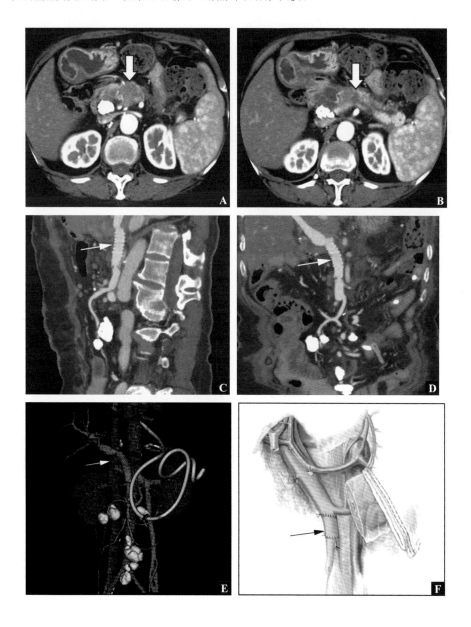

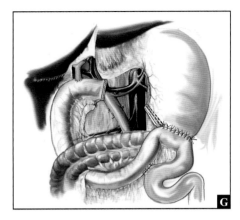

图 21-10 肠系膜上静脉切除重建术后解剖结构改变

患者因胰颈癌侵犯 SMV 行全胰、胃大部分切除，SMV 中段切除人工血管植入重建术。A、B. 横断面 CT 增强动脉期晚期图像示胰颈部低密度肿块，肿块与 SMV 接触＞180°（粗白箭）；C～E. 分别为 CT 门脉期冠状面、矢状面和 VR 重建图像，SMV 上段人工血管，与门静脉吻合良好（细白箭）；F. 手术切除 SMV 示意图；G. 全胰切除术后消化道重建示意图

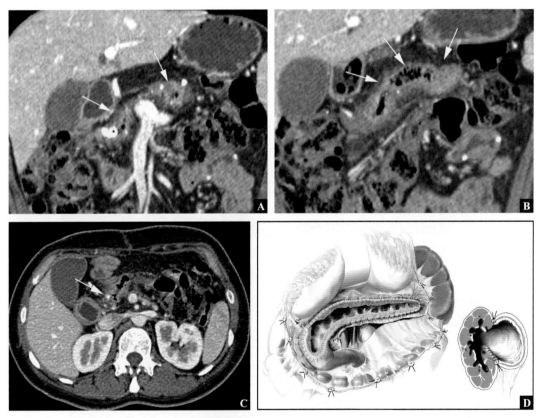

图 21-11 慢性胰腺炎行胰管切开取石＋胰肠吻合术

A～C. 冠状面 CT 增强门脉期示胰腺走形区主胰管敞开与空肠行侧侧吻合（细白箭），胰头颈部可见少许散在高密度结石影；D. 慢性胰腺炎行胰肠吻合术后示意图

2. 胰体尾切除术 · 影像表现为胰体尾缺如，残留胰头。保留脾脏胰体尾切除术还可见到脾脏。

3. 胰腺中段切除术 · 该手术切除一段胰腺，保留胰头和胰尾，胰头和胰尾均与空肠吻合。

4. 全胰切除术 · 影像表现为胆囊、十二指肠、全胰、部分胃和脾脏缺如，并可见胆管空肠吻合、胃空肠吻合。

5. 假性囊肿 · 治疗方式主要包括外科切开引流，并和空肠做 Roux Y 吻合；或在超声内镜引导下将胃腔和假性囊肿间植入覆膜支架引流（图 21-12～14）。

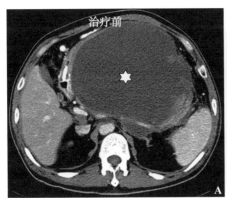
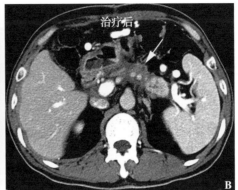

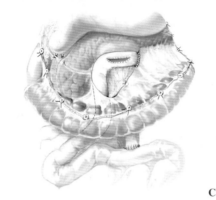

图 21-12　胰腺假性囊肿空肠 Roux Y 吻合术

患者因急性重症胰腺炎致假性囊肿形成,行假
性囊肿空肠吻合＋R-Y吻合术。A.胰体尾部
可见巨大假性囊肿(星号);B.术后假性囊肿基
本消失,胰体尾部周围少许炎症(细白箭);
C.假性囊肿空肠吻合术示意图

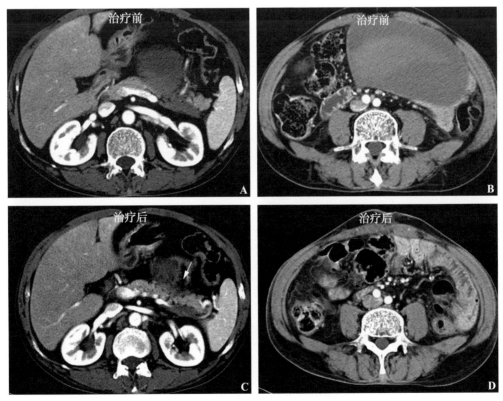

图 21-13　胰腺假性囊肿切口引流术

患者因假性囊肿行坏死组织清除和切开外引流术。A、B.胰体尾部巨大假性囊肿,其内密度欠均匀;
C、D.术后假性囊肿基本消失,胰体尾部周围少许炎症(细白箭)

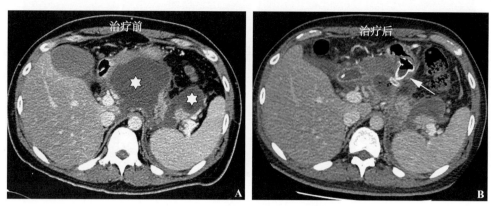

图 21-14　胰十二指肠切除术后解剖结构改变

患者因急性胰腺炎致假性囊肿形成，行内镜下胰腺假性囊肿覆膜支架引流。A. 胰体尾部可见假性囊肿（☆）；B. 胰腺假性囊肿内可见覆膜支架（细白箭），假性囊肿较治疗前明显缩小

（二）术后其他改变

术后 1 周内在影像上可出现：术区积液和引流管影、肠管水肿、胰胆管积气、血管周围软组织增厚、反应性淋巴结增大、双侧胸水等（图 21-15～18），这些表现均因手术所致或反应性改变，随时间延长或吸收或消失，严格说来属于正常范畴。

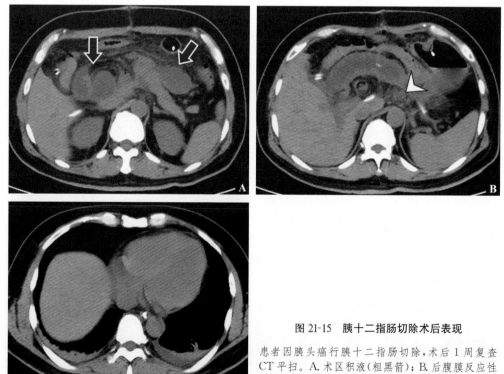

图 21-15　胰十二指肠切除术后表现

患者因胰头癌行胰十二指肠切除，术后 1 周复查 CT 平扫。A. 术区积液（粗黑箭）；B. 后腹膜反应性淋巴结增大（白箭头）；C. 双侧胸腔少量积液

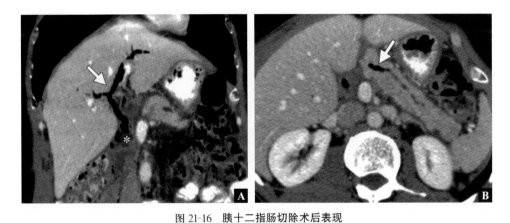

图 21-16　胰十二指肠切除术后表现

A、B. 冠状面和横断面 CT 门脉期图像示肝内外胆管和残留胰体尾主胰管扩张,其内有积气

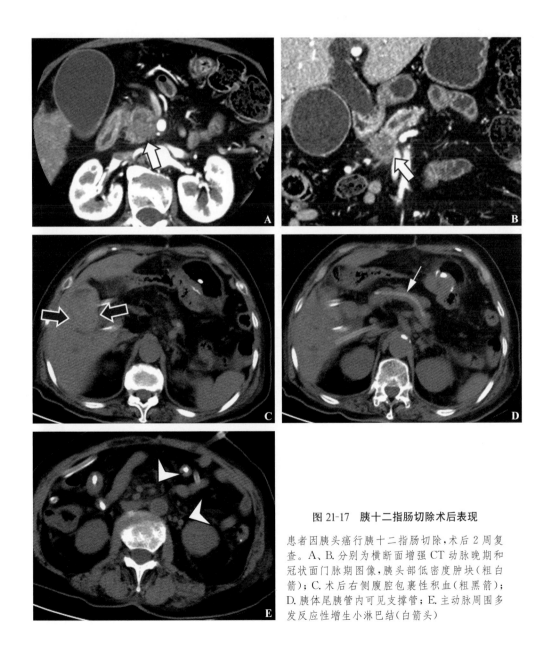

图 21-17　胰十二指肠切除术后表现

患者因胰头癌行胰十二指肠切除,术后 2 周复查。A、B. 分别为横断面增强 CT 动脉晚期和冠状面门脉期图像,胰头部低密度肿块(粗白箭);C. 术后右侧腹腔包裹性积血(粗黑箭);D. 胰体尾胰管内可见支撑管;E. 主动脉周围多发反应性增生小淋巴结(白箭头)

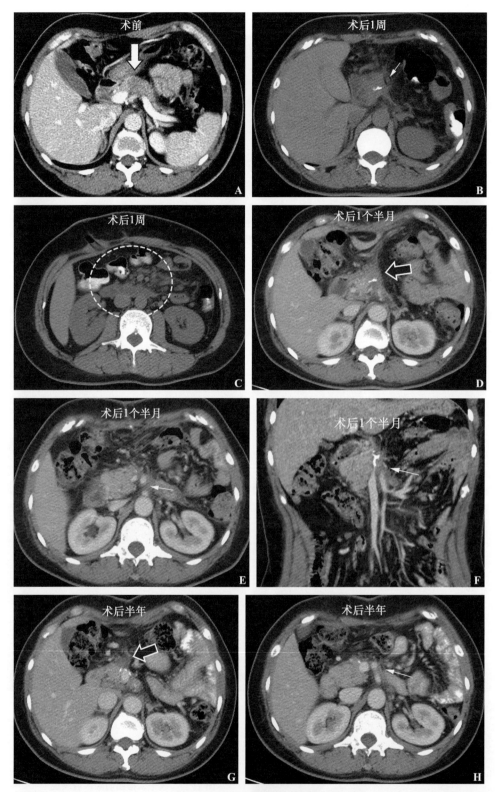

图 21-18　胰体尾切除术后表现

患者胰体癌行胰体尾切除术。A. 横断面 CT 增强门脉期示胰体部低密度肿块（粗白箭）；B、C. 术后 1 周复查上腹部 CT 平扫；B. 胰体尾缺如，胰头残端可见吻合线，周围可见少许液体（细白箭）；C. 肠系膜血管和主动脉周围多发反应增生淋巴结影（白虚线）；D～F. 术后 1 个半月复查上腹部增强 CT；D. 胰头残端仍见少许积液（粗黑箭）；E、F. 肠系膜上动脉周围可见低密度软组织影（细白箭）；G、H. 术后半年复查上腹部增强 CT；G. 胰腺残端积液基本吸收（粗黑箭）；H. 肠系膜上动脉周围软组织影消失（细白箭），原肠系膜血管和腹主动脉周围反应增生的小淋巴结消失

（三）术后并发症

1. 胰瘘（pancreatic fistula） · 胰瘘是胰腺术后并发症之一，发生率为 3%～45%。如果处理不当，胰瘘可导致腹腔感染、出血及脓毒症等并发症，是术后患者死亡的主要原因。

· 定义 · 胰腺导管上皮与其他上皮表面的异常通道，含有源自胰腺富酶类的液体。

· 原因 · ①技术方面：吻合技术欠佳、吻合口张力过高、胆肠吻合在胰液汇合前方；②患者方面：与年龄、性别、黄疸程度有一定相关；③胰腺本身因素：胰腺质地/纤维化程度、胰管口径、胰液分泌量。

· 分级 · 分为生化瘘、B 级和 C 级（表 21-3）。

表 21-3 ISGPF 术后胰瘘分级依据和治疗措施

级别	引流液淀粉酶浓度≥血清淀粉酶浓度上限 3 倍	持续性胰周引流液≥3 周	胰瘘相关临床决策改变※	积液需经皮穿刺或内径针对性干预	胰瘘相关性出血行血管造影	二次手术
生化漏(非胰瘘)	是	否	否	否	否	否
B 级	是	是	是	是	是	否
C 级	是	是	是	是	是	是

注：※延长住院时间或 ICU 入住时间，包括针对胰漏或胰瘘导致后果的药物使用（生长抑素及其类似物、肠内肠外营养、输血或其他药物）；ISGPF：国际胰瘘定义研究协作组

· 分类 · 胰十二指肠切除或节段胰腺切除术后发生的胰瘘，因存在胰液和消化液的漏出，属于混合瘘，后果较严重；远端胰腺切除术后发生的胰瘘，多数仅有胰液漏出，属于单纯瘘，预后相对较好。

· 预后因素 · 预后与胰腺实质状态、病理性质和胰管直径相关。针对胰瘘相关预后因素制定的胰瘘危险评分总分为 10 分（表 21-4），分为无危险（0 分）、

表 21-4 不同胰瘘预后因素的评分

预后因素	参数	赋值
胰腺质地	硬	0
	软	2
病理	胰腺癌或慢性胰腺炎	0
	除胰腺癌或慢性胰腺炎以外的其他疾病	1
胰管直径(mm)	≥5	0
	4	1
	3	2
	2	3
	≤1	4
术中失血量(ml)	≤400	0
	>400～700	1
	>700～1 000	2
	>1 000	3

低危（1～2 分）、中危（3～6 分）、高危（7～10 分）。该评分系统可作临床参考，筛选高危患者并行预防性治疗。

· 诊断 · ISGPF 诊断标准：术后≥3 天任意引流量中的淀粉酶浓度高于正常血清淀粉酶浓度上限 3 倍以上，同时必须具有相应临床表现。临床和生化检测是诊断胰瘘的最主要方法。影像上主要表现为胰肠吻合口、胰腺残端缝扎处周围液体渗出和积聚（图 21-19～23）。

2. 腹腔感染（abdominal infection） · 胰腺术后腹腔感染和脓肿通常由胰瘘、胆瘘所致，发生率为 4%～16%。与术后其他并发症相比，腹腔感染和脓肿通常会延长患者住院时间，并导致病死率升高。

· 定义 · 手术 3 天后出现畏寒、高热、腹胀和肠麻痹等，并持续 24 小时以上，实验室检查显示白细胞计数显著升高，伴或不伴低蛋白血症和贫血，同时影像上可见腹腔内液体积聚，基本可以诊断腹腔感染，穿刺液为脓液或引流液中检出细菌则可以确诊。

· 病因 · ①腹腔冲洗不充分；②引流不畅；③吻合口瘘；④患者体弱；⑤抗生素应用不合理抑制了胃肠神经丛。

· 诊断 · 影像显示腹腔内液体积聚，含或不含气体，若形成包裹，则为脓肿（图 21-20、21）。结合临床症状和实验室检查，或者穿刺引流出脓液或检出

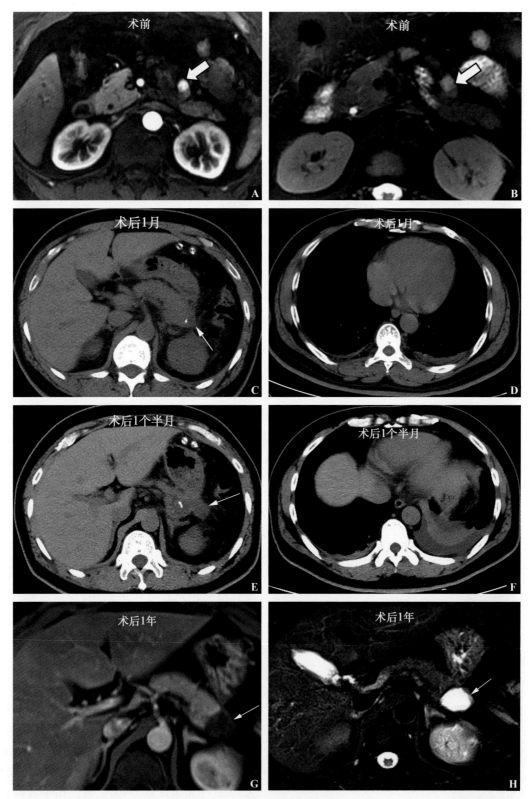

图 21-19　胰体尾切除术后胰瘘

患者因胰尾部神经内分泌肿瘤行胰体尾部切除,残端缝扎胰管。A、B.分别为横断面 FS-T1WI 门脉期和 FS-T2WI 平扫示胰体尾可见一枚小圆形异常信号灶,增强后门脉期明显强化,T2WI 呈高信号;C、D.患者术后 1 月 CT 平扫示胰腺残端缝扎处显示良好(细白箭),双侧胸腔少许积液;E、F.患者术后 1 个半月 CT 平扫示胰腺残端缝扎处液体漏出,即胰瘘发生(细白箭),双侧胸腔积液明显增多,并伴有左肺下叶膨胀不全;G、H.患者术后 1 年 MRI 示胰腺残端缝扎处假性囊肿,FS-T1WI 门脉期呈低信号,FS-T2WI 呈高信号(细白箭)

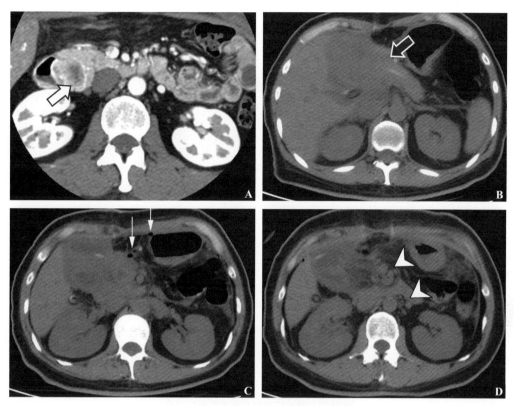

图 21-20 胰十二指肠切除术后腹腔感染

患者十二指肠间质瘤,胰十二指肠切除术,术后 1 周,出现发热,WBC 为 27.8×10⁹/L。A.横断面 CT 增强动脉晚期,显示壶腹周围十二指肠区环形显著强化的肿块(粗白箭);B~D.为术后一周复查,CT 平扫;B.残留胰体尾主胰管内可见高密度支撑管,胰肠吻合口(粗黑箭)处大量液体积聚,且密度不均匀;C.腹腔内多发游离气体影(细白箭);D.肠系膜血管和腹主动脉周围多发反应增生的淋巴结(白箭头)

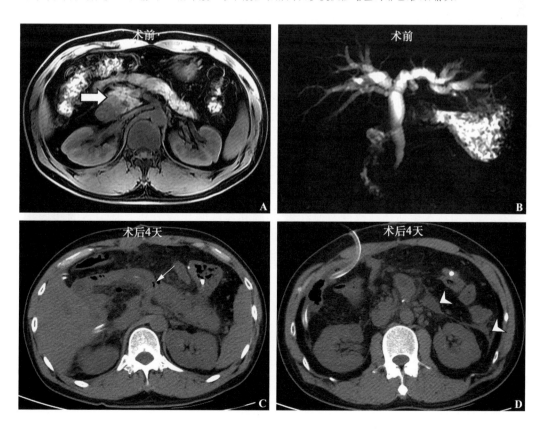

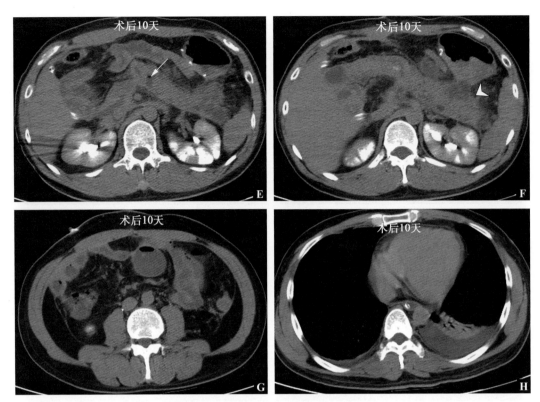

图 21-21 胰十二指肠切除术后腹腔感染

患者因壶腹癌,胰十二指肠切除术,术后 4 天出现发热,1 周后 WBC 为 $27.8 \times 10^9 / L$,血淀粉酶为 7 986 U/L。A. 横断面 FS-MRI 示壶腹部低信号肿块(粗白箭);B. 2D-MRCP 示胆总管和肝内外胆管显著扩张,胰管未见扩张;C、D. 术后 4 天腹部 CT 平扫,胰肠吻合口处见低密度气体影(胰瘘)(白箭头),术区可见积液;E~H. 为术后十天腹部 CT 平扫(双侧肾脏对比剂为其他相关检查所致);E. 胰肠吻合口处见液体影和低密度气体影(胰瘘);F. 胰体尾肿大,周围可见片状液体渗出(白箭头);G. 小肠内可见气液平(小肠梗阻);H. 双侧胸腔积液,左肺下叶膨胀不全

细菌即可确诊。

3. 出血·胰腺手术后出血是胰腺术后最严重和最危险的并发症之一,特别是急性术后大出血患者,一旦延误将危及生命。术后出血的发生率为 0.5%~8%,但占胰腺切除术后总死亡率的 11%~38%。

·**定义**·胰腺术后发生的出血,通常表现为腹腔引流管或胃肠减压管内出血或血性液体,也可表现为便血,伴有心率、血压等生命体征改变及血红蛋白浓度的下降。

·**原因**·①术中止血不彻底、不完善,如结扎血管的缝线松脱;②小血管断端的痉挛及血凝块的覆盖,使创面出血暂时停止,部分出血点被遗漏。③由于大块结渣,血液循环不良,坏死组织的脱落;④手术野的感染;⑤消化道瘘造成消化液尤其是胰液外渗,导致各种消化酶消化血管壁,腐蚀血管。⑥凝血功能障碍。⑦应激性溃疡。

·**分类**·胰腺出血分类较多,可按照手术方式、手术后时间、出血位置进行分类。ISGPS 建议使用胰腺切除术后出血(post-pancreatectomy hemorrhage,PPH)来统一描述胰腺术后胃肠道和腹腔内出血的各类原有名称,并根据发病时间、部位和原因以及严重程度 3 个参数,对胰腺切除术后出血进行定义和分级,有利于对不同研究成果进行准确和客观的比较分析。ISGPS 的胰腺术后出血包含三层含义:①出血部位:术后腹腔内出血主要来自腹腔血管结扎部位、手术创面和假性动脉瘤,而术后消化道出血主要来自吻合口和应激性溃疡。②出血时间:术后 24 小时内为早期出血,超过 24 小时为迟发性出血。③严重程度:轻度出血和重度出血,前者临床症状轻,血红蛋白降幅不超过 30 g/L,输血不超过 600 ml,非手术治疗有效,无需再次手术或介入治疗;后者血红蛋白降幅超过

30 g/L,输血超过 600 ml,非手术治疗无效,需再次手术或介入治疗。

・诊断・根据患者的临床症状判断出血并不困难,术后患者腹腔引流管或胃管内有新鲜血性引流液,血红蛋白和血细胞比容下降,是术后出血的主要表现。但对临床更重要的是出血性质的判断,即动脉出血还是静脉出血,需要保守治疗还是需要急诊手术止血。术后增强 CT 检查对明确有无出血、出血部位和性质的诊断效能良好(图 21-22、23)。

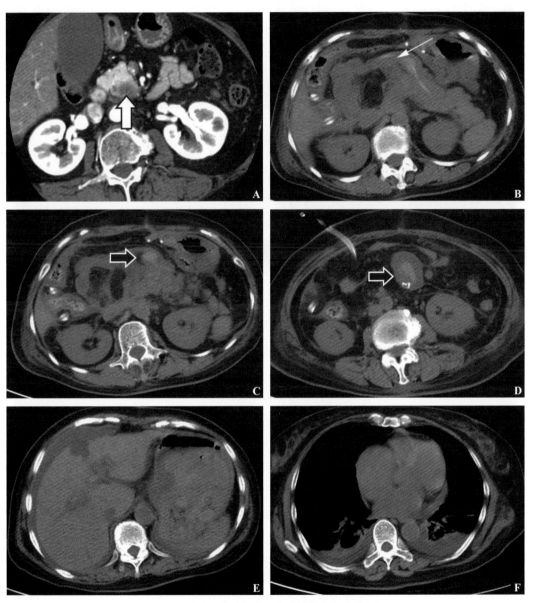

图 21-22　胰十二指肠切除手术后胰肠吻合口瘘致出血

患者因胰头癌行胰十二指肠切除术,术后 3 个月出现呕血,DSA 造影和剖腹探查证实胃肠吻合口瘘致脾动脉假性动脉瘤形成。A. 横断面增强 CT 动脉晚期图像示钩突部小圆形低密度肿块;B~F. 为术后 1 个月复查 CT 平扫;B. 胰肠吻合口处见高密度出血影(细白箭),残留胰体尾内见稍高密度的胰管支撑管,胃肠吻合口显示良好;C、D. 腹腔内包裹性积血(粗黑箭);E. 胃腔扩张,其内充填较高密度影,腹水;F. 双侧胸腔积液

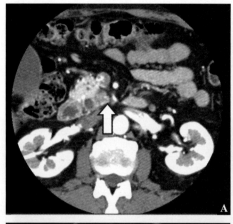
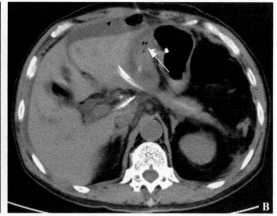
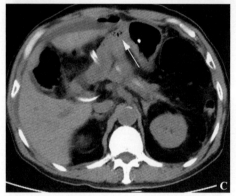

图 21-23 胰十二指肠切除手术后胃肠吻合口瘘致出血

患者因胰头癌行胰十二指肠切除术,术后出现腹腔感染,剖腹探查证实胰肠吻合口瘘致腹腔动脉干及肝总动脉有一活动性出血点。A. 术前横断面 CT 增强动脉晚期图像示胰头钩突区低密度肿块(粗白箭);B、C. 术后 1 周 CT 复查,胃肠吻合口处可见气体影(细白箭),腹腔内可见游离气体影(细白箭),腹腔积液,残留胰体尾内可见稍高密度的胰管支撑管

4. 胃排空延迟(delay of gastric empty, DGE)· 胃排空延迟是胰腺术后常见并发症之一,又称为胃瘫(gastroparesis)。最常见于保留幽门的胰十二指肠切除术,发生率为 19%～57%。随着胰腺外科手术技巧的不断提高,已有研究表明胃排空延迟的发生率＜5%。

·定义· 在排除:①肠梗阻、吻合口狭窄、吻合口水肿等机械性因素;②二次手术需要再次置入胃管;③术后 3 天因仍需要气管插管而留置胃管等其他非胃排空功能减弱的情况,同时上消化道造影证实未见胃蠕动波并伴有胃扩张,并出现以下情况之一,就可以诊断胃排空延迟:①术后留置胃管超过 3 天;②拔管后因呕吐再次置管;③术后 7 天仍不能进食固体食物。

·原因· ①血液中促胃动力素浓度的降低。②手术切除导致胃幽门部分去血管化。③扩大清扫致幽门部去神经化。④胃窦区迷走神经和交感神经破坏。⑤局部供血不足。⑥十二指肠或胃蠕动起博

点受损和抑制。⑦胰周积液和腹腔脓肿。⑧胰瘘等。

·诊断· 胃排空的诊断和鉴别诊断中主要是与机械性梗阻相鉴别,为了排除机械性梗阻原因所致的胃排空障碍,可通过上消化道钡餐(或碘水)造影明确胃肠吻合是否通畅,以及胃蠕动的恢复情况。胃排空延迟的典型征象为胃胀满、扩张、蠕动减弱或消失,对比剂在胃腔潴留。Ajaj 等报道采用 MRI 实时评估胃瘫痪和健康人群的胃收缩情况,但其敏感性和特异性尚需进一步研究。同位素可以用于胃蠕动和排空能力检测,闪烁显像和^{13}C-辛酸呼吸实验是耐受性好、广泛采用的两种检测胃排空情况的常用方法。对于胰瘘或腹腔感染导致的胃排空延迟,在诊断和鉴别诊断中通常需要进一步影像学检查(图 21-24、25)。

5. 术后其他并发症· 除了上述的主要并发症外,影像上还可以检出的并发症有:①吻合口狭窄;②肺部感染;③肠梗阻;④血管栓塞性疾病(图 21-26～30)。

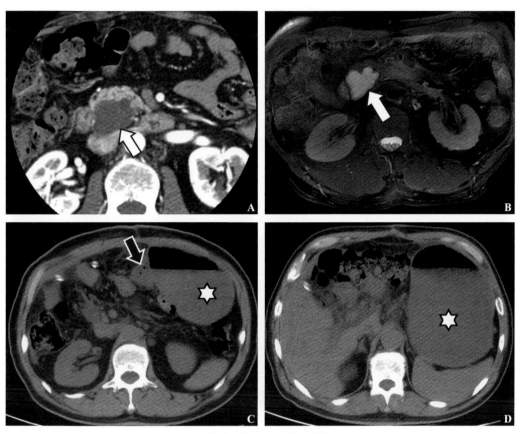

图 21-24 胰十二指肠切除术后胃排空延迟

患者因胰头钩突部浆液性囊腺瘤行胰十二指肠切除术,术后被诊断为胃排空延迟。A、B. 横断面 CT 增强动脉晚期和 FS-T2WI,胰头钩突部可见一枚分叶状、边界清楚的肿块;CT 增强呈低密度,T2WI 呈水样高信号(粗白箭);C、D. 患者术后 1 个月复查上腹部平扫 CT,可见胃肠吻合口良好(粗黑箭),但胃腔极度扩张(星号)

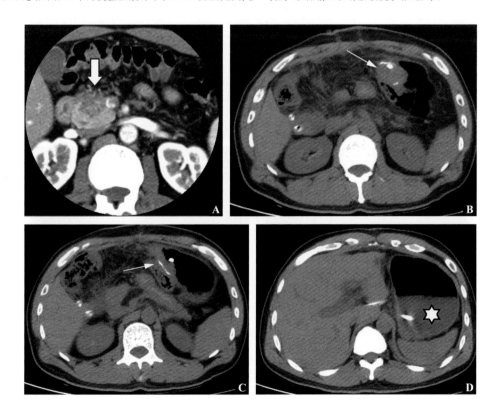

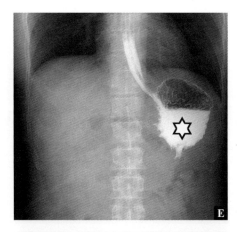

图 21-25　胰十二指肠切除术后胃排空延迟

患者因胰头癌行胰十二指肠切除术,术后诊断为胃排空延迟。A.横断面 CT 增强动脉晚期图像示胰头分叶状、边界清楚、轻度强化的肿块(粗白箭);B～E.患者术后 1 个月复查上腹部 CT 平扫和胃肠造影,可见胃肠吻合口显示无明显异常(细白箭),胃腔扩张(星号),胃肠造影片示胃腔扩张,吻合口以下未见对比剂

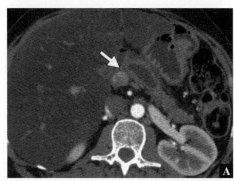
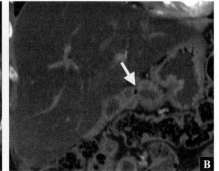

图 21-26　胰十二指肠切除术后吻合口狭窄

A、B.横断面和冠状面 CT 增强门脉期图像,显示胰肠吻合口处狭窄(粗白箭)(源自 Yamauchi FI, et al. Radiographics, 2012,32(3):743-764)

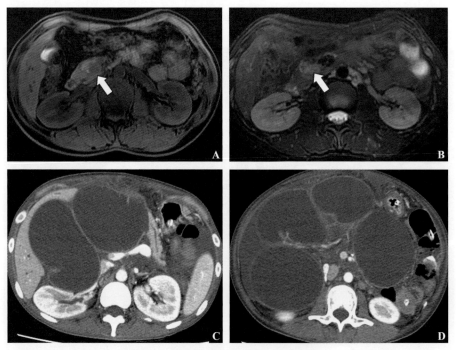

图 21-27　胰十二指肠切除术后肠梗阻

患者因胰头钩突部实性假乳头状肿瘤行胰十二指肠切除术。A、B.分别为横断面 FS-T1WI 和 FS-T2WI 示胰头钩突部异常信号肿块,T1WI 上呈低信号,其内可见小片高信号(瘤内出血),T2WI 上呈高信号;C、D.横断面 CT 增强门脉期示小肠肠管极度扩张

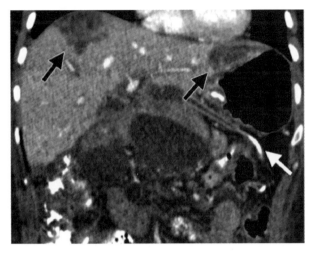

图 21-28　胰十二指肠切除术后肝动脉栓塞

冠状面增强 CT 门脉期示肝内两处片状楔状低密度影,为肝动脉栓塞后肝组织缺血性梗死（源自 Yamauchi FI, et al. Radiographics，2012，32(3)：743-764)

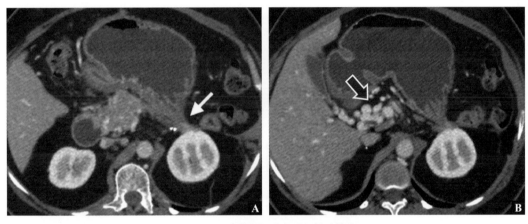

图 21-29　胰体尾切除术后门静脉栓塞

A、B. 横断面增强 CT 门脉期图像 A 术区胃底和 Gerota 筋膜粘连(粗白箭)；B 肝门区多发迂曲扩张的血管,出现门静脉海绵样变性(粗黑箭)(源自 Yamauchi FI, et al. Radiographics，2012,32(3)：743-764)

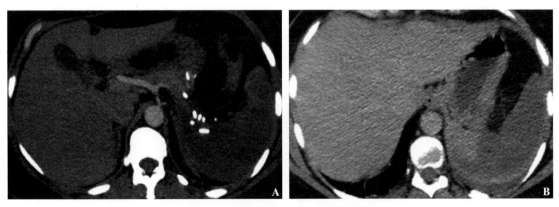

图 21-30　胰体尾切除术后脾静脉栓塞

A. 动脉期脾脏未见强化；B. 延迟期脾脏出现部分强化,大面积仍呈低密度,脾实质出现梗死（源自 Yamauchi FI, et al. Radiographics，2012,32(3)：743-764)

（四）术后肿瘤复发和转移

关于胰腺肿瘤的术后复发和转移的评估是一个很大的课题，特别是胰腺导管癌的 5 年生存期<5%，尽管术前评估的改善和手术技术的提高，未来统计的 5 年生存期也许会有一定程度的提高，但胰腺癌的复发及转移率仍然非常高，一旦复发或转移，化疗放疗等其他方法均疗效有限，这也是患者高病死率的主要原因。

胰腺癌及其他胰腺肿瘤的术后复发及转移的评估主要依靠影像学，各种影像技术均有其优势和不足，需要相互补充。因手术导致的解剖结构改变、多种吻合等原因，早期复发转移灶不易显示，即使发现有异常肿块或软组织增厚，仍需与术后改变、并发症等鉴别。多数胰腺癌切除患者在术后半年到 1 年左右出现术区复发，甚至发生肝脏或远处脏器的转移（图 21-31～33），时间进程和规律有助于判断，再结合实验室指标，如 CA19-9 的进行性升高等，多数能明确诊断。

要点提示

胰腺癌术后影像学评估要点：

- 正常解剖改变。
- 正常术后病理改变：吻合口水肿、积液、小肠肠管水肿、反应性淋巴结增生、血管周围软组织增厚、胸腔积液等。
- 术后并发症：胰瘘、腹腔感染、出血、胃排空障碍、吻合口狭窄、脏器梗死、肠梗阻、肺部感染。
- 术后复发及转移的预测是一个很大的难题。

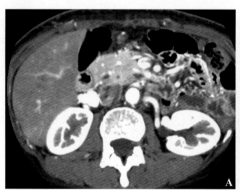
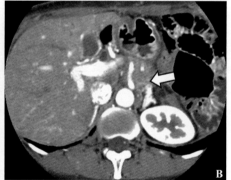

图 21-31　胰体尾癌切除术后切缘复发

胰体尾癌术后半年复查，横断面 CT 增强动脉晚期。A. 残留胰头部显示无异常；B. 腹腔动脉干周围有软组织密度影，与腹腔动脉干接触角度>180°，为术后复发（粗白箭）

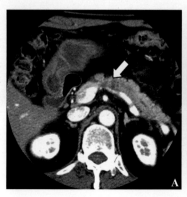
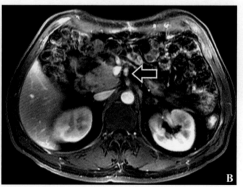

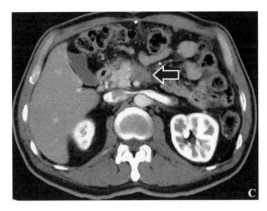

图 21-32　胰体尾癌切除术后切缘复发

A. 术前横断面 CT 增强动脉晚期示胰体部低密度肿块（粗白箭）；
B. 术后 3 个月 FS-TIWI 增强门脉期图像示胰体尾缺如，胰腺残端显示无异常（粗黑箭）；C. 术后半年增强 CT 门脉期图像示胰腺残端低密度软组织影（粗黑箭），为术后复发

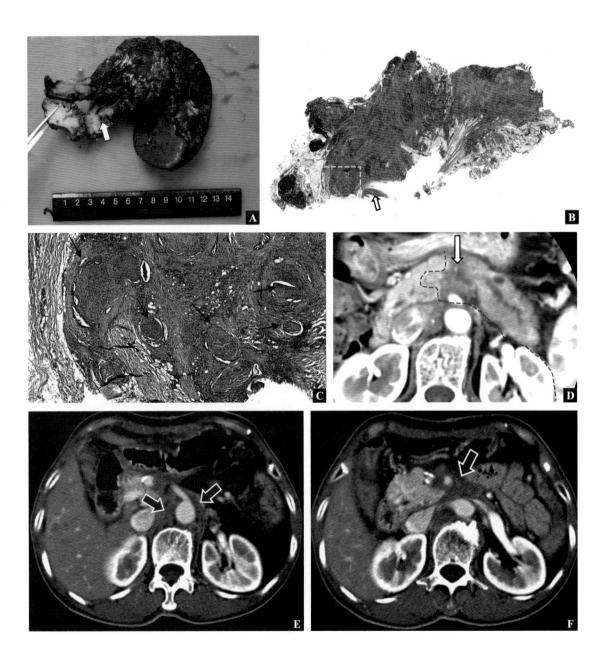

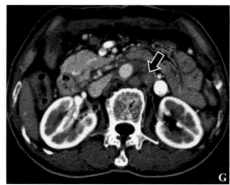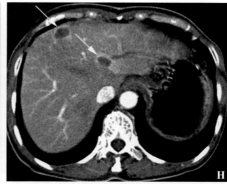

图 21-33　胰体尾癌联合腹腔干切除术后淋巴结及肝脏转移

A. 大体标本示胰体尾灰白色肿块,肿块侵犯腹腔动脉干(粗白箭);B. HE 染色大组织病理切片;
C. 为图 B 黄框放大,大量肿瘤细胞浸润胰周神经(细黑箭);D. 术前增强 CT 动脉晚期示胰体部
低密度肿块,肿块与腹腔动脉干接触>180°(粗白箭),红虚线标出手术切除范围;E~H. 术后 3
个月复查增强 CT 门脉期,主动脉周围、胰腺残端可见低密度软组织及结节影,为术后复发,后腹
膜淋巴结转移(粗黑箭),肝脏多发转移(细白箭)

参 考 文 献

[1] Heald RJ, Ryall RD. Recurrence and survival after total mesorectal excision for rectal cancer [J]. Lancet, 1986,1: 1479-1482.
[2] Gockel I, Domeyer M, Wolloscheck T, et al. Resection of the mesopancreas (RMP): a new surgical classification of a known anatomical space [J]. World J Surg Oncol, 2007,5: 44.
[3] Adham M, Singhirunnusorn J. Surgical technique and results of total mesopancreas excision (TMpE) in pancreatic tumors [J]. Eur J Surg Oncol, 2012,38: 340-345.
[4] Dumitrascu T, David L, Popescu I. Posterior versus standard approach in pancreatoduodenectomy: a case-match study [J]. Langenbecks Arch Surg, 2010,395: 677-684.
[5] Kawabata Y, Tanaka T, Nishi T, et al. Appraisal of a total meso-pancreatoduodenum excision with pancreaticoduodenectomy for pancreatic head carcinoma [J]. Eur J Surg Oncol, 2012,38: 574-579.
[6] Yamauchi FI, Ortega CD, Blasbalg R, et al. Multidetector CT evaluation of the postoperative pancreas [J]. Radiographics, 2012,32(3): 743-764.
[7] Bassi C, Marchegiani G, Dervenis C, et al. The 2016 update of the International Study Group (ISGPS) definition and grading of postoperative pancreatic fistula: 11 Years After [J]. Surgery, 2017,161(3): 584-591.
[8] Roberts KJ, Hodson J, Mehrzad H, et al. A preoperative predictive score of pancreatic fistula following pancreatoduodenectomy [J]. HPB (Oxford), 2014,16(7): 620-628.
[9] Shrikhande SV, Sivasanker M, Vollmer CM, et al. Pancreatic anastomosis after pancreatoduodenectomy: A position statement by the International Study Group of Pancreatic Surgery (ISGPS)[J]. Surgery, 2017,161(5): 1221-1234.
[10] 中华医学会外科学分会胰腺外科学组,中国研究型医院学会胰腺病专业委员会,中华外科杂志编辑部　胰腺术后外科常见并发症及预防的专家共识(2017)[J].中华外科杂志,2017,55(5): 328-335.
[11] 中华医学会外科学分会　胰腺切除术后消化道重建技术专家共识[J].中国实用外科杂志,2014,34(3): 227-230.
[12] 张磊,楼文晖.《胰腺术后外科常见并发症及预防专家共识(2017)》胰瘘部分更新介绍及解读[J].中华外科杂志,2017,55(7): 504-506.
[13] Okano K, Oshima M, Kakinoki K, et al. Pancreatic thickness as a predictive factor for postoperative pancreatic fistula after distal pancreatectomy using an endopath stapler [J]. Surg Today, 2013,43(2): 141-147.
[14] Besselink MG, van Rijssen LB, Bassi C, et al. Definition and classification of chyle leak after pancreatic operation: A consensus statement by the International Study Group on Pancreatic Surgery [J]. Surgery, 2017,161(2): 365-372.
[15] Sartelli M, Catena F, Ansaloni L, et al. Complicated intra-abdominal infections in Europe: a comprehensive review of the CIAO study [J]. World J Emerg Surg, 2012,7(1): 36.
[16] Sartelli M, Viale P, Catena F, et al. 2013 WSES guidelines for management of intra-abdominal infections [J]. World J Emerg Surg, 2013,8(1): 3.
[17] Wente MN, Bassi C, Dervenis C, et al. Delayed gastric emptying (DGE) after pancreatic surgery: a suggested definition by the International Study Group of Pancreatic Surgery (ISGPS)[J]. Surgery, 2007,142(5): 761-768.
[18] Welsch T, Borm M, Degrate L, et al. Evaluation of the International Study Group of Pancreatic Surgery definition of delayed gastric emptying after pancreatoduodenectomy in a high-volume centre [J]. Br J Surg, 2010,97(7): 1043-1050.
[19] Grutzmann R, Ruckert F, Hippe-Davies N, et al. Evaluation of the International Study Group of Pancreatic Surgery definition of post-pancreatectomy hemorrhage in a high-volume center [J]. Surgery, 2012,151(4): 612-620.